内分泌科
急症与常见病治疗学

（上）

黄文龙等◎主编

吉林科学技术出版社

图书在版编目（CIP）数据

内分泌科急症与常见病治疗学/ 黄文龙等主编. --
长春 ：吉林科学技术出版社，2016.6
ISBN 978-7-5578-0784-9

Ⅰ. ①内… Ⅱ. ①黄… Ⅲ. ①内分泌病－急性病－诊疗Ⅳ. ①R580.597

中国版本图书馆CIP数据核字(2016) 第133722号

内分泌科急症与常见病治疗学

Neifenmi jizheng yu changjianbing zhiliaoxue

主　　编　黄文龙　俞　兰　赵　璐　刘玉萍　李　莉　王　彦
副 主 编　杨　雪　查　敏　左秀玲　吴苏豫
　　　　　金美英　鲁晓红　李金博　管舒婷
出 版 人　李　梁
责任编辑　张　凌　张　卓
封面设计　长春创意广告图文制作有限责任公司
制　　版　长春创意广告图文制作有限责任公司
开　　本　787mm×1092mm　1/16
字　　数　978千字
印　　张　40
版　　次　2016年6月第1版
印　　次　2017年6月第1版第2次印刷

出　　版　吉林科学技术出版社
发　　行　吉林科学技术出版社
地　　址　长春市人民大街4646号
邮　　编　130021
发行部电话/传真　0431-85635177　85651759　85651628
　　　　　　　　　85652585　85635176
储运部电话　0431-86059116
编辑部电话　0431-86037565
网　　址　www.jlstp.net
印　　刷　虎彩印艺股份有限公司

书　　号　ISBN 978-7-5578-0784-9
定　　价　160.00元
如有印装质量问题　可寄出版社调换

主编简介

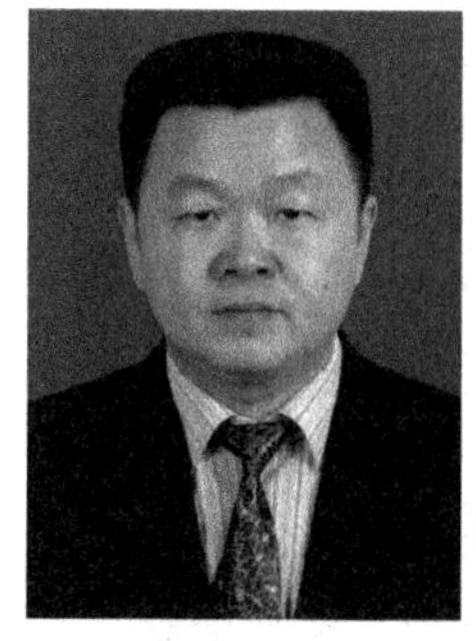

黄文龙

1965年出生。东南大学附属江阴医院内分泌科主任，兼营养科主任，学科带头人，主任医师，教授。江苏省中西医结合糖尿病协会委员。多次赴国内外著名医院研修。在江阴地区率先开展了内分泌领域多项诊治方案，填补了江阴空白。在甲状腺疾病的各种注射、穿刺疗法、甲状腺结节良恶性鉴别及恶性突眼、慢性甲状腺炎的治疗上有丰富经验，对内分泌一些疑难杂症的诊治颇有研究，多次在欧美、东南亚国际内分泌学术会议上交流。擅长糖尿病、糖尿病并发症方案的制定及各种肥胖、甲状腺患者疾病诊断和治疗。曾被江阴市科技局评为“三创人才”。

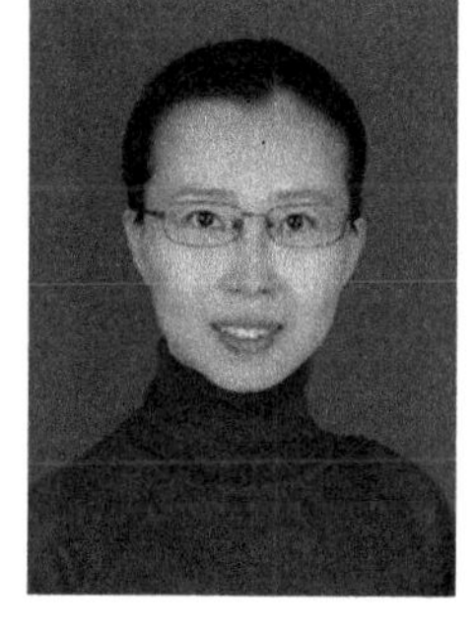

俞　兰

1974年出生。内蒙古自治区人民医院临床医学研究中心主任，主任医师，博士。1995年参加工作，一直致力于临床内分泌及代谢疾病的工作，擅长临床内分泌代谢疾病的诊断及治疗，对该领域的疑难杂症的诊断及治疗颇有建树。2013年博士毕业于首都医科大学后，除了继续内分泌代谢疾病的临床工作外，致力于研究肿瘤的发病机制和靶向治疗的基础研究。主持完成相关课题1项，主持在研国家自然基金1项，院内基金1项；近三年发表文章3篇。

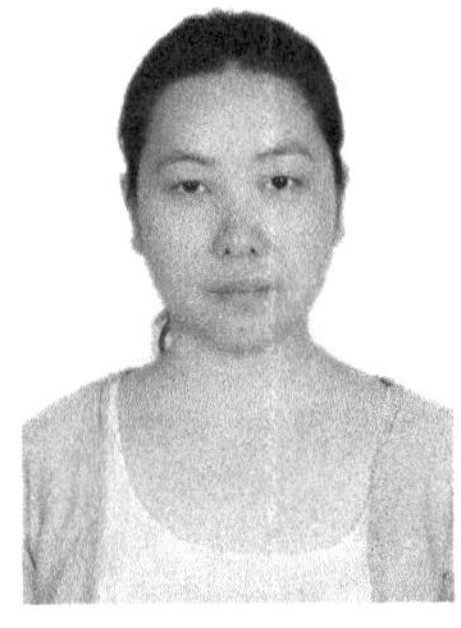

赵 璐

1974年出生。河南中医药大学第三附属医院内分泌科主任，副主任医师，副教授。1998年毕业于河南中医药大学（原河南中医学院）中医专业，2006年获中医学硕士学位，2011年获山东中医药大学临床医学博士学位，河南中医药大学博士后，是国家卫生部确定的第四批全国名老中医学术继承人。河南省五一劳动奖章获得者，世界中医药联合会糖尿病专业委员会理事，中国中医药研究促进会内分泌专业委员会常委，河南省糖尿病促进会委员。除擅长本专业常见疾病如甲状腺疾病、糖尿病的诊治外，还致力于其他内分泌代谢病如肥胖症、痛风、肾上腺等疾病的研究。发表专业论文20余篇、论著3部，课题及成果多项。

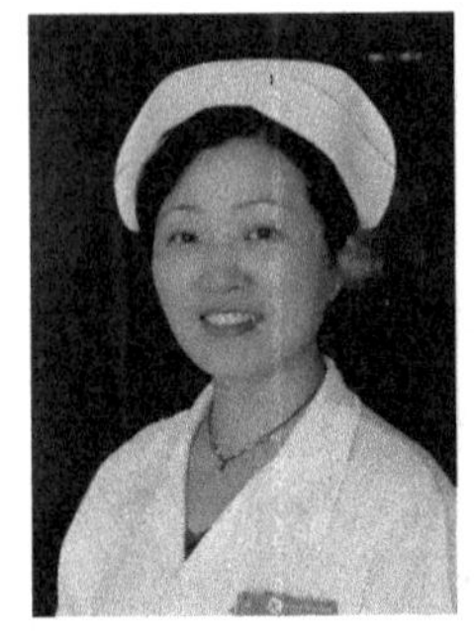

刘玉萍

1971年出生。湖北省孝感市中心医院内分泌科护士长，副主任护师。从事护理工作20余年，具有良好的专业素质和护理管理经验，熟练掌握急危重症患者的护理，擅长糖尿病健康教育及管理工作，负责糖尿病教育课堂的组织与实施多年。近年来撰写护理论文近20篇，其中《初诊糖尿病患者强化治疗卡在门诊复诊中的应用》登载于《护理管理杂志》并获“湖北省优秀护理论文三等奖”，《减少胰岛素注射针头重复使用的管理实践》登载于《中国护理管理》杂志。自行设计的《糖尿病强化治疗卡》、《一种头部及足部护理病床》、《一种可称重防压疮气垫床》获“国家实用新型专利”。

编　委　会

主　编　黄文龙　俞　兰　赵　璐

刘玉萍　李　莉　王　彦

副主编　杨　雪　查　敏　左秀玲　吴苏豫

金美英　鲁晓红　李金博　管舒婷

编　委　(按姓氏笔画排序)

王　彦　郑州大学第五附属医院

左秀玲　郑州市第一人民医院

刘玉萍　武汉科技大学附属孝感医院

李　莉　平顶山市第二人民医院

李明霞　河北北方学院附属第一医院

李金博　长春中医药大学附属医院

杨　雪　郑州人民医院

吴苏豫　新乡市中心医院

武永华　濮阳市中医医院

金美英　长春中医药大学附属医院

赵　猛　徐州医学院附属医院

赵　璐　河南中医学院第三附属医院

查　敏　中国人民解放军第四〇一医院

俞　兰　内蒙古自治区人民医院

黄文龙　东南大学医学院附属江阴医院

鲁晓红　湖北省孝感市第一人民医院

管舒婷　长春中医药大学附属医院

前　言

近年来，随着分子生物学技术的飞速发展和广泛应用，内分泌学科的进展日新月异，广大医务人员对内分泌代谢疾病的认识不断深化。同时，随着社会老龄化，多种内分泌疾病的患病率显著提高，严重影响国人的生活质量。本书结合最新的诊疗技术，系统的介绍了常见内分泌系统疾病的诊治，内容新颖，实用性强，有助于临床医师对疾病做出正确诊断和恰当的处理。

本书逐步论述了内分泌的基础理论，代谢性疾病的概述及发病机制，下丘脑－垂体疾病的治疗、甲状腺炎、甲状腺功能亢进、甲状腺功能低下、肾上腺皮质功能亢进、糖尿病及并发症的治疗，肥胖症、代谢性疾病以及常见内分泌疾病的护理等内容。

由于笔者篇幅和时间有限，书中难免会存在缺点和错误，殷切希望读者予以批评指正，也欢迎读者在使用本书的过程中不断提出宝贵的意见和建议，以供今后修订时参考。

编　者

2016 年 6 月

目　录

第一章　内分泌的基础理论

第一节　概述

一、内分泌生理学的发展历史

内分泌生理学起源于19世纪后半叶，伴随着临床内分泌学研究的开始而建立和发展，通过临床观察和很简单的化验检查，发现了Addison病和Graves病等病。20世纪初开始了实验内分泌学的研究，主要采用两个手段，一是切除动物的某个腺体，观察动物会出现什么症状或现象；二是把腺体的提取物注射入切除腺体动物的体内，看它能不能纠正病态和恢复正常功能；或移植一个同种动物的腺体，使其功能得到恢复。当时就有几种简单的激素提取出来了，如胺类化合物。肾上腺素是人类第一个知道其化学结构并能人工合成的激素，是在1901年由药理学教授Abel完成的。第二个发现的激素是促胰液素（secretin），由两位英国生理学家Bayliss和Starling在1902年发现。但由于其结构较复杂，直到1960年才搞清其化学结构。Smith（1916）和Evans（1920）分别将垂体切除，并将垂体提取物注射给切除垂体的动物，证实了垂体对生长的影响。Marine（1910）阐明了碘缺乏与甲状腺肿的关系。1914年，Kendall纯化了结晶的甲状腺激素。这些手段基本上是采用切除腺体来观察变化，再给予腺体提取物使其恢复功能，最后将提取物分离纯化，这一阶段就是实验内分泌学阶段。在20世纪20—30年代，激素连续被发现、提纯和应用。

20世纪30—40年代，内分泌学的研究进入了以肾上腺皮质激素为主的类固醇激素研究的鼎盛时期。Reichstein和Kendall（1937）分离、纯化并合成了肾上腺皮质激素。Butenandt等（1930）确定了雌激素（estrogen）的化学结构，1935年，他又和Ruzicka和Wettstein确定了睾酮（testosterone）的结构。Lich和Sayers（1942）分离出了促肾上腺皮质激素，1944年，Lich和Evans又分离出了生长激素。

多肽激素的研究始于20世纪50年代。1951年，Yalow和Berson创建了放射免疫测定方法，这个方法有高度的特异性和灵敏性。这就改变了生物化学定量测定的水平，过去最低可测到微克，用放免方法可测到毫微克甚至微微克，这是任何其他化学方法所做不到的，这就促进了许多多肽激素的研究工作。多肽激素中一级结构首先被弄清并被合成出来的两种激素是加压素和催产素，这是Du Vigneaud（1954）的贡献。1955年，Sanger搞清了胰岛素的结构。李卓浩在加利福尼亚大学Evans教授实验室进行生长激素的生化研究，最后明确了生长激素的结构。ACTH的结构也是在那里确定的。

下丘脑激素的研究出现在20世纪60年代，在多肽激素生化研究深入发展的同时，神经内分泌研究开始了。Scharrer夫妇1928年就提出了神经内分泌，他们是研究脊椎动物和无脊椎动物的，他们提出内分泌和神经系统有密切联系，昆虫有脑激素，这是神经内分泌学研究的开始。美国 Tulane 大学的 Schally 教授和加州的 Salk 研究所的 Guillemin 教授对下丘脑激素的研究做出了巨大贡献。他们明确并发现了促甲状腺激素释放激素（TRH）、黄体生成素释放激素（LHRH）和生长抑素（SS）的化学结构，发展了神经内分泌学的研究。这些激素的发现，说明下丘脑神经细胞可以分泌调控垂体的激素。20 世纪 70 年代是神经内分泌学大发展的时期，除了 TRH 和 SS 以外，从大脑分离出的神经肽还有 P 物质、神经紧张素（neurotensin）、内啡肽（endorphin）及促肾上腺皮质激素（ACTH）类似肽等。还有一些激素是先从胃肠道分离出来，以后又证明也存在于脑中，如缩胆囊素（CCK）、促胃液素（gastrin）、血管活性肠肽（VIP）和肠动素（motilin）等，这些激素统称为“脑肠肽”。这些激素并不仅存在于脑和肠胃，而是广泛存在于身体许多组织中。这些从不同部位分离出的激素，其中 P 物质、神经紧张素在脑和胃肠中存在的形式在结构上相同，其他许多都是分子结构相似，但不完全相同，功能上也互不相同。例如，GRP 在胃肠道有促进促胃液素释放的作用，而在脑则有调节体温的作用。脑、肺、甲状腺分离出的降钙素相关肽的作用也各不相同。有些胃肠来源的脑肠肽很难通过血 - 脑脊液屏障，这可能是中枢的一种保护作用。大多数脑肠肽，不论在脑，还是在胃肠，都是以旁分泌（paracrine）的方式起作用，即分泌到组织间液，对邻近的靶细胞发挥作用，这样可避免因通过血液运输而被稀释，避免达到远方靶细胞时因浓度不够而不能发挥效应。

许多科学工作者用先进的方法，如分子生物学、生物化学、细胞生物学、免疫学和遗传学，对大脑的内分泌功能进行了深入研究，证明一些神经肽与生殖活动、行为、食欲和疼痛感觉有关。过去认为降钙素只有降血钙的作用，现已发现它还参与镇痛。摄食和肥胖也与神经肽（饱食因子）有关，这些神经肽为中枢神经系统提供信息，以决定什么时候停止进食。缩胆囊素和高血糖素都有减少食量的作用，而一些内源性脑啡肽则有增加食欲的作用。还证明阿片肽对垂体催乳素（PRL）和生长激素有促进释放作用。加压素和催产素除对行为有许多作用外，对记忆也可能有作用，已证实在大脑突触膜有这两种激素的片段，这些激素可能形成高效能的记忆调节神经肽。血管紧张素Ⅱ和促肾上腺皮质激素释放因子（CRF）在中枢神经系统内如海马、室旁核都有受体存在，这两种激素的中枢作用也不同于其外周作用。将 CRF 注射到中枢部位可增加交感神经活动，减少副交感神经活动并产生行为反应。因此，对自主神经系统的认识也发生了改变，即它们也受大脑的调节。现已证明有 50 多种神经递质存在于大脑中，因此大脑也是一个复杂的能释放多种肽类激素的内分泌器官。研究这些激素的功能以及它们与神经冲动之间、激素之间的相互关系就成为内分泌学发展的重要趋向。

神经内分泌学在 20 世纪 80 年代继续发展，用人胚大脑神经元体外培养研究证明甲状腺激素对神经元的生长、分化有重要影响，这种影响是通过神经细胞核 T_3 受体而发挥的。大量的研究证明，各种激素，包括神经肽类激素、甲状腺激素以及性激素、肾上腺皮质激素的作用都是通过靶细胞受体而完成的。单克隆抗体和受体的研究大大推动了这一时期内分泌学的发展，兴起了神经 - 内分泌 - 免疫网络系统的研究。许多研究证明免疫细胞不仅有神经肽类受体，还能合成一些神经肽。已经知道免疫细胞有阿片肽、胰岛素、胰高血糖素、生长激素、SS、P 物质、VIP、TRH 和促胃液素等神经内分泌激素受体。单核细胞、淋巴细胞存在有类固醇激素受体。哺乳动物的淋巴细胞还有多巴胺受体。免疫细胞在免疫反应中释放的 ACTH、内啡肽、TSH、VIP、LH、FSH 和生长激素类活性因子，被称为“免疫反应性激素”。这些因子可作用到神经和内分泌系统，起反馈性调节作用。神经内分泌和免疫系统的双向联系表现在：一方面神经内分泌系统肽类激素影响免疫反应；另一方面免疫系统激素样产物影响神经内分泌细胞的功能活动。神经内分泌细胞和免疫细胞的广泛分布，又在某些区域比较集中，分泌多种神经肽类激素和激素样因子，两类细胞又存在各种激素受体，通过受体进行信息传递和相互作用，构成了非常复杂的网络系统，对机体各种生理功能和免疫反应进行微妙的调控。揭示这些微细的相互作用正在成为当代的重要研究课题。

随着免疫学的发展，许多内分泌腺疾病的免疫发病机理将会得到进一步阐明。已经证明Hashimoto病和Graves病的发病与T淋巴细胞亚群免疫调节的不平衡有关，抑制性T淋巴细胞活动被抑制而辅助性淋巴细胞的活动增强。实验还证明：β-内啡肽和蛋氨酸脑啡肽可抑制抗体形成，刺激细胞毒性T淋巴细胞的形成，并提高杀伤细胞（NK）的细胞毒作用。抑制性T淋巴细胞和细胞毒性淋巴细胞上还有雌激素受体。人们可以通过激素，特别是在激素-受体相互作用水平上调节免疫反应，从而达到对一些自身免疫性疾病的治疗。还有，以前被认为与免疫无关的地方性克汀病，现在用FRTL-5甲状腺细胞株的检测已证明在一些粘肿型克汀患者血清出现甲状腺生长抑制性免疫球蛋白，并且与甲状腺萎缩和退行性变呈正相关，少数病例甲状腺组织中还见有淋巴细胞浸润。

现在的问题是：触发免疫细胞合成神经内分泌激素的因素是什么？哪些因素能影响免疫细胞调控神经内分泌受体？哪些药物可以干扰这些环节？在各种疾病中，激素-受体相互作用会有些什么变化？这些都是值得深入研究的课题。

二、内分泌生理学今后的发展

21世纪内分泌生理学的发展前景和目前世界上内分泌生理学的主要科研动向如何呢？根据目前所得的资料还难以展望未来的情况，仅能根据看到和听到的资料简介如下。

（一）对一些非内分泌器官的再认识

人类对内分泌学的认识是由浅入深的。过去认为是单纯消化器官的胃肠道已被发现有激素分泌。大脑也是具有内分泌功能的器官。近来还证明心脏也是内分泌器官，心房肌细胞含有丰富的分泌颗粒，心房提取物和分泌颗粒分离产物能产生强有力的利尿和排钠作用，称心房利尿钠肽或心钠素。研究证明，心房利尿钠肽可以抑制醛固酮合成和分泌，有调节体内水盐平衡的作用，在心、肾及内分泌疾病的发病学中有重要意义。心房利尿钠肽的作用机理和心房利尿钠肽释放的调节是当前研究的课题。

一些非内分泌器官黏膜上皮间可检测到多种内分泌细胞。例如子宫内膜、宫颈黏膜和支气管黏膜上皮间可检出SS、降钙素、5-羟色胺（5-HT）等各种内分泌细胞，它们的作用和存在的意义吸引着研究者们的注意。

（二）已知激素的未知生理和药理作用的研究

对若干激素的某些作用我们还不够了解，有待于进一步研究。对天然激素，我们可有意识地改变其结构，取其利，去其弊，人工合成激素的类似物，其作用会有很大变化。这样既能阐明激素的构-效关系，弄清其作用机制，又可开发大量作用更强、更特异、更持久的激动剂和拮抗剂，为实验研究和临床应用开辟广阔的前景。

（三）重新研究各传统内分泌腺的神经支配

多年来人们一直认为内分泌腺独立于神经系统之外，这些腺体分泌一种或多种类型的化学物质通过血液运输对远距离靶腺或靶组织起作用，这叫作内分泌腺。但内分泌腺真的不受神经支配吗？甲亢可以由精神创伤引起，说明甲状腺与神经系统有一定联系。过去认为甲状腺和肾上腺均有神经纤维分布，这些神经纤维的作用只限于舒缩血管吗？肾上腺素、去甲肾上腺素对甲状腺激素的合成与分泌是否有作用？以往一些实验曾证实，内分泌腺离开神经系统，照样进行内分泌活动。将兔垂体移植到眼前房，把垂体和下丘脑的神经切断，但垂体还能分泌垂体激素。这只能在短期内证实兔眼前房里有 TSH 和 ACTH 等激素，但没有长久地证实这一点。因此，每个内分泌腺与神经有多少联系要重新研究。

（四）激素及受体的研究继续深入发展

受体的研究，使我们对一些生理现象和病理过程与激素的关系了解得更清楚。体内很多组织细胞都可检测出雌激素受体，其他如内啡肽、VIP 等神经肽类激素也都可以在多种组织中检出相应的受体，而受体的状况与靶细胞的功能状态有密切关系。有些疾病本来激素并不缺乏，而是受体本身有缺陷，所以不能产生正常的生理效应。如正常的胰岛素受体有两种重要功能：①与胰岛素结合使胰岛素产生效应；②将胰岛素结合和胰岛素作用两个过程偶联起来。阐明靶细胞受体和各种激素间的关系将会对内分泌生理学的发展有重要意义。

（五）内分泌系统与免疫系统之间的关系密切

研究发现，一些免疫细胞能合成和分泌多种促垂体激素和垂体激素，同时免疫细胞又具有激素的受体；下丘脑的神经内分泌细胞有多种细胞因子的受体，又能合成和分泌多种细胞因子；在神经内分泌系统与免疫系统之间存在着双向调节。这就把神经内分泌系统与免疫系统联系在一起，神经 - 内分泌 - 免疫网络概念的提出，使内分泌生理学的内涵更丰富了，也为内分泌生理学研究的深入发展提供了新的天地。

（李　莉）

第二节　内分泌生理学的一些基本认识

一、内分泌生理学的基本概念

内分泌生理学是研究生物机体内内分泌系统以化学递质对生命活动进行联系和调控的一门科学。内分泌系统是由内分泌腺和分散存在于某些组织器官中的内分泌细胞组成的一个体内信息传递系统，它与神经系统密切联系，相互配合，共同调节机体的各种功能活动，维持内环境的相对稳定。

人体内主要的内分泌腺有垂体、甲状腺、甲状旁腺、肾上腺、胰岛、性腺、松果体和胸腺；散在于组织器官中的内分泌细胞分布比较广泛，如消化道黏膜、心、肾、肺、皮肤、胎盘等部位均存在各种各样的内分泌细胞。此外，在中枢神经系统内，特别是下丘脑存在兼有内分泌功能的神经细胞。由内分泌腺或散在内分泌细胞所分泌的高效能的生物活性物质，经组织液或血液传递而发挥其调节作用，此种化学物质称为激素（hormone）。对消化液分泌作用影响的研究认为，“内分泌”一词表达能力不够，从而采用“激素”一词来描述内分泌过程中的化学信息物质。1905 年“激素”一词才正式出现在 Starling 的报告中。随着内分泌研究的进展，激素的概念也不断有新的发展。从经典激素到旁分泌激素，从内分泌腺到分散的内分泌细胞，大分子激素原及其不同分子片断激素以及神经内分泌等等，这些新发展带来了有关激素概念的新内容。

二、激素的分类和来源

激素的种类繁多，来源复杂，按其化学性质可分为两大类（表 1－1）。

表 1－1　主要激素及其化学性质

主要来源	激素	英文缩写	化学性质
下丘脑	促甲状腺激素释放激素	TRH	三肽
促性腺激素释放激素	GnRH	十肽	
	生长抑素	SS	十四肽
	生长激素释放激素	GHRH	四十四肽
	促肾上腺皮质激素释放激素	CRH	四十一肽
	促黑（素细胞）激素释放因子	MRF	肽
	促黑（素细胞）激素释放抑制因子	MIF	肽
	催乳素释放因子	PRF	肽
	催乳素释放抑制因子	PIF	多肽（?）
	升压素（抗利尿激素）	VP（ADH）	九肽
	催产素	OT	九肽
腺垂体	促肾上腺皮质激素	ACTH	三十九肽
	促甲状素激素	TSH	糖蛋白
	卵泡刺激素	FSH	糖蛋白
	黄体生成素（间质细胞刺激激素）LH（ICSH）	糖蛋白	
	促黑（素细胞）激素	MSH	十三肽
	生长激素	GH	蛋白质
	催乳素	PRL	蛋白质
甲状腺	甲状腺素（四碘甲腺原氨酸）	T_4	胺类
	三碘甲腺原氨酸	T_3	胺类
三十二肽	甲状腺 C 细胞	降钙素	CT
	胰岛	胰岛素	蛋白质
蛋白质	甲状旁腺	甲状旁腺激素	PTH
	胰高血糖素	二十九肽	
	胰多肽	三十六肽	
肾上腺皮质	糖皮质激素（如皮质醇）		类固醇
	盐皮质激素（如醛固酮）	类固醇	
肾上腺髓质	肾上腺素	E	胺类

续 表

主要来源	激素	英文缩写	化学性质
	去甲肾上腺素	NE	胺类
睾丸间质细胞	睾酮	T	类固醇
睾丸支持细胞	抑制素		糖蛋白
卵巢、胎盘	雌二醇	E_2	类固醇
	雌三醇	E_3	类固醇
	黄体酮	P	类固醇
糖蛋白	胎盘	绒毛膜促性腺激素	CG
消化道、脑	胃泌素		十七肽
	胆囊收缩素－促胰酶素	CCK－PZ	三十三肽
	促胰液素		二十七肽
心房	心房利尿钠肽	ANP	二十一、二十三肽
松果体	褪黑激素		胺类
胸腺	胸腺激素		肽类

（一）含氮激素

1. 肽类和蛋白质激素　主要有下丘脑调节肽、神经垂体激素、腺垂体激素、胰岛素、甲状旁腺激素、降钙素以及胃肠激素等。

2. 胺类激素　包括肾上腺素、去甲肾上腺素和甲状腺激素。

（二）类固醇（甾体）激素

类固醇激素是由肾上腺皮质和性腺分泌的激素，如皮质醇、醛固酮、雌激素、孕激素以及雄激素等。另外，胆固醇的衍生物 1，25－$(OH)_2$－维生素 D_3 [1，25－$(OH)_2$－D_3] 也被作为激素看待。

此外，前列腺素广泛存在于许多组织之中，由花生四烯酸转化而成，主要在组织局部释放，可对局部功能活动进行调节，因此可将前列腺素看作一组局部激素。

以前曾认为激素主要是由传统的内分泌腺（如垂体、甲状腺等）分泌。现已明确，许多镜下才能见到的、器官样结构和一些分散的细胞含有并分泌激素。尽管传统内分泌腺在生理、病理水平上很重要，但这些广泛分布的“非腺体”组织在分泌激素上同样重要。1968 年 Pearse 详细描述了这些弥散分布的内分泌细胞，命名为 APUD 细胞系，并提出这些内分泌细胞有共同的来源和细胞化学、形态结构特点，主要分泌胺类和肽类激素。这些细胞混杂在外分泌腺的腺泡和导管上皮间，一些外分泌腺的分泌液（如唾液、精液等）也含有激素。这样，所谓“内分泌”和“外分泌”也不是决然对立的概念了。

三、激素的转运方式

随着内分泌研究的发展，关于激素传递方式的认识逐步深入。大多数激素经血液运输至远距离的靶细胞而发挥作用，这种方式称为远距分泌（telecrine）；某些激素可不经血液运输，仅由组织液扩散而作用于邻近细胞，这种方式称为旁分泌（paracrine），与血液转运相比，这种方式可以使激素的作用浓度不致因为血液转运而被稀释；如果内分泌细胞所分泌的激素在局部扩散而又返回作用于该内分泌细胞而发挥反馈作用，这种方式称为自分泌（autocrine），这是一种分泌细胞的自身调控方式。另外，下丘脑有许多具有内分泌功能的神经细胞，这类细胞既能产生和传导神经冲动，又能合成和释放激素，故称神经内分泌细胞，它们产生的激素称为神经激素（neurohormone）。可以认为这是一种特化的旁分泌或内分泌方式，既可以通过突触释放，也可以不通过突触释放，如下丘脑神经元分泌的血管加压素在垂体后叶被释放入血。神经激素可沿神经细胞轴突借轴浆流动运送至末梢而释放，这种方式称为神经分泌（neurocrine）。此外，还有一些肽类或胺类激素（如促胃液素、P 物质、5 - HT 等）被分泌到肠腔或其他管道，称为"腔分泌"（solinocrine）。最常见的是：一种激素可通过几种方式转运。

大多数激素在血中都是与转运蛋白分子结合而被转运的，如甲状腺结合球蛋白、胰岛素类生长因子结合蛋白、肾上腺皮质类固醇结合球蛋白等。这种结合除了加速在血中的转运外，还可作为激素暂时贮存的方式，延缓激素在血中的被清除。结合的激素一般生物效能较差。此外，血中还有一定量的游离激素分子，其生物效能较高。在结合激素与游离激素之间存在着一定的动态平衡，使游离激素的血液浓度基本稳定在一定的水平上。

四、激素作用的一般特性

激素虽然种类很多，作用复杂，但它们在对靶组织发挥调节作用的过程中，具有某些共同的特点。

（一）激素的信息传递作用

内分泌系统与神经系统一样，是机体的生物信息传递系统，但两者的信息传递形式有所不同。神经信息在神经纤维上传输时，以电信号为信息的携带者，在突触或神经 - 效应器接头处，电信号转变为化学信号，而内分泌系统的信息只有化学的形式，即依靠激素在细胞与细胞之间进行信息传递。激素参与细胞的功能活动主要是将信息传递给靶细胞，调节其固有的功能活动，增强或减弱细胞内新陈代谢的理化过程，并不提供任何营养和能量。例如，生长激素促进生长发育，甲状腺激素增强代谢过程，胰岛素降低血糖等。在这些作用中，激素既不能添加成分，也不能提供能量，仅仅起着"信使"的作用，将生物信息传递给靶组织，发挥增强或减弱靶细胞内原有的生理生化进程的作用。

（二）激素作用的相对特异性

激素释放进入血液被运送到全身各个部位，虽然它们与全身各处的组织、细胞有广泛接触，但有些激素只作用于某些器官、组织和细胞，这称为激素作用的特异性。被激素选择作用的器官、组织和细胞，分别称为靶器官、靶组织和靶细胞。有些激素专一地选择作用于某一内分泌腺体，称为激素的靶腺。激素作用的特异性与靶细胞上存在能与该激素发生特异性结合的受体有关。肽类和蛋白质激素的受体存在于靶细胞膜上，而类固醇激素与甲状腺激素的受体则位于细胞质或细胞核内。激素与受体相互识别并发生特异性结合，经过细胞内复杂的反应，从而激发出一定的生理效应。有些激素作用的特异性很强，只作用于某一靶腺，如促甲状腺激素只作用于甲状腺，促肾上腺皮质激素只作用于肾上腺皮质，而垂体促性腺激素只作用于性腺等。有些激素没有特定的靶腺，其作用比较广泛，如生长激素、甲状腺激素

等，它们几乎对全身的组织细胞的代谢过程都发挥调节作用，但是，这些激素也是与细胞的相应受体结合而起作用的。

尽管如此，激素的分泌和作用不是单一的。许多内分泌细胞不只合成一种激素，而是可以合成和（或）分泌一种以上的激素。例如垂体前叶细胞可以分泌生长激素和催乳素。在激素合成过程中，常常是先合成大分子的激素原，然后裂解为激素或其片断，例如胰岛素和前胰岛素原。这些激素不同的分子常常共同存在于血中，其生物活性不同，称为激素的不均一性。在各种病理情况下这种不均一性可以有不同的表现，例如在恶性肿瘤可以有过多的大分子激素原存在于血中。激素的转运也常常不是单一的方式，而是几种方式并存。激素的作用也不是单一的。例如心房利尿钠肽，不只见于心脏，而且还见于脑、自主神经节和肺，除利钠外还有其他作用。降钙素以前被认为是调节血钙的激素并且由此而得名，但在不同部位的降钙素却可以有不同的功能。

（三）激素的高效能生物放大作用

激素在血液中的浓度都很低，一般在纳摩尔（nmol/L），甚至在皮摩尔（pmol/L）数量级，虽然激素的含量甚微，但其作用显著，如 1mg 的甲状腺激素可使机体增加产热量约 4 200 000J（焦耳）。激素与受体结合后，在细胞内发生一系列酶促放大作用，一个接一个，逐级放大，形成一个效能级联式生物放大系统。据估计，一个分子的胰高血糖素使一个分子的腺苷酸环化酶激活后，通过 cAMP－蛋白激酶，可激活 10 000 个分子的磷酸化酶。另外，1 个分子的促甲状腺激素释放激素，可使腺垂体释放 100 000 个分子的促甲状腺激素。0. 1μg 的促肾上腺皮质激素释放激素，可引起腺垂体释放 1μg 促肾上腺皮质激素（ACTH），后者能引起肾上腺皮质分泌 40μg 糖皮质激素，放大了 400 倍，这些数量的糖皮质激素可刺激肝脏产生 5. 6mg 的糖原，即放大了 56 000 倍。据此不难理解血中的激素浓度虽低，但其作用却非常明显，所以体液中激素浓度维持相对的稳定，对发挥激素的正常调节作用极为重要。

（四）激素间的相互作用

不同的激素虽然有不同的生理效应，但对某一生理功能的调节可有多种激素共同参与。因此，激素的作用并不是孤立的，而是相互联系、相互影响的。激素作用的相关性有以下几种形式。

1. 协同作用和拮抗作用　不同的激素对同一生理效应有协同作用，达到增强效应的结果。例如，生长激素、肾上腺素、糖皮质激素及胰高血糖素，虽然作用的环节不同，但均能提高血糖，在升糖效应上有协同作用；相反，不同激素对某一生理效应发挥相反作用，如胰岛素可以降低血糖，与上述激素的升糖效应有拮抗作用。甲状旁腺激素与 1，25－$(OH)_2$－D_3对血钙的调节是相辅相成的，而降钙素则有拮抗作用。激素之间的协同作用与拮抗作用的机制比较复杂，可以发生在受体水平，也可以发生在受体后的信息传递过程，或者是细胞内酶促反应的某一环节。例如，甲状腺激素可使许多组织（如心、脑等）的 β－肾上腺素能受体增加，提高对儿茶酚胺的敏感性，增强其效应。黄体酮与醛固醛在受体水平存在着拮抗作用，虽然黄体酮与醛固酮受体的亲和性较小，但当黄体酮浓度升高时，则可与醛固酮竞争同一受体，从而减弱醛固酮调节水盐代谢的作用。前列环素（PGI_2）可使血小板内 cAMP 增多，从而抑制血小板聚集；相反，血栓素 A_2（TXA_2）却能使血小板内 cAMP 减少，促进血小板的聚集。

当多种激素共同参与某一生理活动的调节时，激素与激素之间往往存在着协同作用或拮抗作用，这对维持其功能活动的相对稳定起着重要作用。

2. 允许作用　有些激素本身并不能直接对某些器官、组织或细胞产生生理效应，然而在它存在的条件下，可使另一种激素的作用明显增强，即对另一种激素起支持作用，这种现象称为允许作用（permissive action）。糖皮质激素的允许作用是最明显的，它对心肌和血管平滑肌并无收缩作用，但是，必须有糖皮质激素的存在，儿茶酚胺才能很好地发挥对心血管的调节作用。关于允许作用的机制，至今尚未完全清楚。过去认为，允许作用是由于糖皮质激素抑制儿茶酚-O-甲基移位酶，使儿茶酚胺降解速率减慢，导致儿茶酚胺作用增强。现在通过对受体和受体水平的研究发现，糖皮质激素也可以调节受体介导的细胞内传递过程，如影响腺苷酸环化酶的活性以及 cAMP 的生成等。

3. 竞争作用　化学结构上类似的激素能竞争同一受体的结合位点，使激素的作用受到一定的影响。通常是其中一种激素浓度虽低，但对受体是高亲和性结合，而另一种激素浓度虽高，但对受体是低亲和性结合，如果二者在一起就会产生竞争受体的作用。例如，醛固酮是一种强盐皮质激素，在低浓度时就有作用；黄体酮对醛固酮受体有低亲和性结合，因此，当黄体酮以低浓度存在时，有弱盐皮质激素效应，当以高浓度存在时，可与醛固酮竞争同一受体，从而减弱醛固酮的效应。

五、激素分泌的周期性

正常生理情况下，激素是定时分泌的，并出现周期性变化，称为生物节律。可分为日节律、月节律、季节律和年节律。例如，妇女的促性腺激素和雌激素分泌就是一种月节律。这种周期性分泌活动与其他刺激无关，是一种内在的由生物钟决定的分泌活动，有利于机体更好地适应环境的变化。激素分泌节律性的正常与否也可作为临床诊断的一项指标。

（李　莉）

第三节　激素的作用方式和机制

人体内含有 100 多种激素，它们可以作用于不同种类的细胞。那么，每种细胞如何识别一种特定的激素呢？每种细胞或组织对一种特定激素的反应取决于那些分布于细胞表面或细胞内的激素受体（receptor）以及与该受体耦联的效应器（effector）。多肽激素、生长因子、神经递质和前列腺素的受体位于细胞表面，而类固醇激素和甲状腺激素的受体位于细胞质和细胞核内。激素作为信息物质与靶细胞上的受体结合后，如何把信息传递到细胞内，并经过怎样的错综复杂的反应过程，最终产生细胞生物效应的机制，一直是内分泌学基础理论研究的重要领域。

一、激素的作用方式

（一）激素通过下列三种方式发挥作用

（1）改变酶及其他蛋白质合成/降解速度。

（2）改变酶促催化反应速度，通过活化或抑制酶活性来完成。

（3）改变膜的通透性，即改变细胞膜某些组分的构象。

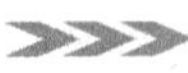

有意义的是，没有任何一种激素是酶或辅酶，激素的作用只在于调控已存在的过程。其作用特点在于高度的特异性－组织特异性与效应特异性。

（二）受体在细胞中的定位，可将激素按其作用机理分为两类

（1）通过细胞膜受体起作用的激素：蛋白质、肽类、儿茶酚胺类激素及前列腺素类。

（2）通过细胞内受体起作用的激素：类固醇激素及甲状腺激素。

这两类作用并不能绝对分开，已发现胰岛素还能进入细胞与细胞核等亚细胞结构结合，甲状腺激素除进入细胞之外，似乎对细胞膜上的腺苷酸环化酶也有激活作用。

（三）激素－受体结合

激素－受体结合动力学与酶－底物结合动力学相似，此类结合具有下列特点：

（1）高度特异性，其基本原因在于激素是通过特定的结构部分与受体结合，如加压素与催产素有类似结构，故有交叉结合反应与生物效应。

（2）激素－受体结合是非共价键结合（如疏水键、静电引力等），所以具有可逆性。

（3）激素－受体具高度亲和力，受体对激素十分敏感，这是极少量激素能引起明显的生物效应的原因之一。所以亲和常数（或解离常数）是决定受体及激素－受体复合物的指标之一。

（4）激素－受体的结合量正相关于激素的效应。激素作用的强度除取决于血液激素浓度外，还取决于细胞膜或细胞内受体的含量及其对激素的亲和力。所谓激素不反应症就是由于受体缺乏所致。

（四）受体结合后反应

1. 立即效应

（1）细胞膜通透性改变：如胰岛素改变肌细胞膜通透性，有利于葡萄糖及氨基酸转运，多肽激素促进 Ca^{2+} 进入细胞等。

（2）细胞膜上酶活性改变：如胰岛素可使脂肪细胞膜上的脂蛋白脂肪酶及 Na^{+}，K^{+}－ATP 酶活性增加，利于脂肪贮存及 K^{+} 含量增加。非常重要的是，激素－受体结合使膜上腺苷酸环化酶活性增强，cAMP 产生增多。

2. 短期效应　cAMP 引起一系列反应，最终表现为某种生物效应增强。

3. 长期效应　蛋白质（或酶）合成的诱导和阻遏。

二、激素的作用机制

随着分子生物学的发展，关于激素作用机制的研究，获得了迅速进展，不断丰富与完善了关于激素作用机制的理论学说。激素按其化学性质分为两大类－含氮激素和类固醇激素，这两类激素有完全不同的作用机制，现分别叙述。

（一）含氮激素的作用机制－第二信使学说

第二信使学说是 Sutherland 等于 1965 年提出来的。Sutherland 研究组在研究糖原酵解第一步所需限速酶－磷酸化酶的活性时，发现胰高血糖素与肾上腺素可使肝匀浆在 ATP、Mg^{2+} 与腺苷酸环化酶（adenylate cyclase，AC）的作用下产生一种新物质，这种物质具有激活磷酸化酶从而催化糖原酵解的作用。实验证明，它是环磷腺苷（cyclic adenosine monophosphate，cAMP），在 Mg^{2+}存在的条件下，腺苷酸环化酶促进 ATP 转变为 cAMP。cAMP 在磷酸二酯酶（phosphodiesterase，PDE）的作用下，降解为 5′- AMP。随后，进一步研究发现 cAMP 之所以能激活磷酸化酶，是由于 cAMP 激活了另一种酶，即依赖 cAMP 的蛋白激酶（protein kinase A，PKA）而完成的。

Sutherland 综合这些资料提出了第二信使学说，其主要内容包括：①激素是第一信使，它可与靶细胞膜上具有立体构型的专一性受体结合；②激素与受体结合后，激活细胞膜上的腺苷酸环化酶系统；③在 Mg^{2+}存在的条件下，腺苷酸环化酶促使 ATP 转变为 cAMP，cAMP 是第二信使，信息由第一信使传递给第二信使；④cAMP 使无活性的蛋白激酶（PKA）激活。PKA 具有两个亚单位，即调节亚单位与催化亚单位。cAMP 与 PKA 的调节亚单位结合，导致调节亚单位与催化亚单位脱离而使 PKA 激活，催化细胞内多种蛋白质发生磷酸化反应，包括一些酶蛋白发生磷酸化，从而引起靶细胞各种生理生化反应。

第二信使学说的提出，推动了激素作用机制研究工作的迅速发展。研究表明，cAMP 并不是唯一的第二信使，可能作为第二信使的化学物质还有 cGMP、三磷酸肌醇、二酰甘油和 Ca^{2+}等。另外，关于细胞表达受体的调节，腺苷酸环化酶的活化机制，蛋白激酶 C 的作用等方面的研究也取得了很大进展。

1. 激素与受体的相互作用　激素与细胞表面受体的结合表现为快速、可逆，这与激素对膜受体的生理作用现象相一致，它常常表现为先迅速激活，然后迅速终止。就某一种激素而言，每种细胞所含的受体数不一样，少至 100 个，多达 100 万个。通常，靶细胞含有的受体数比非靶细胞多。

激素的膜受体多为糖蛋白，其结构一般分为三部分：细胞膜外区段、质膜部分和细胞膜内区段。细胞膜外区段含有许多糖基，是识别激素并与之结合的部位。激素分子和靶细胞受体均由许多不对称的功能基团构成极为复杂而又可变的立体构型。激素和受体可以相互诱导而改变本身的构型以适应对方的构型，这就为激素与受体发生专一性（specificity）结合提供了物质基础。

激素与受体的结合力称为亲和力（affinity）。一般来说，由于相互结合是激素作用的第一步，所以亲和力与激素的生物学作用往往一致，但激素的类似物可与受体结合而不表现激素的作用，反而阻断了激素与受体的结合。实验证明，亲和力可以随生理条件的变化而发生改变，如动物性周期的不同阶段，卵巢颗粒细胞上的卵泡刺激素（FSH）受体的亲和力是不同的。某一激素与受体结合时，其邻近受体的亲和力也可出现增高或降低的变化。

受体除表现亲和力改变外，其数量也可发生变化。有人用淋巴细胞膜上胰岛素受体进行观察发现，如果长期使用大剂量的胰岛素，将出现胰岛素受体数量减少、亲和力降低的现象；当把胰岛素的量降低后，受体的数量和亲和力可恢复正常。许多种激素（如促甲状腺激素、绒毛膜促性腺激素、黄体生成素、卵泡刺激素等）都会出现类似情况。这种激素使其特异性受体数量减少的现象，称为衰减调节或简称下调（down regulation）。下调发生的机制可能与激素 - 受体复合物内移入胞有关。相反，有些激素（多在剂量较小时）也可使其特异性受体数量增多，称为上增调节或简称上调（up regulation），如催乳素、卵泡刺激素、血管紧张素等都可以出现上调现象。受体下调或上调现象说明，受体的合成与降解处于动态平衡之中，其数量是这一平衡的结果，它的多少与激素含量相适应，以调节靶细胞对激素的敏感性与反应强度。

2. G蛋白在信息传递中的作用　激素受体与腺苷酸环化酶是细胞膜上两类分开的蛋白质。激素受体结合的部分在细胞膜的外表面，而腺苷酸环化酶在膜的胞质面，在两者之间存在一种起耦联作用的调节蛋白－鸟苷酸结合蛋白（guanine nucleotide－binding regulatory protein），简称G蛋白（G protein）。G蛋白是三聚体，由α、β和γ三个亚单位组成，α亚单位上有与GTP、GDP及受体的结合位点，并具有潜在的GTP酶活性。而βγ亚单位对α亚单位具有抑制作用。G蛋白的活性受GTP调节。在无激素存在时，G蛋白以αβγ三聚体形式存在，其α亚单位结合一分子GDP，这时G蛋白无活性。当激素与受体形成复合物，在Mg^{2+}存在的情况下，GTP取代GDP与α亚单位结合，G蛋白解聚释放出βγ二聚体，对腺苷酸环化酶起激活或抑制作用。

G蛋白可分为兴奋型G蛋白（Gs）和抑制型G蛋白（Gi）。Gs的作用是激活腺苷酸环化酶，从而使cAMP生成增多；Gi的作用则是抑制腺苷酸环化酶的活性，使cAMP生成减少。有人提出，细胞膜的激素受体也可分为兴奋型（Rs）与抑制型（Ri）两种，它们分别与兴奋性激素（Hs）或抑制性激素（Hi）发生结合，随后分别启动Gs或Gi，再通过激活或抑制腺苷酸环化酶使cAMP增加或减少而发挥作用。

3. 三磷酸肌醇和二酰甘油为第二信使的信息传递系统　许多含氮激素是以cAMP为第二信使调节细胞功能活动的，但有些含氮激素的作用信息并不以cAMP为媒介进行传递，如胰岛素、催产素、催乳素、某些下丘脑调节肽和生长因子等。实验证明，这些激素作用于膜受体后，往往引起细胞膜磷脂酰肌醇转变成为三磷酸肌醇（inositol－1，4，5－triphosphate，IP3）和二酰甘油（diacylglycerol，DG），并导致胞质中Ca^{2+}浓度增高。IP3和DG可能是第二信使的学说得到越来越多的实验证实。这一学说认为，在激素的作用下，通过G蛋白的介导，激活细胞膜内的磷脂酶C（phosphinositol－specific phospholipase C，PLC），它使磷脂酰肌醇（PI）二次磷酸化生成的磷脂酰二磷肌醇（PIP2）分解，生成IP3和DG。DG生成后仍留在膜中，IP3则进入胞质。在未受到激素作用时，细胞膜几乎不存在游离的DG，细胞内IP3的含量也极微，只有在细胞受到相应激素作用时，才加速PIP2的降解，大量产生IP3和DG。IP3的作用是促使细胞内Ca^{2+}贮存库释放Ca^{2+}进入胞质。细胞内Ca^{2+}主要贮存在线粒体与内质网中。实验证明，IP3引起Ca^{2+}的释放是来自内质网而不是线粒体，因为在内质网膜上有IP3受体，IP3与其特异性受体结合后，激活Ca^{2+}通道，使Ca^{2+}从内质网中进入胞质。IP3诱发Ca^{2+}动员的最初反应是引起短暂的内质网释放Ca^{2+}，随后是由Ca^{2+}释放诱发作用较长的细胞外Ca^{2+}内流，导致胞质中Ca^{2+}浓度增加。Ca^{2+}与细胞内的钙调蛋白（calmodulin，CaM）结合后，可激活蛋白酶，促进蛋白质磷酸化，从而调节细胞的功能活动。

DG的作用主要是特异性激活蛋白激酶C（protein kinase C，PKC），PKC的激活依赖于Ca^{2+}的存在。激活的PKC与PKA一样可使多种蛋白质或酶发生磷酸化反应，进而调节细胞的生物效应。另外，DG的降解产物花生四烯酸是合成前列腺素的原料，花生四烯酸与前列腺素的过氧化物又参与鸟苷酸环化酶的激活，促进cGMP的生成。cGMP作为另一种可能的第二信使，通过激活蛋白激酶G（PKG）而改变细胞的功能。

（二）类固醇激素的作用机制

类固醇（steroid）激素的作用机制十分复杂，既包括通过核内受体影响靶细胞DNA的转录过程的基因调节机制，又包括通过细胞膜受体和离子通道影响细胞的兴奋性，产生快速反应的非基因调节机制。

1. 类固醇激素作用的基因调节机制　类固醇激素分子小，分子量仅为300左右，为脂溶性，可通过细胞膜进入细胞内，与胞质受体结合，形成激素-胞质受体复合物。导致受体蛋白发生变构，使激素-胞质受体复合物获得通过核膜的能力，进入核内与核受体结合，激发DNA转录过程，生成新的mRNA，诱导相应蛋白质的合成而产生生物效应。有的类固醇激素在进入细胞后，直接经胞质进入核内与核受体结合，调节基因表达。这一过程称为类固醇激素作用的基因机制，也称为基因表达学说。一般认为，糖皮质激素和盐皮质激素的受体主要存在于胞质中，性激素（雌激素、孕激素与雄激素）受体在胞质与胞核中均存在，而固醇类激素1，25-（OH)$_2$-D_3的受体则位于细胞核中。

近年来，随着分子生物学研究技术的广泛应用，类固醇激素核受体的结构已逐渐清楚。它是由一条肽链组成的对转录起特异性调节作用的蛋白质，分为三个功能结构域：①激素结合结构域，位于受体的C端，起与激素结合的作用；②DNA结合结构域，位于受体的中间部分，可使受体与DNA结合并调控转录过程，起核定位信号的作用，故又称为核定位信号结构域；③转录激活结构域，靠近受体肽链的N端，具有激活转录过程的作用。当激素未与核受体结合时，可能有某种蛋白与激素结合结构域或DNA结合结构域相结合，掩盖了DNA结合结构域。当激素与受体结合后，受体的分子构象发生改变，从而解除对DNA结合结构域的掩盖作用，使受体与DNA结合，调控转录过程。热休克蛋白（heat shock protein）即具有上述作用，它与激素结合结构域或DNA结合结构域结合后，起掩盖DNA结合结构域的作用，而当类固醇激素与受体结合后，热休克蛋白即从受体分子解离下来，受体构象发生改变，暴露出DNA结合结构域，进而调控转录过程。

类固醇激素作用于靶细胞后，一般在数分钟内即可使mRNA和rRNA合成增加。关键性的mRNA再翻译成特殊的诱导蛋白，后者再进一步发挥调控作用。如雌二醇作用于子宫30～45min后，就能合成特异的诱导蛋白，后者活化RNA聚合酶，使细胞核内各种RNA的合成加速，进而加速各种蛋白质的合成，使子宫肥大和代谢增强。

2. 类固醇激素作用的非基因调节机制　类固醇激素经上述基因调节机制发挥作用，一般需要数小时或数天的时间。近年来的研究发现，有些类固醇激素的作用效应出现很快，往往在数分钟，甚至数秒钟之内，且其效应不被基因转录和翻译的抑制剂所抑制。因而推测此快速作用是由细胞膜上的受体介导的，称为类固醇激素的快速非基因效应。实验表明，在大鼠不同脑区用微电泳方法给予类固醇激素，经数秒的潜伏期便可引起神经元放电频率的改变；类固醇激素受体阻断剂和蛋白质合成抑制剂均不能抑制神经元的上述快速反应。此外，孕激素促进下丘脑释放GnRH的作用，糖皮质激素抑制离体下丘脑薄片释放血管升压素的作用等，也都是通过类固醇激素的非基因作用机制实现的。目前对于类固醇激素非基因作用机制的具体过程仍不十分清楚，有待进一步的研究。

综上所述，含氮激素主要通过G蛋白耦联受体-第二信使途径和酶耦联受体途径进行信号转导，类固醇激素则通过基因调节机制及非基因调节机制发生作用。但激素的信号转导机制十分复杂，有的激素也可通过多种机制发挥作用。甲状腺激素虽然属于含氮激素，但其作用机制却与类固醇激素相似，激素进入细胞后直接与核受体结合，调节基因表达。

（黄文龙）

第四节　激素的合成、释放与代谢

一、激素的合成与贮存

蛋白质、肽类激素的合成与一般蛋白质的合成步骤基本一致，经转录、翻译和翻译后等过程。一个多肽激素的基因包括在转录区（transcriptional region）和调节区（regulatory region）内，又各分为若干区段，转录区的外显子与内含子在转录时发生断裂，内含子被切去，外显子断端拼接起来形成 mRNA，然后被转送至细胞质，这些发生于细胞核内的步骤属于转录阶段。然后，在胞质内，以 mRNA 为模板，在核糖体上先形成多肽激素链。一般情况下，先形成长链的大分子，称为前激素原（pre - prohormone），然后经过内质网蛋白水解酶裂解成较小分子的激素原（prohormone），后者经高尔基器包裹形成分泌囊泡，在这一过程中，激素原被分解为激素及其他肽。如甲状旁腺激素，其前激素原为 115 肽，经裂解脱去 25 个氨基酸的肽段即成为激素原，为 90 肽，再脱去 6 个氨基酸的肽段才成为含有 84 个氨基酸的甲状旁腺激素。当内分泌细胞受刺激释放这些囊泡内容物时，激素与这些肽通过胞吐作用一起被释放出来。在某些情况下，后者也可发挥激素的作用。内分泌细胞的分泌囊泡释放肽类激素的直接刺激使胞质 Ca^{2+} 浓度升高。胞质 Ca^{2+} 来自细胞外液或内质网。当外界刺激引起细胞膜兴奋时，细胞膜上的电压依赖性钙离子通道开放，Ca^{2+} 进入细胞内。

胺类与类固醇激素的合成主要通过一系列酶促反应，作用于酪氨酸与胆固醇而完成。由于类固醇激素是高度脂溶性的，它们在细胞内合成后可通过简单的扩散作用出胞进入血液。

正常情况下，激素的贮存量一般很少，在应激时机体加速激素的合成和贮存。但甲状腺激素例外，它与甲状腺球蛋白结合，并大量贮存于甲状腺腺泡腔的胶质中，可供机体使用 2 ~ 3 个月。

二、激素的释放

激素的释放具有周期性与阶段性，即大多数激素的释放是在短时间内突然发生的，在两次突发释放之间很少或不释放激素。因此，血浆中激素的浓度在短时间内迅速波动。激素的作用是否能合理地发挥，关键在于机体接受适当信息后（神经的或激素的），激素是否及时开始释放，以及能否及时调整与停止释放激素。

生物对地球物理环境以及社会环境长期适应的结果，使激素的释放表现与年、月、日相适应的周期性，血中激素浓度可以呈现日周期（diurnal thythm）波动、月周期（lunar thythm）波动以及年周期（circannian thythm）波动。因此，单独一次激素的检测意义不大。这种周期性波动与其他刺激引起的波动毫无关系，是一种独特的周期性。除周期性外，激素的释放往往还表现出阶段性。如腺垂体激素的表现就比较明显，在受到适宜刺激后可立即将 LH 释放入血；在较大和较久的刺激下才释放较多的 LH，使血中 LH 出现第二个峰。

引起释放的刺激可以是多种多样的。事实上，当一个信息引起某一激素开始分泌时，调整其分泌量（减少或增加）或停止其分泌的信息也同时发出并传送过来，即产生激素的内分泌细胞（腺）随时收到靶细胞及血中该激素浓度的信号，而相应减少，或继续增强，或停止激素的释放量。这就在前一级内分泌细胞（腺）与后一级内分泌细胞（腺）之间，形成了一个闭合回路；后一级可对前一级施加抑制作用，或在某些情况下施加增强作用，这些均属于反馈调节。在各种反馈调节中，以负反馈较为常见。以上反馈回路在腺垂体与其靶腺之间起着重要的调节作用。另一种反馈回路存在于内分泌细胞（腺）与体液成分之间，常见的例子是肾上腺分泌醛固酮，它促进水、Na^+潴留，潴留到一定水平后，可通过负反馈调节而减少或停止醛固酮的分泌。

在闭合回路的基础上，中枢神经系统可接受外环境中的各种信息（声、光、温度、味等），通过下丘脑把内分泌系统与外环境联系起来，形成开口回路。这样，就使机体对环境的适应更趋完善。

三、激素的运输与代谢

激素运输的路线有长有短，形式多样。经血液运输的激素一部分与特殊的血浆蛋白结合，而且以不同的比例与不同的蛋白质结合，另一部分以游离状态在血中运输。结合型激素无活性，它必须转变为游离型才具有生理作用。但结合型激素可看作是激素在血液中的临时贮存库，而且，结合型激素经过肝脏时，降解缓慢，因此可延长激素的寿命。

激素从释放出来到消失所经历的代谢过程有长有短。短的不到 1 秒，长的可达若干天。所以一般采用半衰期（即激素活性在血液中消失一半的时间）来衡量激素的有效期。大多数激素的半衰期为几十分钟，只有甲状腺激素达数天。但这必须与作用速度及作用持续时间相区别。作用速度主要与激素作用的方式有关；作用持续时间则看分泌是否继续，如继续分泌的话，半衰期虽只有几分钟，其作用却能延长至几小时，甚至几天。激素的清除主要由组织摄取、肝脏与肾灭活，随尿与粪排出。

（黄文龙）

第五节 激素分泌的调节

激素除传递信息外，还具有高效能的生物放大作用。体内激素水平的较小变化，就可能导致生理功能的巨大改变，甚至引起生理功能的亢进或低下，因此，激素分泌水平的相对稳定对机体内环境和生理功能的稳态起十分重要的作用。

一、下丘脑-腺垂体-靶腺轴的调节

下丘脑-腺垂体-靶腺轴在甲状腺激素、肾上腺皮质激素和性腺激素分泌的调节中起重要的作用，即构成三级水平的功能调节轴。一般来说，上位内分泌腺细胞分泌的激素对下位内分泌腺细胞的活动起促进作用；下位内分泌腺细胞作为上位内分泌细胞分泌的激素的靶细胞，其分泌的激素对上位内分泌腺细胞的活动有反馈作用，且多数起负反馈效应，从而可维持血液中各种激素水平的相对稳定。调节轴的任何一个环节发生障碍，均可破坏体内这些激素水平的稳态。

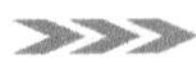

二、反馈调节

在各种激素分泌的调节中，普遍存在反馈调节的形式。激素分泌的反馈调节中，绝大多数是负反馈（negative feedback）调节。例如甲状旁腺激素的分泌受血中钙离子浓度的调节，胰岛素、胰高血糖素受血糖浓度的调节。胰岛 A 细胞分泌的胰高血糖素使血糖浓度升高，而升高的血糖浓度又反馈作用于 A 细胞，使 A 细胞活动抑制。胰岛 B 细胞分泌的胰岛素使血糖浓度降低，血糖浓度过低时，胰岛素的分泌抑制。血糖浓度升高时对胰岛 B 细胞发生刺激作用，促进胰岛素的分泌，也属负反馈调节。负反馈的存在使各种激素的水平维持在一个狭窄的范围内。在上述的下丘脑 - 腺垂体 - 靶腺轴调节中，通常将靶腺（即甲状腺、肾上腺皮质、性腺）或靶组织分泌的激素或化学物质对下丘脑和腺垂体的负反馈作用称为长反馈（long - loopfeedback），而将腺垂体分泌的促激素（tropic hormone）对下丘脑的负反馈作用称为短反馈（short - loop feedback）。下丘脑分泌的促垂体激素本身也能对其自身的分泌产生负反馈调节作用，称为超短反馈（ultra - short - loop feedback）；有人把垂体激素通过自分泌/旁分泌调节自身分泌的作用也看作超短反馈。

在内分泌系统中正反馈（positive feedback）调节较少见，因为将导致“爆炸性”结果。但在少数情况下，激素分泌的调节也可以正反馈的形式出现。例如，在分娩时下丘脑对神经垂体激素催产素的分泌就是一种正反馈。催产素使子宫肌收缩，将胎儿娩出；而在胎儿娩出的过程中，子宫肌收缩和胎儿对产道的刺激又进一步加强下丘脑催产素神经元的活动，使之分泌继续增多；又如在月经周期中，雌激素一般是对下丘脑的促性腺激素释放激素（GnRH）神经元的活动起负反馈调节作用，但在排卵前雌激素水平达到高峰时，雌激素对 GnRH 神经元起正反馈调节作用，使 GnRH 释放增加，形成黄体生成素（LH）释放的高峰，进而引起排卵。

三、神经调节

许多内分泌腺的活动都直接或间接地受中枢神经系统活动的调节。当支配内分泌腺的神经兴奋时，激素的分泌也会发生相应的变化。例如交感神经活动增强时，肾上腺髓质分泌肾上腺素和去甲肾上腺素增多，可协同交感神经系统产生应激反应，动员机体的多种功能，以适应内外环境的变化；而迷走神经活动增强时，可促进胰岛 B 细胞分泌胰岛素，也参与应激反应。

下丘脑的神经内分泌细胞在神经系统与内分泌系统功能活动的调节中起重要的桥梁作用。下丘脑具有大量的神经传入通路，主要包括皮层 - 下丘脑通路，边缘系统向下丘脑的投射通路，由脑干和脊髓上行至下丘脑的神经通路以及视网膜的神经节细胞投射到下丘脑的视交叉上核。在下丘脑内各核团之间也存在着丰富的纤维联系，且核团内部也有各种形式的突触存在，同种神经内分泌细胞之间有突触联系，在同一核团内不同性质神经元之间也有突触联系。同时，下丘脑一方面发出纤维以突触的形式与中枢神经各部位发生联系，另一方面通过对垂体功能的调控直接或间接地影响内分泌系统的功能。由此可见，这些通路和联系的存在将神经系统和内分泌系统的功能通过下丘脑的分泌活动而联系在一起。

此外，激素的分泌还受到体内生物节律的影响，在某些不同激素和化学物质之间也可进行相互调节，如甲状腺激素还可根据血碘水平对甲状腺激素的合成进行自身调节。

（黄文龙）

第二章 代谢性疾病概述

机体的代谢包括合成代谢及分解代谢两个过程。前者是由简单的成分合成大分子物质，以维持组织结构和功能；后者是由大分子物质分解成小分子物质，主要提供机体所需要的能量。主要的代谢物质为碳水化合物、脂肪与蛋白质，这三者的代谢过程不能截然分开。

代谢性疾病一般是指由于代谢过程中某个环节障碍，导致物质代谢出现紊乱，多为酶或蛋白异常所致，受影响的人体酶有百余种，几乎影响全身多个组织、器官的功能。临床代谢性疾病可分为两类：①先天性缺乏，部分有遗传性的染色体异常，范围很广，但发病率多不高，例如痛风、糖原贮积症、家族性高胆固醇血症、家族性高甘油三酯血症等。一般有特征性的临床表现，以及特异性代谢产物的测定，诊断并不困难，但因罕见，易延误诊断。②继发于其他系统疾病，可能在某一阶段引起机体的代谢异常，使临床表现和诊断治疗更加复杂化，例如肝硬化肝功能不全时可能出现低血糖和高血糖、肾病晚期可能发生电解质紊乱和低蛋白血症；甲状腺功能低下时经常伴有高脂血症，肾上腺糖皮质固醇过多可致负氮平衡等。

第一节 病因

一、发病情况

对代谢性疾病进行流行病学调查，详细了解这些疾病的发病率、患病率及其在人群中的分布，则有助于：①准确评价这些疾病的社会负担；②指导公共卫生的干预；③确定课题研究的优先权；④合理分配政府对公共卫生的投资。对于代谢性疾病的详细了解，也有利于目前及将来人力资源的合理分配和政策的相应调整，以便发挥更大效力。但是，目前对代谢性疾病大规模的流行病学调查并不全面。据现有资料，代谢性疾病的发病在世界范围内呈现出不平衡性。在发达国家代谢性疾病发病率较高，如在美国具有高发病率与患病率。Golden等人对美国54种内分泌和代谢性疾病（包括糖尿病、糖耐量降低、糖调节异常、肥胖症、代谢综合征、骨量减少及骨质疏松症等）进行代谢分析，发现在美国成年人中，估计内分泌疾病和代谢性疾病的患病率不低于5%。在发展中国家代谢性疾病发生率较低，但随着生活水平及科技水平的提高，发展中国家人群的代谢性疾病发生率也有升高趋势，值得重视。

二、病因机制

物质代谢中间受很多因素调控，在导致中间代谢某个环节障碍的诸多因素中，可分为先天性代谢缺陷和环境因素两类。

（一）先天性代谢缺陷

大多数是由于细胞内酶系缺陷或膜转运异常所致，具有遗传倾向，但亦可能为后天性酶

的基因突变所致。酶系缺陷可使代谢途径的流向改变和（或）合成途径的反馈调节紊乱，导致代谢产物缺失或过多，中间产物堆积或转变为毒性代谢物，产生相应的病理改变和临床表现。随着分子生物学技术的迅速发展，近几年来已查明大多数代谢性疾病的病因，这类疾病的共同特点是参与某物质代谢酶的基因存在各种类型的缺陷，其中以基因的失活性点突变为多，有些代谢性疾病的发病还与代谢酶、代谢物受体的基因多态性有关。也正是由于这一点，如果从分子病因上考虑，代谢性疾病与内分泌疾病已经没有明确的病因界限。

（二）环境因素

不适当的食物、药物、理化因素、创伤、感染、器官疾患、精神疾患等是造成代谢障碍的常见原因。例如大手术后的水、电解质和酸碱平衡紊乱。这类代谢障碍疾病的病因较易寻找，发病机制多已阐明。

先天性代谢缺陷和环境因素在不少代谢性疾病的发病中关系密切，环境因素常为其发病的诱因。例如苯丙酮尿症是由于苯丙氨酸羟化酶缺乏引起，食物中如富含苯丙氨酸可导致高苯丙氨酸血症，使特异组织或器官受损，出现智力障碍。但如在出生后 3 周内确诊，限制苯丙氨酸的摄入量，可防止本病的发生。

（俞　兰）

第二节　主要临床表现

一、糖尿病

糖尿病主要以高血糖为主要特点，典型的临床表现为“三多一少”，即多饮、多食、多尿和体重下降。有些患者会有顽固性腹泻及吸收不良性营养不良。糖尿病会引发糖、蛋白质、脂肪、水和电解质等一系列代谢紊乱综合征，出现血管、肾、眼、足等部位并发症。

二、肥胖症

肥胖者特征是身材矮胖、双下颌、颈短脖粗、向后仰头枕部皮皱明显增厚。腹部前突，给人留下“啤酒肚”的印象，在下腹部两侧、大腿和臀外侧可见紫纹或白纹。国外根据体重指数（body mass index，BMI）结果对肥胖进行分级：轻度肥胖，BMI 30.0～34.9；中度肥胖，BMI 35.0～39.9；重度肥胖，BMI＞40。根据亚太地区人群的特点，以体重指数（BMI）为指标，成人按 BMI 指数分类如下：健康 18.5～22.9，超重 23.0～24.9，Ⅰ度肥胖 25.0～29.9，Ⅱ度肥胖 30.0～34.9，Ⅲ度肥胖＞35.0。

三、甲状腺及甲状旁腺功能异常

1. 甲状腺功能亢进　主要是高代谢症状，如患者有多汗、乏力、体重减轻，同时伴有甲状腺肿大。另外甲状腺功能亢进可以引起眼部改变，如上眼睑挛缩、瞬目减少、眼裂增宽等。

2. 甲状腺功能低下　主要是低代谢症状，如行动迟缓、疲乏、嗜睡、记忆力减退及注意力不集中，可有黏液性水肿面容，面部表情淡漠、面颊及眼睑虚肿。

3. 甲状旁腺功能亢进　主要是高钙血症、骨骼病变和泌尿系统病变，如广泛的骨关节疼痛，伴压痛，发生病理性骨折及骨畸形，胸骨塌陷、骨盆畸形及四肢弯曲等。泌尿系统病变主要是结石。

4. 甲状旁腺功能低下　主要与低钙血症有关，表现为手足搐搦，手指、脚趾及口周感觉异常，Chvostek（沃斯特克）征阳性：用叩诊槌或手指叩击面神经，位置在耳前 2～3cm处，引起嘴角抽搐为阳性反应。嘴角抽搐分为 1 + ～4 +，1 + 是仅可察觉的嘴角抽动，2 + 是明显的嘴角抽搐，3 + 是面肌见轻微抽搐，4 + 是面肌明显抽搐。

四、肾上腺皮质功能异常

1. 肾上腺皮质功能亢进　主要为库欣综合征及醛固酮增多症，库欣综合征表现为满月脸、向心性肥胖、痤疮、紫纹及高血压等；原发性醛固酮增多症表现为高血压、低血钾性碱中毒、血浆醛固酮升高等。

2. 肾上腺皮质功能减退　主要表现为皮肤色素沉着、高血钾、皮肤白斑（原发性肾上腺皮质功能减退症）和肤色苍白、闭经、腋毛和阴毛稀少、性欲下降、阳痿（继发性肾上腺皮质功能减退症）。

五、代谢综合征

一组以胰岛素抵抗为中心环节的代谢紊乱症候群，其特征性表现为向心性肥胖、血压高、甘油三酯高、高密度脂蛋白胆固醇低、糖耐量下降或 2 型糖尿病等。

六、代谢性骨病

该病是指机体因先天或后天性因素破坏或干扰了正常骨代谢和生化状态，导致骨生化代谢障碍而发生的骨病。代谢性骨病的发病机制包括骨吸收、骨生长和矿物质沉积 3 个方面的异常。其引起的 X 线改变主要是骨质疏松、骨质软化和骨质硬化等。典型性病症为佝偻病和骨质疏松综合征。

七、痛风

临床上以高尿酸血症为主要特征，表现为反复发作的关节炎、痛风石形成和关节畸形，严重者可导致关节活动障碍和畸形，累及肾脏引起慢性间质性肾炎和尿酸性肾结石病。

（俞　兰）

第三节　诊断原则

诊断上要求尽可能找出病因、诱因、发病的主要环节，疾病的发展阶段和具体病情。代谢性疾病常有其特殊的症状和体征，是提供诊断的首要线索。因此须进行详细的病史询问和体格检查。实验室检查是确诊代谢性疾病的依据，对临床前期患者更有价值，除一般常规检查外，可根据拟诊线索进行有关检查。在临床实践中对不明原因的症状和体征还应进行观察和随访。

一、病史

除了解症状的发生、发展和相互间的关系外，还必须从现病史和个人史详细了解发病因素、病理特点、每天进食情况（包括所进食物、质量、形式、饮食习惯和嗜好等）。对家族史应作详细的调查，包括男女双方前后3代和旁系亲属情况。

二、体格检查

重点注意发育营养状态、体型和骨骼、神经精神状态、智力、毛发、皮肤、四肢、眼结膜、视网膜、视力和听力，以及舌、齿、肝、脾等。BMI、三头肌皮褶厚度和上臂中段肌肉面积可分别用于判断机体脂肪储存量和骨骼肌的量。

三、辅助检查

1. 生化指标　包括糖、脂质、蛋白质、电解质和酸碱平衡，钾、钠、钙、磷、碳酸氢根等。

2. 激素测定　血、尿、唾液等的各种激素及其代谢产物的测定，但应注意某些激素具有特殊的分泌规律，如垂体促性腺激素和性激素呈周期性脉冲式分泌，促肾上腺皮质激素及其靶激素呈早高晚低的昼夜节律等。

3. 影像学检查　骨密度测定、CT、MRI检查有助于了解骨骼和脏器的器质性或功能性改变，后二者对先天性代谢病仅有鉴别诊断意义。

4. 放射性核素检查　因某些内分泌腺具有摄取某种特定元素的功能，故可用^{131}I甲状腺摄取率，判断其摄碘功能，^{131}I甲状腺扫描可判断结节的功能状态。PET可动态观察肾上腺、甲状腺、胰腺等的功能变化，具有定量评估功能的优点。

5. 自身抗体检测　对于一些器官特异性自身免疫性疾病具有重要的病因诊断价值。如甲状腺自身抗体，包括促甲状腺激素受体抗体、甲状腺球蛋白抗体、甲状腺过氧化物酶抗体等的测定，是甲状腺自身免疫性疾病的病因诊断、疗效考核、预后判断的重要依据；又如胰岛B细胞的自身抗体谷氨酸脱羧酶抗体、胰岛细胞抗体、酪氨酸磷酸酶抗体和胰岛素抗体的测定，对1型糖尿病的诊断具有决定性意义。

6. 基因检查

（1）对大多数由于单基因突变、缺失所致的代谢性疾病，可通过各种印迹、原位杂交、PCR等技术证实。由于其存在操作较繁杂、费用较高、重复性欠佳和假阳性高等缺陷，目前限制其应用于临床。但随着生物技术的不断发展，利用基因方法，可以提供更准确诊断。

（2）细胞染色体核型检查：可检出染色体有无缺失或增多、畸变、易位等。

7. 组织病理和细胞学检查　用组织化学、免疫组织化学等方法通过光学显微镜和电子显微镜观察来判断组织、器官病变。对某些由结节、肿瘤、增生、自身免疫性反应所引起的内分泌代谢性疾病，往往要依靠通过细针穿刺活检、手术标本活检和手术后标本的细胞和组织病理学检查才能作出明确的病因诊断。分子病理学方法，如核酸的原位杂交、免疫组化等，可进一步鉴定基因突变性疾病的病因、分类、诊断和激素分泌细胞的性质鉴定。

（俞　兰）

第四节 治疗

一、非手术治疗方法

非手术治疗方法主要包括饮食调整、体育锻炼和药物治疗，最终的目标是要减轻代谢性疾病患者的体重，降低血糖，改善机体血脂异常状态和高凝状态，减少2型糖尿病和心血管疾病的发生和减低死亡率。

1. 减轻体重 通过控制饮食，在短期内能够减轻体重。对于中等肥胖的成人，可以开始给予极低热量饮食（<3 348kJ/d），这比标准低热量饮食（4 184～6 276kJ/d）短期减轻体重明显。但是从长期来看，单纯采取两种方案不能够保持体重（5年内体重都恢复到治疗前水平）。

2. 饮食控制 控制总热量的摄入，膳食结构要合理，糖、脂肪及蛋白质比例平衡，饱和脂肪、不饱和脂肪比例要平衡，增加膳食可溶性纤维含量和减少糖及食盐摄入。

3. 锻炼 锻炼在预防和治疗2型糖尿病和减低心脑血管意外发生率具有显著的效果。坚持锻炼可以使个体发生2型糖尿病的危险性及发生心脏病的危险性降低。

4. 药物治疗方法

（1）对因治疗：针对致病因素，采取针对性病因治疗是理想的根本性措施。

（2）对症治疗：某些药物可刺激某种激素的分泌或增强某种激素的作用，因此，可减轻某些功能减退性代谢性疾病的临床症状，如2型糖尿病所用的口服降糖药（磺脲类、双胍类、α-糖苷酶抑制剂、胰岛素增敏剂等）；甲状旁腺功能低下症可用钙剂、活性维生素D等。这些药物一般只能改善临床症状和体征，对病因无根治作用。

5. 基因治疗 由于许多代谢性疾病是因基因突变导致，目前利用基因治疗代谢性疾病成为研究的热点。例如，利用MafA基因诱导胰岛外细胞产生胰岛素有可能成为治疗各型糖尿病的新途径。糖尿病小鼠模型经过腺病毒转染MafA基因，靶器官能够分泌胰岛素，使血糖下降，为利用MafA基因治疗糖尿病提供了动物实验依据。同样Vanderford等人在链脲酶素诱导的糖尿病鼠模型中发现，腺病毒转染的Pdx-1、Beta2/NeuroD和MafA可以诱导胰岛素启动子的活性，并且在肝脏胰岛素基因表达中发挥强的协同作用。另外，一项对新近发现的microRNA基因的研究，揭示出它具有调节胰腺中胰岛素分泌的功能。Nikolaus Rajewsky研制出一种能够预测基因组中microRNA的靶标的计算机程序。在这项研究中，他们利用这个程序预测的miR-375的基因靶标通过实验被证实，并因此了解到miR-375在调节胰岛素分泌中的功能。

二、手术治疗方法

许多代谢性疾病通过非手术治疗无效或治疗效果不好，只有进行彻底的手术治疗。

1. 手术切除 手术切除可以对疾病本身直接进行切除，如甲状腺功能亢进患者，通过将甲状腺大部分切除，可以治疗甲状腺功能亢进症状，而治疗肥胖的胃缩窄减容术、纵形胃捆绑成形术及胃转流手术是通过减少饮食摄入来达到治疗的目的，国外近年来发现某些治疗

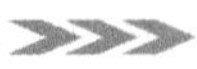

肥胖的手术，如胃转流手术，对并存的2型糖尿病有理想的治疗作用。

2. 移植手术　某些功能减退症可用同种器官、组织或细胞移植，以期达到功能补充的目的，如将甲状旁腺碎片移植于前臂肌肉组织中治疗甲状旁腺减退症，应用全胰腺、胰岛或胰岛细胞移植治疗1型糖尿病。Shapiro等人对7例1型糖尿病患者进行移植手术并获成功。

（俞　兰）

第五节　预防和展望

一、预防

从流行病学上来看，过量进食和缺乏锻炼的生活方式会导致代谢性疾病，严重威胁人类健康，引起严重后果。疾病的三级预防同样适用于大多数代谢性疾病的预防工作。随着生活水平的提高和体力活动的减少，代谢性疾病的发生呈现逐年上升的趋势。由于大多数代谢性疾病不能早期发现，如2型糖尿病，患者被确诊时大多数已经超过了40岁，要求这些人改变生活习惯是非常困难的事情，所以对代谢性疾病的一级预防就显得十分重要。调整饮食结构和坚持锻炼在代谢性疾病的预防中有重要意义。在疾病形成后才开始注意饮食及锻炼，并不属于一级预防。建议那些高危个体应该从青春期或青壮年时就开始调整饮食，坚持锻炼，控制体重，必要时进行适当的药物治疗。针对当前儿童普遍超重的现象，把调整饮食及体育锻炼的计划提前到儿童期有百利而无一害。其实，对于现在的年轻人，体育锻炼是一种时尚生活，容易转变为生活习惯。

二、展望

随着生活水平的提高，会引起某些代谢性疾病发生率的上升，例如肥胖、糖尿病和代谢综合征等。必须注意营养的合理搭配，采取积极措施预防代谢性疾病的发生。同时随着科学技术的进步，特别是分子生物学方面的发展，对于那些因遗传和先天性因素导致的代谢性疾病，可以做到预防和早期发现，早期治疗。作为外科医师，针对外科范畴的代谢性疾病，随着对代谢性疾病的深入认识，其治疗效果会不断地提升。

（俞　兰）

第三章 作用于膜受体激素的作用机制

第一节 膜受体的分类、结构和功能

根据膜受体穿膜域及信号转导的特征可将膜受体分为三大类：单穿膜片段受体、四穿膜片段受体和七穿膜片段受体。四穿膜片段受体的配体主要是神经递质，与内分泌学关系不大。这里主要讨论单穿膜片段受体和七穿膜片段受体。

一、单穿膜片段受体超家族

本族受体的穿膜域只含有一个穿膜片段。有些受体由几个亚单位或几条多肽链组成，虽然全受体（holoreceptor）有多个穿膜片段但每个亚单位或多肽链只含有一个穿膜片段，也属于单穿膜片段受体。单穿膜片段受体的配体主要是一些生长因子、细胞因子和少数肽类激素。

本族受体多数成员的胞内域具有内在的酶活性。单穿膜片段受体最常表现出酪氨酸激酶活性。有些受体则具有丝/苏氨酸激酶、鸟苷酸环化酶、磷酸酪氨酸磷酸酶的活性。还有一些受体胞内域不具有酶活性但与某些酪氨酸激酶偶联，通过后者完成信号转导。

单穿膜片段膜受体的胞外域和胞内域都较大。受体胞外域往往含有一些特殊结构如半胱氨酸（Cys）富集区、免疫球蛋白（Ig）样结构、纤连蛋白Ⅲ型样组件（fibronectin typeⅢ - likemodule）等。

根据单跨膜片段受体的结构特点及信号转导特征，可将其分为以下几个亚族。

（一）蛋白酪氨酸激酶型受体家族

很多生长因子受体的胞内域具有酪氨酸激酶活性，它们组成酪氨酸蛋白激酶型受体（protein tyrosine kinase receptor）家族，也称受体性酪氨酸激酶（receptor tyrosine kinase，RTK）。该家族受体的过度激活与某些肿瘤的发病有关，近年已开发出很多特异性的受体酪氨酸激酶抑制剂，用于治疗肿瘤。

胰岛素受体和胰岛素样生长因子 1 受体（IGF - IR）是本族受体中比较特殊的成员，两者均呈杂四聚体结构，由两个 α - 亚单位和两个 β - 亚单位组成。两 β - 亚单位均穿越质膜，各有一个短的胞外域、一个穿膜片段和一个较长的胞内域，其胞内域含有酪氨酸激酶区，两 α - 亚单位则位于胞外。胰岛素受体和 IGF - IR 都含有三个二硫键，其中一个位于两 α - 亚单位之间，另两个则位于 α、β 之间，它们共同维持受体分子的杂四聚体（$\alpha_2\beta_2$）构象。受体合成时先合成一条长的肽链，后裂解成两种共四个亚单位。胰岛素受体和 IGF - 1R 可视为两个 αβ 功能单位组成的“二聚体”，“二聚体”内每个“单体”（αβ）均由 α、β 两个亚单位组成。活性受体虽含有两个穿膜片段，但每个“单体”仍只有一个穿膜片段，故仍被

归入单穿膜片段受体家族内。

（二）酪氨酸激酶偶联型受体

有些单穿膜片段受体胞内域不具有酶活性，但与 Janus 酪氨酸激酶（Janus kinase，JAK）或局部黏附激酶（focal adhesionkinase，FAK）偶联，借助后者完成信号转导。酪氨酸激酶偶联型受体包括细胞因子受体和整合素（integrin）受体两大类，前者与 JAK 偶联，后者与 FAK 偶联。

JAK 是一族非受体酪氨酸激酶，包括 JAK1、JAK2、JAK3 和 Tyk2，其分子量约 120 000 ~ 130 000。JAK 通过非共价键与受体结合，它与信号转导转录激活因子（signal transducers an-dactivators of transcription，STATs）一起组成 JAK－STAT 信号途径。

许多细胞因子受体如 IL－2Rα、IL－2Rβ、IL－4R、IL－6R、IL－7R、IL－9R、G－CS-FR、IFNγR 等均以膜锚定的（即位于质膜上）和可溶性两种方式存在，以后一方式存在的称为可溶性细胞因子受体（soluble cytokine receptor）。可溶性细胞因子受体有两种形成方式：或由受体胞外域裂解脱落形成，或因 mRNA 选择性剪接使受体失去穿膜域和胞内域而形成。可溶性细胞因子受体一般含有配体结合区，故能结合配体，因而也常称为配体结合蛋白。

可溶性细胞因子受体既可模拟也可抑制相应配体的效应。可溶性 IL－4R 能抑制 IL－4 的作用。可溶性 IL－6R 同膜锚定的 IL－6R 一样能与 gp130 胞外域结合并启动信号转导，故 IL－6 也可通过可溶性 IL－6R 发挥作用。可溶性细胞因子受体也可作为细胞因子运载蛋白，将细胞因子转运至机体有关部位，使相应的细胞因子在局部处于高浓度以利其发挥效应。

由于一些可溶性细胞因子受体能抑制相应配体的效应，故它们可直接用于某些疾病的治疗中。如可溶性 IL－4R 可延长移植器官的存活时间；可溶性 I－IR 可用于关节炎及自身免疫性糖尿病的治疗等。

（三）鸟苷酸环化酶受体家族

包括海胆卵肽受体、利钠肽受体和细菌热稳定肠毒素受体，这些受体从本质上说都是鸟苷酸环化酶（guanylyl cyclase，GC）。GC 型受体胞内域含有 GC 活性区，为受体信号转导所必需。

细胞内还有一种可溶性鸟苷酸环化酶（soluble GC）。可溶性 GC 为 α、β 两亚单位组成的杂二聚体。α、β－亚单位的羧基端含有 GC 活性区，具有催化功能。两亚单位的氨基端保守性较低，可与血红素结合。一氧化氮（NO）可与可溶性 GC 的血红素辅基结合而激活可溶性 GC，因此可溶性 GC 可视为 NO 的受体。

（四）丝/苏氨酸激酶型受体

包括转化生长因子 β（TGF－β）受体、激活素（activin）受体、抑制素（inhibin）受体、骨形成蛋白（bone morphogeneticprotein）受体等，其特点是具有丝/苏氨酸激酶活性。本族受体均可分为Ⅰ、Ⅱ两型，Ⅰ型受体的分子量约 55 000，其主要的功能是信号转导；Ⅱ型受体的分子量约 70 000，其主要的功能是结合配体从而启动信号转导。Ⅰ、Ⅱ两型受体的胞内域均含有蛋白激酶域，因此Ⅰ，Ⅱ两型受体均具有内在的丝/苏氨酸激酶活性。

（五）肿瘤坏死因子（TNF）受体

TNF 受体家族包括 55 000 TNF 受体（p55 TNFR）、75 000TNF 受体（p75 TNFR）、淋巴毒素 β 受体、Fas、CD27、CD40 等。TNF 受体家族的胞外域一般含有 3 ~ 6 个半胱氨酸富集

区，其胞内域差异较大，某些受体含有一由约60个氨基酸残基组成的“死亡区”（death domain），此区与凋亡效应有关。

二、七穿膜片段受体超家族

七穿膜片段受体总是与G蛋白偶联，通过G蛋白进行信号转导，故也称G蛋白偶联受体（G protein－coupled receptor，GPCR）。

七穿膜片段受体的N端均在胞外。受体的C端位于胞内，也称为胞内羧基尾。受体的七个穿膜片段使受体固定于质膜上，有人分别将其称为TMⅠ、TMⅡ、TMⅢ、TMⅣ、TMⅤ、TMⅥ和TMⅦ。受体由于有七个穿膜片段，故在胞外、胞内分别形成三个襻（loop），分别称为e1、e2、e3和i1、i2、i3。有人还将胞内羧基尾称为第4胞内襻（i4）。受体胞外襻一般较小，胞内襻中i1和i2较小，i3一般较大。受体胞外的N端、各胞外襻及穿膜片段的胞外部分共同组成受体胞外面，其主要功能是结合配体。受体胞内羧基尾、各胞内襻及各跨膜片段的胞内部分共同组成受体胞内面，其主要功能是与G蛋白偶联并在适当条件下激活G蛋白。

G蛋白是一族具有结合GTP能力的蛋白质的总称，可分为大G蛋白和小G蛋白两大类。大G蛋白由α、β、γ三个亚单位组成，又称杂三聚体G蛋白。小G蛋白只有一条多肽链，它实际上相当于大G蛋白的α－亚单位。

与七穿膜片段受体偶联的为杂三聚体大G蛋白。根据α－亚单位的不同可将其分为四组：G_s、G_i、G_q、G_{12}。G_s即刺激性G蛋白（stimulatary G protein），其α－亚单位有α_s和α_{olf}两种。与α_s偶联的效应器为腺苷酸环化酶（AC）、Ca^{2+}通道和Na^+通道。G_i即抑制性G蛋白，其α－亚单位有α_i、α_o、α_t、α_z。与G_i偶联的效应器有多种，包括AC、cGMP特异的磷酸二酯酶、磷脂酶A_2、Ca^{2+}通道、K^+通道等。

（俞 兰）

第二节 作用于膜受体激素的作用机制

亲水性激素不能自由透过细胞膜，它们携带的信息必须经细胞膜的“处理”、“转换”后方可传入细胞内，这一过程称为信号转导（signal transduction）。亲水性激素作用于细胞的过程实际上就是膜受体的信号转导过程。以下分别扼要叙述七穿膜片段受体和单穿膜片段受体的信号转导过程。

一、七穿膜片段受体的信号转导

七穿膜片段受体信号转导的基本过程是：配体与受体结合使受体活化，活化的受体激活G蛋白，后者再激活效应器，产生第二信使，启动复杂的级联反应（cascade），最后达到一定的效应。

（一）G蛋白的活化

静息状态下（没有配体时），G蛋白以GDP－αβγ形式存在。此时受体与G蛋白之间存在相互作用但不足以激活 G 蛋白，即处于偶联状态。受体一旦与配体结合，受体的构象即发生变化使其胞内面“张开”，某些静息状态下被遮盖的疏水氨基酸残基暴露出来，它们可与 G 蛋白 α－亚单位的某些部位相互作用，通过变构机制使 α－亚单位的核苷酸结合部位发生构象变化，其对 GDP 的亲和力下降，于是 GDP 释出，GTP 与 α－亚单位结合。结合了 GTP 的 α－亚单位与 βγ 二聚体亲和力下降，杂三聚体解离，形成 GTP－α 与 βγ 两个功能单位。因此，活化的受体实际上起着 G 蛋白激活物的作用。

（二）效应器的活化及其信号传递

解离的 GTP－α 和 βγ 二聚体可激活多种效应器。

1. G 蛋白通过 cGMP－PDE 的作用　视杆细胞的视紫红质实际上是一种光子受体，与之偶联的 G 蛋白为 Gt，效应器为 cGMP－PDE。当视紫红质接收了光子后，其构象发生变化，激活 Gt，产生 GTP－at，后者可激活 cGMP－PDE，cGMP－PDE 活化后使 cGMP 分解，导致胞内 cGMP 水平下降，于是 cGMP 门控的 Na^+ 通道关闭，细胞超极化，光信号遂转变为电信号。

2. G 蛋白通过 AC 的作用　AC 含有两个穿膜区（M1 和 M2）和两个胞质区（C1 和 C2）。M1 和 M2 均由 6 个穿膜片段组成，因此整个 AC 分子含有 12 个穿膜片段。M1 和 M2 的主要功能是使 AC 固定于细胞膜上。C1 区和 C2 区为 AC 分子的催化部位。

AC 可催化 ATP 转变为 cAMP，这一过程需要两个 Mg^{2+} 参与。于Ⅰ型 AC，C1 区 354 位门冬氨酸残基与 ATP 的 3羟基之间形成氢键，在 Mg^{2+} 的作用下使 ATP 的 3羟基活化。C2 区 1007 位门冬酰胺残基与 ATP 的 α 磷酸基、1011 位精氨酸残基与 ATP 的 β 磷酸基、1047 位赖氨酸残基与 ATP 的 7 磷酸基之间存在直接的相互作用，在另一个 Mg^{2+}（此 Mg^{2+} 与 ATP 的 α、β 和 γ 磷酸基之间有直接的相互作用）的帮助下使 ATP 的 α 磷酸基活化。最后，在活化的 ATP 3羟基和 α 磷酸基之间形成共价键，所得产物即 cAMP。

G 蛋白为 AC 活性最重要的调节者。AC 的 C1 区和 C2 区之间有一沟，GTP－α。可结合于此处从而引起 C1 区和 C2 区构象的变化，使一些重要的氨基酸残基处于最适宜的位置，导致 AC 活化。

AC 的催化产物 cAMP 是最早发现的第二信使，它可激活蛋白激酶 A（protein kinase A，PKA）。PKA 也称 A 激酶，是一种重要的丝/苏氨酸激酶，它由两个催化亚单位（PKA－C）和两个调节亚单位（PKA－R）组成。每个 PKA－R 分子可结合两分子 cAMP，结合了 cAMP 的 PKA－R 构象发生变化，它对 PKA－C 的亲和力下降，于是 PKA－C 释出。游离的 PKA－C 具有催化活性，它可使底物蛋白质的精－精－X－丝/苏－Y（X 和 Y 代表非保守性氨基酸）序列中的丝/苏氨酸残基磷酸化。

PKA－C 通过对多种靶蛋白质的磷酸化修饰而产生广泛的生物学效应。PKA－C 可通过激活糖原磷酸化酶激酶并抑制糖原合成酶的活性而调节糖原代谢。PKA－C 可通过对多种离子通道的磷酸化修饰而调节其功能，例如它可使一种氯离子通道——囊性纤维化跨膜电导调节物（cystic fibrosistransmembrane conductance regulator，CFTR）磷酸化而使其开放。CFTR 基因的突变可使其对 PKA－C 的反应降低，管腔上皮细胞氯离子的分泌减少，分泌物因水分减少而变得黏稠、不易排出，从而导致囊性纤维化症。PKA－C 也可使微管蛋白质磷酸化而促进细胞的分泌功能。PKA－C 还可通过对七穿膜片段受体的磷酸化修饰，使受体与 G 蛋白解偶联，从而对受体信号产生负调控。PKA－C 还可使一种重要的转录因子——cAMP 反应元件结合蛋白（CREB）133 位丝氨酸残基磷酸化。CREB 磷酸化后活性增强 10～20 倍，它可以二聚体的形式同靶基因上游的 cAMP 反应元件（CRE）结合而发挥转录调控作用。不同靶基因上游的 CRE 序列也不完全一样，其共有序列（consensus sequence）为 TGACGTCA。

cAMP 还可直接调节离子通道，例如 cAMP 可激活 cAMP 门控的 Na^+ 通道，使细胞去极化。

3. G 蛋白通过磷脂酶 C－P（phospholipaseC－β，PLC－β）的作用　G_q 可激活 PLC－β，PLC－β 活化后可产生两个重要的脂类第二信使：三磷酸肌醇（IP3）和二酰甘油（DAG），它们可发挥广泛的作用，具体过程参见后文“脂类第二信使和钙信号系统”。

PLC－β 还可作为 G_q 的 GTP 酶激活蛋白，促进 GTP－α_q 的水解，对 G_q 的信号传递起负调节作用。

4. G 蛋白通过 PLA_2 的作用　$cPLA_2$ 可使胆碱磷脂水解，产物为溶血磷脂和不饱和脂肪酸（多为花生四烯酸），两者均可作为第二信使。

5. G 蛋白对离子通道的直接作用　G 蛋白除通过第二信使调节离子通道的活性外，它对离子通道还有直接的作用。现已发现，有不少离子通道可作为 G 蛋白的效应器，其中以 N 型和 L 型 Ca^{2+} 通道最为常见。K^+ 通道也常与 G 蛋白偶联，Na^+ 通道和 Cl^- 通道则较少与 G 蛋白偶联。在 G 蛋白中，G_i 常与离子通道偶联，G_s 有时也可与离子通道偶联。G 蛋白不仅通过 α－亚单位调节通道活性，其 βγ 二聚体对通道亦有调节作用。不同 G 蛋白的作用也不同，G_s 可增强 Ca^{2+} 通道的活动，G_i 则抑制 K^+ 通道。G 蛋白对离子通道的直接作用常见于神经细胞，显然，这与电活动在神经细胞中的重要性是分不开的。

6. G 蛋白对 Ras 信号通路的作用　G_i 的 βγ 二聚体可直接作用于酪氨酸激酶 Src，Src 可使受体性酪氨酸激酶磷酸化而使之激活，从而启动 Ras 信号途径。Src 还可直接作用于 ShcGrb2－SOS 复合物，使 Ras 活化。

此外，G 蛋白 βγ 二聚体可直接作用于磷脂酰肌醇－3－激酶而使之激活。

（三）G 蛋白的失活

α－亚单位具有内在的 GTP 酶活性，GTP－α 在与效应器相互作用的同时也在执行着 GTP 酶的功能，这样 GTP－α 就转变为无活性的 GDP－α，后者与效应器的亲和力低而与 βγ 二聚体亲和力高，于是重新形成 GDP－αβγ 异三聚体，整个系统恢复到基态，这一过程称为 G 蛋白循环。

G 蛋白信号调节物（regulator of G protein signaling，RGS）可显著增强 G 蛋白的 GTP 酶活性。RGS 并不直接参与 GTP 的水解，而是通过稳定 Gα 的催化构象而间接增加 GTP 的水解。

二、单穿膜片段受体的信号转导

（一）鸟苷酸环化酶（GC）型受体的信号转导

GC 主要参与利钠肽和 NO 的信号转导。利钠肽受体是膜锚定的 GC，NO 受体为胞内可溶性 GC。这些 GC 性受体与其配体结合后，通过变构作用使自身激活，催化 GTP 转变为 cGMP，后者可激活蛋白激酶 G（protein kinase G，PKG）。PKG 也称为 cGMP 依赖的蛋白激酶（cGMP dependent proteinkinase），可使靶蛋白磷酸化而发挥功能。cGMP 还可直接作用于细胞膜上的某些离子通道，产生直接的效应。

（二）蛋白酪氨酸激酶型受体的信号转导

此类受体于静息时不具有酪氨酸激酶活性或具有很低的酪氨酸激酶活性。配体与受体的结合使受体形成二聚体，这一过程称为受体二聚化（dimerization）。二聚化使两受体单体的酪氨酸激酶区相互靠近并发挥出激酶活性，使受体发生自身磷酸化。事实上，受体二聚化是单穿膜片段受体激活的普遍机制，不仅酪氨酸蛋白激酶型受体激活时需要形成二聚体，其他受体激活时也需要形成二聚体。配体或受体的某些突变可使受体不能形成二聚体，受体就不能激活。反之，有些突变使得受体在没有配体的情况下也能形成二聚体（即所谓配体非依赖性二聚化），受体的激活也就不依赖配体（即所谓组成性激活）。

配体诱导的受体二聚化有几种基本模式。第一种模式以生长激素受体（GHR）为代表。GH 分子内有两个参与 GHR 结合的位点（结合位点 1 和结合位点 2），各能结合 1 个 GHR 分子。结合位点 1 为高亲和力位点，位点 2 为低亲和力位点。GH 的两个结合位点与 GHR 的结合是一个序贯的过程：结合位点 1 先与 1 个 GHR 分子结合，随后位点 2 再与另一个 GHR 分子结合，这样两个 GHR 单体借助 GH 形成二聚体（如果将 GH 也算在内，则是三聚体）。GHR 的二聚化需要合适的 GH 浓度，如果 GH 浓度过高，则结合位点 2 没有机会与 GHR 结合，每个 GH 分子只能结合 1 个 GHR 分子。因此，过高浓度的 GH 反而抑制 GHR 的信号转导。

第二种模式以胰岛素受体为代表。胰岛素为单体二价配体，即有两个配体结合位点（其中一个为高亲和力位点，另一个为低亲和力位点）。胰岛素分子通过两个配体结合位点与胰岛素受体分子的两个 α－亚单位相结合，形成"βα－胰岛素－αβ"这样的配体受体复合物。该复合物形成后两个 β－亚单位的酪氨酸激酶区相互靠近，其酪氨酸激酶活性遂显现出来。高亲和力位点与 α－亚单位结合，低亲和力位点没有机会与 α－亚单位结合，形成"胰岛素－αββα－胰岛素"形式的配体受体复合物，此种配体受体复合物并不能使 β－亚单位的酪氨酸激酶活性表现出来。因此，胰岛素在很高浓度时反而不能激活其受体。

第三种模式以表皮生长因子受体（EGFR）为代表。EGF 同 TGFα、双调素（amphiregulin）、β 细胞素（betacellulin）和表调素（epiregulin）等共同组成一个家族。EGFR 即 ErbB1，它同 ErbB2、ErbB3 和 ErbB4 共同组成一个受体家族。EGF 家族的配体可诱导其受体形成同二聚体或杂二聚体。EGF 家族的配体也含有两个受体结合位点，但每个配体分子只结合 1 个受体分子。受体与配体结合后发生构象变化，使两个受体分子形成二聚体。

第四种模式以成纤维细胞生长因子受体（FGFR）为代表。FGF 诱导 FGFR 二聚化的过程需要硫酸肝素的参与。硫酸肝素可结合 FGF 和 FGFR，FGF－FGFR 受体复合物借硫酸肝素这样一个接合分子（adaptor）而完成受体二聚化。

第五种模式以血小板源性生长因子受体（PDGFR）为代表，其特点是配体形成二聚体。每个单体可结合一个受体单体，二聚体配体可结合两个受体单体，从而诱导两受体单体形成二聚体。PDGF 有 A、B 两条多肽链，可形成 AA、AB 和 BB 三种二聚体。PDGFR 也有两条多肽链，分别称为 α 和 β。PDGF A 只结合 PDGFRα，而 PDGF B 既结合 PDGFRα 又结合 PDGFRβ。因此，PDGF AA 只激活 PDGFRαα，PDGF AB 既激活 PDGFRα 又能激活 PDGFRαβ，而 PDGF BB 能激活所有三种 PDGFR 二聚体。

受体二聚体形成后随即发生受体自身磷酸化。受体自身磷酸化是通过交互磷酸化

(transphosphorylation) 作用实现的，即二聚体中两单体相互使对方胞内域特定的酪氨酸(Tyr) 残基磷酸化。磷酸化受体的磷酸酪氨酸 (Tyr－P) 可作为选择性的入坞点 (docking site)，同胞内某些信号分子相互作用。胰岛素和 IGF－1 受体本身不直接与信号分子相互作用，它们可使胰岛素受体底物 1 (IRS－1) 和胰岛素受体底物 2 (IRS－2) 的 Tyr 残基磷酸化，IRS－1 和 IRS－2 的 Tyr－P 遂与信号分子相互作用。

现已清楚，各种信号分子是通过 SH2 域 (Src homology 2domain) 同受体或 IRS－1、IRS－2 的 Tyr－P 相互作用的。SH2 域在蛋白质－蛋白质相互作用中具有重要作用。此外，SH3 域 (Src homology 3 domain) 和 PH 域 (pleckstrin homologydomain) 也介导蛋白质－蛋白质相互作用。

活化的受体通过其 Tyr－P 与含 SH2 域的蛋白质结合，从而调节这些蛋白质的功能。受体的 Tyr－P 与磷脂酶 C－γ (PLC－γ) 的 SH2 域结合后将 PLC－γ 征集到受体处，PLC－γ 可作为受体酪氨酸激酶的底物。

活化受体最重要的功能是启动 Ras 信号系统。Ras 是一种重要的小 G 蛋白，它存在于细胞膜的内侧面。Ras 羧基端的半胱氨酸残基可与膜脂中的法尼基形成法尼半胱氨酸甲酯，Ras 借此与细胞膜相连。Ras 既可结合 GDP，又可结合 GTP。GTP－Ras 是 Ras 的活性形式，它可和 GDP－Ras 相互转换。GTP－Ras 具有内在的 GTP 酶活性，但活性很低。GTP 酶激活蛋白 (GTPase－activating protein，GAP) 可使 GTP－Ras 的 GTP 酶活性增加 1 000 倍。GTP－Ras 在 GAP 的作用下水解 GTP，变成无活性的 GDP－Ras。反之，GDP－Ras 在 SOS 蛋白的作用下转变为 GTP－Ras。可见，Ras 的激活和失活是一个循环的过程。

SOS 蛋白是在研究果蝇 sevenless 受体时发现的，此受体信号转导过程中有一种下游分子可使 GDP－Ras 向 GTP－Ras 转换，称为 “son of sevenless”，缩写为 SOS。SOS 实际上是一种鸟苷酸交换因子，它也存在于哺乳动物的细胞中。在细胞内，SOS 是同一种称为生长因子受体结合蛋白 2 (Grb2 或 GRB2) 的蛋白质结合在一起的。Grb2 的分子约 25 000，分子内有两个 SH3 域和一个 SH2 域。SOS 分子内有两个脯氨酸富集区，它们可和 Grb2 的两个 SH3 域相结合，形成 Grb2－SOS 复合物。在静息状态下，此复合物存在于胞质内而 GDP－Ras 存在于质膜内侧面，故它们难以相互作用。活化受体可通过其 Tyr－P 与 Grb2 分子的 SH2 域相结合，从而将 Grb2－SOS 复合物 “征集” 到质膜内侧面，使 SOS 与 GDP－Ras 相互靠近，SOS 遂发挥鸟苷酸交换因子的作用，使 GTP 取代 GDP 与 Ras 结合，Ras 遂活化。多数情况下，受体的 Tyr－P 并不直接与 Grb2 分子的 SH2 域结合，它先同 Shc 蛋白的 SH2 域相作用，使后者的 Tyr 残基磷酸化，磷酸化的 Shc 再通过其 Tyr P 与 Grb2－SOS 相结合，形成 Shc－Grb2－SOS 复合物，此复合物再激活 Ras。上述过程中，Grb2 和 Shc 都起连接的作用，故它们也称为连接分子或接合分子 (adaptor)。

GTP－Ras 可作用于多种靶蛋白质，其中最重要的是 Raf 蛋白激酶。Raf 是一种重要的丝/苏氨酸激酶，它同 14－3－3 蛋白有一定的关系。14－3－3 蛋白可形成二聚体，每个二聚体可结合二分子 Raf，形成大分子复合物。GTP－Ras 可与 Raf 的 N 端结合从而将此大分子 Raf 复合物 “征集” 到质膜内侧面，使 Raf 分子相互靠近，形成二聚体，Raf 遂活化。

Raf 也称丝裂原激活蛋白激酶激酶激酶 (mitogen－activatedprotein kinase kinase kinase，MAPKKK)，它可催化丝裂原激活蛋白激酶激酶 (mitogen－activated protein kinase kinase，MAPKK) 磷酸化而使其激活，而 MAPKK 又可催化丝裂原激活的蛋白激酶 (mitogen－activa-

ted protein kinase，MAPK）磷酸化而使其激活。MAPK 可作用于胞液内的靶蛋白质而发挥效应，如它可使 PLA_2 磷酸化而使之激活；它也可转位到核内，使 p90rsk、c－myc 和 Elk 等转录因子磷酸化而调节基因转录。上述信号级联反应称为 Ras－MAPKKK－MAPKK－MAPK 信号途径，简称 Ras 信号途径。

MAPK 在信号转导中占有极为重要的地位，它实际上并非一种酶，而是一组酶的总称。胞外信号调节激酶（extracellularsignal－regulated kinase，ERK）为最重要的 MAPK，它有两种，分别称为 ERK1 和 ERK2。ERK1 的分子量为 44 000，也称为 p44 MAPK，ERK2 的分子量为 42 000，也称为 p42 MAPK。MAPK 和 ERK 常合写为 MAPK/ERK。MAPKK 即 MAPK/ERK 激酶（MAPK/ERK kinase），缩写为 MEK。因此，上述信号途径也称为 Ras－Raf－MEK－ERK 信号途径。

除 ERK1、ERK2 外，c－Jun 氨基端激酶/应激激活的蛋白激酶（c－Jun NH2－terminal kinase/stressactivated proteinkmase，JNK/SAPK）、大丝裂原激活的蛋白激酶－1/胞外信号调节的激酶 5（big mitogen－activated protein kinase－1/extracellular signal－regulated kinase 5，BMK－1/ERK5）和 p38MAPK 等也是重要的 MAPK。于哺乳类，ERK、JNK 和 p38MAPK 是三组最重要的 MAPK。不同的 MAPK 对胞外刺激的反应也不同，生长因子、G 蛋白偶联受体、细胞黏附、佛波酯及某些原癌基因产物主要激活 ERK，炎症性细胞因子及许多应激因素则激活 JNK 和 p38 MAPK。

所有的 MAPK 都含有一个称为激酶亚域Ⅷ（kinasesubdomainⅧ）的结构，该区域有一激活襻（activation loop）。激活襻也称为 T 襻（T loop），含有苏－X－酪基序（于 ERK，X 代表谷氨酸残基；于 JNK，X 代表脯氨酸残基；于 p38 MAPK，X 代表甘氨酸残基），因此既可被丝/苏氨酸激酶磷酸化，又可被酪氨酸激酶磷酸化。MAPK 激活襻的苏氨酸残基或酪氨酸残基被相应的激酶磷酸化后 MAPK 即活化。

酪氨酸蛋白激酶型受体的信号转导受到蛋白酪氨酸磷酸酶（protein tyrosine phosphatase）的负调节。蛋白酪氨酸磷酸酶可作用于磷酸化的受体，使其去磷酸化，从而使受体失活，及时终止信号转导，避免细胞反应过度。

（三）酪氨酸激酶偶联型受体的信号转导

本族受体主要通过 JAK－STAT 途径进行信号转导。首先，配体与受体的结合诱导受体形成二聚体，使与受体相连的两个 JAK 分子相互靠近，导致 JAK 分子间出现交互磷酸化。磷酸化的 JAK 活性增强，使受体胞内域某些酪氨酸残基（靠近受体的羧基末端）磷酸化，磷酸化的受体通过其 Ty－P 与特定 STATs 分子的 SH2 域相结合。结合到受体上的 STATs 分子与 JAK 靠近，其 700 位氨基酸残基附近的 Tyr 也被磷酸化。随后，两个 STATs 分子通过 Tyr－P 和 SH2 域结合在一起形成二聚体。STATs 二聚体形成后很快就离开受体并转位到核内，与靶基因上游特定的反应元件结合从而调节其转录。

在 JAK－STAT 信号途径的激活过程中，有三个序贯的磷酸化反应：JAK 的磷酸化、受体的磷酸化和 STATs 的磷酸化。这三个磷酸化反应均发生于酪氨酸残基，它们对于 JAK－STAT 信号途径的激活具有极为重要的作用。JAK 的磷酸化为受体磷酸化所必需，受体的磷酸化为 STATs 分子提供了入坞点进而使 STATs 分子磷酸化，磷酸化为 STATs 分子之间提供了入坞点从而形成二聚体，而二聚体的形成是 STATs 分子转位到核内发挥转录调控作用的基础。

JAK－STAT 信号途径虽然是在研究细胞因子受体信号转导时认识的，但它也参与某些生长因子受体（如 EGF 受体和 PDGF 受体）的信号转导，而细胞因子受体可能也能利用 Ras 信号途径和其他的信号途径。一般来说，STAT1、STAT3 和 STAT5 与酪氨酸激酶型受体的信号转导关系较为密切。近年研究还表明，某些肽类激素（如血管紧张素Ⅱ）与其受体结合后也能启动 JAK－STAT 信号途径，说明该信号途径也参与肽类激素的信号转导。

（四）丝/苏氨酸激酶型受体的信号转导

该族受体均由Ⅰ、Ⅱ两型受体组成，两者均可结合配体。该族受体的配体一般以二聚体形式存在，每个配体单体可结合一个Ⅰ型受体和一个Ⅱ型受体。因此，形成的活性受体复合物为杂四聚体结构，含有两个Ⅰ型受体和两个Ⅱ型受体。

该族受体与配体的结合有两种模式：序贯结合和协同结合。Ⅱ型受体先同配体结合，随后Ⅰ型受体才与配体结合，此即序贯结合模式。Ⅰ、Ⅱ两型受体同时与配体结合且彼此加强，即协同结合模式。在序贯结合模式中，Ⅱ型受体可同游离的配体结合；Ⅰ型受体则不能与游离的配体结合，但可同结合了Ⅱ型受体的配体结合。在协同结合模式中，Ⅰ、Ⅱ两型受体单独与配体的亲和力都很低，但两者共同存在时与配体的亲和力则很高。TGF－β 受体、激活素受体一般以序贯结合的方式与配体结合，骨形成蛋白则以协同结合的方式与配体结合。

在杂四聚体受体复合物中，Ⅱ型受体可发挥丝/苏氨酸激酶活性，使Ⅰ型受体胞内域的 GS 区的丝、苏氨酸残基发生磷酸化。磷酸化的Ⅰ型受体构象发生变化，其丝/苏氨酸激酶活性增强，并产生底物结合点，Ⅰ型受体乃使底物磷酸化。Ⅰ型受体最重要的底物为 SMAD（或 smad）蛋白。SMAD 最先发现于果蝇，当时称为 Mad（mothers against dpp）。后来，从线虫鉴定出三个 Mad 的同源蛋白质，分别称为 sma－2、sma－3 和 sma－4（sma 基因突变后可使线虫体形变小，故得名）。其后不久，从脊椎动物也鉴定到 Mad 和 sma 的同源基因，命名为 SMAD，意为“SMA/MAD 相关的”。目前已发现的 SMAD 有八种，分别称为 SMAD1、SMAD2、SMAD3、SMAD4、SMAD5、SMAD6、SMAD7 和 SMAD8。

根据 SMAD 蛋白的功能可将其分为三组：①受体调节的 SMAD（receptor regulated SMAD，R－SMAD）：此类 SMAD 为Ⅰ型受体的底物，其活性受Ⅰ型受体的调节。属于 R－SMAD 的有 SMAD1、SMAD2、SMAD3、SMAD5 和 SMAD8。不同的Ⅰ型受体激活的 SMAD 也不同，骨形成蛋白的Ⅰ型受体可激活 SMAD1、SMAD5 和 SMAD8；TGF－β 和激活素的Ⅰ型受体可激活 SMAD2 和 SMAD3。②共同 SMAD（commonSMAD，Co－SMAD）：此类 SMAD 可与 R－SMAD 结合，共同发挥转录调节功能。Co－SMAD 与 R－SMAD 很相似，但 Co－SMAD 不被Ⅰ型受体磷酸化。SMAD4 属于 Co－SMAD。③抑制性 SMAD（inhibitory SMAD，I－SMAD）：可抑制 R－SMAD 与 Co－SMAD 复合物的转录调节功能，也称为拮抗剂性 SMAD（antagonistic SMAD）。属于 I－SMAD 的有 SMAD6 和 SMAD7。

SMAD 蛋白的氨基端为 MHI 域，羧基端为 MH2 域，两者之间为连接区。连接区含有 MAPK 的磷酸化位点，因此 SMAD 蛋白的活性受 MAPK 的调节。MHI 域约由 130 个氨基酸残基组成，最主要的功能是参与 DNA 的结合。MH2 域约含有 200 个氨基酸残基，功能较为复杂。MH2 域具有内在的转录激活功能，MHI 域对其有抑制作用，而 MH2 域也能抑制 MHI 域结合 DNA 的能力。MH2 域之间可相互作用，使 SMAD 蛋白形成寡聚体复合物。MH2 域还可与某些核内的 DNA 结合蛋白（如 Fast－1）相互作用。对于 R－SMAD 来说，MH2 域还参与

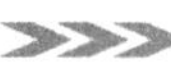

Ⅰ型受体和 R－SMAD 的相互作用，且 R－SMAD 的 MH2 域可与 Co－SMAD（即 SMAD4）的 MH2 域相互作用，形成复合物。R－SMAD 的 MH2 域羧基端含有丝－丝－缬/蛋－丝基序，激活的Ⅰ型受体可使此基序的丝氨酸残基磷酸化。Co－SMAD 和Ⅰ－SMAD 则不含此基序，不能被Ⅰ型受体磷酸化。

R－SMAD 被Ⅰ型受体磷酸化后与Ⅰ型受体的亲和力降低，与 SMAD4 的亲和力则增强，于是 R－SMAD－Ⅰ型受体复合物解离，R－SMAD 与 SMAD4 形成复合物。R－SMAD 的磷酸化对复合物的形成至为重要，丝－丝－缬/蛋丝基序如发生突变可使 R－SMAD 不能被Ⅰ型受体磷酸化，则不能形成 R－SMAD/SMAD4 复合物。R－SMAD/SMAD4 复合物形成后很快转位到细胞核内，与靶基因启动子上游特定的反应元件结合，调节靶基因的转录。近年研究显示，R－SMAD 的 MH2 域还可与 DNA 结合蛋白 Fast－1 的羧基端相互作用从而形成 R－SMAD/SMAD4/Fast－1 三元复合物，此三元复合物可与特定的反应元件结合以调节靶基因的转录。SMAD4 通过其 MH1 域促进复合物与反应元件的结合，通过其 MH2 域激活转录，因此在靶基因的转录调节中也发挥着重要的作用。

脊椎动物的 SMAD6、SMAD7 以及果蝇的 Dad 蛋白均属Ⅰ－SMAD。Ⅰ－SMAD 羧基端无丝－丝－缬/蛋－丝基序，因而不能被激活的Ⅰ型受体磷酸化。但Ⅰ－SMAD 可与Ⅰ型受体结合，阻碍 R－SMAD 与Ⅰ型受体的结合，干扰 R－SMAD 的磷酸化，从而发挥抑制作用。此外，Ⅰ－SMAD 也可与 R－SMAD 结合，所形成的复合物无转录调节作用，但却影响了 R－SMAD 与 Co－SMAD 的结合，这是Ⅰ－SMAD 抑制作用的另一机制。一般认为，Ⅰ－SMAD 的非选择性抑制作用主要通过与 R－SMAD 竞争Ⅰ型受体而发挥；Ⅰ－SMAD 的选择性抑制作用（在低水平时Ⅰ－SMAD 常表现出选择性抑制作用）主要通过与 Co－SMAD 竞争 R－SMAD 而发挥。

三、脂类第二信使和钙信号系统

（一）脂类第二信使的产生

1. 来源于甘油酯的脂类第二信使　大多数脂类第二信使来源于甘油磷脂。细胞接受胞外刺激信号后，可使胞内的磷脂酶活化，它们作用于某些膜磷脂，使其分解产生多种脂类第二信使。

（1）大多数 PLC 作用于肌醇磷脂，称为肌醇磷脂特异的 PLC（PI－PLC），细胞内还有一种胆碱磷脂特异的 PLC（PC－PLC），它可催化磷脂酰胆碱（PC）水解为 DAG 和磷酸胆碱，这是胞内 DAG 的另一重要来源。此途径所产生的磷酸胆碱也可作为第二信使发挥作用。PC 也可被 PLA_2 和 PLD 水解产生第二信使。

（2）经 PLA_2 产生的脂类第二信使：PLA_2 在哺乳类体内有两种存在方式：一种存在于体液中，称为分泌性 PLA_2（$sPLA_2$）；另一种存在于细胞内，称为胞液 PLA_2（cPLAz）。$cPLA_2$ 可水解 PC2 位酯键。由于 PC2 位所连的一般为不饱和脂肪酸，故 $cPLA_2$ 的水解产物为溶血 PC（LysoPC）和不饱和脂肪酸（多为花生四烯酸），两者均可作为第二信使。花生四烯酸还可进一步被代谢为前列腺素、白三烯等生物活性物质，这些代谢物统称为类二十碳酸（eicosanoid），在细胞功能的调节中具有重要作用。

$cPLA_2$ 的激活途径有多种：Gi 的 α－亚单位可使其激活；G 蛋白 βγ 二聚体也可使其激

活；MAPK 可通过使 $cPLA_2$ 505 位丝氨酸残基磷酸化而使其激活。

（3）经磷脂酶 D（PLD）产生的脂类第二信使：PLD 可水解 PC，产生磷脂酸和胆碱。磷脂酸可直接作为第二信使，它还可被磷酸单脂酶水解为 DAG。胆碱可被胆碱激酶磷酸化为磷酸胆碱而作为第二信使。

PIP2 为 PLD 的辅因子，它在 PLD 的激活中具有重要作用。小 G 蛋白 ARF 和 Rho 可激活 PLD，蛋白激酶 C（PKC，也称 C 激酶）可通过使 PLD 磷酸化而使其激活。此外，酪氨酸蛋白激酶型受体还可能通过使 PLD 的酪氨酸残基磷酸化而直接激活 PLD。

（4）经磷酸肌醇酯-3-激酶（PI3K）等产生的脂类第二信使：在形成磷脂酰肌醇时，肌醇环上 1 位羟基已被磷酸化，这样还剩下 5 个羟基。研究发现，2 位和 6 位的羟基不能被磷酸化，而 3 位、4 位和 5 位羟基可在相应的脂激酶的作用下磷酸化，形成相应的磷酸肌醇酯，包括磷脂酰肌醇-3-磷酸（Ptdlns-3-P）、磷脂酰肌醇-4-磷酸（Ptdlns-4-P）、磷脂酰肌醇-5-磷酸（Ptdlns-5 P）、磷脂酰肌醇-3，4-二磷酸（Ptdlns-3，4-P2）、磷脂酰肌醇-3，5-二磷酸（Ptdlns-3，5-P2）、磷脂酰肌醇-4，5-二磷酸（Ptdlns-4，5-P2）和磷脂酰肌醇-3，4，5-三磷酸（Ptdlns-3，4，5-P3）。醇环 3 位羟基磷酸化。根据 PI3K 的序列同源性可将其分为 3 类。Ⅰ类 PI3K（class Ⅰ PI3K）呈杂二聚体结构，含有一个催化亚单位和一个调节亚单位。催化亚单位的分子量约 110 000，称为 p110，共有 p110α、p110β、p110γ 和 p110δ 四种。

细胞内除 PI3K 外，还存在磷酸肌醇脂-4-激酶（PI4K）和磷酸肌醇脂-5-激酶（PI5K），分别催化肌醇环 4 位和 5 位羟基磷酸化，形成 4-磷酸肌醇酯和 5-磷酸肌醇酯。

3-磷酸肌醇酯、4-磷酸肌醇酯和 5-磷酸肌醇酯可在相应的磷酸酶的作用下脱磷酸。

近年研究显示，肌醇磷脂和胆碱磷脂之间可相互转化，这一作用由磷脂酰肌醇转移蛋白（phosphatidylinositol transferprotein，PITP）执行。PITP 在胞液中含量丰富，在体内分布广泛。PITP 实际上是一种酶，可催化细胞膜脂质双层中磷脂酰胆碱和磷脂酰肌醇之间的转换，在磷脂酰肌醇的代谢中具有重要的作用。

2. 来源于鞘磷脂的脂类第二信使鞘磷脂（sphingomyelin，SM）可被鞘磷脂酶（SMase）降解为神经酰胺（ceramide）和磷酸胆碱，两者均可作为第二信使。

此外，鞘氨醇激酶可将 SM 的代谢产物鞘氨醇（sphingosine）磷酸化为鞘氨醇-1-磷酸（sphingosine 1-phosphate）。胞内产生的鞘氨醇-1-磷酸可透过细胞膜，进入到胞外。细胞膜上有一种 G 蛋白偶联受体，为内皮分化基因（endothelia differentiation gene，EDG）产物，它可作为鞘氨醇-1-磷酸的受体。EDG 与 Gq 偶联，其效应器为 PLC-β。鞘氨醇-1-磷酸与 EDG 结合后可使其活化，通过 Gq 的介导进一步使 PLC-β 活化，产生 IP3 和 DAG。

（二）脂类第二信使的作用

不同的脂类第二信使循不同的途径发挥作用。

1. IP3 的作用　IP3 可与内质网膜上的 IP3 受体结合而使其活化。IP3 受体实际上是一种 Ca^{2+} 通道，它活化后使内质网 Ca^{2+} 库开放，导致胞内 Ca^{2+} 浓度显著升高，产生广泛的效应。

2. DAG 通过蛋白激酶 C 的作用　DAG 可激活蛋白激酶 C（protein kinase C，PKC），由此组成 DAG-PKC 信号系统。PKC 由 Nishizuka 氏于 1977 年发现，亦称 C 激酶（C kinase），可作为多种脂类第二信使的“靶”。除 DAG 外，LysoPC、不饱和脂肪酸、PIP3、PA 和磷脂

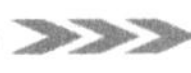

酰丝氨酸也可激活某些亚型的 PKC。

（1）PKC 的结构和分类：PKC 有多种亚型和异形体，根据其酶学特性可分为三组：寻常 PKC（conventional PKC，cPKC），亦称典型 PKC（classical PKC），包括 PKCa、PKCβⅠ、PKCβⅡ。

PKC 为单链多肽，其分子的氨基端为调节域，羧基端为催化域。PKC 分子内含有四个高度保守的区域（C1、C2、C3、C4）和五个可变区（V1、V2、V3、V4、V5）。C1 区约由 150 个氨基酸残基组成，含有假底物（pseudosubstrate）序列和两个半胱氨酸富集区。假底物也称为自身抑制域（autoinhibitory domain），假底物的序列与 PKC 底物磷酸化位点的基序很相似，但以不可磷酸化的氨基酸残基（如丙氨酸残基）代替丝/苏氨酸残基，因此假底物可与 PKC 催化域的底物结合位点结合，从而阻碍底物与催化域的结合，发挥出自身抑制作用。半胱氨酸富集区可与 DAG 及其类似物佛波酯（phobol ester）结合，因此 PKC 也被视为 DAG 和佛波酯的受体。

C2 区含有钙/磷脂结合（calcium/phospholipid binding，CaLB）域，此域可与 Ca^{2+} 结合。C3 区可结合 ATP，此 ATP 可作为磷酸供体。C4 区可结合底物。基础状态下，C4 区的底物结合位点被 C1 区的假底物所占领，底物不能与 PKC 结合，整个酶处于无活性状态。

（2）PKC 活性的调节

1）脂类物质：在磷脂类辅因子存在的情况下，DAG 与 C1 区的半胱氨酸富集区结合，使得 PKC 分子的构象发生变化，假底物与 C4 区底物结合位点的亲和力下降，底物结合位点乃能与底物结合，于是 PKC 被激活。PKC 激活的过程往往伴随着其亚细胞位置的变化，即发生转位（translocation）。无活性的 PKC 一般位于胞液中，活化后则转移到质膜上。假底物在 PKC 的转位过程中具有一定的作用：假底物从底物结合位点释出后可通过其碱性氨基酸残基与膜脂结合，从而使激活的 PKC 定位于膜上。

除 DAG 外，其他脂类物质亦能调节 PKC 的活性。游离脂肪酸可与 DAG 协同激活 PKC；磷脂酰胆碱、溶血磷脂酸及磷脂酰肌醇 3，4，5－三磷酸也能激活 PKC。

2）Ca^{2+}：Ca^{2+} 与 PKC 的结合可诱导 PKC 发生构象变化。结合了 Ca^{2+} 的 PKC 与酸性磷脂的亲和力增加，有利于 PKC 的激活。Ca^{2+} 还可加强 PKC 与质膜的相互作用，从而促进 PKC 的转位。

3）磷酸化：PKC 可被其他的蛋白激酶磷酸化，也可发生自身磷酸化。

3－磷酸肌醇依赖性激酶 1（3－phosphoinositide－dependentkinase－1，PDK1）是一种广谱 PKC 激酶，几乎能使所有 PKC 亚型磷酸化而使其激活。PKC 被 PDK1 磷酸化后其羧基端还可发生自身磷酸化。例如，PKCa 被 PDK1 磷酸化后其 638 位苏氨酸残基和 657 位丝氨酸残基可被自身磷酸化；PKCβⅡ被 PDK1 磷酸化后其 641 位苏氨酸残基和 660 位丝氨酸残基可被自身磷酸化。上述位点的自身磷酸化对 PKC 的活化具有重要的意义。

一些酪氨酸激酶（如 Src、Lyn 等）可使 PKC 的酪氨酸残基磷酸化。酪氨酸残基的磷酸化既可增加 PKC 的活性，也能降低 PKC 的活性。近年 Nishizuka 还发现，H_2O_2 可诱导 PKC 催化域的酪氨酸残基磷酸化，从而使 PKC 发生持续性激活。

4）PKC 结合蛋白：PKC 除与脂类结合外还可与多种蛋白质结合。PKC 结合蛋白（PKC binding proteins）指的是那些不通过 PKC 底物结合位点而与 PKC 直接结合的蛋白质。有些 PKC 底物也可与 PKC 底物结合位点以外的区域结合，它们也可作为 PKC 结合蛋白。常见的

PKC 结合蛋白有：活化的 C 激酶受体（receptors for activated C kinase，RACKs）、与 C 激酶相互作用的底物（substrates that interact with C kinase，STICKs）、Bruton 酪氨酸激酶（Bruton tyrosine kinase，Btk）、共结合聚糖尿 -4（syndecan -4）、GAP -43、Nef 蛋白、P59fyn 等。某些支架蛋白（scaffolding proteins）如小窝蛋白（caveolin）、A 激酶锚着蛋白（A kinase anchoring proteins，AKAPs）、p62/ZIP、INAD 和 14 -3 -3 蛋白等也可作为 PKC 结合蛋白。PKC 还能与某些细胞骨架蛋白质如 F 肌动蛋白（F -actin）等结合。

属于 PKC 结合蛋白的 PKC 底物有：STICKs、AKAPs、Btk、GAP43 等，而 RACKs、Nef 蛋白、P59fyn 等则非 PKC 底物。RACKs、STICKs 等与激活状态的 PKC 结合，而 AKAPs、14 -3 -3 蛋白等则与无活性的 PKC 结合。某些 PKC 结合蛋白需要辅因子，如 STICKs 需要磷脂酰丝氨酸作为辅因子，GAP -43 需要 Ca^{2+} 作为辅因子。

RACKI 含有 7 个 WD40 重复片段，RACK2 序列中的 40% 为 WD40 重复片段。RACKs 与活化的 PKC 结合后可将其转位到质膜处，因此 RACKs 被视为 PKC 穿梭蛋白（PKC shuttling protein）。

STICKs 为另一类重要的 PKC 结合蛋白，它需要磷脂酰丝氨酸作为辅因子。STICKs 有多种，包括 MARCKs、α - 内收蛋白（"α - adducin）、β - 内收蛋白（β - adducin）、γ - 内收蛋白（γ - adducin）、血清剥夺反应（serum deprivation response，sdr）蛋白、可结合 C 激酶的 sdr 相关基因产物（sdr - related gene product that binds C kinase，SRBC）和 clone72 等。STICKs 为 PKC 底物，可被 PKC 磷酸化。

小窝蛋白可使某些蛋白质定位于质膜表面的小窝（caveolae）处。

14 -3 -3 蛋白在 PKC 活性的调节中具有重要的作用。14 -3 -3 蛋白与无活性的 PKC 结合形成复合物，因此它被视为未活化的 PKC 受体（receptor for inactive C kinase，RICK）。

（3）PKC 活化后产生的效应：PKC 可使多种细胞骨架成分磷酸化而调节其功能；PKC 可通过使某些代谢过程中的关键酶（如糖原合成酶、磷酸化酶激酶、HMGCoA 还原酶等）磷酸化而发挥代谢调节作用；PKC 可使一些离子通道如钙通道磷酸化而调节其活性；PKC 可使酪氨酸蛋白激酶型受体磷酸化而调节这些受体的活性；PKC 可使 Raf 磷酸化，从而激活 Raf - MAPKK - MAPK 信号途径；PKC 还可调节核因子 NF - KB 活性，NF - KB 是一种多功能转录因子，在静息细胞内它是与其抑制物结合在一起的，处于无活性状态。

PKC 最重要的功能是通过转录因子 fos、Jun 来完成的。PKC 既增加 fos 和 Jun 的表达又可使其磷酸化，磷酸化 fos 和 Jun 可转位到核内并形成同或杂二聚体。fos - jun 杂二聚体即活化蛋白 1（AP -1），它可与 TPA（即 12 - O - 十四烷酰佛波醇 -13 - 乙酯）反应元件（TRE）结合，启动特定基因的转录。fos 和 Jun 同二聚体亦有此作用。值得注意的是，TRE 共有序列为 TGAC/GTCA，与 CRE 的只差一个核苷酸。事实上，CREB 也能与 TRE 结合并发挥转录调节作用，而 fos 和 Jun 同或杂二聚体也可通过 CRE 发挥转录调节作用；PKA 可调节 fos、Jun 的活性，而 PKC 也可调节 CREB 的活性。这些反应了 cAMP - PKA 信号途径和 DAG - PKC 信号途径的交互作用（cross - talk）。

虽然 PKC 在机体的多项生理活动中发挥着重要的作用，但是 PKC 的异常激活也可以产生严重的后果。现已清楚，很多内分泌疾病与 PKC 的失常有关。例如，DAG - PKC 信号通路的过度激活是形成糖尿病模型并发症的重要机制。晚近作者等也发现，G_0 - PKC 信号系统的异常激活与甲减性脑损害有关。

3. 肌醇磷脂类第二信使的作用　肌醇磷脂类第二信使在信号转导中的作用近年受到高度的重视。在 PI3K 等脂类激酶的作用下，产生若干肌醇磷脂类第二信使，其中以 Ptdlns - 3，4 - P2 和 Ptdlns - 3，4，5 - P3 最为重要。肌醇磷脂类第二信使可作用于特异的靶蛋白质，产生特定的效应。

（1）PH 域：在肌醇磷脂类第二信使和靶蛋白质的相互作用中，血小板 - 白细胞 C 激酶底物蛋白同源（pleckstrin homology，PH）域发挥着重要的作用。PH 域是一种磷脂结合域，由 120 个左右的氨基酸残基组成，含有一个保守的色氨酸残基及 7 个 β 片层结构。含 PH 域的蛋白质可通过其 PH 域与肌醇磷脂相结合，从而使含 PH 域的蛋白质功能发生显著的改变。

（2）蛋白激酶 B：蛋白激酶 B（protein kinase B，PKB）是一种丝/苏氨酸激酶，其分子量约 57 000，有三种亚型：PKBα、PKBP 和 PKBy。PKB 为细胞癌基因 c - Akt 的产物，所以又称为 Akt。PKBa 即 Akt - 1，PKBβ 即 Akt - 2，PKBy 即 Akt - 3。PKB 与 Ptdlns - 3，4 - P2 和 Ptdlns - 3，4，5 - P3 亲和力较高，而与其他肌醇磷脂亲和力较低。各型 PKB 的结构很相似，其氨基端为 PH 域，羧基端为调节区，分子的中部为激酶域。PKB 分子内有两个易于磷酸化的位点，其一为 308 位苏氨酸残基（Thr308），位于激酶域；另一为 473 位丝氨酸残基（Ser473），位于羧基端的调节区。

（3）3 - 磷酸肌醇依赖性激酶 1 ：3 - 磷酸肌醇依赖性激酶 1（3 - phosphoinositide - dependent kinase 1，PDK1）也是一种表达非常广泛的丝/苏氨酸激酶，其分子量约 63 000。PDK1 的氨基端为激酶域，羧基端为 PH 域。PDK1 可通过其羧基端的 PH 域与 Ptdlns - 3，4 - P2和 Ptdlns - 3，4，5 - P3 高亲和力地结合而激活 PDK1，其他肌醇磷酸脂与 PDK1 的亲和力则很低，因而不能有效激活 PKD1。PDK1 可与细胞膜上的 Ptdlns - 4，5 - P2 结合，这是 PDK1 连接于细胞膜的重要机制。

PDK1 可直接使 PKB 的 Thr308 磷酸化而激活 PKB。PDK1 还可与 PKC 相关激酶 2（PKC - related kinase 2，PRK2）的羧基端相互作用，进而使 PKB 的 Ser473 磷酸化。PRK2 的羧基端因这一作用而被称为 PDK1 相互作用片段（PDK1 - interacting fragment，PIF）。PRK2 通过 PIF 与 PDK1 形成复合物，从而使 PDK1 既能磷酸化 PKB Thr308，又能磷酸化 PKBSer473。有人将既能磷酸化 Thr308 又能磷酸化 Ser473 的 PDK1 称为 PDK2，目前认为 PDK2 为 PDK1 的修饰形式。

有人认为，PDK1 可使其自身 241 位丝氨酸残基磷酸化，此种磷酸化作用可增强 PDK1 的活性。

（4）PKB 的激活机制及其活化后的效应：在静息状态下，PKB 存在于细胞液中，且处于低活性构象。当细胞受到某些胞外信号的刺激时，PI3K 被激活，产生 Ptdlns - 3，4 - P2 和 Ptdlns - 3，4，5 - P3，这两种第二信使与 PKB 的 PH 域相结合，使 PKB 由胞液转位到细胞膜的内面，并导致 PKB 的构象发生变化，暴露出 Thr308 和 Ser473，使 PKB 能作为 PDK1 的底物。PI3K 激活后产生的 Ptdlns - 3，4 - P2 和 Ptdlns - 3，4，5 - P3 也可与 PDK1 的 PH 域结合从而激活 PDK1，活化的 PDK1（PDK1 主要存在于细胞膜上）使 PKB 的 Thr308 和 Ser473 磷酸化，于是激活 PKB。可见，PKB 的活化需要双重信号：肌醇磷脂（Ptdlns - 3，4 - P2 和 Ptdlns - 3，4，5 - P3）与 PKB 的 PH 域结合；Thr308 和 Ser473 被 PDK1 磷酸化。这两个信号皆来自 PI3K 的活化。可见，在上述过程中信号是顺着 PI3K、PDK1、PKB 传递的。有人将这一信号系统称为 PI3K - PDK1 - PKB 信号通路。

PKB 的激活发生于细胞膜上。如使 PKB 带上膜定位序列，则其活性大增。

近年有不少研究指出，PKB 的激活也可不依赖于 PI3K。例如，胞内 Ca^{2+} 水平升高后可激活 CAMKK，后者可使 PKB 的 Thr308 磷酸化，从而使 PKB 活化。

PKB 可使许多蛋白质磷酸化，其磷酸化位点的基序为精 - X - 精 - X - X - 丝/苏 - *（X 代表非保守氨基酸残基，* 为大的疏水氨基酸残基）。现已发现的 PKB 底物有 18 种之多，包括 Bcl - 2/Bcl - XL - 拮抗剂（Bcl - 2/Bcl - XL - antagonist，Bad）、半胱氨酸蛋白酶 - 9（caspase -9）、叉头盒转录因子、糖原合成酶激酶 3（glycogen synthase kinase3，GSK3）、磷酸二酯酶 - 3B（phosphodiesterase -3B，PDE -3B）、TSC2、胰岛素受体底物 1（IRS -1）、Raf 激酶、内皮细胞型一氧化氮合酶（eNOS）、乳腺癌易感基因 1（breast cancer susceptibility gene 1，BRCAI）产物等。

PKB 激活后可有力地抑制细胞凋亡，其机制如下：①通过使 Bad 磷酸化发挥作用。Bad 可与抗凋亡蛋白 Bcl -2 或 Bcl - XL 形成杂二聚体，从而阻止 Bcl -2 和 Bcl - XL 发挥抗凋亡作用。PKB 可使 Bad 112 位和 136 位丝氨酸残基磷酸化，磷酸化的 Bad 不能与 Bcl -2 和 Bcl - XL 形成杂二聚体，于是发挥抗凋亡作用。②通过使半胱氨酸蛋白酶 -9 磷酸化发挥作用。半胱氨酸蛋白酶 -9 是一种在凋亡中发挥重要作用的蛋白酶，PKB 可使其磷酸化而抑制其功能。③通过 FH 转录因子发挥作用。FH 转录因子可增加 Fas 配体的表达，从而促进凋亡。PKB 可使 FH 转录因子磷酸化，磷酸化的 FH 转录因子活性降低，于是 Fas 配体表达下降，从而抑制凋亡。

PKB 激活后可产生明显的代谢效应，这与 O 组叉头盒转录因子（class O of forkhead box transcription factors，FOXO）和 mTOR 有关。mTOR 和 FOXO 不仅参与 PKB 的代谢效应，也与 PKB 的促增殖效应密切相关。

于哺乳类，FOXO 包括 FOXO1、FOXO3、FOXO4 和 FOXO6 四个成员，其结合 DNA 的共有序列为 5′ - TTGTTTAC - 3′。FOXO 的靶基因包括磷酸烯醇式丙酮酸羧激酶（phosphoenolpyruvate carboxykinase，PEPCK）、葡萄糖 -6 - 磷酸酶等。FOXO 可上调 PEPCK 和葡萄糖 -6 -磷酸酶，从而增加糖异生。FOXO 还可抑制参与糖酵解、磷酸戊糖途径和生脂过程的基因。可见，FOXO 从转录水平对抗胰岛素的作用。此外，FOXO 还可抑制细胞增殖。PKB 通过磷酸化 FOXO 而使其失活，从而增加细胞对胰岛素的反应，促进细胞增殖。

mTOR 系统较为复杂。20 世纪 70 年代，有人从复活岛（Easter Island，当地土语称为 Rapa Nui）的土壤样品中分离到一种称为吸湿链霉菌（StrePtomyces hygroscopicus）的菌株，该菌可产生一种抗真菌的代谢产物，以当地地名命名为雷帕霉素（rapamycin）。雷帕霉素为大环内酯类化合物，具有抑制细胞增殖及免疫抑制作用。此后，有人通过基因突变的方法从酿酒酵母鉴定了两种称为雷帕霉素靶（target of rapamycin，TOR）的蛋白质，分别命名为 TOR1 和 TOR2，它们可介导雷帕霉素的作用。进一步的研究发现，雷帕霉素发挥作用时还需要一种称为 FKBP12 的细胞内辅因子。FKBP12 为 FK506 的结合蛋白，因分子量为 12 000 而得名，它可作为雷帕霉素的细胞内受体。雷帕霉素进入胞内后与其受体 FKBP12 相结合，而 FKBP12 又可和 TOR 的羧基端结合，从而形成大分子复合物并抑制 TOR 的活性。

哺乳类也含有雷帕霉素靶，称为 mTOR。同酵母不同，高等动物只有一种 TOR。mTOR 含有 2 549 个氨基酸残基，分子量达 280 000。mTOR 分子从氨基端到羧基端依次为 HEAT 重复、FAT 域、FRB（FKB12 - rapamycinbinding）域、激酶域、NRD 域和 FATC 域（即羧基端 FAT 域）。mTOR 往往同其他蛋白质形成复合物，称为 mTOR 复合物（mTOR complex，mTORC）。mTORC 有两种，分别称为 mTORC1 和 mTORC2。mTORC1 主要由 mTOR、mLST8

和 raptor 组成，mTORC2 主要由 mTOR、mLST8 和 rictor 组成。

mTOR 与 PKB 之间是通过 TSC2 和 Rheb 联系起来的。TSC2 也称为 tuberin，由结节性硬化复合体 2（tuberoussclerosis complex 2）基因编码，它和 TSC1 都是与结节性硬化综合征有关的蛋白质。TSC1 也称为 hamartin，由结节性硬化复合体 1（tuberous sclerosis complex 1）基因编码。TSC1 和 TSC2 形成杂二聚体，对 mTOR 有负调节作用。Rheb 为小 G 蛋白，它可直接与 mTOR 的激酶域相结合，以 GTP 依赖的方式激活 mTORC1。TSC1 - TSC2 二聚体中的 TSC2 可作为 Rheb 的 GTP 酶激活蛋白，使 Rheb 失活。PKB 则通过使 TSC2 磷酸化而使其失活，从而对 mTOR 系统有正调节作用。

mTOR 系统不仅受 RTK 调节，还受营养素、细胞能量状况及应激的调节。mTOR 的下游靶分子有多种，其中以 40S 核糖体蛋白 S6 激酶 1（40S riloosomal protein S6 kinase 1，S6K1）和真核起始因子 4E 结合蛋白 1（eukaryotic initiation factor 4E - binding protein 1，4EBP1）最为重要。S6K1 是一种蛋白激酶，mTOR 可将其 389 位苏氨酸残基磷酸化而使其激活。活化的 S6K1 可使 40S 核糖体蛋白 S6 磷酸化，从而促进蛋白质的翻译。mTOR 还可使 4E - BPs 磷酸化，从而释出真核起始因子 4E（eukaryotic initiation factor 4E，eLF4E），进一步促进蛋白质的翻译。

mTOR 系统的代谢调节作用近年受到高度的重视。mTOR 系统为节俭途径，促进脂肪的储存。mTOR 系统亦与胰岛素抵抗有关。此外，mTOR 系统还参与转录、核糖体生成、细胞骨架成分组装及自吞噬等过程的调控。

（5）PDK1 不依赖于 PKB 的作用：PKB 与 PKA、PKC、PKG、70 000 S6 激酶（70 000 S6 kinase，p70 - S6K）、90 000 核糖体 S6 激酶（90 000 ribosomal S6 kinase，p90 - RSK）、血清和糖皮质激素诱导的蛋白激酶（serum - and glucocorticoid - inducedprotein kinase，SGK）、丝裂原和应激激活的蛋白激酶（mitogen - and stress - activated protein kinase，MSK）的氨基酸序列有一定的同源性，它们共同组成所谓 AGC 蛋白激酶家族。PKB 的 308 位为 Thr，该 Thr 在所有 AGC 蛋白激酶家族都很保守，它所在的区域称为激活襻（activation loop）或 T 襻（T - loop）。PKB 的 473 位为 Ser，此 Ser 在所有 AGC 蛋白激酶家族也很保守，它位于羧基端的疏水基序（hydropholic motif）内。如同 PKB 一样，其他 AGC 家族成员 T 襻和疏水襻内的丝/苏氨酸残基也能被磷酸化，这种磷酸化在 AGC 的激活中具有重要的作用。PDK1 也属于 AGC 蛋白激酶家族成员。

除 PKB 外，PDK1 也能使其他 AGC 蛋白激酶家族成员 T 襻和疏水襻的丝/苏氨酸残基磷酸化，使得这些激酶活化，进而产生一系列效应。

4. 其他脂类第二信使的作用　LysoPC 也可通过激活 PKC 而发挥多种效应。此外，LysoPC 还有直接作用：LysoPC 是一类表面活性剂，它能使细胞膜破坏而产生细胞毒作用；LysoPC 还能激活 Na^+ 通道，使平滑肌松弛。磷脂酸可直接激活 PKC，它也可通过活化 PLC - γ 而发挥作用，它还能抑制 GAP 的活性。磷酸胆碱也是一种重要的脂类第二信使，它在生长因子的丝裂效应中具有重要作用，但具体机制尚不很清楚。鞘磷脂代谢产物神经酰胺可通过激活两类酶——神经酰胺激活的蛋白激酶（CAPK）和神经酰胺激活的蛋白磷酸酶（CAPP）而发挥广泛的作用。

PIP3 和 PIP2 虽然不及膜磷脂总量的 1%，但却具有重要的作用。PIP3 可直接激活 PKC，从而产生一系列的效应。近年研究显示，PIP3 和 PIP2 可与血小板 - 白细胞 C 激酶底物蛋白同源（pleckstrin homology，PH）域结合。PH 域是一种重要的功能域，约见于 100 种以上的蛋白质中，在细胞骨架及细胞膜的运动中具有重要的作用。PH 域由 120 个左右的氨基酸残基组成，含有一个保守的色氨酸残基及 7 个 β 片层结构。PIP3 和 PIP2 可与含 PH 域的蛋白质相互作用，从而调节这些蛋白质的功能，进而发挥特定的效应。晚近的研究表明，PIP3 和 PIP2 在细胞膜的融合、细胞骨架蛋白功能的调节中具有重要的作用。

（三）钙信号系统

胞内 Ca^{2+} 在细胞功能的调节中具有重要作用，组成所谓钙信号系统。钙信号系统和脂类第二信使之间具有密切的联系：一方面，脂类第二信使（主要是 IP3）在胞内 Ca^{2+} 浓度的调节中具有重要作用；另一方面，很多脂类第二信使在产生和发挥效应时需要有 Ca^{2+} 的存在。

线粒体内 Ca^{2+} 浓度也很高。因此，内质网、肌质网和线粒体常被视为细胞内钙库。细胞内钙库只要向胞质中稍微释放一些就可显著改变胞质水平。

胞内 Ca^{2+} 水平受多种因素的调节。细胞膜上有三种 Ca^{2+} 通道：电压控制的钙离子通道、受体控制的钙通道和储库控制的钙离子通道。VOCC 主要存在于可兴奋细胞，对膜电位敏感，细胞膜的去极化可使其开放。VOCC 有多种亚型，包括 T 型、L 型、N 型、R 型等，其中以 T（transient）型和 L（long - acting）型最重要。SOCC 受细胞内钙库容量的调节：细胞内钙库储量不足可激活 SOCC。

内质网膜上有脂类第二信使 IP_3 的受体，此受体实际上是一种受体控制的 Ca^{2+} 通道，IP_3 与其结合后可使其开放，这是调节胞内 Ca^{2+} 浓度最重要的机制之一。IP_3 受体由四个相同的亚单位通过非共价键结合在一起，形成同四聚体。每个亚单位的分子量超过 300 000，含有 6 个穿膜片断，其氨基端和羧基端都朝向胞质。IP_3 受体有三种亚型，其中 I 型受体分布广泛。IP_3 受体的 Ca^{2+} 通道活性不仅受 IP_3 的调节，也受胞质 Ca^{2+} 浓度的调节。胞质 Ca^{2+} 浓度升高可增强 IP_3 受体的 Ca^{2+} 通道活性。

骨骼肌细胞肌质网含有雷诺定受体（ryanodine receptor，RyR），它与内质网 IP3 受体具有同源性，也由四个相同的亚单位组成，受胞质 Ca^{2+}、环 ADP 核糖（cyclic ADP ribose）的调节。胞质 Ca^{2+} 可激活 RyR，形成所谓钙诱导的钙释放（calciuminduced calcium release）。除骨骼肌外，胰岛 B 细胞也有 RyR。

细胞受到刺激时，线粒体也可向胞质释放钙，但目前对其机制尚不十分清楚。

细胞受到刺激时通过上述诸机制使胞质 Ca^{2+} 浓度快速升高，称为细胞内钙瞬变。但是，胞质 Ca^{2+} 浓度持续升高对细胞是不利的，细胞必须快速清除进入胞质的 Ca^{2+}。细胞清除胞质内多余 Ca^{2+} 的机制有：质膜钙离子 ATP 酶（plasma membrane Ca^{2+} ATPase，PMCA）逆电化学梯度将 Ca^{2+} 从胞质泵入胞外；细胞膜 Na^{+}/Ca^{2+} 交换蛋白（Na^{+}/Ca^{2+} exchanger，NCX）将 Ca^{2+} 从胞质转运至胞外；肌质网/内质网钙离子 ATP 酶（sarco/endoplasmic reticulum Ca^{2+} ATPase，SERCA）将 Ca^{2+} 从胞质泵入内质网腔；线粒体膜上的 H^{+}/Ca^{2+} 交换蛋白将胞质 Ca^{2+} 转运至线粒体。这些机制共同发挥作用，使胞质 Ca^{2+} 浓度迅速衰减，直至兴奋前水平。胞质钙离子浓度快速升高，随后又快速衰减至基础水平，这种现象称为钙离子振荡（Ca^{2+} oscillation）。

PMCA 也称为 $Ca^{2+}-Mg^{2+}$ ATP 酶（$Ca^{2+}-Mg^{2+}$ ATPase），为细胞膜上的钙泵，由 ATP

供能。NCX 由跨膜 Na^+ 浓度梯度供能。由于跨膜 Na－浓度梯度由钠钾泵消耗 ATP 维持，故 NCX 活动时消耗的能量也间接来自 ATP。SERCA 为位于内质网或肌质网膜上的钙泵，它在使胞质 Ca^{2+} 浓度衰减的同时使胞内钙库得到补充。毒胡萝卜素（thapsigargin）不可逆地抑制 SERCA，它可使内质网/肌质网钙库耗竭，这是因为内质网/肌质网钙库有自发的 Ca^{2+} 外漏（正常情况下 SERCA 的活动可补充内质网/肌质网钙库外漏的 Ca^{2+}）。

胞质 Ca^{2+} 水平的升高可产生很多效应。例如 Ca^{2+} 可触发细胞的分泌反应；在肌细胞 Ca^{2+} 可引起肌肉收缩；促进细胞增生和分化，参与细胞的运动等。胞内很多酶的激活过程也需要 Ca^{2+} 参与，Ca^{2+} 可借此发挥作用。例如 Ca^{2+} 可协助 DAG 激活 PKC 并由此发挥效应。不过，Ca^{2+} 最重要的作用则是通过钙调蛋白（calmodulin，CaM）来完成的。CaM 是体内分布最广泛、含量最丰富的 Ca^{2+} 结合蛋白，它可灵敏地感受细胞内 Ca^{2+} 浓度的变化，有人也称其为细胞内钙受体（intracellular calciurr receptor）。CaM 由 148 个氨基酸残基组成，分子量约为 17 000。CaM 分子内含有所谓 EF 手（EF hand）结构，此结构为钙结合基序。CaM 分子内有 4 个 Ca^{2+} 结合位点，这 4 个 Ca^{2+} 结合位点能快速、可逆地结合 Ca^{2+}。

MLCK 的底物很特异；CaMK Ⅰ、CaMK Ⅱ 和 CaMK Ⅳ 的底物谱则很广，它们可使许多蛋白质的丝/苏氨酸残基磷酸化而调节其功能。

Ca^{2+}/CaMK 可使糖原合成酶、磷酸化酶激酶、丙酮酸羧化酶、丙酮酸脱氢酶、α－酮戊二酸脱氢酶等磷酸化而调节多种代谢途径；Ca^{2+}/CaMK 可使 AC、PLA_2、Ca^{2+}/Mg^{2+} ATPase 等磷酸化而调节多种信号途径；Ca^{2+}/CaMK 可使平滑肌细胞的肌球蛋白轻链磷酸化而促进平滑肌的收缩；Ca^{2+}/CaMK 可使酪氨酸羟化酶、色氨酸羟化酶磷酸化而加速儿茶酚胺、5－羟色胺等神经递质的合成；Ca^{2+}/CaMK 也可使微管蛋白、微丝蛋白等磷酸化而调节细胞的形态及移动。

四、磷酸化和去磷酸化在信号转导中的作用

近年研究显示，蛋白质的磷酸化和去磷酸化在信号转导中具有极为重要的作用。磷酸化是由各种蛋白激酶催化的，而去磷酸化则由磷酸酶催化。激酶催化的磷酸化和磷酸酶催化的去磷酸化之间处于平衡状态，这种平衡对于维持细胞正常的生理活动具有极为重要的意义，有人将其视为分子水平上的“阴阳”平衡。

根据底物磷酸化位点的不同，蛋白激酶可分为丝/苏氨酸激酶和酪氨酸激酶两大类，前者使底物的丝氨酸残基或苏氨酸残基磷酸化，后者使底物的酪氨酸残基磷酸化。PKA、PKB、PKC、PKG 和 Ca^{2+}/CaMK 等属于丝/苏氨酸激酶，其作用已于前文叙述。酪氨酸激酶又可分为受体酪氨酸激酶和非受体酪氨酸激酶（nonreceptor tyrosine kinases，NRTKs）两类：前者即具有酪氨酸激酶活性的膜受体，位于细胞膜上；后者位于细胞内，不能结合配体。NRTKs 包括 Abl、Zap70、JAK、Btk、Fak、Src、Csk、Fes 几个亚族，它们在细胞的信号转导中发挥着重要的作用。据推测，人基因组中约有 2 000 个蛋白激酶基因。

根据底物脱磷酸化位点的不同，参与细胞信号转导过程的磷酸酶可分为蛋白磷酸酶（protein phosphatases，PPs）和蛋白酪氨酸磷酸酶（protein tyrosine phosphatases，PTPs）两类，前者催化丝/苏氨酸残基脱磷酸，后者催化酪氨酸残基脱磷酸。PTPs 中还有一个亚类，既可催化丝/苏氨酸残基脱磷酸，又可催化酪氨酸残基脱磷酸，称为双重特异性磷酸酶（dualspecificity phosphatases，DSPs）或双重特异性蛋白酪氨酸磷酸酶（dual specificity PTPs）。

目前发现的 PPs 有 PP1、PP2A、PP2B、PP2C 等，其中 PP1、PP2A 和 PP2B 结构相似，而 PP2C 的结构与前三者相差较大。各种 PPs 皆含有金属成分，常见的有 Fe、Zn 和 Mn，它们以离子形式存在，对 PPs 的功能极为重要。PPs 催化蛋白质脱磷酸，对多种信号系统有负调节作用。

PTPs 为一大的蛋白质家族，种类繁多，现已发现的 PTPs 不下百种。据推算，人类基因组约含有 500 种 PTPs 基因，目前对其中的大多数尚未充分认识。PTPs 的催化域（catalytic-domain）很保守，约由 240 个氨基酸残基组成。与 PPs 不同，PTPs 不含金属。PTPs 催化与内含有一保守的组半胱 - X - X - 甘 - X - X - 精 - 丝/苏基序，此序列对 PTPs 的功能极为重要。PTPs 氨基端含有 - SH2 域，它可和 PTPs 的催化域相互作用，从而抑制催化域的功能。PTPs 氨基端 SH2 域与含有 Tyr - P 的序列结合后，整个分子的构象发生变化，氨基端 SH2 域不再与催化域相互作用，PTPs 遂活化。

有些 PTPs 为穿膜蛋白质，含有胞外域、穿膜域和胞内域三部分，其结构有如膜受体，称为受体样 PTPs（receptor - PTPs，RPTPs），其磷酸酶区位于胞内域。RPTPs 在细胞 - 细胞及细胞 - 基质的黏附中具有重要的作用，其生理性配体可能是某些细胞表面分子。有些 PTPs 不含有穿膜结构，不能锚定于细胞膜上，它们对生长因子、细胞因子的信号转导有重要的调节作用。

RPTPs 分子内含有两个 PTP 域，其一靠近细胞膜，称为近膜 PTP 域（membrane - proximal PTP domain），另一在分子的远端，称为远端 PTP 域（distal PTP domain）。RPTPs 与特异的配体结合后亦可形成二聚体。二聚体内两个单体的近膜 PTP 域可相互作用，这种相互作用可阻止底物与催化中心的结合。因此，单体 RPTPs 为 RPTPs 的活性形式，而二聚体 RPTPs 为非活性形式，这一点与受体性酪氨酸激酶不同。

磷酸化和去磷酸化不仅见于蛋白质，也见于脂类。前已述及，PI3K 等脂激酶可催化磷脂酰肌醇肌醇环的磷酸化，产生一系列脂类第二信使。细胞内还存在作用于肌醇多磷酸脂的磷酸酶（inositol polyphosphate phosphatase），它们可使肌醇多磷酸脂去磷酸化。此类磷酸酶有两类，其一使肌醇环 3 位去磷酸化，称为肌醇多磷酸脂 - 3 - 磷酸酶（inositol polyphosphate - 3 - phosphatase）；另一使肌醇环 5 位去磷酸化，称为肌醇多磷酸脂 - 5 - 磷酸酶（inositol polyphosphate - 5 - phosphatase）。于人类，肌醇多磷酸脂 - 3 - 磷酸酶为抑癌基因 PTEN 的产物。PTEN 的产物也有蛋白酪氨酸磷酸酶活性，说明它具有双重功能：既能催化脂类去磷酸化，又能催化蛋白质去磷酸化。肌醇多磷酸脂 - 5 - 磷酸酶有两型，Ⅰ型酶催化细胞内可溶性的 1，4，5 - IP3 和 1，3，4，5 - IP4 去磷酸化，其活性受蛋白激酶 C 调节。Ⅱ型酶不仅催化 1，4，5 - IP3 和 1，3，4，5 - IP4 去磷酸化，还能催化 Ptdlns - 4，5 - P2 和 Ptdlns - 3，4，5 - P3 去磷酸化。Ⅱ型肌醇多磷酸脂 - 5 - 磷酸酶又可分为三个亚组，各有其特点。

（俞　兰）

第四章　内分泌疾病的免疫发病机制

许多内分泌疾病都是由自身免疫机制介导的。自身免疫几乎可以影响所有的内分泌腺体，造成这些腺体不同程度的破坏，引起临床症状。

一、免疫系统的概述

参与免疫反应的细胞包括 T 细胞、B 细胞、NK 细胞、单核巨噬细胞、树突状细胞等。免疫应答的一个重要特点是其特异性。这保证了机体能正确地与外来抗原反应，但不与机体自身抗原反应，从而保护机体，避免自身免疫反应的发生。

T、B 淋巴细胞是免疫系统的主要组成部分。T、B 淋巴细胞个体的多样性是其抗原识别特异性的基础。几乎针对每一种抗原，机体都存在与其对应的淋巴细胞。一些 T 淋巴细胞识别细胞表面的抗原后，增殖并分化为细胞毒性 T 淋巴细胞，它能消灭受感染的宿主细胞；另一些淋巴细胞在抗原刺激后则分化为辅助性 T 细胞，分泌细胞因子，通过这些细胞因子促进炎症反应和抗体的产生。B 淋巴细胞识别可溶性或结合于细胞表面的抗原，激活的 B 细胞分泌抗体，这些抗体既可以中和、封闭引起感染的微生物，又可以促进中性粒细胞或单核细胞吞噬微生物；或通过激活补体来清除引起感染的微生物。

尽管 T、B 细胞的功能不同，但其产生免疫应答多样性和特异性的机制相似。T 细胞通过 T 细胞表面受体（T cellreceptor，TCR）识别抗原。而 B 细胞通过细胞表面抗体（surface immunoglobulin，sIg）来识别抗原。TCR 和 sIg 具有相似的结构域。TCR 通常由两条不同的肽链构成，体内多数 TCR 是由 α、β 链经 2 硫键连接构成。sIg 则由两条轻链、两条重链构成，每对轻链、重链形成一个抗原结合位点。TCR 或 sIg 的每条肽链都包含恒定区和可变区。恒定区把整个分子锚定在细胞表面，并与细胞膜上或细胞内的信号转导蛋白作用，激活淋巴细胞。可变区是抗原结合位点之所在。

（一）抗原识别

TCR 和免疫球蛋白之间最大的不同在于它们识别抗原的方式不同。抗体和抗原直接结合，通常抗原蛋白上的一些氨基酸（一般少于 20 个氨基酸）与抗体结合。抗体与抗原结合的部位通常是由重链和轻链的可变区共同构成。抗原、抗体间的作用力主要有：氢键、范德华力、静电作用、疏水键等。一些抗体识别复杂的表位，这些表位由多肽链组成，或者它们有特殊的二级或三级结构。另一些抗体识别蛋白上的线性表位，而不区分其空间构象。

与抗体不同，TCR 一般不单独识别抗原。它们识别与 MHC 结合的抗原（MHC－抗原复合物）。MHC 基因区域高度连锁，并且高度多态。它们调控一系列免疫反应。在人体，它们不仅决定移植反应，还决定 T 细胞是否对外来抗原起反应，以及反应的结果。

（二）MHC 分子的结构

MHC 分子主要有两类：MHC Ⅰ类分子和 MHC Ⅱ类分子。MHC Ⅰ类分子由一条重链和一条轻链组成，其中的轻链也被称做β_2微球蛋白。重链是由 MHC 区的基因编码，而轻链是由其他基因编码的。人类编码 MHC Ⅰ类分子的等位基因有很多。主要包括约 50 个 HLA－A，100 个 HLA－B 和 50 个 HLA－C 等位基因。所有有核细胞上都表达 MHC Ⅰ类分子。MHC Ⅰ类分子重链（α链）的主要特点是：其胞外段由 3 个区域组成，每个区域约有 90 个氨基酸残基。头两个，α_1和α_2，离膜最远，包含一些多态性基团，它们是不同 MHC Ⅰ类分子等位基因编码的结果（HLA）。而最靠近膜的α_3，在不同独特型间是不同的。但在同一独特型中，此区通常是恒定的。Ⅰ类分子还含有一段 25 氨基酸残基的穿膜部分，和一段 30 氨基酸残基的胞内部分。

α_1和α_2区域形成一个肽结合位点。此结合位点包括一个由 8 个β折叠肽段构成的"床"，和由 2 个α螺旋构成的"壁"。MHC Ⅰ类分子的晶体结构表明与 MHC Ⅰ类分子结合的肽段具有特定的长度和化学性质。大多数天然的与Ⅰ类分子结合的多肽是 9 到 11 个氨基酸组成的肽段。多肽的氨基和羧基端与Ⅰ类分子的结合位点作用，以及通过其侧链与结合位点间的作用，把多肽固定在 MHC 上的结合位点。Ⅰ类分子的不同决定了结合位点的大小和化学性质。有些倾向于结合芳香族氨基酸，而有些倾向于结合带电荷的氨基酸。因此，来自不同个体的Ⅰ类分子能结合和递呈同一抗原的不同部分。

MHC Ⅱ类分子也是由两条多肽链构成。两条链都由 MHC 基因编码。人类有三种类型的Ⅱ类分子：HLA－DR，HLA－DQ，HLA－DP。与 MHC Ⅰ类分子不同，MHC Ⅱ类分子只在某些细胞表面表达，主要表达在 B 淋巴细胞、单核细胞、巨噬细胞和树突状细胞。这些细胞被称作"专职递呈细胞"，因为它们细胞表面表达 MHC Ⅰ、Ⅱ类分子。

MHC Ⅱ类分子的结构与 MHC Ⅰ类分子相似。α链、β链细胞外段的远端形成与抗原肽结合的"沟槽"，它们靠近膜的区域和免疫球蛋白很相似。和Ⅰ类分子一样，MHC Ⅱ类分子也有穿膜区和一个小的细胞内区。MHC Ⅱ类分子的沟槽的末端是开放的，这样，它可以容纳 10～30 个氨基酸残基。在Ⅰ类分子中，多肽的结合要有一定的构象，而 MHC Ⅱ类分子的要求要低一些。对同一多肽，不同Ⅱ类分子的结合力可能不同。并且，一个多肽可以结合多种Ⅱ类分子。

（三）抗原递呈

递呈给 MHC Ⅰ类分子的多肽主要来自内源性的蛋白质，它们主要在细胞内降解。许多蛋白质在富含多种蛋白酶的溶酶体降解。细胞内的蛋白质被降解成小的多肽片段后，被位于内质网表面的 TAP（transport antigenic pepetides）分子转运到内质网内。之后，肽段与 MHC Ⅰ类分子结合，并被转运到细胞膜上，再递呈给淋巴细胞。

与Ⅱ类分子结合的多肽主要是外源性蛋白质。外来蛋白质被吞入内噬体（endosome）－溶酶体，被降解成小的肽段，同时新合成的 MHCⅡ类分子也被高尔基体从内质网转运至内噬体代谢通路上。之后，多肽－MHC Ⅱ类分子复合物被转移至细胞表面。通常，内源性蛋白质由Ⅰ类分子结合，外源性蛋白质由Ⅱ类分子结合，但也有些例外的情况。当外源性蛋白质进入细胞后，如果直接释放到胞质内，那蛋白质也可以被Ⅰ类分子递呈。相反，某些病毒感染也能产生一些蛋白质，它们能进入内质网系统，并被Ⅱ类分子递呈。抗原递呈上的重叠保证了最强的免疫反应，但也可能导致不适当的反应或自身免疫性疾病。

抗原递呈的类型决定 T 细胞反应的性质。如病毒感染细胞后，病毒基因编码的蛋白多

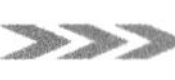

肽与 MHC Ⅰ类分子结合。多肽 - MHC Ⅰ类分子复合物主要被 CD_8^+ T 细胞识别，这些 CD_8^+ T 细胞具有溶细胞的功能。TCR 上的多态性位点与多肽 - MHC 复合物表面的氨基酸作用，导致 T 细胞激活。CD_8^+ T 细胞激活后，一些溶解细胞的酶和蛋白质被释放，导致被病毒感染的细胞的死亡，病毒也被清除。如果抗原是由 MHC Ⅱ类分子递呈，这些抗原会激活 CD_4^+ 辅助性 T 细胞，引起细胞因子的释放。细胞因子会促进 B 细胞分化、释放抗体；它们还促进巨噬细胞吞噬并清除抗原。由此，抗原通过刺激免疫反应来清除产生抗原的病原体。针对细胞内病原体（如病毒）的免疫应答会清除被感染的细胞，而针对细胞外病原，则引起 B 细胞的激活和抗体分泌。

（四）对自身抗原的耐受

抗体和 TCR 的丰富多样性，使体内也存在针对自身抗原的 B、T 淋巴细胞。正常情况下，这些自身反应性淋巴细胞或者被清除或者通过诱导耐受的机制而失活。丧失对自身抗原的耐受是自身免疫性疾病发生的主要原因。这种耐受是在免疫系统发生发育的不同阶段产生的。诱导耐受的一个特点是：所有 B、T 淋巴细胞在发育的某个阶段与自身抗原结合，这些细胞就被清除或失活。这样，只有那些非自身反应性的淋巴细胞能发育成熟。识别自身抗原的淋巴细胞主要通过以下几种方式被清除或失活。首先是细胞凋亡。在某个发育阶段，与自身抗原的结合会激活细胞凋亡途径，引发细胞凋亡。其次，是自身抗原的结合诱导细胞无能（anergy），特别是当抗原递呈细胞缺乏一些共刺激因子时。另外，有些潜在的自身反应性淋巴细胞并不增殖或对自身抗原发生反应。这种现象被称作“免疫忽视”。

在胸腺中，大多数 T 淋巴细胞成熟过程中失去了对自身抗原的反应能力。当 T 淋巴细胞的前体离开骨髓进入胸腺时，它们并不表达 TCR 或 CD4、CD8。CD4、CD8 是成熟 T 淋巴细胞表面与 TCR 相连糖蛋白。在成熟细胞，这些共存的受体主要有两种作用。一是和 MHC 分子的抗原结合位点外的部分结合，CD4 与 MHC Ⅱ类分子的 β_2 区域的氨基酸结合；CD8 与Ⅰ类分子的 α_3 区域的氨基酸结合。这种结合加强了 T 细胞与抗原递呈细胞间的作用，增加了抗原经 TCR 的信号转导的发生。二是 CD4、CD8 的胞内段与淋巴细胞特异性酪氨酸蛋白激酶 Lck 相连。当 CD4、CD8 分子分别与Ⅰ、Ⅱ类分子结合后，Lck 被激活并磷酸化其他与 TCR 连接的蛋白质，引起一系列 T 细胞激活的反应。当 T 淋巴细胞在胸腺中发育的时候，未成熟的淋巴细胞同时表达 CD4、CD8 分子，而细胞表面的 TCR 也在低水平表达。在“正向选择”（positive selection）的过程中，表达 TCR 的细胞识别胸腺上皮上的 MHC，并进行成熟分化。而不能识别胸腺上皮上的 MHC 的细胞则不被激活，并死亡。与胸腺上皮上的 MHC 的作用是正向选择所必要的。胸腺中 CD4、CD8 细胞进入胸腺髓质，在此它们与来自骨髓的抗原递呈细胞相遇，这些抗原递呈细胞上有自身抗原肽，如果未成熟的 CD4、CD8 细胞识别这些自身抗原，并且以较高的亲和力与之接合，那么这些未成熟的细胞就会发生凋亡。这样，淋巴细胞的成熟需要识别 MHC - 抗原复合物，但同时要清除那些与自身抗原有高亲和力的细胞。

在胸腺外，自身反应性 T 细胞也被调节。T 细胞的激活需要至少两种信号。首先是 TCR 识别多肽 - MHC 复合物，其次是 T 细胞上的分子与抗原递呈细胞上的共刺激分子间的作用。T 细胞表面的 CD28、CTLA - 4 与抗原递呈细胞（B 细胞、单核细胞或树突状细胞等）表面的 B7 - 1、B7 - 2 作用。当两类信号分别通过 TCR 和 CD28 传递给 T 细胞后，T 细胞便被激活，或者增殖，或者分泌 IL－2。没有 CD28 这样的第二信号存在，TCR 的信号转导会引起“失能”。在体内，失能的 T 细胞不能对抗原递呈细胞所递呈的抗原肽反应。因此，如果外周 T 细胞持续被缺乏共刺激因子的抗原递呈细胞所递呈的自身多肽刺激，可消除这些 T 细胞。然而，在免疫反应过程中，共刺激分子表达的改变，已经耐受的 T 细胞克隆可被激活。在感染过程中，IL－2 等细胞因子的存在下，如果被激活的 T 细胞与带有自身抗原的递呈细胞结合，则能引起病理性的后果。

二、自身免疫性疾病的发病机制

机体对自身抗原的识别和反应失常，导致了自身免疫性疾病的发生。对自身免疫性疾病的机制仍不很清楚，但从大量的观察与实验中，人们提出了一些假说，它们在不同程度上总结和概括了自身免疫现象。

（一）分子模拟

所谓分子模拟是指机体针对某些病原微生物抗原的反应也会针对机体自身抗原；这是因为这些病原微生物抗原与机体组织抗原之间具有相似性。病原微生物抗原可以是蛋白质、碳水化合物或脂质。B 细胞针对这些抗原产生的抗体可以和自身的抗原反应，因此也可以把这种反应看成抗原、抗体间的交叉反应。

很早以前就知道微生物与人体抗原有交叉反应性。比如针对链球菌多糖和糖蛋白的抗体可以和心脏、血管的抗原结合，导致风湿热等疾病。对与 MHC 分子结合并纯化的自身抗原进行测序分析，发现许多自身抗原与微生物蛋白质具有潜在的交叉反应性。人体平时也存在自身反应性 T 细胞，但它们与自身抗原的结合力低，不导致 T 细胞的广泛激活并发生疾病。病原体上的某些抗原可能比自身抗原与这些细胞上的受体的结合力更高，于是激活这些潜在的致病性 T 细胞，激活后增殖产生的 T 细胞的激活阈值降低，于是对以前不反应的自身抗原也发生反应。从而，产生自身免疫性疾病。

热休克蛋白是一类在进化过程中很保守的蛋白质。由于其广泛存在，并且高度保守，来自热休克蛋白的肽段可以和 MHC 结合，成为针对细菌热休克蛋白的反应性 T 细胞的靶点。比如，针对分枝杆菌热休克蛋白 65 的反应性 T 细胞，参与非肥胖糖尿病小鼠（NOD）胰岛炎的发生。从 NOD 分离出的这种反应性 T 细胞，注射到对糖尿病不易感的正常小鼠，也会引起胰岛炎。

尽管大多数对自身抗原具有高反应性的 T、B 细胞通常都被负向选择（negative selection）而清除了。但几乎所有微生物抗原在人体都有其受体，而这些微生物和人体组织又有交叉反应，因此，分子模拟仍不少见。但不一定每次反应都会引起疾病，这与具体的组织也有关，比如，链球菌感染后的心肌炎可以很短暂，并且对心脏没有什么功能上的影响；但心脏瓣膜的炎症可以很严重，并引起长期的症状。

（二）自身抗原性增强

体内自身反应性 T 细胞的清除和免疫耐受是不完全的。实际上，通过体外实验，仍可以检测到体内存在对多种自身抗原发生反应的 T 细胞。这些自身反应性 T 细胞之所以在体内对自身抗原不识别，一是因为某些自身抗原局限在某些部位没有和这些 T 细胞接触，如中枢神经系统；二是因为蛋白质中的某些可以与 T 细胞接触的表位需要被消化和酶解后才

 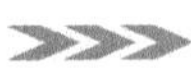

能暴露出来。因此，如能促使以上两种情况发生，就有可能诱发自身免疫反应。炎症等因素使血管通透性增大，使得某些未曾暴露的抗原可以与反应性 T 细胞接触；炎症造成的组织破坏使得一些蛋白质、核酸、碳水化合物或脂质与 B 细胞接触，或被递呈给 T 细胞。另外，炎症时释放的细胞因子可上调 MHC 分子的表达，促进抗原的递呈。这些都是可能引发自身抗原反应的因素。

（三）免疫耐受异常

发育中的 T 细胞、B 细胞识别自身抗原，然后这些能与自身抗原结合的淋巴细胞被清除。免疫耐受的产生和维持都与这些淋巴细胞的清除有关。这些淋巴细胞的清除主要是通过凋亡过程。在某些情况下，与抗原结合的淋巴细胞会发生凋亡；如在胸腺内识别自身抗原，或在抗原识别时没有适合的共刺激分子等。

虽然大部分自身反应性 T 细胞在胸腺中被清除了，但仍有一些自身反应性 T 细胞迁移到外周，不过它们仍保持对自身抗原的耐受。如果淋巴细胞凋亡异常，自身反应性较强的 T 细胞不能被正常清除，便可能会发生自身免疫性疾病。比如，Fas 表达异常的患者会发生淋巴细胞增殖。Fas 是细胞表面的受体，FasL 与之结合，产生的信号转导可以引发细胞凋亡。

（四）免疫调节异常

不同免疫细胞对同一抗原的不同反应也影响着自身免疫疾病的发生。根据细胞所分泌的细胞因子，T 细胞中至少存在 Th1 和 Th2 两个亚群。Th1 主要分泌 IL－2，INF－7 和 TNF。Th1 参与迟发型超敏反应、巨噬细胞的激活，并刺激 IgG 型抗体的产生。Th2 细胞分泌 IL－4、IL－5 等细胞因子。Th1 和 Th2 两群 T 细胞可以对同一抗原发生反应，但其产生的结果是不同的。

Th1 和 Th2 细胞可相互间调节。IL－12 可诱导原始淋巴细胞分化成 Th1 细胞，Th1 细胞产生的 IFN－γ 抑制 Th2 细胞的发育。而 Th2 细胞产生的 IL－4、IL－10 等也抑制 Th1 细胞的增殖，并促进 Th2 细胞的反应。Th1 和 Th2 细胞间的平衡在一定程度上影响针对某一抗原的免疫反应的结果。比如，在 EAE 模型，病变部位以 Th1 细胞浸润为主，把从 EAE 小鼠分离出的 Th1 细胞注射到健康小鼠，会导致 EAE，而从 EAE 小鼠分离出的 Th2 细胞则没有此作用。

Th1 细胞在 1 型糖尿病的发病中也起重要作用。雌性 NOD 小鼠在产出后的头 6 个月内自发产生糖尿病，最早浸润胰岛的就是 Th1 细胞，针对 Th1 细胞细胞因子 IFN－γ 的抗体可以防止糖尿病的发生；同样，用 Th2 细胞细胞因子 IL－4 来抑制 Th1 细胞的发育，也可以防止糖尿病的发生。Th1 免疫是机体针对细胞内病原的主要免疫反应。但过强和过久的 Th1 免疫反应对机体可能带来害处。而针对同一抗原的 Th2 反应可以控制免疫反应。增强 Th2 反应可能会抑制某些自身免疫性疾病的发生。

Th1 和 Th2 细胞间平衡理论被用于解释对自身反应的控制。根据这个理论，靶组织的破坏是由占主导的 Th1 途径引起，靶细胞被 INF－7 活化的巨噬细胞所杀伤。Th1 和 Th2 细胞间平衡理论强调 Th1 和 Th2 之间的相互关系，这就是说，如果 Th1 途径转向 Th2 途径，那么 Th1 调节的自身免疫反应就会被抑制。这样，对自身的耐受就会保存，即，有害的损伤反应被降低。反之亦然。

三、免疫与常见的内分泌疾病

下面着重从免疫的角度来介绍两个常见自身免疫性内分泌疾病（自身免疫性甲状腺疾病和1型糖尿病）的发病机制。

（一）自身免疫甲状腺疾病（AITD）中的免疫机制

1. T淋巴细胞在自身免疫性甲状腺疾病中的作用　甲状腺抗原特异性的T细胞激活，是自身免疫性甲状腺病发病的重要环节。在自身免疫性甲状腺疾病的患者，可以观察到自身反应性的T细胞聚集到甲状腺中。桥本病患者的甲状腺中浸润的T细胞，大部分是已激活的Th1细胞，Th2细胞很少见，并且浸润的CD8细胞与CD4细胞间的比例要大于在外周血中的比例。在患Graves病和桥本病的患者，这些细胞表达的TCR Vβ片段还呈现一定的限制性。

在桥本甲状腺炎，病毒感染或其他因素激活甲状腺抗原特异性的Th细胞。这些T细胞被激活之后，它们诱导B细胞分泌甲状腺抗体。血清中甲状腺抗体的高低与人种有关。最常见的是针对甲状腺过氧化物酶或甲状腺球蛋白的抗体。前者与甲状腺功能异常密切相关。甲状腺过氧化物酶抗体的出现与甲状腺淋巴细胞炎症及甲状腺破坏密切相关。甲状腺过氧化物酶抗体能固定补体，直接损伤甲状腺细胞。在有些桥本甲状腺炎的患者，促甲状腺激素受体的抗体能阻断促甲状腺激素的作用，从而引起甲状腺功能降低。不过，促甲状腺激素受体的抗体并不引起甲状腺细胞的破坏。甲状腺球蛋白抗体的功能还不清楚。

2. 抗原的作用　自身免疫性甲状腺病被认为是一种与免疫调节紊乱有关的疾病。疾病产生的原因是由于自身抗原特异性的T细胞没有被充分的抑制，从而导致这群细胞对与甲状腺有关的抗原发生反应，并引起组织损伤。如前所述，抗原要能够被递呈给特异性T细胞，才能激活T细胞。在甲状腺，抗原递呈细胞不仅包括巨噬细胞和树突状细胞，还有甲状腺细胞，因为他们也能够表达MHCⅠ和MHCⅡ分子。损伤发生后激活的巨噬细胞、淋巴细胞分泌IFN-7，在其作用下，甲状腺细胞表面的HLA-DR的表达会显著增加。它会促进或加重自身免疫性甲状腺病。甲状腺细胞不过是AITD中免疫调节失常事件的被动受害者，免疫调节功能的紊乱，还有环境因素通过对免疫系统中非特异性因素的影响加速了病情，再加上特异基因的缺陷共同促进了疾病的发生。

3. 免疫反应的基因控制　大量的流行病学研究表明遗传因素在自身免疫性甲状腺病的发生中起重要作用。已经发现了一些自身免疫性甲状腺病的易感基因。在白人中Graves病的发生与HLA-DR3相关，比如构成IILA-DR3的一条链的某个氨基酸的点突变影响Graves病的发生。在白人中，HLA-DR3、HLA-DR3和HLA-DQw7可能增加与桥本甲状腺炎的发病概率。萎缩性甲状腺炎也与HLA-DR3相关。不过，相对来说，带有HLA-DR3基因的人患自身免疫性甲状腺炎的概率只是轻微增加（大约3倍）。具有针对TSH受体免疫反应（不管是刺激性还是封闭性抗体）的患者与不具有针对自身TSH受体免疫反应的患者相比，其HLA类型显著不同。其他如CTLA-4基因也可能与自身免疫性甲状腺病的发生有关。当然，还有很多其他基因在自身免疫性甲状腺疾病的发生过程中起作用，但是这些基因的性质和功能仍待研究。

（二）1型糖尿病的免疫学原理

有证据表明1型糖尿病好发于某些特定的家系，因此有很强的遗传学背景。这一疾病在同卵双生子中的发病一致性约为50%，但是在发病的起始时间上却有很大的区别，这表明疾病在易感人群中的发生是随机的。因此疾病的发生既有遗传学背景，也有非遗传学影响。

目前已经发现的人类1型糖尿病的易感基因位于20多个不同的染色体区域。其中与1型糖尿病的易感性最相关的是6号染色体p21.3编码MHC分子的区域。1型糖尿病在家族中的遗传有40%是由MHC分子基因型决定的。

HLA－DQB1基因是人类1型糖尿病的主要易感基因。此基因编码HLAⅡ类分子HLA－DQ的一条多肽链。和其他HLAⅡ类分子一样，DQ3.2也是以异二聚体存在。因为此基因与HLA－DR4通常是连锁的，所以以前用检测HLA－DR4来判断携带易感IDDM基因的人。DQ3.2分子的蛋白质结合区域有四个主要的蛋白质结合点。DQ3.2上的这四个氨基酸是抗原的锚定位点，它们对HLA－多肽复合物的形成有重要影响。这四个氨基酸分别位于1、4、6、9位，中间被其他氨基酸隔开。其中4、9位的氨基酸与糖尿病的发病关系最大。与DQ3.2结合的多肽分子在4位是一个脂肪侧链，而在9位是带负电荷的侧链，这样的多肽与DQ3.2结合紧密，形成HLA－多肽复合物。如果把多肽上与9位结合的氨基酸换成不带负电荷的氨基酸，多肽就会很快从HLA上解离下来。

在胸腺淋巴细胞克隆性选择的过程中，9位带有负电荷的自身多肽与HLA的亲和力高，HLA－多肽复合物存在的时间长。而有类似结构但9位氨基酸电荷不同的氨基酸只与HLA有中、低亲和力的结合，存在的时间短。与自身抗原肽－HLA复合物结合力高的T细胞，在发育过程中发生凋亡而被剔除；而与HLA－多肽复合物结合力低的T细胞则会发育、生存。当这些T细胞在外周与9位带有负电荷的自身多肽－HLA复合物结合时，HLA－多肽－T细胞受体间的作用会因HLA－多肽的高稳定性而提高；这样，HLA－多肽－T细胞受体引发的信号转导的时间也会增加，就会激活自身反应性的T细胞。

在遗传方面，除了HLA基因外，还发现其他许多免疫相关的基因与1型糖尿病的发病有关。如1型自身免疫性多发性内分泌综合征（autoimmune polyendocrine syndrome type－1，APS－1），是由AIRE基因发生突变造成的。AIRE蛋白主要表达在胸腺髓质的上皮细胞，与淋巴细胞的负性选择有关。另一个新近发现的引发1型糖尿病的基因突变是X染色体连锁自身免疫－过敏综合征（X－linked autoimmunity－allergicdisregulation syndrome，XLAAD）。它是由被称作FOXP3的基因突变造成的。FOXP3是一个转录因子，它调控$CD4^+$ $CD25^+$调节性T细胞的发育。$CD4^+$ $CD25^+$调节性T细胞对维持机体对自身组织的免疫耐受有重要作用。

在9月龄的患病婴儿就能检测到抗胰岛的抗体。这包括胰岛素抗体、GAD65和ICA512（IA－2）。通常胰岛素抗体最早出现。多种抗体阳性，提示在几年内发生糖尿病的可能很大。目前，针对自身抗原的研究主要集中在两个胰岛抗原：胰岛素和GAD65。在人和NOD小鼠［非肥胖糖尿病小鼠（nonobese diabetic，NOD）能自发性产生类似人类1型糖尿病。在NOD小鼠的研究为认识1型糖尿病提供了许多线索］，在糖尿病发病早期，可以检测到胰岛素和GAD65的自身抗体。在NOD小鼠中分离出了胰岛素特异性的$CD4^+$和$CD8^+$T细胞。1型糖尿病患者的$CD4^+$T细胞能识别NOD小鼠胰岛素B链上的抗原性位点：9～23位氨基酸。

抗原递呈在1型糖尿病发病的3个不同阶段可能有重要作用。这3个阶段是：克隆选择、激活胰岛反应性的T细胞、胰岛炎症。MHC与糖尿病发病的易感性有关，这不仅与其在胰岛部位递呈抗原的作用有关，而且也因为它与胸腺 T 细胞克隆性选择有关。这种选择对自身免疫性疾病的发生有重要作用。人类 MHC 分子的不同组合类型与 1 型糖尿病的易感性有关。MHC 分子通过促进胸腺正向或负向的选择胰岛反应性的 T 细胞，从而影响糖尿病发病。胰岛反应性 T 细胞在外周被自身抗原或有交叉反应性的微生物抗原激活，之后，这些被激活的 $CD4^+$T、$CD8^+$T 细胞引起胰岛炎和胰岛 B 细胞的丧失。$CD8^+$T 细胞可以通过穿孔素直接造成细胞裂解，而 $CD4^+$T 细胞可以通过释放 TNF－a 等细胞因子来杀伤胰岛 B 细胞。MHC Ⅰ、Ⅱ类分子表达的上调，以及抗原的释放增加都会增强胰岛自身抗原的递呈。当大部分胰岛 B 细胞丧失的时候，就会发生糖尿病。

MHC Ⅰ、Ⅱ类分子基因剔除的 NOD 小鼠都不发生糖尿病。可见，MHC Ⅰ、Ⅱ类分子是发病必需的。在穿孔素或 TNF－α 基因剔除的情况下，可减轻疾病的发生，而在两者都剔除的情况下，NOD 小鼠不发生糖尿病。这些都表明 $CD4^+$、$CD8^+$T 细胞对发病有协同作用。

从可以检测到自身抗体到发生糖尿病通常要几年的时间。T 细胞表面与 T 细胞激活有关的共刺激分子，CD28 及其配体（B7－1、B7－2）与其发病的速度有关。在 CD28 或其配体（B7－1、B7－2）基因剔除的 NOD 小鼠，胰岛炎进展速度快，很快就发生糖尿病。

（俞　兰）

第五章 内分泌系统免疫分析

第一节 概述

内分泌系统是人体重要的功能调节系统，它与神经系统、免疫系统互相作用，密切配合，共同调节体内各种功能活动，维持人体生长发育和各种代谢等生理功能的完整和稳定。内分泌调控障碍导致激素分泌过多或过少，是内分泌疾病的共同病理基础，一般表现为多系统甚至全身性代谢紊乱，临床实验室的检测结果对于该类疾病的诊断、疗效观察等均具有重要意义。

一、激素

内分泌激素（endocrine hormone）是内分泌细胞分泌的传递信息的微量活性物质，由血液输送至远端组织并通过受体而发挥调节作用的化学信使物质。但现代内分泌学已经将激素的范围扩展到具有局部调节作用的旁分泌活性物质和具有细胞自身调节作用的自分泌活性物质。分子结构清楚的物质称为激素（hormone），结构尚不明确称为因子。

（一）激素的分类

一般根据化学结构，可以将激素分为四类：

（1）肽类激素和蛋白质激素。

（2）胺类激素。

（3）氨基酸类激素。

（4）类固醇类激素。

（二）激素的分泌方式

1. 内分泌　分泌的激素先进入毛细血管，再经腺体静脉进入体循环，随血液作用于远端的器官或靶组织。

2. 旁分泌　一般不进入血液循环，主要在分泌细胞附近的局部发挥作用。

3. 自分泌　自分泌激素反馈作用于自身分泌细胞，是细胞自身调节的重要方式之一。

4. 胞内分泌　由细胞质合成的激素直接转运至核内，调控靶基因的转录与表达。

5. 神经分泌　神经激素由神经细胞分泌，借轴浆流沿着神经轴突运送至所支配的组织，或经垂体门脉系统到达腺垂体，调节靶细胞的激素合成和分泌。

此外，还有腔分泌和双重分泌等激素分泌方式，这两者是激素进入腺腔、腺导管或消化道的一种分泌现象，腔分泌只分泌激素，双重分泌可同时分泌激素和外分泌物质。

（三）激素的分泌节律

多数激素的自然分泌具有明显的节律性，主要体现在如下两点：

（1）生物节律人体中的生物节律可以发生于一个细胞、一种组织或器官、一个生物个体或者一个生物群体。

（2）昼夜节律个体的生长、发育、代谢和环境变化及神经一内分泌的生物钟现象与下丘脑视上核活动有关，并与褪黑素的昼夜节律分泌有密切关系。下丘脑昼夜活动的节律性和激素脉冲性分泌因其垂体激素的血浆浓度变化而变化，如皮质醇的昼夜节律性（午夜至黎明前达分泌高峰，白天逐渐下降至夜间最低）是垂体促肾上腺皮质激素节律性分泌的结果。病理情况下，激素的节律性分泌可有明显变化。

（四）激素的特点

1. 共性

（1）浓度低（pg/L ~ μg/L）。

（2）识别其靶组织（细胞）上的特异性受体发挥生理作用。

（3）浓度取决于该组织的血流量。

（4）激素原转换为活性激素，游离的激素发挥生理作用。

（5）高效能生物放大作用。

（6）相互调节，表现在：①协同作用，如生长激素与甲状腺激素对于机体生长的调节；②拮抗作用，如胰岛素与升血糖激素对于血糖的调节。

（7）允许作用及多功能作用，如下丘脑促甲状腺激素释放激素可同时促进促甲状腺激素和泌乳素的释放。

2. 个性

（1）节律性、周期性、脉冲式分泌不同。

（2）化学性质不同。

（3）作用机制不同。

二、内分泌的反馈调控

为了保持人体内主要激素之间的平衡，在中枢神经系统的作用下，有一套复杂、精细的调节机制。激素一般以相对恒定速度（如甲状腺素）或一定节律（如皮质醇，性激素）释放，生理或病理因素可影响激素的基础性分泌，并由传感器监测和调节激素水平。反馈调节系统是内分泌系统中的重要自我调节机制，在大脑皮质影响下，下丘脑通过垂体调节控制某些内分泌腺中激素的合成和分泌；而激素进入血液后，又可以反过来调节下丘脑和垂体有关激素的合成和分泌。

按作用的路径和方式可将反馈调节分为以下几种：

1. 长反馈与短反馈

（1）长反馈调节指靶腺与下丘脑及垂体之间的正、负反馈。

（2）短反馈调节指下丘脑与垂体之间的相互调节。

（3）超短反馈调节指反馈作用于产生该激素的细胞自身。

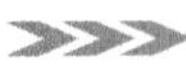

2. 正反馈与负反馈

（1）正反馈（促进作用）：如在月经周期中，促卵泡激素（follicle stimulating hormone，FSH）刺激卵巢使卵泡生长，通过分泌雌二醇，不仅促进黄体生成素（luteinizing hormone，LH）及其受体数量增加，而且还使FSH分泌增加，以便共同兴奋，促进排卵和黄体形成。

（2）负反馈（抑制作用）下丘脑、垂体与靶腺之间最常见的反馈调节，如：下丘脑的促肾上腺皮质素释放素（corticotropin - releasing hormone，CRH）使腺垂体的促肾上腺皮质激素（adrenocorticotropic hormone，ACTH）分泌增加，而ACTH又促进肾上腺皮质束状带分泌皮质类固醇，使血液皮质类固醇浓度升高；升高的皮质类固醇反作用于下丘脑，抑制CRH的分泌，并在垂体抑制ACTH的分泌，从而减少肾上腺分泌皮质醇，这种通过先兴奋后抑制达到相互制约保持平衡的机制，称为负反馈。

激素的反馈调节不仅具有重要的生理作用，同时也是各种激素分泌功能和储备功能试验的基础。临床上通常需同时检测垂体激素和靶激素水平及其相关代谢物的水平，才能正确判断各内分泌腺体的功能是否正常。

三、免疫系统与内分泌功能的相互作用

内分泌、免疫和神经三个系统之间可通过相互的肽类激素和共有的受体相互作用，形成一个完整的调节环路。淋巴细胞膜表面有多种神经递质及激素的受体，如：糖皮质激素、性激素、前列腺素E等可抑制免疫应答，而GH、T_4和胰岛素能促进免疫应答；ACTH主要由垂体产生，又可由淋巴细胞产生，ACTH既可刺激肾上腺皮质产生和释放糖皮质激素，又可作用于免疫系统，抑制抗体生成；内啡肽与淋巴细胞的相应受体结合，增强淋巴的有丝分裂和非杀伤性，促进单核细胞和中性粒细胞的趋化性，抑制抗体的产生等。

免疫系统在接受神经内分泌系统调节的同时，亦有反向调节作用。神经内分泌细胞膜上有免疫反应产物如白细胞介素、胸腺肽等细胞因子的受体，免疫系统也可通过细胞因子对神经内分泌系统的功能产生影响。如：下丘脑神经元上有白细胞介素-1受体（interleukin 1 - receptor，IL-1R），白细胞介素-1（interleukin 1，IL-1）通过IL-1R作用于下丘脑的CRH合成神经元，促进CRH的分泌等。

内分泌系统不但调控正常的免疫反应，在病理性自身免疫反应中也起作用。内分泌系统常见的自身免疫性疾病有慢性淋巴细胞性甲状腺炎、Graves病、1型糖尿病、Addison病等。在人类，自身免疫病好发于育龄女性，用糖皮质激素治疗有效，说明内分泌激素与自身免疫性疾病的发病有关。

四、内分泌疾病的分类

（1）激素产生减少引起的功能减退。

（2）激素产生过多引起的功能亢进。

（3）突变基因编码生成的异常激素分子。

（4）激素合成后的转运代谢异常。

（5）激素分解代谢障碍。

（6）内分泌腺体自身免疫病和内分泌腺肿瘤。

五、激素测定的免疫学方法

1960 年美国科学家 Berson 和 Yalow 创立了 RIA，使得机体内微量物质的体外检测成为可能，极大地促进了内分泌学科的飞速发展。RIA 是以放射性核素作为示踪物，同时结合抗原抗体反应的特异性而创立的一类标记免疫分析技术，随着科学技术的进步，由 RIA 又衍生出 EIA、CIA 及 IRMA 等，上述方法对于激素的测定均具有高灵敏度和高特异性，其原理和具体方法步骤详见相关章节。

六、激素测定的质量控制

除按实验室的通用质量管理体系规则进行质控外，还要设立内分泌激素检测的特殊质控要求，如：抽血时患者的准备（激素的分泌特点）、兴奋试验或抑制试验的药物准备等。

（王　彦）

第二节　甲状腺功能的免疫分析

甲状腺功能紊乱是目前常见的内分泌疾病之一，其本质是甲状腺激素代谢紊乱造成的，因此，甲状腺激素的检测对于甲状腺疾病的诊断、治疗具有重要意义。

下丘脑 - 垂体 - 甲状腺轴（hypothalamic - pituitary - thyroid axis，HPTA）激素的测定除对定性定位诊断具有决定性意义外，对女性生殖方面同样具有重要意义。因为甲状腺激素对于成年人，主要参与物质代谢和能量代谢的调节，对于胚胎及婴幼儿的中枢神经系正常发育则是必需的，对于儿童期的骨骼生长、性成熟、青春期发育等生理过程则更是起关键作用。

一、促甲状腺激素释放激素兴奋试验

（一）测定原理

由于 TRH 在外周血中浓度极低，半衰期短，故直接测其含量的方法在临床上不易推广，各学者所测的正常参考值差别也较大，其范围为 19 ~ 137ng/L。现多采用 TRH 兴奋试验，根据 TRH 能迅速刺激腺垂体释放储存的 TSH 的理论，给予外源性 TRH 后，观察血清 TSH 浓度的变化，再结合甲状腺激素的水平，就可以了解下丘脑 - 垂体 - 甲状腺轴的相互关系。

（二）试验方法

将人工合成 TRH 0.2 ~ 0.3mg 溶于 2 ~ 4ml 无菌生理盐水，快速静脉注射，于注射前及注射后 15min、30min、60min 和 120min 各抽取血液测定血清 TSH 含量；以时间为横坐标，血清 TSH 浓度为纵坐标，根据所测的结果绘制曲线特征来判断反应状态。

（三）结果分析

1. 正常反应　注射前血清 TSH 含量成人为 2 ~ 10mU/L，注射后 15 ~ 30min 达到高峰，其绝对值增加 8 ~ 20mU/L，1 ~ 3h 内降至正常水平。

2. 强反应型　TSH 基础值高于正常水平，兴奋后期峰值可达 100 ~ 200mU/L，绝对值亦

有明显增加。

3. 弱反应型　TSH 的绝对值轻度增加，但 <8mU/L。

4. 无反应型　TSH 基础值低，兴奋后无峰值出现。

5. 延迟反应型　注射 TRH 后，血清 TSH 峰值时间延迟。

（四）临床意义

本实验反映了垂体分泌 TSH 的储备功能，主要用于以下疾病诊断。

1. 甲状腺功能减退症　呈强反应型。垂体性甲状腺功能减退者呈弱或无反应型，下丘脑性甲状腺功能减退者多表现为延迟反应型。

2. 甲状腺功能亢进症　甲状腺性甲状腺功能亢进症者呈无反应型；异源性 TSH 分泌综合征性甲状腺功能亢进者，虽呈无反应型，但 TSH 的基础值高于正常；垂体腺瘤性甲状腺功能亢进者，虽然 TSH 基础值高，但 TRH 兴奋试验呈阳性反应。

二、促甲状腺激素

（一）测定原理

（1）血滴纸片法测定脐带血和末梢血中 TSH 含量，测定方法为常规 RIA 法。

（2）血清标本中 TSH 含量测定：TSH 是反映甲状腺功能变化最敏感的指标。TSH 的灵敏度对检测至关重要，常规 RIA 法检测血清中 TSH 含量，其灵敏度仅达到 1～3mU/L，对于含量低于 1mU/L 的正常人或甲状腺功能亢进患者，用此法不能鉴别其正常和异常。近年推出的 IRMA 和 CIA 方法的试剂盒可使灵敏度达到 0.01～0.02mU/L，足以满足临床要求，因此将 IRMA 和 CIA 法又称为高灵敏度 TSH 测定法。

（二）测定方法

1. 血滴纸片法　所用标本为固化于专用滤纸上的干燥血斑，较液态血清或血浆易于保存和邮寄，其检测方法为常规 RIA 法。

2. CIA 法　所用标本为血清或血浆，其分析步骤详见各自不同型号发光分析仪器的操作说明书。

3. IRMA 法　该方法不需要离心，且简便、快速、特异性强、灵敏度高、测定范围广。其采用两种抗体和 TSH 在不同位点结合形成夹心的方法，其中一种是以 ^{125}I 标记的抗 TSH 单克隆抗体，另一种是包被在磁性颗粒上的抗 TSH 多克隆抗体。测定时先将 ^{125}I 标记的单克隆抗体加入标准或者待测血清中，第一次孵育，标准或者待测血清中的 TSH 和单克隆抗体结合形成复合物，然后加入磁性多克隆抗体，第二次孵育，使其和 TSH 在另一位点结合，形成 ^{125}I 抗 TSH 单克隆抗体 - TSH - 磁性抗 TSH 多克隆抗体复合物，在磁场中，该复合物随磁性颗粒沉降，和上清液中的游离 ^{125}I 抗 TSH 单克隆抗体分离，弃上清，测定沉降的磁性颗粒上的每分钟计数（countsper minute，cpm）。标准品和样本中 TSH 浓摩和磁件颗粒的 cpm 呈正相关，用不同浓度的 TSH 标准 cpm 就可以制作标准曲线，从标准曲线上即可以查到被测血清中 TSH 含量。

（三）参考值

1. 血滴纸片法　主要用于新生儿先天性甲状腺功能减退的筛查，所以除正常之外，还有一个阳性阈值，后者是指正常与可疑异常的分界点，凡达到阳性阈值的新生儿均应立即抽血复查，以确定是否患先天性甲状腺功能减退。

（1）脐血：（20.0 ±4.0）mU/L，阳性阈值为 >30mU/L。

（2）足跟血：（8.6 ±1.0）mU/L，阳性阈值为 >20mU/L。

2. CIA 法　儿童及成人 0.3 ~6.0mU/L。

3. IRMA 法　儿童及成人 0.4 ~6.0mU/I_ 。

（四）临床意义

由于 TSH 水平既不受甲状腺激素结合蛋白（thyroxine - binding protein，TBG）浓度影响，亦较少受总 T_3（total T_3，TT_3）、总 T_4（total T_4，TT_4）的多种非甲状腺疾病的干扰，所以单独或联合甲状腺激素测定及动态功能试验，对甲状腺功能紊乱及病变定位诊断均为最灵敏、最特异指标，目前美国临床内分泌学会及许多国家均推荐将 TSH 测定作为甲状腺功能紊乱实验室检查的首选项目。纸片法筛查新生儿先天性甲状腺功能减退的意义在于先天性甲状腺功能减退是造或低智儿的重要原因之一，居先天性代谢性发病率之首，且为患儿病变部位在甲状腺，垂体功能正常，其激素水平的变化先于临床表现，所以血液循环中低浓度的 T_3、T_4 通过反馈机制使垂体分泌 TSH 增加，其浓度明显高于正常参考值上限的数倍至数十倍。

1. 诊断甲状腺功能减退症　甲状腺性甲状腺功能减退症患者，TSH 水平升高，但甲状腺激素水平低下。甲状腺激素受体缺陷及存在抗 T_3、T_4 自身抗体时，TSH 和甲状腺激素均升高；若 TSH 及甲状腺激素均低下时，多为下丘脑性 TRH 分泌不足或压迫 TSH 分泌细胞的垂体催乳素瘤所致的继发性甲状腺功能减退者。

2. 诊断甲状腺功能亢进症　甲状腺性甲状腺功能亢进症者，TSH 低下而甲状腺激素升高，若两者水平均升高，提示为垂体 TSH 分泌细胞或异源性 TSH 分泌综合征所致甲状腺功能亢进。

（五）注意事项

分析 TSH 测定结果时应考虑以下几点：①在甲状腺功能减退患者或甲状腺功能亢进患者的治疗阶段，TSH 水平的变化随所用药物的种类和剂量不同而异；②TSH 分泌存在昼夜节律，血液中峰值在午夜 0 点左右，而谷值在上午 11 点左右，两者可相差 2 ~3 倍；③某些甲状腺功能紊乱情况可影响 TSH 分泌，如胺碘酮片、缺碘地区居民、艾迪生病等，可导致 TSH 分泌增多；而急性创伤、皮质醇增多症、全身性危重疾病、慢性抑郁症等可使 TSH 水平降低。

三、甲状腺激素

（一）测定原理

血中大部分 T_3、T_4 是与 TBG 等血浆蛋白结合的形式存在，但是游离部分更能可靠反应甲状腺激素的生物活性，所以血清甲状腺激素测定包括 TT_3、TT_4、FT_3 和 FT_4。

1. TT_3　TT_3 有 2 个来源，一是甲状腺直接分泌，二是由 T_4 外环脱去 1 个碘原子，相对分子质量为651。血液中有 65% ~70% 的 T_3 是与 TBG 结合的，采用 8 - 苯胺 - 1 - 1 奈碘酸（8 - 1 - 1 - aniline technique of Nairobi，ANS）做阻断剂将 T_3 从血液中 TBG 解离下来，然后将原有 FT：和解离下来的 T_3 统一作为被测物，即为 TT_3，再根据上述的 RIA 或其他标记免

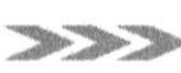

疫分析技术测定。

2. TT_4　TT_4 的浓度应为结合状态 T_4 和游离状态 T_4 的总和，因其大部分呈结合状态，所以必须像测 TT_3 一样，先用 ANS 作为阻断剂，将结合在 TBG 上的 T_4 解离出来，然后再依据 RIA 及其他标记免疫分析技术测定。

3. FT_3 和 FT_4　利用 RIA 和 CIA 方法进行检测。

（二）参考值

1. TT_3、TT_4　由于血清 TT_3 和 TT_4 浓度受血中 TBG 水平影响，且 TBG 正常者，不同年龄段 TT_3 和 TT_4 水平不同，所以正常值参考范围较大。T_3：0.6～2.2μg/L，T_4：45～126μg/L。

2. FT_3、FT_4　血清 FT_3、FT_4 浓度虽不受血中 TBG 水平影响，但其含量甚少，受检测方法、试剂盒质量及实验室条件等因素的影响。目前文献报道的参考范围较大，分别为：FT_3：6.0～11.4pmol/L，FT_4：14.3～28.6pmol/L。

（三）临床意义

1. TT_3 和 TT_4

（1）诊断甲状腺功能亢进症甲状腺功能亢进症患者血清 TT_3 和 TT_4 一般均升高，但 TT_3 比 TT_4 升高的更明显，高于正常人 4～5 倍，而 TT_4 仅高于正常人 2～3 倍。甲状腺功能亢进症早期或治疗后复发初期，TT_3 值升高往往早于 TT_4，所以诊断甲状腺功能亢进症时，TT_3 指标比 TT_4 指标更为灵敏。此外，测定 TT_3、TT_4 还可用于甲状腺功能亢进症患者治疗期间了解甲状腺功能状态，决定是否继续用药或调整药物剂量的依据。

（2）诊断甲状腺功能减退症 TT_3 指标不如 TT_4 指标灵敏。甲状腺功能减退症患者，TT_3 一般可降低，但不如 TT_4 明显。轻度原发性甲状腺功能减退症患者，TT_4 值大多数低于正常范围的下限，仅少数与正常值有交叉，而 TT3 值下降不明显，甚至可轻度升高，此时必须联合其他检查指标进行综合分析；同时也说明临床上不能以 TT_3 含量的测定代替 TT_4 的检测。

（3）TT_3 是诊断 T_3 型甲状腺功能亢进症的特异性指标：此型患者血清 TT_4 正常，TT_3 升高。所以临床上不能以 TT_4 含量的测定代替 TT_3 的检测，只有 TT_3、TT_4 联合检测，才能提高诊断符合率。

2. FT_3、FT_4 是反映甲状腺功能的指标　甲状腺功能亢进症患者 FT_3 和 FT_4 均明显高于正常，甲状腺功能减退症患者 FT_3 和 FT_4 则均明显低于正常。FT_3 和 FT_4 在甲状腺功能亢进症、甲状腺功能减退症与正常人之间无交叉现象，所以临床上诊断符合率非常高。

（四）注意事项

分析甲状腺激素的测定结果应考虑以下两点：①在甲状腺功能亢进症或甲状腺功能减退症的治疗阶段，甲状腺激素的浓度变化随所用治疗方法、药物种类和剂量的不同而不同。②血清中 TBG 浓度变化可影响甲状腺激素，尤其是 T_4 浓度的变化。妊娠、服用含雌激素的避孕药、遗传性 TBG 增多症等，可使 TT_4 浓度升高；而雌激素、糖皮质激素、肾病综合征、各种原因导致营养不良及应激状态等，均可使血清 TBG 减少，TT_4 浓度降低。

（王　彦）

第三节 性激素的免疫分析

下丘脑 - 垂体 - 卵巢轴（hypothalamic - pituitary - ovarian axis，HPOA）是一个完整而协调的神经内分泌系统，它的每个环节均有其独特的神经内分泌功能，并且相互调节、相互影响。HPOA 的神经内分泌活动同时受大脑高级中枢调控，在下丘脑促性腺激素释放激素（gonadotropin - releasing hormone，GnRH）的控制下，腺垂体分泌 LH 和 FSH，卵巢性激素一方面依赖于 LH 和 FSH 的作用，另一方面又调控子宫内膜和物质代谢。实验室通过测定 HPOA 的激素水平可了解该轴的协调与平衡状态。

一、促性腺激素释放激素

（一）概述

GnRH 是下丘脑合成并释放的 10 肽激素，它的作用就是调节垂体促性腺激素的释放。由于 GnRH 半衰期极短，又呈脉冲式释放，所以外周血中 GnRH 浓度低且不稳定，使直接测其含量的各种免疫学方法均很难推广应用，现多采用 GnRH 兴奋试验。

（二）GnRH 兴奋试验原理

人工合成的 GnRH 类似物与天然 GnRH 作用一样，可刺激腺垂体释放储存的 LH 和 FSH，因此给予外源性 GnRH 后，观察血清 LH 和 FSH 浓度变化，用以鉴别闭经的原因是在下丘脑还是在垂体。其适应证为性腺萎缩性性功能不全、溢乳性闭经、原发或继发性闭经、性早熟及青春期延迟等。

（三）试验方法

现以国产戈那瑞林为试剂介绍单次静脉注射法。戈那瑞林是按下丘脑释放的天然促黄体激素释放激素（luteinizing hormone releasing hormone，LHRH）的化学结构进行人工合成的 10 肽激素类药物。将药物溶解于 2ml 灭菌生理盐水中静脉注射，于注射前及注射后 25min、45min、90min 和 180min 分别抽血检测 LH 和 FSH 浓度，以时间为横坐标，血清 LH 和 FSH 为纵坐标，根据所测结果绘制曲线，并判断反应状态。

（四）结果分析

1. 正常反应　先出现 LH 峰，后出现 FSH 峰，且 LH 峰值明显高于 FSH 峰值。即注射药物后 25 ~ 45min LH 上升至峰值，较其基础值增加 3 倍以上，FSH 增加 2 倍以上。
2. 延迟反应　注射药物后 90 ~ 180min LH 才达峰值。
3. 低弱反应　注射药物后 LH 的峰值仅为基础值的 2 倍或不足 2 倍。
4. 无反应　注射药物后 LH 值不变或变化甚微。

（五）临床意义

1. 病变在下丘脑　受试者出现正常反应或延迟反应。
2. 病变在垂体　受试者显示无反应或者低弱反应。
3. 鉴别性早熟　真性性早熟者，LH 对 GnRH 呈现正常反应型；而假性性早熟者，则多为低弱或者无反应型。

（六）注意事项

（1）孕妇、激素依赖性肿瘤患者及对戈那瑞林过敏者禁用。

（2）使用戈那瑞林时，不宜同时接受直接影响垂体分泌促性腺激素的药物。

（3）对首次 GnRH 兴奋试验无反应或反应低弱者，最好再作一次 GnRH 兴奋试验，若仍无反应才能确定为垂体病变。

二、黄体生成激素

（一）概述

LH 是腺垂体所分泌的糖蛋白激素，和 FSH 一起称为促性腺激素。LH 由 2 条多肽链组成，主要生理作用是促进育龄妇女成熟卵泡排出。LH 在月经周期的中期即排卵前 24h 左右有一个分泌高峰，其峰值较卵泡期高 10 倍左右，排卵后 LH 水平迅速降低，卵泡排卵后 LH 可促进黄体生成，并使黄体分泌雌激素和孕激素；男性 LH 主要刺激睾丸的间质细胞产生雄激素。由于 LH 和 FSH 的作用是相互协同的，故两者常同时测定。

（二）测定原理

经典的 RIA 法：先将含有 LH 的患者血清样本、标准品分别与限量的抗 LH 抗体反应，37℃ 30min 后加入 ^{125}I 标记的 LH 与剩余的抗 LH 抗体反应，各自生成相应的抗原抗体复合物，当反应达到平衡后，加入第二抗体和聚乙二醇，使游离相与结合相分离，离心弃上清，用 γ 计数器检测沉淀物的 cpm，计算标准品的结合率并拟合标准曲线，由此可计算出患者血样的 LH 含量。

目前多采用 CIA 法。

（三）参考值

LH 与性发育、成熟及衰老均明显相关，儿童期最低，老年期最高，育龄期女性还与月经周期密切相关。

1. 青春期前　5 ~ 10U/L。
2. 成年男性　5 ~ 20U/L，50 岁以后逐渐升高。
3. 育龄女性　卵泡期为 5 ~ 10U/L，排卵期为 30 ~ 100U/L，黄体期为 4 ~ 15U/L。
4. 绝经期　30 ~ 120U/L。

（四）临床意义

1. LH 水平升高　常见于卵巢功能早衰、多囊卵巢综合征、先天性性腺发育不全、真性性早熟等。

2. LH 水平低下　常见于垂体性性功能低下、希恩综合征、假性性早熟等。

三、卵泡刺激素

（一）概述

FSH 是腺垂体分泌的，由 2 条多肽链组成的糖蛋白激素，是促性腺激素之一。在男性，FSH 主要作用于睾丸曲细精管的上皮细胞，促进精子的生成；女性主要作用于卵巢的卵泡，促进卵泡的生成、成熟，使颗粒细胞增生并分泌卵泡液，在月经周期中与 LH 同步变化，协同促进排卵。与 LH 一样可用于预测排卵、内分泌治疗监测及不孕症的诊断等。

（二）测定原理及方法

同 LH。

（三）参考值

1. 青春期　<5U/L。
2. 成年男性　<20U/L，50 岁以后逐渐增高。
3. 育龄女性　卵泡期为 2～10U/L，排卵期为 10～30U/L，黄体期为 4～15U/L。
4. 绝经期　>40U/L。

（四）临床意义

1. FSH 水平升高　常见于原发性性腺功能低下，卵巢功能早衰、真性早熟等。

2. FSH 水平降低　常见于继发性性腺功能低下，如希恩综合征、垂体肿瘤、放射损伤，假性性早熟以及闭经溢乳综合征等。

3. LH/FSH 比值　计算血清 LH/FSH 比值，对多囊卵巢综合征的诊断有重要意义，其比值 >2 为多囊卵巢综合征的诊断标准之一。

当 LH、FSH 两者均增高时，应结合其他激素测定值，如雌激素偏低，则提示卵巢功能早衰，若两者值均低，应运用 GnRH 兴奋试验，以区别病变部位是垂体还是下丘脑。

（五）注意事项

（1）严重溶血标本不能使用，4℃保存标本不能超过 48h，否则应 -20℃保存，且避免反复冻融。

（2）和 LH 一样，呈脉冲式分泌，故测定值波动较大，解释结果时应予以考虑。

四、人垂体催乳素

（一）概述

PRL 是由腺垂体合成并分泌的一种蛋白质激素。其主要生理作用是雌激素、孕激素、皮质类固醇和胰岛素共同作用的基础上，促进乳腺的生长、发育和乳汁形成。妊娠后由于下丘脑催乳素释放抑制激素（prolactin release inhibitory hormone，PIH）受抑制，血清 PRL 水平逐渐增高，至分娩前达到高峰，哺乳期进一步增加。此外，PRL 还具有抗生育及抗性腺作用，作用于下丘臂，使血中 LH、FSH 水平降低，产后妇女停经及不排卵可能是 PRL 作用的结果；对于男性，高垂体催乳素血症常伴有精子活率降低及阳痿发生。因此测定血 PRL 水平及观察其动态变化，不仅可以探查垂体分泌 PRL 的储备功能，而且对诊断垂体疾病，特别是垂体微腺瘤和闭经溢乳综合征有特殊价值，对月经异常和不孕的诊断具有重要意义。

（二）测定原理与方法

1. 血清 PRL 水平测定　与 LH、FSH 的测定基本相同。

2. TRH 兴奋试验　根据 TRH 能刺激 PRL 分泌的原理，观察给予外源性 TRH 后，血清 PRL 浓度的变化，用以评价垂体 PRL 的储备功能。方法是将人工合成的 TRH 溶于无菌生理盐水中，快速静脉注射，分别于注药前及注药后 15min、30min、60min 和 120min 抽血，测

定血清 FRL 含量。

3. 氯丙嗪刺激试验　氯丙嗪为多巴胺受体拮抗剂，可以消耗多巴胺受体，阻断多巴胺的作用，促使 PRL 分泌并释放。方法是肌内注射氯丙嗪，分别于注药前及注药后 15min、30min、60min 和 120min 抽血，测定血清 PRL 含量。

4. 左旋多巴抑制试验　外源左旋多巴进入脑组织后，可使下丘脑 PIH 释放增加，进而抑制 PRL 的分泌与释放。方法是患者空腹卧床抽血后，口服左旋多巴，3h 后测定血浆 PRL 含量。

（三）参考值

1. 青春期前　$<8\mu g/L$。

2. 成年男性　$<20\mu g/L$。

3. 育龄女性　$3\sim25\mu g/L$。

（四）临床意义

确定高 PRL 血症的标准为 $>30\mu g/L$。常见原因如下：

1. 下丘脑疾病　下丘脑或邻近部位肿瘤，如颅咽管瘤、神经胶质瘤等；下丘脑炎症或破坏性病变，如脑膜炎、结核或头部放射线治疗等；头部外伤引起的垂体柄切断；下丘脑功能失调，如假孕、消瘦厌食综合征等。

2. 垂体疾病　垂体肿瘤是高催乳素血症最常见的原因。75% 女性垂体肿瘤患者存在高 PRL 血症；高 PRL 血症中 20% ~30% 患垂体瘤。空泡蝶鞍综合征患者若有内分泌障碍，也可出现高催乳素血症。

3. 原发性甲状腺功能减退　患该病者在下丘脑 TRH 大量分泌使腺垂体分泌 TSH 增加的同时，也使垂体 PRL 细胞受到刺激而使 PRL 分泌增加。

4. 药物性原因　多巴胺受体阻断剂（如氯丙嗪、奋乃静等），儿茶酚胺耗竭剂（如利血平、甲基多巴等），雌激素及避孕药，鸦片类药物及抗胃酸药物等。

5. 其他　20% ~30% 的女性肾功能不全患者出现高 PRL 血症，6% ~20% 的多囊卵巢综合征患者可有高 PRL 血症，异位 PRL 分泌（如支气管癌、肾癌等），特发性高 PRL 血症等。

6. 生理性增高　生理情况下的血 PRL 可轻度增高，如妊娠、哺乳期、新生儿、应激状态、活动过度等。

某些情况下，如原发性不孕症、全垂体功能低下者血 PRL 水平可明显降低。

五、雌二醇

（一）概述

E_2 是雌激素中生物活性最强的一种，女性主要由卵巢卵泡生长发育过程中的颗粒细胞层及卵泡内膜层分泌，排卵期达到高峰，妊娠期间胎盘可大量产生。男性的雌激素主要来自肾上腺皮质。E_2 最重要的生理功能是促进和维持女性生殖器、乳腺及第二性征的生长与发育，对蛋白质、脂质、水、电解质、钙及磷的代谢也具有重要作用。

（二）测定原理与方法

目前临床上以 CIA 法测定血清 E_2 最常用。

（三）正常参考值

1. 青春期前　<36.7pmol/L。

2. 成年男性　<256.9pmol/L。

3. 育龄女性　卵泡期：91.7～367pmol/L，排卵期：367～1 835pmol/L，黄体期：183.5～880pmol/L。

4. 绝经期　<220pmol/L。

（四）临床意义

1. 青春期前　若 E_2 水平升高，有助于女性性早熟的诊断。

2. 在月经周期　动态观察 E_2 水平，可协助确定排卵时间。

3. 血 E_2 水平病理性增高　可见于卵巢颗粒细胞瘤、多胎妊娠、糖尿病孕妇、肝硬化、心脏病、经前期紧张综合征。

4. 血清 E_2 水平降低　见于葡萄胎、无脑儿、妊娠高血压、原发性和继发性性功能低下、绝经等。

六、孕酮

（一）概述

孕酮（progesterone，P）又称黄体酮，是人体内真正的孕激素，主要由卵巢黄体、肾上腺皮质和妊娠时的胎盘产生。育龄女性 P 的主要功能是与雌激素配合，参与维持正常月经周期的功能运动。排卵前，P 相对恒定；排卵后，卵巢黄体形成，血清 P 水平迅速增加并维持高值达 4～6 天。妊娠期 P 主要由胎盘产生，其含量随孕周增加而升高。在男性，P 则是雄激素生成过程中的中间产物。P 的测定主要用于确定排卵、孕激素治疗的检测和早期妊娠状况的评价，在判断黄体功能状态方面具有特别重要意义，是研究卵巢生理不可缺少的检测项目。

（二）测定原理及方法

1. 黄体功能检测　血清 P 水平在正常育龄女性中随月经周期而变化。卵泡期最低，黄体期最高，应 >47.7nmol/L，且峰值出现在排卵后的第 7 天左右。

2. 血清 P 水平测定　目前临床上以 CIA 法测定血清 P 最常用。

（三）参考值

1. 育龄期　女性卵泡期为 0.64～1.9nmol/L，黄体期为 27.0～102.4nmol/L。

2. 绝经期　<3.2nmol/L。

3. 成人男性　<2.2nmol/L。

（四）临床意义

1. 正常月经周期　正常育龄女性月经周期中，黄体期血清 P 水平为峰值，卵泡期最低。若峰值提前 2 天以上或峰值 <31.8nmol/L，则考虑黄体不足。

2. 正常孕妇　正常妊娠孕妇血中 P 水平自第 9 周开始上升，至 35 周达高峰。若出现下降趋势，则为临产或早产先兆。

3. 葡萄胎、双胎及多胎妊娠　P 含量较正常妊娠者为高。

4. 绒毛癌、胎儿发育迟缓、死胎　P 含量下降。

5. 肾上腺、甲状腺功能严重失调　可影响卵巢功能，使排卵发生障碍，P 含量也相应降低。

七、睾酮

（一）概述

睾酮（testosterone，T）在男性主要由睾丸间质细胞分泌，少量由肾上腺皮质产生；在女性则主要来源于肾上腺皮质，少部分来自卵巢。在男性需要大量的 T 促进性器官发育及维持第二性征；而女性仅需要少量 T，以支持机体的正常生长，且不干扰女性性征及生育功能。T 对人体蛋白质合成、骨骼生长及红细胞生成等均有促进作用。T 主要在肝被灭活，大部分由尿排出，仅少量随粪便排出。

（二）测定原理与方法

目前临床上以 CIA 法测定血清 T 最常用。

（三）参考值

1. 青春期前男性　<1.56nmol/L。
2. 青春期前女性　<1.04nmol/L。
3. 成年男性　9.02～45.80nmol/L。
4. 成年女性　0.14～3.47nmol/L。

（四）临床意义

对于女性，血清 T 水平降低无明显临床意义，而 T 水平升高则有重要临床意义，常见原因如下：

1. 妇科疾病　女性多毛症、女性男性化及 XYY 女性，因肾上腺皮质及卵巢合成 T 及雄二酮增加，使血清 T 水平增高。多囊卵巢综合征患者，因血清 LH 水平升高，刺激卵巢分泌过量的 T，同时由于血清 FSH 含量下降，T 转化为 E_2 的作用降低，也促使 T 水平升高。

2. 肾上腺疾病　皮质醇增多症的女性患者，因 ACTH 合成增加，引起肾上腺皮质增生，常伴 T 分泌增加。

3. 妊娠　妊娠期间，测定孕妇血清 T 及 FSH 含量，对胎儿性别的预测有参考价值。

4. 外源性因素　使用外源性睾丸激素或促性腺激素，可使血 T 水平增高。

（杨　雪）

第四节　肾上腺激素的免疫分析

下丘脑－垂体－肾上腺皮质轴（hypothalamic－pituitary－adrenal axis，HPAA）也是一个完整而协调的神经内分泌系统，其每个环节同样具有相互调节、相互影响的内分泌功能。

一、促肾上腺皮质激素释放激素

（一）促皮质激素释放激素刺激试验原理

CRH 是由下丘脑促垂体区肽能神经元分泌的，呈脉冲式释放，有昼夜周期节律，觉醒时达高峰，午夜最低，主要受皮质醇和 ACTH 的长、短负反馈调节。由于 CRH 在外周血中浓度极低，且半衰期仅为 25min，易被破坏排泄，故不易检测。给予受试者外源性 CRH 后，检测其血中皮质醇的变化，间接评价 ACTH 对静脉注射 CRH 的反应。

（二）临床意义

1. 用于库欣综合征的鉴别诊断　库欣综合征对 CRH 刺激试验反应增强，垂体瘤摘除术后 1 周内 CRH 刺激试验反应恢复正常；而异位 ATCH 综合征及肾上腺源性库欣综合征则无反应。

2. 用于肾上腺皮质功能减退症的鉴别诊断　肾上腺皮质功能减退症有原发性和继发性之分。原发性肾上腺皮质功能减退者血中基础皮质醇浓度极低，而 ACTH 水平高于正常，CRH 刺激试验时，ACTH 水平进一步增高，而皮脂醇无反应。ACTH 对 CRH 刺激试验反应增强是因为垂体 ACTH 分泌细胞增生或肥大所致，在肾上腺皮质功能减退早期，ACTH 刺激试验使有些患者不能表现肾上腺皮质功能不足，但 CRH 刺激试验即可呈现 ACTH 与皮质醇反应不一致性，所以 CRH 刺激试验可以诊断早期隐匿性原发性肾上腺皮质功能减退症。

继发性肾上腺皮质功能减退症，多系腺垂体或下丘脑等病变所致。该病患者血中基础 ACTH 和皮质醇水平均低，对 CRH 刺激试验可呈延迟的正常反应或无反应。前者对下丘脑功能减退的病变部位的确定有重要价值。因为单纯性 ACTH 缺乏症患者对 CRH 刺激试验多呈现阴性反应，提示原发病变在垂体的 ACTH 分泌细胞。

（三）注意事项

清晨注射 CRH 后，ACTH 和皮质醇分泌反应较弱，尤其皮质醇更为明显，所以 CRH 刺激试验最适宜在下午或傍晚进行。

二、促肾上腺皮质激素

（一）概述

ACTH 是垂体促肾上腺皮质细胞分泌的多肽类激素，呈现日节律波动。入睡后 ACTH 分泌逐渐减少，午夜 0 点最低，随后逐渐增多，至觉醒时分泌达到高峰，白天维持在较低水平，入睡时再减少，其峰值可为最低值的 2 倍，ACTH 分泌的日节律是由下丘脑 CRH 节律性释放决定的。

ACTH 的生理功能主要是促进肾上腺皮质激素的合成与分泌，促进肾上腺皮质的生长发育；也可促进醛固酮的分泌，但作用较弱；还可以促进肾上腺皮质分泌雄激素及雌激素。

（二）测定方法

RIA 测定 ACTH。

（三）参考值

早晨 8 时最高，为 2.3～18.0pmol/L；下午 4 时为 1.6～16.7pmol/L；午夜 0 时最低，为 0～8.8pmol/L；妇女妊娠期可 >44pmol/L。

（四）临床意义

1. ACTH 升高　见于原发性肾上腺皮质功能减退症、先天性肾上腺皮质增生症、异位 ACTH 综合征、垂体性皮质醇增多症、应激状态等。

2. ACTH 减少　见于各种原因所致的垂体前叶功能减退症、肾上腺皮质肿瘤、临床上大剂量使用糖皮质激素等。

三、肾上腺皮质激素

（一）概述

肾上腺皮质分泌的激素分为 3 类，即盐皮质激素、糖皮质激素和性激素。各类皮质激素是由肾上腺皮质不同层上皮细胞所分泌的，球状带细胞分泌盐皮质激素，主要是醛固酮；束状带细胞分泌糖皮质激素，主要是皮质醇；网状带细胞主要分泌性激素，如脱氢表雄酮和雌二醇，也能分泌少量的糖皮质激素。

（二）测定原理和方法

1. 血浆皮质醇测定　是检测包括血液中蛋白结合和游离的两部分皮质醇总浓度，直接反映肾上腺糖皮质激素分泌情况，但不能排除 BCG、清蛋白浓度改变等因素通过影响皮质醇蛋白结合率而对游离皮质醇浓度造成影响，因此，总皮质醇浓度并不一定和游离皮质醇浓度平行。目前常用 CIA 法检测。

2. 17 - 羟皮质类固醇、17 - 酮类固醇测定　尿中 17 - 羟皮质类固醇（17 - hydroxyl cortico - steroids，17 - OHCS）测定是指对尿中 C - 17 上有羟基的所有类固醇类物质的测定，该类内源性物质在人类主要由肾上腺皮质所分泌的糖皮质激素 - 皮质醇及其活性更强的代谢产物去氢皮质醇，以及二者的二氢、四氢、六氢代谢产物组成。上述物质大多数以葡萄糖醛酸酯或硫酸酯的结合形式排出，24h 尿中以 17 - OHCS 排出的糖皮质激素及其各种代谢产物占每日分泌量的 25% ~40%。测定尿 17 - OHCS 时，一般需收集 24h 尿，量其体积后取样加酸水解，释放出游离 17 - OHCS，这些皮质类固醇中的二羟丙酮侧链与硫酸溶液中的盐酸苯肼反应显色，利用分光光度法测定。

尿 17 - 酮类固醇（17 - steroid testosterone，17 - KS）是指尿中出现的以 C - 17 为酮基的类固醇物质。人类尿中排出的内源性 17 - KS 包括雄酮、异雄酮、脱氢异雄酮等及其代谢产物，还有少量皮质醇可在肝发生 C - 17 羟基脱氢氧化成 17 - KS，由尿中排出。尿内源性 17 - KS 中男性约 2/3 来自肾上腺皮质，1/3 来自睾丸；女性则几乎全部来自肾上腺皮质，卵巢仅产生少量，所以，尿 17 - KS 在女性青春期前可粗略的代表肾上腺皮质的内分泌功能。其测定方法是与 17 - OHCS 一样先收集 24h 尿，量体积后取样加酸将结合形式的 17 - KS 进行水解以释放出游离的 17 - KS，提取后，在碱性环境中，通过其结构中的酮 - 亚甲基与间二硝基苯反应显色，利用分光光度法测定。

（三）参考值

1. 血浆皮质醇

（1）上午 8 时：（441.6 ±165.6）nmol/L。

（2）下午 4 时：（287.0 ±69.0）nmol/L。

（3）午夜 0 时：（132.5 ±69.0）nmol/L。

2. 尿 17 - OHCS 和尿 17 - KS　尿 17 - OHCS 为 5.5 ~22.1pmol/24h，尿 17 - KS 为 20.8 ~52μmol/24h。

（四）临床意义

1. 血浆皮质醇和尿 17 – OHCS、17 – KS 升高　常见于皮质醇增多症（如肾上腺皮质增生、肾上腺皮质腺瘤、肿瘤等引起的库欣综合征，除测定值明显升高外，也呈现皮质醇的昼夜节律消失或异常），应激状态（如手术、创伤、妊娠等），单纯性肥胖者，异位 ACTH 综合征，垂体前叶功能亢进，肢端肥大症，性早熟等。

2. 血浆皮质醇和尿 17 – OHCS、17 – KS 降低　常见于肾上腺皮质功能低下（如原发性艾迪生病、继发性希恩综合征等），家族性血浆 BCG 水平低下，临床上长期应用 ACTH 或皮质激素使下丘脑 – 垂体 – 肾上腺皮质轴受抑制等。

（五）注意事项

（1）采血时间皮质醇分泌有明显的昼夜节律，故空腹早 8 点采血最好。

（2）标本质量严重溶血标本影响测定，且避免反复冻融试剂及样本。

（3）采集标本禁忌收集 24h 尿期间应严格禁止服用有色药物、有色饮料及食品等。

（查　敏）

第六章　下丘脑－垂体疾病

第一节　下丘脑－垂体解剖与生理概述

一、下丘脑

人的下丘脑只有4g左右，不足全脑重量的1%，但在维持人体自身稳定中起关键作用，调节水、电解质平衡，摄食，生殖，体温，内分泌及免疫反应等各种基础活动。其对内分泌的调节，除部分通过自主神经系统外，主要通过垂体。因此，下丘脑－垂体系统是神经内分泌学（neuroendocrinology）的核心部分。

（一）位置与分区

人体的下丘脑（hypothalamus）是间脑的最下部分，下丘脑组成第三脑室前下部的侧壁与底部，它前起终板及视交叉，后至乳头体的后端平面连于中脑的大脑脚底，上方为丘脑下沟及前连合，下方与垂体柄直接相连。下丘脑在矢状切面从前到后可分为四区：视前区、视上区、结节区及乳头体区（图6－1）。冠状切面由内向外又分为三区：室周区、内侧区及外侧区。下丘脑细胞核团边界不太明显，细胞大小不一，以肽能神经元为主，其主要核团包括：①在视上区的视上核（supraoptic nucleus，SON）、室旁核（paraventricular nucleus，PVN）；②在结节区的漏斗核、腹内侧核和背内侧核；③在乳头区的乳头体核和下丘脑后核。

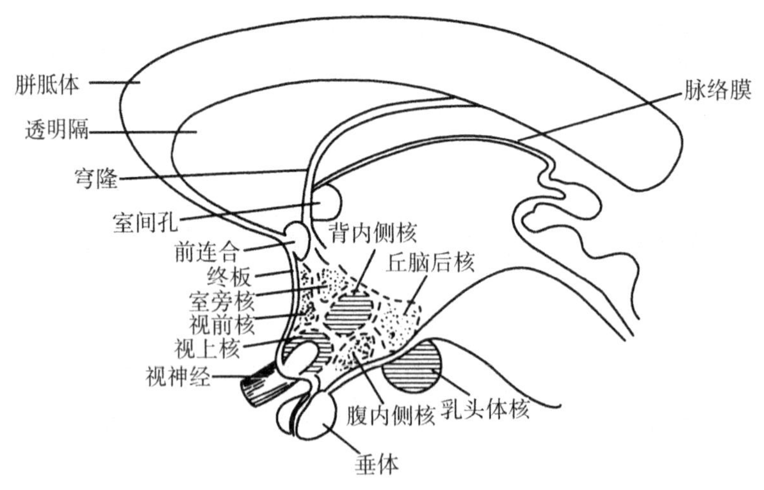

图6－1　下丘脑核

（二）下丘脑神经内分泌细胞

从最基本的定义上讲，神经内分泌细胞是直接分泌物质到血液起激素作用的神经元。下丘脑神经内分泌细胞具有神经和内分泌两种特征。它和其他神经细胞一样对电兴奋、传导作用电位和起源于脑部的神经冲动起反应，对神经递质起反应。它同时具有内分泌的功能，能合成和释放神经激素。这些神经内分泌细胞又称“神经内分泌换能细胞”，能将传入的神经信号转变为激素样物质，并将其储存。当机体需要时释放进入大循环，最终到达各自靶细胞，对内分泌系统起调节作用。

下丘脑含有众多的神经元，有人从生理角度将之分为非神经分泌型细胞与神经分泌型细胞。非神经分泌型细胞与体温调节、摄食、心血管活动和行为等有关。神经分泌型细胞又可分为两型：大细胞性神经元与小细胞性神经元。

1. 大细胞性神经元　大细胞性神经元（magnus cellular neurons）产生神经垂体激素，其神经内分泌细胞体积较大，位于视上核和室旁核，其轴突形成视上核－室旁核－垂体束，终止于神经垂体内，一小部分终止于正中隆起。视上核以产生血管加压素（即抗利尿激素）为主，室旁核产生催产素为主。两者略有交叉，都是直接进入神经垂体的微血管，故称下丘脑－神经垂体系统。其神经元内还共存有其他神经肽，如脑啡肽（enkephalin，ENK），内啡肽（endorphin，END）、神经肽Y（neuropeptide Y，NPY），促肾上腺皮质激素释放激素（corticotropin releasing hormone，CRH）等。

2. 小细胞性神经元　又称结节漏斗部神经元（tuberous－infundibular neurons），位于第三脑室旁下部、下丘脑正中隆起，产生八种垂体促激素的释放或抑制激素（或因子），经垂体门脉系统进入腺垂体，能促进或抑制垂体分泌垂体激素。此种神经内分泌细胞较小，呈卵圆形或圆形，散在下丘脑底部，称为“促垂体区域”，大部在结节区。其神经纤维不含或含少量髓鞘组成结节－垂体束，另有来自视上核、室旁核以及起源不明的纤维都下行终止于正中隆起及垂体柄。其神经元中常共存有其他神经肽，如ENK、缩胆囊肽（cholecystokinin，CCK）、神经降压肽（neurotensin，NT）、血管升压素、血管紧张素等。

（三）下丘脑的神经纤维联系

下丘脑的神经纤维联系复杂而广泛，有些纤维组成明显的纤维束，有些纤维则弥散而难于追踪。可分传入与传出神经纤维两部分。

1. 传入神经纤维　有内侧前脑束、海马下丘脑纤维、杏仁下丘脑纤维、网状下丘脑纤维、丘脑下丘脑纤维、视网膜下丘脑纤维和皮质下丘脑纤维等神经纤维与下丘脑联系。

2. 传出神经纤维　包括内侧前脑束、终纹与腹侧杏仁传出通路、背侧纵束、乳头体的传出纤维、下丘脑网状纤维、视上垂体束和结节垂体束，以视上垂体束和结节垂体束与神经内分泌联系最为密切。视上垂体束：自视上核与室旁核发出纤维，集合成视上垂体束，经漏斗柄终于神经垂体。结节垂体束：自结节区弓状核、腹内侧核、背外侧核以及视前区的神经内分泌小细胞、室旁核小细胞，纤维仅能追踪到正中隆起与漏斗柄，该纤维称结节漏斗束。纤维终止于垂体门脉系统（hypophysial portal system）的血窦，输送释放激素与抑制激素，以调控腺垂体激素的合成与分泌。在功能上，结节漏斗束与垂体门脉系统建立腺垂体与下丘脑间的神经激素联结。

（四）下丘脑－垂体激素分泌的调节

1. 中枢神经递质与下丘脑－垂体激素分泌的调节　在下丘脑促垂体区和正中隆起处有大量的肽能神经元胞体和（或）末梢的分布，同时也存在大量其他的中枢神经末梢，特别是多巴胺、去甲肾上腺素和5－羟色胺能神经末梢分布。这种解剖学上的关系为单胺类递质控制下丘脑神经内分泌活动提供了形态学基础。

（1）去甲肾上腺素（norepinephrine，NE）：NE对CRH－ACTH分泌的影响研究较多，兴奋性和抑制性作用的报道都有。一些人认为NE可能是通过α－受体抑制下丘脑CRH的分泌，从而抑制ACTH的释放。NE可促进下丘脑释放GHRH，刺激腺垂体分泌GH。还可刺激LH的分泌。NE可抑制PRL分泌。NE在TRH－TSH的诱发释放中可能通过α－受体起刺激或易化作用。

（2）多巴胺（dopamine，DA）：DA是最重要的PRL释放抑制因子（PRL inhibiting factor，PIF），它作用于PRL分泌细胞上的特异DA受体而抑制PRL分泌。吸吮刺激可抑制DA释放从而促进PRL分泌，但这种作用不能完全用DA释放的抑制来解释，可能还有其他因子参与。DA能加强促性腺激素释放激素（gonadotropin－releasing hormone，GnRH）的释放。DA可通过DA受体抑制α－MSH和β－内啡肽的释放，并调控神经垂体分泌催产素。此外，DA激动剂还可增加ADH的释放。

（3）5－羟色胺（5－hydroxytryptamine，5－HT）：有人认为5－HT刺激下丘脑分泌CRH，从而促使ACTH释放。5－HT可促进PRL分泌。

（4）乙酰胆碱（acetylcholine，Ach）：Ach可促进下丘脑CRH分泌和ACTH释放。可刺激GnH与GH的分泌。

（5）兴奋性氨基酸谷氨酸（glutamic acid，Glu）：Glu可使ACTH、PRL及GH分泌增加。Glu作用于下丘脑GnRH神经元，以调控LH的分泌。

（6）抑制性氨基酸γ－氨基丁酸（γ－aminobutyric acid，GABA）：GABA对CRH－ACTH有抑制作用。对基础GH分泌呈刺激作用，而对诱发的GH分泌呈抑制作用。抑制TSH基础分泌。对PRL的分泌有双重调节作用，即通过中枢的刺激作用和垂体的抑制作用。

（7）组胺（his tamine，HA）：HA可刺激ACTH及皮质醇的释放。对GH的基础分泌无作用，但可易化GH的诱发反应。对LH和TSH基础分泌无影响，但可促进男性及女性Gn-RH诱发的LH分泌。可促进PRL的分泌。

（8）一氧化氮（nitric oxide，NO）：NO可抑制氯化钾和IL－1β诱发的CRH分泌。又可抑制GRH诱发GH。也可抑制GnRH诱发的LH分泌。还可抑制PRL释放。

2. 中枢神经对下丘脑－垂体激素分泌的调节　如寒冷可引起TRH的分泌。吸吮乳头可引起PRL的分泌。应激状态可通过高位中枢作用于丘脑下部增加CRH的分泌，从而促进了ACTH的释放。

3. 下丘脑－垂体－靶腺之间相互调节。

（五）神经内分泌（类）激素

脑部等神经组织能合成及释放激素，称神经激素，尤以下丘脑内浓度最高，除抗利尿激素及催产素由下丘脑分泌后贮存于神经垂体外，由下丘脑等脑组织分泌的释放激素及抑制激素（或因子）经垂体门脉系统进入腺垂体起调节作用。凡能提纯并阐明结构式且能人工合成者称激素。此外，尚有多种神经肽亦可来自胃肠、胰岛，由于胚胎期来自同一神经嵴所致。目前已明确为释放激素（或因子）及抑制激素（或因子）者如下。

1. 促甲状腺激素释放激素（thyrotropic releasing hormone，TRH） 最早由 Guillemin 及 Schally 等于 1969 年从下丘脑提取液中分离提纯的一个下丘脑释放激素，系由 P－谷－组－脯－$NH_2$3 肽组成，分子量为 362. 39。

（1）体内分布：TRH 存在于下丘脑，以正中隆起浓度最高，下丘脑外的脑组织中含有大量 TRH，约占 70%。此外，TRH 还分布于肠胃道、胰岛及胎盘等处。

（2）生理功能：TRH 最主要的生理功能是促进垂体合成并分泌 TSH 和 PRL。下丘脑释放的 TRH，经垂体门脉系统到达腺垂体 TSH 和 PRL 细胞，与细胞膜上的特异受体结合，通过第二信使机制主要促进 TSH 和 PRL 的释放。TRH 并不刺激正常人其他垂体激素的分泌，但对肢端肥大症、肝肾功能不全、神经性厌食、重度抑郁、癔症及先天性单纯性 TSH 缺乏症等患者，则可促进 GH 的异常分泌；在一些库欣病患者中促进 ACTH 分泌；在一些性腺垂体瘤的患者中促进 FSH 分泌。TRH 对中枢神经系统具有直接兴奋作用，且能使人产生欣快感，曾试用于抗抑郁及治疗精神分裂症。TRH 还有促觉醒作用。TRH 已被发现存在于神经末梢中并有证据表明其具有神经递质的功能。另外，TRH 有调节中枢单胺类神经递质的作用，可增加脑内去甲肾上腺素及乙酰胆碱的周转，增加经多巴－帕吉林（pargyline）处理后的脑多巴胺。在人体 TRH 能抑制五肽胃泌素的泌酸作用及延续胃肠道吸收葡萄糖及木糖醇，提示 TRH 参与其他胃肠功能的调节。

（3）调节：下丘脑 TRH 的分泌受中枢神经递质调节：去甲肾上腺素、多巴胺促进 TRH 分泌，5－羟色胺则抑制其分泌。

原发性甲状腺功能减退的患者，下丘脑合成并释放 TRH 增多，作用于垂体，使基础及 TRH 激发的 TSH、PRL 水平均升高，经甲状腺素治疗后，患者 TSH、PRL 水平恢复正常。反之，在原发性甲状腺功能亢进的患者中，其基础及 TRH 激发的 TSH 水平明显降低，经抗甲状腺功能亢进治疗后可恢复。由此可见甲状腺激素同时对下丘脑 TRH 神经元和垂体 TSH 细胞起负反馈调节作用。TRH 的分泌也可受皮质醇、生长抑素抑制。

另外，下丘脑－垂体－甲状腺轴功能也受体温、应激、饥饿、感染及炎症等其他因素影响。

2. 促性腺激素释放激素（gonadotropin releasing hormone，GnRH） 由 Schally 等（1971年）分离提纯，现已人工合成，为 10 肽，其顺序为 P－谷－组－色－丝－酪－甘－亮－精－脯－甘－NH_2，分子量为 1 182。

（1）体内分布：GnRH 神经元是弥散分布的小细胞性神经元，并不集中分布在某个神经核团，它们有细的轴突投射到正中隆起和垂体柄，释放 GnRH，通过垂体门脉循环下达腺垂体。此外，GnRH 还存在于胎盘、胃肠道及胰腺等处。

GnRH 神经元与嗅神经共同起源于中枢神经系统嗅板上皮组织，在胚胎发育中，嗅神经元的轴突经过筛板和脑膜到达嗅球，而 GnRH 神经元沿嗅神经穿过嗅球到达下丘脑。GnRH 神经元未能迁移到正确的部位，不能刺激垂体促性腺激素的分泌，这是 Kallmann 综合征的发病机制。Kallmann 综合征的患者多伴有中线缺陷，嗅球和嗅束发育不良所致嗅觉缺失。

（2）生理作用：GnRH 与垂体促性腺细胞膜受体结合，通过第二信使机制刺激其合成和分泌黄体生成素（luteinizing hormone，LH）和促卵泡激素（follicle stimulatinghormone，

FSH）。GnRH 呈脉冲式分泌，具有特定生理频率的 GnRH 脉冲式分泌能够诱导自身受体效应，即上调 GnRH 受体数量。相反，持续暴露于 GnRH 会下调 GnRH 受体，同时伴有 LH 和 FSH 合成和分泌的下降。

（3）调节：①中枢神经系统：精神刺激能影响 GnRH 的产生，从而影响排卵并引起月经周期的紊乱。②神经递质：多巴胺和去甲肾上腺素直接或间接地促进 GnRH 的分泌；乙酰胆碱能促进 GnRH 释放，从而使垂体的 LH 和 FSH 分泌增加；松果体分泌褪黑素能抑制 GnRH 分泌而使垂体的 LH 和 FSH 释放量下降。③反馈调节：性激素通过改变下丘脑 GnRH 脉冲频率及幅度，改变垂体促性腺细胞对 GnRH 的敏感性，进行正、负反馈调节。女性卵泡期，雌激素对下丘脑、垂体呈负反馈调节，卵泡晚期，雌激素水平大量增加，对下丘脑、垂体呈正反馈调节，引起 LH－FSH 分泌高峰，促进排卵。排卵后，黄体产生的雌、孕激素对下丘脑、垂体恢复负反馈调节，导致 LH、FSH 水平下降。男性，雄激素减少了 GnRH 脉冲分泌，同时减少了促性腺激素分泌，也降低了垂体对外源性 GnRH 的反应。在儿童，促性腺激素及性激素水平很低。进入青春期，生殖轴被唤醒，性激素对下丘脑－垂体负反馈调节减弱，促性腺激素、性激素水平同时升高。最近研究提示，kisspeptin 和 GALP 神经肽系统可能触发了青春期生殖轴的启动信号。

（4）临床应用：长效 GnRH 激动剂已用于治疗某些 GnRH 分泌紊乱性疾病，包括性早熟、前列腺癌、乳腺癌、子宫纤维瘤和子宫内膜异位症等。

3. 生长激素释放抑制激素（growth hormone releasing inhibitory hormone，GHIH；又称生长抑素，somatostatin，SS） 于 1972 年分离提纯，其化学结构于 1973 年阐明，为 14 肽，分子量为 1 637。此后，又发现 14 肽氨基端延长的生长抑素 28（SS－28）。两种生长抑素都来自于同一激素原，通过不同的激素原转化酶裂解而成，均为其主要生物活性型。目前有人认为 SS 及 SS－28 的生理作用不同，前者主要起神经递质作用，后者则主要参与神经体液调节作用，但仍有待进一步深入研究。

（1）体内分布：以下丘脑正中隆起浓度最高，其次为弓状核、腹内侧核、腹外侧核、室旁核及内侧视前核、乳头体等处，尚有大脑皮质、丘脑、脑干、间脑、小脑、纹状体、杏仁核等。在脊髓中，SS 存在于背角胶状质和外侧索的附近。SS 还存在于胰岛 D 细胞、胃、十二指肠、空肠上段、松果体、唾液腺、甲状旁腺、甲状腺、肾上腺、前列腺和胎盘等处。

（2）生理作用：SS 对许多内分泌器官有抑制作用。在垂体，能显著抑制垂体生长激素（growth hormone，GH）的分泌，不论体内、体外，不但能抑制基础 GH 的分泌，也能抑制经 L－多巴、茶碱、精氨酸等刺激后的 GH 分泌。SS 并不影响 GH 的储存和生物合成，可能直接作用于垂体细胞抑制 GH 的释放。SS 也能阻抑 TRH 诱发的 TSH 分泌及茶碱、钾盐对 TSH 的刺激。SS 并不抑制正常人的 PRL、LH、TSH 或 ACTH，但能抑制某些肢端肥大症患者正常或升高的 PRL 值，还能抑制 Nelson 综合征中 ACTH 的分泌。SS 对胰腺、肠道和胆囊的内外分泌功能都有抑制作用，能抑制胰岛素、胰高血糖素、胃泌素、胰泌素、胰酶素、抑胃肽、胃动素、舒血管肠肽、胃酸、胃蛋白酶及胰外分泌等。从而对机体营养物质的摄取率具有一定的控制作用，参与体内营养平衡调节体系。SS 可以阻断多种内分泌肿瘤的激素释放，包括胰岛素瘤、胰高血糖素瘤、VIP 瘤、降钙素瘤和部分胃泌素瘤。SS 对中枢神经系统主要起抑制性作用，与 TRH 相反，它有降低苯巴比妥的 LD_{50} 和延长麻醉时间并增加士的宁的 LD_{50}，诱导镇静和低温，加强 L－多巴，减少慢波睡眠，增加食欲等作用。

（3）作用机制：SS 作用于垂体细胞（GH 细胞、TSH 细胞、PRL 细胞）膜受体和细胞内细胞质与颗粒和常染色体成分。抑制 cAMP 生成（及抑制胰小岛细胞生成 cAMP），减少细胞质内 Ca^{2+} 升高，由于抑制突触体释放及摄取 Ca^{2+}，阻止 Ca^{2+} 刺激后分泌颗粒向细胞外释放（exocytosis）。

（4）临床应用：SS 类似物如奥曲肽、兰瑞肽用于治疗肢端肥大症、巨人症、消化道出血、急性胰腺炎、转移性肿瘤和血管活性肠肽（VIP）分泌肿瘤，以抑制其激素的分泌。也可用于治疗心理紊乱、癫痫、老年性痴呆等。

4. 生长激素释放激素（growth hormone releasing hormone，GHRH） 1982 年 Thorner 等报告从一肢端肥大症患者的胰腺瘤中提取、纯化，且查明为 40 或 44 肽，同年已人工合成。

（1）体内分布：GHRH 存在于下丘脑弓状核及腹内侧核，从神经轴突下达正中隆起后部，入垂体门脉系统。除下丘脑表达 GHRH 基因，它还表达于人类的卵巢、子宫和胎盘，GHRH 在这些组织中的功能尚不清楚。

（2）生理作用：GHRH 主要是兴奋腺垂体 GH 的释放，该作用呈剂量依赖性，它与 SS 共同维持 GH 释放的双重调节。GHRH 并对 GH 基因的转录、腺垂体细胞的增生和分化具有促进作用。GHRH 对肠肽激素分泌没有影响。

（3）分泌和调节：下丘脑腹内侧区有糖感受器，低血糖可使之兴奋而导致 GHRH 的分泌。去甲肾上腺素刺激 α-受体兴奋腹内侧核，使 GHRH 分泌增多，而 α-肾上腺素能抑制剂如酚妥拉明则可抑制 GHRH 的分泌。β-肾上腺素能兴奋剂可抑制腹内侧核，使 GHRH 分泌减少。L-多巴经脱羧转化为多巴胺后，兴奋多巴胺能神经的弓状核而引起 GHRH 的分泌，且不被高血糖所抑制。氯丙嗪系节后多巴胺受体的抑制剂，能抑制 GHRH 的释放。边缘系统的神经末梢属 5-羟色胺能，终止于正中隆起，当睡眠慢波出现时，5-羟色胺生成增多即兴奋该神经末梢而促进 GHRH 的分泌。致热原能促进 GHRH 分泌可能是通过这一系统，应激和休克时有 GHRH 的明显升高，也可能是通过神经因素。垂体分泌 GH 过多后，可通过负反馈抑制下丘脑 GHRH 的释放。

5. 促肾上腺皮质激素释放激素（corticotropic hormone releasing hormone，CRH） 1981 年 Vale 等从绵羊下丘脑提取液中分离提纯得到，为 41 肽结构，并已人工合成。

（1）体内分布：下丘脑投射至正中隆起，经垂体门脉系统，释放至垂体。非促垂体性 CRH 神经元主要位于边缘系统，掌管感觉信息和调节自主神经系统。外周，CRH 分布于胎盘、淋巴细胞、自主神经和胃肠道。

（2）生理功能：CRH 促进垂体合成阿片-促黑素-促皮质素元（proopiomelanocortin，POMC），POMC 在垂体细胞中裂解为 ACTH、β-LPH、β-EP、MSH 等多肽类物质并释放入血。此效应由第二信使 cAMP 传导跨膜信息。CRH 具有垂体外功能，它是一种脑肠肽，因此 CRH 除影响摄食行为外，对消化道激素的分泌和胃肠的运动也起作用。CRH 可抑制胃酸的分泌，影响胃泌素、胰岛素和胰高血糖素等的分泌，抑制胃排空等。此外，CRH 也可参与血压、耗氧量及血糖浓度和行为的调节。CRH 可能作为应激反应的中枢调节者，各种应激刺激均可增加前 CRH 原 mRNA 水平。在应激状态下 CRH 增强下丘脑 SS 的释放，导致生长缓慢，而对生殖功能影响可能是通过 POMC 系统抑制 LH 释放。

（3）调节：①糖皮质激素对 ACTH 的分泌有反馈性抑制作用，其作用部位主要在垂体，对下丘脑神经元也具有抑制作用。ACTH 对 CRH 神经元呈负反馈调节作用。②神经递质对

CRH、ACTH 的影响：去甲肾上腺素、肾上腺素促进下丘脑 CRH 释放，也能直接刺激垂体释放 ACTH。GABA 抑制 CRH 释放。③炎症因子（IL－1、IL－6、TNF－α 等）可促进下丘脑 CRH 和 AVP 的合成与分泌，从而促进 ACTH 和皮质醇分泌。而皮质醇可减轻炎症反应，降低炎症因子水平。

6. 泌乳素调节因子

（1）泌乳素释放抑制因子（prolactin releasing inhibitory factor，PIF）：与其他垂体激素不同，PRL 的分泌主要受下丘脑抑制。多巴胺是下丘脑分泌的最主要的泌乳素释放抑制因子。多巴胺在垂体门脉系统的血液浓度足以抑制 PRL 释放。各种内源性多巴胺受体拮抗剂，例如各种精神类药物，均能升高患者体内 PRL 水平。中枢神经系统病变（如颅咽管肿瘤、巨大垂体瘤）若阻断了多巴胺神经元对正中隆起的神经投射或垂体门脉系统血流，会导致垂体多巴胺浓度下降，PRL 升高。

其他下丘脑因子或神经递质也起到辅助 PIF 作用，包括 GABA、生长抑素和降钙素。

（2）泌乳素释放因子（prolactin releasing factor，PRF）：泌乳素释放因子主要有 TRH、催产素、AVP、VIP。它们由投射到正中隆起的视旁下丘脑神经元产生。门脉血液的激素浓度高于外周循环，足以激活垂体 PRL 分泌。组氨酸异亮氨酸肽（peptide histidine methionine），与 VIP 结构相似，与 PRL 应激时分泌有关。

7. 促黑激素释放因子（MRF）及促黑激素释放抑制因子（MIF）　在动物实验中从下丘脑提取液对体外培养的垂体中间部发现有使促黑激素（MSH）释放或抑制其释放的两种不同物质即 MRF 和 MIF。平时以 MIF 的作用为主。有人提出 MIF 为 3 肽即脯－亮－甘氨酰胺；MRF 为 5 肽即半胱－酪－异亮－谷－门冬氨酸。两者均以催产素为激素原。MRF 和 MIF 通过散落在腺垂体的 MSH 细胞调节促黑激素的合成和分泌。

8. 抗利尿激素（antidiuretic hormone，ADH；亦称精氨酸加压素，arginine vasopressin，AVP）　为含有一个二硫键的 9 肽，分子量为 1 084。

（1）体内分布：ADH 主要由下丘脑视上核，少量由室旁核大细胞性神经元合成，与神经垂体激素载体蛋白（neurophysin，NP）结合而以神经分泌颗粒形式沿着神经轴突的微管系统向神经垂体转运，并储存于神经垂体。ADH 与催产素两者的载体蛋白不同，但两者的载体蛋白都由 18 个氨基酸组成，相对分子量约为 10 000，乃为下丘脑－神经垂体系统分泌神经元内的激素“载体”。当神经冲动传到神经末梢时，贮存的激素在 Ca^{2+} 的参与下经胞溢作用而将 ADH 与 NP 同时释入血中。

（2）调节：①渗透压：血浆渗透压升高可兴奋位于第三脑室附近的渗透压感受器（渴觉中枢）并刺激视上核释放 ADH，血浆渗透压低则抑制 ADH 释放。②血容量：血容量低可兴奋位于左心房及大静脉内的容量感受器致使 ADH 释放，血容量扩张时则抑制其释放。③体循环动脉压：血压低可兴奋颈动脉窦和主动脉弓的压力感受器使 ADH 释放。④精神刺激：创伤等应激状态均可通过中枢神经系统兴奋 ADH 释放。⑤激素：甲状腺素、糖（盐）皮质激素及胰岛素缺少时血浆 ADH 升高。⑥神经递质：谷氨酰胺能促进 ADH 释放，GABA 对其有抑制作用。

（3）生理功能：①抗利尿：ADH 与远曲小管和集合管的特异性 V_2 受体结合成为激素受体复合物，激活腺苷酸环化酶，使 ATP 转变为 cAMP，从而激活蛋白激酶 A，使水通道蛋白－2 磷酸化并表达于顶面细胞膜上，使肾小管上皮细胞对水的通透性增加，水沿着渗透梯度被动地重吸收。②升血压：ADH 使血管和内脏平滑肌收缩，产生加压作用。生理情况下，存在代偿性血管舒张机制，ADH 的升压效果较弱，但在一些病理情况下，例如其他血压调节机制被破坏（如自主神经功能紊乱、肾素－血管紧张素－醛固酮系统抑制）或全身血管病理性舒张（如肝硬化、败血症），ADH 可表现出强大的升压作用。合成的 ADH 可用于治疗食管静脉曲张破裂出血。③刺激 ACTH 释放：室旁核部分小细胞性神经元合成 ADH，并投射至正中隆起，释放 ADH 至垂体门脉系统，促进腺垂体 ACTH 合成和释放。ADH 和 CRH 通过不同信号转导通路促进 ACTH 合成和释放，故两者起到互相协同作用。

9. 催产素（oxytocin） 含有一个二硫键的 9 肽，与 ADH 仅差两个氨基酸，分子质量约 1 000。催产素主要由下丘脑室旁核合成，少部分由视上核合成。

（1）分泌调节：①妊娠临产时，由于子宫体受到膨胀的刺激，或宫颈受压迫和牵引，通过子宫特别是子宫颈部的神经感受器，将冲动传至下丘脑，促进催产素的释放。②吸吮乳头刺激乳房的机械或触觉感受器，神经冲动传入神经脊髓背根，沿着脊髓丘脑束上升至下丘脑反射性引起神经垂体释放催产素。③精神紧张、麻醉和乙醇抑制其释放，而促性腺激素释放激素（GnRH）和雌二醇、睾酮促进其释放。

（2）生理作用：催产素在外周作用主要见于女性：①在妊娠分娩过程中，促进子宫平滑肌收缩，能催产和防止产后出血。②催产素能促使乳腺肌上皮细胞收缩，引起泌乳。催产素对男性有何功能还不清楚，在动物试验中发现外源性催产素可促进精曲小管平滑肌收缩，促进精子的输送，该现象在人类尚未证实。中枢神经系统还存在小细胞性神经元分泌催乳素，起神经递质作用，可能参与母性行为的产生。

10. 其他神经肽 除上述促垂体激素类神经肽外，在下丘脑及脑组织中尚发现下列其他几类神经肽：①脑肠肽类：如血管活性肠肽（VIP）、缩胆囊肽（CCK）、胰高血糖素、胰岛素、垂体腺苷酸环化酶激活肽（PACAP）等。②内源性阿片肽（EOP）类：如脑啡肽（ENK）、内啡肽（END）、强啡肽（DYN）等。③垂体激素类：如腺垂体激素 ACTH、GH、PRL，MSH。④另有神经肽：如神经降压素（NT）、P 物质（SP）、血管紧张素Ⅱ（AT－Ⅱ）、降钙素、内皮素（ET）、神经肽 Y（NPY）、心钠素（ANF）等。

（六）下丘脑生理

下丘脑的生理功能复杂，可概括为下列三方面。

（1）调节垂体激素的分泌。

（2）大脑皮质下自主神经的最高中枢在下丘脑，即交感和副交感神经受下丘脑的调节。

1）对交感神经系统的调节：交感神经的皮质下最高中枢可能在下丘脑后部。当该区受刺激时则交感神经兴奋，可引起瞳孔散大、眼裂增宽、眼球突出、心跳加快、内脏和皮肤血管收缩、血压升高、呼吸加快、支气管平滑肌松弛舒张、胃肠道蠕动和分泌功能抑制、血糖升高、凝血时间缩短、脾脏收缩等一系列反应。因此，交感神经的兴奋使机体能量消耗增加，器官功能活动增强。当下丘脑后部破坏时，则出现嗜睡、昏沉、体温降低等症状。

2）对副交感神经系统的调节：副交感神经的皮质下最高中枢可能在下丘脑的前部和中部。兴奋时引起神经末梢乙酰胆碱的分泌。表现为瞳孔缩小、唾液分泌增加、心跳减慢、血管扩张、血压降低、胃肠蠕动和消化腺分泌增加、膀胱与直肠收缩。总之副交感神经的兴奋可抑制机体的耗损，增加积储，与交感神经起拮抗作用。当下丘脑视前区破坏时则副交感受抑制。

（3）下丘脑是人体重要生命活动中枢之一，其主要功能如下：

1）能量平衡和营养物的摄取：系通过下丘脑腹内侧核饱食中枢与腹外侧核嗜食中枢进行调节。血糖在动静脉中的差异、血中游离脂肪酸的浓度、胰岛素的含量以及生长激素的水平等均可对上述两个中枢起直接的刺激或抑制作用。

2）水的平衡：水的摄取和排出决定于血浆渗透压和血容量。当血浆渗透压升高，血容量下降时可刺激下丘脑视上核及室旁核分泌 ADH 以加强水的吸收。血渗透压增高时又可刺激下丘脑口渴中枢而使饮水量增加。

3）觉醒（防御）与睡眠：当下丘脑后区大脑脚处受刺激时可引起防御反应，遭到破坏时可表现为发作性嗜睡，甚至昏睡。

4）体温调节：下丘脑的前部、前连合和视交叉之间与身体的散热可能有关，主要通过皮肤血管扩张和排汗（副交感神经）调节，而下丘脑的后侧部，则可能与保热和产热有关，主要通过肌肉的紧张性和皮肤血管收缩（交感神经）进行调节。下丘脑前部有病变则发生高热，后侧部病变可引起体温过低。现认为前部是中枢体温感受器的部位，后部可能是体温"情报"整合处理处。实验证明产热与散热反应均可由刺激下丘脑前部而引起，刺激下丘脑后部则反应不显著。

5）情感行为：下丘脑的情绪反应不仅决定于丘脑与皮质的关系，即在皮质完整时，如刺激乳头体、破坏下丘脑的后腹外核、视前核有病变时均可引起精神症状，包括兴奋、病理性哭笑、定向力障碍、幻觉、激怒以及冲动行为等。

6）性的功能、成熟和生殖：由下丘脑脊髓纤维及下丘脑垂体纤维，通过神经体液调节性的功能，使其成熟和保证生殖。当下丘脑视神经交叉前上部及弓状核、乳头体和灰结节等处受到刺激或破坏时则影响 GnRH 的分泌，可使性功能低下或性早熟。

7）调节心血管活动：下丘脑后方受刺激时，有血压升高及心率加快；下丘脑前方受刺激时则血压降低及心率减慢。当整个下丘脑均受损时，则血压的变化更为复杂，不稳定，伴心跳减慢，有时出现冠状动脉供血不足的征象。

8）生物钟（biological clocks）：在机体内有些组织、器官、系统的功能活动，呈现大约以 24h 为界的周期性变化，如体温、血浆成分的浓度水平，内分泌激素的分泌，睡眠与觉醒等。此称为生物钟或昼夜节律。而神经系统其他部分广泛受损时则不受影响。当下丘脑损伤时，昼夜节律即严重失调和紊乱。

二、垂体

垂体（pituitary gland）是人体内分泌系统中主要的中枢性内分泌腺。垂体由腺垂体与神经垂体组成。前叶大部分为腺垂体，分泌促肾上腺皮质激素、生长激素、泌乳素、促黄体素、促卵泡素及促甲状腺激素等，作用于周围内分泌腺（靶腺）及全身各脏器及组织。后叶大部分为神经垂体，贮藏下丘脑分泌的抗利尿激素及催产素。

（一）垂体解剖概述

腺垂体来自外胚层的原始口腔，神经垂体来自外胚层的原始间脑。

垂体位于颅底蝶鞍内，外面被有坚韧的硬脑膜，顶部以硬脑膜内层形成的鞍膈与颅腔隔开，硬脑膜顶能够保护垂体免受波动的脑脊液压力的压迫。鞍膈中央有孔，直径为 2～11mm，孔内通过垂体柄向上以漏斗部与下丘脑相连。垂体上方有视神经交叉、视束及第三脑室底部，视交叉及中央结构非常容易受到垂体肿瘤的压迫，因为这是抬高鞍膈抵抗力最薄弱的位置。外侧毗邻为海绵窦，海绵窦内有颈内动脉、动眼神经、滑车神经、展神经和三叉神经眼支与上颌支，因此海绵窦容易受到鞍内结构扩张的影响。后方有大脑脚、脑间池及动眼神经根部，前下方凭蝶鞍的前壁及底与蝶窦相隔开。

垂体呈卵圆形，其横径为9～12mm，前后径7～10mm，高6～9mm，重约0.5g，女子每次妊娠期腺垂体增生肥大1～2倍，故垂体较男性为大而重。

垂体的血液供应来自颈内动脉分支——垂体上动脉和垂体下动脉。垂体上动脉分支后在垂体内又汇集形成一个特殊的门静脉系统。垂体上动脉进入垂体上端后立即分支，在正中隆起处构成丰富的毛细血管丛，形成门脉的初级丛，此组血管再集合形成若干条静脉干，称为门静脉，沿垂体柄下行到前叶腺垂体，再分支形成毛细血管丛（前叶的血窦），垂体下动脉从垂体下端进入分布于神经垂体，静脉血入蝶鞍两侧的海绵窦中（图6－2）。

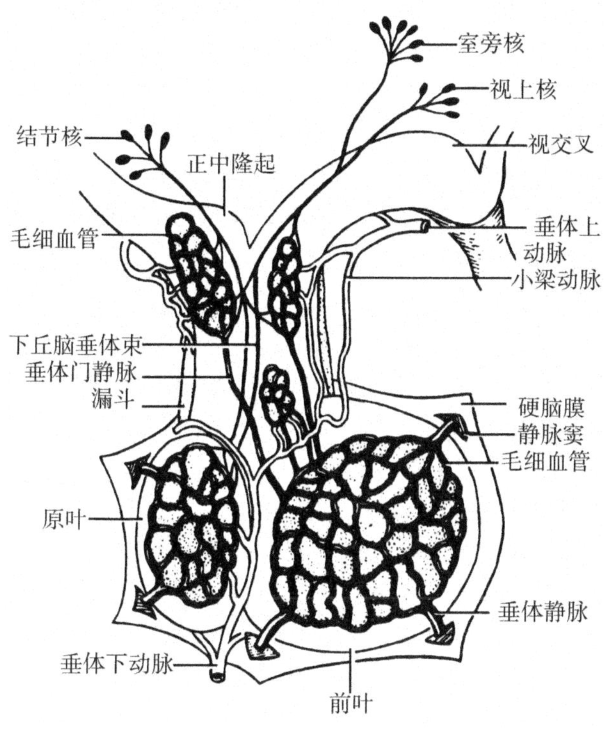

图6－2 垂体的血液供应（门脉系统）和神经支配

垂体的神经主要来自下丘脑，这些神经纤维的一部分终止于正中隆起的毛细血管丛，一部分直接通过漏斗部到达后叶，构成视上核及室旁核垂体束。另外，垂体也接受少量的交感神经，这些神经随动脉而来起调节血供的作用。

1. 腺垂体　是腺体的大部分，光学显微镜下示腺细胞排列成索状或团状，在细胞之间有丰富的血窦。

（1）远侧部：占垂体面积的75%，外面包有被膜。上皮细胞有下列4种。

1）滤泡细胞：具有星状突起，产生各种生长因子，包括碱性成纤维细胞生长因子（bFGF）和白细胞介素－6（IL－6）。

2）嗜酸性细胞：约占远侧部细胞总数的37%～44%，细胞体呈圆形或卵圆形，细胞质中含有大小不等的红色嗜酸性颗粒，分泌生长激素（GH）和泌乳素（PRL）。

3）嗜碱性细胞：约占远侧部细胞总数的11%，细胞体较大，呈球形或多边形，细胞质中含有许多大小不等的蓝色嗜碱性颗粒。此类细胞能生物合成和分泌促卵泡素（FSH）、黄体生成素（LH），促甲状腺激素（TSH）和促肾上腺皮质激素（ACTH）。在ACTH细胞内除合成与分泌ACTH外，还能合成其他相关肽，如β-促脂素（β-LPH）、β-内啡肽(β-END）及促黑激素（MSH）。这些物质均来自一个共同的前体——鸦片-促黑素-促皮质素原（POMC）。

4）嫌色细胞：约占前叶腺细胞总数的50%，细胞较小，常聚集成群，细胞分化不清，细胞着色较淡，在光学显微镜下无颗粒，故以往认为该细胞无激素分泌功能。近年来应用电镜及过碘酸-雪夫（即PAS法）或醛复红染色后，发现腺垂体有五种细胞，细胞质中有丰富的粗面内质网和发达的高尔基体，并均有大小不等内含激素的颗粒。此五种细胞命名为：①泌乳素细胞，分泌PRL，细胞质颗粒直径最大，约400～1 200nm；②生长激素细胞，分泌GH，分两型：颗粒致密型，颗粒直径为350～450nm；颗粒稀少型，颗粒直径为100～750nm；③促肾上腺皮质激素细胞，分泌ACTH及β-LPH（β-促脂素），颗粒直径约250～400nm；④促性腺激素细胞，分泌GnH（包括FSH与LH），颗粒直径约100～250nm；⑤促甲状腺激素细胞，分泌TSH，颗粒直径最小，为100～200nm。目前认为嫌色细胞是一种未分化的干细胞，或是经特别强烈的分泌活动而排空了颗粒的细胞。

（2）结节部：结节部围绕神经垂体的漏斗。这部分的血液供应特别发达，前往远侧部的垂体上动脉在此分支，并合并成垂体门静脉。其中有类似远侧部细胞，有丰富的致密分泌颗粒。免疫组化证明为TSH、FSH、LH细胞。近年又发现有丰富的褪黑素。

（3）中间部：位于远侧部与神经垂体之间，在人胚胎时期有明显的裂隙，幼儿时期仍可见，但成年时期已消失。

2. 神经垂体　神经垂体包括正中隆起、漏斗柄及神经部。正中隆起位于漏斗的背部，第三脑室漏斗隐窝的周围，是脑和腺垂体在功能上起重要作用的场所。下丘脑的肽类激素、脑肽和神经递质释放至正中隆起后，可被其中的伸展细胞所摄取，转送到脑脊液再进入血液循环。另一方面，它也可从脑脊液摄取神经激素而将其送到正中隆起。所以伸展细胞是一种具有转运功能的细胞。因此，在脑脊液与垂体门静脉毛细血管之间存在双向的运输关系。神经部是由神经胶质细胞（又称垂体细胞）及神经纤维组成，由视上核和室旁核神经细胞分泌的ADH（AVP）和缩宫素颗粒直径约100～300nm，在神经垂体激素载体蛋白（neurophysin）帮助下沿着漏斗部到达神经部，储存于神经纤维及其末端膨大成为大小不等的球状小体，又称为赫林小体（Herring body），当下丘脑视上核及室旁核神经元被兴奋时，储存于赫林小体内的激素可释放到血液中发挥作用。

（二）腺垂体激素

腺垂体分泌下列激素：促肾上腺皮质激素（adrenocorticotropic hormone，ACTH）、β-促脂素（β-lipotropin，β-LPH）、生长激素（growth hormone，GH）、泌乳素（prolactin，PRL）、黄体生成素（luteinizing hormone，LH）、促卵泡素（follicle stimulating hormone，FSH），LH及FSH又称促性腺激素（gonadotropic hormone，GnH）、促甲状腺激素（thyroid stimulating hormone，TSH）、促黑激素（melanocyte stimulating hormone，MSH）。

1. 促肾上腺皮质激素（ACTH）及β－促脂素（β－LPH） 鸦片－促黑激素－促皮质素原（proopiomelanocortin，POMC）系由垂体内ACTH细胞所产生的前体蛋白，含有265个氨基酸，包括三个组成部分：①ACTH在分子中央；②β－LPH；③N－POMC。此外前体尚连有26个氨基酸残基的信息肽。POMC在ACTH细胞中经激素原转化酶作用下裂解为ACTH、β－LPH、β－EP、MSH等多肽。

（1）体内分布：ACTH是由39个氨基酸所组成的单链多肽，分子量约为4 500，其生物活性有赖于N端24个氨基酸的完整顺序，关键活性基团似在氨基酸5～10。ACTH可裂解为α－MSH（1～13），即促黑激素和类促肾上腺皮质激素中叶肽（corticotropin like intermediate lobe peptide，CLIP）（18～39）。垂体内ACTH含量约300μg，每天分泌量约100μg。血浆浓度波动范围较大，呈昼夜节律，晨8时约为100pg/mL，午夜0～10pg/mL。血浆内半衰期5～15min。

（2）生理功能

1）对肾上腺皮质的作用：ACTH的主要作用为维持肾上腺腺体大小、结构和功能，促进肾上腺皮质合成并分泌皮质激素，以肾上腺糖皮质激素为主。ACTH也促进肾上腺源性雄激素的合成和分泌，对盐皮质激素作用较小。临床上可观察到继发性肾上腺皮质功能不全（即ACTH分泌不足）的患者仅表现为糖皮质激素缺乏，而原发性肾上腺皮质功能不全的患者表现为糖皮质激素和盐皮质激素同时缺乏。

2）对肾上腺以外的作用：①对内分泌系统作用：对肾上腺外类固醇代谢的影响为可使肾上腺皮质激素的降解减慢；促进垂体分泌生长激素及胰岛B细胞分泌胰岛素；加强肾上腺髓质中酪氨酸羟化酶和多巴胺羟化酶的作用，促进肾上腺素的合成；合成的24肽ACTH有促进GH分泌的作用。②对代谢作用：在脂代谢中能动员脂库中储存的脂肪，使三酰甘油水解为甘油和游离脂肪酸，使血浆中游离脂肪酸增多；可能是激活了激素敏感性脂酶的关系，ACTH可使脂肪的氧化加速，生酮作用增强；对糖代谢能降低血糖，增加葡萄糖耐量，促进糖进入肌细胞，增加肌糖原含量；对蛋白质可促进肌细胞摄取氨基酸，抑制甘氨酸转变为尿素。③对神经系统作用：短期注射ACTH可使大脑活动增强，脑电图电压增高，有时甚至可引起抽搐，长期注射反使大脑活动减弱。ACTH的片段称为ACTH肽类，与精神活动和学习记忆有关。ACTH几乎对各种发育中的中枢神经均有营养作用。④对心脏和肾脏作用：ACTH可增加心率。刺激球旁细胞，使其颗粒增多，分泌较多的肾素。⑤ACTH具有免疫调节作用：它可通过促进皮质醇的合成和释放而间接地作用于免疫系统，也有直接作用。ACTH对免疫系统的作用主要是抑制性的，它可抑制抗原刺激机体产生抗体的能力。

（3）分泌和调节

1）下丘脑主要通过分泌CRH刺激腺垂体ACTH的合成和释放。AVP有协同CRH促ACTH分泌。

2）反馈调节：血浆糖皮质激素水平对CRH－ACTH起负反馈调节作用，皮质醇能抑制ACTH释放、降低ACTH对CRH的反应性，抑制CRH的分泌。长期暴露于糖皮质激素（>24h）对HPA轴的抑制会持续数日以上。

3）神经调节：应激性刺激如低血糖、创伤、精神刺激、抑郁、致热原等，可通过高位中枢神经递质作用于下丘脑，增加CRH－ACTH的分泌。

4）分泌的昼夜节律：正常人晨6～8时最高，午夜最低，次晨又高，24h呈“V”形曲线分泌。

5）神经递质和神经肽的调节：神经递质中5－HT、NE及HA可刺激ACTH分泌，而GABA、DA及EOP则抑制ACTH分泌。神经肽中VIP与NPY可使ACTH分泌增多而SP与SS则抑制ACTH分泌。

6）调节ACTH分泌的其他因素：①腺垂体细胞自分泌与旁分泌调节：乙酰胆碱、EGF、AT－Ⅱ、IL－6可增加ACTH分泌。激活素、嗜铬粒蛋白A可降低ACTH分泌。②细胞因子对ACTH分泌调节：TNF－α、IL－6，IL－2、胸腺素均可增加ACTH分泌。

2. 生长激素（GH） 人GH是由191个氨基酸组成的单链多肽，相对分子量约为21 500，生物活性片段位于氨基端134个氨基酸，羧基端的1/3部分无生物活性，但可能对GH分子有保护作用。

（1）体内分布：每个垂体贮藏GH约4～8mg，血循环中还有一种分子量较大的GH，称大GH，占血浆免疫活性GH的10%～30%。GH的分泌受多种生理条件的影响，包括饥饿、进食、睡眠、运动、血糖水平波动等因素，昼夜间血GH有很大波动，在深睡1h后GH分泌最高，且呈脉冲性分泌，成人分泌率为0.75～3mg/d，成人基值一般不超过3ng/mL，小儿较高，新生儿脐血可达30ng/mL以上，血浆中GH半衰期为20～50min。

（2）生理功能

1）对人体的影响：直接作用于全身的某些组织细胞，如肝、肌肉、脂肪和造血组织等或通过生长激素介质使之增生肥大；促进机体的生长。

2）对骨骼的作用：促使骨骼增长和加大（巨人症）；骨骺部加宽和外生骨疣（肢端肥大症）。GH并不对骨骼和结缔组织起直接作用，GH的促生长作用主要通过胰岛素样生长因子（IGFs），尤其是IGF－1介导。后者系一多肽，主要来源于肝脏，骨中的IGF－1作用还可通过旁分泌来介导。

3）对代谢的影响：①蛋白质代谢：促进蛋白质的合成，GH在胰岛素协同作用下可促使氨基酸进入肌细胞加速细胞核内DNA和RNA的合成，或提高已合成的RNA的活性；②脂肪代谢：动员储存的脂肪供机体应用，故血中游离脂肪酸增加，氧耗量及生热增加，血酮增多，在胰岛素分泌不足时可引起酮症；③糖代谢：急性实验中GH静注后早期有胰岛素样作用，使血糖下降，但持久注射则无此作用。GH有抑制肌细胞葡萄糖磷酸化的作用，减少外周组织对葡萄糖的利用，并使细胞对葡萄糖的摄取减少，加强肝糖原异生，使血糖升高。因此，GH与胰岛素在糖代谢的调节中存在着相互拮抗的作用。长期过度的生长激素与高血糖对胰岛B细胞的持久刺激，可促使后者功能趋于衰竭，产生继发性糖尿病；④水、盐代谢：使尿中钠、钾、镁、氮和无机磷排出减少，使钙、磷代谢呈平衡，尤其在活动性肢端肥大症中，肾小管再吸收磷增加，血磷有轻度增高，有临床意义。其余电解质浓度一般正常。

4）分泌和调节：主要受下丘脑释放的GHRH与GHIH（即SS）两者的双重调节。外周胃肠黏膜神经内分泌细胞分泌的生长激素释放肽葛瑞林（ghrelin）能促进GH分泌。GH作用于肝脏产生IGF－1，IGF－1对GHRH－GH轴起负反馈调节作用。低血糖可刺激下丘脑腹内侧核葡萄糖受体使SS减少导致GH的分泌增多。应激情况下GH升高，可能是通过神经因素。熟睡1h后，GH分泌明显升高，可超过40ng/mL，可能与睡眠后的5－羟色胺升高有关。在正常人多巴胺可兴奋 GHRH－GH 升高，但对肢端肥大症却能抑制 GH 的分泌。输入某些氨基酸（如精氨酸）可引起 GH 分泌增加，而有利于机体利用氨基酸合成蛋白质。血浆 GH 升高，对下丘脑分泌 GHRH 具有直接的负反馈作用。TRH 对正常人没有诱发 GH 释放的作用，但对肢端肥大症及肾衰竭患者可以显著地刺激 GH 释放，而且不被 SS 所抑制。ADH 可刺激 GH 释放，有人认为 ADH 在应激状态下可能起 GHRH 作用，而使 GH 释放。雌激素可使垂体 GH 分泌。神经递质胆碱能和阿片肽调节 GH 分泌的机制可能通过抑制 SS 的释放。神经肽 Y 对 GH 分泌的调节可能通过减少 GRH 分泌或增加 SS 的释放。甘丙肽主要通过抑制 GRH 分泌而影响 GH 分泌。垂体旁分泌调节：如 PRL 细胞和 TSH 细胞产生的 VIP 及滤泡星状细胞产生的 IL－6 对 GH 分泌都有兴奋作用。

3. 泌乳素（PRL） 1977 年才阐明人类 PRL 的氨基酸顺序为 199 肽，分子质量约为 22 000，由腺垂体 PRL 细胞所合成和分泌，在外周循环中以单体、二聚体、多聚体形式存在，单体 PRL 是最具生物活性的形式。成年男性基础值为 6.2ng/mL ±0.6ng/mL，女性为 9.0ng/mL ±0.6ng/mL，血浆 PRL 呈脉冲性波动亦呈昼夜改变，熟睡后期达高峰，可 5 倍于基值，睡时持续升高，直至次晨苏醒后迅速下降。妊娠第 8 周 PRL 即开始升高，至 38 周达高峰，产后如不授乳则 1～2 周降至正常，哺乳期可出现短暂高峰，可上升 10～20 倍。

（1）生理功能：主要促进乳腺的生长、发育和乳汁的形成，但尚需多种其他激素参与，如乳腺管生长需生长激素、糖（盐）皮质激素、雌激素。乳腺腺泡增生需雌激素、孕酮、胎盘泌乳素。产后泌乳时尚需生长激素、催产素、胰岛素、甲状腺激素等。PRL 尚有抑制 GnH 的作用，作用水平可能在性腺及下丘脑而非垂体。人类卵巢激素的生物合成需要 PRL 的协同作用。PRL 可增强 LH 对睾丸间质细胞的作用，从而增加睾酮的生成。PRL 对体液及细胞免疫都有促进作用。PRL 还具有一定的促生长作用。

（2）调节：①一般情况下，PRL 受到以多巴胺为主的多种下丘脑 PIF 抑制，但在妊娠、分娩与产后哺乳者则 PIF 受抑制，从而垂体 PRL 大量释放；②应激情况下，通过中枢作用于下丘脑可使 PRF 分泌增加，引起 PRL 的分泌增多而导致溢乳；③吸吮乳头的机械刺激，可通过神经－内分泌反射，兴奋 PRL 和缩宫素的分泌；④药物：左旋多巴和溴隐亭等多巴胺能物质，使血浆 PRL 下降；多巴胺能阻断药如丁酰苯类的氟哌啶醇，吩噻嗪类的氯丙嗪和奋乃静，甲氧氯普胺等使血中 PRL 升高。其他中枢神经药物如地西泮、利血平、舒必利、匹莫齐特、吗啡等均可引起 PRL 增高；⑤TRH 促进血浆 PRL 释放，雌激素促进 PRL 细胞增生和促进 PRL 分泌的作用；⑥神经递质：NE 和 5－HT 均可引起 PRL 的分泌增加。而 Ach 则使 PRL 分泌减少；⑦旁分泌或自分泌调节：AT－Ⅱ、VIP 可刺激垂体 PRL 分泌 ACTH 细胞合成和释出 Ach 通过 M 受体抑制 PRL 分泌 IL－2 抑制 PRL 分泌，而 IL－6 则促进 PRL 释出。

4. 促性腺激素（GnH） 包括 LH 与 FSH，属糖蛋白类激素，均具有 α 与 β 两个亚基，两者 α－亚基相同，均由 89 个氨基酸组成，各自激素的特异性在于 β－亚基。FSH 的相对分子量约 37 000，LH 为 28 000，FSH 和 LH 分别由 210 和 204 个氨基酸组成；它们的 β－亚基均有 115 个氨基酸。FSH 在第 7 及第 24 位的两个门冬酰胺上，LH 在第 13 及第 30 位的两个门冬酰胺上均各有一个糖基化结构。FSF 与 LH 每日呈脉冲性分泌，加以每月周期性改变，故变异范围颇大。FSH 分泌率 20～50IU/d，血浆半衰期 6h。LH 分泌率 500～1 000IU/d，血浆半衰期 70min。

(1) 生理功能

1) FSH:①在女性,与卵巢颗粒细胞上FSH受体结合,促使雌激素合成和分泌,促进颗粒细胞的增殖。促进卵泡发育成熟,能刺激卵泡液分泌增加。②在男性,与睾丸Sertoli细胞和生精小管上FSH受体结合,促进精子成熟。协同睾酮促进睾丸精曲小管的生长及精子生长。

2) LH:①在女性,与卵泡膜细胞上LH受体结合,促进卵巢源性雄激素及雌激素前体合成和分泌。协同FSH使卵泡成熟、排卵。随后使卵泡转变为黄体。②在男性,与睾丸间质细胞(Leydig细胞)上LH受体结合,促进间质细胞增殖,并合成分泌雄激素。

3) 女性GnH在月经周期中的变化:月经周期是由卵巢产生的性激素和下丘脑-垂体轴神经互相调节的结果。周期第1天,卵巢中只有小体积的卵泡,卵泡细胞只能产生少量的雌二醇。因此,对下丘脑-垂体轴的负反馈水平较低,LH脉冲频率相对较快(每60min一次),FSH水平比起周期其他时间只是轻度升高。FSH促进卵泡发育,导致卵泡雌二醇产生增多,对下丘脑-垂体轴产生负反馈。负反馈作用增加使LH脉冲分泌降低至每90min一次左右。随着优势卵泡不断生长,分泌更多雌二醇,雌二醇的正反馈作用被触发,导致GnRH释放增加,LH和FSH暴发式分泌,作用于发育完善的卵泡壁,并导致卵泡壁分解,使卵子排入输卵管,如果遇到精子,将发生受精。排卵后会导致卵泡壁细胞重组,产生黄体,分泌大量孕酮和雌二醇,对下丘脑-垂体轴产生负反馈作用,LH脉冲频率下降。如果卵子没有受精发育成胚胎分泌hCG,黄体会在14天后自发退化,孕酮和雌二醇分泌减少,减少对下丘脑-垂体轴的负反馈,使FSH和LH分泌增加。孕酮水平下降也会导致子宫内膜剥脱出血,一个新的周期开始(图6-3)。

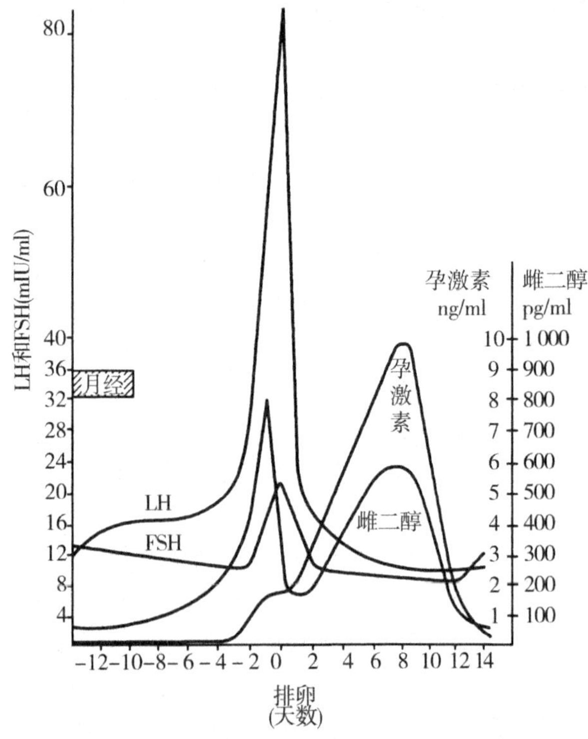

图6-3 月经周期中性激素的变化

（2）调节

1）女性 GnH 的分泌调节：①下丘脑通过分泌不同脉冲频率和幅度的 GnRH 调节垂体 FSH 与 LH 的释放，而 FSH 与 LH 对下丘脑 GnRH 的分泌，可能具负反馈抑制作用。长期低浓度雌激素可负反馈调节 GnRH，而排卵前高浓度雌激素则可促进 GnRH 和 LH、FSH 释放。②神经系统，神经递质的调节：感官刺激（声、光、气味等）以及心理状态、情绪波动、外界刺激等均对 GnH 的分泌有显著影响，去甲肾上腺素及多巴胺可使下丘脑 GnRH 释放，从而促进 GnH 的分泌，而 5－羟色胺及褪黑素（melatonin）的作用则与之相反。③卵巢分泌的性腺肽抑制素（inhibin）对 FSH 有抑制作用，活化素（activin）对 FSH 有促进作用。

2）男性 GnH 分泌的调节：①下丘脑 GnRH 兴奋垂体分泌 LH 及 FSH。LH 可促进睾丸间质细胞分泌睾酮，睾酮及其芳香化产物雌二醇对下丘脑起反馈抑制作用；FSH 协同睾酮促使睾丸精曲小管生长及精子形成，精曲小管中 Sertoli 细胞产生一种抑制素（inhibin），对下丘脑起反馈抑制作用，男性 GnH 的分泌为持续性而不存在周期变化。②神经系统影响：精子的发生受大脑皮质下丘脑、嗅脑下丘脑以及上丘脑、松果体结构的控制调节。

雌激素单独或与孕酮协同可影响腺垂体对 GnRH、DA、TRH 的反应。在女性，它们可直接影响 GnRH 神经元或间接通过神经递质如 NE、NPY、5－HT、EOP、GABA 等，来增加下丘脑 GnRH 的合成或释放。

5. 促甲状腺激素（TSH） TSH 属糖蛋白类激素，相对分子量为 28 300，约 15% 为糖基化成分，其蛋白质部分由 α 与 β 两个亚基组成。人 TSHα－亚基含 92 个氨基酸（相对分子量为 13 600），与 FSH、LH 及绒毛膜促性腺激素（human chorionic gonadotropin，hCG）的 α－亚基相同。β－亚基含 118 个氨基酸（相对分子量 14 700），垂体内 TSH 含量约 300μg，分泌率为 109.2μg/d，半衰期 53.4min，正常血浆浓度为 2ng/mL ± 1ng/mL。

（1）生理功能：①促使甲状腺增生肥大，血流增加，使甲状腺滤泡上皮细胞变成高柱状；②促进甲状腺激素的释放，在 TSH 兴奋下可见甲状腺上皮细胞从顶端向滤泡腔伸出伪足吞饮胶质，形成胶质小滴，在溶酶体酶系作用下甲状腺球蛋白裂解而释放出甲状腺素（thyroxin，T_4）、三碘甲状腺原氨酸（triiodothyronine，T_3）及碘化酪氨酸；③促进甲状腺激素合成，较之上述 T_3、T_4 的释放出现较晚，TSH 促进甲状腺滤泡上皮细胞摄取碘，增强碘化物过氧化物酶的活性，促进碘的有机化，形成碘化酪氨酸，并使其偶联形成 T_3、T_4；④增进甲状腺组织的能量代谢，首先是葡萄糖的氧化和磷脂的合成加强，随后 RNA 与蛋白质（包括甲状腺球蛋白）的形成相继增加；⑤促进脂肪溶解，释放游离脂肪酸。

（2）调节：①下丘脑分泌 TRH 促进垂体 TSH 合成和分泌。下丘脑对 TSH 分泌的调控还受两个抑制因子——生长抑素和多巴胺的影响。②甲状腺激素对垂体 TSH 的分泌具负反馈作用，降低 TSH 细胞对 TRH 的反应性。其作用部位在垂体 TSH 分泌细胞核内的甲状腺激素特异性受体，此受体对 T_3 的亲和力远较 T_4 为强，可达 20 倍。因此，在垂体起反馈作用者主要是 T_3，但在垂体细胞内 T_4 可脱碘变成 T_3。③中枢神经系统：去甲肾上腺素能兴奋 TRH 的合成，从而促进垂体 TSH 的分泌，机体受冷后的 TSH 分泌增加即经此途径。④TSH 的分泌有昼夜节律变化，高峰在晚上 23：00～24：00 时，上午 11：00 时最低，此种节律似与睡醒规则有关，但机制不明。⑤激素：雌激素则升高基础 TSH 分泌。糖皮质激素可通过抑制 TRH 的释放，从而使垂体分泌 TSH 减少。

6. 促黑激素（MSH） 人腺垂体散在分布的 MSH 细胞合成和分泌 MSH。MSH 可分为

α－MSH、β－MSH、γ－MSH（γ_1－MSH、γ_2－MSH和γ_3－MSH）。α－MSH由13个氨基酸组成，相对分子量为1 655。β－MSH由22个氨基酸组成，相对分子量为2 659。γ_1－MSH、γ_2－MSH和γ_3－MSH分别由11、12和27个氨基酸组成。相对分子量分别为1 513、1 571和2 941。

（1）生理功能：①MSH主要作用于黑色素细胞：黑色素细胞存在于皮肤、毛发、眼虹膜色素层、视网膜色素层以及软脑膜等处。MSH的主要作用是促进黑色素的合成，加深皮肤和毛发的颜色。②α－MSH通过影响GH分泌促进胎儿生长发育。并参与对PRL和LH分泌的调节。抑制胰岛素的释放。③MSH在心血管功能的调节中发挥重要作用，可使血压降低、心跳变慢等。④MSH具有溶脂作用，刺激甲状腺功能，参与雄激素协同刺激皮肤皮脂腺分泌皮脂及刺激诸如包皮腺等特殊皮脂腺分泌，影响性行为有关的活性物质。⑤可调节免疫功能。α－MSH对各种炎症都有很强的抑制作用，又有退热作用。

（2）调节：主要受下丘脑释放的MIF与MRF两者的双重调节。此外，CRH、TRH、5－HT和HA可促使α－MSH释放，糖（盐）皮质激素NE、E、DA和GABA均可抑制MSH细胞释放MSH。

（王　彦）

第二节　下丘脑－垂体功能检查

下丘脑神经内分泌细胞可以把传入的神经信号转变为分泌激素的功能，并将此种“下丘脑调节激素”储存，当机体需要时进行释放并经下丘脑－垂体门脉循环输送，后对腺垂体的分泌功能进行调节。每一种腺垂体激素的分泌均呈脉冲式，下丘脑调节激素分别与各相应的腺垂体细胞的膜受体特异地高亲和结合，借以调节此种垂体细胞的相应促激素分泌；除泌乳素外，腺垂体促激素都受到其相应靶腺激素的反馈调节（表6－1）。故下丘脑－垂体轴功能测定不仅对其储备功能，而且对各个靶腺的功能状态的确定均有重要意义。当前免疫标记测定已可精确测定血浆各种垂体促激素以及各种主要的下丘脑激素：促甲状腺激素释放激素（TRH）、促性腺激素释放激素（GnRH）（即黄体生成素释放激素，LHRH）、促肾上腺皮质激素释放激素（CRH）、生长激素释放激素（GHRH）和生长激素释放抑制激素（GHIH）（即生长抑素），并已在临床上普遍应用，使下丘脑－垂体轴储备功能得以精确的判断。除此以外，此组试验对于有关靶腺疾病诊断也有重要价值；相关垂体激素的测定亦是衡量腺垂体功能的重要依据，两者必须相互配合与参照，以求得正确的判断。依据此类测定而确定的有关治疗将伴随患者一生，因此对其测定结果的判断必须仔细、慎重。

表6－1　下丘脑、垂体和靶腺分泌的对应关系

下丘脑调节激素	垂体促激素	靶腺	反馈激素
TRH	促甲状腺激素（TSH）	甲状腺	T_3和T_4
LHRH	黄体生成素（LH）	性腺	E_2（女），T（男）
LHRH	促卵泡素（FSH）	性腺	抑制素、E_2（女），T（男）
GHRH	生长激素（GH）	多种	IGF－1

续 表

下丘脑调节激素	垂体促激素	靶腺	反馈激素
PIF（DA）	泌乳素（PRL）	乳腺	?
CRH、AVP	促肾上腺皮质激素（ACTH）	肾上腺皮质	皮质醇
ADH（AVP）	Herring 小体（位于神经垂体，可储存 AVP）	肾集合管等	血钠浓度

注：IGF－1：胰岛素样生长因子－1（又称生长介素－C）；PIF：泌乳素释放抑制因子；DA：多巴胺；ADH：抗利尿激素；AVP：精氨酸加压素，与 CRH 互相协同对 ACTH 分泌有重要调节作用，但不影响其他垂体激素的分泌；E_2：雌二醇；T：睾酮。

一、垂体激素测定的临床意义

（一）腺垂体激素

1. 血清 ACTH　ACTH 分泌是阵发的突然释放，导致血皮质醇急速升高。ACTH 昼夜节奏性分泌的幅度放大而非频率的增加形成了 ACTH 的昼夜节律：经过 3～5h 深睡眠后在觉醒前后数小时分泌达高峰，然后整个上、下午从高峰上渐渐下落，傍晚可进一步下降，在熟睡后 1～2h 达最低点。作息正常的人晨 6～8 时最高，午夜最低，然后从谷底上升，24h 呈现“V”形的峰谷波动。有时午后与晚餐后可有脉冲式分泌，这与食物蛋白含量有关，此时其分泌曲线可呈锯齿形。下丘脑的视上核可能是导致人体生理昼夜节律性的内源性起搏点。有人给正常人持续滴注 CRH，而血浆 ACTH 分泌昼夜节律性依然存在，故 ACTH 分泌的昼夜节律并不是 CRH 所引起的。双抗体免疫放射法测定血浆 ACTH 正常值为晨 8 时 4.5～18pmol/L，下午 4 时 ＜4.5pmol/L，午夜 24 时（或熟睡后 1h）＜2.2pmol/L，常可达 1.1pmol/L 以下。正常时血皮质醇受 ACTH 密切调节，两者是平行的节律性波动，但疾病时这种平行关系不复存在，因而必须结合两者的血浆测定值进行临床评价与分析。由于 ACTH 血浆半衰期甚短（5～15min），且其分泌呈阵发性，故基础血浆 ACTH 测定常不能作为垂体 ACTH 储备功能的可靠指标。

库欣病（Cushing disease）与常见肾上腺皮质病变的血浆 ACTH 与皮质醇变化见表 6－2。

表 6－2　库欣病与常见肾上腺皮质病变的血浆 ACTH 与皮质醇变化

	血浆 ACTH		血浆皮质醇
	清晨	午夜	
原发性肾上腺皮质功能减退	↑		↓
下丘脑 CRF 不足或垂体 ACTH 不足（垂体功能减退）	↓		↓
先天性肾上腺增生症	正常或↑		正常或↓
库欣病	正常或↑	↑	↑↑

 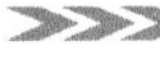

续 表

	血浆 ACTH		血浆皮质醇
	清晨	午夜	
库欣综合征（肾上腺皮质肿瘤或双侧微结节增生）；其他肾上腺皮质原发性病变（非 ACTH 依赖性库欣综合征）④	↓		↑↑
异位 ACTH 综合征	↑	↑	↑

注：①↑升高，↑↑显著升高，↓降低；②对于库欣综合征午夜 ACTH 的测定很有帮助，如为原发性皮质醇增多症，则午夜 ACTH 仍抑制；如为下丘脑－垂体性库欣病，则 ACTH 正常的昼夜节律消失，清晨虽可正常，但午夜则可升高（或无抑制）；③清晨血皮质醇 > 300nmol/L，可除外肾上腺皮质功能减退，而 < 80nmol/L 亦可除外皮质醇增多症；临床上皮质醇增多症患者的皮质醇分泌量可逐日显著不同，特别是肾上腺癌或异位 ACTH 综合征患者；④此等情况下 ACTH 受抑制，故常不必测定。

2. 血清 TSH　对于原发性甲状腺功能减退诊断是十分重要的指标，常先于血清 T_4、T_3 降低之前出现升高，特别是对于隐匿性原发性甲状腺功能减退。但是单次 TSH－RIA 测定不足以除外下丘脑－垂体性甲状腺功能减退，对于后者必须同时测定 T_3、T_4。但放免法对于微量 TSH 的测定不灵敏，故对甲状腺功能亢进的诊断常须凭借高敏感度 TSH 测定法，即 TSH－IRMA（双抗体免疫放射测定），其正常值为 0.3～5μU/mL。甲状腺功能亢进症血中甲状腺素增高者，其 TSH－IRMA 测定值常低于 0.02μU/mL。高灵敏 TSH 测定亦常用作左甲状腺素片替代治疗时剂量调节的依据。

3. 血清 FSH 与 LH　垂体促性腺激素细胞可分别分泌 LH 和 FSH，在妇女月经期间此两种促激素的分泌有一定的变化。生理量的性腺激素则抑制 LH 的分泌使其趋于正常水平，但对 FSH 则无此作用。FSH 的调节则较复杂，不仅受到性腺所产生的一种糖蛋白激素——抑制素的抑制，而且受到卵巢产生的单链糖类多肽——卵泡介素的抑制。FSH 代谢清除显著慢于 LH，血循环中的 LH 和 FSH 在肝肾中降解，少量 LH 和 FSH 可从尿中排出。FSH 的测定传统使用生物法，即观察未成熟小鼠子宫重量的变化，以小鼠子宫单位来表示尿液中 FSH 的活性。当前已普遍采用标记免疫法测定血、尿的 FSH 与 LH 含量。为了避免被标记的抗原质量（ng/mL）所具有的生物单位（mIU/mL）变化，所以常使用活性已被标定的标记抗原（以 mIU/mL 作为单位）。尽管如此，标记免疫法和生物法测定促性腺激素结果并不十分吻合，其主要原因是去涎酸糖蛋白极易在肝中清除，而其寡糖成分具有较长的生物活性半衰期。下丘脑－垂体－性腺轴的激素水平在不同生长发育阶段变化甚大。在青春期之前男女 FSH 与 LH 差别不大，从性成熟后女性即有规律的月经周期以及 FSH、LH 显著变化，FSH 水平从每次月经的黄体后期与下次月经来潮之间开始升高，卵泡中期 E_2 水平上升，E_2 反馈性抑制 FSH 的合成，使 FSH 水平在 LH 高峰之前降至最低值，而 LH 达到高峰时，FSH 水平又可急剧上升，这可能与 E_2 高峰促使 GnRH 分泌幅度增大有关。男性从性成熟直至终身 FSH、LH 变化不大（表 6－3、表 6－4）。性腺本身激素分泌的改变也可以影响 FSH 与 LH 的分泌（表 6－5）。

表 6－3 正常女性 FSH 与 LH 血浆浓度参考值（IU/L）

年龄（岁）	FSH	LH
1	0.8～4.5	<2.0～2.2
2	1.7～10.7	<2.0～7.0
3	1.7～10.7	<2.0～18.3
4	2.2～11.0	<2.0～28.1
5	1.7～14.7	<2.0～14.7
育龄卵泡期	3.6～15.3（*3.5～12.5）	<2.0～12.4（*2.4～12.6）
月经中期	3.6～25.0（*4.7～21.5）	18.2～82.1（*14.0～95.6）
黄体期	1.7～10.9（*1.7～7.7）	<0.2～15.7（*1.0～11.4）
妊娠期低水平未能检出		
绝经后	26.0～180.0（*25.8～134.8）	12.1～42.7（*7.7～58.5）

引自：Clinical Lab Reference Range Issued on Dec. 6，2011 by University of Kentucky Dept of Pathology and Laboratory Medicine. *复旦大学附属中山医院参考范围。

表 6－4 正常男性 FSH 与 LH 血浆浓度参考值（IU/L）

年龄（岁）	FSH	LH
1	0.5～4.4	<2.0～2.9
2	0.8～7.3	<2.0～5.5
3	0.8～7.3	<2.0～7.4
4	2.0～14.2	<2.0～5.7
5	1.8～17.8	<2.0～12.6
18 以上	1.5～13.1（*1.5～12.4）	1.2～6.6（*1.7～8.6）

引自：Clinical Lab Reference Range Issued on Dec. 6，2011 by University of Kentucky Dept of Pathology and Laboratory Mediane. *复旦大学附属中山医院参考范围。

表 6－5 性腺对 FSH 与 LH 分泌的影响

		刺激分泌	抑制分泌
LH	男性	睾酮下降	睾酮增高
	女性	雌激素产生下降	雌激素缓慢上升
FSH	男性	精子生成不足	
	女性	雄激素低水平	雌激素高水平

FSH 与 LH 测定的意义：怀疑性腺早衰时可测定 FSH 与 LH，但此两种促性腺激素的分泌都是不规则的、间歇性的，因此单一的测定值的意义常不能确定。在女性，明显的原发性卵巢功能衰退、绝经期、卵巢功能丧失（如卵巢切除、化疗等）以及临床上罕见的垂体促性腺激素腺瘤常有 FSH 与 LH 显著增高（随机的 FSH 值 >40mIU/mL 就可认为卵巢功能衰竭）；精神性厌食患者 FSH 低水平，LH 极低水平，月经停止；多囊卵巢综合征患者 FSH 呈低水平，LH 水平增高，但无中期高峰。但在男性，FSH 水平与精子数以及 LH 水平与睾酮

水平之间常少关联，必要时须作垂体促性腺激素储备试验。

4. PRL－GH 家族　由于具有相同的氨基酸片段，人 GH、PRL 和 hPL（胎盘泌乳素，亦称之为绒毛膜促生长泌乳素，hCS）三者具有同源性，即其编码基因有很高的共同性。这类激素不仅在结构上相似，而且有着广泛的种间同源性，提示在进化过程中基因复制仅有较少的改变。GH 和 hPL 的同源性较大可达 83%，而 GH 与 PRL 的同源性仅 16%。由于上述原因妊娠期垂体 GH 分泌往往受抑制。在垂体和血浆中均存在大分子 GH 与 PRL，这些“大”分子激素可能是由二硫键连接的二聚体，它们由垂体分泌后，虽可与靶细胞上的受体结合，但生物活性弱。由 hGH 基因所表达的小分子 GH，其相对分子量为 22 000，具有正常的活性，占垂体 GH 分泌量的 10%。GH 的放射免疫活性测定并非是其生物活性的有效指标，免疫放射受体测定值则更符合 GH 生物活性，是 GH 活性测定的有效指标。GH 的分泌不仅受到年龄很大的影响（文献报道年龄每增加 10 岁，GH 值则下降 7μg/L，正常青年成人 GH 水平为 30～50μg/L，但青春期和中年成人一般约为 3μg/L）；而且受到性别、生理活动甚至体重的影响，育龄妇女一般高于男性，进餐、运动可使分泌增高，深睡 1h 后，其分泌达最高峰，饥饿可使其分泌显著增高，肥胖者分泌减少。GH 分泌为脉冲式分泌，每 2～4h 出现一个高峰，呈昼夜节律性，不同脉冲的 GH 分泌量不同，峰值差别较大约为 2～40μg/L，峰谷常低于 0.2μg/L。由此可见单一 GH 测定对诊断 GH 分泌瘤的灵敏性常不高，但 GH 分泌瘤每一昼夜的 GH 分泌峰值增加常为正常人的 3～4 倍，也有人分析血 GH 水平测定谱，可见 GH 分泌瘤患者各高峰经拟合后的峰值可高于正常的 10～15 倍。GH 主要在肝中降解并清除之，少量可由肾脏排出。GH 的生理作用很复杂，除了促进躯干生长，又参与物质代谢，对成年人，GH 主要作用是调节能量代谢。其促生长作用主要是 GH 在肝脏等组织中形成的生长介素所介导的。

GH、IGF－1 测定及其意义：垂体性和下丘脑性侏儒症 GH 分泌不足，即使在低血糖激发试验时也是如此；相反，垂体 GH 分泌瘤分泌过多 GH，可表现为巨人症或肢端肥大症，GH 常在 20μg/L 以上，且不受高血糖所抑制，但约 1/3 患者测定值与正常人重叠。单一 GH 测定对诊断 GH 分泌瘤的灵敏性常不高，但 GH 分泌瘤每一昼夜的 GH 分泌峰数增加可为正常人的 3～4 倍，也有人分析血 GH 测定谱，发现 GH 分泌瘤患者 GH 昼夜节律不明显，深度睡眠后的第一分泌最高峰常消失，各个分泌峰经拟合后的峰值可高于正常的 10～15 倍；反之夜间入睡后出现分泌高峰者则可除外 GH 缺乏。但 GH 谱值须测定血 GH 一昼夜内达100～200 次，故不适合临床应用。近年来应用 IGF－1（生长介素 C）和 IGFBP－3 测定能反映慢性 GH 过度分泌。IGF 是 GH 的功能形式更能反映治疗的效果，对疾病的随访、疗效和预后判断有帮助；GFBP－3 半衰期长达 20 多小时，其血浆水平在 24h 内变化很小，也不受食物和某些药物（如糖皮质激素）的影响，但是患者血 IGFBP3 水平与正常人有重复，可能目前的方法学尚须改进。有报告 24h 尿 GH 排出量（UGHER）与血 IGF－1 呈正相关，有报告表明肢端肥大症 UGHER 高于正常人 50～100 倍。

PRL 主要作用是在分娩后刺激乳汁成分分泌，包括乳清蛋白、酪蛋白、脂质和碳水化合物，真正介导乳汁分泌反射的是缩宫素，后者刺激乳腺终末囊小叶周围的肌上皮细胞收缩，并使小叶内乳汁受挤压进入小叶导管。PRL 血循环半衰期约为 50min。清除场所主要为肝脏，其次为肾脏。

血清 PRL 正常值：男性不超过 15μg/L，女性不超过 20μg/L，月经周期 PRL 无明显变化，但绝经期后下降，妊娠时其水平自早期起持续上升，至分娩时可达 150～200μg/L。PRL 测定临床意义参见下文 PRL 功能试验。

（二）神经垂体激素

1. 精氨酸加压素（AVP） 神经垂体与下丘脑紧密连接，由神经胶质细胞分化而成的肽能细胞以及下丘脑的无髓鞘神经末梢形成的垂体束构成，不含腺体细胞。神经垂体所含的加压素与缩宫素是由视上核与室旁核的肽能神经元所分泌的。人加压素的第 8 个氨基酸残基为精氨酸，称为精氨酸加压素（AVP），因 AVP 生理浓度很低，其抗利尿作用远较其升压作用明显，仅仅高出数百微单位即可使尿中游离水减少而不影响溶质的排出，因而尿液为高渗。因其此一生理作用，故也称之为“抗利尿激素”（ADH）。正常人 AVP 开始分泌的血浆渗透压阈值为 280～284mOsm/L，有口渴感的血浆渗透压阈值为 290～294mOsm/L，此时 AVP 水平大多为 2～12pg/mL。但 AVP 的放免测定迄今尚有不少缺点，其测定价值和临床应用因而受限。

由于 AVP 高精度测定尚未在临床应用，故在临床上广泛测定其下列生理活性指标作为诊断依据。

2. AVP 生理活性指标测定

（1）血浆渗透压：正常人范围较窄（285～295mOsm/L），也可借下列公式作为估测：血浆渗透压（mOsm/L）$=2Na^+$（mmol/L）＋血糖（mmol/L）＋BUN（mmol/L），估测值高于冰点渗透压计实际测量值 10～15mOsm/L。故有人主张以 1.86 × 血钠值，而不是以 2 去乘。

（2）尿渗透压：肾功能正常者尿渗透压非卧床时可低达 50mOsm/L（最大稀释尿），最高时则可达 800～1 500mOsm/L（最大浓缩尿）。

（3）自由水廓清率：实际排尿量包括两部分：①渗透压与血清渗透压相等的溶质尿。②不含溶质的自由水容量。尿液为低渗时实际尿量大于溶质尿量，其自由水廓清率为正值，表明 AVP 活性极弱或无作用；排出尿为高渗时，表明尿量少于实际溶质尿量，自由水廓清率为负值，系 AVP 之抗利尿作用所致，因而测定自由水廓清率可知 AVP 的生理活性。

计算公式如下：$CH_2O = U(1 - U_{Osm})/P_{Osm}$，$CH_2O$：自由水廓清率，U：尿量（mL/h），$U_{Osm}$：尿渗透压，$P_{Osm}$：血浆渗透率。正常值：25～100mL/h。

二、垂体激素贮备功能试验

（一）生长激素（GH）分泌功能试验

1. GH 兴奋试验 临床上常用者有：

（1）胰岛素低血糖试验：隔夜禁食，清晨空腹静脉注射胰岛素 0.1～0.15U/kg。0、30、45、60、90、120min 以及低血糖出现后 30min 准时分别取血，测血糖、GH。常于注射胰岛素后 30～45min 出现低血糖症状，血糖值应低于 2.2mmol/L（或降至原空腹血糖值的 50% 以上），如血糖值未降至此数，则低血糖程度未能足够强烈以刺激 GH 分泌，可再给予加倍剂量的胰岛素注射一次，每隔 15～30min 测血糖，至少应有症状出现后半小时的血糖值、GH 值。有以下疾病（或病史）者禁止本试验：肾上腺皮质功能减退、冠状动脉硬化性心脏病、精神病史、癫痫。

（2）左旋多巴兴奋试验：口服左旋多巴 0.5g，于 0、60、90、120min 分别采血测 GH，正常人 GH 高峰在 90min 出现。

（3）精氨酸兴奋试验：于半小时内由静脉滴入精氨酸 0.5g/kg（最多不超过 30g），于 0、30、60、90、120min 分别采血测 GH，正常人 60min 出现高峰。

上述兴奋试验 GH 峰值正常值与临床意义：正常儿童一般可超过 7μg/L，低于 3μg/L 示 GH 缺乏，介于 3～7μg/L 则表明垂体 GH 储备功能减低。成人 GH 兴奋反应强于儿童，其峰值可达 20～35μg/L。临床上疑为垂体性侏儒症及腺垂体功能减退症者，GH 兴奋试验反应如微弱，则示 GH 分泌不足，有诊断意义。

2. GH 抑制试验　与饥饿或低血糖对 GH 分泌的兴奋作用相反，血糖升高或持续高血糖则抑制 GH 分泌。此种调节 GH 分泌的糖受体主要在下丘脑侧部与腹内侧核区。隔夜晚餐后即禁食，试验日晨口服葡萄糖 100g，0、30、60、120、180 和 240min 分别采血，测血糖与 GH。在口服葡萄糖后 1～2h 血 GH 被抑制到 3μg/L 者为正常。肢端肥大症则不被抑制。

3. TRH 兴奋试验　GH 腺瘤细胞膜上有异常的 TRH 受体，故注射 TRH 后，患者血 GH 即显著升高。静注 TRH 500μg，于 0、30、60、120min 分别采血测 GH。结果正常人无 GH 兴奋反应，GH 瘤患者在注射 TRH 后 GH 增高至少 50%，峰值可超过 10μg/L。

（二）泌乳素（PRL）分泌功能试验

1. PRL 兴奋试验

（1）胰岛素低血糖试验：方法同上，正常人于 45～60min 出现 PRL 峰值，可达 40～50μg/L，腺垂体功能减退者，低血糖试验 PRL 无兴奋反应。

（2）TRH 兴奋试验：方法见前。正常男性注射后 PRL 可增高 6 倍以上，女性则可增高 8 倍以上。泌乳素瘤患者虽 PRL 基值高，但在注射 TRH 后 PRL 升高在 2 倍以下（表示 PRL 瘤相对自主性高功能）。

（3）奋乃静（或氯丙嗪）兴奋试验：空腹口服奋乃静 8mg 或氯丙嗪 5mg。于 0、60、120min 采血测 PRL。正常人 60min 出现高峰，男性可增高 2～3 倍，女性可升高 2～5 倍。PRL 腺瘤患者虽 PRL 基值高，但服药增高仅 1 倍左右；腺垂体功能低下者，基值低，也无兴奋反应。如 PRL 在注射 TRH 后增高，而对氯丙嗪无反应，则提示病变在下丘脑。

（4）甲氧氯普胺兴奋试验：静注甲氧氯普胺 10mg，于 0、20、30 和 60min 分别采血测 PRL。峰值见于 20～30min（口服甲氧氯普胺者峰值延迟 1h），正常人男性增高 5～9 倍，女性增高 7～16 倍。PRL 瘤基值高，兴奋反应不明显。除上述药物外，L－色氨酸、精氨酸、舒必利等也有 PRL 分泌兴奋作用。

2. PRL 抑制试验

（1）左旋多巴抑制试验：左旋多巴可透过血脑屏障，使脑内儿茶酚胺量增加，兴奋下丘脑释放 PIF（PRL 释放抑制因子），从而抑制 PRL 分泌。口服左旋多巴 500mg，于 0、3h 采血测 PRL，正常人在 3h 后，PRL 低于 4μg/L（或抑制 50% 以上），PRL 瘤则轻微抑制，仍显著高于正常。患者如有心脏疾病时使用左旋多巴要慎重。

（2）水负荷抑制试验：PRL 有类似抗利尿激素作用，并受血浆渗透压调节。PRL 瘤分泌呈自主性，血浆渗透压减低时对 PRL 的抑制作用消失。给受试者饮总量为 20mL/kg 的水，于半小时内饮完。饮水前 15min 及饮水后 1、2、3h 分别采血测 PRL。PRL 瘤患者其 PRL 分泌下降不及 50%，非 PRL 瘤的溢乳患者及正常人 PRL 下降可达 50% 以上。

（3）溴隐亭抑制试验：溴隐亭为多巴胺能物质，可透过血脑屏障使 PIF 增加，而 PRL 分泌受抑制。早餐后予以口服溴隐亭 2.5mg，于 0、1、2、3 及 4h 采血测 PRL 值。正常人及功能性高 PRL 血症，服药后 2h，PRL 下降至基值的 1/2 以下，PRL 瘤患者则 PRL 下降不明显。也有报道认为各类高 PRL 血症对溴隐亭的反应无显著差别。

（三）AVP 兴奋或抑制试验

1. 禁饮试验　此一试验是借禁饮后观察尿渗透压是否上升以及注射 AVP 后尿渗透压有何变化，以判断尿崩症的性质。

（1）生理学基础：正常人禁止饮水足够时间后血浆渗透压升高，血容量减少，此两者均可刺激 AVP 分泌，在非肾性尿崩症时，肾小管重吸收水增加，尿量即可减少，尿渗透压增高，可高于血浆渗透压，尿比重也随之上升。在尿渗透压达峰值时再予注射 AVP，尿渗透压不再进一步增高。尿崩症患者由于缺乏 AVP，在禁饮后，尿渗透压仍明显低于血浆渗透压，在注射加压素后，尿渗透压明显升高。部分性尿崩症患者，经禁饮后，尿渗透压虽可升高，达到或稍超过血浆渗透压，但在注射 AVP 后，尿渗透压可进一步增高。

（2）方法：试验前与禁饮后每小时测定患者体重、血压、尿量与尿渗透压（或比重）。禁止吸烟、饮茶与咖啡。试验前 12h 可鼓励患者自由饮水。试验时须排空膀胱。轻、中度多尿患者可于晚餐后开始禁饮 6h，然后每小时集尿一次，测尿量、比重及渗透压，待渗透压升至平台状态（即连续 2 次尿量和尿比重无明显变化，尿渗透压变化 <30mmol/L）时，即测血浆渗透压，同时皮下注射加压素 5U（或口服 DDAVP 2.0μg），用药后 1h 收集血、尿标本，测渗透压、尿比重、尿量。重度多尿患者可于清晨进食简便早餐后于晨 6 时开始禁饮 6h，以后各项试验步骤如前文。

禁饮时间一般为 8h，如连续 2 次尿渗透压差别 $<10\%$，尿渗透压 >750mmol/L（或尿比重高达 1.020）时，即为 AVP 最大效应指数，试验即可结束；如判断仍不明确可适当延长至 14～16h。

试验期间须密切观察，注意患者精神状态和体重改变。如患者口渴不能忍耐，并有烦躁不安、血压降低、体重减少 $>3\%$ 等严重脱水表现，即使结果仍不明确，也须立即终止试验，予以加压素治疗。试验期间须防患者擅自取水饮用，以致影响结果或引起水中毒。必须要在尿渗透压达峰值后注射加压素。

（3）判断

1）禁饮后体重、血压、血浆渗透压无明显变化，而尿渗透压增高，可达 800mmol/L 以上，即使注射加压素后，尿渗透压升幅 $<9\%$，此等结果属正常人。

2）禁饮后尿量可减少，比重增加，但在 1.020 以下，尿渗透压也有所上升，但达不到上述正常人水平，在注射加压素后，尿渗透压可继续上升，但升幅 $<9\%$，表明内源性 AVP 仍有完好释放，患者的多饮、多尿可为“精神性烦渴”引起，由于长期多饮所引起的水利尿，使肾髓质因洗脱而渗透压梯度降低，尿液浓缩功能受抑制，因而禁饮后尿渗透压升幅小于无长期多饮的正常人。

3）禁饮后尿量虽有一定程度减少，但尿比重在 1.020 以下，注射 AVP 后尿比重（或尿渗透压）有显著上升（尿渗透压升幅可达 10%或以上），且可进一步上升，可达 1.020，此种结果提示“部分性中枢性尿崩症”，有时可见到在患者尿渗透压达平台期时很快下降，提示患者内源性 AVP 储备有限，禁饮后很快释放殆尽，此时尿渗透压即同时下降。

4）禁饮后尿量减少不明显，尿比重与尿渗透压无明显升高，如不及时予以加压素注射，患者可有渴不可耐，甚至出现中枢神经系统脱水症状。为了对此类患者负责，试验医师须掌握时间，在出现此等症状之前即注射加压素，经用药后尿量可明显减少，尿渗透压升幅可达50%或以上，尿比重可达1.020。

5）如患者在禁饮和注射加压素后，尿量不减少，尿渗透压与尿比重不能升高，提示"肾性尿崩症"。

2. 高渗盐水试验　本试验原理与禁饮试验相同。高渗盐水能在短时间内迅速提高血浆渗透压而兴奋AVP分泌，故可分析血中AVP浓度及其生理效应（血、尿渗透压改变），在鉴别多尿的病因时有一定价值。但由于高渗盐水本身可影响尿量和尿渗透压，故内源性AVP效应不能被明确判断，因而其观察内源性AVP分泌及其效应的特异性较差。一般不用于尿崩症的诊断与鉴别诊断，常用于确定AVP分泌的阈值以及低钠血症的诊断及病因鉴别。

三、下丘脑释放激素兴奋试验

（一）LHRH兴奋试验

LHRH是下丘脑释放的多肽激素，可刺激垂体释放LH及FSH。

1. 方法　晨8时（不须禁食）于1～2min内静脉注射LHRH 100μg（溶于5mL生理盐水中），分别于0、30、60、90min抽血测FSH和LH。

2. 结果判断　正常反应为：

（1）青春前期：LH分泌反应很少，而FSH分泌则可增加1/2～2倍。

（2）成人：LHRH对正常成人主要刺激LH分泌，对FSH刺激分泌则较弱。男性LH可增加4～10倍，FSH仅增加1/2～2倍。女性LH在下列各期分别增加：卵泡期早期3～4倍，排卵前期3～5倍，黄体期8～10倍。FSH可增加1/2～2倍，与月经周期无关。

3. 临床意义　主要用以反映垂体LH的储备功能，对于下丘脑性或垂体性性腺功能减退的鉴别十分重要，但单剂LHRH注射后，此两种性腺功能减退时LH与FSH分泌反应均可不良，故须予以静脉滴注LHRH（LHRH 250μg静脉滴注8h）。其正常反应为，滴注后30～45min时LH上升（第一次上升反应），60～90min下降，在2～4h内第二次上升，可维持4h。如下丘脑病变而垂体有惰性（非严重者），LHRH（单剂）兴奋试验可以阴性，而静滴LHRH 2h左右则可见有延迟反应；垂体本身储备功能缺陷者（如见于创伤、手术、放射治疗以及营养不良等）则第一次上升反应依然存在，但第二次上升反应则消失。长期下丘脑功能缺陷而致严重惰性病例，对LHRH静滴也无反应者，则可每日肌注LHRH 400μg共5d，或静滴（剂量不变）连续3d，如给药后LH分泌反应恢复，则提示下丘脑病变。

（二）GHRH兴奋试验

1. 方法　静脉注射GHRH（1μg/kg溶于5mL生理盐水中），于半分钟内注完，分别于0、30、60、90、120min抽血测GH。

2. 临床意义　GH峰值>7μg/L即可排除GH缺乏，如<5μg/L，则须除外垂体惰性，可于每晚7～8时予受试者皮下注射GHRH（1μg/kg），连续7d。于第8天晚深睡（即入睡后0.5h）抽血测GH，如>7μg/L，则为延迟反应，提示病变在下丘脑，如GH分泌仍无反应，则垂体非惰性而为原发性病变。

（三）CRH 兴奋试验

1. 方法 于下午4时以后 ACTH 分泌处于低谷状态进行，试验前至少4h 不能进食。建立静脉抽血或注射通道各一条。静脉注射合成 b-CRH 1.0μg/kg（溶于5mL 生理盐水，在30s 内注完），注射前及注射后5、10、15、30、45、60、90和120min 分别抽血测血浆 ACTH 与皮质醇。注药后，有些患者即可有轻度面部发红，肠鸣音亢进与血压轻度下降，但无其他（不良反应）。肝素可改变 CRH 作用，故不应通过肝素化静脉采血通道推注 CRH。

2. 正常值 95%正常人注药后 ACTH 可比基值增加2～4倍，于注药10～15min 峰值可达4.4～22pmol/L（20～100pg/mL），血皮质醇可于注药后30～60min 升至550～690nmol/L（20～25μg/mL）。

3. 临床意义 本试验一般用于部分性或完全性垂体功能减退的病因鉴别（下丘脑性或垂体性），并用以评价手术或放射治疗后功能恢复或破坏程度，故常与 GHRH、LHRH、TRH 试验同时进行，并同时测定各相关垂体激素的反应水平。垂体微腺瘤引起的库欣病，术后如 CRH 试验表明 ACTH 无兴奋反应，则提示手术摘除成功，否则须结合上述其他下丘脑激素试验综合评价。垂体 Nelson 瘤患者对于 CRH 刺激可有显著增强的 ACTH 分泌反应。对于腺垂体功能减退症，CRH 试验如无 ACTH 与皮质醇兴奋性反应，则提示病变在垂体；如 ACTH 反应为持续性升高，正常峰值消失则提示病变在下丘脑。CRH 试验一般不用于原发性与继发性肾上腺皮质功能减退症的鉴别。

（吴苏豫）

第三节 下丘脑综合征

下丘脑综合征（hypothalamic syndrome）系由多种病因累及下丘脑所致的疾病，主要临床表现有内分泌代谢功能失调，自主神经功能紊乱，以及睡眠、体温调节和性功能障碍、尿崩症、多食肥胖或厌食消瘦、精神失常、癫痫等症群。

一、病因

有先天性和后天性，器质性和功能性等，可归纳如下：

1. 先天性或遗传因素 如 Kallmann 综合征（Kallmann syndrome）为一种家族性的单纯性促性腺激素缺乏症，伴有嗅觉丧失或减退，即性幼稚-嗅觉丧失症群；Laurence-Moon-Biedl 综合征，为一遗传性疾病，其特征为肥胖、视网膜色素变性、智力减退、性腺发育不良、多指（趾）或并指（趾）畸形，可伴有其他先天性异常。

2. 肿瘤 颅咽管瘤、星形细胞瘤、漏斗瘤、垂体瘤向鞍上生长、异位松果体瘤、脑室膜瘤、神经节细胞瘤、浆细胞瘤、神经纤维瘤、髓母细胞瘤、白血病、转移性肿瘤、外皮肉瘤、血管瘤、恶性血管内皮瘤、脉络丛囊肿、第三脑室囊肿、脂肪瘤、错构瘤、畸胎瘤、脑膜瘤等。

3. 肉芽肿 结核瘤、结节病、网状内皮细胞增生症、慢性多发性黄色瘤、嗜酸性肉芽肿。

4. 感染和炎症 结核性或化脓性脑膜炎、脑脓肿、病毒性脑炎、流行性脑炎、脑脊髓膜炎、天花、麻疹、水痘、狂犬病疫苗接种、组织胞浆菌病。

5. 退行性变　结节性硬化、脑软化、神经胶质增生。

6. 血管损害　脑动脉硬化、脑动脉瘤、脑出血、脑栓塞、系统性红斑狼疮和其他原因引起的脉管炎等。

7. 物理因素　颅脑外伤、脑外科手术，放射治疗（脑、脑垂体区）。

8. 脑代谢病　急性间歇发作性血卟啉病、二氧化碳中毒。

9. 药物　服抗精神病药物、抗高血压药物、多巴胺受体阻断药、避孕药等均可引起溢乳－闭经综合征。

10. 功能性障碍　因环境变迁、精神创伤等因素可发生闭经或阳痿伴甲状腺功能和（或）肾上腺皮质功能的减退，以及厌食消瘦等症状。

下丘脑综合征的病因与发病年龄相关（表6－6）：

表6－6　不同年龄阶段下丘脑综合征的常见病因

发病年龄	常见病因
早产儿和新生儿	脑室内出血
	细菌性脑膜炎
	肿瘤（神经胶质瘤、血管瘤）
	外伤
	脑积水、胆红素脑病
1个月至2岁	肿瘤（胶质瘤、组织细胞增多症X、血管瘤）
	脑积水
	脑膜炎
	家族性疾病（Laurence－Moon－Biedl综合征；Prada－Willi综合征等）
2～10岁	肿瘤（颅咽管瘤、胶质瘤、无性细胞瘤、错构瘤、组织细胞增多症X、白血病、神经节瘤、室管膜瘤、成神经管瘤）
	脑膜炎（细菌性、结核性）
	病毒性脑炎
	家族性尿崩症
	放疗
	糖尿病酮症
10～25岁	肿瘤（颅咽管瘤、胶质瘤、无性细胞瘤、错构瘤、组织细胞增多症X、白血病、皮样囊肿、脂肪瘤、神经母细胞瘤）
	外伤
	血管性（蛛网膜下腔出血、动脉瘤、动静脉畸形）
	炎症性疾病（脑膜炎、脑炎、结节病）
	慢性脑积水、颅内压增高
25～50岁	营养性：Wernicke脑病
	肿瘤（胶质瘤、淋巴瘤、脑膜瘤、颅咽管瘤、垂体瘤、血管瘤、浆细胞瘤、室管膜瘤、肉瘤、组织细胞增多症X）

续 表

发病年龄	常见病因
	炎症性疾病（结节病、结核、病毒性脑炎）
	血管性（蛛网膜下腔出血、动脉瘤、动静脉畸形）
	垂体放疗损害
>50 岁	营养性：Wernicke 脑病
	肿瘤（垂体瘤、肉瘤、成胶质细胞瘤、室管膜瘤、淋巴瘤）
	炎症性疾病（结节病、脑膜炎、脑炎）
	血管性（梗死、蛛网膜下腔出血、垂体卒中）
	垂体肿瘤及其他癌症放疗后损害

二、临床表现

由于下丘脑体积小，功能复杂，而且损害常不限于一个核群而累及多个生理调节中枢，因而下丘脑损害多表现为复杂的临床综合征。

（一）内分泌功能障碍

可引起内分泌功能亢进或减退，可造成一种或数种激素分泌异常。

1. 全部下丘脑释放激素缺乏　可引起全部腺垂体功能降低，造成性腺、甲状腺和肾上腺皮质功能等减退。

2. 促性腺激素释放激素分泌失常

（1）女性：亢进者性早熟，减退者神经源性闭经。

（2）男性：亢进者性早熟，减退者肥胖、生殖无能、营养不良症、性发育不全和嗅觉丧失症群。

3. 泌乳素释放抑制因子（或释放因子）分泌失常

（1）泌乳素过多：发生溢乳症或溢乳－闭经综合征。

（2）泌乳素缺乏症。

4. 促肾上腺皮质激素释放激素分泌失常　可引起肾上腺皮质增生型皮质醇增多症。

5. 促甲状腺激素释放激素分泌失常

（1）下丘脑性甲状腺功能亢进症。

（2）下丘脑性甲状腺功能减退症。

6. 生长激素释放激素（或抑制激素）分泌失常

（1）亢进者：在骨骺愈合前发病者表现为巨人症，在骨骺愈合后起病者表现为肢端肥大症。

（2）减退者：儿童起病者表现为侏儒症，成年后起病者为成人生长激素缺乏症。

7. 抗利尿激素分泌失常

（1）亢进者为抗利尿激素分泌过多症。

（2）减退者为尿崩症。

（二）神经系统表现

下丘脑病变如为局限性，可出现一些提示下丘脑损害部位的征象。如下丘脑病变为弥漫

性，则往往缺乏定位体征。常见下丘脑症状如下：

1. 嗜睡和失眠　下丘脑后部、下丘脑外侧核及腹内侧核等处病变时，大多数患者表现嗜睡，少数患者有失眠。常见的嗜睡类型有：①发作性睡病（narcolepsy），患者不分场合，可随时睡眠，持续数分钟至数小时，为最常见的一种形式；②深睡眠症（parasomnia），发作时可持续性睡眠数天至数周，但睡眠发作期常可喊醒吃饭、小便等，过后又睡；③发作性嗜睡强食症（Kleine – Levin 综合征），患者不可控制地出现发作性睡眠，每次睡眠持续数小时至数天，醒后暴饮暴食，食量较常量增加数倍甚至十倍，极易饥饿，患者多肥胖。

2. 多食肥胖或顽固性厌食消瘦　病变累及腹内侧核或结节部附近（饱食中枢），患者因多食而肥胖，常伴生殖器官发育不良（称肥胖生殖无能营养不良症，即 Frohlich 综合征）。为进行性肥胖，脂肪分布以面、颈及躯干部最显著，其次为肢体近端，皮肤细嫩，手指尖细，常伴骨骼过长现象，智力发育不全或减退，或为性早熟以及尿崩症。病变累及下丘脑外侧，腹外侧核（摄食中枢）时有厌食、体重下降、皮肤萎缩、毛发脱落、肌肉软弱、怕冷、心跳缓慢、基础代谢率降低等。当病变同时损害垂体时则出现垂体性恶病质，又称西蒙兹病（Simmonds disease），临床表现为腺垂体功能减退症。

（三）发热和体温过低

病变在下丘脑前部或后部时，可出现体温改变，体温变化表现如下：①低热：一般在37.5℃左右；②体温过低：体温可降到36℃以下；③高热：可呈弛张型或不规则型，一天内体温多变，但高热时肢体冰冷，躯干温暖，有些患者甚至心率与呼吸可保持正常，高热时一般退热药无效。脑桥或中脑的病变，有时亦可表现为高热。

（四）精神障碍

当后腹外核及视前区有病变时常可产生精神症状，主要表现为过度兴奋，哭笑无常，定向力障碍，幻觉及激怒等症。

（五）其他

头痛是常见症状，患者常可出现多汗或汗闭，手足发绀，括约肌功能障碍，下丘脑性癫痫。当腹内侧部视交叉受损时可伴有视力减退、视野缺损或偏盲。血压忽高忽低，瞳孔散大、缩小或两侧不等。累及下丘脑前方及下行至延髓中的自主神经纤维时，可引起胃和十二指肠消化性溃疡或出血等表现。

其中以多饮、多尿、嗜睡及肥胖等最多见，头痛与视力减退虽也常见，但并非下丘脑综合征的特异性表现，也可能与颅内占位性病变引起的脑膜刺激、颅内压增高及视神经交叉受压等有关。

三、功能定位

下丘脑病变或损害部位与临床表现之间的关系大致为：①视前区受损，自主神经功能障碍；②下丘脑前部视前区受损，高热；③下丘脑前部受损，摄食障碍；④下丘脑前部、视上核、室旁核受损，中枢性特发性高钠血症、尿崩症、抗利尿激素分泌不适当综合征；⑤下丘脑腹内侧正中隆起受损，性功能低下，促肾上腺皮质激素、生长激素和泌乳素分泌异常，尿崩症等；⑥下丘脑中部外侧区受损，厌食、体重下降；⑦下丘脑腹内侧区受损，贪食，肥胖，性格改变；⑧下丘脑后部受损，意识改变，嗜睡，运动功能减退，低体温；⑨乳头体、第三脑室壁受损，精神错乱，严重记忆障碍。

四、诊断

引起下丘脑综合征的病因很多，临床症状在不同的患者中可十分不同，有时诊断比较困难，必须详问病史，联系下丘脑的生理，结合各种检查所得，综合分析后作出诊断。除诊断本症外，尚须进一步查明病因。

头颅 CT 或磁共振检查有助于明确颅内病变部位和性质。脑脊液检查除颅内占位病变有颅内压增高、炎症有白细胞升高外，一般均属正常。

脑电图检查可见 14Hz/s 的单向正相棘波弥漫性异常，阵发性发放，左右交替的高波幅放电可有助于诊断。

垂体及靶腺内分泌功能测定，必要时行相应的功能试验，有助于了解性腺、甲状腺和肾上腺皮质功能情况。丘脑肿块定性困难者可考虑行穿刺检查。

五、治疗

1. 病因治疗　对肿瘤可采取手术切除或放射治疗。对炎症则选用适当的抗生素，以控制感染。由药物引起者则应立即停用有关药物。精神因素引起者须进行精神治疗。

2. 内分泌治疗　有腺垂体功能减退者，则应根据靶腺受累的程度，予以相应激素补充替代治疗。有溢乳者可用溴隐亭 2.5～7.5mg/d，或 L－多巴 1～2g/d。

3. 对症治疗　发热者可用氯丙嗪、地西泮或苯巴比妥以及物理降温。

（查　敏）

第四节　垂体瘤

一、概述

垂体瘤（pituitary tumors）是一组起源于腺垂体和神经垂体以及颅咽管残余鳞状上皮细胞的肿瘤。垂体瘤是中枢神经系统和内分泌系统常见的肿瘤，临床有明显症状的垂体腺瘤占所有颅内肿瘤的 10%，在尸解中，直径小于 10mm 的垂体意外瘤检出率高达四分之一，垂体影像学检查可在 10% 的正常个体中检出小的垂体病变。垂体瘤可发生于任何年龄，男性略多于女性。华山医院 1982—2006 年 3 375 例垂体瘤手术患者（华山组）年龄分布显示 31～40 岁组占 26.3%，41～50 岁及 21～30 岁组分别为 24.2%、17.8%，>60 岁及 <10 岁组分别占 9.2%、0.5%。

垂体瘤绝大多数为良性肿瘤，垂体癌罕见。来源于腺垂体的垂体腺瘤占垂体瘤的绝大多数，是导致成人垂体激素分泌异常最常见的原因。

二、发病机制

迄今为止垂体瘤的确切发病机制尚未清楚。采用 X 染色体失活方法已证实垂体瘤系单克隆增殖，此提示垂体瘤是由于腺垂体单个细胞内的基因改变，从而导致细胞单克隆扩增所

致。在生长激素（GH）瘤中大约40%的瘤组织存在刺激性G蛋白α亚基（Gsα）基因的突变，但对其他垂体瘤的发病机制了解甚少。一些研究发现，垂体瘤的发生主要与癌基因激活和抑癌基因缺失或失活有关。另外，垂体肿瘤转化基因（PTTG）及局部细胞生长因子异常也对垂体肿瘤的发生发展起重要作用。分别简述如下：

（一）癌基因

一些癌基因与垂体肿瘤发生有关，其中以gsp癌基因家族的研究最多。生长激素腺瘤存在膜结合刺激因子GTP结合蛋白的α亚单位（Gsα）基因突变，认为Gsα基因突变后导致其内在的GTPase丧失，持续激活腺苷酸环化酶，促进cAMP合成，增加细胞内Ca^{2+}和cAMP依赖蛋白激酶活性，促使调节cAMP转录作用的cAMP反应元件结合蛋白（CREB）磷酸化，造成细胞生长分化异常而引发肿瘤。垂体癌和PRL腺瘤存在H－ras基因突变，但在垂体肿瘤ras激活是一种晚期事件，大多数垂体肿瘤没有ras基因突变，认为ras基因突变只能作为垂体肿瘤具有高度侵袭性的一种生物学标记。

（二）抑癌基因

多发性内分泌腺瘤1型（MEN_1）基因，命名为menin基因，认为menin基因缺失与单克隆发生的垂体肿瘤有密切关系。随后许多研究证实它是大多数单克隆起源的垂体腺瘤的始发因素。p53基因突变或缺失在人类肿瘤中十分常见，但在垂体肿瘤组织中p53基因异常的发生率低。此外观察到p21、p27及p57抑制细胞周期素依赖激酶（CDK）；p16、p18、p15及p19则特异性抑制CDK4及CDK6。其中p16基因主要作用是与细胞周期素D（cyclin D）竞争性结合抑制CDK活性，阻止视网膜母细胞瘤易感基因（Rb基因）磷酸化，防止细胞异常增殖。Rb基因敲除会导致小鼠垂体中间部肿瘤发生，但在人垂体瘤的研究中并未经常发现Rb基因突变。

（三）垂体肿瘤转化基因（PTTG）

是一种强有力的肿瘤转化基因，在大鼠垂体瘤细胞、人垂体各种腺瘤尤其是泌乳素瘤中呈高水平表达，在侵袭性功能性垂体瘤中表达最高。作为一种转录启动子，能在体内和体外起到促进细胞转化的作用，功能涉及抑制细胞周期中的姐妹染色单体分离、染色体不稳定、通过调节基本成纤维细胞生长因子（bFGF，FGF－2）的生成进而促进血管的形成和有丝分裂等。

（四）其他促进因子

下丘脑激素如GHRH分泌过高会导致垂体生长激素细胞增殖，进而导致腺瘤的发生。但垂体瘤分泌激素常常呈自主性，不受下丘脑调控，手术全切肿瘤后往往可以治愈该疾病，此提示并不是由促进多克隆垂体细胞增殖的下丘脑激素刺激发生，不过下丘脑部分激素能促进并保持已转化的垂体细胞的增殖。能调节垂体细胞分泌和增殖的生长因子有成纤维细胞生长因子（FGF－2和FGF－4），在人垂体腺瘤组织中表达，参与了PRL的分泌、新生血管发生和泌乳素瘤的发生。受hPTTG调控的FGF－2是强有力的血管形成因子，与肿瘤的增长有关。转化生长因子－α（TGF－α）转基因小鼠会发生泌乳素瘤，反义抑制TGF－α的表达则抑制泌乳素细胞增殖，其机制可能与介导雌激素引起的泌乳素细胞增殖有关。雌激素能刺激泌乳素细胞和促性腺素细胞有丝分裂，其在泌乳素瘤细胞上的受体主要为ERβ基因所编码，表达丰富。大剂量的雌激素可以导致大鼠泌乳素细胞的增生和腺瘤的形成。泌乳素瘤在女性多见，且在怀孕期间瘤体积增大可以此来解释。此外，雌激素还能激活 PTTG、FGF－2 及其受体和 TGF－α、TGF－β。但使用大剂量雌激素的患者很少发生泌乳素瘤，因而雌激素与垂体瘤的关系尚需进一步研究。新近发现在垂体瘤组织中还富含 PPAR－γ，体外试验发现 PPAR－γ 的配体罗格列酮抑制垂体瘤细胞增殖，并促进其凋亡提示 PPAR－γ 参与了垂体瘤的发生。

三、病理

垂体瘤大多数为良性腺瘤，少数为增生，腺癌罕见。肿瘤的体积大小不一，嗜酸细胞性或嗜碱细胞性腺瘤体积往往较小，而嫌色细胞性腺瘤则常较大。小肿瘤生长在鞍内，大者往往向鞍外发展。小肿瘤常呈球形，表面有光滑的包膜，大者多数呈不规则的结节状，包膜完整，可压迫和侵蚀视交叉、下丘脑、第三脑室和附近的脑组织。第三脑室受压后可引起侧脑室扩大和积水。肿瘤偶尔也可侵蚀蝶骨并破坏骨质而长入鼻咽部。若为恶性肿瘤，则癌肿组织可浸润和破坏蝶鞍周围的结构。瘤内可出血、变性而形成囊肿。光镜下，嫌色细胞性腺瘤细胞呈多角形或梭形，呈片状或条索状排列，细胞核较小和轻度不规则，呈圆形或椭圆形，胞质染色淡，可含有细颗粒或不含颗粒而呈透亮状。间质为丰富的薄壁血窦，瘤细胞可沿血窦排列成假乳头状。常可见到出血、囊性和钙化等变化。嗜酸细胞性腺瘤的瘤细胞呈圆形或多角形，边界清楚，呈片状或丛状分布，细胞体积普遍较嫌色细胞者为大，核圆，有核仁，胞质丰富，内含许多较粗的颗粒，间质中血管较嫌色细胞者少。嗜碱细胞性腺瘤的瘤细胞为多角形或圆形，体积较大，细胞核圆形居中，胞质丰富，含有许多嗜碱性粗颗粒。间质中血管丰富，常呈玻璃样变性，部分腺瘤组织中可含一种以上的瘤细胞称为混合型腺瘤，常见的是嫌色细胞与嗜酸细胞的混合型。垂体腺癌或垂体瘤恶变时，常见瘤细胞较丰富、异形和核分裂，并见瘤细胞呈浸润性生长入蝶鞍周围组织，或有远处转移。电镜下发现生长激素腺瘤及泌乳素腺瘤细胞内颗粒较大，可分两种，一种为颗粒致密型，以泌乳素细胞内颗粒最大，平均直径大约 600nm，最大可达 1 200nm，伴错位胞溢，内质网明显，排列成同心轮（称 nebenkem）状。生长激素细胞内颗粒次之，直径多数为 350～450nm，两种细胞的粗面内质网与高尔基复合体均发达丰富。另一种为颗粒稀少型，颗粒小而稀，促肾上腺皮质激素腺瘤细胞呈球形或多角形，核圆形或卵圆形，胞质基质深，粗面内质网和核糖体皆丰富，高尔基复合体明显，内含致密型颗粒，圆形或不规则形，直径 250～450nm。促甲状腺激素腺瘤及促性腺激素腺瘤极罕见。前者颗粒最小，直径约 100～200nm，后者颗粒稀少，此两者以往均属嫌色细胞瘤。多形性腺瘤中以多种细胞同时存在为特征。用免疫组织化学法可识别不同细胞的分泌功能。

四、分类

Kovacs 五层次的分类法实用、经济、有效，并能促进病理与临床之间的相关性。主要内容如下：

层次一：根据患者的临床表现和血中激素浓度分类，这对内分泌学家来说是最重要的依据。

垂体腺瘤的功能分类：

1. 内分泌功能亢进

（1）肢端肥大症/巨人症，生长激素浓度增高。

（2）高泌乳素血症。

（3）库欣病，促肾上腺皮质激素和可的松血浓度增高。

（4）甲状腺功能亢进，伴不适当促甲状腺素过度分泌。

（5）促卵泡激素、黄体生成素和（或）α－亚单位的明显增高。

（6）多种激素过度产生。

2. 临床无功能

3. 功能状态不确定

4. 异位性内分泌功能亢进

（1）继发于异位的生长素释放因子过度产生的临床肢端肥大症（增生/腺瘤）。

（2）继发于异位的促皮质素释放因子过度产生的库欣病（增生/腺瘤）。

层次二：根据来自神经影像学和手术中的信息，如肿瘤大小、扩展性和侵袭性等作分类。此类信息对估计预后和决定治疗相当重要。垂体腺瘤的影像，手术分类：

1. 根据部位

（1）鞍内。

（2）鞍外。

（3）异位（罕见）。

2. 根据大小

（1）微腺瘤（≤10mm）。

（2）大腺瘤（>10mm）。

3. 根据生长类型

（1）扩张型。

（2）肉眼可见硬膜、骨、神经和脑的侵犯。

（3）转移（脑、脊髓或全身）。

层次三：根据肿瘤切片在光学显微镜下的形态作分类。病理学家最重要的任务是决定病变是否为腺瘤，因蝶鞍区有不少新生物和非新生物性病变可酷似垂体腺瘤。

垂体腺瘤的组织学分类：

1. 腺瘤

（1）典型。

（2）不典型（多形性、核分裂多、高 MIB－1 标记指数）。

2. 癌［转移和（或）侵犯脑］

3. 非腺瘤

（1）原发或继发于非腺垂体肿瘤。

（2）类似腺瘤的垂体增生。

五、临床表现

垂体瘤（尤其是微小腺瘤）早期临床表现很少，出现症状时主要有下列三大症群。

（一）腺垂体本身受压症群

由于腺瘤体积增大，瘤以外的垂体组织受压而萎缩，造成其他垂体促激素的减少和相应周围靶腺体的萎缩。临床表现大多系复合性，有时以性腺功能低下为主；有时以继发性甲状腺功能减退为主；偶有继发性肾上腺皮质功能低下；有时肿瘤压迫神经垂体或下丘脑而产生尿崩症。

（二）垂体周围组织压迫症群

肿瘤较大压迫垂体周围组织时发生，除头痛外多属晚期表现。

1. 头痛　华山组 69.1% 患者诉头痛，以前额及双颞侧隐痛或胀痛伴阵发性剧痛为特征。头痛多由于硬脑膜受压紧张所致，或鞍内肿瘤向上生长时由于蝶鞍隔膜膨胀引起，如肿瘤生长到鞍外时，因颅底部脑膜及血管外膜如颈内动脉、大脑动脉、Willis 动脉环等均有痛觉纤维存在，垂体肿瘤可累及上述神经血管组织而引起头痛。

2. 视力减退、视野缺损和眼底改变　肿瘤向前上方生长，往往压迫视神经、视交叉，华山组 66.7% 患者产生不同程度的视力减退，59% 患者视野缺损（偏盲）。视力减退可为单侧或双侧，甚至双目失明；视野改变可有单侧或双颞侧的偏盲。少数亦可产生鼻侧视野缺损，视野向心性缩小往往是功能性的，临床定位意义不大；眼底可见进行性视神经色泽变淡，视神经乳头呈原发性程度不等的萎缩，少数有视盘水肿。

3. 下丘脑症群　肿瘤向上生长可影响下丘脑功能和结构，发生下丘脑综合征。

4. 海绵窦综合征　眼球运动障碍和突眼是肿瘤向侧方发展压迫和侵入海绵窦的后果。可使第Ⅲ、Ⅳ和Ⅵ对脑神经受损，产生相应症状。肿瘤向蝶鞍外侧生长累及麦氏囊使第Ⅴ脑神经受损，引起继发性三叉神经痛或面部麻木等功能障碍。

5. 脑脊液鼻漏　少数患者肿瘤向下生长破坏鞍底及蝶窦，引起脑脊液鼻漏，还可并发脑膜炎，后果严重。

（三）腺垂体功能亢进症群

1. 巨人症与肢端肥大症　由于垂体腺瘤分泌过多的生长激素所致。

2. 皮质醇增多症　系垂体腺瘤分泌过多的促肾上腺皮质激素引起。

3. 溢乳－闭经症　系垂体分泌过多的泌乳素所致，女性高达 60%（华山组）。

4. 垂体性甲状腺功能亢进症　极少数垂体腺瘤分泌过多的促甲状腺激素而发生甲状腺功能亢进症，其特点为血 TT_3、TT_4、FT_3、FT_4 和血 TSH 均明显升高，且不受 TRH 兴奋，亦不被 T_3 所抑制。抗甲状腺自身抗体阴性。有甲状腺功能亢进症群，一般不伴眼征，有头痛、视野缺损等症。

5. Nelson 综合征　由于双侧肾上腺被全切除后，垂体失去了肾上腺皮质激素的反馈抑制，原已存在的垂体瘤进行性增大，分泌大量促肾上腺皮质激素和（或）黑色素细胞刺激素（为 ACTH 与 β－LPH 的片段）。全身皮肤往往呈进行性发黑，以及垂体瘤逐渐增大而产生垂体的压迫症群。血浆 ACTH 及 MSH 测定明显升高。

6. 促性腺激素腺瘤　并不少见，华山组 72% 的患者并有性欲减退，促性腺激素腺瘤者达 7%。瘤细胞一般呈嫌色性，少数为嗜酸性。患者年龄发病高峰在 50～60 岁，男性显著多于女性。大多数患者因巨大腺瘤造成压迫症群。男性常表现阳痿、不育。FSH 虽升高但无活性，LH 高于正常者少见，α－亚单位、FSH 或 LH 亚单位升高，血睾酮正常或低于正常。

（四）垂体卒中

垂体卒中是指垂体突然出血或梗死而引起的综合征。多见于垂体瘤较大、生长迅速、放

疗或服用溴隐亭后。临床表现为突发剧烈头痛、高热、眼肌麻痹、视力减退、视野缺损、恶心、呕吐、颈强直、神志模糊，甚至死亡。

六、影像学检查

影像学检查是诊断垂体瘤的重要方法之一，包括头颅平片、蝶鞍分层、磁共振、CT 扫描、正电子发射计算机体层扫描（PET）检查等。

（一）头颅平片及分层摄片

垂体瘤在鞍内生长，早期体积小者并不影响蝶鞍。此后，肿瘤继续增大，引起轻度局限性的骨质改变，于薄层分层片上可发现蝶鞍一小段骨壁轻微膨隆、吸收或破坏。

继之则呈典型鞍内占位性改变，蝶鞍前后径、深径、宽径和体积超过正常，蝶鞍扩大呈杯形、球形或扁平形。向鞍旁生长则呈鞍旁占位改变，鞍底呈双重轮廓，肿瘤巨大者可破坏鞍背和鞍底。垂体瘤出现病理钙化斑的占 1.2% ~6.0%。

（二）磁共振检查

MRI 敏感性较 CT 高，可发现 3mm 的微腺瘤。MRI 能提供肿瘤的确切形状、大小、生长方向、鞍上池、第三脑室受压及海绵窦侵犯情况。

（三）CT 扫描检查

平扫示一垂体瘤肿块的密度略高于脑质，周围脑池和脑室含低密度的脑脊液，均可被 CT 扫描所发现。肿瘤向上生长，突破鞍隔，则可见鞍上池变形乃至大部分闭塞，其中可见等密度或略高密度肿块，肿瘤中可见坏死或囊性低密度区；肿瘤可突入第三脑室前部和两侧脑室前角的下方，并有脑室积水表现；蝶鞍扩大，鞍背变薄、倾斜。肿瘤向下生长，膨入蝶窦内而于蝶窦内出现圆形软组织影。增强检查肿瘤呈均一或周边明显强化，边界更加清楚可见。

（四）正电子发射计算机体层扫描（PET）

PET 可以观察到垂体瘤的血流量、局部葡萄糖代谢、氨基酸代谢、蛋白质合成、受体密度和分布等生理和生化过程，能用于区别治疗中的肿瘤坏死和复发。^{18}氟代葡萄糖（^{18}F - FDG）PET 显像对垂体瘤的显示较 CT 好，与 MRI 相近，而 PET 与 CT 或 MRI 一起检查，可提高 15% ~20% 的阳性率。但昂贵的价格限制了 PET 用于垂体瘤的诊断。

七、鉴别诊断

（一）颅咽管瘤

各年龄组均可发生，但以儿童及青少年多见。儿童期肿瘤发生于鞍内常引起垂体功能低下、侏儒、性发育不全，向鞍上生长时可产生下丘脑症群（如 Frohlich 综合征、尿崩症、嗜睡等）及视神经交叉压迫症状，X 线示蝶鞍扩大。鞍上型的主要症状为第三脑室室间孔堵塞所产生的颅内压增高症；蝶鞍侧位片示蝶鞍压扁。颅平片侧位常示钙化点阴影。

（二）脑膜瘤

鞍结节脑膜瘤多见于成年女性，蝶鞍扩大，鞍结节或蝶骨平面部可有骨质增生，内分泌症状不明显，主要为头痛及视神经受压症状如视力减退及视野改变。嗅沟脑膜瘤如向后发展可压迫视交叉，而产生视力及视野改变，同时可有嗅觉障碍，有时可伴有颅内压增高症。脑血管造影可示大脑前动脉受压抬高、移位及肿瘤染色等典型改变。

（三）动脉瘤

颈内动脉瘤可压迫一侧视神经致视神经萎缩、视力减退及单侧鼻侧偏盲。同时可有动眼神经及三叉神经第一支受压的症状。一般无内分泌症状和蝶鞍改变，偶有蝶鞍扩大，需作脑血管造影明确诊断。

（四）颅压增高所致蝶鞍改变

蝶鞍可呈球形扩大，可伴鞍背破坏吸收，但交叉沟多平坦低下，前床突无变形，鞍背多不向后竖起，此外常伴有颅内压增高的其他征象。临床上有时可有轻度内分泌症状。

（五）颅底蛛网膜炎

常有颅内炎症、外伤、梅毒或结核等病史，临床上可有视力下降及视野缺损，但视野改变往往不典型，不对称，有时呈不规则的向心性缩小。一般无内分泌症状及蝶鞍改变。

（六）空泡蝶鞍

可有视交叉压迫症和轻度垂体功能低下，蝶鞍常扩大呈球形，尤其不易和球形扩大的垂体瘤鉴别。头颅 CT 扫描或磁共振检查有助于鉴别。

八、治疗

治疗应根据患者的具体病情而定，方法有：①手术治疗。②放射治疗。③药物治疗。

（一）手术治疗

1. 手术目的　通过切除肿瘤以解除腺瘤对视交叉及鞍区周围组织的压迫及破坏，减少或制止有功能性腺瘤分泌垂体促激素过多所产生的症状，并解除无功能性腺瘤压迫垂体所造成的垂体促激素不足，及相应周围腺体功能低下或萎缩所引起的临床症状。

2. 手术方法　目前有经蝶窦及经颅两种途径。

（1）经蝶窦手术：目前已是治疗垂体瘤的首选方法。手术指征：①腺瘤向鞍下生长至蝶窦内者最宜用此手术入路。②肿瘤向上轻度生长未影响下丘脑及第三脑室者。③垂体腺瘤伴有脑脊液鼻漏者。④有或无功能性垂体小腺瘤可用此入路作选择性肿瘤切除。⑤垂体卒中。⑥视交叉前固定，肿瘤向交叉后生长，临床常有旁中央暗点。⑦患者全身状况较差，不能耐受开颅手术者。⑧药物抵抗、不耐受药物瘤者。⑨患者个人选择、大腺瘤希望短期内怀孕。⑩需要组织学诊断等。

疗效：据报道术后视力与视野恢复或改善者占 70% 左右，对有功能的垂体腺瘤术后内分泌症状有明显好转甚至消失。华山组对小于 3.5cm 垂体瘤的全切除率高达 93%。常见的手术并发症有短期和远期并发症，短期并发症为尿崩症、脑脊液漏、SIADH、蛛网膜炎、脑膜炎、术后精神异常、局部血肿、动脉壁损伤、鼻出血、局部脓肿、肺栓塞、发作性睡眠等；远期并发症（不到 10%）有尿崩症、全或部分垂体功能减退、视力受损、SIADH、血管闭塞、CNS 损伤、鼻中隔穿孔等，手术死亡率不到 1%。术中越来越多采用内窥镜、神经导航系统（无框架立体定向设备）帮助提高肿瘤全切概率和手术安全性。

（2）经颅手术：方法中最常应用者为经额下入路（硬膜内或硬膜外），少数可用颞侧入

路及经额经蝶窦入路。经颅手术优点是手术野显露清楚，尤适用于肿瘤明显向鞍上及鞍外生长者，缺点是手术并发症及病死率较高。手术指征：①肿瘤向鞍上生长引起视交叉受压，下丘脑及第三脑室受压引起脑积水等症状者。②肿瘤向鞍前生长达到颅前窝额底者。③垂体卒中。④放射治疗效果不满意或有恶化者。⑤有功能性或无功能性腺瘤产生临床垂体功能亢进或减退症状者。以上情况均应采用经额下入路。⑥肿瘤向鞍旁或鞍后生长者宜采用经颞侧入路（鞍后生长者可切开天幕手术）。⑦有人认为巨大肿瘤向上生长影响下丘脑者适用经额经蝶窦手术以增加全切除的机会及减少手术危险性。

疗效：国内305例经手术治疗后，视力恢复正常或进步者占62.2%，视野恢复或进步者占58.3%。术后内分泌症状有改善的则为数不多。

（二）放射治疗

可分为外照射和内照射。外照射是国内常用的方法。近年来高能射线发展，已取代了常规X线治疗。内照射有放射性核素^{90}钇（^{90}YC）、^{198}金（^{198}Au）。

放射治疗指征：①诊断肯定而尚无手术指征者。②手术后辅助治疗。③手术后复发，肿瘤不大，暂不宜再行手术者。④单纯放射性治疗后复发病例，相隔至少一年后再放疗。但多次放疗可引起脑部并发症［累积剂量最好不超过100Gy（10 000rad）］。

1. 外照射

（1）高能射线治疗：国内外一般采用（^{60}Co）或加速器6MV－X外照射方法治疗垂体瘤。对小的肿瘤采用三野照射即两颞侧野加一前额野，大的肿瘤偶尔可用两颞侧野对穿照射。一般照射野5cm×5cm，较大肿瘤可适当放大。每周5次，每次200cGy，总剂量45～55Gy，4.5～5.5周完成。儿童照射总剂量40～45Gy/4～5周。照射可能发生的并发症有急性脑水肿、脑组织放射性损伤、肿瘤内出血、局部皮肤及骨骼损害、垂体恶变及空泡蝶鞍等。

（2）重粒子放射治疗：α粒子束、质子束、负π介子、快中子（fast neutron）等优点为发射出的照射剂量在射程过程中近于相同，而在达到末端时，照射剂量明显增高。①α粒子束照射：总剂量为35～80Gy（3 500～8 000rad），分4次照射，5d内完成。②质子束照射：总剂量35～100Gy（3 500～10 000rad），分12次照射，2周左右完成。

（3）立体定向放射神经外科治疗（γ－刀）：手术时先安装定位架行CT或MRI扫描，计算出靶点坐标，通过调整活动手术床位置，使靶点与射线聚焦点吻合，继而实施照射治疗。γ－刀有201个^{60}Co（^{60}钴）源，通过半球形头盔上的准直仪将射线集中到靶点上，使受照组织内达到较高剂量的射线，而周围组织射线剂量锐减，不至于产生损伤。通常照射剂量为20～50Gy，照射时间为10～20min，疗效约80%～90%。

2. 内照射　即通过开颅手术（额路）或经鼻腔穿过蝶窦途径将放射性物质植入蝶鞍当中进行放射。①^{198}Au：剂量需限制在15～20mCi。②^{90}YC：治疗剂量为5～10mCi（相当于50～100Gy）。

总体而言，放射治疗作为手术和药物治疗的辅助手段，针对手术无法全切或手术有禁忌的病例可以作为首选。伽马刀治疗的并发症主要有腺垂体功能减退，该情况多发生在放疗10年以后，故需要长期随访。放疗后可伴有持续性泌乳素升高，机制可能系放射线损伤下丘脑－垂体血管网络和部分损伤分泌多巴胺的神经元所致。照射剂量小于10Gy时极少对视神经产生影响，亦未见继发性脑瘤的发生。

（三）药物治疗

按腺垂体功能情况，治疗上可分为两组。

1. 腺垂体功能减退者　根据靶腺受损的情况，给以适当的替代补充治疗。

2. 腺垂体功能亢进者

（1）多巴胺激动剂：常见为溴隐亭（bromocriptine）、培高利特、喹高利特（quinagolide）和卡麦角林。多巴胺激动剂不仅抑制 PRL 的合成，而且抑制 PRL mRNA 和 DNA 的合成以及细胞增殖、肿瘤的生长，同时减少胞浆体积、导致细胞空泡形成和细胞破碎以及细胞凋亡。可以治疗高泌乳素血症中泌乳素瘤。多巴胺兴奋剂对 TSH 腺瘤患者也有一定的疗效。溴隐亭虽能刺激正常垂体释放生长激素，但能抑制肢端肥大症中生长激素细胞分泌生长激素，可用于治疗，但剂量较大，约从 7.5mg/d 到 60mg/d 以上。近年来有多种新型的多巴胺兴奋剂如喹高利特（诺果宁，quinagolide）及长效溴隐亭（parlodel LAR）用于临床，疗效较溴隐亭佳、作用时间长、不良反应小。

（2）赛庚啶（cyproheptadine）：此药为血清素受体抑制剂，可抑制血清素刺激 ACTH 释放激素（CRH），对库欣病及 Nelson 病有效。一般每天 24～32mg，有嗜睡、多食等不良反应。

（3）生长抑素类似物：生长抑素（somatostatin，SS14）能抑制肢端肥大症 GH 分泌，但 SS 血中半衰期短，且有反跳现象，故无临床使用价值。近年来应用八肽类似物 Sandostatin（SMS201－995，即 SMS）又称奥曲肽（octreotide）及新长效型生长抑素类似物兰瑞肽治疗肢端肥大症获较好疗效。它对 TSH 腺瘤患者也有效，可使腺瘤缩小，视野缺损状况改善，TSH 与 T_4 下降。一般用于腺瘤手术和（或）放疗后。

（4）其他：PPAR－γ 配体罗格列酮能抑制垂体瘤细胞增殖并促进其凋亡，及显著抑制小鼠垂体瘤的生长。其机制为抑制细胞周期，阻止静止期细胞由 G_0 进入 G_1 期。因而罗格列酮可能成为治疗垂体瘤（尤其并发糖代谢紊乱）的一种新的方法。

（查　敏）

第五节　垂体生长激素瘤

垂体长期过多分泌生长激素，在患者成年前引起巨人症，成年后引起肢端肥大症。导致这些疾病的原因，95% 以上是垂体生长激素瘤，仅极少数患者是由分泌生长激素释放激素的肿瘤，如肺部和胰腺的癌症，也有一些是其他疾病的一部分，如 Carney 综合征和多发性内分泌腺瘤病等。

一、病因

导致垂体生长激素细胞形成肿瘤的机制，如同其他大多数肿瘤一样，目前还不明确。肿瘤组织细胞内研究发现，40% 的生长激素瘤的 G 蛋白 α 亚单位基因有突变。正常情况下，G 蛋白 α 亚基与腺苷酸环化酶结合而使后者活化，利用 ATP 生成 cAMP；由于 α 亚单位有结合三磷酸鸟苷酸（GTP）部位，并具有 GTP 酶的活性，一段时间后 α 亚基上的 GTP 酶活性使结合的 GTP 水解为 GDP，亚基又恢复最初构象，从而与环化酶分离，环化酶活化终止。α 亚单位基因突变后，GTP 酶的活性丧失，因而细胞内 cAMP 生成过多，刺激细胞功能亢进。

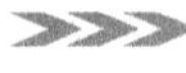

二、临床表现

生长激素过多，导致患者出现比较明显的症状和（或）体征，一般需要多年的时间，患者就诊主诉主要还是肿瘤本身引起的症状如头痛、视野缺损，多伴有皮肤比较明显的异常，如手和足部类似海绵样肿胀、体毛增加、多汗、油性皮肤、皮赘数量增加、足跟下软组织垫增厚、指（趾）甲变硬变厚、面部特征较以往变粗、可以观察到粗大的毛孔、眼睑肿胀、鼻子增大、声音低沉有空谷回声、皮肤色素加深（尤其在臀间的区域）。

其他症状还包括乏力、背部和关节疼痛、手套和鞋子尺码不断增加、牙列逐渐稀疏，可伴下颌咬合为反颌，或咬合不足、性欲丧失和阳痿、多尿、多饮、虚弱、睡眠时严重打鼾、嗜睡、溢乳、女性月经不调或停经、抑郁、关节疼痛、肌肉无力和感觉异常。

体格检查：患者具有特殊的面容，称为肢端肥大症面容，典型情况下表现有头颅明显增大，头发粗黑，面容粗陋（眉弓前凸，鼻翼增厚肥大，嘴唇变厚，下颌骨前伸，形成反颌，耳朵肥大，牙列稀疏）。几乎所有的内脏都增大，但由于患者身体轮廓也增大，这些增大的内脏体格检查时不一定能发现。皮肤和手足部也都有比较特殊的临床表现。

肢端肥大症的主要体征：面部和四肢末端皮肤有揉面团样感觉，最早可能表现在足底和手掌部位；厚且硬的指（趾）甲；前额与鼻唇褶沟回加深；毛孔增大可见；眼睑肿厚；下唇肥大，鼻子增大呈三角架构；牙间隙增宽，下颌前突；回状头皮或称头皮松垂（头皮类似大脑沟回样改变）；皮肤表面小的有或无蒂纤维瘤，如皮赘；半数以上患者毛发增多，与多毛症不同，肢端肥大症患者前额毛发不增加；皮肤为油性，但痤疮少见；40%患者有皮肤色素沉着，一部分患者可有黑棘皮病样皮肤改变；外分泌腺功能旺盛，多汗；乳腺组织萎缩，少数患者可有溢乳；高血压；二尖瓣反流。

肢端肥大症可以与一些皮肤改变的综合征相关联，如 Carney 综合征、LAMB 综合征、McCune－Albright 综合征。另外，少数情况下，肢端肥大症可以单独是家族遗传性疾病。

由于骨和软组织增生，生长激素本身对抗胰岛素等作用，生长激素瘤常导致一系列并发症，如：10%～20%患者患糖尿病；19%～44%患者有高甘油三酯血症；患者肺活量男性增加81%、女性增加56%，小气道狭窄占36%，上呼吸道狭窄占26%；可发生急性呼吸困难和喘鸣；阻塞性睡眠呼吸暂停综合征；高血压；心肌肥厚，左心室体积增大，功能障碍；可以有高钙高磷血症；尿路结石；尽管肌肉容量增加，但患者仍感觉虚弱无力；神经根受压导致神经根病变；椎管狭窄；腕管综合征；结肠息肉和恶变（即结肠癌）。

三、辅助检查

（一）实验室检查

肢端肥大症患者在活动期的生长激素分泌过多，分泌节律异常。随机的生长激素测定的诊断价值有限，因为生长激素受生理和外界因素影响，分泌呈阵发性，并且它的半衰期短，一部分生长激素瘤患者随机血标本生长激素测定值与其他情况的数值有较多重叠。简单有效的诊断方法是在患者口服100g葡萄糖后1h采血测定生长激素。如果口服葡萄糖后生长激素明显升高（>10ng/mL），结合临床表现，可以明确肢端肥大症的诊断；如果口服葡萄糖后生长激素正常（<5ng/mL），则可以基本排除肢端肥大症。

只有很少一部分比例的怀疑肢端肥大症的患者，口服葡萄糖后的生长激素水平介于5～

10ng/mL，对这一部分患者需要进行其他检查以确定体内生长激素水平分泌是否异常。

人体内胰岛素样生长因子－Ⅰ（IGF－Ⅰ）主要由生长激素刺激肝脏分泌，能反映生长激素分泌的整体水平，并且这种因子的半衰期长，因此它应该能较好地反映体内生长激素分泌水平。由于IGF－Ⅰ随着年龄的变化在血液中的浓度有所不同，因此需要各实验室自己的各年龄段正常值进行判别；此外它还受饥饿、肥胖和糖尿病影响而减少，在妊娠时增加，这些在做结果分析时都应综合考虑到。

血液中IGF－Ⅰ主要与胰岛素样因子结合球蛋白－3结合，它的测定值对肢端肥大症的诊断有较好的支持，同时也能反映在治疗过程中患者病情的活动性。

如果能测定生长激素释放激素，可能对一些特殊患者的诊断有帮助，如果血清中的浓度>300ng/mL，则高度提示是下丘脑之外来源的释放激素在发挥作用。如果是生长激素瘤，生长激素释放激素在血液中是正常或被抑制。

约20%的生长激素瘤同时分泌泌乳素，因此生长激素瘤患者在测定生长激素的同时，也应测定血液中泌乳素水平。患者泌乳素水平升高，有可能是肿瘤同步分泌，也可能是垂体柄受压所致，诊断时的区分有时比较困难。

较大的垂体瘤还需要测定其他垂体分泌的激素，因为肿瘤可能破坏垂体导致垂体其他促激素分泌减少，为明确这些促激素对靶腺影响，多需要同步测定肾上腺、甲状腺和性腺功能状态。

（二）影像学检查

1. 垂体　无明显临床功能的肿瘤发生率较高，影像学检查结果只在临床有关生长激素过多分泌的证据充分的情况下有指导意义。首先应扫描蝶鞍部位，绝大部分生长激素瘤来自垂体。建议使用MRI，对垂体软组织，MRI的敏感性要高于CT，并能提供更多的有关垂体周围软组织的解剖情况，如视放射和海绵窦。

如果MRI未发现明显的占位，建议CT检查胸部，观察是否有可能是支气管源性分泌生长激素或生长激素释放激素的类癌。

2. X线检查　肢端肥大症患者有下列征象：下颌骨长度和厚度增加前突，导致反咬合；颅骨增厚，头颅畸形；骨边缘和肌肉附着处增大；鼻旁窦和乳突增大；由于软骨结合部增生，肋骨延长生长，可形成宽大的桶状胸；椎骨骨膜下骨形成，使椎骨的关节边缘骨刺形成；喉软骨增生肥大；长骨骨皮质增厚。

（三）病理检查

1. 生长激素瘤的肿瘤细胞可以有多种组织学改变　如：分泌生长激素细胞内有致密分泌颗粒的腺瘤；分泌生长激素细胞内有稀疏分泌颗粒的腺瘤；生长激素和泌乳素混合细胞腺瘤；嗜酸性干细胞腺瘤；生长激素泌乳素细胞的祖细胞腺瘤；多激素分泌性垂体腺瘤；生长激素细胞癌；生长激素细胞增生；形态学不能确定的变化。

2. 皮肤组织活检组织学改变　表皮轻度变薄；真皮层乳头和上层网状水肿或黏液性改变，可观察到致密的葡胺聚糖沉积；胶原纤维分离；成纤维细胞数量轻度增加。

四、鉴别诊断

生长激素瘤临床鉴别主要分2种情况：在青春发育期，主要与体质性生长过快鉴别，可以通过激素测定得到区分；成人的肢端肥大主要与假性肢端肥大症和厚皮性骨膜病综合征相鉴别。

假性肢端肥大症的患者有一定的肢端肥大的临床表现，但体内生长激素和 IGF－Ⅰ并不升高，这些患者往往有严重的胰岛素抵抗。

厚皮性骨膜病综合征可以表现杵状指、四肢末端增大、皮肤增生性改变和骨膜下骨形成导致相应的临床类似肢端肥大症的表现。此病病因尚不清楚，患者体内生长激素和 IGF－Ⅰ水平不增加。

五、治疗

到目前为止，生长激素瘤仍需要综合治疗，任何一种治疗方法都不能解决患者所有的问题。一般推荐先进行手术治疗，然后再针对残留的肿瘤进行内科药物治疗，放射治疗现在多只用于对所有治疗没有反应的患者。针对性治疗的药物现在包括生长抑素、生长激素受体抑制剂和长效多巴胺类似物如溴隐亭。

分泌生长激素的垂体腺瘤导致的是一种慢性致残性疾病，常首选经蝶窦垂体手术治疗。这种手术可以迅速缓解由肿瘤侵犯导致的症状，显著降低或恢复生长激素/IGF－Ⅰ到正常水平。对垂体微腺瘤，手术的治愈率达 80%～85%，对大腺瘤达 50%～65%。手术后需要仔细随访垂体占位体积变化，即使观察到肿瘤复发的征象。在观察到肿瘤复发前，很多患者基础生长激素水平正常，因此需要评估肿瘤的生化活性：生长激素肿瘤生化治愈是指 IGF－Ⅰ水平正常，同时葡萄糖抑制后生长激素水平 <1ng/mL，由很大一部分生长激素瘤患者手术后长期随访存在这些异常，并且多在手术后 1 年内出现。如果患者口服葡萄糖后生长激素水平和 IGF－Ⅰ水平异常，手术后复发的可能增大。

由于手术治愈率仅 60% 左右，放射和药物治疗目前仍是很重要的手段。现在生长抑素缓释制剂被广泛应用，已有的资料显示疗效可以达到 50%～60%，没有发现严重的不良反应。

由于生长抑素是生长激素的天然抑制剂，它的类似物奥曲肽现在在这方面应用最广泛。奥曲肽与生长抑素受体Ⅱ和Ⅴ结合，抑制生长激素分泌。持续用奥曲肽治疗能使 65% 的生长激素瘤患者血清生长激素水平降低到 5ng/mL，使 40% 患者的降低到 2ng/mL；使 60% 患者 IGF－Ⅰ降低到正常水平；使 20%～50% 患者肿瘤体积缩小，这点对新诊断的生长激素瘤患者更明显。

溴隐亭能使 75% 的生长激素瘤患者血清生长激素水平下降，但只有 20% 的患者生长激素水平降低到正常值以内，后者在分泌生长激素和泌乳素混合瘤的患者中多见。溴隐亭治疗不能减小肿瘤体积。

随着时间的延长，生长激素瘤放射治疗后疗效增加，约 60% 的患者在 10 年后基础生长激素的水平 <5ng/mL，可惜发生全垂体功能低下的比例也与疗效相当。这些结果导致生长激素瘤放射治疗只作为肿瘤有较大范围侵犯的辅助治疗和有手术禁忌证时应用。还有研究显示放射治疗后继发肿瘤的可能性增大。

六、预后

早期诊断、早期治疗的预后良好，手术后对垂体的功能影响较小。由于肿瘤呈浸润性生长，手术范围应比肿瘤范围大，所以较大的垂体瘤手术多不易彻底切除，垂体前叶功能受损。生长抑素治疗疗效确切，但需要长期坚持治疗，停药后肿瘤可能会迅速复发。

（黄文龙）

第六节 空泡蝶鞍综合征

空泡蝶鞍综合征（empty－sella syndrome，ESS）系因鞍隔缺损或垂体萎缩，蛛网膜下腔在脑脊液压力下疝入鞍内，其中为脑脊液填充，致蝶鞍扩大、变形，垂体受压变平而产生的一系列临床表现。临床表现主要包括头痛、高血压、肥胖、内分泌功能紊乱、视力减退和视野缺损。部分患者可有脑脊液鼻漏。可分两类：发生在鞍内或鞍旁手术或放射治疗后者为“继发性空泡蝶鞍综合征”；非手术或放射治疗引起而无明显病因可寻者为“原发性空泡蝶鞍综合征”。原发性 ESS 很常见，尸体解剖的发现率在5%～25%之间。

一、病因和发病机制

（一）原发性空泡蝶鞍综合征

病因至今尚未完全阐明，可有下列数种因素：

1. 鞍隔的先天性发育缺陷　Buoch 尸检788 例中，发现仅有41.5%鞍隔完整，21.5%鞍隔为2mm 宽的环，5.1%鞍隔完全缺如，而在该组中，因鞍隔缺损致原发性空泡蝶鞍的发病率为5.5%。鞍隔不完整或缺如，在搏动性脑脊液压力持续作用下使蛛网膜下腔疝入鞍内，以致蝶鞍扩大，骨质吸收、脱钙，垂体受压萎缩而成扁平状贴于鞍底。

2. 慢性颅内压增高　即使颅内压正常，也可因鞍隔缺损，正常搏动性脑脊液压力可传入鞍内，引起蝶鞍骨质的改变。Foley 认为慢性颅内压增高造成空泡蝶鞍的可能性最大。

3. 鞍区的蛛网膜粘连　是本病发生的重要因素之一，可能因鞍区局部粘连使脑脊液引流不畅，即在正常的搏动性脑脊液压力作用下，冲击鞍隔，逐渐使其下陷、变薄、开放，待鞍隔开放（缺损）达一定程度后，蛛网膜下腔及第三脑室的前下部可疝入鞍内。

4. 妊娠期垂体增生肥大　在妊娠期垂体呈生理性肥大，可增大2～3 倍，多胎妊娠时垂体继续增大，妊娠中垂体变化有可能把鞍隔孔及垂体窝撑大，于分娩后哺乳期垂体逐渐回缩，使鞍隔孔及垂体窝留下较大的空间，有利于蛛网膜下腔疝入鞍内。原发性空泡蝶鞍多见于多胎妊娠的中年妇女可能与此有关。有内分泌靶腺（性腺、甲状腺、肾上腺）功能减退或衰竭者垂体可增生肥大，用相应靶腺激素替代治疗后，可使增生的垂体回缩，从而产生空泡蝶鞍。

5 垂体病变　因垂体供血不足而引起垂体梗死而致本病。垂体瘤或颅咽管瘤发生囊性变，此囊可破裂与蛛网膜下腔交通而致空泡蝶鞍。此外，垂体瘤自发变性坏死可致鞍旁粘连或引起蛛网膜下腔疝入鞍内。多数原发性 ESS 患者存在垂体抗体，提示淋巴细胞性垂体炎可使垂体萎缩而形成 ESS。

6. 鞍内非肿瘤性囊肿　可由垂体中间部位雷斯克袋（Rathke pouch）的残留部钙化而来。

（二）继发性空泡蝶鞍综合征

因鞍内或鞍旁肿瘤，经放射治疗或手术后发生。

二、临床表现

（一）头痛和视野缺损

多见于女性（约占90%），尤以中年以上较胖的多胎产妇为多。头痛是最常见的症状，

有时剧烈，但缺乏特征性，可有轻、中度高血压。少数患者有视力减退和视野缺损，可呈向心性缩小或颞侧偏盲。少数患者有良性颅内压增高（假性脑肿瘤），可伴有视盘水肿及脑脊液压力增高。部分患者有脑脊液鼻漏，发生原因可能是脑脊液压力短暂升高，引起蝶鞍和口腔之间胚胎期留下的通道开放。少数患者伴有垂体功能低下，可呈轻度性腺和甲状腺功能减退及高泌乳素血症。神经垂体功能一般正常，但在个别小儿中可出现尿崩症。儿童中可伴有骨骼发育不良综合征。国内报告的原发性空泡蝶鞍综合征中男性略多于女性，年龄在15～63岁之间，以35岁以上者居多，常见有头痛、肥胖、视力减退和视野缺损，伴颅压增高，少数患者有内分泌失调，以性功能减退为主。偶有出现下丘脑综合征者。

（二）垂体功能异常

由于ESS时垂体受压，可有不同程度的垂体功能受损。近年来报道在空泡蝶鞍综合征中进行全面的垂体激素测定及垂体储备功能试验发现在部分患者中显示一种或多种的分泌激素异常，其中有ACTH、皮质醇、TSH、T_4、LH、FSH、T或CH（尤其在小孩中）的降低，而PRL升高。腺垂体储备功能试验可呈现多种腺垂体激素对下丘脑释放激素的刺激无反应。提示他们的腺垂体激素储备功能有缺陷。

（三）其他表现

肥胖、高血压在女性患者中多见，少数患者有甲状腺功能减退、性功能低下、精神异常如焦虑或抑郁伴行为异常等表现。

三、诊断和鉴别诊断

病史中注意询问有关造成空泡蝶鞍综合征的病因资料，结合临床表现和鞍区CT、MRI检查可明确诊断。

（1）头颅平片显示蝶鞍扩大，呈球形或卵圆形。大部分患者的蝶鞍骨质示有吸收，蝶鞍背后床突可近于消失，颅骨其他结构可有轻度骨吸收，此与慢性颅内压增高有关。

（2）CT扫描可显示扩大的垂体窝，鞍内充满低密度的脑脊液，受压变扁的垂体呈新月状位于鞍窝后下部或消失不见，形成特征性的“漏斗征”（infundibulum）。

（3）磁共振检查：垂体组织受压变扁，紧贴于鞍底，鞍内充满水样信号之物质，垂体柄居中，鞍底明显下陷。

鉴别诊断需除外垂体肿瘤等引起的慢性颅内压增高症。空蝶鞍的X线平片表现很易与鞍内肿瘤或慢性颅内压增高引起的蝶鞍扩大相混淆。鞍内肿瘤蝶鞍扩大伴变形，呈杯形、球形或扁平形，鞍结节前移，鞍底下陷，鞍背后竖，故典型的鞍内肿瘤不难与本病区别，部分球形扩大的病例，则鉴别较难；慢性颅内压增高引起的蝶鞍扩大，常伴骨质吸收，亦难与本病区别，最后需经CT及磁共振等检查确诊。近年来，有人用放射免疫法测定血浆和脑脊液中的腺垂体激素和靶腺激素以助诊断，原发性空泡蝶鞍综合征患者的腺垂体功能多较正常，脑脊液中不能测出垂体激素。但垂体瘤不同，因其常向鞍上扩展，破坏血脑屏障，使腺垂体激素从血管进入脑脊液，因此脑脊液中垂体激素浓度升高。

（4）放射性核素造影：伴脑脊液鼻漏时，可行放射性核素脑池造影检查。

四、治疗

主要根据临床表现确定。一般认为如症状轻微勿需特殊处理，但如有视力明显障碍者应行手术探查，若系视神经周围粘连，行粘连松解术，可使视力有一定程度的改善。有人提议用人造鞍隔治疗。并发脑脊液鼻漏者，经蝶窦入路手术，用肌肉和移植骨片填塞垂体窝。对非肿瘤性囊肿，可将囊肿打开，部分切除囊肿包膜。如伴有内分泌功能低下，则酌情予以替代治疗。如腺垂体激素储备功能有缺陷者，尽管这些患者临床上无腺垂体功能减退的表现，亦应加强随访并及时进行激素的替代治疗。如 PRL 增高者，可用溴隐亭治疗。

（黄文龙）

第七节 巨人症和肢端肥大症

巨人症（gigantism）和肢端肥大症（acromegaly）系腺垂体生长激素细胞腺瘤或增生，分泌生长激素过多，引起软组织、骨骼及内脏的增生肥大及内分泌代谢紊乱。临床上以面貌粗陋、手足厚大、皮肤粗厚、头痛眩晕、蝶鞍增大、显著乏力等为特征。发病在青春期前，骺部未闭合者为巨人症；发病在青春期后，骺部已闭合者为肢端肥大症。巨人症患者有时在骨骺闭合后继续受生长激素过度刺激可发展为肢端肥大性巨人症。本病并不罕见，华山医院 1982—2006 年 3 375 例垂体瘤手术患者 GH 瘤占 6%。男女之比为 1.1 ∶ 1。发病年龄在肢端肥大症中以 31～40 岁组最多，21～30 岁、41～50 岁组次之。

一、病因和病理

巨人症患者垂体大多为生长激素细胞增生，少数为腺瘤；肢端肥大症患者垂体内大多为生长激素细胞腺瘤，少数为增生，腺癌罕见。近年发现，在约 40% GH 腺瘤细胞中，介导跨膜信息传递的兴奋性三磷酸鸟苷（GTP）结合蛋白 α 亚单位（Gsα）发生突变，使 GH 的合成和分泌增加，导致 GH 细胞的增生，久之形成肿瘤，发生 Gsα 突变的基因被称为生长刺激蛋白（gsp）癌基因。也有人认为肢端肥大症可能系下丘脑生长激素释放抑制激素不足或生长激素释放激素过多，使垂体生长激素细胞受到持久的刺激，形成肿瘤。垂体常肿大，引起蝶鞍扩大变形，鞍壁及前后床突受压迫与侵蚀；毗邻组织亦受压迫，尤其是垂体本身、视交叉及第三脑室底部下丘脑更为显著。腺瘤直径一般在 2cm 左右，大者可达 4～5cm，甚而引起颅内压增高。晚期肿瘤内有出血及囊样变化，使腺功能由亢进转为减退。

内分泌系统中，肾上腺、甲状腺、甲状旁腺都有增生和腺瘤，生殖腺早期增生，继以萎缩，晚期病例肾上腺和甲状腺亦萎缩，胸腺呈持久性增大。

内脏方面，心、肝、肺、胰、肾、脾皆巨大，肠增长，淋巴组织增生。

骨骼系统病变常颇明显，有下列特征：巨人症的长骨增长和增大，肢端肥大症的长骨骨骺部加宽，外生骨疣。颅骨方面的变化除两侧鼻窦皆增大外，巨人症患者仅见全面性增大；肢端肥大症患者头颅增大，骨板增厚，以板障为著，颧骨厚大，枕骨粗隆增粗突出，下颌骨向前下伸长，指（趾）端增粗而肥大。脊柱骨有多量软骨增生，骨膜骨化，骨质常明显疏松，引起脊柱骨楔状畸形，腰椎前凸与胸椎后凸而发生佝偻。

二、分类

根据临床表现及病理学特征可将垂体 GH 腺瘤分为两类：一类表现为瘤体小、生长慢、细胞分化好、细胞内颗粒多、临床过程隐匿，而对生长抑素的反应好，gsp 癌基因检测阳性率高；第二类表现为瘤体大、进展快、分化差、仅有散在颗粒及较易复发，GH 水平较高。

三、病理生理

本病主要病理由于生长激素分泌过多所致，正常成人血浆生长激素浓度基值为3~5μg/L，而本病患者可高达100~1 000μg/L。治疗后可下降至正常水平。过多的生长激素可促进机体蛋白质等合成性代谢，有氮、磷、钾的正平衡，钙的吸收增加，钠亦趋正平衡。表现为全身软组织、脏器及骨骼的增生肥大，其骨与软骨的改变主要由于 GH 诱导的类胰岛素生长因子-1（IGF-1）所介导。血中的 IGF-1 主要来源于肝脏，GH 本身对各种组织的细胞分化也有刺激作用；糖代谢方面有致糖尿病倾向，降低胰岛素降血糖的敏感性，脂肪代谢方面有促进脂肪动员及分解作用以致血浆游离脂肪酸增高，生酮作用加强。此外，本症中尚有泌乳激素，促性腺激素等影响。早期垂体功能显著亢进，晚期部分激素分泌功能衰退，尤其是促性腺激素等衰退较明显，形成了本病的复杂症群。

四、临床表现

（一）巨人症

单纯的巨人症较少见，成年后半数以上继发肢端肥大症，临床表现可分两期。

1. 早期（形成期） 发病多在青少年期，可早至初生幼婴，本病特征为过度的生长发育，全身成比例地变得异常高大魁梧，远超过同年龄的身高与体重。躯干、内脏生长过速，发展至10岁左右已有成人样高大，且可继续生长达30岁左右，身高可达210cm，肌肉发达、臂力过人，性器官发育较早，性欲强烈，此期基础代谢率较高，血糖偏高，糖耐量减低，少数患者有继发性糖尿病。

2. 晚期（衰退期） 当患者生长至最高峰后，逐渐开始衰退，表现精神不振，四肢无力，肌肉松弛，背部渐成佝偻，毛发渐渐脱落，性欲减退，外生殖器萎缩；患者常不生育，智力迟钝，体温下降，代谢率减低，心率缓慢，血糖降低，耐量增加。衰退期历时4~5年，患者一般早年夭折，平均寿限约20余岁。由于抵抗力降低，易死于继发感染。

（二）肢端肥大症

起病大多数缓慢，病程长。上海华山医院曾对144例本病患者进行临床分析，其中98例入院前病程平均5.68年，最长者27年，症状亦分两期：

1. 形成期 一般始自20~30岁，最早表现大多为手足厚大，面貌粗陋，头痛疲乏，腰背酸痛等症状，患者常诉鞋帽手套变小，必须时常更换。当症状发展明显时，有典型面貌。由于头面部软组织增生，头皮及脸部皮肤增粗增厚，额部多皱折，嘴唇增厚，耳鼻长大，舌大而厚，言语常模糊，音调较低沉。加以头部骨骼变化，有脸部增长，下颌增大，眼眶上嵴、前额骨、颧骨及颧骨弓均增大、突出，牙齿稀疏，有时下切牙处于上切牙前，容貌趋丑陋。四肢长骨虽不能增长，但见加粗，手指足趾粗而短，手背足背厚而宽。脊柱骨增宽，且因骨质疏松发生楔形而引起背部佝偻后凸、腰部前凸的畸形，患者易感背痛。皮肤粗糙增厚，多色素沉着，多皮脂溢出，多汗，毛发增多，呈现男性分布。男性患者性欲旺盛，睾丸胀大；女性经少或经闭、乳房较发达，泌乳期可延长至停止哺乳后数年之久，有时虽无妊娠亦现持续性自发泌乳，甚至见于男性患者。神经肌肉系统方面有不能安静、易怒、暴躁、头痛、失眠、神经紧张、肌肉酸痛等表现。头痛以前额部及双侧颞部为主。嗜睡，睡眠时间延长。约 30% 患者因软组织肿胀，压迫正中神经，引起腕管综合征。常伴有多发性神经炎病变。心血管疾病是肢端肥大症致死的主要原因之一，可有高血压、心脏肥大、左心室功能不全、心力衰竭、冠状动脉硬化性心脏病及心律不齐等。由于患者气管受阻，临床上可表现呼吸睡眠暂停综合征。内脏普遍肥大，胃肠道息肉和癌症发生率增加。糖尿病症群为本症中重要表现，称为继发性糖尿病，144 例中有糖尿病者占 24%，其中少数病例对胰岛素有抵抗性。甲状腺呈弥漫性或结节性增大，基础代谢率可增高达 +20% ～ +40%，但甲状腺功能大多正常，基础代谢率增高可能与生长激素分泌旺盛促进代谢有关。血胆固醇、游离脂肪酸常较高，血磷于活动期偏高，大多在 1.45～1.78mmol/L 之间，可能是生长激素加强肾小管对磷的重吸收所致，血钙与碱性磷酸酶常属正常。X 线检查示颅骨蝶鞍扩大及指端丛毛状等病变，磁共振示垂体瘤。病程较长，大多迁延十余年或二三十年之久。

2. 衰退期　当病理发展至衰退期时患者表现精神萎靡，易感疲乏，早期多健忘，终期多精神变态。皮肤、毛发、肌肉均发生衰变。腺瘤增大可产生腺垂体本身受压症群如性腺、甲状腺或肾上腺皮质功能低下；垂体周围组织受压症群如头痛、视野缺损、视力减退和眼底改变、下丘脑综合征、海绵窦综合征、脑脊液鼻漏、颅内压增高症等。

一般病例晚期因周围靶腺功能减退，代谢紊乱，抵抗力低，大多死于继发感染以及糖尿病并发症、心力衰竭及颅内肿瘤之发展。

五、诊断和鉴别诊断

（一）诊断

根据特殊的外貌，随机 GH 水平 >0.4μg/L 或口服葡萄糖抑制试验 GH 谷值 >1.0μg/L，影像学检查发现垂体占位，诊断本症并不困难。

1. 体征　典型面貌，肢端肥大等全身征象。

2. 内分泌检查

（1）血 GH 测定：明显升高，随机 GH >0.4μg/L。由于 GH 呈脉冲式分泌，波动范围大，可以低至测不出，或升高大于 30μg/L，单次血 GH 测定对本症诊断价值有限。24 小时血 GH 谱测定能很好地反映机体 GH 分泌情况，但测定复杂且患者难以接受，一般用于科研。

（2）血 IGF－1 测定：高于年龄和性别匹配的正常值范围。空腹血 IGF－1 与疾病活动度和 24 小时血 GH 整合值有很好的相关性，并较血 CH 测定更为稳定。临床怀疑肢端肥大症或巨人症的患者应首先测定血 IGF－1。血 IGF－1 是目前肢端肥大症与巨人症诊断、疾病活动度及疗效观察的重要指标。

（3）血 IGF 结合蛋白（IGF－BP）测定：主要是 IGF－BP3，明显升高，但诊断价值有限。

（4）口服葡萄糖抑制试验：目前临床最常用诊断 GH 瘤的试验。一般采用口服 75g 葡萄糖，分别于 0、30、60、90、120、180min 采血测定血 GH 水平。口服葡萄糖后，血清 GH 谷值在 1μg/L 以下，本症患者口服葡萄糖不能抑制 GH，GH 水平可以升高，无变化，或约有 1/3 的患者可有轻度下降。

（5）GHRH 兴奋实验和 TRH 兴奋试验：国外资料报道仅约 50% 患者有反应，临床很少使用。

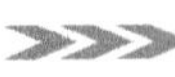

（6）血 GHRH 测定：有助于诊断异位 GHRH 过度分泌导致的肢端肥大症和巨人症，准确性高。血浆 GHRH 水平在外周 GHRH 分泌肿瘤中升高，垂体瘤患者中则正常或偏低，下丘脑 GHRH 肿瘤患者血浆 GHRH 水平并不升高。此病因罕见，临床极少应用。

（7）钙磷测定：高血磷高尿钙提示疾病活动，高血钙低血磷须除外 MEN_1。

（8）其他垂体激素测定：肿瘤压迫发生腺垂体功能减退时可有相应垂体激素及其靶腺激素的降低。肿瘤压迫垂体柄或自身分泌 PRL 时可有 PRL 升高。

3. 影像学检查

（1）颅骨 X 线检查：肿瘤较大者可有蝶鞍扩大、鞍床被侵蚀的表现。由于 CT 和 MRI 的普及，目前已较少使用。

（2）CT 检查：垂体大腺瘤一般头颅 CT 平扫即可有阳性发现，微腺瘤须作冠状位薄层平扫及增强。CT 对垂体微腺瘤诊断价值有限，阴性结果亦不能完全排除垂体微腺瘤。但 CT 对骨质破坏及钙化灶的显示优于 MRI。

（3）MRI 检查：对垂体的分辨率优于 CT，有助于微腺瘤的诊断，并有助于了解垂体邻近结构受累情况或与其他病变相鉴别。一般采用冠状面或矢状面薄层成像。

（4）生长抑素受体显像：不仅可以用于 GH 瘤的诊断，还可以预测患者对生长抑素的治疗反应。

（5）其他部位 CT 检查：有助于诊断或除外垂体外肿瘤。

（二）鉴别诊断

1. 类肢端肥大症　体质性或家族性，本病从幼婴时开始，有面貌改变，体形高大类似肢端肥大症，但程度较轻，蝶鞍不扩大，血中 GH 水平正常。

2. 手足皮肤骨膜肥厚症　以手、足、颈、脸皮肤肥厚而多皱纹为特征，脸部多皮脂溢出、多汗，胫骨与桡骨等远端骨膜增厚引起踝、腕关节部显著肥大症，但无内分泌代谢紊乱，血中 GH 水平正常。蝶鞍不扩大，颅骨等骨骼变化不显著为重要鉴别依据。

此外，如空泡蝶鞍、类无睾症及异位生长素瘤亦需加以鉴别。

六、治疗

治疗目标是要降低疾病相关的致残率，使死亡率恢复到正常人群水平。即通过安全的治疗手段，减轻肿瘤造成的不良影响或消除肿瘤，GH 和 IGF－1 恢复至正常，并避免垂体功能减退。目前公认的治愈标准为：①口服葡萄糖抑制试验 GH 谷值 $<1.0\mu g/L$；②IGF－1 恢复到与年龄和性别相匹配的正常范围内；③影像学检查肿瘤消失，无复发。目前主要治疗手段包括手术治疗、药物治疗和放疗。手术治疗是首选治疗，药物治疗与放疗一般作为辅助治疗。

（一）手术治疗

外科切除分泌 GH 的腺瘤是多数患者的首选治疗。主要包括经蝶垂体瘤摘除术和经额垂体瘤摘除术。微腺瘤的治愈率约 70%，大腺瘤的治愈率不到 50%。软组织肿胀在肿瘤切除后迅速得到改善。GH 水平在术后 1h 内即降到正常水平，IGF－1 水平在 3～4 天内恢复正常。约 10% 的肢端肥大症患者在接受了成功的手术后数年后复发；垂体功能低下发生率高达 15%。术者的经验与手术的疗效和并发症的发生直接相关。手术并发症包括尿崩、脑脊液漏、出血、脑膜炎以及垂体功能减退。

（二）药物治疗

1. 生长抑素（SST）类似物　常用药物包括奥曲肽及其长效制剂以及兰瑞肽、SOM230等。作用机制为结合SST受体（SSTR，以SSTR2和SSTR5为主），抑制细胞内腺苷酸环化酶，减少cAMP的产生，从而抑制GH的分泌和细胞增殖。其临床疗效包括抑制GH和IGF-1水平，改善头痛和肢端肥大症状及缩小瘤体等。对这种类似物无效的患者不到10%。疗效不佳（SST抵抗）的原因可能是SSTR突变，有人发现在基因组和肿瘤DNA的SSTR5基因存在两处C→T突变，使SST无法发挥正常作用。

（1）奥曲肽长效制剂（octreotide LAR）：OctreotideLAR作用时间较长，约4周。每次肌肉注射20mg，注射间隔一般为28d，6个月后GH水平由27.6μg/L降到（5.03±5.38）μg/L，IGF-1由（889.55±167.29）μg/L降到（483.00±239.71）μg/L（n=9），66%的患者肿瘤体积缩小。

（2）兰瑞肽：兰瑞肽作用时间稍短，约为10d。每次60mg，每月注射3次，如疗效不明显，可将注射间期缩短至1周。报道92例肢端肥大症患者应用兰瑞肽平均治疗24个月后，有88%患者的GH、65%患者的IGF-1降至正常范围，且IGF-1恢复正常的患者比例从第1年的49%逐渐增至第3年的77%，近半数患者的瘤体积缩小。

（3）SOM230：SOM230是一种新的SST类似物，半衰期23h。其对SSTR1、SSTR3、SSTR5的结合力分别是奥曲肽的30、5、40倍，较奥曲肽对GH/PRL瘤和PRL细胞的抑制作用（主要通过SSTR5介导）更强。

生长抑素类似物在大多数患者耐受性良好。不良反应多是短期的，且多数与生长抑素抑制胃肠活动和分泌相关。恶心、腹部不适、脂肪吸收不良、腹泻和肠胃胀气发生于三分之一的患者，虽然这些症状多在2周内缓解。奥曲肽抑制餐后胆囊的收缩，延缓胆囊的排空，高达30%的患者长期治疗后发生胆囊泥沙样回声或无症状的胆囊胆固醇结石。

2. GH受体拮抗剂　培维索孟（pegvisomant）是第一个用于临床的GH受体拮抗剂，它能阻断GH受体二聚体的形成，从而阻止GH的外周作用。还可使IGF-1水平降至正常，显著缓解症状和体征，纠正代谢紊乱，且不良反应轻微。但对肿瘤体积没有减少作用，应使用IGF-1作为疗效衡量指标。该药适用于对SST类似物抵抗或不耐受的患者。

3. 多巴胺激动剂　多巴胺激动剂一般用于伴高分泌PRL的垂体瘤，但对于GH的分泌也有一定抑制作用，溴隐亭可以抑制部分肢端肥大症患者的GH过度分泌，但剂量大（≥20mg/d），每日分3～4次服用。约20%的患者GH水平抑制到5μg/L以下，仅有10%的患者IGF-1水平恢复正常。卡麦角林（0.5mg/d）也抑制GH分泌，缩小肿瘤体积。多巴胺激动剂与SST类似物联合使用效果较佳。

（三）放射治疗

包括常规放疗、质子刀、X刀和γ刀，表6-7概括了不同方法的优缺点。放射治疗常作为辅助治疗手段。放射治疗起效慢，50%的患者需要至少8年才能使GH水平降到5μg/L以下；18年后有90%的患者能够抑制到此水平，但是GH抑制欠佳。在放疗效果达到最大之前，患者可能需要数年的药物治疗。多数患者还可发生下丘脑-垂体损害，在治疗后10年内发生促性腺激素，ACTH和（或）TSH不足。有生育要求的患者不适用放射治疗。放射治疗的并发症主要包括脱发、脑神经麻痹、肿瘤坏死出血，垂体功能减退，偶尔可发生失

明、垂体卒中和继发性肿瘤。

表6-7 几种不同的垂体放射治疗的比较

放射治疗名称	优点	缺点
常规放疗	可用于邻近视交叉的肿瘤 达到缓解的时间长，10~20年	治疗次数多，需20~30次
质子刀	单次或分次 肿瘤距视交叉必须大于5mm	配备的单位不多
X刀	单次或分次	肿瘤距视交叉必须大于5mm
γ刀	单次，起效较快，1~3年 肿瘤距视交叉必须大于5mm	配备的单位不多

本症患者须长期随访。手术治疗后，患者应每3个月一次接受随访直到生化水平得到控制。其后，每半年进行一次激素评估。达到治愈标准的患者，每1~2年进行一次MRI检查。对于未能达到治愈标准的患者或需要激素替代的患者，应每半年进行一次视野检查和垂体储备功能检查，每年进行一次MRI检查，并对临床表现、内分泌代谢表现进行评估。对年龄超过50岁的患者和患有息肉病的患者应进行乳房检查和结肠镜检查。

垂体生长激素瘤治疗流程见图6-4。

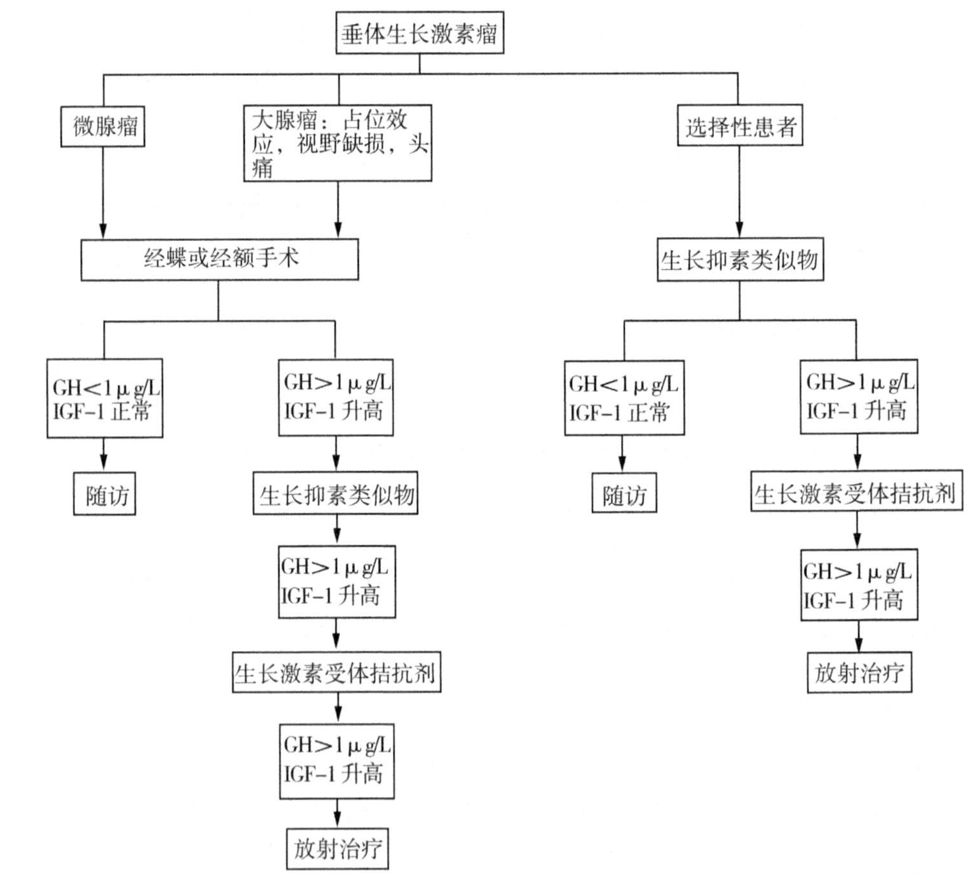

图6-4 垂体生长激素瘤治疗流程

（王 彦）

第八节 高泌乳素血症和泌乳素瘤

一、高泌乳素血症

高泌乳素血症（hyperprolactinemia，HPRL）系指各种原因引起血清泌乳素（prolactin，PRL）水平持续显著高于正常值，并出现以性腺功能减退、泌乳与不育为主要临床表现的综合征。自1971年首次报道使用放射免疫方法检测人血清PRL以来，标记免疫检测技术的发展以及分子生物学技术的应用，有关HPRL的研究有了很大的提高。HPRL是临床上最常见的一种下丘脑-垂体轴紊乱的内分泌系统疾病，明显多见于女性，育龄妇女HPRL的发生率高达5%～17%。PRL是应激激素，正常人血中PRL水平不恒定，其血清水平在各种生理情况及各种应激时变化甚大，可以说是腺垂体激素中影响因素最多、血清水平波动最大的激素。PRL受下丘脑产生的多巴胺（DA）的张力性抑制，故其释放呈脉冲性。与其他腺垂体激素一样，呈现昼夜节律，随睡眠觉醒而周期性改变，入睡后逐渐升高，觉醒前1小时左右达高峰，醒后渐渐下降，下午2点降至一天中谷值，所以白天分泌低于夜间。

应用标记免疫分析测定PRL，正常值：女性为1～25μg/L，男性1～20μg/L，不同的实验室略有差别。

（一）病因与发病机制

1. 病因　PRL分泌受下丘脑PRL释放因子（PRF）和PRL释放抑制因子（PIF）调节，正常时以下丘脑弓状核结节漏斗部肽能神经元DA释放为代表的PIF张力性抑制性调节占优势。任何干扰下丘脑DA合成与DA由垂体门脉系统向垂体输送，以及DA与PRL细胞DA受体（D_2）的结合（此种特异结合可抑制PRL的分泌与释放）的种种因素均可减弱抑制性调节而引起高PRL血症。其原因可归纳为生理性、病理性、药理性和特发性四类。

（1）生理性：很多生理因素可以引起PRL短暂升高：排卵期和妊娠时升高的雌激素水平抑制DA对PRL细胞的效应，妊娠后期再度增高的雌激素水平促使PRL细胞分泌大量泌乳素（可高于正常10倍以上），从而催乳；乳头神经受刺激（包括哺乳期）直接促使垂体PRL细胞分泌；此外，过度体力运动、低血糖、睡眠后期、精神创伤、新生儿期（出生后2～3月）等均可引起PRL生理性升高，大多数PRL轻度升高（≤100μg/L），并可恢复正常。

（2）药理性：增强PRF或拮抗PIF的物质可减弱DA的张力抑制，如雌激素（包括口服避孕药）（尤长期使用）、TRH与血管活性肠肽（VIP）；各种多巴胺拮抗剂如吩噻嗪类（如氯丙嗪、奋乃静）；丁酰苯类（如氟哌啶醇）等抗精神药；三环类（如丙米嗪、氯米帕明、阿米替林、阿莫沙平）与单胺氧化酶抑制剂（如苯乙肼）等抗抑郁药；西咪替丁等H_2受体阻断制剂静脉用药；维拉帕米（异搏停）、甲基多巴、利舍平（利血平）等心血管药，甘草、甲氧氯普胺（胃复安）与舒必利（sulpiride，即“止吐灵”）、阿片制剂以及某些影响PRL分泌尚不为人熟知的新药均可通过拮抗PIF与增强PRF或在DA受体水平加强DA类作用而促进PRL分泌。

（3）病理性：主要是各种引起下丘脑-垂体轴功能紊乱的疾病，包括下丘脑病变，各种垂体疾病如泌乳素瘤、GH瘤（肢端肥大症）、ATCH瘤（库欣氏病）、空蝶鞍综合征、垂

体柄病变等，颅咽管瘤，脑脊髓辐射，原发性甲状腺功能减退，以及一些非内分泌疾病，如足以引起传入神经兴奋的胸壁病变与脊索疾病，慢性肾衰竭，严重肝病等。临床上在做出病理性高 PRL 血症诊断时必须除外引起 PRL 增高的其他原因。部分患者伴月经紊乱而 PRL 常高于 100μg/L，有的病程较长而临床症状不明显的患者，需警惕“潜隐性 PRL 微瘤”可能，经过随访可发现 PRL 渐升高，影像学复查出现阳性变化而得以明确诊断。

（4）特发性与巨 PRL 血症：不属于上述四类而原因未明者。有的患者经数年长期随访并无临床症状和影像学证据有可能为“特发性 HPRL”，PRL 多可下降。部分病例可能为巨 PRL 血症（macroprolactinemia）。人体血清中 PRL 存在多种形式，大量存在的是“小 PRL”（littlePRL），其分子量为 23kDa，并有少量“大 PRL”（big PRL）存在，分子量 50～60kDa，而 10%～26% HPRL 可为“大大 PRL”或“巨 PRL”（big big or macroprolactin），其分子量为 150～170kDa。巨 PRL 是由 PRL 单体与自身抗体形成的一种高分子量“PRL－IgG 免疫复合物”，其肾清除减少而在血中积聚形成巨泌乳素血症。这种复合物无 PRL 的生理活性，所以实际上是一种“假 HPRL”，其形成机制尚未完全明确。在临床上往往造成误诊和处理不当。当测定 PRL 水平增高而临床症状缺如（或不典型），怀疑巨泌乳素血症时，可同时测定聚乙醇处理前后的患者血清 PRL 水平，巨 PRL 血症标本经此处理后 PRL 水平下降达 40%。患者并无其他自身免疫表现，ANA、TPOAb、TGAb 等自身抗体在正常范围，但 CD_5^+ 淋巴细胞明显增高。日本学者报告用凝胶亲和层析和 SDS－PAGE 发现一种抗 PRL 的 IgG，后者可以和小 PRL 结合形成巨 PRL。

2. 发病机制　除上述药理部分已有阐述外，病理性 HPRL 发病机制可有下述数种：①下丘脑 PIF 不足或下达至垂体受阻，使垂体 PRL 细胞所受的正常性抑制性调节解除，见于下丘脑或垂体病变，常伴全腺垂体功能减退或垂体柄由于外伤或手术而受损。TRH 作为 PRF 在原发性甲状腺功能减退时可显著增高而消除多巴胺对 PRL 的抑制。②获得自主性高功能的 PRL 分泌细胞单克隆株，见于 PRL 瘤以及癌肿之异源 PRL 分泌，其分泌无脉冲性，正常的睡眠－觉醒周期、雌激素诱导等周期模式消失。③传入神经通过增强的刺激可加强 PRF 作用，见于各类胸壁炎症性、创伤性及肿瘤性疾病，以及脊索病变。④PRL 肾脏降解受损（见于肾衰），或肝性脑病时，假神经递质形成，从而 PIF 作用减弱（见于严重肝病）。

（二）临床表现

（1）溢乳、闭经/性腺功能减退与不育：HPRL 不管其病因如何，其典型的表现在育龄女性为溢乳、闭经（或少经）与不育。据统计，约 1/3 闭经病例是 HPRL 患者，闭经伴溢乳的患者中，HPRL 高达 70%，无排卵妇女 15% 为 HPRL，伴溢乳的无排卵者 43% 为 HPRL。高水平 PRL 可抑制卵巢颗粒细胞产生孕激素，同时也可促使下丘脑 DA 合成代偿性增加（特别是 PRL 瘤患者）而抑制 LRH 和 LH，从而抑制排卵。临床上轻度非持续性高 PRL 水平（PRL 常≤100μg/L）患者可因 LRH 的不同程度受抑制，虽有正常月经周期但无排卵；也可因黄体发育不良（黄体期短）而月经频繁（常无排卵，但偶有排卵）。随着 PRL 水平的显著升高，出现月经稀少与闭经。HPRL 除了能抑制 LH 和排卵，并竞争性抑制促性腺激素对卵巢 GnH 受体的作用，以致月经紊乱而闭经。PRL 瘤患者 90% 有溢乳，多为挤压性溢乳，可为暂时地或间歇地溢乳，少数为多量而自发溢出，可为双侧或单侧，乳汁呈白色或黄色。溢乳与闭经常是本症的主要表现和女性患者就诊的原因。溢乳需与乳腺管内乳头状瘤或癌所产生的乳头溢液鉴别。血 PRL 升高伴闭经但无溢乳者，则需考虑全腺垂体功能减

退或长期缺乏 E_2。垂体 PRL 瘤引起的 PRL 高度升高本身即可引起血清 E_2 低下，并可有相应症状（如阴道干燥、性交疼痛等）。少数（5%～7%）的 PRL 瘤患者表现为原发性闭经伴有血清去氢异雄酮（DHEA）增高的患者可有多毛症，水滞留，体重增加，焦虑与抑郁。其中 60% 患者有性欲减退或消失。

男性患者常有血清睾酮降低，精子数减低或消失而致不育，常有性欲减退或消失，可有不同程度的勃起功能障碍，常为患者与医生所忽略。1/3 男性患者可有少量挤压性溢乳。

青少年起病者可青春期延迟，如为大腺瘤则可影响生长。

（2）骨质疏松：不论男性或女性，HPRL 可使骨密度进行性减少，因而引起痛性骨质疏松，可随 PRL 与性激素水平正常而好转。

（3）占位征群：垂体大腺瘤引起的占位征群。

（4）相关的原发病症状与体征。

（三）诊断

1. 病史和体检　注意有关的特殊症状，如育龄女性出现闭经－溢乳不育三联症，青壮年男性出现性腺功能减退、勃起功能障碍和溢乳等，并需详细了解患者的月经史、生育史、哺乳史、药物服用史，以及神经系统症状（有无头痛、视力和视野改变）和疾病史；亦要注意除外生理性、药理性因素，以及其他现患病与 HPRL 的关系。体检要重点注意视野、视力、乳腺（是否有白色乳汁溢出，乳汁介于初乳与哺乳时乳汁之间，有时需挤压后才有乳汁溢出，少数患者可为单侧性）、胸壁、男性性腺等变化。

2. 内分泌学检查

（1）血清 PRL 测定及 PRL 动态试验：非泌乳素瘤所致的 HPRL，PRL 很少 >100μg/L，PRL >100μg/L 者 PRL 瘤可能性很大，PRL 瘤越大，则 PRL 水平越高，>200μg/L 者，常为大腺瘤（>10mm）。轻度 PRL 增高（<60μg/L）可能为应激或脉冲分泌峰值，为避免应激，可连续 3 天采血或同一天连续 3 次采血，每次相隔 1h，如此 3 次血清测定值可除外脉冲峰值，有利于 HPRL 的判断。兴奋 PRL 分泌的药物，如 TRH、甲氧氯普胺、氯丙嗪、西咪替丁、精氨酸、或抑制 PRL 分泌的药物，如左旋多巴、溴隐亭等。可选择性地用以观察 PRL 的动态变化，PRL 瘤对上述兴奋剂与抑制剂无明显反应或反应减弱，有助于鉴别特发性 HPRL、生长激素瘤、ACTH 瘤与 PRL 瘤，但对特发性 HPRL 引起的 HPRL，其鉴别价值较小。

（2）其他内分泌功能检查：甲状腺功能测定、促性腺激素与 E_2 和睾酮测定、GH 与 ACTH 测定、DHEA 测定等，在不同情况应选择进行，以助病因与病情判断。

3. 影像学检查　MRI 或 CT 检查以了解下丘脑或垂体的病变。

（四）治疗

针对不同病因制定不同治疗措施：

（1）原发性甲状腺功能减退者需用 L－甲状腺素替代治疗；异源 HPRL 应针对原发癌肿。

（2）药源性者停用相关药物。

（3）HRPL 且性腺功能已减退达 1～2 年，而影像学检查未能做出肯定垂体病变诊断者可应用溴隐亭等治疗以抑制 PRL 分泌与恢复性腺功能。

（4）垂体大腺瘤患者常可引起腺垂体功能减退，需相应激素类制剂作替代治疗。

（5）其他女性患者怀疑 PRL 瘤者，禁用雌激素以免 PRL 瘤长大；口服避孕药后出现的 HPRL 如停药后仍然有临床症状，可使用促性腺素或氯米芬治疗，促使下丘脑－垂体－卵巢轴生理功能的完全恢复；产后泌乳伴闭经，而 PRL 有所增高者，可应用口服避孕药（按避孕用量，但不宜久服，以免口服避孕药本身的 PRL 释放作用）与维生素 B_6 口服（200～600mg/d）（后者为多巴胺脱羧酶的辅酶，可使下丘脑肽能神经元多巴转化为 DA 增加）治疗；部分 HPRL 患者伴有 PCOS，经溴隐亭治疗 PRL 水平下降至正常后，可恢复排卵，约 3%～10% 仍无排卵者，可使用氯米芬（克罗米芬）治疗。“巨 PRL 血症”无须治疗。

二、泌乳素瘤

泌乳素瘤（prolactinoma）即 PRL 瘤，是最常见的功能性垂体瘤（约占半数），也是病理性高 PRL 血症最主要的原因。美国 NIH 一项研究表明美国人口 1/4 有垂体微腺瘤，其中 40% 为 PRL 瘤。伴有临床症状的垂体瘤约为 14/10 万人，如以其 1/2 估计，PRL 瘤患病率约 7/10 万人。PRL 瘤的大小与 PRL 分泌有关，通常肿瘤越大，PRL 水平越高。PRL 水平仅中等量增高（50～100ng/mL）的垂体瘤可能为 PRL 混合瘤，其内分泌症状不同于单克隆 PRL 瘤。随着血清 PRL 的标记免疫法测定以及 CT、MRI 等高分辨率影像学检查的广泛使用，临床上微 PRL 瘤确诊率已大为提高。

PRL 瘤的发病机制至今仍未完全阐明，除了 PRF 与 PIF 调节紊乱外，PRL 分泌细胞本身尚有何种功能缺陷，其影响因素如何等尚待明确。临床和动物实验均已证实雌激素可促进 PRL 细胞增生及 PRL 的合成与分泌。正常女性妊娠后，随着雌激素水平升高，PRL 细胞可增大、增生、垂体变大，PRL 分泌增加，妊娠不仅使原有 PRL 瘤增大，而且也是 PRL 瘤形成的一个促发因素（据统计约 10% PRL 瘤发生于妊娠后）。至于口服避孕药（CCP），因其具有一定雌激素活性，可以引起高 PRL 血症。但研究表明口服避孕药，特别是低雌激素活性的 CCP，与 PRL 瘤的发生并无关联；此外，PRL 瘤细胞内在的缺陷也被证实：①鼠 PRL 瘤与人微 PRL 瘤分泌对溴隐亭及多巴胺的抑制作用有抵抗性；②大部分 PRL 瘤患者在手术后重复多巴胺促效剂或拮抗剂或非特异的胰岛素低血糖刺激，其 PRL 分泌功能可以恢复正常，说明大部分 PRL 瘤患者的自主分泌源自内在缺陷，下丘脑调节功能紊乱呈继发性；③溴隐亭疗效与 PRL 瘤大小及原有 PRL 水平无关，一部分患者虽剂量加倍疗效仍不满意，说明这些患者对溴隐亭有抵抗性；④20 世纪 90 年代对 PRL 瘤 DNA 克隆分析表明，PRL 瘤细胞起源于单克隆，瘤体周边细胞完好无增生。肿瘤切除后，PRL 即可降至正常。PRL 瘤根据大小可分为微腺瘤（<10mm）与大腺瘤（≥10mm），两者的生物学行为有明显差别。

本病多见于 20～40 岁青壮年，女性显著多于男性。女性患者以微腺瘤常见，占 2/3，大腺瘤为 1/3，但绝经后女性患者以大腺瘤为主，男性患者几乎都是大腺瘤。PRL 瘤经长期药物治疗可明显钙化。PRL 瘤绝大多数为良性，PRL 细胞癌十分罕见，文献仅有数例报道。

（一）临床表现

可从毫无症状，偶然发现到垂体功能减退，甚至垂体卒中、失明等轻重不一。

1. 溢乳与性腺功能减退　育龄女性典型症状为闭经、溢乳、不育三联症，在男性则为性欲减退、阳痿与不育三联症。

2. 垂体瘤占位性症状　大 PRL 瘤可产生占位性神经症状与垂体功能减退症状。占位性神经症状主要为：①头痛：系肿瘤压迫鞍隔和血管所致。如持续头痛并伴恶心、呕吐，则表示有颅内压增高。②视野缺损、眼外肌麻痹、急性视力减退等，由于肿瘤自鞍隔孔向上扩展，压迫视交叉所致。③肿瘤从蝶鞍向两侧海绵窦方向扩展，可压迫第Ⅲ、Ⅳ、Ⅴ、Ⅵ脑神经，并产生上睑下垂、复视、面部疼痛、眼球运动障碍等相应症状。④瘤体偶有向大脑颞叶内侧扩展，引发癫痫。垂体功能减退系继发性，是肿瘤压迫垂体正常部分而引起，受累之靶腺功能减退症状较轻。

男性垂体 PRL 腺瘤患者，虽有 HPRL 相应症状，但常常被忽视，未能及时确诊，直至肿瘤体积增大，出现上述肿瘤压迫症状始获确诊者不在少数。

3. 其他症状

（1）急性垂体卒中：0.6% ~10% 垂体瘤可自发出血，一般见于大腺瘤，偶见于微腺瘤。主要表现为严重出血所致的脑膜刺激症状，以及周围组织的受压迫症状，以视力、视野损害及头痛为主，症状多不典型，头颅 CT、MRI 扫描有助于明确诊断。

（2）PRL 混合瘤的其他内分泌症状：PRL 瘤可与其他垂体激素腺瘤混合与同时发生，最常见为 GH 与 PRL 混合瘤，20% ~40% 肢端肥大病例血清 PRL 水平升高，可有闭经与溢乳（多为挤压性）。PRL 瘤与无功能性垂体瘤混合时，瘤体大而 PRL 仅轻微升高，溴隐亭治疗血清 PRL 很快下降而肿瘤无显著缩小。

（3）骨质疏松：慢性高 PRL 水平可促进骨质丢失，尤其 E_2 浓度极度降低的患者，其骨密度常低于绝经期妇女平均水平。

（4）青春期前 PRL 瘤：多为大腺瘤，患者发育停滞，身材矮小，溢乳，原发闭经。

（二）诊断

（1）除外生理性和药理性 HPRL。

（2）PRL 测定、PRL 动态试验：其他内分泌功能检查：怀疑混合瘤时常须作相应内分泌功能检查。

（3）影像学检查：蝶鞍 X 线平片或断层摄片，因其本身的低分辨和间接的影像效果，目前已不常规应用于 PRL 瘤的诊断。但因费用低廉，可用以观察蝶鞍有否扩大，可选择性地应用于临床上有占位性神经症状者。CT 与 MRI 因其高分辨与直接的肿瘤影像效果可发现 3 ~4mm 的微小腺瘤，特别对于治疗后复查随访有其优越性。但 CT 对于微腺瘤仍有一定的假阳性和假阴性率，MRI 因其对软组织分辨力高、解剖结构显示清楚，并能够反映垂体肿瘤组织向各个方向的生长情况，提供垂体腺瘤全面的影像学特征，判断海绵窦有无受侵犯，为手术方式的制定、防止和减少术中大出血等并发症具有重要意义，已成为诊断垂体瘤常用有效的检查方法。术前 MRI 检查可用于评估垂体腺瘤生长范围与方式以及估计肿瘤的质地，对手术方案的制订具有指导意义。但 MRI 不能区别骨及钙化组织，对肿瘤侵蚀鞍壁与扩展到鞍外的显示效果不及 CT，此外 MRI 也有其应用禁忌。对于垂体微腺瘤的诊断要注意与鞍内小囊肿，以及青春期女性经期和妊娠期间表现的生理性垂体轻度增大和信号不均匀等鉴别，避免误诊，可结合 PRL 测定作出鉴别，必要时可作动态 MRI 增强扫描。鞍内的其他常见病变如鞍内蛛网膜囊肿和 Rathke's 囊肿、空泡蝶鞍综合征（患者除闭经外，泌乳素可正常或稍高，常伴有头痛）等也需注意鉴别。

（三）治疗

针对 PRL 瘤的高 PRL 分泌和占位性神经症状与腺垂体功能减退，可视病情使用多巴胺

激动剂治疗，并同时或择期进行手术切除或放射治疗，以改善临床症状，缩小乃至消除肿瘤，求得最佳效果。与大腺瘤不同，95%微腺瘤不会进行性生长，故抑制肿瘤生长不是治疗指征，微腺瘤治疗两大要点是针对不育和恢复月经、消除溢乳。对于不育应首选溴隐亭；对于抑制大腺瘤的生长，各种多巴胺激动剂并无多大差异。

1. 药物治疗

（1）多巴胺促效剂治疗

1）溴隐亭：是一种麦角类衍生物，作用为特异性多巴胺受体促效剂。溴隐亭抑制 PRL 分泌的作用是由于：直接兴奋垂体 PRL 细胞 D－2 受体而抑制 PRL 分泌，并间接兴奋下丘脑的 D－2 受体而增加 PIF 的释放。溴隐亭可特异性地抑制 PRL mRNA 和 PRL 的合成，导致胞质减少、细胞空泡形成、细胞破碎和凋亡，抑制 PRL 瘤生长，不损伤其他垂体细胞。并能抑制溢乳，恢复性腺功能和生育力。对于男性 PRL 大腺瘤患者，除肿瘤及其分泌受抑制外，血清睾酮水平与精子数可恢复正常。溴隐亭口服后迅速从肠中吸收，但吸收并不完全。半衰期约 3～4h，故每天剂量分 2～3 次服用。单一剂量摄入后，在 2～3h 达血浆峰值。溴隐亭经肝代谢，90% 自粪便排出，10% 从尿中排泄。由于其非亲水性脑浓度明显高于血清浓度。有效剂量个体差异很大，自 2.5～60mg/d 不等，为确定有效剂量，可在开始治疗时作一敏感试验，服溴隐亭 2.5mg，多数患者 6～8h 后血清 PRL 水平可下降 50% 以上，表示只需较小剂量（3.75～7.5mg/d）即可奏效；少数患者下降 <50%，需剂量加倍但也有无效者。此种剂量差异可能取决于垂体 PRL 细胞 DA 受体对药物的反应性。起始剂量可为 0.625mg/d，晚餐后服，以后每周递增 1.25mg/d，分早晚两次服用。对于耐受良好者每日剂量一次给予，疗效相同。药物治疗期间，每 1～2 个月测定 PRL 和随访，及时调整剂量。有效剂量（恢复月经和 PRL 水平）通常为 5.0～7.5mg/d，大腺瘤可用到 7.5～10mg/d。80% 大腺瘤治疗后可缩小，可早在治疗 4～6 周后，或数月后见瘤体有所缩小。治疗 24 个月以上再停药，25% 患者可在停药后一直维持正常。长期药物治疗后大腺瘤可明显钙化。

经验表明，溴隐亭治疗 82% 患者 PRL 恢复正常，90% 以上患者可恢复月经和生育力。故对于需要恢复排卵功能的患者溴隐亭为首选药物。希望怀孕的微腺瘤患者治疗开始初，应机械避孕 2～3 个月经周期，后停止避孕措施待出现停经时即停用溴隐亭，如经确定妊娠者应继续停止服药。如此可避免溴隐亭相关的流产、异位妊娠和婴儿生殖器官畸形。产后泌乳并不与微腺瘤生长相关，哺乳期需继续停药，一定时期哺乳后可作复查，如有必要应予溴隐亭继续治疗。女性大腺瘤患者妊娠期间瘤体长大概率为 15%～35%，所以需在妊娠前进行手术，术后乃至妊娠期间需服用溴隐亭以防止瘤体长大。男性患者根据有无症状而选择不同方案，对于无症状的微腺瘤，可不予处理，定期随访。溴隐亭治疗 PRL 瘤疗效好、并发症少、垂体功能恢复较佳，故主张对于垂体 PRL 微腺瘤或大腺瘤而无鞍上发展或无视野缺损者首选药物治疗。

溴隐亭的不良反应与其对于 D－1 和 D－3 受体、肾上腺素能受体及血清素受体的活性作用有关，常见为对胃肠黏膜的刺激，出现恶心、呕吐、腹痛等。较大剂量可因内脏平滑肌松弛及交感神经活动受抑制而出现眩晕、头痛、嗜睡、便秘、直立性低血压等反应。大剂量治疗者偶有严重不良反应，需予警惕。小剂量溴隐亭的不良反应常短暂，餐后服用常可减轻。

耐药问题：约有 5%～18% 患者对 DA 激动剂的治疗无反应，称为多巴胺抵抗，这与

PRL 瘤 DA 受体的异质性有关而与 PRL 水平或肿瘤大小无关。对溴隐亭耐药的腺瘤患者可试用喹高利特（诺果亭），因该药对 D-Z 受体的亲和性更高。

2）卡麦角林（cabergoline）：是长效的麦角衍生物，最初用于治疗帕金森病。是 PRL 分泌细胞 D-2 受体高度选择性促效剂，因而比溴隐亭耐受性好。可降低 PRL 水平、恢复性功能和使肿瘤缩小。因其半衰期长达 62～115h，故可每周一次给药 0.5mg。也是治疗 PRL 瘤的二线药物，可用于对溴隐亭不耐受或抵抗者。严重心血管病、雷诺氏病、溃疡病、低血压等病患者须慎用，有报道报卡麦角林与病态赌博相关联的，此为其罕见不良反应。

3）喹高利特（quinagolides）：商品名有“诺果亭”（norprolac）等。这是一种新型非麦角类长效 D-2 受体选择性促效剂，其结构为八氢苄喹啉，对 PRL 的抑制作用是溴隐亭的 35 倍，消化道不良反应则较少。剂量为 75～400μg/d（维持量为 75～150μg），可使 58%～91% 的患者 PRL 降低，半数以上患者的腺瘤可缩小 25% 以上。本类药物是治疗 PRL 瘤的二线药，常用于对溴隐亭有抵抗或不耐受者。治疗开始可能由于多巴胺兴奋作用，会引起直立性低血压。因此，要根据 PRL 降低的效果和患者的耐受性选择起始剂量。有精神病史者需慎用。

（2）PPARγ 促效剂：PPARγ（过氧化物酶体增殖激活受体 γ）可在所有垂体瘤细胞表达，细胞生物学研究证实 PPARγ 配体-罗格列酮能抑制垂体瘤细胞增殖并促进其凋亡，其机制为阻止静止期细胞由 G_0 进入 G_1 期，减少进入 S 期的细胞数量，并抑制瘤细胞激素的分泌。动物实验也发现罗格列酮能显著抑制小鼠垂体 GH、PRL 和 LH 瘤的生长。罗格列酮作为高选择性 PPARγ 激动剂已在临床广泛应用于胰岛素抵抗，其抑制 PRL 瘤的作用可能成为治疗 PRL 瘤的一种新的选择。

2. 手术治疗　对于药物治疗不敏感（大瘤体缩减和 PRL 下降不明显），或不能坚持药物治疗者（如考虑妊娠等因素）可以选择手术治疗。已有鞍上累及者可予以药物和手术治疗同时进行。除传统的经额垂体瘤大部分切除视交叉减压术（适用于已向鞍上、鞍旁扩展的大腺瘤伴有视交叉或其他脑神经受压者）外，目前较多开展创伤较小的经蝶窦选择性垂体瘤切除术，除适于微腺瘤外，也应用于鞍上扩展视交叉受压不严重的病例。术后如有残余瘤存在，需继续药物治疗或辅以放射治疗。经蝶窦切除垂体瘤，肿瘤切除程度与肿瘤的质地关系密切。对于质地软的肿瘤，即使伴有鞍上、鞍旁发展，在切除鞍内肿瘤后，鞍上、鞍旁的肿瘤组织可以随脑血管搏动而逐渐降入鞍内，获得较满意的切除；但质地韧的肿瘤，鞍上、鞍旁部分难以降入鞍内。研究表明 MRI 可以粗略预测肿瘤的质地。外科手术术后可有感染、脑脊液漏和短暂的尿崩症等并发症。对微腺瘤的治愈率可达 70%～75%，死亡率为 0～1%。

3. 放射治疗　常用在手术治疗后 PRL 水平未能降至正常水平，瘤组织有残余时。也可以对应用药物治疗已妊娠的患者予以放射治疗，以抑制垂体瘤在妊娠时的进展，并减少药物长期应用的剂量。单纯放射治疗或辅助手术治疗的放射治疗，GnH 缺乏的发生率各为 47% 和 70%，普通放疗因其反应迟缓及继发垂体功能低下的潜在倾向，故已放弃。[60]钴源的立体辐射即 γ 刀，优点为定位准确，对下丘脑与颅脑损伤少、疗程短。可选择性地用于边界清楚而不侵犯邻近结构的微腺瘤而不能耐受长期药物治疗者，以及手术有残留瘤组织或复发，或年老、有夹杂症等不能经受手术者均可考虑 γ 刀治疗。

治疗的选择：对于各种治疗方法的选择，应该根据患者病情、生育史和特殊的要求，依照循证医学原则作出计划，并充分尊重患者的意愿，作最后抉择。

女性泌乳素瘤治疗选择可参考表6-8。

表6-8 女性泌乳素瘤的处理纲要

高PRL血症-除外生理性和药理性后做MRI检查，区分微腺瘤与大腺瘤，根据不同情况予以不同处理	
微腺瘤	1. 闭经多巴胺促效剂或雌激素加黄体酮治疗 2. 不育溴隐亭治疗 3. 正常月经不予治疗，随访观察（Schlechte J A等报告经3~7年随访，此组患者PRL不增高，病情无进展）
大腺瘤	1. 鞍内 A. 闭经：予以多巴胺促效剂 B. 不育：首选溴隐亭治疗 2. 鞍上 A. 闭经：多巴胺促效剂，并结合手术 B. 不育：药物治疗（首选溴隐亭），并结合手术

（王　彦）

第九节　尿崩症

尿崩症（diabetes insipidus）是一种以尿量异常增多、烦渴、低渗尿和低比重尿为特征的临床综合征。其通常因为下丘脑和（或）垂体病变所致的抗利尿激素（又称精氨酸加压素或血管加压素）分泌减少，或者肾脏由于各种病因对抗利尿激素失去反应，集合管水通透性降低，水重吸收障碍，造成的肾脏尿液浓缩障碍。根据发病部位的不同，尿崩症分为中枢性尿崩症和肾性尿崩症。在内分泌系统中主要介绍中枢性尿崩症。

一、病因和分类

1. 先天性　罕见，为常染色体显性遗传，可由于抗利尿激素-神经垂体激素运载蛋白2基因突变所致的下丘脑产生抗利尿激素的神经元减少。另有家族性中枢性尿崩症如DIDMOAD（diabetes insipidus，diabetes mellitus，opticatrophy，deafness）综合征，为常染色体隐性遗传，致病基因位于4p16.1，抗利尿激素前体不能转化为抗利尿激素。

2. 获得性　特发性、外伤性、头部创伤后、下丘脑-垂体手术后、肿瘤（颅咽管瘤、松果体瘤、生殖细胞瘤、脑膜瘤、向鞍上扩展的垂体瘤、转移性肿瘤）、缺血及血管性病变（Sheehan综合征、休克、血肿、动脉硬化、动脉瘤）、感染（结核性脑膜炎、病毒性脑膜炎、细菌性脑膜炎）、肉芽肿（结节病、嗜酸性肉芽肿、组织细胞病、Wegener肉芽肿、黄瘤）、化学毒物（河豚毒素、蛇毒）以及自身免疫等。

二、临床表现

中枢性尿崩症可见于任何年龄，以青年人居多，男女之比约为2∶1。

尿崩症的临床表现可分为两大症群：以抗利尿激素不足引起的多尿、多饮、烦渴，严重者多致高渗综合征；病因在颅内病变患者的头痛症状。临床上多以抗利尿激素不足症群为主。

最突出的症状为多尿，起病多为渐进性，也有发展较快，在数日到数周内症状逐渐明显，有时患者可诉出多尿发生的具体日期甚至具体时间点。尿量每日多在2.5~3L以上，或每天>50mL/kg，尿量多者可达18L。尿液清亮，尿比重低，多在1.001~1.005，尿渗透压一般在50~200mmol/L。患者不仅日尿增加，夜尿也增多，但通常较白天为轻。

残存的抗利尿激素量不同，临床表现不同，抗利尿激素残存量不足10%，表现为完全性尿崩症，患者尿量显著上升，每日尿量在5L以上，甚至达18L；抗利尿激素残存量较多时，患者表现为部分性尿崩症，每日尿量变化较大，多数在3~5L。根据患者精神控制力，尿量可以<2L或>5L。

大量低渗性尿排出，患者血浆渗透压可轻度升高，兴奋口渴中枢，产生烦渴，患者多喜冷饮。尿崩症患者若能得到足量的水，患者的健康一般不受威胁，仅影响睡眠，体格发育及智力均不受影响。

如患者因各种原因不能得到充足的水供应，有可能导致高渗综合征，表现为血容量不足、血浆渗透压升高和高钠血症。临床上患者出现心悸、血压下降、四肢厥冷等，严重者出现休克。若不能及时得到纠正，严重者引起高渗性脑病，出现精神症状，性格改变、烦躁、神志模糊甚至谵妄、昏迷。

下丘脑-神经垂体系统损伤或手术后所致的中枢性尿崩症可表现为典型的“三相变化”。第一相：多尿期，尿量增多及尿渗透压降低，术后立即发生，通常持续4~5d，是因为损伤所致的抗利尿激素释放减少；第二相：少尿期，尿量减少，尿渗透压升高，发生在损伤后5~6d，因为血管加压素从受损变性的神经元漏出至血液中；第三相，出现低渗性多尿，可持续数周或成为永久性尿崩症，为抗利尿激素耗竭所致。

下丘脑-垂体手术及外伤有时合并垂体前叶损伤，这时尿崩症症状可减轻，在纠正垂体前叶功能不足后尿崩症症状可明显加重。

三、辅助检查

1. 尿液检查　尿比重通常在1.001~1.005，尿渗透压为50~200mmol/L，尿钠、钾、钙浓度降低，但每日排出总量一般正常。

2. 血液检查　若有充足的水供应，患者的血浆渗透压应正常或轻度升高；血浆抗利尿激素水平降低，在禁水后也不能升高或不能达到正常值，完全性尿崩症患者较部分性尿崩症患者血浆抗利尿激素水平更低。

3. 功能试验

（1）禁水试验：完全性尿崩症患者禁水后尿液仍不能充分浓缩，尿量无明显减少，尿渗透压<300mmol/L，尿比重<1.010；部分性尿崩症患者禁水后尿量减少、尿渗透压升高、尿比重升高，但抗利尿激素水平有限，尿渗透压和比重升至一定水平后不再上升，尿渗透压<750mmol/L，尿比重<1.020。

（2）禁水加压素试验：正常人禁水后注射抗利尿激素，尿量不减少，尿渗透压及尿比重不上升。中枢性尿崩症患者在禁水试验后注射抗利尿激素，可以使尿量明显减少，尿渗透压升高，>750mmol/L，尿比重升高，多>1.020以上。

（3）高渗盐水试验：正常人滴注高渗盐水后血浆抗利尿激素明显上升，中枢性尿崩症患者在输注高渗盐水后血浆抗利尿激素水平上升不明显，对血浆渗透压水平升高反应差。

4. 影像学检查　MRI 较普通 X 线片或 CT 对于中枢性尿崩症检查更具诊断意义。正常人垂体后叶在头颅 MRI T_1 加权像中显示为高信号，在神经垂体病变的患者中高信号消失，另一特点为垂体柄增粗。

5. 其他检查　颅脑病变所致者应检查视野。对于遗传性中枢性尿崩症患者，可对抗利尿激素基因、抗利尿激素受体基因、AQP－2 基因等突变进行分析。

四、鉴别诊断

1. 精神性烦渴　表现为多饮、多尿、烦渴、低比重尿，多发生于中年及绝经期妇女，精神性因素所致过量饮水，致多尿，并抑制了体内抗利尿激素分泌。使用镇静剂常有效，禁水试验多正常，如用抗利尿激素替代治疗，尿量可减少，但精神性多饮不减少，有时可致水中毒。

2. 肾性尿崩症　为肾脏原因对抗利尿激素不敏感或发生抵抗，尿液浓缩障碍所致。发病通常较缓慢，亦主要表现为烦渴、多饮、多尿。先天性者为 X 性连锁隐性遗传病，几乎只见于男性，幼年起病者，重症可出现生长障碍和智力低下。患者血浆抗利尿激素水平上升，注射抗利尿激素后尿量、尿渗透压、尿比重均无变化，禁饮后血浆抗利尿激素水平有所上升，但尿量仍无改变，出现抗利尿激素水平和尿渗透压分离的表现。

五、治疗

1. 补充水分　中枢性尿崩症患者在水分供给充足的情况下，对身体的代谢影响较小。没有足够的水分，即使已经行激素替代治疗，在替代不足时也往往造成高渗，影响代谢。因此，不能禁止或限制患者饮水。口渴中枢障碍时还需要让患者定时定量饮水。

2. 激素替代疗法　由于抗利尿激素缺乏程度和个体对抗利尿激素需要量的不同，激素替代治疗应该个体化。

（1）1－去氨 8－右旋精氨酸加压素（DDAVP）：首选药物，为加压素类似物，剂型多样，可静脉、肌肉、皮下注射，也可经鼻给药、口服。DDAVP（片剂商品名为弥凝），成人起始剂量为每次 50μg，每日 2 次，根据情况调整剂量，口服用药方便且效果良好，被认为是理想的给药方式；皮下注射，每次 0.5～2μg，每日 1～2 次；鼻腔给药，每喷 10μg，每日 1～2 次。给药的同时应监测尿量，监测血浆渗透压、血钠水平。每种给药方式均应根据患者的症状改善情况进行调整，实现个体化。

（2）鞣酸加压素油制剂：肌注，疗效可维持 2～3d 或更久，每毫升含 60U。开始每次注射 0.1mL，每日注射一次。再根据疗效及持续时间调整剂量。应用时应注意水中毒。

3. 非抗利尿激素类口服药

（1）噻嗪类利尿剂：以氢氯噻嗪最常用，一般每日 2～3 次，每次 25～50mg，可使尿量减少一半。该药作用机制尚未明确。长期使用注意低钾血症。

（2）氯磺丙脲：通过增强肾脏对抗利尿激素的反应性改善尿崩症，可用于部分性尿崩症患者的治疗。一般每日一次，剂量从 100mg 开始，最大到 300mg。长期使用应注意低血糖的产生。

（3）卡马西平：可同时促进抗利尿激素的分泌及肾脏对抗利尿激素的敏感性。一般每次 0.1～0.2g，每日 2～3 次。应注意白细胞减少、肝损害、乏力、眩晕等不良反应。

（4）氯贝丁酯（安妥明）：可促进抗利尿激素分泌，主要用于治疗部分性尿崩症患者。一般每次0.5~0.75g，每日3次。应注意胃肠道反应及肝损害。

（左秀玲）

第十节 成年人腺垂体功能减退症

腺垂体功能减退症（pituitary deficiency）在1914年由西蒙氏首次描述，是指各种病因损伤下丘脑、下丘脑-垂体通路、垂体而引起单一（孤立）的、多种（部分）的或全部垂体激素［ACTH，TSH，FSH/LH（又称Gn），GH，而PRL除外］分泌不足的疾病。它可见于儿童期和成年期。儿童期因产伤、发育不全引起者相对少见。成年期因肿瘤、创伤、手术而引起的，由于原发疾病的掩盖，垂体功能减退症易被疏忽，不仅影响了原发疾病的康复，而且容易在应激时出现危象而危及生命。近年来由于主动随访垂体激素水平，应用可靠的功能试验，发现了较少见的亚临床垂体功能减退症，尤其是在颅脑外伤、手术和放疗后。

一、病因及发病机制

正常人垂体约重0.5g，腺垂体和神经垂体各有独立的血液供应。腺垂体主要由颈内动脉分支（垂体上动脉）供血，极少数还由垂体中动脉供血。垂体上动脉在下丘脑正中隆突区形成毛细血管丛，血流从这里经垂体门静脉穿过垂体柄到达腺垂体。神经垂体由垂体下动脉供血。正中隆突区无血脑屏障，腺垂体仅有正中隆突区内外静脉丛提供血液。完整的垂体柄才能保证90%腺垂体细胞的血供，切断垂体柄后90%腺垂体会坏死。垂体坏死75%以上才会出现临床症状，破坏50%以上仅处于无症状的亚临床期，破坏95%以上可危及生命。垂体激素不足，使靶腺体继发性萎缩，出现继发性靶腺体功能减退。下丘脑释放激素不足影响垂体，再影响靶腺体引起三相性靶腺体功能减退。常见的垂体功能减退症病因可分为：

（一）肿瘤

常见的有垂体瘤、鞍区肿瘤（脑膜瘤、生殖细胞瘤、室管膜瘤、胶质瘤）、Rathke's囊肿、颅咽管瘤、下丘脑神经节细胞瘤、垂体转移性肿瘤（乳房、肺、结肠癌）、淋巴瘤、白血病等。垂体瘤是成年人最常见的脑部肿瘤（约占10%），直径大于1cm的称大腺瘤，小于1cm的称微腺瘤，瘤细胞根据有无分泌功能分为有分泌性腺瘤（可出现相应的内分泌症状）和无功能性腺瘤。大腺瘤可有占位效应，压迫视神经影响视力、视野；压迫垂体引起垂体功能减退（尤其是无功能性腺瘤）；牵引硬脑膜而增高颅内压出现头痛；压迫海绵窦引起第Ⅲ、Ⅳ、Ⅴ、Ⅵ脑神经损伤。除泌乳素瘤药物治疗有效外，首选手术（包括γ刀等）治疗。

（二）脑损伤

包括颅脑外伤（TBI）、蛛网膜下腔出血（SAH）、神经外科手术、放射治疗（RT）、脑卒中（出血和缺血）、希恩综合征等。

TBI在发达国家中是35岁以下男性常见的致死、致残原因，近年来女性发病也在稳步增多。2007年A Agha分析107例TBI者中，重度TBI格拉斯哥昏迷评分（GCS）在3/15~13/15，结果示受伤19个月时有11%GHD，13%ACTH不足，12%Gn不足，1%TSH不足，

13%高PRL，28%是单种激素不足，仅1%是全垂体功能减退。Scheneider等报道77例TBI中有些病例在受伤3月时发现ACTH、TSH、FSH/LH不足，在受伤12个月时已恢复，而GHD仍不变，也有少数病例在受伤12个月时才发现ACTH不足。有文献报道3/4创伤后垂体功能减退（PTHP）在外伤1年内起病，15%在外伤后5年内确诊，还有2例分别在受伤36年和46年确诊。一般GCS评分低者PTHP发生率高。近年来文献报道20%退休拳击运动员也有慢性TBI并伴有运动认知和行为方面的异常。F. Tanriverdi等在2006年报道22例在职拳击手，有5例（22.7%）有GHD，2例（9.9%）有ACTH不足。

垂体瘤手术后垂体功能减退症的发生率与肿瘤的大小、年龄、手术方式等因素有关。以往大腺瘤手术后暂时性尿崩症和垂体功能减退症发生率高达20%，近年来，开展经蝶手术、经鼻三维内镜下手术后，该病的发生率明显减少。

鞍区放疗（RT）：以往报道手术后加常规放疗，放疗总量50Gy（500rad），10年内引起垂体功能减退（PD）的发生率高达50%，主要表现为GH、ACTH、TSH和Gn一到多项的不足。近年来采用立体定向放射手术（SRS，即伽马刀），单剂量9~30Gy（平均25Gy），视交叉、晶状体等敏感区照射量分别为≤8Gy，≤0.6Gy，3年内出现PD的发生率为5.7%，5年内为27.3%，放疗数年后PD增加的原因尚未明确，除肿瘤复发外，可能与RT引起门脉血管炎及无菌性炎症损伤有关。损伤与剂量、年龄、组织的易损性有关，一般儿童、青春期敏感，血管等组织也较敏感。

卒中，尤其是垂体卒中多因无功能的大垂体瘤瘤体内梗死或出血所致，也可发生在正常垂体内如妊娠妇女增生肥大的垂体，而产后大出血、DIC、未控制的糖尿病、抗凝治疗、气脑造影、机械通气、寒冷、疲劳、感染、手术、手术麻醉等诱使垂体卒中出现PD危象。危象时患者可有剧烈头痛（眶后）、恶心、呕吐、视力减退、视野缺失、复视、上睑下垂、瞳孔散大（第Ⅲ、Ⅳ、Ⅵ和第Ⅴ脑神经第一分支麻痹）、发热、神志不清、抽搐、血压下降、低体温、低血压、低血钠，如血液进入蛛网膜下腔则出现脑膜刺激症状，颅内压增高，惊厥，半身不遂等半球症状。冠状面CT检查可见垂体内有高密度出血灶，MRI示T_1加权高信号，宜立即钻洞减压，药物抢救。产后因垂体梗死或出血引起的PD又称希恩综合征，近年来已明显减少。

（三）浸润或炎症

淋巴细胞性垂体炎（lymphocytichypophysitis，LYH）、血色病、结节病、组织细胞增生症X、肉芽肿病性垂体炎、组织胞质菌、寄生虫（弓形体病）、结核杆菌、卡氏肺包子虫病等。LYH又称自身免疫性垂体炎（AH），自1962年Goudie和Pinkerton首次报道AH，到2004年为止，国外共报道AH379例，国内报道11例。女性较多见（女：男约为6：1），女性好发于妊娠后期或产后1~2个月，也有报道在更年期发病及同时伴有空泡蝶鞍者。病变可累及腺垂体、垂体柄、神经垂体及下丘脑。组织学上以淋巴细胞、浆细胞浸润为主，个别出现淋巴滤泡生发中心、灶性坏死和纤维化。仅少数病例血清中找到垂体分泌细胞（ACTH、TSH、Gn、GH）的抗体。患者有突发性的头痛、视力减退。内分泌功能受损顺序是ACTH、TSH、Gn，而GH及PRL受累较少，垂体柄受累可出现高泌素血症，神经垂体受损出现垂体性尿崩症，而垂体瘤、脑外伤、放疗引起的PD常有GHD，因此测定GH也有助于鉴别AH。AH还可合并自身免疫性甲状腺炎、卵巢炎、肾上腺炎、萎缩性胃炎、系统性红斑狼疮等。影像学上AH不易与垂体瘤鉴别，AH的特征是MRI上见均质增强肿大的腺体，Gd－DTPA 示信号增强（因早期弥漫性摄取 Gd－DTPA 之故），不同于垂体瘤内有出血或缺血、囊性变等不均匀病灶；T_1 加权神经垂体高密度亮点（富有磷脂）消失；垂体柄增粗等。糖皮质激素如甲泼尼龙 120mg/d 冲击后，改用泼尼松 20～60mg/d 既能替代 ACTH 不足所致的肾上腺皮质功能减退症，也有利于抗炎、降低颅内压等，疗效尚在研究中。其他免疫抑制剂如硫唑嘌呤、甲氨蝶呤、环孢霉素疗效更不肯定。如有视力减退，不能排除肿瘤可能者主张经蝶三维内镜下手术，尚可活检明确诊断。结节病、血色病、组织细胞增生症 X 等累及全身脏器的疾病，也可以 PD 为首发症状，结节病与组织细胞增生症 X 常伴垂体性尿崩症，血色病较早出现性功能减退，继而出现 TSH、GH、ACTH 的不足。

（四）发育不良

转录因子缺陷，垂体发育不良/不发育，先天性中枢性占位，脑膨出，原发性空蝶鞍，先天性下丘脑疾病（膈－眼发育不良，Prade－Will 综合征，Laurence－Moon－Biedl 综合征，Kallman 综合征），产伤等。垂体由胚胎时鼻咽部的 Rathke's 袋发育而成，此袋有多能干细胞，pit－1 结合于 GH、PRL、TSH 基因的调节元件上，也即结合于这些启动子的识别位点上，它决定了这些细胞株的分化和定向发育。促甲状腺胚胎因子（TET）诱导 TSH 表达，促性腺素细胞受固醇类因子（SF－1）调控。胚胎发育最初 3 个月内基因突变，Rathke's 袋中线细胞移行不全，透明隔、胼胝体发育不全。分娩时产伤，包括颅内出血、窒息、臀位产等均可能引起 PD。

（五）原因不明

包括心理障碍、极度营养不良（神经性厌食，不适当减肥）、大脑皮层功能改变可影响下丘脑神经介质和细胞因子的释放，从而改变下丘脑垂体轴。

二、临床表现及诊断

垂体功能减退症伴随肿瘤、创伤、感染等时，原发疾病常掩盖了 PD 的临床表现，除应激时出现垂体危象外，疾病常呈慢性隐匿性起病，垂体受累的激素有单一的、部分的、全部的，甚至影响到后叶。靶腺受损程度轻重不一，因此该病的临床表现可以是非特异的，多样化的（表 6－9）。

表 6－9 垂体功能减退症的临床特征及实验室发现

受累激素	临床表现	实验室发现
ACTH	慢性：乏力，苍白，厌食，消瘦	低血糖，低血压，贫血，低钠血症
	急性：衰弱，眩晕，恶心，呕吐，虚脱，发热，休克	淋巴细胞，嗜酸性细胞增多
	儿童：青春发育延迟，生长缓慢	
TSH	疲劳，畏寒，便秘，毛发脱落，皮肤干燥，声音嘶哑，认识迟钝	体重增加，窦性心动过缓，低血压
Gn	女性：闭经，性欲丧失，性交困难，不育	女性：骨质疏松
	男性：性欲丧失，阳痿，早泄，情绪低落，性毛、胡须脱落，不育	男性：骨质疏松，肌肉不发达，贫血
	儿童：青春发育延迟	

续 表

受累激素	临床表现	实验室发现
GH	肌肉减少，无力，腹型肥胖，易疲劳，生活质量降低，注意力及记忆力衰退	血脂异常，动脉硬化
PRL	女性：闭经，溢乳 男性：乳房发育	PRL 升高
ADH	尿量 >40mL/（kg·d）	尿渗透压 <300mOsm/kg·H_2O，高钠血症

三、功能试验

垂体激素的分泌均有生理节奏（昼夜曲线），如 ACTH 清晨水平最高，半夜最低；GH 入睡后最高。因此测定清晨一次基础值并不能反映该激素分泌细胞的储备能力。ACTH，GH 尚需做激发试验来协助诊断。

（一）ACTH

清晨 8 时测定靶激素血皮质醇（F） >500nmol/L 可除外继发性皮质功能减退，< 100nmol/L 时宜作胰岛素低血糖激发试验（它是测定垂体 - 肾上腺轴的金标准）。静注短效胰岛素 0.1 ~0.2U/kg，血糖 <2.2mmol/L（即有出汗、手抖、乏力、饥饿、心悸）提示试验成功，血 F >500nmol/L 可除外此症。有心脏病、惊厥者不宜做此试验。ACTH 250μg/次，30min 后测血 F >600nmol/L 可除外继发性皮质功能减退，≤500nmol/L 疑有此症。

（二）GH

除同时在清晨测定 IGF -1 外，也可做胰岛素低血糖激发试验。成年人低血糖时 GH≤ 3μg/L，儿童≤10μg/L，青春前期≤5.0 ~6.1μg/L 为诊断 GH 不足的切割点。严重 PD 者不宜做此试验时可用 GHRH1μg/kg 加 30g 精氨酸（静滴 30min），GH 高峰 <9μg/L（BMI <25 时）、<8μg/L（BMI 25 ~30 时）、<4.2μg/L（BMI >30 时）为诊断 GHD 切割点。

（三）TSH

正常或偏低，而 FT_3、FT_4 降低可确诊中枢性甲状腺功能减退，不需做 TRH 兴奋试验。

（四）LH/FSH 低

在除外高泌乳素血症时也可确诊继发性性功能减退。

四、影像学检查

（一）冠状面 CT

正常人垂体高度分别为：儿童≤6mm，成人≤8mm，孕期可达 10 ~12mm，垂体上缘扁平，如呈弧形要考虑垂体增大可能。大腺瘤有鞍背上翘，鞍底吸收。

（二）头颅 MRI

分辨率高，能更好显示软组织包括周围血管、视交叉、垂体柄。正常人垂体组织 T_1 加权信号同脑组织，也可稍有不均匀，小腺瘤直径小于 10mm，信号低，T_2 加权上腺瘤信号增强。大腺瘤可呈倒雪人状（肿瘤向鞍上生长）。

五、治疗

由垂体瘤引起的垂体功能减退症凡有视力减退及占位效应首先考虑手术。文献报道720例无功能垂体瘤经蝶经额手术后垂体功能恢复率分别为50%和11%，恶化的分别有2%和15%。泌乳素瘤多巴类药物治疗恢复垂体功能者有60%～75%。PD患者有应激时促发危象危及生命的危险，宜随身携带治疗卡。

（一）替代治疗（replacement therapy）

1. 肾上腺皮质激素　如遇全垂体功能减退者首先宜补充肾上腺皮质激素，因甲状腺素的应用会加速皮质激素的代谢，而加重其不足。放射性核素研究示正常成年人可的松的每天分泌量是5.7mg/m^2，而不是12～15mg/m^2，考虑到肝脏的首过效应及生物利用度的差异，通常给醋酸可的松25mg/d，或醋酸氢化可的松20mg/d，根据激素的昼夜节律宜在早晨8时给药，如需要量增加时，早晨8时可给全日量的2/3，下午2时给余下的1/3。测定24h尿游离皮质醇（UFC）来调节替代剂量。一般不需补充盐类皮质激素，因醛固酮并不依赖ACTH。皮质激素能提高集合管分泌ADH的阈值，即有水利尿作用，如病变累及下丘脑、垂体柄，皮质激素的替代会激发或加重垂体性尿崩症。

2. 甲状腺激素　垂体性甲状腺功能减退症较原发性甲状腺功能减退症轻，所需替代剂量也低些，常用的制剂有甲状腺干制剂40mg/片，左甲状腺素50μg/片，成年人如无缺血性心脏病可从每天半片开始，逐渐增加至最适当剂量。并随访心电图，定期检测血清甲状腺激素浓度。一般需要量不超过每天2～3片。

3. 性腺激素　女性生育年龄可用人工周期疗法，雌激素应用21d，从月经第5天起，如无月经可从任何一天起，服药第16天或21天加用孕激素5天。常用的雌激素有乙烯雌酚0.2mg/d，炔雌醇25～50μg/d，结合雌激素（雌酮和马烯雌酮，倍美力）0.625～1.25mg/d，皮肤贴片有妇舒宁（17-β雌二醇）、得美素（雌二醇）等，分别有25μg/片、50μg/片、100μg/片。雌激素的不良反应有乳房胀痛、肝损害、抑郁、头痛、皮肤过敏、血栓性静脉炎和静脉血栓形成，长期单用有致乳腺癌、子宫内膜癌之虞。应定期（6个月一次）随访乳房钼靶摄片及子宫内膜厚度（阴道B超）。有文献提出更年期后不需替代雌激素。孕激素有甲羟孕酮（安宫黄体酮）2～4mg/d，甲地黄体酮5～10mg/d，不良反应有水钠潴留、倦怠等。垂体性闭经，促排卵可用喜美康（人绝经后尿促性腺激素，humegon，HMG），含FSH、LH各75IU/支，75～150IU/次，肌注，7～12d，然后肌注绒毛膜促性腺素（HCG）5 000～10 000U/d（国外剂量较大，国内3 000～5 000U/d）1～3d；或在B超监测卵泡成熟后用。不良反应有局部疼痛、皮疹、瘙痒，胃肠道反应如恶心、呕吐，头痛及多胎妊娠等。下丘脑性闭经如需生育者，有报道用戈那瑞林（gonadorelin），采用便携式输液泵模拟正常人GnRH脉冲式释放，每次25ng/kg（成人每次5～25μg），每2h一次，静脉注射，昼夜不停，连续14d，治疗期间阴道B超监测卵泡发育情况，排卵后2d改用肌注HCG 1 000U/次，每周2次，共3～4次，支持黄体功能。用6个月或直至怀孕，排卵率约90%，妊娠率约50%～60%，也可用氯米芬（氯酚胺），含有顺式和反式旋光异构体，顺式有抗雌激素作用，反式保留部分雌激素作用，它与雌激素受体结合（下丘脑），使下丘脑释放GnRH，使FSH释放而促排卵，月经第5天起，每天50mg，共5d或逐渐增加到150mg/d，不良反应有多胎妊

 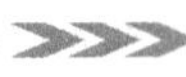

娠、卵巢囊肿、血管舒缩、视力减退（出现闪光盲点时应停药）。

男性患者应用雄性激素可促进蛋白质合成，肌肉有力，精力充沛，常用肌注睾酮 50～100mg，每周 1～2 次；庚酸睾酮（巧理宝）250mg，每 1～4 周一次或口服十一酸睾酮（安雄，andriol）40～120mg/d，不良反应有痤疮、抑制精子形成、肝损害、前列腺增生等，后者因淋巴吸收肝损害少，对前列腺的影响亦小。睾酮的皮肤贴片（贴于阴囊皮肤或非阴囊皮肤），每天释出睾酮 4～6mg，但价钱较贵。阳痿者可在性活动前 0.5～1h 内服西地那非（万艾可）50mg/次，不良反应有头痛、鼻塞、面潮红、消化不良、视觉异常、皮疹等。不能与硝酸酯同时服用，有心绞痛、心力衰竭者禁用。

低促性腺激素的成年男性为维持正常的睾酮水平也可肌注 HCG，每周 1 000～3 000U。如需诱导生精可给 HCG 2 000U/次，每周 3 次，待睾酮达正常水平，睾丸容积达 8mL 时，加给 HMG 75IU/次，每周 3 次，需 12 个月以上。部分促性腺激素不足者因有 FSH 不需加用 HMG，长时间应用 HMG 可产生抗体，影响疗效。氯米芬也有促使精子生成作用，适用于选择性 FSH 缺陷或特发性不育症，25～50mg/d，或 100mg 隔日一次，连服 3 个月，用药后应测定睾酮（T）和 FSH，检查精液。他莫昔芬（tamoxifen）作用同上，更适用于男性不育，每次 10～20mg，1 日 2 次。戈那瑞林用法同上。青春期后发病，睾丸体积 >8mL，疗效较好，无精原细胞者治疗无效。

4. 生长激素　成人生长激素缺乏可使肌肉无力，脂肪堆积，红细胞生成减少，抵抗力减弱，血容量不足而出现直立性低血压，易出现低血糖等。这些均是非特异性的症状，以往容易被忽视，近有报道每周 r－hGH 0.125～0.25U/kg，肌注或皮下注射，1 个月后已使血清 IGF－1 升高，体重增加，肌肉有力，腹部脂肪减少，伤口愈合加速，并有实验资料提示细胞免疫功能增强，如刺激单核细胞的移行，中性粒细胞和巨噬细胞产生超氧化离子、细胞因子等。GH 可能增加心肌收缩力、心搏出量，降低外周血管阻力，增加骨密度。但价格昂贵，对于肿瘤术后患者应用的安全性尚待研究。

（二）危象处理

为防止危象发生，凡有腺垂体功能减退危险者，宜及时检测激素水平并加做垂体功能试验，防止遗漏亚临床 PD。对于已确诊的 PD 患者在寒冷、感染、创伤、手术前需复查垂体功能，一般糖皮质激素的剂量宜加倍。感染发热时、手术前醋酸可的松 25mg，每天 3～4 次，或肌注每 6h 一次；地塞米松 2mg，每 12h 一次；或氢化可的松 100mg/次，每天 2 次。危象时抢救：①快速静脉注射 50% 葡萄糖溶液 40～60mL 后，继以静脉滴注 5% 葡萄糖，每分钟 20～40 滴，不可骤停，宜防继发性低血糖。②补液中需加氢化可的松，每天 300mg 以上，或用地塞米松 2～5mg 静脉或肌肉注射，每天 2～3 次，亦可加入补液中滴入。③若有周围循环衰竭、感染者，治疗参见有关章节。④低温者，可用电热毯等将患者体温回升至 35℃以上，并开始用小剂量甲状腺素制剂。⑤高热者，用物理和化学降温法，并及时去除诱发因素。⑥低钠血症，一般在补充糖皮质激素后能纠正，如系失盐性低钠血症补钠不宜过快，以防渗透压急剧升高引起脑桥脱髓鞘改变。水中毒者应记出入量，严格控制入液量，每天水平衡保持在负 1L 内。⑦去除诱因，如因垂体瘤卒中所致宜钻洞减压等。

（左秀玲）

第十一节 抗利尿激素分泌不当综合征

抗利尿激素分泌不当综合征（syndrome of inappropriate secretion of antidiuretic hormone，SIADH）系指体内抗利尿激素（ADH）分泌异常增多或其活性作用超常，并不受血容量所制约，从而导致水潴留、尿排钠增多以及稀释性低钠血症等综合征。此综合征由 Schwartz WB 和 Batter FC 等人于 1957 年首次报告，10 年后 Schwartz 和 Batter 两人首次命名该综合征为 SIADH 并提出诊断标准，故文献上又称之为“Schwartz－Batter 综合征”。

SIADH 患者中，约 40% 患者 ADH 分泌完全不受渗透压或非渗透压因素所调节，血浆 ADH 水平波动甚大，常见于肺癌、中枢神经系统疾病患者；约 1/3 患者 ADH 释放阈值降低但仍受渗透压调节，见于某些原因引起的容量感受器和（或）渗透压感觉器调节障碍；约 1/5 患者血浆渗透压低于 270mOsm/kg · H_2O 时 ADH 仍持续分泌（ADH 渗漏）。

一、病因和发病机制

（一）异源 ADH 分泌

下列病变组织实质细胞可以分泌 ADH 及其运载蛋白——神经垂体后叶素Ⅱ：

1. 恶性肿瘤　小细胞肺癌、胰腺癌、淋巴肉瘤、霍奇金病、网状细胞肉瘤、胸腺癌、十二指肠癌、膀胱癌、前列腺癌。

2. 肺部感染性疾病　肺炎、肺结核、肺脓肿、肺曲菌病。

（二）药物或疾病导致 ADH 释放过多

1. 中枢神经系统疾病　脑外伤、硬膜下血肿形成、蛛网膜下腔出血、脑血栓形成、脑脓肿、脑萎缩、脑部急性感染、结核性或其他脑膜炎、三相型尿崩症第二时相。

2. 促进 ADH 释放或增强其作用的药物　氯磺丙脲、氯贝丁酯、三环类抗抑郁剂（如卡马西平）、全身麻醉药、巴比妥类等药物可刺激 ADH 释放，氯磺丙脲尚可增加 ADH 的活性。噻嗪类利尿剂因其排钠利尿且造成肾小球滤过率（GFR）下降，同时触发 ADH 分泌，远曲小管对水分再吸收增加，自由水清除率明显下降。抗癌药物如长春新碱、环磷酰胺也可刺激 ADH 释放。

（三）其他

增强的生理性兴奋可引致 ADH 分泌过多，是为“反应性 ADH 分泌过多症”，可见于二尖瓣狭窄分离术后，因左心房压力的骤减刺激容量感受器，可反射性地使 ADH 分泌增加；亦可见于肾上腺皮质功能减退、黏液水肿、腺垂体功能减退等内分泌疾病以及充血性心力衰竭、肝硬化腹水、肾病综合征等（由于低血容量或肾脏排自由水受损）；少数患者其 SIADH 不能与上述病因联系起来，可能肾小管对 ADH 的敏感性有所变化。这部分的病因严格地讲与真正意义上的 SIADH 不同。

ADH 的分泌与病变范围也有关，一组统计表明肺癌超出半胸者，85% 可有水负荷试验异常，而病变限于半胸者仅 36% 水负荷试验异常。ADH 活性增加使远曲小管和集合管上皮细胞对水通透性增加，从而水的重吸收增加，尿量减少；同时因血容量增加造成稀释性低血

钠，并使醛固酮分泌受抑制与第三因子释放，使肾小管钠与尿酸排出增加。

二、临床表现

临床症状的轻重固然与ADH分泌有关，但也取决于水负荷的程度。多数患者在限制水分时，可不表现典型症状。但如予以水负荷或水潴留药物则可出现水潴留及低钠血症表现，可有进行性软弱无力、倦怠，血钠低于120mmol/L或急性发病时可出现脑水肿，表现为躁动、神志模糊，血钠进行性下降时，可有延髓麻痹，呈木僵状态，锥体束征阳性，甚至昏迷、抽搐，严重者可致死。患者体内水潴留于细胞内，一般不超过3~4L，故虽有体重增加而无水肿。

三、实验室检查

（1）血浆渗透压（Posm）：≤270mOsm/kg·H_2O（随血钠下降而降低）。

（2）血钠：<130mmol/L。

（3）尿钠：>20mmol/L，可达80mmol/L或以上，尿渗透压升高。

（4）血清氯化物与BUN、肌酐、尿酸、白蛋白降低，尿酸排出增加因而低尿酸血症常见，此有别于低血容量性低血钠，后者血尿酸常增加。

（5）肾素-血管紧张素系统抑制，尿醛固酮减少。

（6）心房利钠肽水平下降。

四、诊断与鉴别诊断

诊断主要依据临床和实验室发现，以下各点更为实用：①有关原发病或用药史；②低钠血症、血浆低渗透压；③尿钠增加（一般30mmol/L以上），高渗尿（尿渗透压>100mOsm/kg·H_2O）；④低尿酸血症。

一般不需影像学检查，但疑有蛛网膜下腔出血或肺癌时需作相应的MRI与CT检查。

鉴别诊断：①与其他原因所致低血钠鉴别：充血性心力衰竭与肝硬化失代偿出现的腹水，除原发病表现外，可见尿钠低，尿醛固酮高，水肿明显，或有腹水，肝大。②慢性肾炎也可由于GFR减少出现高渗尿，但伴有氮质血症。③胃肠道失水失钠，可出现有效循环血容量减少，低血压，其脱水呈低渗性，并伴氮质血症。④慢性肾上腺皮质功能减退和失钠性肾炎，也可出现低血钠和高尿钠，但常有血容量不足和低血压等表现。选择性地进行有关的实验室检查可以进一步协助明确诊断。

五、治疗

（一）病因治疗

及早诊治原发病，药物引起者需立即停用。

（二）纠正水负荷过多和低钠血症

（1）限制水摄入：对控制症状十分重要，对于一般轻度的SIADH，严格限制水摄入（每日给水800~1 000mL），即可使症状消除。

（2）髓袢利尿剂——呋塞米或依他尼酸：此类利尿剂排水多于排钠，可用于已有明显水中毒症状者，可配合滴注高渗盐水（3% NaCl）0.1mL/（kg·min），以纠正血钠浓度和血浆渗透压，控制中枢神经系统症状。同时需严密注意防止肺水肿和维持电解质平衡，低钠的纠正切勿过快，静脉补充第一天内血钠升高不能超过12mmol/L，以免发生渗透性脑桥脱髓鞘，后者可出现神志改变、呼吸障碍以及假性延髓麻痹。禁止应用5%葡萄糖溶液滴注。

（3）氟氢可的松（fludrocortisone）：每日0.1～0.3mg，有滞钠作用，可配合呋塞米与氯化钠溶液静滴治疗。

（4）20%甘露醇250mL，每4～6h一次，利于水分排出，可酌情应用。

（5）尿素因其渗透性利尿和自由水清除作用，也可缓解SIADH，取其30mg溶于100mL水中口服，为减轻其对胃黏膜的刺激可与氢氧化镁铝乳液同服。

（三）ADH分泌抑制和（或）活性拮抗剂

地美环素（去甲金霉素，demeclocycline，declomycin），系抗生素，可抑制集合管上皮细胞cAMP的产生和活性干扰ADH作用，产生肾性尿崩，可用于癌肿等异源ADH分泌，600mg/d，分2～4次口服，可于1～2周内缓解低钠血症，其最大作用在两周后出现，故不适宜于低钠血症的紧急处理。此药有肝肾毒性，可产生光敏皮疹症与二重感染，必须警惕。碳酸锂有类似作用，但疗效不持久，并有严重不良反应。苯妥英钠等药可抑制下丘脑分泌ADH，但疗效短暂，无实用价值。

（四）精氨酸血管加压素拮抗剂

考尼伐坦（conivaptan）在集合管拮抗V_{1a}、V_2受体，产生水利尿（自由水排出），几乎不引起电解质的排出。成人首剂20mg静脉滴注（30min内），继以24h内滴注20mg作为维持，此后1～3d可予以20mg/d静脉滴注，视病情可加量至40mg/d。禁用于对本药过敏者、低容量低钠血症患者，并禁止与CYP3A4抑制剂［如酮康唑、伊曲康唑、克拉霉素、利托那韦（ritonavir）、茚地那韦（indinavir）等］联合应用，与辛伐他汀、氨氯地平、地高辛等CYP3A4基质有药物交互作用。血钠水平的快速纠正可产生严重并发症（如脱髓鞘），并须注意治疗期间低血钾、头痛、呕吐以及本药肝损害作用和对注射部位组织的刺激。

（金美英）

第七章　甲状腺炎

第一节　有关甲状腺炎分类认识的回顾和展望

甲状腺炎（thyroiditis）是一组由多种病因引起的甲状腺炎症。其共同特征是甲状腺滤泡结构破坏，可伴有甲状腺功能正常、升高或减低，而且甲状腺功能可以由一种状态转化为另一种状态。甲状腺炎的鉴别通常依据临床表现、起病急缓、家族史、是否伴有前驱症状或颈部疼痛等，不同病因的甲状腺炎这些症状可能重叠，所以，在甲状腺炎分类上经历了模糊混乱到逐渐一致的过程。

一、如何对甲状腺炎进行分类

甲状腺炎的分类多种多样。按起病的急缓分为急性、亚急性、慢性甲状腺炎；根据病因分为感染性、自身免疫性和其他（放射、直接创伤等因素）甲状腺炎。病理学将甲状腺炎分为化脓性、肉芽肿性、淋巴细胞性和纤维性甲状腺炎等（表7－1、表7－2）。

表7－1　甲状腺炎的分类

急性甲状腺炎	慢性甲状腺炎
细菌性（化脓性甲状腺炎）	慢性淋巴细胞性甲状腺炎（chronic lymphocytic thyroiditis, CLT）
病毒性（如猫抓热病毒感染，少见）	桥本甲状腺炎（hashimoto thyroiditis）
真菌性	慢性萎缩性甲状腺炎（atrophic thyroiditis）
亚急性甲状腺炎	慢性侵袭性纤维性甲状腺炎（riedel's thyroiditis）
亚急性肉芽肿性甲状腺炎（de Quervain 甲状腺炎）	纤维性甲状腺炎
亚急性假性肉芽肿性甲状腺炎	木样甲状腺炎
亚急性淋巴细胞性甲状腺炎	其他甲状腺炎
产后甲状腺炎（postpartum thyroiditis）	放射性甲状腺炎
散发性无痛性甲状腺炎（sporadic type of painless thyroiditis）	外伤性甲状腺炎
亚急性痛性甲状腺炎	结节病
巨细胞性甲状腺炎	淀粉样变

表 7－2 美国家庭医生根据病理进行的甲状腺炎分类

病理分类	病名	病理分类	病名
慢性淋巴细胞性甲状腺炎	慢性淋巴细胞性甲状腺炎 桥本甲状腺炎	微生物性甲状腺炎	化脓性甲状腺炎 急性甲状腺炎
亚急性淋巴细胞性甲状腺炎	亚急性淋巴细胞性甲状腺炎 产后甲状腺炎 散发性无痛性甲状腺炎	纤维侵袭性甲状腺炎	Riedel 甲状腺炎
肉芽肿性甲状腺炎	亚急性肉芽肿性甲状腺炎 de Quervain 甲状腺炎		

从以上分类可以看出，甲状腺炎分类并不统一。分析分类困难的原因：第一，甲状腺炎命名混乱。如桥本甲状腺炎，又称之为慢性淋巴细胞性甲状腺炎、慢性自身免疫性甲状腺炎、淋巴结样甲状腺肿；亚急性甲状腺炎又称之为痛性亚急性甲状腺炎、de Quervain 甲状腺炎、巨细胞性甲状腺炎、亚急性肉芽肿甲状腺炎、假肉芽肿性甲状腺炎。表 7－3 详列了同一甲状腺炎的不同命名。第二，对甲状腺炎病因的认识不足。例如由于亚急性淋巴细胞性甲状腺炎的病因不清，所以，最初被归类为亚急性甲状腺炎。虽然两病在临床过程上有相似之处，如典型表现经历甲状腺功能亢进、减退、最后正常的阶段，在疾病早期，甲状腺激素水平升高而甲状腺摄碘能力下降，提示甲状腺本身结构的破坏。但是，随着对两病病因和病理上的认识，目前已经明确将亚急性淋巴细胞性甲状腺炎归因为自身免疫破坏，甲状腺病理表现为淋巴细胞浸润、生发中心形成；亚急性甲状腺炎与病毒感染有关，甲状腺病理为肉芽肿形成。

表 7－3 甲状腺炎不同的命名

甲状腺炎	同义词
桥本甲状腺炎	慢性淋巴细胞性甲状腺炎 慢性自身免疫性甲状腺炎 淋巴结样甲状腺肿
无痛性产后甲状腺炎	产后甲状腺炎 亚急性淋巴细胞性甲状腺炎
无痛性散发性甲状腺炎	寂静散发性甲状腺炎 亚急性淋巴细胞性甲状腺炎
痛性亚急性甲状腺炎	亚急性甲状腺炎 亚急性（de Quervain）甲状腺炎 巨细胞性甲状腺炎 亚急性肉芽肿甲状腺炎 假肉芽肿性甲状腺炎
化脓性甲状腺炎	感染性甲状腺炎 急性化脓性甲状腺炎 发热性甲状腺炎 细菌性甲状腺炎
Riedel′s 甲状腺炎	纤维性甲状腺炎

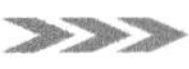

目前从临床上将甲状腺炎概括起来分为两种类型：一种是疼痛型，与甲状腺疼痛或触痛相关的甲状腺炎；另一种是无痛型的甲状腺炎。疼痛型甲状腺炎由感染、放射损伤或外伤引起；无痛型甲状腺炎由自身免疫、药物或特发性纤维化所致。在所有甲状腺炎中常见的形式是桥本甲状腺炎、亚急性肉芽肿性甲状腺炎、产后甲状腺炎、亚急性淋巴细胞甲状腺炎和药物引起的甲状腺炎（如胺碘酮，干扰素 -α，白介素 -2 或锂制剂）。

二、自身免疫甲状腺炎分类的演变和分歧

1912 年桥本（Hakaru Hashimoto）通过对 4 名妇女的甲状腺切除标本的病理观察，首次描述了一种从未报告过的病理特点，并从此以他的名字命名 - 桥本甲状腺炎。这种新发现的疾病主要病理特点是甲状腺没有胶质蓄积，而是表现为大量的淋巴细胞浸润，形成淋巴样滤泡和间质改变。这种病理改变不同于碘缺乏导致的甲状腺肿大和 Riedel 甲状腺炎。临床上患者可以表现为甲状腺功能减退，尽管没有表现为 Graves 病，但是病理上两者有很多的相似之处。1956 年，在桥本甲状腺炎患者的血清中 Ivan Roitt，Deborah Doniach 及其同事检测到了针对甲状腺球蛋白的自身抗体，他们的发现又被其后的研究所证实。Noel Rose and Ernest Witebsky 做了一项开创性的实验，将桥本甲状腺炎患者的甲状腺提取物给兔子免疫，发现这些动物产生了甲状腺球蛋白抗体并且甲状腺有淋巴细胞浸润，和桥本甲状腺炎极其相似。由于当时认为桥本甲状腺炎是一种罕见的疾病，很难获得患者的血清，所以没有进一步的研究。直到 1957 年才证实在慢性甲状腺炎的患者中存在甲状腺自身抗体。自此，自身免疫甲状腺炎，的自身免疫启动过程、甲状腺自身免疫谱的产生及其影响因素逐渐被研究和阐释。桥本甲状腺炎只是自身免疫甲状腺炎最常见的类型。

自身免疫甲状腺炎（autoimmune thyroiditis，AIT）是一组由遗传因素、环境因素和内源性因素共同作用的自身免疫性疾病。从病理上曾定义为甲状腺内淋巴细胞浸润和甲状腺滤泡的破坏。但是这种定义已被修正。目前认为 AIT 共同特征是血清存在针对甲状腺的自身抗体，甲状腺有浸润的淋巴细胞，甲状腺滤泡细胞的破坏可有可无。这种对 AIT 的定义在第九版威廉姆斯内分泌学对 AIT 的分类中得到了体现（表 7 -4）。从这种分类中我们可以看到，AIT 患者均有针对甲状腺球蛋白（Tg）和（或）甲状腺过氧化物酶（TPO）和（或）TSH 受体的自身抗体，但是不同类型 AIT 甲状腺自身抗体的主要表达形式不同，如 Graves 病的患者主要以 TSH 受体刺激性抗体（TSAb）为主，而桥本甲状腺炎的患者以 TPO 抗体（TPO-Ab）为主。甲状腺炎症及其破坏程度可以不同，Graves 病的甲状腺炎症破坏较轻，以 TSAb 引起的甲状腺功能亢进表现为主；桥本甲状腺炎则以甲状腺的炎症破坏为主，严重者发生甲状腺功能减退。

表 7 -4 自身免疫甲状腺炎的分类

分类
1 型 AIT（1 型桥本甲状腺炎）
1A：甲状腺肿型
1B：非甲状腺肿型
2 型 AIT（2 型桥本甲状腺炎）
2A：甲状腺肿型（经典桥本病）

续 表

分类
2B：非甲状腺肿型（原发性黏液性水肿，萎缩性甲状腺炎）
2C：一过性加重的甲状腺炎（例如产后甲状腺炎）
3 型 AIT（Graves 病）
3A：甲状腺功能亢进的 Graves 病
3B：甲状腺功能正常的 Graves 病
3C：甲状腺功能减退的 Graves 病

上述分类可以看出 AIT 有不同的临床表现，甲状腺可以肿大、正常或萎缩；甲状腺功能可以亢进、正常或减低，而且在疾病的不同阶段可以自发转化。但是，我们同时也能看到，上述 AIT 的分类分型中有重叠，显得繁琐，而且在最近越来越多发现的某些药物引起的甲状腺炎也和自身免疫相关，分类中并没有囊括，所以，威廉姆斯内分泌学自第十版以后不再采用上述 AIT 的分类，同时也不再对 AIT 进行分类。有专家认为 AIT 包括了 Graves 病（自身免疫性甲状腺功能亢进）、慢性甲状腺肿性淋巴细胞性甲状腺炎（慢性淋巴细胞性甲状腺炎）、自身免疫性萎缩性甲状腺炎、产后甲状腺炎、无痛性甲状腺炎和甲状腺相关性眼病。上述分类兼顾了甲状腺是否肿大、包括了 Graves 病和 Graves 眼病，但是将无痛性甲状腺炎和产后甲状腺炎分为两类似乎也不是很合适。在最新出版的第八版全国高等学校教材《内科学》将 AIT 分为五种类型：①桥本甲状腺炎（hashimoto thyroiditis，HT），是 AIT 的经典类型，甲状腺显著肿大，50% 伴临床甲状腺功能减退；②萎缩性甲状腺炎（atrophic thyroiditis，AT），过去也称为特发性甲状腺功能减退症、原发性黏液水肿。甲状腺萎缩，大多数伴临床甲状腺功能减退。TSH 受体刺激阻断性抗体（TSBAb）与 AT 引起的甲状腺功能减退有关；③甲功正常的甲状腺炎（euthyroid thyroiditis，ET），此型甲状腺炎仅表现为甲状腺淋巴细胞浸润，甲状腺自身抗体（TPOAb 和（或）TgAb）阳性，但是甲状腺功能正常。国内调查显示 ET 的患病率在 10% 左右；④无痛性甲状腺炎（painless thyroiditis），也称安静性甲状腺炎（silentthyroiditis），产后甲状腺炎（postpartum thyroiditis，PPT）是无痛性甲状腺炎的一个亚型。药物性甲状腺炎如胺碘酮、IFN-α 和 IL-2 等也属于无痛性甲状腺炎；⑤桥本甲状腺功能亢进（hashitoxicosis）：少数 Graves 病甲状腺功能亢进可以和桥本甲状腺炎并存，可称为桥本甲状腺功能亢进。需要注意的是上述分类没有将 Graves 病纳入其中，认为 AIT 和 Graves 病具有共同的遗传背景，两者之间可以相互转化，桥本甲状腺毒症即是一种转化的形式，临床表现为 Graves 病的甲状腺功能亢进和桥本甲状腺炎的甲状腺功能减退交替出现。鉴于 AIT 的共同特征，血清存在针对甲状腺的自身抗体，甲状腺有浸润的淋巴细胞，Graves 病应该归为 AIT 之列。

三、自身免疫甲状腺炎的发病趋势及其影响因素

桥本甲状腺炎作为自身免疫甲状腺炎最常见的类型发病率明显升高。Caturegli 及其同事回顾分析了 Johns Hopkins 医院 1889 年到 2012 年间 14 867 例甲状腺手术切除标本的病理资料，他们发现 1942 年在巴尔的摩首次描述桥本甲状腺炎，这比桥本发现这种疾病晚了 30 年；桥本甲状腺炎的发病率从 1943 年到 1967 年明显升高；至 1992 年呈现平稳态势；最近

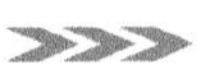

20 年出现另一个发病高峰的趋势（图 7－1）。意大利也有类似的报告，1975 年到 2005 年间桥本甲状腺炎的发病率增加了 10 倍，相对年轻化、男性发病增多、低抗体滴度成为新特点。发病率升高可能与甲状腺功能的测定增加导致疾病早期发现有关。但是，不可否认的事实是环境因素起到很大的作用。碘摄入量的增加是一个确切的影响因素。

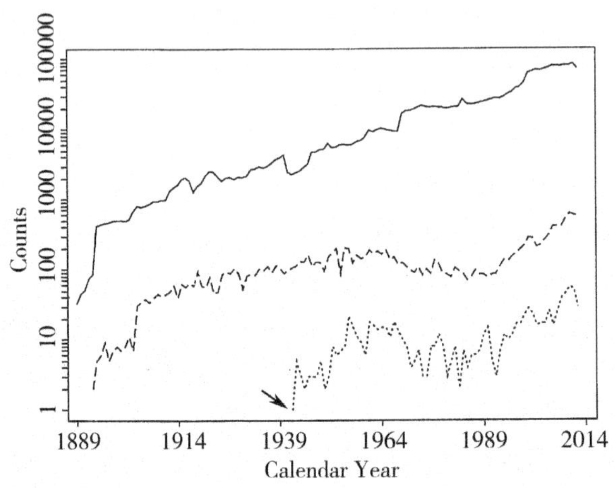

图 7－1　1889 年 5 月到 2012 年 10 月约翰霍普金斯医院病理科年手术标本数量

桥本甲状腺炎（点线），甲状腺手术（破折线）、所有外科手术标本数量（实线）。箭头指示 1942 年首次在该院病理科报告桥本甲状腺炎

碘对自身免疫甲状腺炎的影响概括来说，碘超足量和碘过量主要使具有自身免疫遗传背景或甲状腺自身抗体阳性的易感人群发生甲状腺功能亢进和自身免疫甲状腺病的危险性增加。碘缺乏地区的甲状腺功能亢进病因主要是结节性甲状腺肿和 Graves 病，碘充足地区甲状腺功能亢进的原因主要是 Graves 病。补碘对甲状腺功能亢进发病率的影响取决于补碘前碘缺乏的程度和补碘的时间。碘缺乏的程度越重，补碘后甲状腺功能亢进的发生率越高。补碘后 3 年之内发生甲状腺功能亢进的危险性增大。我国学者对不同碘摄入量三个农村社区（MUI 84μg/L、243μg/L、651μg/L）的 5 年随访研究没有发现 Graves 病发病率的差别，考虑的原因就是调查地区为轻度碘缺乏以及调查的时间为补碘 3 年后。

自身免疫甲状腺炎和甲状腺功能减退是碘超足量和碘过量的主要不良反应。1985—1999 年波兰甲状腺疾病诊所接受甲状腺细针穿刺的 35 000 例患者的统计分析发现：1992 年实行全民食盐碘化（USI）后自身免疫性甲状腺炎的发病率由 1.5% 上升至 5.7%。

1999—2004 年，中国医科大学附属第一医院“碘致甲状腺疾病（IITD）”课题组对 MUI 分别为 84μg/L、243μg/L、651μg/L 的辽宁、河北的三个地区 3 761 例居民进行为期 5 年的前瞻性随访调查。我们发现：碘超足量地区和碘过量地区的亚临床甲状腺功能减退症的发病率分别升高 11.3 倍和 12.6 倍；自身免疫甲状腺炎的发病率分别升高 4.4 倍和 5.5 倍。碘缺乏地区补碘至碘超足量可以促进亚临床甲状腺功能减退发展为临床甲状腺功能减退；2007 年，我们又进一步对 MUI 分别为 145μg/L 和 261μg/L 的辽宁两个地区 3 813 例居民进行横断面的流行病学调查。结果发现：碘超足量（261μg/L）地区的甲状腺功能减退和自身免疫甲状腺炎患病率较碘足量（145μg/L）地区显著增高。我们的另一项对沈阳地区 488 例妊娠妇女的产后随访研究发现：碘过量妊娠妇女的产后甲状腺炎的患病率显著增加。Bjergved 等也观察到了相似的结果，他们前瞻性分析丹麦 1997—1998 年之前和 2008—2010 年实施强制性食盐碘化计划之后的甲状腺功能和甲状腺自身抗体，发现甲状腺功能减退发病率增高同时伴有 TPOAb 阳性率升高。

（俞　兰）

第二节　亚急性甲状腺炎处理中的难点、争议和建议

一、疾病名称变迁

亚急性甲状腺炎（subacute thyroiditis，SAT）是一种自限性甲状腺炎症性疾病。1895 年 Mygind 首次对这一疾病进行了描述，共描述了 18 个“单纯 akuta 甲状腺炎”病例，这些患者患病前甲状腺均正常，患甲状腺炎后没有脓肿形成。1904 年，Fritz de Quervain 从病理学角度阐述了这种甲状腺炎；1936 年 de Quervain 和 Giordanengo 对该病进行了进一步的重申，认为巨细胞和肉芽肿样改变是该病独特的病理表现，因此，SAT 也被称为 de Quervain 甲状腺炎。SAT 还被称为亚急性疼痛性甲状腺炎、亚急性肉芽肿性甲状腺炎、亚急性非化脓性甲状腺炎、巨细胞性甲状腺炎、假肉芽肿性甲状腺炎、假结核性甲状腺炎、肉芽肿性甲状腺疾病等，但最常称为 SAT 或 de Quervain 甲状腺炎。

二、病因及发病机制尚未完全阐明

普遍认为 SAT 与病毒感染有关，但并没有找到病毒感染引起 SAT 的直接证据；有上呼吸道感染的前驱病史，病毒感染的症状，季节性发病，以及发病具有一定的流行趋势等都只是病毒感染的间接证据。与 SAT 相关的病毒包括：腮腺炎病毒，腺病毒，EB 病毒，柯萨奇病毒，巨细胞病毒，流感病毒，埃可病毒，肠道病毒等；患者甲状腺组织中可培养出这些病毒，并可从患者的血清中检测到这些病毒的抗体；某些患者可能患有这些病毒感染引起的相应疾病，这些均支持病毒感染是发生 SAT 的一个原因。最近报道，感染 N1H1 病毒的患者也可发生 SAT。病毒引起甲状腺炎可能是细胞毒性 T 淋巴细胞识别病毒和细胞抗原组成的复合物，导致滤泡细胞破坏造成的。SAT 也可发生于非病毒感染之后，如 Q 热和疟疾等。

自身免疫是否在 SAT 发病机制中扮演角色有较大分歧。SAT 不属于自身免疫性疾病，但患者血清中可以检测到甲状腺自身抗体。SAT 患者血清中 TgAb 的抗原表型主要为 A 区，A 区在自身免疫性甲状腺疾病和非自身免疫性甲状腺疾病均有表达，也就是说大部分 SAT 患者的自身免疫是非特异的，是甲状腺破坏释放抗原的瞬时反应，而不是甲状腺的自身免疫性反应。SAT 患者血清中 TSBAb 阳性，可以解释 SAT 患者疾病过程中为什么存在甲状腺功能减退，但是 TSBAb 阴性的患者同样存在甲状腺功能减退这一阶段，TSBAb 阳性并不是导致 SAT 患者出现甲状腺功能减退的真正原因。TSBAb、TSAb、TPOAb 等抗体的产生，考虑与甲状腺炎症性破坏，释放大量抗原，触发自反应性 B 细胞，暂时性产生抗体有关。

遗传缺陷是导致 SAT 的潜在因素。SAT 与 HLA－B35 阳性的相关报道最多：有 2/3 的 SAT 患者 HLA－B35 阳性；HLA－B35 单倍型杂合子的同卵双胞胎常患 SAT；家族性 SAT 患者的 HLA－B35 阳性，说明 SAT 有明显的遗传易感性；HLA－B35 阳性个体发生 SAT 没有

季节性。还有 SAT 患者 HLA - B15/62 阳性及 HLA - B67 阳性的报道，且 HLA - B67 阳性个体在夏天或秋天更易发生 SAT。有个案报道具有自身免疫背景的个体流感疫苗接种后出现 SAT，说明具有遗传易感性的个体在病毒感染后更容易患 SAT，免疫遗传因素在 SAT 的发病中具有重要作用。

三、临床表现各异

一般可表现为低热、咽喉痛、肌痛、关节痛和周身不适等流感样症状。典型的临床表现为高热，颈前部甲状腺区域疼痛；颈部疼痛通常先出现在一侧，然后迁移至另一侧，也可仅局限于一侧；疼痛可向同侧下颌、耳部、枕部或是胸部放射，疼痛可因转颈或吞咽加重。多数病人的症状于病后 3 ~ 4d 达高峰，也有少数起病缓慢，1 ~ 2 周达到高峰；触诊时，甲状腺触痛明显、质地硬，明显肿大，两侧甲状腺可以对称，也可以不对称。50% 的病人在疾病早期阶段出现甲状腺毒症表现，紧张、心动过速、心悸、体重减轻等。

关键注意下列不典型 SAT 或少见的临床表现。少数患者可能无明显颈部疼痛。个别患者出现吞咽困难、呼吸困难，主要因为肿大的甲状腺压迫食道或气道所致。大约一半的患儿和 2/3 的成人甲状腺弥漫受累。有 1/4 的成人有甲状腺结节，受侵犯的甲状腺偶尔会出现表面皮温升高或红斑。很少发现颈部淋巴结肿大。部分病例仅表现为发热，而缺乏其他典型的临床特征。个别患者会出现精神症状，如焦虑、易冲动、失眠、兴奋、躁狂、抑郁；极为罕见的情况会出现精神失常和急性精神错乱。最近报道，18 岁男性，出现行为异常，躁动，性亢进，心理偏执，无精神疾病和特殊药物及饮酒史，症状、查体和实验室检查均支持 SAT 甲状腺毒症期诊断。Graves 病（Graves disease，GD）患者甲状腺功能亢进时可引起精神异常，SAT 患者甲状腺毒症期也可出现精神异常，临床上若遇到类似情况，排除其他常见导致精神异常因素后，应进行甲状腺疾病相关指标检查，明确是否存在甲状腺疾病，以免漏诊。甲状腺功能亢进危象主要见于 GD，但有报道 SAT 患者也可发生甲状腺危象。

美国甲状腺学会和美国临床内分泌学家协会制定的指南将 SAT 的自然病程分甲状腺毒症、甲状腺功能正常、甲状腺功能减退、甲状腺功能恢复正常四个阶段，整个病程大概会持续 6 ~ 12 个月。甲状腺毒症阶段因甲状腺滤泡上皮破坏和滤泡的完整性丧失，使已合成的甲状腺激素大量释放入血，T_3、T_4 明显升高抑制 TSH，由于滤泡的破坏，TSH 无法使甲状腺增加碘的摄入，致使放射性碘的摄取率（radioactive iodine uptake，RAIU）降低，这一阶段通常持续 2 个月；之后为持续 1 ~ 3 周的甲状腺功能正常阶段；由于甲状腺不能摄取碘，之前合成的甲状腺激素释放殆尽，新合成的甲状腺激素不足导致甲状腺功能减退，进入甲状腺功能减退阶段，大概持续数周至数月；最后，甲状腺功能逐渐恢复正常，重新合成甲状腺激素，进入甲状腺功能恢复正常阶段。我国甲状腺诊治指南将 SAT 的病程分为甲状腺毒症、甲状腺功能减退、甲状腺功能恢复正常三个阶段，没有甲状腺功能正常阶段。两个指南没有原则差异。

四、有助于诊断及鉴别诊断的实验室和特殊检查

1. 非特异性一般检查常有阳性发现　外周血白细胞计数正常或轻度升高，中性粒细胞或淋巴细胞也可增多，可出现正细胞性贫血。ESR 明显增快，常高于 50mm/h，甚至高于 100mm/h。血 CRP 常显著升高。

2. 血清甲状腺激素水平与 RAIU 或^{99m}Tc 甲状腺扫描时甲状腺摄取率的特殊镜像改变非常重要　SAT 甲状腺毒症阶段，血清 T_3、T_4 升高，TSH 受抑制，外周脱碘酶活性下降可引起 T_4 向 T_3 转化减少，$T_3/T_4 < 20$；此时，甲状腺滤泡被大量破坏，摄碘能力明显受限，RAIU 或^{99m}Tc 甲状腺扫描时甲状腺的摄取率均明显降低（核素扫描甲状腺不显影或呈冷结节）。之前合成的甲状腺激素释放殆尽，新合成的甲状腺激素不足导致 SAT 进入甲状腺功能减退阶段时，血 T_3、T_4 降低，TSH 升高，而 RAIU 或^{99m}Tc 甲状腺扫描时甲状腺的摄取率略降低或可恢复正常。SAT 进入甲状腺功能恢复正常阶段，RAIU 或^{99m}Tc 甲状腺扫描时甲状腺的摄取率则正常或轻度升高（增强）。

个别患者在甲状腺毒症期出现 RAIU 轻度升高，检测其血清中 TRAb 和 TSAb 活性明显升高，推测 TRAb 和 TSAb 持续存在可能是 RAIU 轻度升高的原因。

3. 甲状腺超声检查地位似有提升　超声检查甲状腺增大，炎症区域甲状腺呈现片状低回声；彩色多普勒可见甲状腺血流降低或正常；有报道称 SAT 患者甲状腺低回声面积与甲状腺炎症的程度及甲状腺激素水平呈正相关。

美国甲状腺学会和美国临床内分泌学家协会制定的指南及我国甲状腺疾病诊治指南中将 RAIU 的检测作为确诊 SAT 的指标，但日本甲状腺协会亚急性甲状腺炎诊断指南中将超声下表现——甲状腺疼痛部位低回声作为确诊 SAT 的必备指标之一，而未采用 RAIU 作为确诊指标。

目前有两项研究使用超声检查来确诊 SAT。RAIU 具有高度的特异性、灵敏性、无创性、简便实用性等特征，但是其诊断率仍未达到 100%；超声检查简便易行，对 SAT 的诊断也有重要价值；RAIU 和超声检查这两种方法究竟哪种方法对确定诊断更有价值，还需要进行大样本的随机对照研究来验证。如果能将两种方法结合，可能会大大提高 SAT 的确诊率。

4. 甲状腺细针穿刺细胞学（fine needle aspiration and cytology，FNAC）检查评价　早期典型 FNAC 细胞学图片可见多核巨细胞、片状上皮样细胞、不同程度炎性细胞浸润、肉芽组织形成；晚期往往见不到典型表现。

SAT 是自限性疾病，病程中甲状腺可以表现为结节样增大，缓解后结节可以消退，诊断本病通常不常规行 FNAC 检查。如果亚甲炎患者的结节持续存在，就需要长期随访，必要时行细针穿刺。有疑问的病例，如触痛局限于某个独立的结节或是局部区域，细针穿刺有助于鉴别囊肿性出血或是肿瘤出血。若 SAT 患者出现声音嘶哑，需要除外淋巴瘤或未分化型甲状腺癌，最好行细针穿刺取病理明确。

5. SAT 可伴有其他甲状腺相关指标变化　甲状腺滤泡的破坏使血清中甲状腺球蛋白（thyroglobulin，Tg）水平明显升高，Tg 水平与甲状腺破坏严重程度呈正相关，但不被作为确诊 SAT 的指标。SAT 患者血清中通常检测不到 TgAb、TPOAb、TRAb，但个别患者血清中可一过性出现较低滴度的上述抗体。这些抗体可能是由 B 细胞致敏产生，也可能是通过 T 辅助细胞介导产生。

五、SAT 诊断不难，鉴别诊断非常重要

依据典型的临床表现（急性起病、发热等全身症状，甲状腺疼痛、肿大、质硬等），结合实验室及特殊检查很容易诊断 SAT。不典型病例，只要想到 SAT，进行相关检查，诊断 SAT 亦并不困难。

由于SAT系自限性疾病，治疗原则及方法明显不同于其他甲状腺疾病，因此，诊断SAT时与下列疾病的鉴别诊断尤为重要。

1. 急性化脓性甲状腺炎　急性化脓性甲状腺炎是甲状腺化脓性感染，往往是全身化脓性感染的一部分，在儿童中更为常见，也表现为痛性甲状腺肿大，但局部或邻近组织会有红、肿、热或波动感，全身感染中毒症状更明显，血中性粒细胞升高更显著，而无甲状腺毒症表现。化脓部位的甲状腺核素摄取能力低下（也可表现为冷结节），但感染部位以外的甲状腺组织核素摄取能力正常。甲功正常，甲状腺相关抗体阴性。甲状腺超声检查示化脓性感染征像或可见液性暗区（脓汁的特殊回声）。

2. 结节性甲状腺肿或甲状腺腺瘤出血　突然出血时可伴甲状腺疼痛，出血部位可伴波动感，但是无全身感染中毒症状及甲状腺毒症表现，ESR不升高，甲状腺超声对诊断有帮助。

3. 桥本甲状腺炎　本病少数可以有甲状腺疼痛、触痛，活动期ESR也可轻度升高，并可出现短暂甲状腺毒症和摄碘率降低，但是无全身感染症状，血清TgAb、TPOAb滴度明显增高。FNAC检查可资鉴别。

4. 无痛性甲状腺炎　本病是桥本甲状腺炎的变异型，是自身免疫甲状腺炎的一个类型。有甲状腺肿，临床表现经历甲状腺毒症、甲状腺功能减退和甲状腺功能恢复3期，与SAT相似。但本病无全身感染症状，无甲状腺疼痛，ESR不增快，FNAC检测可见局灶淋巴细胞浸润。

5. 伴有低碘摄取率的甲状腺毒症　Graves病应用外源性碘，碘诱发甲状腺功能亢进，医源或人为甲状腺毒症，恶性病变浸润甲状腺（甲状腺淋巴瘤），异源性高分泌甲状腺组织（卵巢甲状腺肿，实体转移甲状腺癌）等可以表现为甲状腺毒症伴RAIU降低，仔细询问病史、甲状腺相关抗体检测、核素扫描及必要时FNAC检查等有助于鉴别。

六、SAT治疗药物选择上的争议

亚急性甲状腺炎治疗目的就是缓解疼痛和减轻甲状腺毒症症状。早期甲状腺毒症阶段是由于已经合成的甲状腺激素大量释放引起，不需要使用抗甲状腺药物，主要使用阿司匹林或是非甾体抗炎药（nonsteroidal anti－inflammatory drugs，NSAIDs）或口服糖皮质激素［泼尼松龙（prednisolone，PSL）］控制炎症、减轻疼痛及应用β受体阻滞剂减轻甲状腺毒症表现。

美国甲状腺协会和美国临床内分泌专家协会的管理指南推荐：轻中度SAT患者抗炎药物通常首选阿司匹林或NSAIDs，一般需要1～20周疼痛才能完全缓解，平均需5周；中重度SAT患者如果NSAIDs无效，需给予口服糖皮质激素治疗，通常在24～48h内可以迅速缓解疼痛、发热的症状。

糖皮质激素治疗SAT的起始剂量没有定论。美国甲状腺协会和美国临床内分泌专家协会的管理指南推荐PSL40mg/d作为治疗SAT的起始剂量，但也有使用25～60mg/d作为起始剂量，我国的诊治指南推荐剂量20～40mg/d。上述推荐的起始剂量均没有强有力的依据支持。加上糖皮质激素存在一定不良反应，所以临床医生一般不是十分愿意首选该药治疗SAT，但是如果能够使用小剂量糖皮质激素即可缓解症状，并且在短时间内停药，将明显减少糖皮质激素的不良反应，不失为治疗SAT最理想的方法。最近报道的日本一项前瞻性研究中，治疗SAT使用的PSL起始剂量为15mg/d，每两周减量5mg，结果发现80%的患者在8周内症状改善，且几乎没有观察到PSL的不良反应，所以他们认为起始剂量15mg/d，每两周减量5mg的治疗方案对于日本人来说是安全有效的。按日本SAT患者平均体重

55.27kg、PSL 起始剂量 0.27mg/kg 体重计算，对于欧洲人来说相当于 20mg/d 起始。但是日本、中国或是欧洲、美国等地区，由于种族差异可能对 PSL 治疗的敏感性可能不同，需要的剂量也可能不同，小剂量还是大剂量 PSL 治疗 SAT，还有待不同地区、不同种族、更大样本量、更多的临床研究来验证。研究还发现 SAT 患者病初甲状腺激素水平越高，PSL 治疗后甲状腺功能恢复正常所需的时间越短，推测可能是早期毒症轻的患者甲状腺滤泡破坏较轻、持续时间更长、恢复更慢。

小剂量 PSL 治疗 SAT 可以迅速缓解症状，不良反应少，永久性甲状腺功能减退症的发病率较低，与使用 NSAIDs 相比，治疗 SAT 选用 PSL 可能会是一个更好的选择。

糖皮质激素治疗 SAT 过程中，宜缓慢减少剂量，总疗程不少于 6～8 周；过快减量、过早停药可使病情反复；停药或减量过程中病情反复者使用糖皮质激素仍然有效；治疗过程中，RAIU 持续降低提示炎症反应继续，应延长使用糖皮质激素疗程；停用糖皮质激素前行 RAIU 检测，对预测患者是否会早期复发有用。

早期的甲状腺功能减退症通常都是一过性的，甲状腺毒症阶段过后也很少使用 L－T_4 治疗（由于 TSH 降低不利于甲状腺细胞恢复）。明显甲状腺功能减退者短期、小量使用 L－T_4；永久性甲状腺功能减退者才需长期 L－T_4 替代治疗。

七、预后和结局比较乐观

1. SAT 后甲状腺功能减退多为一过性　SAT 是一种自限性疾病，3～6 个月后可以自行缓解，不留并发症，20%～56% 的患者毒症阶段过后会出现一过性甲状腺功能减退，很少发生永久性甲状腺功能减退（发生率仅 0.5%～15%）。

糖皮质激素的应用与永久性甲状腺功能减退的关系尚有争议。长期随访发现使用糖皮质激素治疗甲状腺功能减退发生率高于未用激素者，但也有报道糖皮质激素治疗后永久性甲状腺功能减退的发病率较低，究竟糖皮质激素治疗后永久性甲状腺功能减退的发病率如何变化，还需要更多的研究来证实。某些迟发型甲状腺功能减退患者 TSBAb 阳性，可能是 SAT 触发了自身反应性 B 细胞造成的。

Nishihara 等发现，双侧甲状腺低回声是 SAT 后发生甲状腺功能紊乱的预测指标，但没有发现实验室检测指标对预后有预测作用。Schenke 等的研究发现永久性甲状腺功能减退患者甲状腺体积相对较小。

长期随访监测 SAT 患者甲功注意是否发生迟发型甲状腺功能减退是非常重要的。

2. SAT 的复发率低　仅有 2%～4% 的 SAT 患者会复发，少数复发数次，通常发生在确诊后 1 年内。然而，也有报道几年后复发的。复发时的表现与第一次发病时相似，可再次使用糖皮质激素治疗。

3. SAT 与 Graves 病　SAT 后可发生 GD，但非常少见，通常都是在一年内发生。有报道 SAT 后发生 GD 患者同时具有 SAT 和 GD 易感基因（HLA－B35 和 HLA－DR3）；还有报道 SAT 后 7～8 年可发生 GD，7 年后发生 GD 的患者同时具有 SAT 和 GD 易感基因（HLA－B35 和 HLA－BW46），而 8 年后发生 GD 的患者两种易感基因均阴性，SAT 后发生 GD 可能有遗传因素参与其中。SAT 患者血清中可检测到较低滴度的甲状腺自身抗体，SAT 可能促发自反应性 B 细胞产生 TRAb。SAT 后如果甲状腺激素水平持续升高，应该警惕是否发生 GD。

（俞　兰）

第三节 评析慢性淋巴细胞性甲状腺炎的发病、临床及实验室诊断

一、概念及历史沿革

慢性淋巴细胞性甲状腺炎（chronic lymphocytic thyroiditis，CLT）又称为慢性自身免疫性甲状腺炎（chronic autoimmune thyroiditis，CAT），桥本甲状腺炎（Hashimoto’s thyroiditis，HT），或桥本病。1912 年，日本学者桥本策首次在其研究论文中描述了四个甲状腺肿患者手术标本的典型组织学表现：弥漫性淋巴细胞浸润和甲状腺纤维化，伴有不同程度的甲状腺滤泡细胞萎缩和嗜酸样变。1931 年，Graham 和 McCullagh 第一次用术语“桥本”作为一篇文章的标题。他们认为淋巴细胞性甲状腺肿是不同于 Riedel 甲状腺炎的一种新的疾病。1939 年，英国著名的甲状腺外科医生 Cecil Joll 创造了术语“桥本病”，并把它用作他写的关于这种疾病的综述的标题。1956 年，Roitt 及同事在 HT 的病人血清中首次发现抗甲状腺球蛋白抗体，奠定了 HT 是一种器官特异性自身免疫病的基础。自此，HT 已经从一个罕见疾病变成最常见的自身免疫性疾病，即一类常见的自身免疫性甲状腺疾病（autoimmune thyroid diseases，AITDs），也是原发性甲状腺功能减退症最主要的原因。HT 发病率约为每年每 1 000 人 1 例。汇总已发表的文章，其患病率为每 1 000 人达 8 例，根据美国第三次国家健康和营养调查结果，依据生化证据每 1 000 健康自愿者中有 46 例为甲状腺功能减退及甲状腺自身抗体阳性。我国北方地区一项流行病学调查显示 CTL 的发病率为 0. 84%，患病率为 1. 65%。

二、HT 发病机制的新认识

HT 和 Graves 病（GD）同属 AITD。此类疾病的发生有一个共同特征，即有遗传背景（携有易感基因）的个体被环境因素所触发。其病因学发生机制包括免疫耐受遭受破坏和淋巴细胞在甲状腺的聚集。这种作用可导致甲状腺自身免疫的不同表型，如产生甲状腺自身抗体，临床可表现为以甲状腺功能减退为主的 HT 和甲状腺功能亢进的 GD，但两者都是 AITD 的临床结果。

1. 遗传学研究　AITD 遗传学研究的进展得益于遗产研究方法学的飞速发展。对于复杂疾病基因的研究方法包括四个阶段：第一阶段，候选基因研究；第二阶段，全基因组连锁研究；第三阶段，全基因组关联研究（GWAS）；第四阶段，全基因组测序。AITD 的研究也是基于这样的一个过程。在第一阶段最早提出的候选基因是 HLA - DR 基因，HLA - DR3 基因与 GD 和 HT 均相关。随后细胞毒性 T 细胞相关抗原 4（CTLA -4）也作为候选基因被提出。目前已经确定 CTLA -4 基因与多种自身免疫病相关，它不但与 GD 和 HT 相关，还与单纯甲状腺自身抗体阳性相关。哪些基因可能成为候选基因呢？首先 AITD 是自身免疫病，因此与免疫相关的基因都可能成为 AITD 的候选基因，例如调节性 T 细胞相关的 CD25 基因、Foxp3 基因，CD40 基因、PTPN22 基因等，这些基因都是 AITD 的研究热点基因。另一类候选基因从甲状腺自身抗原入手，包括甲状腺球蛋白（Tg），甲状腺过氧化物酶（TPO）及促甲状腺素受体（TSHR）。在第二阶段，通过全基因组连锁分析，发现多条染色体上存在易感基因座，包括：2q、6p、8q、10q、12q、14q及20q。2q上的易感基因正是候选基因CTLA-4。8q、14q和20q上的易感基因分别是Tg、TSHR和CD40基因。在第三阶段的GWAS研究中发现了与GD相关的易感基因，仍以T、B细胞活化信号及HLA Ⅰ类抗原或甲状腺特异抗原相关的基因。但鲜有单独针对HT患者的研究结果。Denny JC等发现在9q22去FOXE1区附近的单核苷酸多肽特别是rs7850258位点与甲状腺功能减退及甲状腺炎相关。近年全基因组测序的应用又使复杂疾病的遗传学研究有了新的工具，未来可能会用于预测个体的疾病易感性以及对药物治疗的反应性和预后。

遗传学研究的新问题：尽管AITD的遗传学易感基因研究已经取得很多进展，但作为一类复杂疾病，现阶段仍没有哪一个基因能确定疾病在人群中的易感性及发生频度。究竟携带多少条易感基因才能导致CLT或GD，基因与基因之间如何发挥相互作用，带有这些易感基因是否带来疾病表现型的变化，携带的易感基因通过哪些机制导致疾病的发生发展，这些仍是亟待研究的课题。

2. 自身免疫调节网络　本病为一种器官特异性自身免疫性疾患。许多证据显示，本病的自身免疫病程始发于辅助性T细胞（CD4）针对甲状腺抗原特异性活化。其机制目前尚未清楚，可能的假说有两个：一个是病毒或细菌感染，因其含有与甲状腺类似的蛋白，产生交叉反应，诱发甲状腺特异性T细胞的活化；另一个是甲状腺上皮细胞向辅助性T细胞提呈自身抗原。一旦自身反应性$CD4^+$T细胞被活化，则会刺激自身反应性B细胞聚集于甲状腺组织，分泌抗甲状腺自身抗体。主要针对3种靶抗原产生抗体：甲状腺球蛋白、甲状腺过氧化物酶和促甲状腺激素受体。自身抗体通过抗体依赖细胞介导的细胞毒性作用以及自身抗体改变靶细胞功能，共同损伤甲状腺。本病是体液免疫和细胞免疫共同作用的结果。浸润的淋巴细胞和甲状腺上皮细胞均能产生高水平的细胞因子、主要为IFN-γ、TNF-α以及IL-1等为主的辅助性T细胞（Th）1型细胞因子，它们调节炎症细胞和甲状腺细胞之间的相互作用，放大级联反应。在多种细胞因子的协同作用下，甲状腺上皮细胞表达MHC Ⅱ类抗原和细胞间黏附分子-1（ICAM-1）等协同刺激信号，成为抗原提呈细胞，触发并维持自身免疫反应。过去认为$CD8^+$T细胞以及杀伤性T细胞（CTL）是HT的效应细胞。近年的研究显示一类具有免疫调节功能的T细胞——调节性T细胞（Treg）表达下降及功能受损，使机体免疫耐受被打破参与CLT发病及进展。在实验性自身免疫性甲状腺炎（EAT）小鼠模型，去除Treg细胞，甲状腺的炎症程度加重。此外，新型效应性T细胞——Th17细胞功能增强，或Treg/Th17失衡也可能是HT发病原因之一。Th17基因敲除鼠甲状腺炎病症减轻。此外趋化因子如CXCL9、CXCL10、CXCL11等也参与HT的过程。因此HT是研究自身免疫性疾病免疫调节网络的一个较好疾病模型。Tg及弗氏佐剂联合免疫诱导的实验性自身免疫甲状腺炎小鼠动物模型，具有遗传背景的肥胖鸡（OS鸡）模型以及碘诱导的自发自身免疫性甲状腺炎NOD-$H2^{h4}$小鼠模型等为HT的研究提供了理想的动物模型。

3. 细胞凋亡是否参与AITD　1997年意大利学者发表于Science杂志的研究首次报告HT患者的甲状腺滤泡细胞表达FasL，与表达Fas的浸润淋巴细胞相互作用诱导甲状腺细胞凋亡引起患者甲状腺功能低下。然而，随后多个研究室并未在HT患者的甲状腺重复出上述研究结果，怀疑FasL抗体的纯度可能导致实验的假阳性。但是细胞凋亡在AITD中的作用仍然得到了认可，因为HT的甲状腺细胞凋亡增加，除Fas外一些凋亡相关蛋白如BCL-2，Trail等也被发现表达于甲状腺，且其表达受IL-1等细胞因子的刺激。高碘、放射性损伤等环境因素能诱导或加重甲状腺细胞凋亡从而诱发自身免疫性甲状腺疾病。但是诱导甲状腺细胞凋亡的始动因素是什么，凋亡的细胞又如何启动甲状腺自身免疫反应？这些详细的机制仍不清楚。

4. 环境因素　高碘摄入是 HT 发病的一个重要因素。适碘和高碘地区 HT 的发病率高于低碘地区，摄碘量低的国家 HT 亦较少见。我国的一项流行病学前瞻研究显示随着碘摄入量的增加 HT 的患病率和发病率显著增加。高碘引起甲状腺自身免疫的机制考虑以下几个方面：高碘引起甲状腺细胞的过氧化损伤；诱导细胞凋亡；碘增加 Tg 的免疫源性。除碘外，硒元素也与甲状腺疾病关系密切，硒参与了甲状腺激素的合成、活化和代谢过程。另外，硒对免疫系统也有重要的影响，硒缺乏可能对包括细胞免疫和体液免疫在内的机体免疫功能都会造成不利的影响。临床研究发现，硒补充治疗可以降低 HT 患者血清 TPOAb 水平。碘诱导的甲状腺炎模型 NOD－$H2^{h4}$ 小鼠给予硒治疗使甲状腺内淋巴细胞浸润明显减少，滤泡破坏程度减轻，外周 Treg 细胞表达增多。另外，肠道病原中的 Yersinia 细菌的小肠结肠感染、应激、情绪、吸烟可能与本病的发生也有关系。近年来，日益加重的环境污染，迫使人们开始关注环境内分泌干扰物（EDCs）对人体内分泌系统的影响。EDCs 包括工业用品，如多氯联苯类（PCB）、二噁英类等；农用化学用品，如杀虫剂、除草剂等；药用环境激素；植物雌激素等。已有报道多种 EDCs 能影响甲状腺激素的分泌和调节，生育期女性和男性暴露于 PCB 后甲状腺自身抗体阳性率升高。究竟多少种 EDCs 能影响甲状腺功能及自身免疫，其具体机制是什么，仍有待研究。

三、病理表现

HT 的典型病理表现是：甲状腺坚硬，肿大。正常的滤泡结构广泛地被浸润的淋巴细胞、浆细胞及其淋巴生发中心代替。甲状腺滤泡孤立，呈小片状，滤泡变小，萎缩，其内胶质稀疏。残余的滤泡上皮细胞增大，胞质嗜酸性染色，称为 Askanazy 细胞。这些细胞代表损伤性上皮细胞的一种特征。纤维化程度不等，间质内可见淋巴细胞浸润。发生甲状腺功能减退时，90% 的甲状腺滤泡被破坏。甲状腺萎缩被认为是 HT 发展的终末期，被称为萎缩性甲状腺炎（atrophic thyroditis，AT）。

慢性淋巴细胞性甲状腺炎和乳头状甲状腺癌（PTC）的手术标本或细针穿刺细胞学检查中发现两者共患的现象比较普遍。美国约翰霍普金斯医院 100 年来 HT 的手术标本中发现乳头状甲状腺癌达 26.6%。但是在一部分 PTC 患者中，腺体内虽然没有典型的 HT 患者典型的具有生发中心的淋巴滤泡，但存在少量散在的淋巴细胞浸润，被称为慢性非特异性甲状腺炎。这种非特异性炎症到底是 HT 的早期表现，还是对肿瘤的炎症反应仍然不清楚。PTC 和 HT 间的关系也成为目前研究的热点。

四、HT 临床表现呈现多样性

HT 多见于女性，好发年龄 30～50 岁，发展缓慢，缺乏特异性临床表现，不少患者临床症状缺如。HT 患者最典型的临床表现是甲状腺肿大和甲状腺功能减退。但是，甲状腺不大甚至萎缩、甲功正常或甲状腺激素水平升高并不能除外 HT。HT 患者还可同时伴有其他自身免疫异常，因此 HT 患者的临床表现呈现异质性。

1. 甲状腺肿大　当 CLT 患者出现甲状腺肿时平均病程已达 2～4 年。肿大的甲状腺质地韧如硬橡皮，多为双侧弥漫性肿大，很少与周围粘连，触诊表面可光滑、结节样或细粒感。肿大程度轻重不等，还可表现为单叶或局部肿大，因此常与结节性甲状腺肿难以鉴别。甲状腺不肿大甚至萎缩并不能除外 HT，虽然有些患者诊断时就表现为甲状腺萎缩，但目前的观点仍然认为萎缩性甲状腺炎是 HT 的晚期阶段。

HT 患者全身症状不明显，局部压迫症状亦不明显，常有咽部不适感，甲状腺罕见疼痛，偶有轻压痛。如果甲状腺出现明显疼痛应警惕合并淋巴瘤。此时需要细针抽吸细胞学检查（FNAC）或手术活检来鉴别。当存在明显的结节或甲状腺肿体积增大迅速时也需要活检来鉴别。

2. 甲状腺功能变化　甲状腺功能减退还常常是 HT 的首发症状。但是随着诊断技术的提高发现许多亚临床的 HT 患者，表现为高水平的 TPOAb 和（或）TgAb，仅有 TSH 升高 T_4 正常的亚临床甲状腺功能减退，或者甲功完全正常。还有患者可出现一过性甲状腺功能亢进的临床表现，为炎症破坏引起的一过性甲状腺激素释放增多。少部分患者可伴有眼征。HT 中局限性黏液水肿也较少见。HT 患者甲状腺功能下降的速率增加。在英国的 Whickham 研究中，亚临床甲状腺功能减退和高 TPOAb 浓度者以每年 5% 的比率进展为临床甲状腺功能减退。经过 20 年随访，25% 的甲状腺炎患者自发恢复，但另有 33% 进展为甲状腺功能减退。在中国的 IITD 研究中也发现 TPOAb 阳性且 TSH 升高者 5 年随访时进展为甲状腺功能减退的比率显著增高，且高碘摄入是进展为甲状腺功能减退的促进因素。该前瞻研究中也同样发现在初次调查时确诊的伴有临床甲状腺功能减退的 20 例 HT 患者，5 年后 55% 甲功自发恢复正常，另有 20% 转变为亚临床甲状腺功能减退。

HT 患者为什么甲状腺功能变化会呈现多样性仍是个未解的课题。同样的甲状腺肿大，血液中同样存在高水平的 TPOAb 或 TgAb，为什么在不同患者会表现为甲功正常或严重的甲状腺功能减退？同一个患者为什么在抗体水平未变化的情况下，不同时期甲功表现不同。是炎症破坏的程度不同、是甲状腺自身抗体的亚型不同、是炎症细胞浸润程度不同、是细胞因子水平不同？目前尚无确切答案。

3. 其他异常　HT 患者可并发 GD。GD 可能先发或后发于 HT，可能源于两病间共同的甲状腺自身免疫背景。在一项研究中对促甲状腺素受体刺激性抗体（TSAb）阳性的 GO 患者进行活检，发现共存的慢性淋巴细胞性炎症，证明了二者共病。20% 的抗甲状腺药物治疗后出现甲状腺功能减退的 Graves 甲状腺毒症患者是因为发生了 HT，因为停用抗甲药后甲功恢复正常。

HT 与甲状腺的原发性大 B 细胞淋巴瘤相关。通常发生在 50 至 80 岁的女性，为非何杰金型，局限于甲状腺内。一项研究中，119 名淋巴瘤患者均患有 HT，可能是甲状腺内 B 细胞受到长期慢性的刺激最终形成恶性克隆。分化型甲状腺癌与 HT 的关系也开始受到关注，研究发现 HT 患者中分化型甲状腺癌发病率增高，甲状腺自身抗体与 DTC 相关。尽管机制不清，甚至有人认为是甲状腺癌引起了甲状腺的慢性炎症。这个话题仍在讨论中。

HT 还是 1 型和 2 型自身免疫多腺体综合征的一个表现，常与其他多种免疫异常相伴随。1 型：主要表现是甲状旁腺功能减退，艾迪森病，慢性黏膜念珠菌病，HT 发生于 10% ~ 25% 的病例。2 型：主要异常是 AITD，1 型糖尿病，和艾迪森病。其他包括卵巢早衰，淋巴细胞性垂体炎、白癜风、斑秃、乳糜泻、恶性贫血、浆膜炎、重症肌无力；HT 在以上任意一种疾病的患者中均高发。

HT 还易伴发类风湿性疾病，如：类风湿性关节炎、系统性红斑狼疮，干燥综合征，风湿性多肌痛，巨细胞性动脉炎，复发性多软骨炎和系统性硬化病。其他疾病，包括：慢性活动性肝炎、原发性胆汁性肝硬化、疱疹样皮炎和自身免疫性血小板减少症等也与 HT 或甲状腺自身抗体阳性相关。特纳综合征的患者患 HL 比率显著增加。

患不孕症女性的 TPOAb 阳性比率升高，特别是子宫内膜异位症的患者。临床流行病研究还显示 TPOAb 阳性与自发流产或辅助妊娠失败相关。女性肿大的甲状腺炎患者还与乳腺癌相关。TPOAb 在这些疾病中到底是致病原因或仅是一种疾病的标志物仍不明确。这些相关的原因不清，推测可能与神经内分泌系统与免疫系统间的相互作用有关。血清甲状腺自身抗体阳性率在健康的百岁老人中反而显著降低，提示远离 HT 可能对抗衰老。

五、诊断

1. CLT 诊断需要金标准　目前为止 HT 并没有统一的诊断标准。1975 年 Fisher 等提出 HT 的五项诊断标准：①甲状腺弥漫性肿大，质韧，有结节，表面不平；②TPO - Ab 和 TGAb 阳性；③TSH 升高；④甲状腺核素扫描呈放射性分布不均；⑤过氯酸盐排泄试验阳性。上述 5 项中有 2 项符合可拟诊 HT，具有 4 项可确诊。但随着放免学、影像医学、细胞学等各学科的迅猛发展，临床对 HT 的诊断有了更进一步的认识及提高。在美国 ATA 的成人甲状腺功能减退指南中指出：HT 是成人甲状腺功能减退的最常见病因，AITD 的最主要病理表现是甲状腺内反应性淋巴细胞浸润，循环血清中出现甲状腺自身抗体。AITD 的主要诊断是血清中存在甲状腺自身抗体，包括 TPOAb、TgAb 和促甲状腺素受体抗体（TRAb）。许多 HT 患者生化学上甲功正常、但是 75% HT 患者甲状腺抗体阳性，患者一旦抗体检测阳性，很少转阴，且即使目前甲功正常伴 TSH 升高的 TPOAb 阳性患者仍每年以 4.3% 的比率进展为临床甲状腺功能减退。日本甲状腺学会 HT 诊断指南中的诊断标准为：临床表现，没有其他病因（如 GD）的弥漫性腺体肿大，如以下任一项：①甲状腺微粒体抗体阳性或 TPOAb 阳性；②TgAb 阳性；③细胞学证实甲状腺内淋巴细胞浸润。中国甲状腺诊治指南（2007 年版）中指出：凡是弥漫性甲状腺肿大，质地较韧，特别是伴峡部锥体叶肿大，不论甲状腺功能有否改变，均应怀疑 HT。如血清 TPOAb 和 TgAb 阳性，即可诊断 HT，FNAC 检查有确诊价值，伴临床甲状腺功能减退或亚临床甲状腺功能减退进一步支持诊断。我国指南中还提出：如果临床以甲状腺功能减退首诊，触诊和超声检查甲状腺无肿大或萎缩，血清 TPOAb 和 TgAb 阳性，可诊断 AT。

目前临床比较一致的意见是：血清 TPOAb 和（或）TgAb 阳性，应考虑诊断 HT，即使患者甲功正常、无甲状腺肿大或是甲状腺肿瘤的患者偶然发现的 TPOAb 阳性。总之，灵敏的血清抗体检测、先进的彩色多普勒超声诊断技术及 FNAC 联合诊断，为 HT 的诊断提供了较为可靠的诊断依据，但是目前仍需建立统一的 HT 诊断金标准。

HT 之所以没有统一的诊断标准与 HT 患者所表现的多彩的临床症状有关，也与目前的临床检测水平有关。TPOAb 及 TgAb 检测的灵敏性和特异性仍有待提高，经病理证实的 HT 患者，并非百分百抗体阳性。一些患者存在的低水平抗体升高是否具有临床意义也有待探讨。对单纯 TgAb 抗体阳性是否具有与 TPOAb 同等的诊断意义仍有异议。另外，临床中尚有争议的是：当 Graves 病（GD）患者伴有较高水平 TPOAb 时是否诊断 HT，甲状腺功能亢进治愈后仍有部分患者持续 TPOAb 抗体阳性，是否意味患者存在 HT。部分研究者认为：当

GD 患者药物治疗过程中易出现甲状腺功能减退则考虑合并 HT 的诊断；还有人认为患者出现较高水平 TPOAb 应考虑 GD 合并 HT 的诊断，但是这个 TPOAb 的诊断切点是多少？尚没有研究证据支持。

2. 实验室检查　TPOAb 和 TgAb 是 HT 的标志性抗体及重要诊断指标。

TPOAb 的自身抗原为 110kD 的甲状腺过氧化物酶（TPO）。TPO 有多种异构体，存在异质性，具有多种不同抗原决定簇。TPOAb 是以前所检测的甲状腺微粒体抗体（TMAb）的主要成分。TPOAb 也是一组针对不同抗原决定簇的多克隆抗体，以 IgG 型为主。最早时通过患者血清与甲状腺组织切片的免疫荧光染色发现甲状腺自身抗体的存在。随后通过半定量被动鞣酸红细胞血凝试验检测到 TMAb，用粗甲状腺细胞膜提取液做抗原因此称为甲状腺微粒体抗体，抗原纯度低包含 Tg 等杂抗原，假阳性和假阴性均较高。结果以阳性或阴性表示，或者血清经倍比稀释后检测，结果以滴度表示，可进行半定量分析。随着免疫诊断技术的进步，抗体检测方法发生飞跃变化。目前的测定方法包括放射免疫测定法（RIA），免疫化学发光法（ICMA）和酶联免疫吸附（ELISA）等方法，灵敏性大大提高。所用抗原也由粗提的甲状腺微粒体到天然人 TPO 纯化物到现在的基因工程重组 TPO 分子或片段，特异性明显提高。检测结果以 IU/mL 表示，由一组含高浓度 TPOAb 的患者血清库建立的国际参考标准 MRC 66/387，被用来校正不同试剂盒测定的 TPOAb 浓度。尽管如此，目前 TPOAb 测定方法间的变异仍然比较显著，批间变异达到 3.2% 到 19% 不等，检测的灵敏度也从 0.3 到 20IU/mL 不等。因此，各实验室应该建立自己的抗体正常值。

美国临床生化科学院（National Academy ofClinical Biochemistry，NACB）建议，甲状腺抗体的正常值范围应从 120 例正常人确定。正常人标准：①男性；②年龄 <0 岁；③血清 TSH 水平 0.5 ~ 2.0mIU/L；④无甲状腺肿大；⑤无甲状腺疾病的个人史或家族史；⑥无非甲状腺的自身免疫性疾病（如系统性红斑狼疮、1 型糖尿病等）。

日本学者报告，HT 患者的 TPOAb 滴度与甲状腺内淋巴细胞浸润程度正相关，因此，TPOAb 是 HT 的免疫标志，是诊断 HT 的敏感指标。另一方面，TPOAb 还与甲状腺功能损伤相关。其机制可能是：ADCC 作用；补体依赖的细胞毒性作用（CDC）；与 TPO 结合抑制酶的活性，影响甲状腺功能。然而，当临床上以上述方法建立抗体的阳性切值（cutoff points）时，发现在完全正常的人群中存在低水平的 TPOAb，此种低水平阳性的 TPOAb 的意义并不明确。中国 IITD 调查组的研究发现，TPOAb 阳性但处于较低水平，这样的人群经过 5 年随访并未增加甲状腺功能异常的风险，提示以现有试剂盒检测到的低水平 TPOAb 可能并不具有临床意义。此外，临床上我们经常观察到患者存在高水平的 TPOAb，但并不表现为甲状腺功能减退。是 TPOAb 抗原决定簇的不同？是 TPOAb，IgG 亚型的不同？这些问题都有待我们去进一步研究。将补体结合的 TPOAb 转移到猴体内，并不能使猴发病，从母体接受了 TPOAb 的婴儿也并未发生永久性甲状腺功能减退。这些提示 TPOAb 可能会使甲状腺的损伤维持和加重，但并不是甲状腺免疫损伤的始动因素。

TgAb 是最早发现的甲状腺自身抗体，是一组针对 Tg 不同抗原决定簇的多克隆抗体，以 IgG 型抗体为主，也有 IgA 和 IgM 型抗体。甲状腺球蛋白（Tg）是 660kD 的可溶性高分子糖蛋白，具有高度异质性，免疫结构复杂。TgAb 的检测方法的演变与 TPOAb 相似且测定方法间的变异更大于 TPOAb。不同试剂盒应用相同的国际参比血清（MRC 65/93）进行单位校正。各实验室同样要建立自己的正常参考值。TgAb 的病理意义仍不明确，体外实验，证实

TgAb 在抗体依赖细胞介导的细胞毒性作用（ADCC）中起一定作用。但抗体的滴度与甲状腺功能减退、甲状腺肿等的程度并不相关，提示 TgAb 可能只是自身免疫反应的结果。但是在诊断 HT 中多认为与 TPOAb 有同等的诊断价值。

在 HT 的诊断中如何建立合理、有意义的阳性切点仍在探索中，个体出现低水平的 TPOAb 和（或）TgAb 而不伴有其他异常能否诊断 HT，妊娠期母体对胎儿的免疫妥协作用，妊娠期间的抗体滴度显著减低，诊断 HT 的甲状腺自身抗体阳性切值应发生变化，目前国际上尚无公认的正常值范围，这些疑惑仍需要丰富的，大样本流行病学和临床研究资料来帮助解决。

3. 甲状腺超声检查　超声检查因其无创、实时、可重复操作、超声仪的分辨率提高及超声弹性成像新技术在甲状腺疾病中的应用，目前在甲状腺疾病诊断中具有重要的地位。CLT 的超声表现为甲状腺弥漫性肿或结节性肿，腺体常呈低回声或回声不均匀，表现为各种由小（增生）到大（甲状腺肿）的颗粒状物或散在的结节状物，腺体变形表面不规则。当伴发甲状腺结节时应注意结节的回声、形状、边缘、微小钙化，甲状腺外淋巴结的超声变化等情况，注意恶性结节的征象，因为临床上发现 HT 与乳头状癌的伴发越来越常见，虽然具体机制仍不清楚。

4. 甲状腺细针穿刺细胞学　细针穿刺细胞学（FNAC）是 HT 较准确的诊断方法。HT 的 FNAC 标本镜下可见上皮细胞和炎性细胞。炎性细胞主要为淋巴细胞、浆细胞等。滤泡细胞成团片状排列，有较大的多形性。滤泡细胞嗜酸性变（Hurthle 细胞）为 HT 特征性的改变，滤泡细胞胞质较宽，HE 染色呈鲜艳的红色，背景较多淋巴细胞。纤维化病变明显时也可呈干抽，有时需要反复多次穿刺。FNAC 在诊断 HT 中并不常规应用，仅当伴有可疑的甲状腺结节或怀疑淋巴瘤时进行该检查。

六、HT 是否需要免疫调节药物治疗

本病尚无针对病因的治疗措施。当出现甲状腺功能减退时给予左甲状腺素（$L-T_4$）治疗，使甲功维持正常。对于亚临床甲状腺功能减退的患者，一方面考虑到未来进展成临床甲状腺功能减退的可能性较大，另一方面考虑到对血脂、心脏功能等的影响，目前也主张行甲状腺激素治疗。甲状腺功能减退的治疗在不同年龄和不同特点的人群中设定目标不同。限制碘摄入量在安全范围（尿碘 100～200μg/L）可能有助于阻止甲状腺自身免疫破坏进展。仅有甲状腺肿、无甲状腺功能减退者一般不需要治疗。甲状腺肿大明显者可考虑 $L-T_4$ 抑制治疗，但效果不肯定。压迫症状明显、药物治疗后不缓解者，可考虑手术治疗。但是手术治疗发生术后甲状腺功能减退的风险高。

关于治疗的争议是：是否需要给予免疫调节药物治疗。HT 的本质是甲状腺自身免疫异常，但结果是甲状腺功能减退，鉴于甲状腺功能减退治疗简单、有效，因此免疫调节治疗在普通 HT 患者中并没有迫切的需要。糖皮质激素虽然能降低甲状腺自身抗体水平，但考虑到其获益风险比，几乎不用于临床治疗，除非患者出现甲状腺迅速肿大伴疼痛。但此时应首先除外恶性疾病。微量元素硒在体内具有调节免疫、抗氧化、参与甲状腺激素合成等功能，临床研究发现，补硒 3 到 6 个月可以显著降低 HT 患者 TPOAb 水平，特别是 TPOAb 水平较高者（TPOAb 大于 350IU/L），但是当停用硒制剂后，抗体水平可能再次升高。应用硒制剂也不能改善甲状腺功能。因此硒制剂对一般 HT 患者的治疗并无显著意义。但对于那些与

TPOAb 相关的不孕、反复自发流产及辅助妊娠失败的患者，短期硒干预可能有一定意义，目前缺乏在妊娠人群应用硒治疗的流行病学资料。此外，研究报道，给予孕妇注射免疫球蛋白能降低 TPOAb 水平，降低抗体水平，降低流产发生率。

（俞　兰）

第四节　对无痛性甲状腺炎检出和诊断的思考

无痛性甲状腺炎（painless subacute thyroiditis，PST）是一种特殊类型的甲状腺疾病，又称无症状性甲状腺炎（silent thyroiditis）、亚急性淋巴细胞性甲状腺炎，是自身免疫甲状腺炎的一个类型，一般认为 PST 系自限性疾病。PST 的临床病程与亚急性甲状腺炎（subacute thyroiditis）相似，但是无甲状腺疼痛及触痛。其最典型的临床过程：甲状腺毒症期持续 1～3 个月；进入正常甲状腺素血症期，甲状腺毒症症状基本消失，此期持续数周；然后进入低甲状腺素血症期，表现为甲状腺功能减退的症状，如怕冷、水肿、便秘等，并且血甲状腺激素水平低于正常；最后甲功可恢复正常，临床症状消失，摄碘率亦恢复正常。不同病人经历的阶段和症状的严重程度各不相同，部分患者不进入甲状腺功能减退期，甲状腺功能直接恢复正常。若甲状腺功能减退期持续 6 个月以上，发生永久性甲状腺功能减退的可能性较大。通常上述整个病程不超过一年。1974 年 Hanburger 首先描述 PST 后，已有许多学者报告此类病例并承认这是一种独立的甲状腺疾病。其病因及发病机制仍未明确，可能与自身免疫功能紊乱、病毒感染及妊娠有关。该病源于短暂、可逆的甲状腺滤泡细胞破坏及局灶性淋巴细胞浸润。任何年龄均可发病，以 30～50 岁为多，女性高发，男女之比为 1 ：2～1 ：5。

一、临床表现、实验室和其他检查

以下临床表现提示可能患有 PST，例如发病前无前驱感染病史，全身表现轻微，无典型甲状腺功能亢进症状，但存在甲状腺结节。有轻微甲状腺功能亢进症状，甲状腺肿大或轻微肿大并无疼痛。有怕热、多汗、烦躁、乏力、手抖、食欲亢进、体重减轻、便次增加、月经紊乱、心悸等典型甲状腺功能亢进症状，甲状腺弥漫性肿大，质地较硬，但无甲状腺疼痛及触痛，甲状腺部位无血管杂音，无眼球突出或胫前黏液水肿。短时间内甚至在首诊开出化验单至复诊看报告的间隔期内症状和体征较快改善以及产后 3～12 个月的甲状腺毒症。PST 有散发和产后发病两种类型，后者约占 10%，称为产后甲状腺炎（PPT）。妇女于分娩后出现怕热、心悸、易怒及乏力等症状，应注意检查有无 PST，尤其哪些妊娠前已表现为血清高滴度抗甲状腺过氧化物酶抗体或甲状腺球蛋白抗体者。

根据上述临床表现怀疑 PST，安排合适的检查对于诊断和鉴别诊断至关重要。对怀疑 PST 者应该进行哪些检查？哪些检查对于确诊是最关键的？主要包括下列检查，尤其前四项。

（一）血甲状腺激素水平检测

甲状腺毒症期随着甲状腺滤泡细胞破坏，血循环中 TT_3、TT_4、FT_3、FT_4 升高，TSH 降低；而甲状腺功能减退期 TT_3、TT_4、FT_3、FT_4 逐渐下降，TSH 升高；恢复期逐渐恢复正常。

但国外研究显示：当甲状腺毒症出现时，可能出现垂体抵抗，严重时 TSH 可能不降低。目前所采用的第三代超灵敏 TSH 测定方法，灵敏度高，能精确地检测 TSH 水平。

（二）T_3/T_4 比值

研究已表明，以 T_3/T_4（TT_3/TT_4）$<20ng/\mu g$ 为切点值来诊断包括 PST 在内的破坏性甲状腺毒症有较高的灵敏度和特异度，也是诊断和鉴别 PST 的关键检查之一。Graves 病时 T_3 产生增加，T_3/T_4 比值升高，而甲状腺炎（包括 PST 和亚急性甲状腺炎）所致破坏性甲状腺毒症时该比值下降。但是 TT_3、TT_4 的测定可受血液中甲状腺结合球蛋白（TBG）的量以及蛋白与激素结合力的影响而变化。如妊娠、雌激素、急性病毒性肝炎、先天因素等可导致 TBG 升高，雄激素、糖皮质激素、低蛋白血症等可导致 TBG 降低。而 FT_3、FT_4 测试不容易受以上因素影响，更能比较客观反映甲状腺功能。因而，以 FT_3/FT_4 值代替 T_3/T_4 来对甲状腺毒症进行鉴别的研究也受到关注。2005 年 Jaeduk 等报道 FT_3/FT_4 在区别 PST 与 Graves 病方面仍有较多重叠，但当 FT_4 值明显升高（$>5.4ng/dL$）时，可以获得好的切点值来区别以上两种甲状腺毒症（均数 ± 标准误：Graves 病 3.1 ±0.07，PST2.3 ±0.15）。

（三）血清甲状腺自身抗体检测

超过半数 PST 患者甲状腺过氧化物酶抗体（TPOAb）阳性，约 1/3 甲状腺球蛋白抗体（TgAb）阳性。少数患者血中存在甲状腺刺激抗体（TSAb）或甲状腺刺激阻断抗体（TSBAb），也具有诊断价值，但甲状腺自身抗体阳性与甲状腺功能之间关系尚不确定，不作为必备诊断条件。我国学者研究显示，TPOAb 是 PST 的重要危险因素和预测指标，其滴度与 PST 严重程度相关。由于甲状腺球蛋白（Tg）测定受到 TgAb 的影响，对诊断意义不大。

（四）甲状腺吸碘率与核素扫描

甲状腺 ^{131}I 摄取率是反映甲状腺功能状态、经典的非实验室检查方法，应用已超过半个世纪。国外研究显示：摄 ^{131}I 率并不受近期碘摄入量的影响，因此在测摄 ^{131}I 率时不需要限制碘摄入量。由于放射性碘可以通过乳汁排泌，因此哺乳期妇女进行该试验后至少 2 天内应该吸出并弃去乳汁。对于哺乳期而不能行 ^{131}I 检查者，可行 ^{99m}Tc 扫描。^{99m}Tc 半衰期短，对哺乳影响相对较小。后者不仅能反映甲状腺功能，而且直观显示甲状腺受累范围及程度，灵敏度高，并减少辐射损伤。患 PST 者，由于甲状腺细胞被自身免疫反应所破坏以及其在炎症状态下吸收无机碘及碘的有机化障碍导致甲状腺 ^{131}I 摄取率降低。PST 在甲状腺毒症期的 24h 摄 ^{131}I 率降低，一般为 5% 左右，尤其是呈现出的“分离”现象，对临床诊断具有最为重要的意义。当进入甲状腺功能减退期和恢复期时，^{131}I 逐渐恢复正常，甚至高于正常病人。Graves 病患者摄碘率升高，伴有高峰提前，而且即使病人服用抗甲药数天或摄食含碘食物或药物后，其所致摄碘率的降低也不会达到 PST 甲状腺毒症期的低水平，有助于对二者的鉴别。一般 PST 患者 ^{99m}Tc 扫描时核素摄取率远低于正常水平，甲状腺轮廓显示不清或呈不显影。但也有少数患者就诊时已处于非甲状腺毒症期，^{99m}Tc 的摄取不减低，判断检查结果时需结合具体病情、病史等综合考虑。甲状腺吸碘率与核素扫描是诊断和鉴别 PST 最关键的检查。应该重视甲状腺毒症患者选择摄 ^{131}I 率的大致指征，包括初诊甲状腺毒症、不伴有典型甲状腺疼痛和压痛和轻中度升高病例。

（五）甲状腺彩超

多数 PST 患者的甲状腺彩超提示，甲状腺一叶或双叶轻度肿大，可有单个或多个片状低回声，边界不清，彩色血流不丰富。Kamijo 通过超声多普勒血流检测技术，分别对 63 例 GD 和 34 例 PST 患者的血流指数（VI，vascularity index，即某一区域血流信号产生的彩色像素占该区域像素总和的百分比）进行研究，发现所有 VI≥80% 的患者最终确诊为 Graves 病，而 VI≤50% 的患者最终均诊断为 PST，具有定量诊断价值。

（六）甲状腺细针穿刺和细胞学检查

本病可见淋巴细胞呈弥漫性或局灶性浸润，但浸润程度较桥本甲状腺炎轻，无生发中心或弥漫性纤维化、无 Askanasy 细胞和淋巴滤泡形成，可与桥本甲状腺炎相鉴别。

（七）其他检查

国外学者在研究营养物质对甲状腺功能及病理学方面影响时，发现硒含量在亚急性甲状腺炎和 PST 患者中显著下降，但具体机制不明，而锌和维生素 C 在 PST 中无特征性变化。在甲状腺毒症阶段也可出现高钙血症，可能是因高代谢导致骨溶解，破骨细胞激活所致。此外，该阶段可出现锂中毒，特别是当甲状腺毒症突然发生或肾功能受损时，原因可能是甲状腺激素增加肾小管重吸收锂。因此当出现锂中毒时应注意评估甲状腺功能。

二、诊断及鉴别诊断应思考的问题

PST 的诊断应依据以下几个方面综合判定。

（1）应根据病史考虑是否存在遗传因素、自身免疫、病毒感染以及高碘、胺碘酮、α 干扰素等 PST 诱因。

（2）病程短，常表现为一过性甲状腺毒症，而且高代谢症状（如怕热、多汗、体重下降、心悸等）通常较轻或缺如。对于部分被诊断为“甲状腺功能亢进”而给予抗甲状腺功能亢进药治疗后很快甲状腺功能恢复正常甚至出现功能减低者，特别需要注意是否为 PST 患者。

（3）查体时甲状腺通常无肿大或轻度肿大，无疼痛或触痛，质地偏韧。

（4）典型者甲状腺功能检查呈现甲状腺毒症期、甲状腺功能减退期、恢复期三期改变，但也有部分患者不出现甲状腺功能减退期，而极少数患者甲状腺功能减退也不能完全恢复，发生永久性甲状腺功能减退。

（5）甲状腺彩超一般血流不丰富。

（6）甲状腺摄碘率和甲状腺 ^{99m}Tc 扫描显示核素摄取与血甲状腺激素水平呈“分离现象”。此二项检查可反映甲状腺病变的受累范围、程度和功能状态，在 PST 诊断中起关键作用，是目前鉴别 PST 与 Graves 病不可替代的简便而又有效的方法。

（7）必要时可行甲状腺细针穿刺，可发现甲状腺内淋巴细胞浸润。

以甲状腺毒症起病的 PST 与其他能引起甲状腺毒症的疾病进行鉴别对于选择正确的治疗方案是必不可少的环节。

（一）Graves 病

无突眼、甲状腺肿大不显著的 Graves 病很难与 PST 鉴别，而因误诊采用抗甲状腺药物治疗可导致甲状腺功能减退的发生率增高。此外，PPT 与 Graves 病的相似之处也很多，但 Graves 病多在妊娠前已有症状，故病史也有助于鉴别。

（1）Graves 病一般无明确的前驱上感病史或颈部疼痛症状，常有明显的心悸乏力、怕热多汗、大便溏泄、多食善饥、体重减轻等甲状腺毒症症状。GD 查体：通常甲状腺双叶增大，

可闻及血管杂音或触及细震颤，可伴有突眼或胫前黏液水肿。上述症状及查体不同于 PST。

（2）在游离甲状腺素水平较高时，应用 T_3/T_4 可能有助于区分 PST 和 Graves 病。Graves 病中 T_3/T_4 显著升高 >20ng/μg，PST T_3/T_4 比值 <20ng/μg。

（3）甲状腺摄^{131}I 率是目前临床上鉴别二者的重要方法。Graves 病的甲状腺摄^{131}I 率增高伴高峰前移。PST 最特征性的表现是在甲状腺毒症期的 24h 摄^{131}I 率降低，^{131}I 摄取率与甲状腺激素水平呈分离现象。

（4）有学者报道 PST 病人的平均尿碘浓度（UI）为（482.4 ±296.4）μg/d，而 Graves 病的病人为（169.8 ±75.2）μg/d，前者显著高于后者。并且 PST 病人的 UI 与 FT_4 及 T_3（TT_3）有显著相关（r =0.76，P <0.000 1 和 r =0.54，P <0.02），而 Graves 病病人则无明显显著性（r =0.34，P =0.07 和 r =0.24，P =0.14）。PST 病人 UI/FT_4 及 UI/TT_3 显著高于 Graves 病患者。提示 UI/FT_4 和 UI/TT_3 有利于鉴别诊断。

（5）TRAb 对鉴别二者有帮助，未经治疗的 Graves 病 TRAb 的阳性率 >95%，对诊断特异性较高，治疗后可下降转阴，停药复发可再次升高。而只有少数 PST 患者出现 TRAb 阳性。

（6）碱性磷酸酶（AKP）是一种胞外酶，几乎存在于机体的各个组织，但以骨骼肌、牙齿、肝脏、肾脏含量较高。碘甲状腺原氨酸作为 AKP 又一刺激因子，可促进 AKP 释放，Graves 病患者 AKP 显著升高与 PST 患者有显著差异。

（7）与 PST 不同的是，Graves 病时 T2 细胞分泌的白介素 5（IL －5）会增加。HidakaY 等报道 PST 病人甲状腺毒症阶段血清中由 Th1 细胞分泌的 IL －12 为（385.2 ±164.5）pg/mL，Graves 病为（343.6 ±163.8）pg/mL，远高于正常数值（163.9 ±66.8）pg/mL，（P <0.000 1，P <0.000 1）以及亚急性甲状腺炎的甲状腺毒症患者（241.9 ±46.5）pg/mL，（P <0.01，<0.05）。PST 病人甲状腺毒症阶段血清中 IL －12/IL －5（64.2 ±39.7）显著高于正常值（33.7 ±13.3 ，P <0.01）或 Graves 病的病人（40.6 ±36.0，P <0.05）。这些数值表明 PST 时 Th1 型免疫应答占优势，Graves 病时 Th2、Th1 型免疫应答都很重要。

（8）红细胞中的锌浓度有助于鉴别两者，但临床上不是常规检查项目。

（9）甲状腺放射性核素扫描可辅助诊断。PST 的甲状腺轮廓显示边界欠清晰，体积增大，放射性分布稀疏。部分患者未见甲状腺显影，而 Graves 病的甲状腺轮廓清晰可见，多表现为核素摄取增强。这样二者就形成了鲜明差异，能够进一步予以明确诊断。这可能与其各自的发病机制不同有关。Graves 病的发生与甲状腺刺激性自身抗体密切相关，是由于甲状腺激素合成和释放增多而致，所以表现为摄^{131}I 率升高、甲状腺核素显像呈摄取增强；而 PST 是由于甲状腺滤泡细胞结构被破坏后导致甲状腺激素逸出而致，摄碘功能丧失，所以摄^{131}I 率极低，甲状腺核素现象显示轮廓不清晰。

（10）必要时可行甲状腺细针穿刺和细胞学检查。甲状腺中度以上肿大并质偏硬者，可行 FNAB 检查，以鉴别 Graves 病、PST、Plummer 病及桥本甲状腺炎。

（二）桥本甲状腺炎

桥本甲状腺炎与 PST 的甲状腺均无肿大或轻度肿大，质地偏韧，无结节感，组织细胞征象有相似之处，即都有大量淋巴细胞浸润。PST 可因甲状腺质地韧、血清 TgAb 和 TPOAb 阳性及细针针吸细胞学（FNAB）示淋巴细胞浸润而误诊为桥本甲状腺炎。但桥本甲状腺炎摄^{131}I 率比 PST 明显升高，甲状腺自身抗体滴度水平更高，甲状腺扫描有不规则浓聚或稀疏，绝大多数发展为永久性甲状腺功能减退。甲状腺活检常有特征性生发中心、淋巴滤泡形成及纤维化，并可见 Askanasy 细胞，并非自限性疾病。

(三) 亚急性甲状腺炎

无痛性亚急性甲状腺炎和亚急性甲状腺炎的临床过程及实验室检查极为相似，起病初期都有甲状腺激素水平暂时增高，而甲状腺摄^{131}I 率降低，可依据以下几点鉴别。

(1) 亚急性甲状腺炎常有呼吸道等病毒感染前驱症状，而 PST 少见。

(2) 亚急性甲状腺炎疼痛明显且有压痛，疼痛可向耳部放射，而 PST 不痛亦无压痛。

(3) 绝大多数亚急性甲状腺炎病人的血沉加快，常大于 50mm/h，而 PST 血沉一般正常或轻度增高。

(4) 44% 的亚急性甲状腺炎有病毒抗体滴度改变，而 PST 很少有病毒抗体滴度改变。

(5) 亚急性甲状腺炎活检示甲状腺有肉芽肿形成，而 PST 为淋巴细胞浸润。

(6) 亚急性甲状腺炎的显像特点为甲状腺失去正常形态，模糊不清呈“毛玻璃”状。而无痛性甲状腺炎的影像特点可见甲状腺轮廓，边界欠清晰，放射性分布稍显稀疏。

(四) 毒性甲状腺腺瘤病 (plummer)

血中甲状腺激素水平无明显差异，但 Plummer 病患者血中甲状腺自身抗体通常为阴性，Plummer 病甲状腺核素现象显示甲状腺病变部位“热结节”。此两点是两种病鉴别诊断的重要依据。

(五) 其他原因产生的甲状腺毒症

例如，国外有报道因误食被甲状腺激素污染的颈部牛肉而引发的反复甲状腺毒症阶段；口服甲状腺激素所致药物性甲状腺毒症阶段；使用碘胺酮、华素片等含碘药物所致碘甲状腺毒症阶段等。上述病因所致甲状腺毒症通过甲状腺吸碘率与核素扫描无法鉴别，因为均表现为核素摄取降低，详细询问病史对于鉴别诊断也是非常重要的。

三、PST 发病机制的研究现状

PST 病因复杂，发病机制目前尚不十分清楚，根据目前研究发现，导致 PST 发病的重要机制涉及以下几个方面。

(1) 遗传因素：相关研究表明，PST 发病有遗传倾向，与 HLA - DR3、 - DR4、 - DR5 相关，20% ~25% 的患者一级亲属存在自身免疫疾病。

(2) 自身免疫：一般认为该病与免疫功能紊乱有关。首先，80% 产后发病型和 50% 散发型 PST 患者中 TPOAb 阳性；其次淋巴细胞浸润是 PST 最显著的病理学特征，其病理改变较亚急性肉芽肿性甲状腺炎更接近桥本甲状腺炎；最后 PST 可与其他自身免疫病共存，如干燥综合征、系统性红斑狼疮、Addison 病或淋巴细胞性垂体炎等。国外有报道胸腺瘤作为一种自身免疫性疾病，切除后可引发 PST，也支持该机制。但由于 PST 短期内可自行恢复，所以在 PST 发病中自身免疫致病机制有待考证。

(3) 妊娠：1948 年 Roberton 首次报道了 219 例妇女 (483 次妊娠) 产后发生甲状腺疾病。Amino 于 1977 年首次提出 PPT 的概念。目前认为 PPT 发病是原已存在的亚临床甲状腺炎在产后由于免疫反弹所致，其与细胞免疫及体液免疫均有关。这种免疫反跳诱发了具有潜在甲状腺自身免疫病倾向的妇女发病，导致 PPT 的发生。此外，研究发现催乳素 (PRL)

显著诱导甲状腺细胞表面对抗原细胞间黏附分子-1（ICAM-1）、共刺激分子 B7.1 和 TPO 高表达，因此产后哺乳刺激产生的催乳素被认为很可能是 PPT 的重要致病因素。

四、病毒感染

部分患者发病前有明确上呼吸道感染史。甲状腺细针穿刺及病理检查示甲状腺内局灶性淋巴细胞浸润，短暂、可逆的甲状腺滤泡破坏，病愈后组织学完全恢复正常。由于目前未发现病毒抗体，此机制也有待考证。

（1）高碘负荷：碘是合成甲状腺激素的必需原料，主要从尿中排出。尿碘约占总排出碘的 85%，故正常情况下尿碘基本上反映碘的摄入量。由于 PST 患者的尿碘显著高于 Graves 病，提示 PST 患者体内碘量高于 Graves 病，因此支持 PST 的发病与高碘饮食有关的学说。高碘饮食引发 PST 的机制可能为：①高碘直接引起甲状腺损伤；②高碘负荷能增加 Tg 的免疫原性；③碘可诱导或增强甲状腺滤泡细胞表达 TNF-α 等细胞因子而导致淋巴细胞性甲状腺炎。碘摄入量与 PPT 发生、发展是否有关的报道，目前结果不一。

（2）药物：胺碘酮、α 干扰素（IFN-α）、白细胞介素 2（IL-2）、肿瘤坏死因子（TNF）及锂剂等药物均可引起 PST。长期的胺碘酮治疗（>24 个月）可导致 TPOAb 显著升高。IFN-α 可导致 PST 的甲状腺毒症期并使其延续。国外研究结果显示：锂剂导致的 PST 发病率高达 1.3/1 000，超过普通人群的发病率（<0.03~0.28/1 000），可能与锂剂损伤甲状腺滤泡细胞有关，因此服用锂剂的病人应注意测定甲状腺激素水平，防止出现甲状腺功能减退。与其他类型的甲状腺炎不同，药物导致的 PST 持续时间很长。临床上也有部分病例由 Graves 病应用抗甲状腺药物治疗后演变而来。

（3）吸烟：相关研究表明：吸烟是 PPT 发生的独立危险因子［相对危险（RR）=3.1］。烟草中的硫氰酸盐通过甲状腺代谢，并抑制碘转运。同时硫氰酸盐是 TPO 的竞争底物。吸烟还可能影响免疫系统，使肺单核吞噬细胞的清除功能发生变化，并产生较多的细胞炎性因子。

PST 的甲状腺破坏后伴有自身修复功能，同时血中高浓度甲状腺激素被代谢灭活，甲状腺激素浓度下降。当血中甲状腺激素水平下降，同时甲状腺组织修复不良时，可表现为暂时性甲状腺机能减退，其程度多较轻。随时间延长甲状腺组织基本修复，甲状腺功能可恢复正常。部分病例甲状腺组织修复不良，则可表现为永久性甲状腺功能减退。少数 PST 病例恢复后因内、外因素刺激还可再引起甲状腺组织破坏而导致疾病复发。

五、PST 的治疗

PST 治疗原则容易掌握，PST 在甲状腺毒症阶段为对症治疗（如 β-肾上腺素能受体阻断剂），避免减量或停药过急出现病情反复；甲状腺功能减退阶段视病情需要短期、小剂量补充甲状腺激素，永久性甲状腺功能减退需终生替代治疗。甲状腺功能恢复正常后仍需继续随访。但是，在具体实施过程中如何把握不同阶段的用药时机，是否需要糖皮质激素治疗还需要注意。

（1）β-肾上腺素能受体阻断剂或镇静剂可缓解大部分患者的心悸症状。但这些药物可从乳汁分泌，因此需提醒哺乳期妇女谨慎用药。

（2）糖皮质激素可以增强细胞膜的稳定性，抑制细胞、体液免疫，降低炎性因子的活性，因此可以用于治疗较严重的 PST 或需短期内控制甲状腺毒症阶段，但糖皮质激素虽可缩短甲状腺毒症病程，并不能预防甲状腺功能减退的发生，所以一般不主张使用。

（3）有学者认为加用甲状腺素片可以抑制垂体分泌过多促甲状腺激素，从而减轻甲状腺的急性炎症过程，可以缓解症状，缩短疗程，有预防甲状腺功能减退的作用。但甲状腺功能减退期一般不需要治疗，如症状明显或持续时间久，也可短期小量应用甲状腺激素，数月后停用。如发展为慢性甲状腺功能减退，需用甲状腺激素终身替代治疗。

（4）采用中西医结合方法进行治疗不仅疗程短，而且预后良好。对心率明显加快者，以软坚散结、消肿、化痰为主，加服普萘洛尔，方剂为柴胡疏肝散。对心率无明显加快者，加用甲状腺片另外辅以维生素 C，百乐来片等药物，均不用泼尼松，疗程一般为 2 ~3 周。

（5）同位素或手术治疗属禁忌。但也有报道在严重的甲状腺毒症及复发的情况下实行手术使病情缓解的情况，因此该禁忌有待进一步考证。

（6）应限制长期或突然大剂量摄碘，防止碘甲状腺毒症阶段发生。

（7）对于基层医院无条件做甲状腺摄碘率或^{99m}Tc 扫描的应密切观察病情，不要盲目使用抗甲状腺药物。多数学者认为，确诊为 PST 时，特别是甲状腺毒症阶段应避免应用抗甲状腺药物及放射性碘治疗。长期应用抗甲状腺药物治疗，有可能增加甲状腺功能减退的发生率，或增加患者不应有的治疗麻烦。但对于一些近期内因食含碘食物或药物而不能做摄^{131}I 率的患者或对于诊断不能肯定的患者，短期应用抗甲状腺药物治疗也是一种可采用的治疗方法，避免部分 Graves 病患者的延缓治疗。若甲状腺毒症短期内（ <2 个月）恢复，也应考虑 PST 的可能。

（8）有报道认为：该病可复发，遗留永久性甲状腺功能低下，何种治疗能降低复发率及减少永久性甲状腺功能低下的发生率的研究尚未见报道，因此应注意随访。需在临床缓解后数年内定期监测甲状腺功能。部分患者在产后一年仍有甲状腺功能异常。预测永久性甲状腺功能减退的影响因素包括在急性期出现甲状腺功能减退、高水平 TPOAb 及超声显示甲状腺低回声表现。对于易感妊娠妇女应筛查 TPOAb。而对于甲状腺自身抗体阳性的妊娠妇女补碘应个体化、适量化，尿碘不宜超过 300μg/L，这样既保证了母体和胎儿甲状腺对碘的需求，也能够预防 PPT 的发生。有研究显示，在产后 1 个月测定血清中可溶性 CD4 浓度是筛查即将发生 PPT 的理想方法。

（俞　兰）

第五节　产后甲状腺炎的临床认识和治疗

一、产后甲状腺炎（postpartum thyroiditis）的研究史和患病率

有关产后阶段甲状腺疾病的记载，可以追溯到 1825 年。当时 Caleb Hillier Parry 医生报道了一名妇女在产后 3 个月发生甲状腺功能亢进症。1888 年，Horatio Bryan Donkin 医生也报道了一例产后 7 个月发生严重甲状腺功能减退症的病例。在这些零星出现的病例报道之后，1948 年，新西兰的家庭医生 Roberton 首次总结了一组妇女（219 例，483 次妊娠）的产后甲状腺疾病发生情况。这些次妊娠之中，有 36% 发生了产后甲状腺功能减退症。此后这

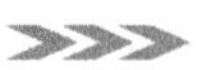

个领域的研究沉寂了20余年。直到70年代，日本学者网野信行的研究小组开始继续这个领域的探讨。1982年，他们的研究取得了突破性进展：在他们对日本产妇的前瞻性观察中，发现产后甲状腺功能异常的发病率为5.5%，并首次提出了产后自身免疫甲状腺功能异常（postpartum antoimmune thyroid dysfunction，PATD）的新概念，其中包括产后甲状腺炎（postpartum thyroiditis）。这一研究结果发表在国际权威杂志《新英格兰医学杂志》上。随后，产后甲状腺炎的相关研究逐渐受到了各国学者的关注。

不同文献报告的产后甲状腺炎患病率由1.1%～21.1%不等。如何看待产后甲状腺炎患病率的巨大差异，分析其原因，主要在于：①产后随访的频度不同——因为产后甲状腺炎的甲状腺功能改变多为一过性，所以不难理解产后密集随访（例：每月一次）必然会比长间隔随访（例：每半年一次）发现更多的产后甲状腺炎病例；②产后随访持续的时间不同——部分研究随访至产后6个月，因此可能会比随访至产后一年的研究漏诊一些病例；③产后Graves病的干扰——对于仅出现产后甲状腺毒症相的病例，由于哺乳期甲状腺同位素影像学的使用受到限制，促甲状腺激素受体抗体（TRAb）检测的普及型、敏感性、准确性也难以保证，因此有时难以与产后Graves病区分，这部分病例可能导致误诊或漏诊产后甲状腺炎；④环境因素的差异——例如地区的碘营养状态。碘缺乏地区补充碘剂可能不会影响产后甲状腺炎的发生，但碘充足地区补充碘剂则可能增加产后甲状腺炎的患病率；碘过量是产后甲状腺炎发生的危险因素之一；⑤研究对象是否合并其他免疫性疾病——患有其他免疫性疾病的女性更易罹患产后甲状腺炎。在产后甲状腺炎患者中，25%伴有1型糖尿病，25%伴有慢性病毒性肝炎，14%伴有系统性红斑狼疮，44%有Graves病病史。因此，解读产后甲状腺炎的流行病学资料时，一定要注意了解研究队列的纳入标准、随访情况，分析其中存在的偏倚，才能正确认识产后甲状腺炎的患病率情况。

我国女性产后甲状腺炎的患病率由中国医科大学首次报道，这也是目前仅有的我国女性大样本产后甲状腺炎的流行病学资料。该研究于碘足量地区进行；队列纳入标准为：孕足月产妇，自诉无甲状腺疾病现患史和既往史，并且分娩前检测甲状腺功能正常；队列中80%（488/610）接受随访至产后6个月（每3个月随访一次）；产后甲状腺炎的诊断标准为产后6个月内出现TSH异常（根据是否伴有甲状腺激素水平的异常，分为临床产后甲状腺炎和亚临床产后甲状腺炎），同时TRAb阴性。这项研究报告临床和亚临床产后甲状腺炎的患病率分别是7.1%和4.7%。

二、产后甲状腺炎定义及其解析

如今，被广泛认可的产后甲状腺炎的定义是：分娩前甲状腺功能正常，在产后第一年发生的甲状腺功能异常。产后甲状腺炎是自身免疫甲状腺炎的一种。按照《威廉姆斯内分泌学》中自身免疫甲状腺炎的分类，产后甲状腺炎属于2C型，即“一过性自身免疫甲状腺炎”。典型病例表现为产后先发生一过性甲状腺毒症（多发生于产后2～6个月，中位发生时间为产后13周），接着出现一过性甲状腺功能减退（简称甲状腺功能减退，常出现于产后3～12个月，中位发生时间为产后19周），之后甲状腺功能逐渐恢复正常。

但是，并非所有产后甲状腺炎病例均出现如此典型的双相性甲状腺功能改变——超过半数的病例可以表现为仅有甲状腺毒症或仅有甲状腺功能减退的单相改变。另外，并非所有产后甲状腺炎病例的甲状腺功能改变均为一过性——产后甲状腺炎病程中的甲状腺毒症都有自限性，不会发生持续性的甲状腺毒症；但病程中的甲状腺功能减退有可能会持续存在，因此部分产后甲状腺炎患者在产后一年时仍处于甲状腺功能减退状态，甚至以后也不再恢复而成为永久性甲状腺功能减退（图7－2）。

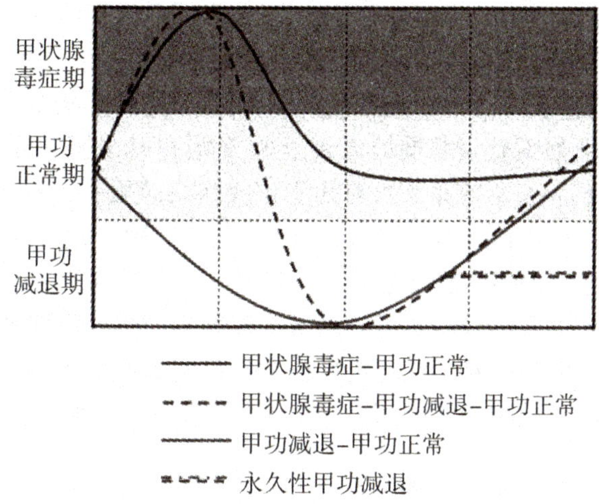

图7－2　产后甲状腺炎的甲状腺功能改变

另外还需指出，产后甲状腺炎不仅仅发生于分娩后，也会发生于流产后，但对于这方面的资料，目前还很匮乏。

三、对产后甲状腺炎病因学机制的认识

产后甲状腺炎是一种自身免疫异常所致的疾病，可有甲状腺抗体（如甲状腺过氧化物酶抗体和甲状腺球蛋白抗体）升高、T型淋巴细胞异常、补体活跃、免疫球蛋白（IgG）亚型－1水平增高、自然杀伤细胞活性增高及人类白细胞抗原（HLA）表型异常等。产后甲状腺炎的发生实质上反映了妊娠期间机体的免疫抑制在产后消失（“免疫反跳”），因此也可将产后甲状腺炎的发生归纳为潜在的自身免疫甲状腺炎在妊娠的因素影响下转变为显性甲状腺功能异常。

近年来，有报道在自身免疫甲状腺疾病的女性患者体内发现了胎儿细胞，引出了“胎儿微嵌合体”致病学说，即指胎儿的免疫细胞可穿过胎盘、到达母体甲状腺，并诱发自身免疫反应。这是否能够成为产后甲状腺炎发病机制的另一种解释，目前尚缺乏足够的证据，但作为一种推测，“分娩后母体免疫妥协消失→甲状腺内的胎儿免疫细胞被激活→诱发移植物－宿主反应→活化母体自身反应性T细胞→发生产后甲状腺炎”的过程确实有一定合理性，有待进一步的研究证实。

产后甲状腺炎的病因研究领域中，还有一片很有研究价值的天地，即产后垂体炎和产后甲状腺炎的发病机制异同点。这两种针对内分泌器官的产后自身免疫性疾病，究竟仅仅是源于妊娠对机体免疫系统的普遍性影响，还是有什么内在的联系，还是个待解的问题。

四、产后甲状腺炎的临床症状、治疗时机和治疗药物

产后甲状腺炎患者的临床表现不明显、不特异。在甲状腺毒症阶段，既可无临床症状，

也可出现易怒、怕热、易疲劳和心悸等高代谢症状；在甲状腺功能减退阶段，症状表现从无到怕冷、皮肤干燥、精力不足和注意力不集中等，差异也很大。产后甲状腺炎的某些症状与产后正常生理表现和产后抑郁难以区分。因此，单凭症状不能诊断产后甲状腺炎。

对于产后甲状腺炎的治疗时机和治疗药物，目前尚无前瞻性研究。临床上，往往根据疾病的病程阶段和患者的临床表现选择随访观察或药物治疗的方案。鉴于产后甲状腺炎的甲状腺毒症均为自限性，故应以随访观察为主（每1～2个月复查甲状腺功能），不推荐应用抗甲状腺药物（如甲巯咪唑和丙硫氧嘧啶）干预，有症状者可选用β受体阻滞剂。处于甲状腺功能减退阶段的产后甲状腺炎患者，如果无症状或症状轻微，可每1～2个月监测甲状腺功能；如果症状明显或计划再次受孕或患者有治疗意愿，则可用左甲状腺素（$L-T_4$）治疗。因为产后甲状腺炎患者的甲状腺功能减退可能是一过性，也可能持续存在，故在$L-T_4$治疗至甲状腺功能正常6～12个月后，可以尝试逐渐减小剂量，跟踪观察$L-T_4$的治疗效果和减量反应，直至停药；但是，对于有意再次妊娠、已妊娠或处于哺乳期的女性，应维持甲功于正常水平，不能贸然尝试减量或停药。图7－3所示为美国甲状腺学会指南中推荐的产后甲状腺炎治疗路径图。

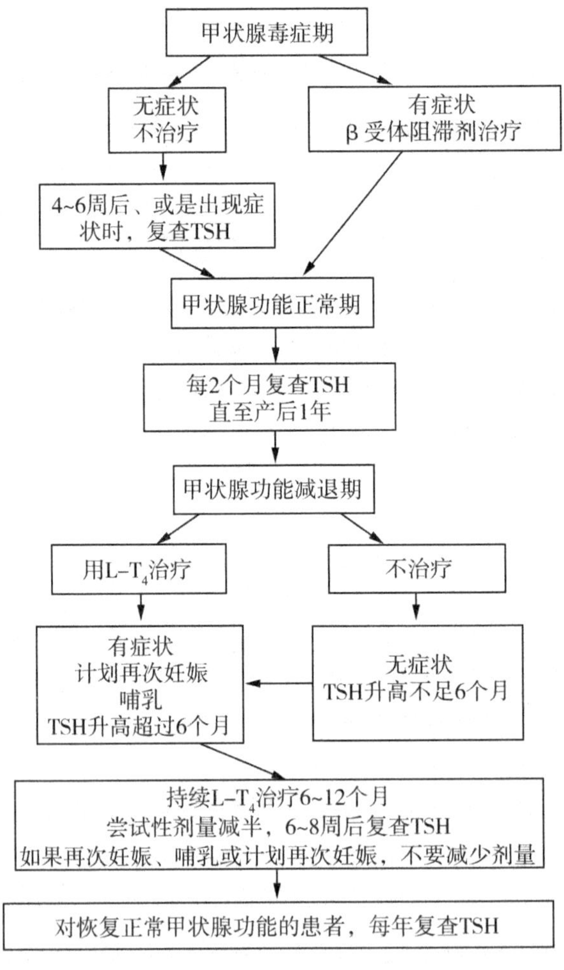

图7－3　美国甲状腺学会指南中推荐的产后甲状腺炎治疗路径图

五、产后甲状腺炎的临床意义

对于一种有自限性、多数患者仅需随访观察的疾病，为什么我们还要关注？这就是牵涉到产后甲状腺炎的临床意义。

1. 产后甲状腺炎是产后甲状腺毒症的最主要病因　产后阶段甲状腺毒症并不少见，其中超过90%源自产后甲状腺炎。在中国医科大学的调查中，产后甲状腺炎甲状腺毒症的患病率为9.4%，而产后 Graves 病相关的甲状腺毒症患病率仅为0.6%。认识到产后甲状腺炎是产后甲状腺毒症的最主要原因这一问题非常重要，因为产后甲状腺炎带来的甲状腺毒症能自发缓解，仅需随访观察或短期应用β受体阻滞剂，而无需应用抗甲状腺药物治疗。由于产后甲状腺炎的病程中，甲状腺毒症阶段后往往跟随一段甲状腺功能减退期，应用抗甲状腺药物治疗可能加重甲状腺功能减退。如果在产后甲状腺炎的甲状腺毒症阶段应用破坏性的抗甲状腺治疗（如放射性碘），将造成不可逆的甲状腺破坏，可导致永久性甲状腺功能减退。因此，对于育龄妇女因甲状腺毒症就诊时，一定要仔细询问患者的生育史，对发生在产后（或者流产后）一年内（尤其是半年内）的甲状腺毒症，需要考虑产后甲状腺炎的可能，切忌不分青红皂白地应用抗甲状腺治疗，尤其是破坏性的抗甲状腺治疗。

当然，尽管少见，产后阶段的甲状腺毒症也要考虑到产后 Graves 病的可能。特别是在妊娠前曾患有 Graves 病的女性，由于产后“免疫反跳”，Graves 病复发的概率较未妊娠者增高。与产后甲状腺炎造成甲状腺滤泡细胞破坏、甲状腺激素释放入血造成甲状腺毒症不同，产后 Graves 导致的甲状腺毒症是由于 TRAb 刺激甲状腺组织合成过多的甲状腺激素，因此，产后 Graves 病有抗甲状腺治疗的指征。

那么，如何鉴别产后甲状腺炎和产后 Graves 病呢？既往 Graves 病史者、有特征性体征（如甲状腺弥漫性肿大伴血管杂音、内分泌性突眼等）者、TRAb 阳性者，更倾向于诊断产后 Graves 病（新发或复发）。如果确实必要，可进行甲状腺放射性核素显像检查以协助诊断，产后 Graves 病甲状腺摄取核素的能力升高或正常，而产后甲状腺炎摄取能力减低。由于^{123}碘（^{123}I）和^{99}锝（^{99m}Tc）的半衰期较短，比^{131}I 显像更适合哺乳期女性，^{123}I 或^{99m}Tc扫描几天后即可重新开始哺乳。

2. 产后甲状腺炎可能发展为永久性甲状腺功能减退　产后甲状腺炎中发生甲状腺功能减退的时间常出现于产后3~12个月，其中部分将发展为永久性甲状腺功能减退，需要终生 $L-T_4$ 替代治疗。有关产后甲状腺炎的流行病学研究几乎无一例外地关注了永久性甲状腺功能减退的问题，但在随访年限上有长短之差。国外的数据显示：在产后1年时，约10%~20%的患者发展为永久性甲状腺功能减退，这一百分率在最近一项对169位产后甲状腺炎患者的前瞻性研究中，甚至增加到54%；而在产后5~8年时，约有50%的患者发展为永久性甲状腺功能减退。我国已有的相关数据为2年随访结果，显示产后甲状腺炎永久性甲状腺功能减退的发生率为20.8%。

由于产后甲状腺炎对甲状腺功能的这种远期影响，所以对产后甲状腺炎患者进行长期随访不仅重要，也非常必要。尤其是那些在产后甲状腺炎病程中出现甲状腺功能减退阶段、抗 TPOAb 滴度明显增高的患者，因为这些因素明显增加永久性甲状腺功能减退的发生概率。根据国内外相关指南的推荐，有过产后甲状腺炎病史的女性应每年检查 TSH，以评估是否发生永久性甲状腺功能减退，及时诊断并给予替代治疗。

六、产后甲状腺炎高危人群筛查和预防

认识产后甲状腺炎的过程中，学者们观察到有些因素有助于预测这一特殊类型自身免疫性甲状腺病的发生，具有这些因素的妊娠女性，即为产后甲状腺炎的高危人群。首当其冲的危险因素是TPOAb，尤其是妊娠早期（妊娠12周内）的TPOAb，目前被认为是预测产后甲状腺炎发生的最佳指标，因为此时TPOAb水平尚未受到妊娠期免疫抑制的明显干扰。综合分析10项研究的结果显示，妊娠早期TPOAb阳性者，33%～50%会发生产后甲状腺炎；随着抗体滴度升高，产后甲状腺炎的患病风险也随之上升；这些妊娠女性产后甲状腺炎的发生率较TPOAb阴性者高30余倍。但是，TPOAb预测产后甲状腺炎的阳性预测值仍比较低（平均为0.57）。另外一个确切的危险因素是既往产后甲状腺炎病史。即使在第一次产后甲状腺炎病程中甲状腺功能完全恢复正常，这样的女性仍会有高达70%的概率在下一次分娩后再患产后甲状腺炎。

即便产后甲状腺炎可能仅带来一过性的甲状腺功能改变，但是我们仍会关心是否能够预防、怎样才能预防这种疾病，毕竟顺利、健康地度过产后阶段是每个育龄女性的愿望。学者们想到的预防方法包括妊娠期间对TPOAb阳性的女性补充碘剂和补充L－T_4。但是，研究显示这两种干预均不能达到预期目的！一种预防方法——硒制剂似乎有效。在意大利进行的研究中，200mg/d的硒治疗较安慰剂明显降低了产后甲状腺炎的发生率，但是这并不等于我们可以在临床中推广这一方法，原因包括：第一，硒的预防作用仅有意大利的这一项研究，不足以成为临床应用的循证依据；第二，硒制剂的补充需要结合基础硒营养状态，对于基础硒缺乏人群，硒制剂治疗安全性较高；基础硒并不缺乏的人群，硒制剂带来的益处有待商榷，甚至可能带来不良反应（如糖尿病发病率增加）；第三，硒制剂预防或治疗自身免疫性甲状腺病属于适应证外用药，对于妊娠人群这个特殊群体，适应证外用药需格外谨慎。

（俞　兰）

第八章　甲状腺功能亢进症

第一节　甲状腺实用解剖与生理

一、甲状腺实用解剖

甲状腺位于颈前区的舌骨下区，该区上为舌骨，下为胸骨柄上线，两侧为胸锁乳突肌前缘。

（一）甲状腺区前方的解剖层次

1. 皮肤　颈前外侧部的皮肤较薄，活动性较大，有横行的皮纹。颈部手术多采用横行切口，以减少切口愈合后的疤痕形成。

2. 浅筋膜　浅筋膜即皮下组织，含有脂肪组织，在颈前外侧脂肪的深面有菲薄的肌层，称为颈阔肌。浅筋膜中有颈浅血管和皮神经。其侧后方有颈外静脉，它们均走行于颈阔肌的深面。颈部手术游离皮瓣时，应在颈阔肌深面进行，缝合时应将其和皮肤分层缝合，有利于切口的愈合。

3. 颈深筋膜浅层　颈深筋膜浅层又称封套筋膜，呈圆桶状，环绕颈部。在后方附着于项韧带和 C_7 棘突，向两侧延伸，并分深、浅两层分别包绕斜方肌和胸锁乳突肌；在后者前缘融合为一层，覆盖舌骨下肌群，并延向中线，与对侧者交织融合构成颈白线。

4. 颈前肌群　颈前肌群又称舌骨下肌群，位于舌骨与胸骨之间，前正中线两侧，包括四对带状肌。分为深、浅两层，浅层为胸骨舌骨肌和肩胛舌骨肌；深层为胸骨甲状肌和甲状舌骨肌。甲状腺手术时，从颈白线分开两侧肌群，达甲状腺假被膜。必要时需将甲状腺前肌横断以增加显露。在颈前肌群的外后方是胸锁乳突肌，一般不应将其切断，因切断该肌引起肌肉萎缩，可能导致术后颈部畸形。

5. 颈深筋膜中层　颈深筋膜中层即气管前筋膜，位于舌骨下肌群深面，向上附着于环状软骨、甲状软骨及舌骨，并包绕甲状腺，构成甲状腺假被膜。此层筋膜与气管等周围的筋膜相连续，向下延至上纵隔。

（二）甲状腺解剖

1. 甲状腺解剖　甲状腺是人体内分泌腺之一，主要功能为摄取碘，合成、储存和分泌甲状腺激素。甲状腺由两个侧叶及连接两侧叶的峡部组成。侧叶呈锥状，位于 $C_5 \sim C_7$ 平面。峡部位于第 2 ~ 4 气管软骨环，少数可无峡部。部分人可有一锥状叶，向上延伸，它是胚胎发育时甲状腺舌管未能消失的残余。成人甲状腺重 20 ~ 30g，在青春期或妊娠期，由于激素的刺激甲状腺可有增大。

在甲状腺表面有两层纤维组织膜，紧贴腺体表面者称甲状腺真被膜，该膜的纤维束伸入腺体实质内；甲状腺真被膜的外面是甲状腺假被膜。真、假被膜之间，充填有疏松结缔组织。其中含有静脉丛及甲状旁腺。喉返神经行走于假被膜之外，所以在真、假被膜之间进行手术，可避免损伤喉返神经。外被膜在峡部和侧叶上方增厚成甲状腺悬韧带，把甲状腺固定于环状软骨和气管软骨上，所以甲状腺随吞咽上下移动。

2. 甲状腺的血液供应与淋巴回流　甲状腺的血液主要由甲状腺上动脉和甲状腺下动脉供应。甲状腺上动脉起自颈总动脉分叉处，或颈外动脉。动脉向前下方在颈总动脉和喉间下行，近甲状腺上极时分为前、后、内 3 支，分别走行于甲状腺体的前、后和峡部。其中，后支与喉上神经外支相接近，因而在远离甲状腺成束结扎甲状腺上动脉时易损伤喉上神经外侧支。甲状腺下动脉起自甲状颈干，到甲状腺后缘下部分成上、下两支。上支上行于甲状腺后方中、下 1/3 交界处，与甲状腺上动脉的后支吻合。下支走行于甲状腺腺叶下极，该动脉在接近腺体前和喉返神经相交叉。约有 10% 的人，尚有甲状腺最下动脉，来自主动脉弓的头臂干或乳房内动脉，不成对，走行于气管前至甲状腺峡部下缘进入腺体。

甲状腺血液回流主要有 3 对静脉。甲状腺上静脉自甲状腺上部发出，与甲状腺上动脉一起走行，汇入颈内静脉，也可汇入面总静脉：甲状腺中静脉常起自甲状腺侧叶的中、下 1/3 交界处，最后汇入颈内静脉；甲状腺下静脉自甲状腺腺叶下方走出，分别汇入左右无名静脉；峡部的静脉常和两叶的甲状腺下静脉在气管前互相吻合形成甲状腺奇静脉。

甲状腺的淋巴管网极为丰富，其引流淋巴结也较多。淋巴管网围绕着甲状腺滤泡、滤泡间组织（包括分泌降钙素的滤泡旁细胞），也与淋巴小管网有密切的联系。淋巴小管网逐步走向甲状腺被膜下，最后汇集于被膜内的一些集合管。其引流的方向大部分与回流静脉相平行。甲状腺的区域性淋巴结：喉前、气管前、气管旁的喉返神经组在内的甲状腺周围淋巴结，颈内静脉前面及侧面的上、中、下 3 组淋巴结，颈后三角、前上纵隔及颌下、颏下淋巴结属于第二级的淋巴结。

甲状腺淋巴回流的一般规律是，甲状腺的输出淋巴伴随甲状腺的血管分为上、中、下 3 个通路：上通路引流侧叶前、后部及邻近峡部的侧叶内侧壁；中通路或侧通路伴同甲状腺中静脉而行，经过颈动脉鞘的前方或后方，引流入颈内静脉中、下组淋巴结；下通路引流峡部的下部、侧叶的内后部及下极，这一通路的多数集合管分别导入气管前、气管旁和喉返神经组淋巴结。气管旁及喉返神经组淋巴结一方面与咽后和食管后淋巴网相通，另一方面也可能引流至上纵隔淋巴结。

3. 甲状腺的神经支配　甲状腺由来自自主神经系统的交感神经和副交感神经支配。前者由颈交感神经节发出，后者由迷走神经发出。这些自主神经纤维通过喉上神经的分支——甲状腺神经伴随甲状腺上动脉进入甲状腺后，有些神经纤维分布在小动脉壁上成为颈动脉神经丛的一部分，有些纤维则分布在甲状腺滤泡之间成为滤泡间神经丛，两者之间有丰富的吻合。甲状腺除接受上述自主神经纤维支配以外，在腺体内尚发现有散在的神经节细胞和真正的神经节。一般认为它们是副交感神经节，而分散的节细胞是一种感觉神经细胞。目前虽然在解剖上对甲状腺的神经支配有了比较明确的了解，但对其功能尚无统一认识，一般认为可能与甲状腺的内分泌及甲状腺的营养状态有关。

4. 甲状腺毗邻的神经　①迷走神经：是第 11 对脑神经，自颈静脉孔出颅，在颈内静脉和颈总动脉之间的后部下行。经胸廓上口入胸腔，分散成神经丛，支配内脏器官。迷走神经在颈静脉孔下形成结状神经节，并发出咽支和喉上神经。迷走神经入胸腔后还分出喉返神经。②喉上神经：起自结状神经节，经颈内动脉后方斜向内下，在接近喉时分成内外两支。内支与甲状腺上动脉的喉支伴行，穿甲状舌骨膜入喉，支配声带以上喉黏膜感觉。外支与甲状腺上动脉及其分支伴行，至环甲肌，支配该肌运动，部分纤维随动脉分布至甲状腺实质。喉上神经内支损伤后导致同侧声带以上黏膜感觉丧失，患者易呛咳；外支损伤则环甲肌麻痹，使发音减弱易疲劳，声音低沉。③喉返神经：自迷走神经胸段发出，左侧在主动脉弓下缘发出，右侧在锁骨下动脉前方发出。两侧神经绕过血管向后向上，经气管食管间沟进入咽下缩肌下部入喉，支配声带以下的喉黏膜感觉及全部喉内肌肉，控制和调节声带运动。喉返神经潜入腺体后的部位与甲状腺下动脉的关系颇为密切和复杂。左喉返神经勾绕主动脉弓上升，位置较深，距正中线较近，其位于腺体后的部位多在气管食管沟内垂直上行，且多在动脉的后方。而右喉返神经勾绕右锁骨下动脉斜行向上，位置较表浅，距正中线较远，其位于腺体后的部位多在气管食管沟的前方，并多是斜行的，常位于动脉的前方。所以，右侧喉返神经较左侧更容易发生损伤。左、右喉返神经入喉以前，均经过环甲关节后方，且甲状软骨下角与喉返神经的解剖关系恒定，故甲状软骨下角是手术时寻找喉返神经的可靠标志。临床上将手术时最易发生喉返神经损伤的区域称为“甲状腺危险区”，即甲状腺背面，自喉返神经与甲状腺下动脉分支交叉处到甲状软骨下角喉返神经入喉处这一段，喉返神经在腺体后方常分为前、后两支，前支支配声带的内收肌，后支支配外展肌。前支损伤的结果是内收肌麻痹，声带在外展位，患者无呼吸困难，但有声音嘶哑，随着健侧声带的代偿性内收可使发音逐渐恢复。一侧后支损伤结果使外展肌麻痹，声带处于内收位，不仅发音无明显变化，且健侧声带的外展可供足够通气，呼吸一般也无困难，但如果双侧后支均损伤，则导致双侧声带内收，造成严重的呼吸困难甚至窒息，常需进行气管切开手术。如双侧主干均损伤，则将出现永久性声音嘶哑。

二、甲状腺生理功能

甲状腺是一个内分泌腺体，它分泌具有生理功能的甲状腺激素。甲状腺激素对机体的代谢、生长发育、神经系统、心血管及消化系统等具有重要的作用。甲状腺的功能受多种因素的调节。甲状腺激素分泌增加或减少导致甲状腺功能的失调、内分泌代谢紊乱，因此掌握甲状腺的生理学对甲状腺疾病的发生、发展、诊断及治疗具有重要的意义。

甲状腺内具有生物活性的甲状腺激素有甲状腺激素又称四碘甲状腺原氨酸（T_4）和三碘甲状腺原氨酸（T_3）2 种。此外，还有不具生物活性含碘的化合物，如一碘酪氨酸（MIT）、二碘酪氨酸（DIT）和逆 T_3（rT_3）等，它们是合成甲状腺激素的前身物和代谢产物。从甲状腺释放的激素主要是 T_4。甲状腺释放激素量常受垂体 TSH 及食物中碘的含量所影响。

甲状球蛋白（TG）是一种巨大球状的糖蛋白分子，分子量为 660 000，沉降系数 16s。TG 由肽链亚单位和多糖亚单位组成。人的 TG 肽链有 4 条，其间以 2S 键相连，或每 2 条肽链为 2S 键连接，然后以非共价键相接，得以保持完整的四聚体结构，使某些酪氨酸残基具有一定的空间结构，为碘化和耦联作用提供必须的条件。TG 的肽链是在滤泡上皮粗面内质网的多核蛋白体合成的，在糖基转移酶作用下，各类糖分子先后附加到肽链上，然后通过内质网迁移到高尔基体时，再附加上唾液酸。最后从高尔基体外包单位膜分泌入胞浆，在 TG

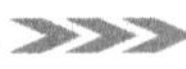

内形成小滴，经滤泡上皮细胞的出胞作用，TG 储存在滤泡腔内。TG 本身无生物活性，但肩负着双重作用：一是作为碘化酪氨酸和激素合成的载体，二是作为激素的储存形式。

1. 甲状腺激素的合成　1927 年 Harington 等首先提出 DIT 是 T_4 的前体。1942 年 Johnson 等进一步说明，2 分子 DIT 耦联合成 1 分子 T_4 或 1 分子 MIT 和 1 分子 DIT 耦联合成 1 分子 T_3。分子内耦联是指在 TG 分子内通过 TPO 的作用生成游离的 DIT 分子，两个游离的 DIT 分子在同一 TG 分子中相耦联，产生对苯二酚醚中间物，然后对苯二酚醚裂解，再合成 T_4。分子间耦联较为复杂，它是指丙酮醇类似物和 DIT 分子间在 TG 的耦联。体外实验证明，游离的 DIT 分子，在酪氨酸转氨酶催化下，生成 3，5－二碘－4－羟苯丙酮酸（DIHPPA），在甲状腺互变异构酶作用下，DIHPPA 转化为烯醇型，后者在 TPO 和 H_2O_2 氧化作用下，成为活性的 DIHPPA 过氧化物；这是反应的中间产物，在适当的氧化条件下，与 TG 上的 DIT 分子耦联而合成 T_4，这种反应十分迅速。

2. 甲状腺激素的储存与释放　TG 上的酪氨酸被碘化和耦联后合成的激素排出到滤泡腔内，构成滤泡腔胶质的主要成分，也是甲状腺激素储存的主要形式。据认为滤泡腔内 TG 储存的甲状腺激素量，可供机体利用 50～120d。因此，临床上使用抗甲状腺药物治疗后，疗效出现也较慢。

在电镜和放射自显影的研究中观察到，注入促甲状腺激素（TSH）10min 内，滤泡顶膜向滤泡腔内伸出胞浆突，吞饮胶质，形成大吞饮泡；顶膜的微绒毛亦同时伸出伪足，形成胶质的小吞饮泡。在 TSH 急性刺激下，形成的大吞饮泡增多。新合成的 TG 一般储存在滤泡腔的周围，可暂时逃避伪足的吞饮。吞饮后的胶质，在滤泡上皮内形成胶质小滴，同时，在基底部的溶酶体向顶膜方向迁移，最后与胶质小滴发生质膜融合，胶质被蛋白酶消化，MIT、DIT、T_3 和 T_4 分别从 TG 分子上游离出来。T_3 和 T_4 通过细胞微管从基膜释放出滤泡外，经组织液弥散入血管：MIT 和 DIT 被滤泡内的脱碘酶迅速脱碘，脱下来的碘，一部分储存于甲状腺第二碘池内，供激素合成再利用，另一部分从滤泡上皮释出，漏出细胞外，即所谓的“碘漏”。T_3 和 T_4 对滤泡上皮内的脱碘酶不敏感，故以原形释出。此外，尚有微量的 rT_3、MIT、DIT 可以从甲状腺释放入血中。至于 TG 本身则被蛋白酶水解，通过还原谷胱甘肽（GSH）打开 2S 键，还原成巯基，为溶酶体的酸性蛋白酶和肽酶降解。

3. 甲状腺激素的运输　从甲状腺释放入血中的 T_3 和 T_4，以结合和游离两种形式进行运输。绝大部分的甲状腺激素与血浆蛋白结合，游离的甲状腺激素在血中含量甚微，然而正是这些微量的游离激素才能进入靶组织细胞发挥其生物学作用。结合型的甲状腺激素是没有生物学作用的。

（黄文龙）

第二节　实验室检查

随着现代医学科学的发展，甲状腺功能亢进（简称甲亢）的实验室检查种类已达数十种之多，根据检测手段及临床意义的差别，可分为甲状腺功能检查和免疫学检查。

（一）甲状腺激素的外周效应检测

对甲亢的诊断具有特异性的检查主要为基础代谢率：基础代谢率（BMR）测定是指机体

在安静状态下维持其基本的生命活动、循环、呼吸、体温时的耗热量，即指每小时每单位体表面积的最低耗热量。在无基础代谢率测定装置时，临床常采用脉搏和血压大致推算出基础代谢率，可连续测算3d，取其平均值。其公式常用有以下两种：BMR（%）＝（脉搏/min＋脉压）－111；BMR（%）＝0.75×（脉搏/min＋脉压）－72。

以上指标在要求空腹12～16h，环境温度16～20℃，睡眠8h。清晨静卧30min后测定。公式法仅适用于轻、中度甲亢患者，伴严重心律不齐、高血压者不宜应用。一般轻度甲亢BMR为15%～30%，中度甲亢为30%～60%。重度甲亢在60%以上。

临床意义及其评价：主要用于甲状腺功能状态的诊断和疗效观察，可在短期内多次重复，不受含碘药物及抗甲状腺药物的影响。可借以估计甲状腺疾病的严重程度及疗效判断。但本方法特异性较差，正常范围大，影响因素较多，使用本法时应注意排除其他影响因素的干扰。

（二）实验室检查

常规甲状腺功能血清学检查包括甲状腺激素、垂体激素和自身免疫指标检查。

1. 甲状腺激素测定

（1）血清总甲状腺激素（TT_4）：甲状腺激素（T_4）是甲状腺滤泡细胞合成及分泌的激素，以游离形式释放入循环中，迅速与血浆中甲状腺结合球蛋白（TBG）、白蛋白（ALB）和甲状腺结合前白蛋白（TBPA）相结合，仅0.04%呈游离状态。TT_4的测定方法目前基本使用竞争性蛋白质结合分析法（CPBA）及放射免疫分析法（RIA），CPBA法是将患者血清中未经放射性核素标记的T_4换与TBG结合的放射性碘，再测定其放射量，即可推算出患者血清T_4的含量。其正常参照值（成人）为52～168mmol/L。女性高于男性6.5～12.9mmol/L。RIA法正常参考值为71～168mmol/L。应注意以上值仅作为参考，不同的实验方法及不同的实验室之间其测定值存在一定的差异。

血清TT_4测定结果不受含碘的食物及药物的影响，同时体外实验对患者无辐射危害。除在某些特殊情况（如甲亢者准备^{311}I治疗）外，血清TT_4可作为检测甲状腺功能试验的最基本筛选试验。在甲亢患者药物治疗中或治疗后病情随访中，T_4对药物的反应最灵敏，当T_4已降至正常或偏低，而T_3及TSH没有相应降低或升高时，宜及时调整药量以免出现药物性甲状腺功能低下（简称甲低）。临床中需要注意单项T_4测定不能诊断T_3甲亢、低T_3综合征和T_4甲亢。

（2）血清三碘甲状腺原氨酸（T_3）：血清中的T_3主要是由外周组织中的T_4转换而来，正常人每天分泌的T_4中35%在外周组织中脱碘而成为T_3，T_3代谢速度较T_4快，在代谢与垂体的负反馈都比T_4更重要。目前T_3的测定方向主要为放射免疫分析法（RIA），其正常值多在1.7～2.3nmol/L（成人）。

T_3测定是诊断甲亢的灵敏指标，若患者T_3水平正常，且能否定伴有TBG容量减低者，则基本上可排除甲亢存在。同时T_3是诊断T_3甲亢的特异性指标。缺碘时血清T_3也可能升高，从而维持甲状腺功能是机体内环境调节机制所致。

（3）反三碘甲状腺原氨酸测定：主要来源是T_4在外周组织经与脱碘酶的作用，内环的第5位或第3位脱去1个碘原子而成。每天约有55% T_4转变为rT_3，而rT_3的生物活性仅为T_4的10%。在不同生理及病理状况下，血清rT_3含量有显著区别，对临床疾病诊断有一定的意义。

甲亢患者 rT_3 与 T_3、T_4一样会明显升高，故血清 T_3 是诊断甲亢的敏感指标。抗甲状腺药物治疗过程中，rT_3 值一般随病程控制而降低，可作为甲亢治疗的随访资料。

（4）血清 TBG 浓度测定（RIA）：TBG 是一种重要的血浆甲状腺激素载体蛋白，血循环中 99.95% 的 T_4 及 99% 的 T_3 是血浆蛋白相结合状态，而其中 70% ~75% 与 TBG 结合。由于各单位采用的检测方法不同及 TBG 标准不同，所以其正常值相差悬殊，均值为 9.6 ~34mg/L，其确切的正常值应根据各实验室正常值及范围确定。

T_4/TBG 值测定：该值可作为血清 FT_4 水平的一个指标，较单纯测定 FT_4，T_4/TBG 值可纠正各种原因造成的 TBG 浓度改变对 TT_4 测定值的影响，提高甲亢和甲低的诊断符合率。同时对甲亢的治疗过程中随访疗效，该值比单项 TT_4 测定更加灵敏、可靠。

（5）血清游离甲状腺激素测定：血浆甲状腺激素测定受血浆 TBG 浓度的影响较大当 TBG 浓度升高时，结合容量加大，TT_4 值升高，游离 T_4 浓度降低，临床并没有甲亢症状。相反，当 TBG 浓度与 TT_4 二值同时降低时，游离 T_4 浓度升高，临床也无甲低表现。所以，由于 TBG 的影响，单纯测定 TT_4 水平并不能准确反映甲状腺功能。而血清游离甲状腺激素虽然含量极微，但与机体的代谢状态一致。其浓度测定不受血清 TBG 的影响，是反映甲状腺功能最灵敏的方法。

2. 血清 TSH 测定和 TRH 兴奋实验　甲状腺的功能活动在正常情况下是受垂体分泌的 TSH 所调控，TSH 又受下丘脑分泌的促甲状腺激素释放激素（TRH）的调节。血循环中 FT_3、FT_4 水平，又反馈性调节 TSH 及 TRH 的分泌，测定血清 TSH、TRH 浓度对甲亢的诊断有重要意义。

（1）血清促甲状腺激素测定：TSH 是垂体前叶腺细胞分泌的一种糖蛋白激素，其作用为结合甲状腺滤泡上皮细胞膜上的特异受体，促进甲状腺激素合成和分泌。甲亢患者由于甲状腺激素分泌过多，反馈抑制 TSH 的分泌，其值会明显降低，高敏感测定技术能更早发现甲亢。其测定方法不同正常值各单位间存在较大差异，一般范围：3.8 ~7.5mU/L（RIA 法）或 0.4 ~5.0mU/L（ICLA 法）。

（2）TRH 兴奋实验：TRH 为下丘脑分泌的激素，作用于垂体促进 TSH 的合成和释放。当注入 TRH 后，通过动态观察血清 TSH 浓度可以观察垂体和甲状腺的功能。此检查主要是用于甲亢的诊断甲亢时，由于血中 T_3、T_4 水平升高，能抑制垂体的分泌，阻断 TRH 对垂体的促进作用，所以血中 TSH 低于正常。注射 TRH 后，TSH 无增加反应，若有反应可排除甲亢。但应注意高功能甲状腺腺瘤和甲状腺功能正常的内分泌突眼患者对 TRH 也可无反应。在甲亢的诊断中，TRH 兴奋试验较甲状腺激素抑制试验简便、快速，不但可以免除服用 T_3、T_4 的不良反应，还可避免放射性损伤。

3. 甲状腺激素抑制试验　临床上大多数甲亢患者可以用甲状腺吸 ^{131}I 试验得到诊断，表现为 ^{131}I 摄取率升高，摄取高峰前移。但少数患者的吸 ^{131}I 曲线可以完全正常或仅 24h 吸 ^{131}I 率稍增高，同时部分非甲亢性疾病也会有吸 ^{131}I 率增高的现象。为了鉴别诊断可采用甲状腺激素抑制试验。其原理是根据在正常情况下，甲状腺摄取碘的功能与垂体前叶分泌的 TSH 之间有反馈调节的关系，即当血中甲状腺激素水平升高时，可抑制垂体前叶 TSH 的分泌，而甲状腺吸 ^{131}I 功能下降；甲亢时，由于体液内存在非垂体性的甲状腺刺激物质或甲状腺滤泡上皮细胞的功能自主性，甲状腺的吸 ^{131}I 功能可不受 TSH 的控制。本法为利用外源性甲状腺激素，用于抑制 TSH 的分泌，使甲状腺吸 ^{131}I 率下降，但甲亢时吸 ^{131}I 率不受其影响。甲状腺激素抑制试验阳性者，多为单纯性甲状腺肿；抑制试验呈阴性者，多为甲亢。在高功能甲状腺结节的诊断，首次甲状腺扫描图上为热结节，服用甲状腺激素后第 2 次扫描显示热结节不被抑制，但其他甲状腺组织受到抑制者，可考虑为功能自主性结节。同时该方法可用于判断甲亢治疗的效果和预后，若甲亢经治疗后吸 ^{131}I 功能受到抑制，说明已经治愈。

4. 一般实验检查

（1）血常规：红细胞多正常，部分患者红细胞数量多增加，30% 的患者患有恶性贫血，少数患者可有轻度低血色素性贫血。甲亢患者部分合并白细胞总数降低，中性粒细胞减少，淋巴细胞绝对计数正常或增加，血小板计数正常。

（2）血糖：由于糖吸收增加，患者耐量可不正常，表现为糖耐量低，严重时有糖尿病表现。

（3）血脂：血浆游离脂肪酸及甘油增加，血浆胆固醇水平降低。

（4）血电解质：少数患者可有血磷增加，血镁、血钾降低。血清甲状旁腺激素及 1，25－（OH）$_2$ 维生素 D_3 下降，尿钙增加。

（黄文龙）

第三节　病因

一、原发性甲状腺功能亢进的病因

虽然经过近几十年的临床与实验研究，对原发性甲亢（Graves 病）的病因尚不能完全肯定，但目前有一定的认识。

1. 遗传因素可能与该病的发生有关　临床观察到在同一家族中几人患病，或同一代人中不止一人患此病，且多为女性，故遗传性的内分泌功能异常可能是本病的一种病因。Graves 病患者家属有 50% 亲属体内存在甲状腺自身抗体。

2. 精神因素　由于不少患者是在精神、神经受到刺激后发病，因此都认为是中枢神经性的。因为下丘脑的长期兴奋，引起了垂体前叶－甲状腺之间动态平衡的失调，以致促甲状腺激素的分泌增加而致本病。但这一假说不能全面解释本病的发病机制，目前被许多学者否定。

3. 免疫系统异常　目前大部分学者普遍认为，原发性甲亢是一种自身免疫性疾病。许多研究发现，在 95% 的甲亢患者血液中有几种与促甲状腺激素类似的物质，不仅能促使动物和人甲状腺释放甲状腺激素，而且能激发甲状腺组织的各个活动环节，如碘的吸收、甲状腺细胞的增生和甲状腺激素的释放等，这些物质包括：长效甲状腺刺激素、甲状腺刺激性抗体，刺激甲状腺免疫球蛋白等，它们都属于 G 类免疫球蛋白，来自患者的淋巴细胞，能与甲状腺细胞膜上的促甲状腺激素受体相结合，激化 cAMP 途径，使甲状腺细胞增生，激活甲状腺细胞代谢，导致甲状腺分泌大量激素。这种自身抗体在 Graves 病患者血清中的阳性率为 83% ~100% 。因此认为原发性甲亢是一种自身免疫性疾病。但是，自身免疫学说尚不能解释精神因素在本病发生中的作用，也不能说明甲亢与突眼的相互关系。由此可知原发性甲

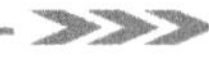

亢的发病机制是很复杂的。

二、其他甲亢病因

（一）继发性甲亢病因

继发性甲亢又称毒性结节性甲状腺肿，指患者先出现结节性甲状腺肿，然后逐渐出现功能亢进。多见于病程较长的单纯性甲状腺肿患者。继发性甲亢的病因至今尚不明确，目前认为其发病是因为单纯性甲状腺肿结节本身自发的分泌紊乱所致，这种结节的功能性改变是自主的，其分泌功能与 TSH 的刺激无关，功能状态也不受垂体的控制调节。结节性甲状腺肿患者长期摄入大量碘剂后，可促进毒性结节形成，称为碘甲亢。

临床中应注意到结节自主性继发性甲亢与原发性甲亢的区别：结节性甲状腺肿患者有时可以并发原发性甲亢；另外原发性甲亢病程长者，在弥散性肿大的甲状腺内也可以出现结节，因此，结节自主性继发性甲亢病史上均应先有甲状腺的结节肿大，而且是结节本身发生病变，而结节周围的甲状腺组织仍属正常。

（二）高功能腺瘤的病因

高功能腺瘤又称毒性甲状腺腺瘤、功能自主性甲状腺腺瘤。为单个功能亢进的甲状腺结节，是继发性甲亢的一种特殊类型。发病原因未完全明确，与继发性甲亢病因相同，是结节本身自主的分泌，其功能状态也不受促甲状腺激素的调节，结节可以无抑制地分泌甲状腺激素，并反馈性抑制垂体前叶分泌 TSH，导致结节周围的甲状腺组织功能被抑制而呈萎缩状态。

（三）T_3 型甲状腺功能亢进

临床上有甲亢表现，血清 T_3 升高，但血清中 T_4 浓度不高。本病的病因可能与 T_3 合成与分泌超过 T_4 有关，而不是 T_4 在外周转化为 T_3 的过程加强。在缺碘的地方性甲状腺肿流行区，T_3 型甲亢较多，可能因为腺体适应碘的不足，机体自然产生的一种代偿，甲状腺以合成需碘较少的 T_3 为主。同时 T_3 型甲亢多见于弥散性甲亢患者，并在甲亢的治疗过程中或治疗后出现；一些 T_3 型甲亢未进行及时治疗，以后逐渐发展为明显的 T_4 浓度升高的甲亢，甲亢症状更加明显，所以也有学者认为 T_3 型甲亢为一般甲亢的前期表现。

（黄文龙）

第四节　临床表现

甲亢可发生于任何年龄，以女性多见，临床表现呈多样性表现，一部分患者甲状腺功能亢进持续存在，另一部分患者则为反复病程，其程度和间歇时间变化不定。本病除高代谢症群、眼征及甲状腺肿大等典型表现外，还可表现为精神神经、运动心血管、消化、生殖内分泌等多系统的非特异性表现。

（一）临床特点

1. 甲状腺高代谢症群　主要由于甲状腺激素分泌过多和交感神经兴奋增高，促进物质代谢，产热和散热增加。患者可出现怕热、多汗、皮肤温暖湿润；易饿，食欲增加，但体重减轻，易疲乏无力。

2. 神经精神系统　表现为过度兴奋状态，患者脾气急躁、易激动，精神紧张、多言好动，注意力分散、常失眠，情绪很不稳定，双手常有细微而迅速的颤动。当双臂向前平举，手指分开伸直时尤为显著。细颤也可见于舌、足和眼球。各种反射亢进也可同时存在，少数患者可伴有周期性麻痹。极少数患者可出现躁狂、谵妄、幻觉、被害幻想等严重精神障碍，有学者认为甲亢可使有遗传背景或易感者出现精神症。

3. 心血管系统　由于高代谢状态以及交感神经过度兴奋，可使心动过速，脉率100次/min以上，在睡眠时亦然。同时脉压增大，心悸，胸部不适感，气短，动脉持续有力，脉搏不齐，严重的患者可出现心房纤颤、心力衰竭。体检时可以发现患者心尖搏动增强，第一心音亢进；常有是房性期前收缩、阵发性房性心动过速，可发生心房纤颤或心房扑动，晚期患者有心脏扩大，心尖部可听到舒张晚期或收缩早期吹风样。严重的患者还会出现二尖瓣脱垂的表现。

4. 消化系统　多食消瘦是甲亢的突出表现之一。由于胃肠蠕动加快，消化吸收不良而排便次数增多，部分患者可出现厌食甚至恶液质，大多见于老年人。偶见肝功能异常与顽固性的呕吐腹泻等表现。

5. 造血系统　由于甲状腺激素对骨髓的刺激作用，多数患者红细胞数量增加，但少数患者表现为恶性贫血，白细胞计数偏低。血小板计数及凝血机制正常。10%的患者有脾肿大、胸腺和淋巴结增大，这些表现可能与自身免疫反应有关。

6. 内分泌代谢系统　过高甲状腺激素促进机体皮质醇激素的生成与降解的速度增加，血浆皮质浓度正常。幼年Graves病患者性成熟延迟，但生理发育多正常，骨骼生长加速。女性月经周期延长，月经量减少甚至停经，受孕率低，易流产。男性患者可有性功能障碍，血清游离睾丸酮数量下降。男性患者可有阳痿，少数出现乳房发育，该表现与雄激素转化为雌激素增加有关。

7. 营养代谢异常　蛋白合成及分解加速，表现体重减轻、消瘦及轻度低蛋白血症。由于胰岛素的抵抗和降解增加，表现有糖耐量的异常，部分患者有糖尿病的症状。

8. 肌肉骨骼系统　大部分患者有肌无力及肌肉萎缩，四肢远端消瘦明显，低钾性周期性瘫痪多见于青年男性患者，原因不明。

（二）Graves病的特殊表现

1. 甲状腺肿大　患者常有甲状腺肿大，年龄越小的患者甲状腺肿大越为明显；自身抗体阳性与有否甲状腺肿大及其程度有关。甲状腺肿大多呈弥散性、对称性，肿大程度轻，一般不引起压迫症状，表面光滑而柔软。由于腺体的血管扩张和血流加速，扪诊时可感到震颤，听诊时3/4以上的患者可闻及血管杂音，尤其在甲状腺上动脉进入上极处最明显。甲状腺肿大也可以是不对称的，约10% Graves病患者甲状腺不肿大。

2. 眼部征象　Graves病患者中，有25%～50%伴有程度不同的眼征，突眼为较特异的体征之一。GD眼征可分两种：①非浸润性突眼，又称良性突眼。是由于甲亢所致交感神经引起眼外肌、上睑肌和瞳孔开大肌过度兴奋，表现为上睑挛缩、眼裂增大，瞳孔扩大，巩膜外露，患者向下看时上睑下降迟于眼球，向上看时，眼球上升迟于上睑（睑延迟及眼球延迟）。眼球运动是快速的痉挛性的，轻微闭合的眼睑可有震颤。此型眼征在Graves病治愈后大多可恢复正常。②浸润性突眼，又称恶性突眼。这是一种与甲状腺激素密切相关的眼自身免疫性疾病。眼球突出明显，睡眠时眼睑不能闭合，眼肌麻痹引起向上凝视、聚合障碍及复视；有怕光、见风流泪等角膜刺激症状，严重的可发生角膜干燥甚至溃疡、感染，球结膜充血水肿。突眼多为双侧，但可不对称，多与甲亢同时发生，但亦可在甲亢症状出现前或治疗后出现。突眼的病理特征是眼球后脂肪组织和肌肉的水肿、肥厚，及有显著的淋巴细胞浸润和亲水性黏多糖沉积。突眼的机制尚不十分清楚，目前认为突眼的病理变化是由于 TSH 分泌增多所致。

3. 其他表现　由于多汗和皮肤血管扩张，甲亢患者皮肤温暖而潮湿，手掌常为红色。多数患者的头发细而柔软，指甲质地变软，远侧与甲床部分松离。5% ~10% 的患者发生皮肤病变，主要有皮肤和甲床色素沉着，具有特征性骨改变的指（趾）杵状变。30% 患者可有胫前黏液性水肿，表现为双侧小腿前方下段和足背的皮肤暗红色、粗糙、变韧，形成大小不同的片状结节，含有黏多糖沉积。偶尔皮肤损害可发展到面部、肘及手背部。

二、其他甲亢临床表现

（一）继发性甲亢临床表现

继发性甲亢与原发性甲亢的症状大致相似，包括代谢增强、脉率增快、食欲亢进、情绪激动等，但两者在发病原因上不同，临床表现也有一定的差异。

继发性甲亢好发年龄在 40 ~50 岁，男性的患病率较女性为低。单发结节相对较多发结节继发甲亢机会多，两者之比约为 3 ∶ 2。在甲状腺肿流行区，结节直径 >3cm 者，只要有足够时间终将继发甲亢，故本病在地方性甲状腺肿的流行区发病率高于非流行区。

患者比较安静，少见易激动、手震颤，甲亢表现比原发性甲亢轻，但实际的 BMR 往往比估计的要高。本病主要危害心脏，常有心脏肥大、心律不齐、心房颤动甚至充血性心力衰竭等表现，有时心脏症状为本病的唯一表现。继发性甲亢很少有突眼症状。抗甲状腺药物对继发性甲亢治疗效果不如原发性甲亢有效，而手术切除效果较原发性甲亢为佳，手术后症状很少复发。继发性甲亢并发甲状腺癌的机会也较原发性甲亢多见，一般估计，在非地方性甲状腺肿流行区，原发性甲亢的癌变率仅为 0.1%，继发性甲亢的癌变率则为 0.1%，但在地方性甲状腺疾病的流行区，继发性甲亢的癌变率可高达 10%。

（二）高功能腺瘤的临床表现

本病好发于 40 岁以上的女性，男女之比为（1 ∶ 5） ~ （1 ∶ 10），患者往往有长期甲状腺结节病史，早期多无症状，或仅有轻微的心悸、消瘦、乏力。随着病情的进一步发展，逐渐出现不同程度的甲状腺高代谢症状，患者中具有甲亢症状者约占 50%，个别患者可以由无症状而突然发生甲状腺危象。患者一般无突眼表现。

（三）T_3 型甲亢临床表现

T_3 型甲亢多见于女性，男女比例约为 1 ∶ 9，发病年龄无明显差异。部分患者有甲亢症状，但表现均较轻。甲状腺多发生肿大，可伴有多发性结节或单一性甲状腺结节，也可为弥散性甲状腺肿大。患者可有突眼表现，并随病情进展加重。有时甲状腺癌也可引起 T_3 型甲亢。

（四）老年人甲亢临床表现

老年人甲亢占全部甲亢的 10% ~17%，多缺乏典型临床表现，有些人甚至和成年人甲亢表现完全相反，常见类型为淡漠型。女性较男性多见，甲状腺多不肿大或仅有轻度肿大，肿大者仅占1/3左右。患者很少有突眼表现；老年人甲亢患者中约80%有不同程度的心血管异常，40岁以上1/3的患者有甲亢心脏病，多伴有阵发性或持续性房颤，心律失常和心功能不全较多见。老年患者淡漠型甲亢较常见，占老年人甲亢的20%，表现为表情淡漠、很少有神经过敏、易兴奋、畏热多汗等成人甲亢的典型表现，有的患者表现多疑或原发性精神病。老年人甲亢食欲亢进者少，表现厌食、消瘦者多，50%～60%食欲不振，食欲亢进者仅占9.5%，约有30%患者伴有腹泻、便秘等，易被误诊为消化系统疾病或肿瘤。

（五）儿童甲亢表现

多为慢性起病，一般病程3～6个月，常以记忆力差、学习成绩下降为首要症状，轻度情绪异常。往往双眼突出，甲状腺肿大时方来就诊。临床表现为基础代谢率增高，食欲亢进，易饥饿，大便次数增多，为每天2～4次；心悸，心率增快，脉压差大，心脏轻中度增大，可闻及收缩期杂音，有时可有心律紊乱；情绪不稳定，兴奋，多语，脾气急躁，汗多；肌麻痹少见；多有轻中度突眼，很少恶性突眼；甲状腺多为轻中度弥散性肿大，质地柔软，表面光滑。新生儿甲亢是由于母亲患甲亢影响胎儿，多为暂时性，大多在3个月内缓解，可有突眼，甲状腺肿大，易激惹，皮肤潮红，心率增快，呼吸次数增多，血中T_4浓度增高等表现。

（金美英）

第五节　同位素治疗

20世纪40年代初期，有报道使用放射性碘治疗甲亢，不久相继又有报道甲状腺的恶性肿瘤能浓聚放射性碘，为^{131}I治疗甲状腺癌奠定了基础，经过70多年的探索与总结，甲亢的^{131}I治疗已成为放射性核素治疗各种疾病中的经典方法。

甲亢是体内甲状腺激素相对过多而引起机体兴奋性增高和代谢亢进为主要表现的内分泌疾病。其中以Graves病（GD）最常见，近年研究提示其是一种器官特异性自身免疫性疾病，在治疗上以抑制甲状腺激素分泌，减少甲状腺组织来达到治疗目的。目前的治疗方法包括^{131}I、抗甲状腺药物和手术治疗。目前国内外大量的临床经验证实该方法安全简便、疗效确切、并发症少，可作为除手术治疗外的又一种治疗甲亢的方法。

（一）适应证与禁忌证

甲状腺高度选择性摄取无机碘以合成生理需要的甲状腺激素，甲亢时摄碘量明显增多，^{131}I被摄入体内后在甲状腺内的有效半衰期为3.5～4.5天，其衰变时产生的β射线平均射程为1mm，几乎全部被甲状腺组织所吸收，适当剂量的^{131}I可破坏功能亢进的甲状腺细胞，使部分细胞死亡、溶解，达到治疗的目的。

多年来，由于对用^{131}I治疗甲亢的危险性如影响生育和导致遗传病变、诱发恶性肿瘤等方面的考虑，因而在适应证选择时对年轻的患者有着较严格的规定。但经过多年的大量病例的观察，至今尚未发现足够的证据证实用其治疗后患者甲状腺癌及其他癌变有所增加。

所以根据几十年的实践经验、文献报道及部分专家学者的意见等综合因素考虑，^{131}I治

 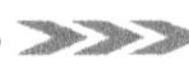

疗甲亢的适应证和禁忌证如下：

1. 适应证 ①系统服用抗甲状腺药物无效、过敏或治疗后反复复发者。②有手术禁忌、不愿手术或术后复发者。③药物在甲状腺内有效半衰期 >3 天者。

2. 相对适应证 ①儿童期甲亢采用抗甲状腺药物治疗维持至其生长后甲亢尚未见根本好转，再行 ^{131}I 治疗或符合适应证①、②即可给予内放射治疗。②甲亢合并心脏病或肝病、肺结核、糖尿病等可先用相应药物对症治疗，控制症状，待合并疾病症状减轻后再用 ^{131}I 治疗。③甲亢伴有白细胞减少，如白细胞 $\geqslant 2.5 \times 10^9/L$，血小板 $\geqslant 5.0 \times 10^9/L$ 时可考虑 ^{131}I 治疗，常规 ^{131}I 治疗骨髓的吸收剂量极少，不会引起血小板和白细胞的变化。甲亢患者的白细胞过低不适于用药物治疗时，尤其是抗甲状腺药物所致者，停用抗甲状腺药物及辅以升白细胞药物后，待白细胞上升后可用内放射治疗。④结节性甲状腺肿合并甲亢或巨大甲状腺肿。⑤甲状腺内 ^{131}I 的有效半衰期 <3 天者。

3. 禁忌证 ①妊娠期甲亢患者。②甲亢合并严重肝、肾功能不全或甲亢性心脏病、心力衰竭者。③甲状腺极度肿大并有压迫症状者。④甲亢合并急性心肌梗死。

（二）治疗方法

1. 治疗前准备 患者进行常规体检，进行必要检查如肝功能、心电图、血常规、尿常规、胸透等，进行甲状腺吸 ^{131}I 率检查及有效半衰期测定，估计甲状腺质量，测定血中甲状腺激素、抗甲状腺抗体及 TSH 浓度。患者禁用影响甲状腺摄 ^{131}I 功能的药物及食物，停用抗甲状腺药物及激素类药物 2～4 周。

2. 剂量确定 ^{131}I 治疗甲亢能否获得成功，合适而足够的剂量是关键，但如何准确掌握其治疗剂量是目前最困难问题之一。决定治疗剂量的方法较多，过去曾有采用固定剂量法，第 1 疗程一律给予 ^{131}I 111～185MBq（3～5mCi），3～4 个月后再视患者情况给予第 2 疗程。也有使用改良式固定剂量法：按病情轻、中、重度而分别给予 ^{131}I 111MBq、148MBq 或 185 MBq（3mCi、4mCi、5mCi）。现在采用较多的是甲状腺质量吸收法。

甲状腺肿大程度对甲亢的治疗效果有重要影响，甲状腺质量小，每克甲状腺组织所用 ^{131}I 活度相对减少，质量大宜相应增大才能取得较好疗效，按照甲状腺的大小，为了达到治愈甲亢的目的，每克甲状腺 ^{131}I 的给予剂量可按表 8－1 计算。治疗剂量确定后不超过 555MBq（15mCi）时，可 1 次口服，若临床症状严重或总活度超过 555MBq（15mCi）的，可分次口服，一般先给总量的 2/3，间隔 4～7 天后无明显反应，再给予余下的 1/3。除按上述公式计算外，^{131}I 剂量增减因素还需根据病例的不同情况进行改变，如病情严重程度、甲状腺大小、最高吸 ^{131}I 率、药物敏感性等。

表 8－1 甲状腺质量每 10g 分组相应 ^{131}I 剂量

甲状腺质量（g）	^{131}I 活度［MBq（μCi/g）］	平均吸收剂量（cGy）
10～20	1.480（40）	3 310
21～30	1.665（45）	3 720
31～40	1.850（50）	4 135
41～50	2.220（60）	4 960
51～60	2.590（70）	5 790
61～70	2.775（75）	6 200

续 表

甲状腺质量（g）	^{131}I 活度［MBq（μCi/g）］	平均吸收剂量（cGy）
71～80	2.960（80）	6 620
81～90	3.145（85）	7 030
91～100	3.330（90）	7 440
>100	3.700（100）	8 270

（三）临床评价

^{131}I 治疗甲亢是放射性核素治疗中较为传统和经典的治疗方法，核医学界医师一致认同对于绝大多数甲亢患者来说这是最好的治疗方法。但大多数的内分泌医师和外科医师并不赞同，这主要是对核医学不了解的表现。

甲亢常用的手术、抗甲状腺药物和放射性^{131}I 治疗 3 种方法比较，手术治疗效果最迅速，在切除大部分甲状腺组织后，病情迅速好转，时间短、见效快。但手术有其固有的缺陷性，如损伤颈部神经的可能性，有麻醉意外、伤口感染的危险性；同时手术切除范围过小，会使甲亢无法治愈或复发，但切除范围过大，又可导致甲低；遗留颈部瘢痕造成美容问题等。抗甲状腺药物治疗能控制症状，缓解病情；但用药时间长，可引起肝功能受损、白细胞减低等并发症；不能达到根治的效果，约 80% 的患者停药甚至减量后会出现病情加重或复发。而^{131}I 治疗，疗效确切，治愈率高，仅 1 次服药 2～3 个月即能明显控制病情，安全可靠，简便易行，无创伤无痛苦，经济花费也少。

（四）并发症

1. 甲状腺功能低下　^{131}I 治疗的最常见并发症为甲低，在治疗后 2～6 个月发生的称为早发甲低，治疗后 1 年以上发生的称为晚发甲低。早发甲低发生率为 5%～44%，一般症状较轻或无症状的亚临床甲低，病程短暂，经 6～9 个月多自行康复，这可能是因为暂时受射线抑制的甲状腺细胞有所恢复或未受损伤的甲状腺组织代偿作用所致。晚发甲低多为持续性，可表现为终身甲低，现在公认它是甲亢^{131}I 治疗后的主要并发症，发生率以每年 2.8%～5.0% 递增。目前认为发病机制不是射线对甲状腺组织的直接损伤，而是因为在治疗中甲状腺组织细胞释放的球蛋白抗原、微粒体抗原等增多，刺激产生相应的抗体，抗体对甲状腺的破坏作用，引起永久性甲低。

近年来倾向于采用适当剂量的^{131}I 次治疗使甲状腺功能达到正常状态，使甲低发生率达到可接受水平。承认^{131}I 治疗甲亢不可能不发生甲低，不是消极的观点，而是更加严格地要求做好^{131}I 治疗前的准备和治疗后的随访观察，以降低甲低发生率。此外，甲低并不是^{131}I 治疗所特有的，手术后的甲低甚至甲状旁腺功能低下（简称甲旁低）并不少见，即使是抗甲药物，也同样有药物性甲低的发生。尽管如此，甲亢^{131}I 治疗后的甲低仍是我们的工作重点，应致力于减少其发生。

2. 早期毒性反应

（1）全身反应：常表现为消化系统不适，在服药后当天出现厌食、恶心、呕吐，少数患者有皮肤痛痒及皮疹等。可自行消失，必要时对症处理。

（2）甲亢症状加重：^{131}I 治疗后 2 周内发生，表现为甲亢症状较治疗前明显，发生的主

要原因是^{131}I进入甲状腺后，大量甲状腺细胞受到破坏，甲状腺激素迅速进入血液，导致症状加重。少数病情严重者可出现甲状腺危象表现，如烦躁不安、房颤、血压增高、高热出汗、腹泻等，可危及生命。必须立即给予相应处理，如注射和服用大量碘剂降低血中甲状腺激素水平，采用降温、人工冬眠、镇静剂、抗生素、激素等处理。

因此，对重度甲状腺功能亢进进行^{131}I治疗前，可先使用抗甲状腺药物治疗，控制甲亢症状后再用内放射治疗；也可采用分次给药法，如在第1次剂量服用后发生不良反应，则应暂停第2次剂量，观察一段时间，待不良反应改善后再给予第2次剂量。

（3）其他：少数患者在^{131}I治疗后表现为颈部疼痛压迫感、甲状腺疼痛等不适，持续数天至数周可自行减轻和消失，常无需特殊处理。主要原因为内放射导致甲状腺水肿及放射性甲状腺炎。个别患者使用较大剂量后出现暂时性白细胞减低，程度不重，一段时间后多能自行恢复正常。

3. 远期并发症

（1）甲状旁腺功能低下：极少数患者甲状旁腺完全埋在甲状腺组织中，有可能受到^{131}I的辐射损伤而导致甲状旁腺功能低下。经补充维生素和钙剂后，症状逐渐消失，血液检查也恢复正常。此外，甲状腺内的C细胞因与甲状腺滤泡邻近也可能受到辐射损害，导致降钙素浓度降低。

（2）甲状旁腺功能亢进：^{131}I治疗甲亢后引起甲状旁腺功能亢进已有相关报道，但与^{131}I治疗有多大关系、是否就一定是其引起，目前尚无肯定的结论，有待进一步研究。

（3）甲状腺癌、结节的发生：^{131}I治疗甲亢后有无致癌作用、是否会增加甲状腺瘤的发生率，一直受到人们的关注，但目前没有明确的证据支持。但问题的提出是因为动物实验中，一定剂量的^{131}I可导致甲状腺恶变；核事故地区居民甲状腺癌的发病率确有增高；儿童期颈部接受X线治疗者，甲状腺瘤的发生率高；^{131}I治疗后，有发生甲状腺癌的个别报道。但有学者认为，由于^{131}I治疗剂量给予甲状腺滤泡的破坏力较大，使甲状腺组织的增生能力下降，减低了致癌危险性。

（4）生育和遗传：研究表明用^{131}I治疗后不影响生育力，未见先天性畸形、早产或死胎的发生率有增加，不育症发生率也与普通人群无明显差别，同时女性患者原有内分泌紊乱不育者，甲亢治愈后也能恢复正常生育能力。

（杨　雪）

第六节　药物治疗

甲亢目前的治疗主要是以抑制高代谢状态、缓解甲亢复发为目的。常用的治疗方法包括抗甲状腺药物、放射性碘和外科手术治疗等。该3种方法各有其优缺点。治疗方法的选择主要依赖患者的年龄、性别、病因、对生活的影响、有无其他并发症或伴发病以及患者的意愿和医生的经验等多种因素。部分患者可通过药物治疗得到治愈，同时该治疗方法也是手术治疗的必要准备工作。其缺点是治疗与随访时间长，症状不易控制且可能复发。

（一）药物的选择

1. 抗甲状腺药物　抗甲状腺药物治疗目前是治疗甲亢的主要方法。它又分为硫脲类和咪唑类药物，前者包括甲硫氧嘧啶、丙硫氧嘧啶（PTU）；后者包括甲硫咪唑（他巴唑）、卡比马唑（甲亢平）等。其中他巴唑与甲亢平的作用效果比 PTU 强 10 倍。

该类药物口服后吸收迅速，20 ~ 30min 开始出现于血中，2h 达峰浓度。药物在体内分布较广，以甲状腺组织集中较多。主要在肝脏代谢，约 60% 被破坏，部分结合葡萄糖醛酸后排出，半衰期为 2h。

（1）药理作用与机制：硫脲类的作用机制是通过抑制甲状腺过氧化物酶介导的酪氨酸的碘化及耦联，使氧化碘不能结合到甲状腺球蛋白上，从而抑制甲状腺激素的生物合成。但因不影响碘的摄取，也不影响已合成的激素释放和发挥作用，故须待体内储存的激素消耗后才能显效，症状改善常须用药后 2 ~ 3 周，基础代谢率恢复须 1 ~ 2 个月；丙硫氧嘧啶能抑制外周组织的 T_4 转化为 T_3，迅速控制血清中生物活性较强的 T_3 水平，因此在重症甲亢、甲亢危象时该药可列为首选；轻度抑制免疫球蛋白的生成，使血液循环中甲状腺刺激性免疫球蛋白下降，对甲亢患者除能控制高代谢症状外，也有一定的对因治疗作用；此外该类药物还减弱 β - 受体介导的糖代谢活动，从而减轻高代谢表现。

（2）适应证：①病史短，病情轻，中小度甲状腺肿大。②儿童和 20 岁以下青少年及老年甲亢患者。③合并严重突眼者。④甲亢伴有心、肝、肾、血液系统疾病不能耐受手术的患者。⑤妊娠期甲亢症状较轻者。⑥手术治疗后复发又不适合于放射性碘治疗者。⑦手术前准备或放射碘辅助治疗者。

（3）禁忌证：①对抗甲状腺药物有严重过敏反应或毒性反应者。②用药后白细胞持续低于 $3 \times 10^9/L$，且中性粒细胞低于 50% 。③有严重肝肾疾病患者亦应慎用。④重度甲亢。⑤甲状腺Ⅲ ~ Ⅳ度肿大。

（4）相对禁忌证：哺乳期的甲亢患者，高功能腺瘤，药物治疗后又复发 2 次以上者，难以长期坚持服药和随访者。

（5）药物的剂量和疗程：常用的方法是长程疗法，总的用药时间多为 1.5 ~ 2 年，分为初始期、减量期、维持期。

1）初始期：开始剂量根据病情的程度而定，常用量为甲硫氧嘧啶或丙硫氧嘧啶 300mg/d，他巴唑 30mg/d，病情严重的患者可适当增大剂量。由于甲状腺内的药物浓度仅与每天服用的剂量有关，而与服药的次数无关，以上药物可经 1 ~ 3 次口服。儿童和青少年药物的剂量，建议每千克体重他巴唑 <0.5mg/d，丙硫氧嘧啶每千克体重 <5mg/d。

抗甲状腺药物治疗开始后半年内血清甲状腺激素水平应 4 ~ 6 周监测 1 次，通常 T_3 滞后于 T_4 恢复正常，而血清 TSH 在甲状腺功能恢复正常数周或数月甚至出现甲状腺功能低下时仍处于抑制状态，因而在抗甲亢治疗的早期阶段血清 TSH 的评估价值有限。

2）减量期：当甲亢症状基本缓解，心率降至 80 次/min 左右，血清 T_3、T_4 水平降至正常或接近正常，TSH 增高，可逐渐减少抗甲状腺药物剂量，此期一般为 2 ~ 3 个月。减量的幅度和速度不宜太快，要保持病情的相对稳定，一般 2 ~ 3 周减量 1 次，甲硫氧嘧啶或丙硫氧嘧啶每次减少 50 ~ 100mg，他巴唑每次减少 5 ~ 10mg。待症状完全消失，体征明显好转后过渡到维持期。

3）维持期：此期时间多为 12 ~ 24 个月，甲硫氧嘧啶或丙硫氧嘧啶 50 ~ 100mg/d，他巴唑 5 ~ 10mg/d。用药半年后，可再减剂量 1/2，继续用药半年左右即可停药。维持期间患者可每 3 个月随诊 1 次，监测血清甲状腺激素。血清甲状腺激素应保持在正常低水平。

在服药期间，除非有较严重反应被迫中止服药外，均应按规律服药。期间如出现感染、精神刺激等应激反应情况时，应酌情增加药物的剂量。

（6）停药指征：长疗程抗甲状腺药物停药指征取决于临床症状与体征的缓解，同时血清甲状腺激素的水平恢复正常，下丘脑－垂体－甲状腺轴功能稳定，甲状腺免疫学功能基本正常，T_3 抑制试验和 TRH 兴奋试验恢复正常。

然而至今仍没有完全明确的标准来指导停药，一般认为甲状腺无或仅轻度肿大、对药物反应迅速、顺应性好等患者可以或应该长期使用抗甲状腺药物治疗，此类患者常能自发缓解，该类患者如果行手术或放射性碘治疗，则发生甲状腺功能减低的机会大。相反，如甲状腺大或甲状腺肿进行性增大、甲状腺肿伴持续性血管震颤、治疗期间 T_3 下降不满意、TSH 受体抗体持续性阳性等患者应早期采用甲状腺切除或放射性碘治疗。

影响抗甲状腺药物治疗效果的重要原因之一为药物的剂量和疗程。目前主张先用较大剂量在短期内控制甲亢，然后逐渐减量至维持量继续治疗：疗程长短与缓解率有关，6 个月短程治疗的缓解率约为 25%，1.5～2 年的缓解率为 50% 左右，但 2 年以上的疗程并不明显增加长期缓解率。治疗过程中的甲状腺大小也影响疗效，治疗中甲状腺逐渐缩小，抗甲状腺药物的维持剂量小则缓解率高，否则缓解率低。一般来说，抗甲状腺药物治疗 12～18 个月后 1 年内 50%～70% 复发，停药 3 年后复发者则明显减少，30%～40% 的患者 10 年后获长期缓解。由于甲亢药物治疗后复发率较高，所以有必要对这些患者的甲状腺功能状态进行长期随访，当血清 TSH 低水平、T_3 升高是病情复发的早期信号，尽管此时血清 T_4 水平是正常的。

（7）不良反应与注意事项：根据临床统计，抗甲状腺药物的不良反应发生率：他巴唑 33%，丙硫氧嘧啶 6%，总不良反应的发生率 14.3%。不良反应中 50% 的症状可自行缓解或减量后消退，46.6% 的患者需终止治疗。不良反应的发生多在治疗开始阶段，50% 发生在治疗后第 1 个月，70% 在治疗后 3 个月内，90% 在治疗后 6 个月内。

1）过敏反应：以皮肤反应最常见，多为瘙痒、药疹等（5.6%），少数伴有发热，发生此类反应即应密切观察，多数情况下不需停药也可消失。

2）肝损害：抗甲状腺药物都可引起肝损害（0.8%）。由于甲亢本身可导致肝功能损害，故应与药物性肝损害相鉴别。在服药前，应行肝功能检查与肝炎等疾病的检测。

3）粒细胞缺乏症为严重不良反应，发生率为 0.35～0.5%。一般发生在治疗后的 2～3 个月内，故应定期检查血常规。患者多为粒细胞减少，而血小板与全血细胞减少少见。要注意与甲亢本身所引起的白细胞总数偏低相区别。若用药后出现咽痛或发热，应立即停药进行相应检查，如粒细胞计数在 $1.5\times10^9/L$ 以下中断治疗。处理方面可使用适当的抗生素、注射粒细胞集落刺激因子等。

4）消化道反应：有厌食、呕吐、腹痛、腹泻等。

5）甲状腺肿：本类药物长期应用后，可使血清甲状腺激素水平显著下降，反馈性增加 TSH 分泌而引起腺体代偿性增生，腺体增大、充血。

6）其他少见的不良反应如关节痛、神经痛、味觉异常、狼疮样综合征、血管炎等表现。

因该类药物易进入乳汁和通过胎盘，妊娠时慎用或不用，哺乳妇女禁用：结节性甲状腺肿合并甲亢及甲状腺癌患者禁用。此外，磺胺类、对氨水杨酸、对氨苯甲酸、保泰松、巴比妥类、酚妥拉明、磺酰脲类等都能不同程度抑制甲状腺功能，如与硫脲类同用，可能增强抗甲状腺效应，应予注意。另外，碘剂可明显延缓硫脲类起效时间，一般不应同用。

2. 碘和碘化物　常用的有碘化钾、碘化钠和复方碘溶液等，都以碘化物形式从胃肠道吸收，以无机碘离子形式存在于血中。大剂量的碘是非常有效的抗甲状腺药物，作用快、效果强，用药后 1～2 天出现疗效，10～15 天疗效达到高峰。

（1）药理作用及机制：碘和碘化物是治疗甲状腺病最古老的药物，小剂量的碘可用于治疗单纯性甲状腺肿，大剂量碘化物对甲亢患者和正常人都能产生抗甲状腺作用，主要是抑制甲状腺激素的释放与合成，其作用迅速。但如用药 15 天后继续使用，反而使碘的摄取受抑制、胞内碘离子浓度下降，因此失去抑制激素合成的效应，甲亢的症状又可复发。大剂量碘剂还能抑制 TSH 使腺体增生的作用，腺体缩小变硬，血管减少，有利于手术进行。大剂量碘剂还能抑制谷胱甘肽还原酶，使蛋白水解酶失敏感。此外，大量碘化物能抑制提纯的甲状腺过氧化物酶，进而抑制酪氨酸碘化和 T_3、T_4 合成，又称 Wolff－Chaikoff 效应，但长期使用大剂量碘剂时 Wolff－Chaikoff 效应发生“脱逸”而不再有效。

常用的碘剂有 Lugol 液（复方碘溶液）、饱和碘化钾溶液、碘化钠等。小剂量碘剂临床用来防治单纯性甲状腺肿，在缺碘地区食盐中按（1 ∶ 100 000）～（1 ∶ 10 000）的比例加入碘化钾或碘化钠，可取得满意效果。预防剂量应视缺碘情况决定，一般每天用 100mg 即可。早期患者用碘化钾（10mg/d）或复方碘溶液（0.1～0.5ml/d）疗效好，晚期病例疗效差。大剂量碘的应用只限于以下情况：①甲亢的手术前准备，一般在术前 2 周给予复方碘溶液（卢戈液，Lugol's solution）以使甲状腺组织退化、血管减少、腺体缩小，利于手术进行及减少出血；②甲状腺危象的治疗，可将碘化物加到 10% 葡萄糖溶液中静脉滴注，也可服用复方碘溶液，并在 2 周内逐渐停服，需同时配合服用硫脲类药物。

（2）不良反应：①急性反应，多于用药后立即或几小时后发生，主要表现为血管神经性水肿、上呼吸道水肿及严重喉头水肿。此时应立即停药，使用糖皮质激素等抗过敏及对症处理。故在使用碘剂前应仔细询问有无碘过敏史。②慢性碘中毒，表现为口腔及咽喉烧灼感、唾液分泌增多、眼刺激症状等。③诱发甲状腺功能紊乱，长期服用碘化物可诱发甲亢。碘还可进入乳汁并通过胎盘引起新生儿甲状腺肿，故孕妇及哺乳期妇女应慎用。目前认为碘化物有时可能对甲状腺功能产生严重影响，近年来几个国家相继报道了在不缺碘地区给甲状腺功能正常的人和非毒性结节性甲状腺肿患者应用碘化物后诱发甲亢的例子，引起了普遍重视。另外碘化物也可诱发甲低和甲状腺肿大。慢性阻塞性肺疾患者应用大剂量碘剂治疗时可发生伴有或不伴有甲低的甲状腺肿。④其他不良反应如上呼吸道刺激症状、皮疹、结膜炎、动脉周围炎血栓性血小板减少性紫癜等，停药后反应均可消失。

3. 锂　锂剂主要通过抑制甲状腺球蛋白的水解而抑制甲状腺激素的释放，同时还可抑制 T_4 在外周转化为 T_3，因此可用于治疗甲亢。但与其他药物相比，该药并无优点，故临床上已不作为常规的抗甲状腺药物使用，目前仅限于甲亢患者对硫脲类药物过敏或耐药、对碘剂过敏及某些伴有明显躁狂症的甲亢患者。

4. 糖皮质激素　对甲状腺的影响主要是抑制甲状腺对碘的摄取，加速碘的清除，抑制下丘脑中促甲状腺激素的合成和释放，减低脑垂体对 TRH 的反应，从而抑制甲状腺的功能。它还可直接作用于甲状腺，减少甲状腺激素的分泌，使血中的 T_3、T_4 水平下降，同时糖皮质激素还可以减少甲状腺自身抗体的产生。由于长期应用皮质激素会产生很多的不良反应，

临床上不用于常规治疗甲亢。目前其主要用于治疗甲亢的恶性突眼及甲状腺危象，在硫脲类药物发生严重的白细胞减少和缺乏时也可应用，且采用短期疗法。

（二）β－受体拮抗药

β－受体拮抗药也是甲亢及甲状腺危象时有价值的辅助治疗药，用于不宜用抗甲状腺药、不宜手术及^{131}I治疗的甲亢患者。β－受体拮抗药不干扰硫脲类药物对甲状腺的作用，且作用迅速，对甲亢所致的心率加快、心收缩力增强等交感神经活动增强的表现很有效，与硫脲类药物合用则疗效迅速而显著。研究表明甲亢患者的肾上腺素受体增加，所以虽然血儿茶酚胺水平正常，但应用β－受体阻滞剂能迅速减轻心动过速、心悸、震颤、焦虑等症状。同时该药物也可以抑制外周T_4脱碘转变为T_3，从而减轻甲亢症状。

普萘洛尔是最常用的，一般每次10～20mg，6～8h 1次，使心率控制在70～80次/min即可，如服药后症状改善不明显者剂量可增至每次40mg。其他可选用的β－受体阻滞剂还有美托洛尔、阿替洛尔、比索洛尔等。该类药物不良反应少，使用较安全，偶有恶心、头痛、失眠和抑郁，罕见有皮疹、发热、粒细胞缺乏症等表现。注意患哮喘、慢性肺疾病和支气管痉挛、Ⅱ度以上的房室传导阻滞、充血性心力衰竭的患者不宜使用普萘洛尔，属禁忌证。长期应用普萘洛尔的患者，尤其有严重的心肌缺血的患者，骤然停药，可诱发心肌梗死、窦性心动过速、严重心绞痛等并发症。

（黄文龙）

第七节　外科治疗

一、外科治疗原则

1. 适应证　临床上应根据患者的具体情况做出合理的治疗方案，甲亢外科手术指征：①患者长期药物治疗效果欠佳或反复发作，或出现严重药物不良反应而又不适合或不愿意行放射性^{131}I治疗。②伴巨大甲状腺肿或有压迫表现或胸骨后甲状腺肿。③伴有甲状腺结节，疑有恶变。④碘甲亢，药物治疗效果欠佳，放射性^{131}I治疗亦往往难以奏效。⑤伴重度甲亢眼病，甲状腺也较大。此时^{131}I治疗可能加重甲亢眼病，故多数学者主张经抗甲亢药物控制症状后，采用手术治疗，认为甲状腺全切除优于甲状腺次全切除，因前者可避免甲亢复发。⑥对妊娠的甲亢患者，若较大剂量的抗甲亢药物（如PTU＞400mg/d）方能维持甲状腺功能正常，则应于妊娠中期采取手术治疗。⑦甲亢合并原发性甲状旁腺功能亢进（简称甲旁亢）者，手术治疗可同时治愈甲亢及甲旁亢。

2. 禁忌证　在以下情况存在时应尽量避免外科手术：①既往曾行甲状腺手术（因再次手术产生并发症的危险性增大）。②青少年患者。③老年患者或伴有严重心、肺疾患。④恶性突眼者。⑤妊娠早期及晚期（因麻醉及手术可诱发流产或早产）。⑥当地缺乏有经验及技术熟练的甲状腺外科医生。

外科医生在决定甲亢患者的治疗方案时，必须综合考虑上述多方面的因素，以选择出最适合于患者的个体化治疗方案。

二、手术前的准备

充分做好术前准备，才能确保患者在术中、术后的安全。不论是何种原因引起的甲亢，术前均应行全身检查，包括心、肺、肾及血液检查，确定有无其他器官的疾病，绝对不能在甲状腺功能未恢复正常时进行手术，因为在高代谢的情况下施行手术是很危险的，发生甲状腺危象的可能性将会大大增加。

1. 术前检查

（1）基础代谢率（BMR）的测定：患者手术前做 BMR 的测定，以便了解患者甲状腺的功能状态。可根据脉压和脉率计算，或用基础代谢测定器测定。后者较可靠，前者简便易行。常用公式：基础代谢率（%）＝（脉率＋脉压）－111 或基础代谢率（%）＝（0.75×脉率＋0.74×脉压）－72。

（2）喉镜检查了解声带功能。

（3）颈部摄片了解气管有无移位或受压，还可以了解甲状腺的下界是否延伸入胸骨后。

（4）气管软化试验了解气管有无软化，判定术中、术后气管塌陷的可能性。

（5）心电图或心脏超声检查，了解有无心律失常或心力衰竭。

2. 思想准备　手术前患者往往存在各种思想顾虑，甲亢患者尤为突出，甲亢患者的情绪易波动，容易发怒、激动及吵架。因此，工作人员要对患者关心体贴与谅解，加强心理护理，多做解释说服工作，说明手术的目的，争取良好的配合，必要时给予镇静剂，以稳定情绪。想方设法为患者解除困难，避免各种不良刺激，使患者解除思想顾虑，并能积极配合治疗。

3. 药物准备　甲亢患者在高代谢情况下进行手术，危险性很大，有可能在术后发生难以控制的出血和重要组织的损伤，甚至发生甲状腺危象，造成术后死亡，故周到的术前准备、完全控制甲亢症状是保证手术顺利进行和预防并发症的关键。术前准备的方法有多种，基本药物是碘剂，可根据患者具体情况联合其他药物。术前的准备应达到以下条件：①血清检测证实甲状腺功能恢复正常。②患者情绪稳定，体重增加。③甲状腺缩小、变硬，杂音消失。④脉搏平稳，心率 80～90 次/min，脉压正常。⑤甲状腺彩色多普勒能量图上“火海征”减弱或消失。

甲亢患者甲状腺血运丰富，术中易造成大出血。目前多主张术前口服复方碘溶液，使甲状腺变硬和缩小，以便术中操作，减少术中出血及误伤。术前常用的口服剂为复方碘化钾溶液，即 Lugol 液，Lugol 液的配方为碘酊 5g，碘化钾 10g，加蒸馏水 100ml。术前 2～3 周开始服用，开始时每次 8 滴，每天 3 次，以后每天每次增加 1 滴，直至每次 15 滴，然后维持此剂量至手术日。也可开始时即每次 10 滴，每天 3 次，10～14 天后手术。由于碘剂抑制甲状腺激素释放的作用是暂时的，故服碘时间不能过长，时间过长时，储存在甲状腺内的甲状腺球蛋白可能大量分解，反而使甲亢症状再次出现，甚至更重，临床称之为“反跳现象”。如服碘后，未能按期手术，患者必须重新开始抗甲状腺药物治疗。

4. 甲亢手术前常用药物准备方法

（1）抗甲状腺药物加碘剂法：是目前应用最普遍的方法，特点是效果确切，安全性高；缺点是服药时间长。适用于抗甲状腺药物治疗有效并能耐受较长时间用药的甲亢患者。一般先在门诊或内科服用抗甲状腺药物 4～8 周，症状基本控制后，再行外科治疗，此时应继续服用抗甲状腺药物，同时加用碘剂。

（2）心得安加碘剂：近年来，对于常规应用碘剂或合并应用硫氧嘧啶类药物不能耐受或不起作用的病例，主张与碘剂合用或单用心得安做手术前准备。心得安是一种β-受体阻滞剂，由于心得安能较快地控制甲亢患者心率和其他交感神经兴奋症状，所以可以用于快速术前准备的患者以及抗甲状腺药物治疗无效或不能耐受的患者。心得安的剂量随临床症状及心率而定。一般用10~20mg/次，若有必要可增加至20~40mg/次，每6h口服1次。要根据每天上午服药前脉率变化而改变心得安剂量。应用本方法前必须注意：有支气管哮喘、心肌病或有较严重的房室传导阻滞者忌用；用于甲亢时，所需要的剂量较用于其他疾病为大；不能口服者可给予静脉注射；手术后数天内，应继续服药，直至代谢恢复正常。心得安虽然使活动T_3降低，但是不能降至正常水平，手术时患者依然暴露于高循环浓度的甲状腺激素之中。这对突然而来的刺激，防护反应较差，而且甲状腺体积并不缩小，质地也不明显变硬，给手术操作带来困难。目前大多数学者认为，甲亢术前准备应用心得安外加服用复方碘溶液10~14天，可使术中和术后的情况更加平稳。

5. 手术前1天的准备　甲亢手术中可能出血较多，故术前必须检查血型，进行交叉配血试验、做好输血准备。术前6h禁食、禁饮，避免麻醉时呕吐误吸，术前1天晚上，要保证患者充足的睡眠，一般睡前给安眠药或镇静剂。

三、麻醉

1. 麻醉前准备　甲亢患者择期手术的术前准备至关重要，主要目的在于控制甲亢的症状和体征，以防止术中术后甲亢危象的发生。

（1）术前抗甲亢药物的治疗：所用药物包括甲硫氧嘧啶、丙硫氧嘧啶、甲硫咪唑等，此类药物可抑制甲状腺激素的合成。一般术前先用抗甲状腺药物控制病情，再用碘剂减轻甲状腺肿胀和充血，为手术创造条件。

β-受体阻滞剂能降低儿茶酚胺的作用，降低血清中T_3浓度，使循环高动力学状态得以控制。常用药物有普萘洛尔。一般于术前3~4周至少用普萘洛尔40mg，每天3次口服。心得安半衰期3~6h，因此，最末1次口服心得安要在术前1~2h；术前不用阿托品，以免心动过速。术后继续服心得安4~7天。普萘洛尔属非选择性β-受体阻滞剂，故慢性阻塞性肺病、哮喘、充血性心力衰竭、Ⅱ度以上房室传导阻滞等患者禁用此药。

对术前心室率超过100次/min的心房纤颤或心力衰竭患者，一般主张经内科治疗心脏情况好转后再行手术。

（2）评价气道通畅程度：麻醉前访视患者时应详细询问患者有无气道受压情况及呼吸困难的症状，体位改变能否加重或减轻呼吸困难症状，有无声嘶和喉返神经麻痹。检查甲状腺肿大程度，明确气管受压的程度及部位，有无胸骨后甲状腺肿大等，借以评估呼吸道的通气状态，从而为麻醉选择和麻醉管理提供重要依据。

（3）麻醉和手术时机：主要取决于术前准备程度。一般认为甲亢患者最佳手术时机为：经抗甲状腺药物等治疗后病情基本控制，全身症状明显改善，情绪稳定，体重有所增加；基础代谢率在+20%范围内；心率减慢，为80次/min左右，脉压变小。

（4）术前用药：由于患者基础代谢率高，精神异常紧张，常量镇静药效果不佳，故应加大剂量。必要时术前晚肌内注射哌替啶50mg和异丙嗪25mg，具有镇静、镇痛、降低代谢、预防心律失常的作用。为了减少呼吸道分泌物，术前30min肌内注射颠茄类药物，其中阿托品可使心率加快，抑制散热，一般多用东莨菪碱 0.3mg。对于有呼吸道梗阻症状者，镇静、镇痛药易减量，以免抑制呼吸，加重缺氧。

2. 麻醉选择　甲亢手术的麻醉主要有气管内全麻、颈部硬膜外阻滞和颈丛神经阻滞 3 种方法，气管内全麻是目前采用最广的方法。甲亢患者精神过度紧张，术中清醒对病情不利，全麻与局部阻滞结合可发挥各自的优点。颈丛神经阻滞或颈部硬膜外阻滞适用于平卧位头后仰无呼吸困难、气道梗阻的患者。基础代谢率 +20% 以下，脉率 <100 次/min 者。采用颈丛神经阻滞，术中牵拉甲状腺仍可有不适感，且麻醉作用时间有限。颈部硬膜外阻滞如操作得当，麻醉效果较好，其交感神经阻滞特别是心脏交感神经阻滞作用可以使心率保持平稳，更有利于防治术中甲亢危象的发生。麻醉期间应严密观察呼吸变化，加强呼吸管理。采用颈丛神经阻滞或硬膜外阻滞时，无论有无呼吸困难或呼吸抑制，都应常规面罩给氧，监测脉搏血氧饱和度。同时应有气管内插管、机械通气等应急设备随时可用。全麻适用于术前精神紧张、情绪不稳定、甲亢尚未完全控制、甲状腺较大或有胸骨后甲状腺肿大压迫气管征象的患者。全麻的优点在于足够的麻醉深度抑制了手术刺激引起的交感神经反应，消除了手术牵拉的不适感，气管内插管可保持术中呼吸道通畅，防止局麻下因用辅助药过多引起的呼吸道抑制或呼吸道梗阻，增加了麻醉和手术的安全性。

（1）颈丛神经阻滞或颈部硬膜外阻滞。

（2）全麻诱导：全麻诱导力求平稳，避免过度兴奋和憋气等不利反应，应时刻注意保持呼吸道通畅，充分给氧。插管时动作轻柔，切忌用暴力插管，插管后妥善固定，以免导管滑脱移位，引起声门喉头气管损伤、喉痉挛、喉头水肿等并发症，给呼吸管理带来困难。

硫喷妥钠、咪唑安定、异丙酚具有良好的镇静作用，诱导迅速、平稳，适合甲亢患者的麻醉诱导。肌松剂应选用心血管作用较小的药物，如琥珀胆碱、阿屈可林、维库溴胺。氯胺酮和潘库溴胺可明显增加患者心率，不宜使用。

（3）麻醉维持：一般选用安氟醚、异氟醚或七氟醚复合 N_2O 吸入维持，但氟烷可引起甲状腺激素增加和心律失常，应避免使用。神经安定镇痛术或静脉普鲁卡因复合全麻，对甲状腺激素及心血管的干扰小，麻醉稳定，可选用。

（4）残余肌松药的拮抗：有些甲亢患者可合并肌无力，故应选择中、短效药物。术中监测神经肌肉接头功能，术后使患者自动康复，避免肌松作用残余。确实需要拮抗者要避免使用阿托品而改用抗胆碱酶药复合胃长宁。

（5）加强对心血管功能的检测：特别注意心率、心律及血压的变化。为防治甲亢危象，术中体温检测应被列为常规检测项目。

3. 巨大甲状腺切除术的麻醉　巨大的甲状腺常压迫周围邻近的器官，并以压迫气管较常见。甲状腺位于第 2、第 3 气管环的前面及两侧。如一侧压迫，可使气管向对侧移位或扭曲；如两侧压迫，则使气管内腔狭窄，气管呈扁平状。由于气管内腔变狭窄可致通气受阻，呼吸困难，气管壁因长期受压迫而软化，特别是全麻诱导或术后因气管塌陷很容易发生窒息。巨大的甲状腺还可以压迫血管、神经、深部大静脉，以致头颈部的静脉回流受阻，声带麻痹，声音嘶哑等，如两侧声带麻痹可造成失音及呼吸困难。对此类患者的麻醉要特别注意以下几个方面。

首先患者以气管插管全身麻醉最安全。麻醉诱导时以咽喉、气管上端充分表面麻醉下清醒插管为佳，或适量使用镇静催眠药后在半清醒下插管，可减轻插管反应，容易成功。对于不合作的患者或小儿，如果估计可以显露声门，亦可采用基础麻醉或全麻诱导下插管，但应避免应用肌松药后插管不成功导致危险发生。气管导管的长度和粗细可根据X线上所示的气管受压位置、管腔狭窄程度、扭曲情况选择质地富有弹性的合适导管。含有金属螺旋环的乳胶导管不易压扁，但插管较困难，需放置管芯插管。巨大甲状腺压迫气管无法移动甲状腺者，因显露困难，可借助纤维光导支气管镜作引导，经鼻腔或口腔插管。对于气管严重受压，管腔过度狭窄，常规导管插入困难者，可使用无套囊的细导管（经鼻或口腔），用高频喷射通气静脉复合麻醉维持。麻醉结束拔管时主要防止由于气管软化发生气管塌陷窒息。对怀疑有气管软化者，可较长时间地保留气管导管或行预防性气管切开。如在拔管过程中发生气管塌陷，可将退至声门的导管重新插入气管内保留或做气管切开术。如拔管后气道通气不畅、呼吸困难者可重新插入导管，保留导管送患者回麻醉苏醒室或病房，如长时间不能拔管者应行气管切开术。

4. 甲亢危象的治疗　甲亢危象高发于术后6～18h，极少数可以发生在分离挤压甲状腺时或甲状腺切除后不久。术前准备不充分是发生术后甲亢危象的最危险因素。临床表现为烦躁不安、精神激动、多汗、高热、心动过速（心率在120～140次/min或140次/min以上），可伴有各种心律失常及充血性心力衰竭。严重者呕吐、腹泻、黄疸、大汗淋漓、极度烦躁、虚脱、昏迷，最后可死于肺水肿、心力衰竭与水电解质紊乱。防治甲状腺危象的关键在于做好充分的术前准备，掌握最佳的麻醉与手术时机。其他预防性措施包括选用较大剂量的神经安定镇痛药物或冬眠合剂；不宜用阿托品；避免精神刺激与应激反应；麻醉诱导及维持力求平稳，保持足够的麻醉深度与良好的麻醉效果；维持呼吸道通畅，防止术中发生缺氧和二氧化碳蓄积：术中严密观察心率和体温的变化等。治疗以支持疗法、对症疗法为主，结合抗甲亢药物，包括静脉输液、物理降温、β－受体阻滞剂的应用及给予碘剂、硫氧嘧啶，肾上腺功能不全者可给予氢化可的松，及时纠正水、电解质及酸碱平衡失调，确保供氧充分。

四、手术

1. 手术范围的选择　无论何种类型的甲亢，手术的目的有二：一是切除足够的甲状腺组织，以缓解甲亢症状：二是解除甲状腺对周围组织器官的压迫。对后者而言，国内外学者均已达成共识，而对于前者，甲亢手术中甲状腺残留量的大小，始终是外科领域中探讨的问题。残留量过大，手术后势必会导致复发，反之，则甲状腺功能低下，需终生进行甲状腺激素替代疗法。两者皆会给患者带来继续治疗的经济及精神负担，而且也会影响患者的生活质量。残留量已经被认为是甲亢手术后密切相关的预后因子，并呈现出逐渐缩小的趋势。手术中甲状腺残留量的测定目前国内多采用体积测定法，即以患者或手术者手指大小为标准来判定残留量，也有应用厘米（cm）为单位表示甲状腺残留大小。因为甲状腺形状不规则，体积难以计算，用体积测定残留量实在难以保证准确性，所以几乎所有的教科书与甲状腺相关著作中甲状腺大小都是以质量（g）为单位。多数作者认为在避免并发症的前提下，应使甲状腺残留量尽量缩小，因为复发的甲亢多数药物控制效果不佳，再次手术出现并发症的概率极高，主张甲状腺残留量控制在2g左右更为合适。术后如发生甲状腺功能不足，可以应用甲状腺激素替代疗法，目前人工合成的左旋甲状腺激素几乎无任何副作用，每天仅需服用1次，极为方便。但随之而来的是90%的患者经手术治疗后由甲亢变成了甲状腺功能低下或潜在性功能低下。目前在我国，受经济及就医条件限制，并非每位患者手术后都能定期复查及检查甲状腺功能，而终生服药更难以被接受。因此，甲状腺残留量确定在5g左右，不但复发可能性小，而且可以维持甲状腺功能。当前在我国比较容易被患者接受。如果从病因学角度考虑，手术前应该做甲状腺受体抗体TRAb检查，术前TRAb高值患者的甲状腺残留量应尽量缩小，以避免手术后一段时期因TRAb持续刺激残存甲状腺组织而造成复发，如果甲亢并发甲状腺癌，治疗原则应与甲状腺癌的治疗相同，行甲状腺全切除或近全切除，淋巴结是否同期清除，可根据术中情况而定。

2. 甲亢的手术方法　传统手术即通过颈部低领状切口暴露甲状腺，再切除病变腺体。优点是显露清楚，可做整个腺体的探查，喉返神经损伤率较低，为1%～3%，适用于所有甲状腺疾病。自1997年Huscher报道首例腔镜甲状腺切除术以来，此类手术已有成功报道用于甲亢的治疗。其利用长柄状的腔镜手术器械能远离颈部操作的特点，将切口设计远离颈部，如前胸部、乳晕、腋下等，手术时采用4mmHg低压注入CO_2或皮肤提吊术，采用5mm的30°内镜提供视野，在皮下或肌肉下通道插入2～4个套管以置入分离器械。其主要的优势在于颈部无手术疤痕，有一定的美容价值。相比较而言，对甲亢患者腔镜下甲状腺切除术一直受到延缓和抵制，原因在于需要进行手术治疗的甲亢患者的甲状腺通常较大，并且有合并恶性病变的情况存在，而且传统手术本身创伤也不大。腔镜下甲状腺手术操作空间狭小，甲状腺周围血管神经较多，发生神经损伤的概率更大。此类手术除了有主观上的美容效果外，基本没有客观的优越性，从技术层面上看，分离的范围甚至超过了传统开放性手术。因此，腔镜手术尽管是安全可行的一种术式，然而应用这一术式时需仔细评估各种方法并客观比较所获得的良好疗效。

传统手术步骤如下：

（1）麻醉以后，患者取仰卧位，肩下垫枕头，使头部后仰，下颊前抬，突出颈前部，使手术野暴露，有助于手术操作。在准备手术野前，先给患者戴好无菌帽。消毒范围为上达下颌下缘和下唇，下达两肩和前胸乳头平面，继之将两包适宜大小的无菌敷料放置于颈部两侧，以吸附术中血液，保持术野清洁。根据切口的大小铺好小、中、大单。颈丛麻醉在切开皮肤之前应先测试一下麻醉的效果，简单的方法是用镊子轻夹或刀尖轻刺切口附近的皮肤，观察患者的反应。切口选择的最低点一般距胸骨柄上缘2横指，切口的两端应稍超过胸锁乳突肌外缘。切开皮肤、皮下组织及颈阔肌，在颈阔肌深面、疏松组织间隙进行分离，上至环状软骨，下达胸锁关节。此时操作应轻柔，避免伤及深部血管。游离完毕后将护皮巾与周围无菌敷料牵引缝合，以利术野显露（图8－1至图8－3）。

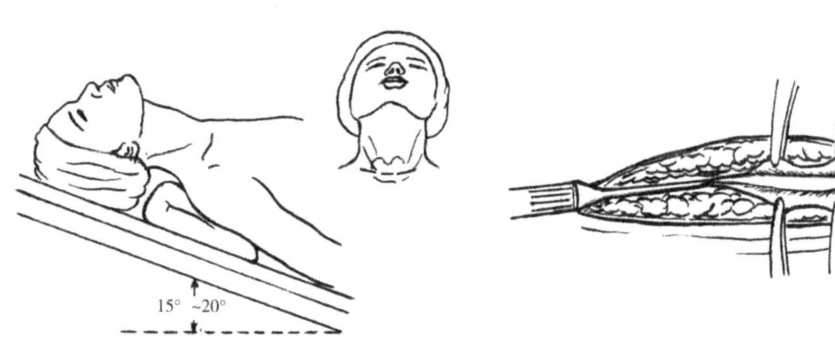

图8－1　体位与切口

图8－2　切口

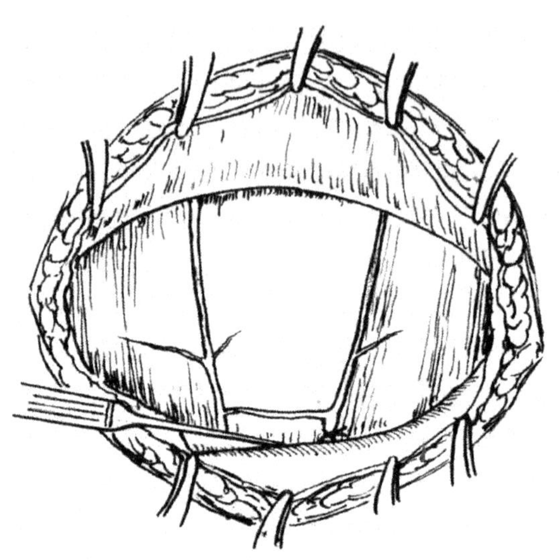

图 8－3　游离皮瓣

（2）颈中线处纵行切开筋膜，将颈前肌群分离，深及甲状腺真被膜。甲亢患者，甲状腺表面血管迂曲扩张，壁薄而脆弱，在分离真被膜时，应小心慎重，仔细钝性分离，以免造成表面血管的出血影响手术操作。甲状腺肿大明显，显露困难时可横断颈前肌群，在预定切断颈前带状肌部位，缝扎颈前浅静脉，以减少出血（图 8－4 至图 8－6）。

（3）甲状腺的静脉解剖变异较多，但通常从甲状腺上极有一支小静脉，自甲状腺中部有 1～3 支静脉，而自甲状腺下极也经常有一支静脉汇入颈内静脉。手术时一般先解剖甲状腺外缘，可用纱布推向内侧或用甲状腺钳夹住甲状腺轻轻提起，并略向内翻，就可使甲状腺中静脉处于紧张状态，便于结扎和切断，这样整个甲状腺叶除其内侧部分外，已能从甲状腺床中提出，便于辨认甲状腺的上下极血管、喉返神经和甲状旁腺。钝性分离甲状腺被膜与喉头之间的疏松组织和悬韧带，解剖时尽量贴近甲状腺以免损伤喉上神经。贴近上极处理甲状腺上动、静脉。在假被膜处做双重结扎切断甲状腺上动脉，近心端再贯穿结扎 1 次，防止脱落出血。当上极位置较高，需用牵引线将上极向下牵引以有利于解剖分离，再贴近甲状腺真被膜，逐一切断各个分支（图 8－7、图 8－8）。

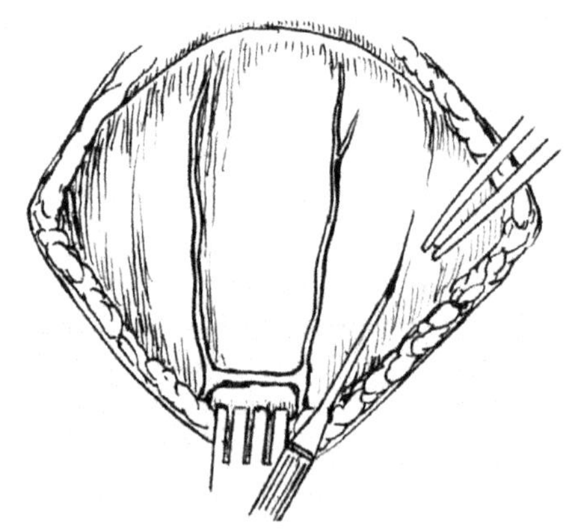

图 8－4　切开颈白线

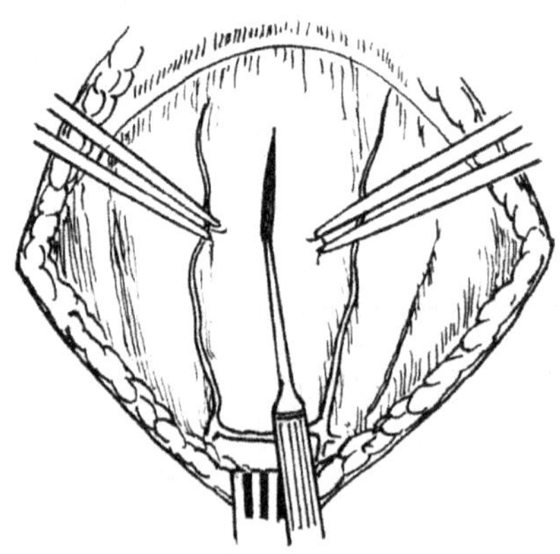

图 8－5　切开胸锁乳突肌前缘

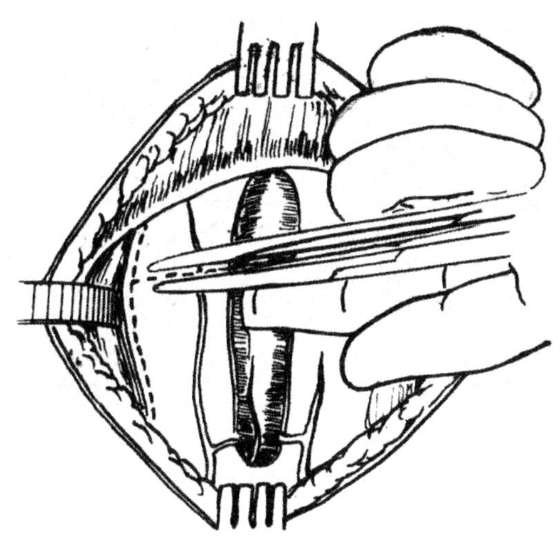

图 8－6　横断舌骨下肌群

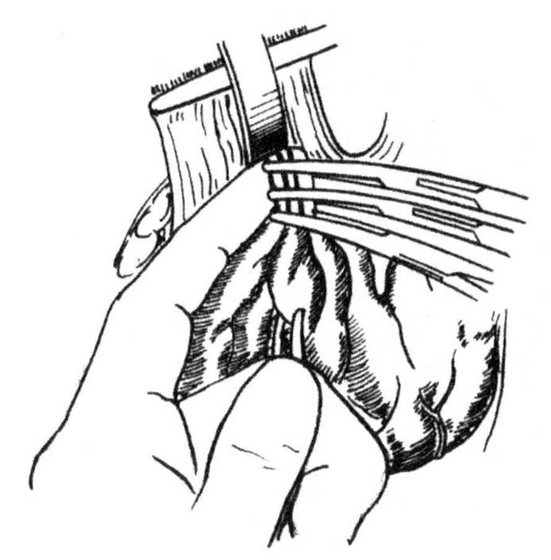

图 8－7　分离甲状腺上血管

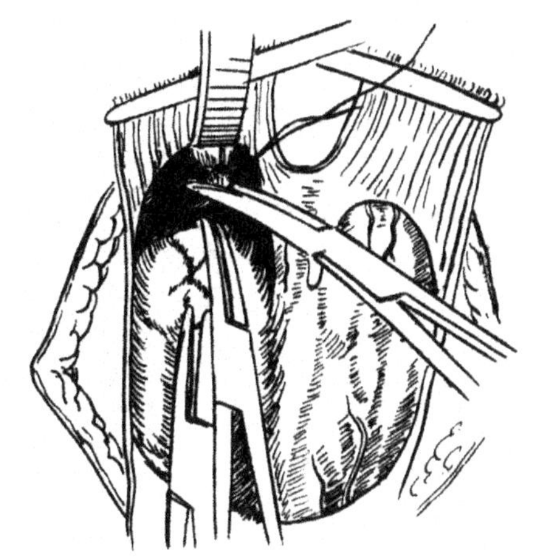

图 8－8　缝扎甲状腺上血管近断端

（4）处理甲状腺上极后，用手将已游离的甲状腺上极轻轻顶起，拉向内上方，一般即可显露甲状腺下动、静脉，处理下极血管的关键是避免损伤喉返神经。甲亢手术时喉返神经不需要常规显露（图 8－9、图 8－10）。

（5）将甲状腺峡部上下缘筋膜切开，用弯血管钳于峡部深面与气管之间做钝性分离。分离完毕，用两把直血管钳夹持，在两把血管钳间切断峡部，妥善进行止血（图 8－11）。

（6）用组织钳夹住上极组织，向下拉，向内翻。甲状腺下极则向上向内翻转，暴露出甲状腺的外侧面。术者此时应拟定一条切除线。用若干把小血管钳夹住该切线上的一切小血管，这样不仅可使甲状腺切开时出血很少，而且由于喉返神经已被血管钳隔出在手术野之外，可以防止它在切除甲状腺时被误伤。术者在上述血管钳的前内侧进行切开，注意此外侧的切面应斜向内、后方，到腺体后面的手指感到残留的组织厚薄已恰当为止。然后就可转而将已离断的峡部提起，沿气管旁边将腺体的内侧予以切开，切面斜向外后方，直到两个切面会合，即完成了甲状腺腺叶的次全切除（图 8－12 至图 8－14）。

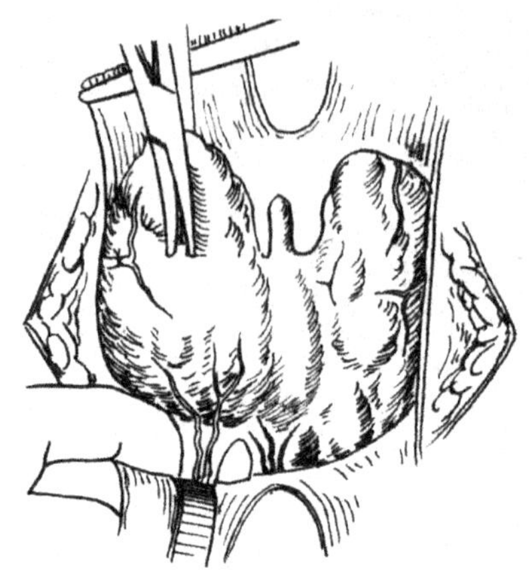

图 8－9　分离甲状腺下血管

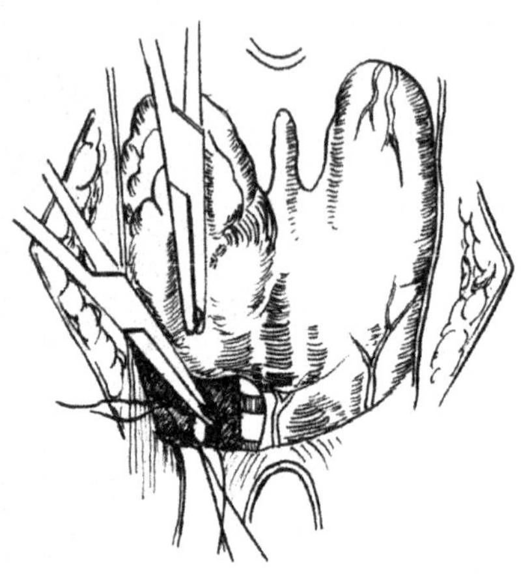

图 8－10　缝扎甲状腺下血管近断端

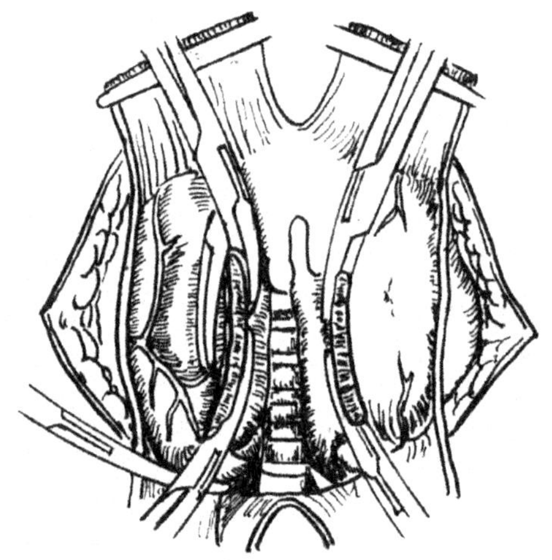

图 8－11　峡部切断

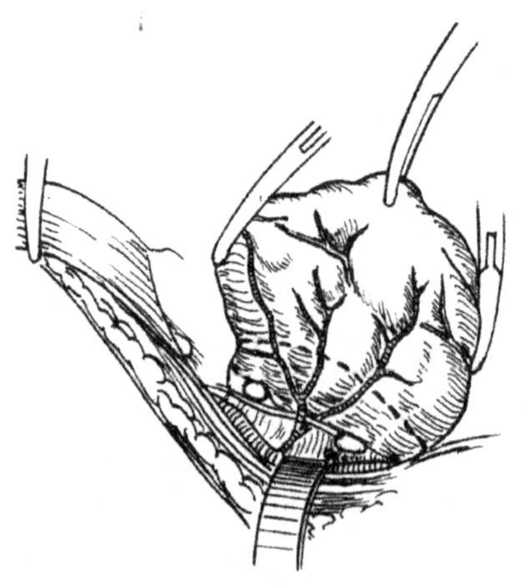

图 8－12　切除线

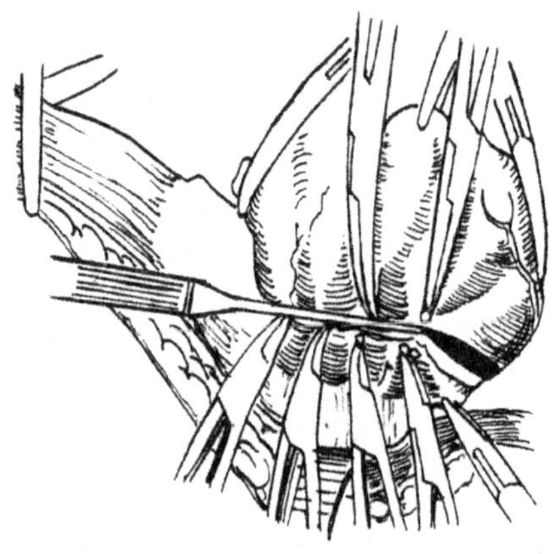

图 8－13　切除甲状腺

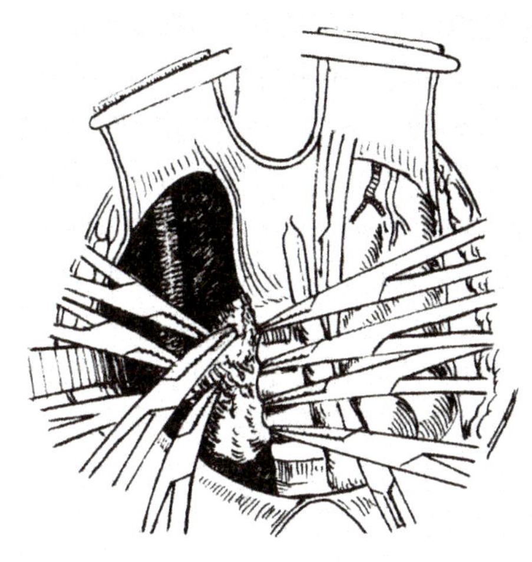

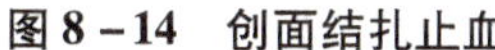
图 8-14 创面结扎止血

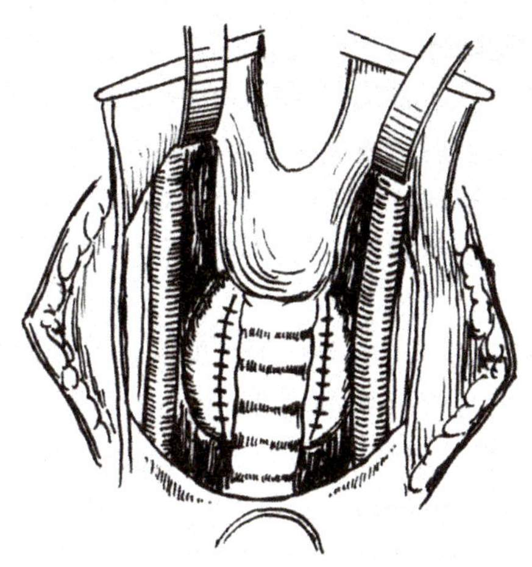

图 8-15 缝合甲状腺切面

（7）将外侧的甲状腺被膜切缘连同少许腺体组织内翻缝合到气管侧面的背膜上，一般的切面渗血可以自行停止。对侧甲状腺同样予以切除。切除腺体的多少，应根据甲状腺大小和甲亢程度而定，通常需切除腺体的 80% ~90%，以两侧残留 3 ~5g 组织为宜。考虑到甲低仅需补充甲状腺激素即可维持其正常生理，而甲亢复发却需要再次手术，处理比较麻烦，故手术切除腺体时宁可切除稍多，而不宜切除偏少而造成甲亢复发（图 8-15）。

（8）逐层缝合关闭切口各层，皮肤予以皮内缝合（图 8-16、图 8-17）。

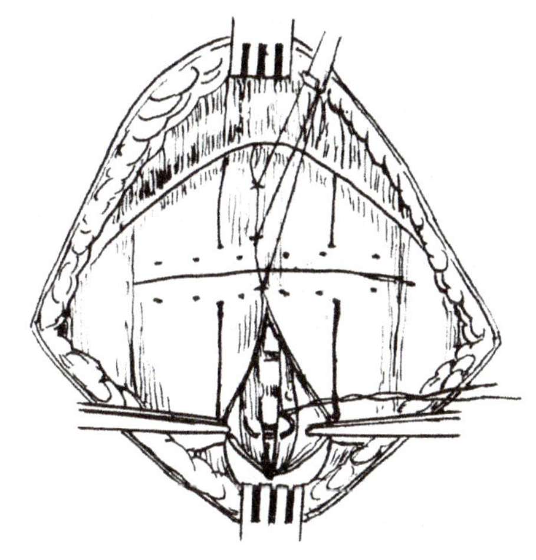

图 8-16 缝合舌骨下肌群

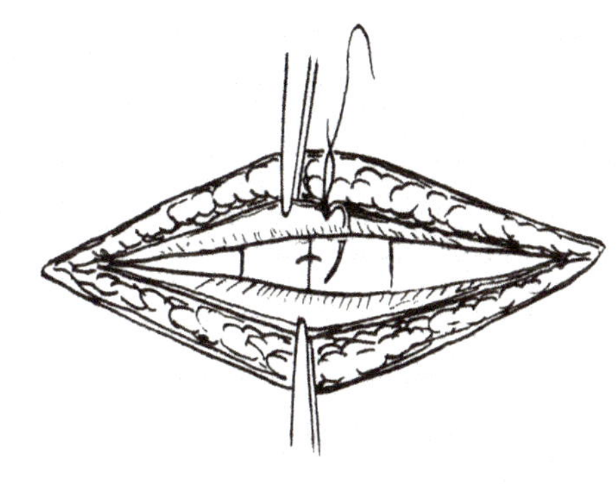

图 8-17 关闭切口各层

该手术主要注意点如下：①在游离皮瓣时，勿伤及筋膜上的静脉。因为颈下部和胸骨后的静脉呈负压，静脉的撕破有导致空气栓塞的危险。②颈前皮肤的感觉是来自颈$_2$ ~颈$_4$ 的神经前支，它们是从胸锁乳突肌后缘向前分布到颈阔肌和皮肤的，所以皮瓣两侧游离过度时，可能致术后颈前皮肤有麻痹或感觉异常。③甲状腺中静脉直接汇流入颈内静脉，静脉撕破或结扎脱落，有造成空气栓塞和出血的危险。结扎脱落后，由于静脉壁薄且弹性回缩作用，难于寻找，止血较困难。所以手术切断、结扎中静脉时应轻柔，保留端应双重结扎。④甲状腺上动脉与喉上神经外支有紧靠的平行关系，如将上动脉在距上极较远的地点连同周围组织，不加分别地一并予以结扎，就有可能将喉上神经的外支误扎在内，引起环甲肌的瘫痪，使声调降低。⑤分离下极血管时，血管钳不可过深，以免深入到腺叶的后内侧，而损伤喉返神经。⑥甲状腺下动脉周围的出血，操作应小心细致，切忌粗暴急躁和大块钳夹结扎。⑦保留甲状腺后背膜完整，不要游离和翻转过多。强行牵拉甲状腺叶向对侧，容易使喉返神经从正常的解剖位置移出，而增加损伤机会。⑧甲状腺切面出血需止血时，最好不要选用缝扎止血。即使钳夹止血效果不佳而使用缝扎止血时，缝针不宜过深且要沿气管纵轴的方向进行。

3. 超声刀在甲亢外科手术的应用　甲状腺为富血腺体，为缩短手术时间，以往的甲状腺手术中通常使用电刀切割与止血，效果并不理想。主要表现为腺体创面出血较多，且由于热传导，处理过程中不易精确，损伤范围过大，对于气管、喉返神经和甲状旁腺存在安全隐患；由于有电流的影响，电刀也不适用于佩戴有起搏器及金属异物的患者。

超声刀于20世纪80年代末在国外开始应用，其特点为具有切割速度快、止血效果好、不产生烟雾和焦痂及手术视野清晰等优点，所以被逐渐应用于开放手术中，并取得了较好的效果。超声刀的工作原理是通过超声频率发生器使金属刀头以55.5kHz的超声频率进行机械振动，使其将机械能转换成超声能而达到使组织的水分汽化、蛋白质氢键断裂、组织被凝固后切开，同时达到止血切割作用。使用时，超声刀刀头的温度 $<80℃$，周围传播距离 $<5\mu m$，极少产生烟雾、焦痂，无电火花，对机体无电生理干扰。超声刀在甲状腺手术中的应用在一定程度上降低了甲状腺手术难度、减少了手术风险，并且使术中出血极少、缩短手术时间而备受推崇。

手术方法与操作步骤：采用气管内麻醉，颈部横切口，位置在胸骨上窝上方1～1.5cm，长度3～5cm（以往没用超声刀甲状腺手术切口是6～10cm），于颈阔肌与颈前肌群之间的疏松组织处上下游离皮瓣并缝于上、下方的布巾上，用超声刀纵向切开颈白线，上至甲状腺上极水平，下至胸骨上窝，用两把小拉钩向两侧牵开颈前肌群，超声刀切开甲状腺包膜，显露甲状腺峡部及双侧腺叶，用手指触摸观察甲状腺病变状况，进行初步判断病变的范围及性质，钝性分离腺叶在甲状腺包膜与腺叶之间的疏松组织内进行，过程中如遇难以分开的组织、血管可用超声刀切开，从而显露腺叶的侧方及下方，腺体背面的游离要紧贴腺体，保护甲状旁腺和喉返神经，从下开始用超声刀凝固切断甲状腺下动静脉与甲状腺中静脉，切断血管前最好用小血管钳分离和推开血管周围的组织，将血管游离2～5mm，然后再用超声刀反复凝固血管。用超声刀切断峡部腺体以及与气管之间的纤维组织，显露气管前方，此时应注意用超声刀的无功能面朝向气管，以防损伤气管，接着切断甲状腺悬韧带，根据触摸观察决定保留的腺体的位置与大小，从而确定用超声刀切除腺体的路线，从腺叶的下方开始切割腺体，注意超声刀的功能杆朝向腺叶，无功能杆朝向后方，超声刀作用时间要短促，避免超声刀的热效应对甲状旁腺和喉返神经的损伤。最后切断甲状腺上动脉，切断甲状腺上动脉时最后保留部分腺体，这样凝固血管更加牢固，并减少了损伤喉上神经的机会，同时也使操作变得方便。取出标本送快速病理检查。腺体的创面缝合，置切口引流管，用吸收线间断缝合颈白线以及连续缝合颈阔肌和皮内，关闭切口。

应用超声刀行甲状腺手术具有如下特点：①止血确实、便捷，甲状腺腺体血供丰富，甲状腺手术的成功与否很大程度决定于术中止血的好坏、快慢以及术野的清晰程度。传统手术方式需要不断对血管进行钳夹和结扎，较费时；电凝止血则无法凝闭血管腔较大的血管。切割腺体时更是不能形成无血创面。超声刀理论上可以封闭3mm以下的血管，血管和腺体创面无需缝线结扎，省时且可靠。②减少创伤，超声刀可以止血切割一次完成，不需较大的操作空间，能明显缩短手术切口长度。③甲状腺术野内基本可以不留置缝线，减少了术后因异物存留导致感染的机会。④手术创面干净，减少了损伤喉返神经的概率。

超声刀使用要领：①血管处理。对于直径2mm以下的小血管可直接用超声刀完成分离、凝闭、切断，对于直径2mm以上的较粗血管应游离1.0～1.5mm，游离后分次凝闭，低输出功率并轻微变动凝闭位置，先凝闭再凝断（而不是切断），血管直径>3mm时宜结扎其近心端。②防止喉返神经和甲状旁腺损伤：超声刀热损伤较小，对周围组织的热传导≤3mm，当距离喉返神经或甲状旁腺3mm以内可能引起喉返神经暂时性麻痹或甲状旁腺功能暂时性/永久性低下。刀头非工作面朝向需保护的结构，每次凝切后应及时用湿纱为刀头降温，凝切处局部保持干燥，避免液体热传导损伤神经或甲状旁腺；喉返神经入喉点前方小动脉应钳夹结扎，而不用超声刀，以免喉返神经灼伤。

总之，超声刀操作简单，切割组织及凝血效果佳，可显著缩短手术时间，减少异物残留，是甲状腺手术的必备器械。

五、术后处理

（1）甲状腺手术后患者的体位，一般如血压平稳即可给予半卧位，以利于手术区引流通畅和改善呼吸和循环功能。全麻未清醒患者取平卧位，头转向一侧，清醒、血压平稳后，再改半卧位。甲状腺手术后，一般不严格控制饮食。在判定无喉上神经损伤后，当天或术后第1天起即可进流食或半流食，逐渐过渡为普食。若患者有呛咳，说明有喉上神经损伤，尽量不要给流食以免误吸，可以根据情况给予软食或半流食，如患者有低血钙表现，饮食中要适量限制肉类和蛋类，而鼓励多进食米类、水果和蔬菜。

（2）手术中选用光滑不易堵塞、质软的硅胶或橡胶引流管，从胸骨上窝上方戳孔引出。保持引流通畅是保证切口早期愈合及预防伤口感染的基础。如引流管内或敷料上引流物较少与病情不符，或有压迫症状者，都是引流不畅的特征性表现，需进一步检查原因。常见的引流不畅原因有：引流管血液凝块堵塞；引流处皮肤戳孔明显小于引流管管径，压迫引流管；引流管固定线过紧，压迫引流管造成管腔狭窄甚至闭塞；体位不当，以致引流物不能顺利排出等。引流方法可采用体位引流法和负压引流法，而以负压引流法较好。术后1～2天内应密切注意引流管的通畅情况及引流量。一般引流管在24h内拔除，如引流较多者，可适当地延长拔管时间。拔管时应自颈部双侧向中下方向轻轻挤压，以排除组织间隙内可能残留的积血和渗液，并将引流口边缘拉拢闭合，以促进愈合。

（3）监测患者的呼吸、体温、脉搏和血压，并注意患者的精神及一般状况的改变，随时观察出血、呼吸困难、甲状腺危象等并发症的发生，做到及时有效治疗。保持呼吸道通畅。甲亢患者术后要继续服用复方碘溶液，每天3次，每次10滴，共1周左右。对于术后伤口疼痛患者，可口服或肌内注射止痛剂。部分颈丛麻醉患者术后偏头痛，大部分是麻醉反应所造成，一般对症处理即可缓解。

六、常见的手术并发症

1. 术后呼吸困难和窒息　这是术后最危急的并发症，多发生在术后48h内。常见原因：

①切口内出血压迫气管，主要是手术时止血不彻底，或因血管结扎线滑脱引起。②喉头水肿，主要是由于手术操作创伤或气管插管损伤所引起。③术后气管塌陷，是气管壁长期受压，发生软化，术后失去周围组织支撑所引起。临床表现为进行性呼吸困难、烦躁、发绀以至窒息。如因出血所引起者，尚有颈部肿胀、引流口渗出鲜血等。如发生上述情况，应立即在床旁拆除缝线，敞开伤口，去除血肿；如情况仍无改善，应立即做气管切开，待患者情况好转后，再送手术室做进一步检查处理。

2. 喉返神经损伤　主要是手术操作直接损伤引起，如切断、缝扎、挫夹或牵拉过度；少数是由于血肿压迫或瘢痕组织牵拉而引起。前者在术中立即出现症状，后者在术后数天才出现症状。如完全切断或缝扎喉返神经，损伤是永久性的，挫夹、牵拉或血肿压迫所致的损伤多为暂时性，经针刺、理疗等治疗后，一般可在3～6个月内逐渐康复。一侧喉返神经损伤所引起的声嘶，可由声带过度地向患侧内收而好转，术后喉镜检查虽仍见患侧声带外展，但患者并无明显声嘶。两侧喉返神经损伤会发生两侧声带的麻痹，引起失音或呼吸困难，需做气管切开。甲状腺手术喉返神经的损伤率为2%～13%，可致患者声音嘶哑，严重者可致失音、呼吸困难或窒息。喉返神经损伤会对患者的心理和身体造成损害。因此，作为外科医师，必须重视甲状腺手术中喉返神经的保护以及损伤预防。预防主要有以下方面。

对于甲状腺病灶较大或甲状腺癌病例，尤其是术前已出现声嘶等症状或病灶侵犯范围较大而怀疑已有神经受累的患者，术前应常规进行间接喉镜等喉功能检查，为手术者提供必要的临床资料及对术后判断是否手术损伤神经提供依据，如术前常规检查声带以判断喉返神经情况。手术者在术前应熟悉喉返神经、喉上神经的正常解剖位置，注意甲状腺内外包膜、甲状腺上下动脉、甲状腺上下极等与神经的解剖关系。

甲状腺手术损伤神经的原因主要有术中大出血，盲目慌乱钳夹组织止血致神经损伤：神经变异而未加以注意：神经与周围组织粘连严重、解剖关系不清；操作粗暴、分离欠细致，大束血管神经一并结扎；过度牵拉腺体、翻动甲状腺腺体造成神经钝性损伤；腺体切除后，处理腺体残端时误缝误扎神经等。因此，要求手术者操作应规范，精细，耐心，术野应清晰，层次应清楚。少量渗血可填塞压迫，不要急于结扎止血。遇明显血管出血甚至大出血时，在负压吸引配合下看清出血点后钳夹止血，不要盲目钳夹或大块组织结扎。暴露腺体时，不宜过度牵拉甲状腺，以免神经被过度牵拉或被连同周围组织翻起误伤。行腺叶次全切除时，注意保留腺体背面的包膜，以保证操作在腺体组织内进行；残面止血时，避免过深钳夹或缝扎；腺叶全切时，宜在离断峡部后，由内侧向外侧紧贴真包膜剥离甲状腺背侧。游离甲状腺上端及离断血管时应贴近腺体，避免伤及甲状软骨下角及咽下缩肌下缘筋膜附近的喉返神经分支。

术中暴露、保护喉返神经至今尚存争议。提倡者认为暴露喉返神经可使其免受永久性损伤，术者能在直视下进行操作和止血，即使在术中发现声音变化，在确定神经完整或小分支损伤情况下，仍可按原定方案完成手术，且有的病例不存在喉返神经可能。反对者认为喉返神经变异较多，在分离显露神经的过程中有增加损伤机会的可能，暴露神经时的牵拉、刺激也可能损伤神经，主张采取保护局部区域的方法以避免损伤。多数作者主张根据不同情况区别对待；甲状腺良性疾病手术时，尽可能不暴露喉返神经，避免因暴露喉返神经而引起牵拉、刺激或出血、水肿，简化手术步骤，缩短手术时间，可减少损伤喉返神经机会。甲状腺癌等恶性疾病或其他疾病需行全甲状腺切除术时，应常规暴露喉返神经。肿瘤本身压迫、浸润可使喉返神经粘连、移位，为手术彻底性，甲状腺后包膜常不保留，如不暴露喉返神经则极易损伤。甲状腺二次手术或多次手术者，原有解剖层次破坏，瘢痕收缩，组织粘连，可致喉返神经走向改变，此时最好暴露神经后在直视下操作。

保护神经可靠的方法是在术中实时监测神经功能，根据监测情况进行手术操作。喉返神经的术中监测已在国外较广泛使用，近年也开始在国内开展，已证实是预防甲状腺手术损伤神经的有效方法。原理是手术解剖分离喉返神经后，依靠电极刺激神经记录喉部肌肉肌电图，从而判断神经功能，避免损伤。神经损伤的治疗目前效果仍然欠佳，所以应注意预防损伤。损伤后可应用维生素 B_1、维生素 B_{12}、烟酸、654－2 及神经生长因子等药物，对其修复有一定作用。对于单侧永久性麻痹，为矫正发音和保护下呼吸道，可施行声带内移术，甲状软骨成形术或患侧声带黏膜下注射术。双侧喉返神经损伤致双侧声带内收，发生呼吸困难或窒息，应立即行气管插管或气管切开。喉返神经修复是治疗喉返神经永久性损伤的直接有效的方法。如术中发现神经切断，应争取做一期缝合，可用 10－0 无创缝线行无张力端端吻合。当探查到有喉返神经断裂，在没有缺损时，即行喉返神经两断端无张力吻合。如断端缺损较多或远侧断端无法找到，可立即行选择性神经吻合术，即膈神经与喉返神经吻合（切断内收肌支）来选择性支配环杓后肌，使声带吸气时外展；同时用颈袢或其分支与内收肌支吻合来支配喉内收肌群，使声带发音或呼气时内收，此术式能有效地恢复声带生理性运动（内收及外展）功能，效果较佳。

3. 喉上神经损伤　多由于结扎、切断甲状腺上动静脉时，离开腺体上极较远，未加仔细分离，连同周围组织大束结扎所引起。若损伤喉上神经外支，会使环甲肌瘫痪，引起声带松弛，音调降低。分离向上延伸很高的甲状腺上极时，有时可损伤喉上神经的内支，由于喉黏膜的感觉丧失，患者失去喉部的反射性咳嗽，进食时，特别是饮水时，就可引起误咽而呛咳。一般经针刺、理疗等可自行康复。

4. 手足搐搦　手术时甲状旁腺误被一并切除，挫伤或其血液供应受累时，都可引起甲状旁腺功能不足，引起手足搐搦。症状多在手术后 1～2 天出现。轻者仅有面部或手足的强直感或麻木感，常伴心前区的重压感；重者发生面肌和手足的搐搦（一种带疼痛性的痉挛）。每天可发作数次，每次 10～20min，甚至数小时，严重病例还伴有喉和膈肌痉挛，可引起窒息而死亡。晚期常继发双眼白内障。在不出现搐搦的间歇期间，神经肌肉的应激性明显增高，如果在耳前叩击面神经，颜面肌肉即发生短促的痉挛（Chrostek 征）；如果用力压迫患者的上臂神经，即引起手的搐搦（Trousseau 征）。血钙多降低血磷则上升，同时尿中的钙、磷排出减少。

甲状旁腺功能低下有以下原因：在行甲状腺切除术时将位于甲状腺后被膜的甲状旁腺切除。如甲状旁腺出现解剖变异，异位于甲状腺实质内时，被误切的机会增加。手术中甲状旁腺可能被钳夹、缝合、结扎，引起甲状旁腺损伤。一般认为，只要保留 2 个功能正常的甲状旁腺，就可维持正常的功能。甲状腺手术时，因结扎甲状腺上、下动脉，同时甲状腺后被膜切除或游离过多，或完全切除甲状腺后被膜，即使未切除或损伤甲状旁腺，亦可引起甲状旁腺血供障碍，是造成术后甲状旁腺功能低下的重要原因。在行甲状腺手术时，应尽量保留甲状腺后被膜及邻近后被膜中上方部分甲状腺组织，以保护上方甲状旁腺免受损伤。同时需警惕可能有位置变异的甲状旁腺易于受到损伤或切除。术中游离甲状腺侧叶时，应仔细观察甲状腺侧叶前方和下极附近有无位置变异的甲状旁腺，行甲状腺部分切除或次全切除术时，尽可能保留甲状腺下动脉：需结扎甲状腺下动脉时应尽量靠近颈总动脉，以保存其与其他动脉的侧支吻合，保留甲状旁腺血供。

治疗：发作时立即静脉注射10%葡萄糖酸钙或氯化钙10～20ml。口服葡萄糖酸钙或乳酸钙2～4g，每天3～4次。同时加用维生素D_2，每天5万～10万U，以促使其在肠道吸收。最有效的方法是口服二氢速固醇（AT10）油剂，有提高血钙的特殊作用，从而降低神经、肌肉的应激性。甲状旁腺移植治疗甲状旁腺功能低下，甲状旁腺移植包括自体移植和同种异体移植，自体移植由于不存在免疫排斥反应，在临床应用取得较好的效果。但是HPT患者出现症状多在手术后24～48h，不容易在术后立即发现，其应用受到很大的限制。

5. 甲状腺危象　发病原因迄今尚未肯定。过去认为，甲状腺危象是手术时过度挤压了甲状腺组织，促使大量甲状腺激素突然进入血液中的结果。但是患者血液中的甲状腺激素含量并不一定高。因此，不能简单地认为甲状腺危象是单纯地由于甲状腺激素在血液中过多的结果。近年来则认为，甲状腺危象是由于肾上腺皮质激素分泌不足引起的，甲亢时肾上腺皮质激素的合成、分泌和分解代谢加速。久之，使肾上腺皮质功能减退，而手术创伤应激诱发危象。同时也由于术前准备不充分，甲亢症状未能很好控制所致。临床表现多于术后12～36h内发生高热，脉快而弱（>120次/min），患者烦躁、谵妄，甚至昏迷，并常有呕吐和水泻。如不积极治疗，患者往往迅速死亡。故危象一旦发生，应及时予以抢救治疗。

治疗措施：①复方碘溶液3～5ml，口服，紧急时可用10%碘化钠5～10ml加入500ml 10%葡萄糖液中静脉滴注，以减少甲状腺激素的释放。②用β－受体阻滞剂或抗交感神经药，常用的有心得安5mg，加入5%葡萄糖液100ml静脉滴注，或口服40～80mg，每6h 1次。利血平2mg肌内注射，每6h 1次。③氢化可的松，每天200～400mg，分次静脉滴注。④镇静剂：常用鲁米那钠100mg或冬眠合剂Ⅱ号半量，肌内注射，6～8h 1次。⑤降温：一般配合冬眠药物物理降温，使患者体温尽量保持在37℃左右。⑥静脉输入大量葡萄糖液并保持水、电解质及酸碱平衡。⑦吸氧，以减轻组织的缺氧。⑧如有心力衰竭者可给予毛地黄制剂，如有肺水肿可给予速尿。

6. 术后复发　常见原因有未切除甲状腺峡部或锥体叶；或切除的腺体不够，致残留的腺体过多，或甲状腺下动脉未予结扎等。复发甲状腺的再次手术常常带来难以估计的困难，而且容易损伤喉返神经和甲状旁腺。因此，对复发的甲亢，一般以非手术治疗为主。

7. 甲状腺功能低下　由于腺体切除过多所引起。表现轻重不等的黏液性水肿；皮肤和皮下组织水肿，面部尤甚，按之不留凹痕，皮肤干燥，毛发疏落，患者常感疲乏，性情淡漠，智力较迟钝，动作缓慢，性欲减退。此外，脉率慢、体温低、基础代谢率降低。可以长期服用甲状腺干制剂或甲状腺激素，一般有较好疗效。

（黄文龙）

第八节　甲状腺功能亢进相关眼病

甲亢相关眼病是多种因素造成的复杂的眼眶疾病，其特征是眼眶周围细胞浸润、水肿以及结缔组织增生，通常表现为突眼或者眼球前突。在甲亢患者中可单独存在，也可与弥散性甲状腺肿大或胫前黏液性水肿伴随出现。Graves病患者中50%～60%伴有眼征。临床上将其眼征分为2种：非浸润性突眼（又称良性突眼）和浸润性突眼（恶性突眼）。分辨出两种眼征的主要方法是明显的眼球突出或者眼肌麻痹或者角膜病变，同时患者眼部的主观症状也是鉴别的重要依据。

一、病因和发病机制

（一）免疫因素

目前认为甲亢相关眼病为慢性自身免疫性甲状腺疾病。有关自身免疫反应的类型：①体液免疫，虽然目前尚未证实TSH受体抗体在眼球后组织中与TSH受体结合，但是，眼眶成纤维细胞中存在TSH受体转录子和TSH受体样蛋白，提示TSH受体可能是甲亢相关眼病的自身抗原之一。也有观点认为免疫系统识别了甲状腺和球后组织上的共同抗原，产生交叉免疫反应，当作同一抗原而被攻击。研究表明TSH受体抗体所致免疫反应是甲亢相关眼病发病的主要原因。在多数甲亢相关眼病患者中，TSH受体抗体滴度越高，眼病程度也越严重。②细胞免疫，在甲亢相关眼病患者的血清和眼肌膜上，可发现多种眼肌膜蛋白，这些蛋白可能与甲状腺共有自身抗原。并且眼肌膜抗体的水平与甲亢相关眼病严重程度成正相关。

（二）放射因素

放射性碘治疗可能使15%～20%的重度甲亢相关眼病的病情加重。其机制可能是TSH受体抗原性释放出来，激活机体细胞与体液免疫，导致血清TSH受体抗体增加，甲亢相关眼病症状加重。故在不能选择抗甲亢药物或甲状腺切除术治疗甲亢的患者中，放射性碘治疗后应考虑同时使用糖皮质类固醇治疗。在轻中度甲亢相关眼病者，放射碘治疗甲亢对眼征影响较小。

（三）遗传因素

甲亢相关眼病的遗传学似乎与Graves病遗传学连锁，都是以HLAB8、DR3多见。其中HLA分型还有助于区别疾病的严重性。

（四）环境因素

吸烟是一个重要的危险因素，它可以导致氧化应激状态，引起眼眶纤维母细胞增殖反应，氧自由基形成，可能与眼病恶化有一定的关系。

二、病理

由于在甲亢时不可能常规进行眼部活检，所以目前对眼眶组织最早期的病理变化缺少了解，目前得到的资料均为比较严重眼病的病理表现。患者所有的眼眶结构受到影响，眼外肌常见明显肿胀，肿大后的体积可达到正常时的8～10倍，肿胀的肌肉僵硬，活动度下降，造成眼球运动时偏斜。随着肌肉纤维化，眼球活动将永久性受限。眼眶组织容量增多导致突眼。突眼加重致角膜暴露，严重时发生溃疡。同时多种因素造成眼眶后极压力增大，阻碍静脉回流，早期可引起结膜充血、水肿，后期视盘肿胀，压力过大时可致中央视网膜静脉或动脉阻塞，当眼眶部减压后视力迅速恢复，提示血管压力增高是视力丧失的原因之一。严重时发生视神经病变导致中心视力丧失。少数患者无显著突眼，视神经盘也显示正常，却发生视力丧失。其原因可能为大量肿胀的眼外肌压迫位于眼眶后极的视神经所致。

在组织学上可见眼眶组织中淋巴细胞和浆细胞浸润、脂肪组织浸润及纤维组织增生，黏多糖沉积与透明质酸酶增加。眼肌可见纤维增粗、炎性水肿明显，在肌肉、肌间质和肌膜可见淋巴细胞、单核细胞以及巨噬细胞浸润。早期肌纤维结构尚正常，后期出现脂肪浸润、肌纤维透明样变性、肌细胞内黏多糖沉积与透明质酸酶增多，肌肉纹理模糊、消失和组织结构松散。同时可见眼眶脂肪含量弥散性增加，脂肪细胞在肌纤维之间存积呈链状。在甲状腺功能正常后，脂肪含量减少并且由结缔组织取代。

三、临床表现

甲亢相关眼病发病40岁左右为发病高峰，60岁左右为次高峰，女性多见，男：女约为1：6。严重病例多见于男性和50岁以上患者。

（一）症状和体征

甲亢相关眼病起病可在甲亢高代谢表现之前、同时或在其后发生，起病可急可缓，病情轻重不一。轻症可以没有明显症状，通过影像学检查可发现单侧或双侧眼肌轻度麻痹。病情中度或重度者表现明显，主要为：①眼球突出，进行性双侧或单侧眼球突出，两侧突出程度可不均衡，突眼度多在19～20mm或20mm以上。突眼程度与甲亢严重程度以及甲状腺肿大程度无关。少数患者突眼不明显，以眼肌麻痹和杵状指及关节病变为主要表现。②眼睑、结膜充血水肿，表现为眶内、眶周组织充血，眼睑与球结膜充血或水肿。严重时球结膜膨出、红肿而易感染。③各种程度的眼部不适，如眼球胀痛和活动时疼痛、畏光、流泪、视力减退、视野缩小等。④眼肌麻痹，造成眼球运动受限、活动减少甚至固定伴斜视复视。⑤角膜病变，由于眼睑收缩、眼裂增宽眼睑闭合不佳致角膜暴露，引起角膜干燥，可继发感染。严重者可因角膜穿孔而失明。⑥视神经病变，少数患者由于突眼、眼外肌肥大、球后脂肪增多致使眶内压升高，引起压迫性视神经损害，导致视神经乳头水肿、视神经炎或球后视神经炎，甚至视神经萎缩致视力丧失。

（二）体格检查

1. 上眼睑退缩（Darymple征）　是最重要、最常见的临床线索及眼征，占90%以上，是形成甲亢相关眼病三联征主要原因，表现为：眼裂增宽，瞬目减少（Stellwag征），向下注视时眼睑不能随之向下（von Grafe征）。正常时，上眼睑游离缘覆盖角膜上缘1～2mm的边缘（约在角膜上缘与瞳孔上缘之间），许多因素可以改变这种状态，因此在判断上眼睑退缩时必须小心。眼睑退缩和眼睑活动呆滞常常给人以突眼的印象，判断眼球前突最好是直接测量突眼度。上眼睑退缩也可见于动眼神经功能紊乱、脑血管病引起的颅神经麻痹、使用拟交感神经药物等，应注意鉴别。

2. 出现流泪、异物感和眼眶周围肿胀　结膜水肿充血，当眼球上下方向结膜血管充血扩张，提示眶内压增加及静脉郁滞。泪腺可显著肿大，体检时可见其隆起。

3. 眼外肌均可受累　主要侵犯4条直肌，可单侧也可两侧同时发生。轻度的眼肌受累不影响眼球活动。即使在影像学上发现了眼肌增粗，眼球活动也可以是正常的。眼球向上注视受限是最常见的表现，其原因是由于下直肌炎性浸润导致的眼肌麻痹。下直肌继发纤维化后，形成相反方向的牵拉，单侧突眼可能固定在向下向内的位置上。重症肌无力可导致眼外肌活动受限，Graves病中0.2%出现肌无力。在眼外肌麻痹的鉴别诊断时，加压牵拉试验有助于排除诊断，使用钳夹或吸引器将巩膜外缘处的球结膜夹住，将眼球向偏斜方向的对侧牵拉。牵拉无阻力说明偏斜方向的对侧眼肌有麻痹，为麻痹性斜视（神经病变引起）。牵拉有阻力，眼球不能够移动，提示为限制性的机械过程，说明偏斜方向一侧的眼肌有纤维化。下直肌发生了纤维化，则在眼球向上注视时，造成下直肌的牵拉，可引起眼压升高，这是由于上直肌的收缩使得僵硬的下直肌压迫阻断了浅层巩膜静脉的房水回流，加上眶内软组织水肿，造成眼压升高。

4. 检查突眼　望诊是一种粗略的测量方法。只能给观察者提供对突眼的印象而已。在判断突眼程度时，患者取坐位，医生站在患者背后。医生的视线从上向下，观察眼球突出超过眉弓平面的高度。然后，让患者取仰卧位，医生在面对患者头部的一侧站立，再以同样的方法观察眼球突出于眉弓平面的高度。眼球正常的人，当其由坐位转为仰卧位时，眼球会下沉，变化高度为1～3mm。甲亢相关眼病单侧突眼者，其另一侧眼表面看是正常的，但是，在测量立卧位眼球高度变化时，看似正常的这一侧眼球却没有下沉现象。这与单侧眼眶肿瘤引起单侧突眼时不一样，该方法可用来鉴别单侧甲亢相关眼病的突眼和单侧眼眶肿瘤。

体检和测量眼球突出度是确定两眼的相互位置以及与骨性眼眶标志的关系。眼病通常只影响眼眶软组织。借助仪器可比较准确地测量眼球与眼眶骨性标志的关系。最常使用的固定参考点是眼眶两侧缘和角膜。Hertel测量仪是一种透明的毫米尺，两端放在眼眶两侧骨缘上，可直接测量到角膜的距离。两眼正面观与两眶间距离的读数，正常人一般在15～20mm，两眼与两眶距离的差别分别<1mm，如差别>2mm，提示可能有眼外肌麻痹，>2.5mm通常提示眼眶病理变化。追踪检查可揭示眼病进展过程。

CT扫描对突眼度测量是最准确的检查手段，已成为甲亢相关眼病的常规检查方法。水平扫描可准确显示眼球突出度及形态、眼环、眼外肌增厚以及肌腹肥大、眶后极部高密度影。肌腱及其附着端通常是正常的。冠状扫描可同时显示出4条直肌的厚度。这两种扫描方式结合应用所提供的信息更全面准确。但是，每次扫描要求将头部固定在同一位置上而且需要专人操作。MRI能更详细地显示眼外肌水肿、肥大、纤维化和脂肪变性。

四、并发症

1. 角膜病变　当突眼加重、眼球突出到眼睑以外时可造成角膜暴露，严重时发生角膜溃疡或自发穿孔，导致失明甚至眼球丢失。

2. 视神经病变　当视神经受累进行性发展时可影响视力，引起中央凹和其他视野缺失。视神经乳头可以正常或者由于肿胀而发展成视神经萎缩。如视力正常，则视盘水肿可能是眼眶后压力增加所致。无症状视神经受累可通过测定视觉诱发的皮层电位来诊断。

五、诊断与鉴别诊断

（一）诊断

1. 甲亢相关眼病　血清FT_3、FT_4升高，血清TSH降低。甲状腺激素片抑制试验与TRH试验可协助诊断甲亢。在活动性眼病时，40%～80%的患者甲状腺激素片抑制试验异常。甲状腺激素片对老年人和心血管疾病患者容易引起不良反应，应避免在这些患者中使用。甲亢患者及其部分直系亲属或者口服大剂量糖皮质类固醇时TRH兴奋试验反应很差。

2. 甲状腺抗体　阳性也有助于诊断，在甲亢相关眼病患者中，TRAb阳性率$>90\%$。

3. 单侧突眼时，需要排除其他原因引起的病变。鉴别并排除眼眶、眶周和颅内的疾病。

（二）鉴别诊断

1. 平板状脑膜瘤　可有突眼以及眼睑的肥大与水肿。脑膜瘤时，下眼睑水肿为特征性单侧“袋”状改变，没有眼睑挛缩。

2. 炎性假瘤　可刺激眼眶新生物形成，新生物可影响眼眶底部结构，表现为突发的突眼、眼睑水肿、疼痛、眼肌麻痹以及疾病发作时失明。该疾病对糖皮质类固醇治疗十分敏感。CT 扫描可区分甲状腺相关眼病与眼眶炎性假瘤。炎性假瘤在常规 CT 扫描上表现为突眼、眼外肌及肌腱增粗、球后脂肪薄雾状浸润，常只累及单侧眼。

3. 动脉窦的动脉瘤　有类似于甲亢相关眼病单侧突眼时的表现。前者巩膜上静脉扩张，眼球上可听到血管杂音，患者可听到与其脉搏一致的杂音。在影像检查时可见眼球上静脉增粗或扩张。

4. 淋巴瘤　可引起单侧或双侧突眼。CT 扫描表现为球后肿块，球后区域有眼肌围成的锥形状影。

5. 轴性近视　是单侧突眼常见原因，在鉴别诊断中常常造成混淆。可使用眼底镜检鉴别。

六、治疗

因 60% 的甲亢相关眼病的症状轻微，且有一定自限性，所以大部分患者可以不用特殊的方法治疗。临床处理的最好办法是依靠密切观察病情的变化来决定如何处理。其治疗的目标主要是改善症状、保护视力以及改善容貌。同时积极治疗甲亢，使甲状腺功能维持在正常状态，避免甲状腺功能减低。抗甲状腺药物、放射性碘以及甲状腺手术等 3 种治疗方法哪一种更有利于预防眼病发生或加重眼病还存在争议。

甲状腺相关眼病是自限性疾病。其自然病程尚不完全清楚，病程 1 ~3 年，而且有个体差异。临床上多见在发病后至 6 个月左右为进展期，以后逐步趋于稳定。对于中重度眼病是否需要特殊治疗以及何时治疗，根据以下 2 点来决定，即眼病的严重程度与是否处于活动期。甲亢相关眼病的严重性指视神经病变引起的视力下降、显著的突眼、复视和眼外肌受累等。结膜的充血和水肿是病情活动的表现而非严重性。患者因为严重的眼病就诊时，可能其活动性已停止，此时使用特殊治疗不会有良好反应，反而增加了治疗的不良反应。所以目前强调了特殊治疗的效果与眼病是否处于炎性活动期有密切的关系。

甲亢相关眼病处于炎性活动期是应用糖皮质类固醇以及其他特殊治疗的最佳时机，准确判断活动期是治疗成功的关键。有研究者认为眶放射性摄取增强是提示甲状腺相关眼病活动期的征象之一。

七、局部治疗

一般治疗：注意眼睛休息，避免强光以及各种眼的外来刺激，增加室内环境的湿度，使用人工眼泪（0.5% ~1% 甲基纤维素）改善眼睛刺激症状。睡眠时用抗生素眼膏并戴眼罩，避免角膜暴露部分受到刺激而发生炎症。急性期眼睛肿胀、充血、水肿明显时可口服利尿剂，直至症状缓解后逐步减量和停药。睡眠时枕高头部，以减轻眼眶周围水肿。

八、全身治疗

（一）免疫调节治疗

1. 糖皮质类固醇　对中重度眼病患者，在治疗甲亢同时，应用糖皮质类固醇是最常用的疗法。与其他免疫抑制剂相比，糖皮质类固醇在甲亢相关眼病治疗中是目前最有效的疗法，可改善炎症活动期眼病的活动度，使肿大眼肌的体积减小。泼尼松剂量范围为每天40～100mg，视病变的程度和患者的体重而定。一般4～6周显效，维持用3～6个月，然后逐步减量，每1～2周减少5mg，或根据患者对减量的反应来决定。总疗程3～36个月。总有效率80%左右。糖皮质类固醇可抑制眶内软组织病变的发展，减轻疼痛、水肿、充血和压迫症状。对于已经存在的眼球突出以及眼球运动障碍无明显的改善作用。眼肌纤维化后无治疗效果。

当眼肌或视神经严重受损时，可用甲基泼尼松龙冲击疗法。具体方法：0.5～1.0g（或按照每天每千克体重0.1g）加入生理盐水200ml中静脉滴注，连续或隔天1次，共用3～7次后，继以大剂量泼尼松口服（方法基本同上），可有效改善临床症状，并使眼肌体积减小。

大剂量长时间应用糖皮质类固醇可以引起严重的不良反应与并发症：①感染，由于激素的免疫抑制作用，减弱了抗感染能力，易发生结核病、化脓性感染以及二重感染。②消化性溃疡，使原有的消化性溃疡加重或类固醇性溃疡，可以没有明显疼痛症状，在发生穿孔和大出血时可没有急腹症表现。③医源性Cushing综合征，可表现有Cushing面容，较多见有青光眼、后囊下白内障、良性颅内高压、胰腺炎、骨质疏松及无菌性骨坏死，而高血压、多毛、月经失调、阳痿等症状较内源性皮质醇增多症少见。④精神失常，在早期以欣快感多见，可伴有失眠、轻度躁狂，也可表现为抑郁、焦虑。⑤类固醇糖尿病，多见于儿童和老年人，也可以使早期糖尿病加重；此时，应减少激素用量并缩短疗程，必要时使用胰岛素治疗。⑥低钾血症，可的松、氢化可的松及泼尼松具有轻度醛固酮样作用，可引起水及电解质代谢异常，如低钾血症；长期使用激素应注意补充钾盐。⑦其他，地塞米松偶可引起速发型变态反应。

2. 免疫抑制剂　环孢霉素A在甲亢相关性眼病发展过程的多个环节中都可发挥免疫调节作用，因而临床工作中常将其应用于中重度眼病的治疗。它可减轻眼肌厚度，与泼尼松联合治疗比单用泼尼松治疗时起效快，维持时间更长，复发较少。环孢霉素A可能对糖皮质类固醇治疗不敏感者有辅助作用并可缩短病程。环孢霉素A可抑制免疫功能增加感染的机会，使血压升高，转氨酶增高，多毛，脱发以及牙龈肿胀等。大多数专家建议联合使用泼尼松和环孢霉素A，监测肝肾功能以及对症处理。用量为2.5～5.0mg/（kg·d）。

在使用糖皮质类固醇治疗的同时或在激素减量的过程中还可以选用以下免疫抑制剂中的一种：环磷酰胺50mg/d；硫唑嘌呤50mg，每天2次；甲氨蝶呤5mg/d，口服。还有人使用静脉输注大剂量免疫球蛋白治疗，发现其有效率为70%，与糖皮质类固醇治疗的效果接近，但是静脉注射免疫球蛋白的不良反应低于前者。静脉输注大剂量免疫球蛋白通过抗自身基因抗体阻止自身抗原决定基因的表达，从而抑制自身免疫反应。应用血浆置换治疗时，加用或不用免疫抑制剂治疗并没有显示明显差别。己酮可可碱是一种细胞因子拮抗剂，对抑制眼眶成纤维细胞葡萄糖胺聚糖合成和HLA－DR表达有一定作用。

3. 奥曲肽　为生长抑素类似物，由于眼眶成纤维细胞和淋巴细胞上发现了生长抑素受体，因而生长抑素类似物被用来治疗甲状腺相关眼病。与糖皮质类固醇相比，生长抑素类似物的特点在改善症状和软组织炎症方面有较好效果，使眼裂变小、眼压降低、视力改善。但总疗效目前尚不肯定。具体用法：奥曲肽0.3～0.6g/d，分3次注射，疗程3个月。

（二）眶部放射治疗

目前使用眶部放射治疗的指征：①活动期甲亢相关眼病。②活动期软组织受累导致视力明显减弱或丧失。③糖皮质类固醇治疗失效。④视神经病变。⑤眼部手术减压的辅助治疗。

经典疗法为使用直线加速器产生4～6MeV能量，每眼剂量为18～20Gy单侧照射，照射范围为4cm×4cm，在2周内分次完成。眶部放疗的机制是放射性杀伤敏感的眶部浸润的淋巴细胞和炎性细胞，使眼眶成纤维细胞的增殖和葡萄糖胺聚糖形成减少。对发病在数月至1年内，眼病恶化时或严重者，放疗效果最好。约75%的患者，数月以内可以不使用糖皮质类固醇，但软组织炎症和突眼仍可减轻。该方法对眼外肌功能没有作用，约1/3患者在放疗后仍然需要做眼矫正术。

泼尼松（40～80mg/d）与放射治疗联合，患者平均6周内软组织症状消失，3个月时获最大改善，病程越短反应越好。对病程长、突眼和肌麻痹显著者无效果。该方法对眼睑征、不伴眼肌肥厚的突眼以及球后脂肪形成的眶隔疝无疗效。放疗比较安全，且可稳定病情，为手术治疗赢得时间。放射治疗加上糖皮质类固醇联合应用比单项治疗更有效，病程短者更是如此。缺点是放疗可引起晶体损伤最终可能进展为白内障，在放疗时照射角度向后倾斜避开对侧眼的晶体可以预防。同时放疗还可以造成放射性视网膜炎和视神经坏死，应监测并减小其损害。

（三）眼眶减压治疗

保守的眼眶减压术是切除眶部脂肪，损伤很小。如其他治疗效果不佳，就应考虑有一定破坏性的手术。指征如下：①严重突眼并角膜暴露或溃疡。②对糖皮质类固醇或放疗无反应的视神经病变。③视神经病变重，又不能耐受糖皮质类固醇。④美容的需要。

目前许多眼科医生做经眶术式减压，该术式要一次性切除眼眶侧壁、下壁和内壁；耳鼻喉科医生选择经窦术式，只切除内壁和下壁。经窦术式减轻眼眶后极部压力效果比经眶术式要好。但都可能造成眶内容物进入副鼻窦。神经外科医生选择经颅术式或冠状面术式，将眶顶壁切除。经颅术式或经窦术式可以一次做两侧眶壁切除。经眶术式两次手术之间要间隔1周。3种术式减轻突眼效果一样。经窦术式和经颅术式对视力恢复较好，而经眶术式需要辅以眶部放疗。

经窦术式减压由于将内直肌拉入筛窦，在近2/3的患者可致复视，需再次手术。筛板穿破引起脑脊液漏也有部分报道。眶下神经在经窦术式和经眶术式可被破坏，致上唇和牙龈感觉丧失。经眶术式在切除侧眶壁时如切断颞肌可致颌部在咀嚼时疼痛。经眶术式或经窦术式在切除内眶壁时，如筛骨气化细胞疝入眶组织可形成肺泡样疝。因此，经窦术式时不可鼻腔用力。

（四）整容治疗

上眼睑挛缩、眼外肌麻痹致眼球异位、复视、突眼、球后脂肪从眶隔疝出、视神经病变以及软组织容量增多等均可致容貌破坏。早期使用5%胍乙啶滴眼液（抗交感活性药物），可缓解眼睑挛缩。如效果不好，容貌损害太明显，可在甲状腺功能恢复正常并稳定时行外科治疗。在许多情况下，做 muller 肌的部分切除可以有效改善眼睑挛缩。继发于下直肌牵拉或上睑提肌变形牵拉形成的眼睑挛缩，在常规麻醉下，将上眼睫毛向下拉（朝向提肌运动的反方向），外力不能使上眼睑闭合，提示该体征的测试结果为阳性。该病情必须做上睑提肌松解术，并将某种供体材料连接在睑板和肌肉之间。下直肌牵拉最常引起垂直复视和眼球异位。松解肌肉以及下直肌与下眼睑退缩之间的粘连常可恢复视觉。术后常可见下眼睑下垂，需要再次手术提升下眼睑以预防眼球下部暴露在外。内直肌牵拉少见，但可导致外直肌麻痹，引起水平复视以及眼球排列错乱而致容貌变形。内直肌松解术可恢复视觉并且达到整容效果。

（杨　雪）

第九章　甲状腺功能低下

甲状腺功能低下（hypothyroidism），简称甲低，是由于甲状腺激素合成、分泌或生物效应不足所致的一类内分泌疾病，表现为甲状腺激素作用不足甚至缺失。流行病学上表现为女性较男性多发，且成人发病率随年龄增长而上升，在年龄 >65 岁人群中，显性甲低的发病率为 2% ~5%。新生儿先天性甲低（congenital hypothyroidism，CH）的发病率在发达国家约 1/4 000，2004 年我国筛查 580 万新生儿 CH，发病率为 1/3 009。

第一节　病因和发病机制

（一）基本病因

甲低的病因复杂，但大体可分为甲状腺源性甲低、中枢性甲低、三发性甲低和甲状腺激素抵抗。

1. 甲状腺源性甲低

（1）原发性甲状腺萎缩性甲低：为各种因素造成的甲状腺萎缩、甲状腺组织减少或缺如、甲状腺对 TSH 无反应导致。常见的有甲状腺手术切除量过多或甲状腺 ^{131}I 造成过度破坏、原发性特发性甲低、散发型甲状腺缺如、地方性呆小病和甲状腺组织 TSH 抵抗等。

（2）甲状腺肿大性甲低：甲低并伴有甲状腺肿大。包括以下病因：桥本甲状腺炎、地方性碘缺乏或碘过多性甲低、长期应用抗甲状腺药物、遗传性激素合成缺陷、淀粉样变、胱氨酸病、结节病及硬皮病等。

（3）暂时性甲低：甲状腺激素治疗后撤退、Graves 病甲状腺次全切除或 ^{131}I 治疗后、亚急性甲状腺炎后及产后淋巴性甲状腺炎，该类患者甲低可康复，称为暂时性甲低。

2. 中枢性甲低　垂体 TSH 合成和分泌减低造成的甲低，包括继发性垂体性甲低、全垂体功能减退症（席汗综合征、垂体肿瘤浸润）、单一 TSH 缺乏症或甲状腺 TSH 受体缺陷。

3. 三发性甲低　由于特发性、损伤或肿瘤浸润等因素造成下丘脑功能损害导致的下丘脑性甲低，影响腺垂体 TSH 分泌，进而影响甲状腺激素的分泌，因此又称其为三发性甲低。

4. 甲状腺激素抵抗　组织对甲状腺激素的生物效应产生抵抗造成的类似于甲低的一系列症状。

（二）发病机制

更为实用的甲低临床分型：①呆小病（克汀病），甲低始于胎儿或新生儿期。②幼年性甲低，甲低始于发育前儿童，严重者造成有黏性黏液性水肿。③成人性甲低，甲低始于成人期。

1. 呆小病

（1）地方性呆小病：地方性甲状腺肿流行区，由于碘缺乏造成母体和胎儿碘供应不足，导致胎儿甲状腺发育不全或甲状腺激素合成不足；且由于甲状腺激素不足造成胎儿中枢神经系统损害。当然部分呆小病的发病机制还与遗传因素有关。

（2）散发性呆小病

1）甲状腺发育不全：胎儿本身因素造成甲状腺发育不全；母体患有自身免疫性甲状腺疾病母体血液中存在的抗甲状腺抗体，或者妊娠期服用大量抗甲状腺药物造成胎儿甲状腺发育异常或甲状腺激素合成障碍。

2）甲状腺激素合成障碍：甲状腺激素合成的各个环节的异常均可造成甲状腺激素不足，引发呆小病。碘浓集障碍：由于甲状腺细胞的碘泵功能异常造成甲状腺摄碘障碍；酪氨酸碘化障碍；由于过氧化物酶和（或）碘化酶缺乏造成碘的有机化障碍；碘化酪氨酸耦联障碍：由于碘化酪氨酸不能形成单碘及双碘酪氨酸，进而耦联成 T_3、T_4；碘化酪氨酸脱碘异常；甲状腺球蛋白合成和分解异常，造成 T_3、T_4 合成减低或功能异常。

2. 成人性甲低

（1）甲状腺源性甲状腺激素缺乏

1）原发性甲状腺源性甲低：约占5%，多由于甲状腺免疫性损害导致。

2）继发性甲状腺源性甲低：甲状腺组织损害如手术切除过多、^{131}I 内放射或外放射治疗造成甲状腺组织过度损害；自身免疫性甲状腺损害；桥本甲状腺炎；弥散性甲状腺病损，如原发性或继发性肿瘤浸润、淀粉样变等；抗甲状腺药物应用过量。

（2）垂体或下丘脑源性甲状腺激素缺乏：由于垂体功能减退 TSH 合成、分泌不足，或由于下丘脑 TRH 合成、分泌不足造成 TSH 不足，最终结果均造成甲状腺激素合成和分泌不足，导致甲状腺功能低下。

（3）周围性甲低：由于周围组织对甲状腺激素敏感性减低，又称为甲状腺激素抵抗，该类患者具有明显的甲低症状，但甲状腺激素水平在正常范围。可能的原因：①由于甲状腺激素结合抗体的存在导致甲状腺激素被结合而不能发挥正常作用。②周围组织中甲状腺激素的受体缺乏，而使甲状腺激素效应障碍。

3. 幼年性甲低　幼年性甲低的病因及发病机制与成人性甲低大致相同，在此不再赘述。

（黄文龙）

第二节　实验室检查

（一）甲状腺功能低下的直接证据

1. 血清 T_3、T_4、TSH 检测　显性甲低表现为血清 T_3、T_4 低于正常，而 TSH 则升高，该组检查项目具有确证性意义，由于下丘脑－垂体－甲状腺轴反馈机制的存在，T_3、T_4 降低时，下丘脑促甲状腺激素释放激素（TRH）分泌增加，引起垂体促甲状腺激素的合成和分泌增加，从而促进甲状腺激素的合成和分泌。部分无症状的亚临床型患者可以表现为 T_3、T_4 在正常范围。同时，由于 T_3 生物活性较 T_4 强，且 T_4 可转化为 T_3；在 TSH 作用下，甲状腺组织优先合成和分泌 T_3，因此在部分患者表现为 T_4 降低，而 T_3 仍在正常范围。通常将 T_4 降低 T_3 正常作为早期诊断甲低的指标。

新生儿先天性甲低是新生儿最常见的内分泌疾病，其筛查和随访工作对于早期发现和治疗患儿，从而减少呆小病患儿具有重要意义。通常采用新生儿脐带血或足跟血检测 T_3、T_4 和 TSH。CH 诊断标准为：TSH 升高、血清总 T_3（TT_3）、血清总 T_4（TT_4）降低（通常采用化学发光法），并伴有相应的临床症状与体征，则确诊为 CH；若仅 TSH 升高，TT_3、TT_4 无明显降低，则 15 天后再次复查以明确诊断。

有关 TSH 测定的意义应区别对待，其正常值为 0.3 ~ 4.5mIU/L；甲状腺因素造成的甲低患者，血清 TSH 升高；而下丘脑或垂体病变造成的甲低，则血清 TSH 可正常，也可降低。

2. 血浆蛋白结合碘检测　正常血浆蛋白结合碘为 15 ~ 20nmol/L（3 ~ 4μg/dL），甲低患者常低于该值。

3. 甲状腺吸 ^{131}I 率　甲低患者甲状腺吸 ^{131}I 率降低，呈低平曲线。

4. 抗体检测　自身免疫因素造成的甲低患者可存在多种抗甲状腺抗体，包括甲状腺球蛋白抗体、甲状腺微粒体抗体和甲状腺过氧物酶抗体。

5. TSH 刺激实验　给予 TSH 后测定患者甲状腺吸 ^{131}I 率，如不升高，则表示甲状腺对 TSH 反应性差，属甲状腺源性甲低。

6. TRH 刺激实验　对于 TSH 正常者，给予 TRH 后 TSH 升高且呈延迟反应，则表明病变在下丘脑；如给予 TRH 后 TSH 不升高，表明病变在垂体。对于 TSH 升高者，给予 TRH 后 TSH 升高更明显，表明病变在甲状腺。

（二）甲状腺功能低下的间接证据

1. 血液检查　甲状腺功能低下患者可伴有贫血、血胡萝卜素升高、血脂异常（甘油三酯、胆固醇、LDL 升高，HDL 降低），磷酸肌酸激酶、乳酸脱氢酶、17 - 羟皮质类固醇减低，糖耐量实验呈低平曲线。

2. 基础代谢率　甲低患者另外一个重要特点是基础代谢率降低，常在 -35% ~ -45%，甚至达 -70%。

3. X 线检查

（1）骨龄检测：甲状腺激素对于骨的成长和成熟具有重要意义，骨龄检测对于甲低的早期诊断意义重大。甲低患者骨骼特点：骨龄延迟，成骨中心出现和成长迟缓，且骨化不均与呈斑点状，干骺端愈合延迟。

（2）头颅摄片或头颅 CT：大多数甲低患者表现为蝶鞍的形态异常，呈圆形增大或成熟延迟。

（3）胸片：由于甲低患者常伴有心包积液，故胸片表现为心影弥散性增大。

4. 心电图　呈低电压、窦性心动过缓、T 波低平或倒置。

5. 脑电图　甲低患者常表现为中枢功能异常，脑电图呈频率偏低、节律不齐、阵发性双侧 Q 波、α 波消失。

（黄文龙）

第三节　代谢变化

T_3、T_4 具有重要的生理功能，在外周组织 T_4 可转化为 T_3，而且 T_3 的活性较大。甲状腺激素除了与核受体结合影响转录外，在核糖体、线粒体以及细胞膜也存在它的结合位点，对转录后过程、线粒体的生物氧化作用以及膜的转运功能具有影响，所以甲状腺激素的作用机制非常复杂。甲状腺激素的主要生理作用是促进物质与能量代谢，促进生长和发育。因此，甲状腺功能低下时，由于甲状腺激素缺乏或不足，造成物质和能力代谢异常，并影响生长和发育。

1. 产热效应改变 甲状腺激素可提高绝大多数组织的耗氧率，增加产热量。研究表明，其产热效应与 Na－K－ATP 酶活性关系密切，通常 1mg T_4 可使组织产热增加，提高基础代谢率 28%。甲低患者组织产热量减少，基础代谢率降低，患者常喜热怕冷。

2. 三大物质代谢影响

（1）蛋白质：甲状腺激素作用于核受体，刺激 DNA 转录，促进 mRNA 形成，加速蛋白质与各种酶的生成。肌肉、肝肾蛋白质合成增加，细胞数量增多，体积增大，尿氮减少，表现为正氮平衡。而甲低时，甲状腺激素不足，蛋白质合成降低，肌肉无力，组织间黏蛋白增多，结合大量正离子和水分子，引起黏液性水肿（myxedema）。

（2）糖代谢：甲状腺激素促进糖吸收，增加糖原分解，抑制糖原合成，因此甲状腺激素过多时可升高血糖。因此，甲亢患者可有高血糖表现，而甲低患者血糖变化可不明显。

（3）脂肪代谢：甲状腺激素促进脂肪酸氧化，增强儿茶酚胺与胰高血糖素对脂肪的分解作用。因此，甲低患者常出现血脂异常，表现为甘油三酯、胆固醇、LDL 升高，HDL 降低。

3. 代谢性骨病 甲低时，由于甲状腺激素降低，成骨细胞和破骨细胞的活性都减弱，从而延缓了骨的重塑与构建，表现为低转换型骨代谢异常；同时，甲低患者全身代谢减低，肠钙吸收增加，抑制骨骼脱钙，但整体钙平衡无明显变化。由于甲低时骨重建率降低，骨矿化率下降，致使骨形成周期延长，皮质骨和小梁骨骨质变化十分缓慢。临床上，表现为骨密度减低，骨质疏松，易发骨折。

4. 对生长发育的影响 甲状腺激素有促进生长发育的作用，特别是对骨和脑的发育尤为重要。甲低患儿表现为智力迟钝、身材矮小。脑发育障碍表现为脑各部位细胞变小，轴突树突和髓鞘减少，胶质细胞数量减少；神经组织内蛋白质、磷脂及各种酶和递质均减少。甲状腺激素刺激骨化中心的发育，软骨骨化，促进骨骼和牙齿的生长。因此甲低时，患儿长骨生长停滞，表现为生长迟缓、身材矮小。

5. 对神经系统的影响 甲状腺激素不但影响中枢神经系统的发育，对已分化成熟的神经系统活动也有作用。甲低时，中枢神经系统兴奋性减低，记忆力减退，说话和行动迟缓，淡漠无情，萎靡不振。

6. 对心血管系统的影响 甲状腺激素可使心率增快、心收缩力增强，心输出量与心做功增加；因此，甲低时，患者心率缓慢，心肌收缩力减弱。心电图上表现为呈低电压、窦性心动过缓、T 波低平或倒置。

（王 彦）

第四节 临床表现

甲低临床表现的轻重取决于起病年龄。成人型甲低主要影响代谢和脏器功能，及时治疗多数可逆。而发生于胎儿或婴幼儿者，大脑和骨骼发育受阻可致智力低下、身材矮小，常为不可逆性。机体未分化组织和已分化组织对甲状腺激素反应不同，已分化的不同组织对甲状腺激素的敏感性亦不相同，因此先天性甲低、幼年性甲低及成年型甲低的代谢变化各有不同。

（一）呆小病

由于病因复杂，临床上除甲低的共同表现外也有各型的特殊表现，症状常于生后数周出现。常见的面容特征为面色苍白，口唇厚，舌大外伸，口开流涎，鼻短上翘，鼻梁塌陷，前额多皱纹。由于患儿生长发育迟缓，故身材矮小，四肢粗短，手呈铲形；由于患者能量代谢较低，故心率缓慢，体温偏低，行动迟缓，反应迟钝。

病理方面，除少数患者甲状腺肿大外，多数在甲状腺部位或舌根部仅有少许滤泡组织，甚至完全缺如。腺垂体增大，镜下可见 TSH 分泌细胞增生肥大，此外还有大脑发育不全、脑萎缩及骨成熟障碍。

先天性甲状腺发育不全患儿，常于生后数月到 2 岁出现上述症状，甲状腺萎缩或缺如；先天性甲状腺激素合成障碍患儿，通常在新生儿期症状不明显，后出现甲状腺代偿性肿大，根据甲状腺激素合成障碍的原因不同表现亦不相同；碘化障碍者可伴发先天性神经性聋哑（Pendred 综合征），患儿常于出生后 3 个月以上出现甲低症状，且智力影响较小。地方性呆小病患儿，由于母体和胎儿甲状腺激素均存在不足，胎儿神经系统损害严重且不可逆，生后出现永久性智力障碍、听力和语言障碍，如生后患儿供碘正常，甲状腺激素合成增加，甲低症状可以不明显，又称为神经型呆小病。如甲状腺激素不足是由于母体妊娠期服用抗甲状腺药物或食物造成，患儿常呈一过性甲状腺肿大，伴有甲低，临床症状轻微。

（二）幼年性黏液性水肿

如甲低于幼儿期发病，患儿表现为生长发育迟缓，体温偏低，心率偏慢，身材矮小，而面容特点不如呆小病明显。较大儿童及青春期发病者，临床表现有如成人型黏液性水肿，伴有不同程度的生长发育迟缓，青春期延迟。

（三）成人型黏液性水肿

发病年龄多在 40～60 岁，女性多见，男女比例 1 ∶ 5，多数起病隐匿，发展缓慢。甲状腺的病理因病因不同而不同，甲状腺源性甲低患者甲状腺组织萎缩，大部分腺泡为纤维组织取代，兼有淋巴细胞浸润；慢性淋巴性甲状腺炎者甲状腺内大量淋巴细胞和浆细胞浸润；抗甲状腺药物引起者，甲状腺腺体增生肥大，胶质减少。甲状腺外组织病理变化有皮肤显著角化，真皮组织黏液性水肿，细胞间大量透明质酸、黏多糖和水分积聚；肌肉组织病理可见肌细胞肥大，肌浆纤维空泡变性；浆膜腔可有黏液积聚，内脏组织亦可发生类似黏液性水肿的病理改变。

1. 一般表现　患者多表现为喜热恶寒、乏力、动作迟缓、体温偏低、食欲不振。典型黏液性水肿呈表情淡漠，面色苍白，眼睑水肿，口唇厚，皮肤干燥发凉、粗糙多屑，毛发稀少、外 1/3 眉毛稀疏。

2. 精神神经系统症状 记忆力减退，智力低下，反应迟钝，多虑抑郁，甚至呈猜疑型精神分裂症。

3. 肌肉与关节 肌肉软弱无力，咀嚼肌、胸锁乳突肌、股四头肌等呈进行性萎缩，肌肉收缩后弛缓延迟，腱反射收缩期正常或延长，但弛缓期呈特征性延长，对本病有诊断价值。关节可有积液。

4. 心血管系统 表现为窦性心动过缓，心包积液呈心浊音界扩大，心音减弱。由于血脂异常，可导致冠心病。

5. 消化系统 常有食欲不振，腹胀便秘，甚至麻痹性肠梗阻。胃酸分泌减少，维生素 B_{12} 吸收障碍，可导致缺铁性贫血或恶性贫血。

6. 内分泌系统 女性常有月经过多，经期延长和不孕；男性表现为性欲减退，甚至阳痿。Schmidt 综合征为原发性甲低伴有自身免疫性肾上腺皮质功能减退及 1 型糖尿病。

7. 呼吸系统 由于肥胖、黏液性水肿、胸腔积液、贫血、循环障碍等因素可造成呼吸急促，甚至二氧化碳潴留，二氧化碳麻醉。

8. 血液系统 甲状腺激素缺乏可影响造血功能，同时由于胃酸缺乏致铁和维生素 B_{12} 吸收障碍导致小细胞性贫血或恶性贫血。可伴有凝血因子缺乏和出血倾向、血沉增快。

9. 黏液性水肿昏迷 见于严重病例，表现为嗜睡，低体温，心动过缓，血压下降，四肢肌肉松弛，反射减弱或消失，甚至昏迷、休克，多器官功能衰竭而危及生命。严重躯体疾病、中断甲状腺激素治疗、麻醉、手术、感染或使用镇静药物常为诱因。

（俞 兰）

第五节 治疗

（一）一般性治疗

主要是甲低的部分对症治疗，如贫血者可补充铁剂、维生素 B_{12}、叶酸等；胃酸缺乏明显者可补充稀盐酸。存在血脂异常者，应用降脂药物。有心脏症状者除非伴发充血性心力衰竭，否则不用洋地黄制剂。黏液性水肿患者对麻醉药物、镇静剂甚为敏感，容易诱发昏迷，因此该类药物应慎用。

（二）替代治疗

不论何种类型甲低，均需要甲状腺激素的替代治疗，永久性甲低更需要终生治疗，尤其对于呆小病治疗越早效果越好。

1. 药物选择

（1）左甲状腺激素（LT_4）：作为常规替代治疗的主要用药，LT_4 的半衰期为 7 天，吸收缓慢，且较完全，每天晨间服药 1 次可维持较稳定的血药浓度，临床最常应用。用法为：初始剂量 25 ~ 50μg/d，每 2 ~ 3 个月增加 12.5μg/d，长期维持剂量每千克体重为 1.4 ~ 1.6μg。

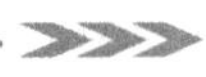

（2）干甲状腺片：此药价格便宜，一般从小剂量开始，每天15～30mg，最终剂量为120～240mg。当治疗见效、症状改善时，脉率及基础代谢率恢复正常，药物改为维持剂量，为90～180mg/d。药物过量的表现为心率增快、心律不齐、失眠、烦躁、多汗等，应减少药量。如药量超过240mg/d而效果不佳，应考虑为周围组织甲状腺激素抵抗。另外，干甲状腺片生物效应不稳定是其缺点。

（3）T_3/T_4混合制剂：通常，T_3与T_4按4∶1比例混合，主要优点是比较符合体内甲状腺激素作用情况，临床亦有应用，但不适于常规替代治疗。

（4）三碘甲状腺原氨酸：T_3每天剂量为60～100μg，其作用相对较快而持续时间短，临床较少应用，但对黏液性水肿昏迷患者作用迅速、效果较佳。

2. 替代治疗注意事项

（1）甲低替代治疗的目标是用最小剂量纠正甲低而不产生明显副作用；而其治疗原则是强调"早期治疗、适量起始、正确维持和注意调整，以及治疗个体化"。

（2）对呆小病患儿应注意：治疗过程中随年龄增长及甲状腺功能调整药量。通常LT_4首剂由25μg/d开始，每周增加25μg/d，3～4周后增至100μg/d，采静脉血复查T_3、T_4、FT_3、FT_4、TSH浓度，使血清T_4维持在135～156nmol/L。年龄在9个月到2岁婴幼儿LT_4的用量在50～150μg/d，如果其骨骼生长和成熟没有加快，应增加剂量。儿童甲低完全替代治疗LT_4剂量为4μg/（kg·d）。0～6个月的患儿，每个月按高危儿标准进行体格发育及智力监测，0～5岁后改为每3个月进行体格发育及智力监测1次。

（3）评价替代治疗疗效的最佳指标是血TSH，理想的效果是维持TSH在0.5～5mU/L的正常范围，长期替代治疗宜每6～12个月监测1次。

（4）替代治疗的初始剂量要适当，通常50μg/d起始，对予老年人伴有冠心病者应强调小剂量开始，如25μg/d起始，每3～4周增加25μg。

（5）替代治疗的维持剂量受甲低病情及合并症、年龄、性别、生理需要量、劳动强度等因素的影响，因此必须强调基础替代治疗用量的个体化，力求做到"正确维持"。如遇青春期发育、应激、腹泻、吸收不良等情况时应酌情增加用药量。妊娠期妇女应增加50%～100%药量，外周性甲低也应适当增加药量。

（6）在甲低患者甲状腺激素替代治疗期间，应对其临床表现及生化指标进行评估，通常每6～8周监测1次，直至TSH恢复正常，长期替代治疗宜每6～12个月监测1次。

3. 黏液性水肿昏迷的治疗

（1）常规治疗：保持呼吸道通畅，必要时行气管切开或插管并迅速给氧；注意保暖，加强护理。

（2）积极补液抢救休克：给予葡萄糖和维生素，但注意补液量不宜过多以免加重心脏负担。对血压不升者适当给予少量升压药物。

（3）解除诱发因素：如积极控制感染，停止麻醉，停用镇静药物等。

（4）即刻补充甲状腺激素：严重者静脉注射LT_3，首剂为40～120μg，每6h 5～15μg，至清醒时改为口服。如无注射剂经胃管注入T_3片剂（20～40μg/次，每4～6h 1次），或干甲状腺片（30～60mg/次，每4～6h 1次）。合并心脏病者起始剂量酌减，为一般剂量的1/4～1/5。

（5）肾上腺皮质激素：通常给予氢化可的松200～300mg静脉滴注，患者清醒血压稳定后减量。

4. 甲状腺功能低下的预防　甲低的病因治疗和预防极为重要，主要措施有：

（1）自身免疫性甲状腺炎患者早期发现并积极治疗可以最大限度保存甲状腺功能，避免甲低发生。

（2）甲状腺放射治疗应严格设计放射剂量，避免甲状腺组织大量损害；甲状腺手术也应控制切除量，避免甲状腺切除量过大。

（3）对于地方性呆小病，妊娠期缺碘是发病关键，因此，在地方性甲状腺肿流行区应给予碘化食盐，妊娠后 3 ~4 个月每天加服碘化钾 20 ~30mg；加强临床治疗，可以减少该病的发病率。

（4）妊娠期合并 Graves 病用硫脲类药物者，应避免过大剂量，同时加用小剂量干甲状腺片；禁用放射性^{131}I 治疗。

（5）大力推广先天性甲低（CH）筛查，进行宫内或出生后早期诊治，将明显降低胎儿、新生儿 CH 发病率，改善其不良预后。

（6）由药物引起者应注意及时调整剂量或停用。

（左秀玲）

第十章　甲状腺肿瘤

第一节　甲状腺腺瘤

甲状腺腺瘤是起源于甲状腺滤泡细胞的良性肿瘤，临床上比较常见，好发于甲状腺功能活动期，常发生在40岁以下，以20～40岁最多见，男女发病率比例大约为1∶5。甲状腺腺瘤的病因未明，可能与性别、遗传因素、放射线接触、TSH过度刺激等有关。

一、病理改变

甲状腺腺瘤大体形态上一般为单发的圆形或椭圆形肿块，包膜完整，表面光滑，质韧，多数直径在1～5cm，大者可达10cm，部分可呈囊性。切面因组织结构不同，而呈黄白色或黄褐色，瘤体可发生坏死、纤维化、钙化或囊性变。常有较薄且完整的包膜。镜下观察发现，由于甲状腺腺瘤组织学类型不同，可分为滤泡状腺瘤、乳头状腺瘤和不典型腺瘤。它们具有某些共同的组织学表现，又具有各自不同的病理特点。

1. 共同的组织学表现

（1）常为单个结节，有完整的纤维包膜。

（2）肿瘤的组织结构与周围甲状腺组织不同。

（3）瘤体内部结构具有相对一致性（变性所致改变除外）。

（4）对周围组织有挤压现象。

2. 各种腺瘤的组织学特点

（1）滤泡状腺瘤：滤泡状腺瘤是最常见的一种甲状腺良性肿瘤，根据肿瘤的组织形态又分为以下几种。

1）胚胎型腺瘤：由实体性细胞巢和细胞条索构成，无明显的滤泡和胶体形成。瘤细胞多为立方形，体积不大，细胞大小一致。胞质小，嗜碱性，边界不甚清晰；胞核大，染色质多，位于细胞中央。间质很少，多有水肿。包膜和血管不受侵犯。

2）胎儿型腺瘤：主要由体积较小而均匀一致的小滤泡构成。滤泡可含或不含胶质。滤泡细胞较小，呈立方形，胞核染色深，其形态、大小和染色可有变异。滤泡分散于疏松水肿的结缔组织中，间质有丰富的薄壁血管，常见出血和囊性变。

3）胶性腺瘤：又叫巨滤泡性腺瘤，最多见，瘤组织由成熟滤泡构成，其细胞形态和胶质含量皆和正常甲状腺相似。但滤泡大小悬殊，排列紧密，亦可融合成囊。

4）单纯性腺瘤：滤泡形态和胶质含量与正常甲状腺相似。但滤泡排列较紧密，亦可呈多角形，间质很少。

5）嗜酸细胞瘤：又称Hürthle细胞瘤。瘤细胞大，呈多角形，胞质内含嗜酸颗粒，排列成条或成簇，偶成滤泡或乳头状。

（2）乳头状腺瘤：良性乳头状腺瘤少见，多呈囊性，故又称乳头状囊腺瘤。乳头由单层立方或砥柱状细胞覆于血管及结缔组织构成。细胞形态和正常静止期的甲状腺上皮相似。乳头较短，分支较少，有时见乳头中含有胶质细胞。乳头突入大小不等的囊腔内，腔内有丰富的胶质。瘤细胞较小，形态一致，无明显多形性的核分裂象。甲状腺腺瘤中，具有乳头状结构者有较大的恶性倾向。

（3）不典型腺瘤：不典型腺瘤较少见。腺瘤包膜完整，质地坚韧，切面细腻而无胶质光泽。镜下细胞丰富，密集，常呈片块状，巢状排列，结构不规则，多不形成滤泡。间质甚少，细胞具有明显的异形性，形状、大小不一致，可呈长方形、梭形；胞核也不规则，染色较深，亦可见有丝分裂象，故常疑为癌变，但无包膜，血管及淋巴管浸润。

二、临床表现

病程缓慢，多数在数月到数年甚至更长时间，因稍有不适而发现或无任何症状而被发现颈部肿物。多数为单发，圆形或椭圆形，表面光滑，边界清楚，质地韧实，与周围组织无粘连，无压痛，可随吞咽上下移动。肿瘤直径一般在数厘米，巨大者少见。巨大瘤体可产生邻近器官受压征象，但不侵犯这些器官。有少数因瘤内出血瘤体会突然增大，伴胀痛；有些肿块会逐渐吸收而缩小；有些可发生囊性变，病史较长者，往往因钙化而使瘤体坚硬；有些可发展为功能自主性腺瘤，而引起甲状腺功能亢进。各项功能检查多正常，甲状腺同位素扫描多为温结节，也可以是热结节。颈部 X 线正侧位片，若瘤体较大，可见气管受压或移位，部分瘤体可见钙化影像，甲状腺淋巴管造影显示网状结构中有圆形充盈缺损，边缘规则，周围淋巴结显影完整。

部分甲状腺腺瘤可发生癌变，癌变率为 10% ~20%。具有下列情况者，应当考虑恶变的可能性。

（1）肿瘤近期迅速增大。

（2）瘤体活动受限或固定。

（3）出现声音嘶哑、呼吸困难等压迫症状。

（4）肿瘤硬实，表面粗糙不平。

（5）出现颈部淋巴结肿大。

三、诊断

甲状腺腺瘤的诊断可参考以下要点。

（1）颈前单发结节：少数亦可为多发的圆形或椭圆形结节，表面光滑，质韧，随吞咽活动，多无自觉症状。

（2）甲状腺功能检查正常。

（3）颈部淋巴结无肿大。

（4）服用甲状腺激素 3 ~6 个月后肿块不缩小或突出更明显。

四、鉴别诊断

甲状腺腺瘤主要与结节性甲状腺肿相鉴别。后者虽有单发结节但甲状腺多呈普遍肿大，

在此情况下易于鉴别。一般来说，腺瘤的单发结节生长期间仍属单发，而结节性甲状腺肿，在非流行地区多考虑为甲状腺腺瘤。在病理上，甲状腺腺瘤的单发结节有完整包膜，界限清楚。而结节性甲状腺肿的单发结节无完整包膜，界限也不清楚。甲状腺腺瘤还应与甲状腺癌相鉴别，后者可表现为甲状腺质硬结节，表面凹凸不平，边界不清，颈淋巴结肿大，并可伴有声嘶，霍纳综合征等。

五、治疗

甲状腺腺瘤有癌变的可能，并可引起甲状腺功能亢进症，故应早期手术切除。手术是最有效的治疗方法。无论肿瘤大小，目前多主张做患侧腺叶切除术，而不宜行腺瘤摘除术。其原因是临床上甲状腺腺瘤和某些甲状腺癌，特别是和早期甲状腺癌难以区别，另外，约25%的甲状腺腺瘤为多发，临床上往往仅能查到较大的腺瘤，单纯腺瘤摘除会遗留小的腺瘤，日后造成复发。

（左秀玲）

第二节　甲状腺癌

据我国1992年的资料，甲状腺癌约占全身全部癌肿的1.5%，占甲状腺全部肿瘤的2.7%~17.0%。在甲状腺恶性肿瘤中，腺癌占绝大多数。据上海医科大学附属中山、华山医院统计，两院于1975—1985年共收治甲状腺疾患6 432例，其中甲状腺肿瘤4 363例，甲状腺癌占435例，为甲状腺全部肿瘤的10.1%。

一、甲状腺乳头状癌

甲状腺乳头状癌（papillary thyroid carcinoma，PTC）是最常见的甲状腺恶性肿瘤，占甲状腺癌的50%~90%。在美国>1cm乳头状癌发病率为5/10万，<1cm的微小癌发病率为1/10万。世界不同地区尸检甲状腺乳头状癌发生率为4%~36%，我国微小癌多在因良性肿瘤手术或体检时偶然发现，表明甲状腺乳头状癌恶性程度低，可以长期处于隐匿状态，而不发展为临床肿瘤。

（一）临床表现

甲状腺乳头状癌患者以女性多见，男性与女性之比为1∶2.9，年龄6~72岁，中位年龄36岁，20岁以后患者明显增多，50岁以后患者明显减少，年轻女性患者预后明显好于年长者。

患者多以颈部无痛性肿块（甲状腺肿块或淋巴结肿大）就诊。由于甲状腺乳头状癌恶性程度低，肿块生长慢，多无不适。病史可数月至数年，甚至长达数十年。大多数肿瘤直径1~4cm，质硬，不规则，边界不清楚，无压痛，活动度尚好，少数与气管粘连固定。部分患者肿块呈囊性，易误诊为良性病变。乳头状癌多单发，少数呈多个病变，并可累及峡部或对侧。部分患者可以出现局部压迫和浸润现象，出现声嘶和（或）呼吸困难。1/3的患者存在颈淋巴结肿大。李树玲1992年对371例甲状腺乳头状癌行系统性病理检查，其淋巴结转移率约83.8%。一般年龄越小，原发灶越大，颈淋巴结转移率越高。颈淋巴结常见部位是同侧气管旁、颈深中、颈深下和颈深上区，晚期可至上纵隔。首次治疗时远处转移率为1%~7%。

详细的病史采集和体格检查对诊断有很大的帮助，在病史采集中需要和以下疾病鉴别：①桥本甲状腺炎：甲状腺多呈弥漫性、对称或不对称肿大，质地较硬；②亚急性甲状腺炎，多为一侧甲状腺肿块，质硬，伴疼痛和压痛。

甲状腺乳头状癌的临床分期除依据TNM外，还需依据患者年龄是否>45岁而定，因为年龄越大预后越差。当患者年龄<45岁，任何T，任何N，M_0时，为Ⅰ期；M_1时，为Ⅱ期。当患者年龄≥45岁，T_1、N_0、M_0时，为Ⅰ期；$T_{2\sim4}$、N_0、M_0时，为Ⅱ期；任何T，N_1、M_0时，为Ⅲ期。任何T，任何N，M_1时，为Ⅳ期。

（二）诊断方法

1. 细针吸取细胞学检查　常作为甲状腺结节鉴别诊断的首选方法，诊断的敏感性和特异性高达90%以上。操作简单、安全，并发症少。细胞学诊断的前提是要获取足够诊断性的细胞，对囊性或混合性肿块须穿刺于囊壁实性组织中，吸取细胞，也可用粗针抽净囊内液体，通过离心或纱布过滤收集其中组织细胞。有时也用传统带芯粗针穿刺活检以获取组织行病理检查，提高诊断的准确性，由于出血、喉返神经损伤和肿瘤播散等并发症较多，粗针穿刺活检运用受到限制。对那些诊断不明确的患者，应结合临床检查，对低危患者密切观察随访，对高危患者行术中快速病检。

2. 超声　超声检查简捷、方便、无损伤。乳头状癌有其特征性声像图，对有经验的超声诊断医师，诊断率可达80%。乳头状癌可表现为实性恶性病变，声像图呈现边界不清楚，形态不规则、回声不均质的肿块，可伴点状或颗粒状钙化斑，部分患者有小无回声液化区。囊性和实性的混合病变，可以是良性病变如腺瘤囊内出血和乳头状囊腺瘤，也可以是恶性病变，常见于甲状腺乳头状癌。后者常呈边界不清楚，形态不规则，一个或多个液化区，无回声区内有强回声突起，实性区不均质，可有微小钙化斑点。

甲状腺癌彩色多普勒血流成像表现形式多样，肿瘤周边见较丰富血流，可见小动脉血流进入肿瘤内。

3. 甲状腺影像学检查　甲状腺组织能特异摄取^{131}I及^{99m}Tc，通过单光子发射型计算机断层摄影术（SPECT）显示甲状腺的位置、形态大小以及甲状腺内放射性分布情况，判断甲性腺病变。由于甲状腺结节与周围正常甲状腺组织摄取放射性核素能力不同，甲状腺癌的摄取能力很低，通常表现为冷结节或凉结节。然而许多良性结节如甲状腺腺瘤囊性变、囊内出血和亚急性甲状腺炎急性期也可呈冷结节。因此，不能单纯根据甲状腺核素显影的结果判断甲状腺结节的性质。

4. 甲状腺功能检查　包括测定血清TSH、T_3和T_4。甲状腺癌的患者，很少有TSH、T_3和T_4异常，但TSH异常也不能完全排除甲状腺结节是癌的可能性。有时淋巴细胞性甲状腺炎表现为一侧甲状腺质硬肿块，易与甲状腺癌混淆。血TG和TM抗体水平检查有助于淋巴细胞性甲状腺炎的诊断。

5. 核素检查　滤泡细胞来源的甲状腺癌能产生过量的Tg并向血循环增加释放储存的Tg。但许多甲状腺良性肿瘤和疾病也有血清中Tg升高。所以Tg不能作为特异性肿瘤标志物用于甲状腺结节的定性诊断。Tg主要用于滤泡和乳头状甲状腺癌全甲状腺切除术后的检查。

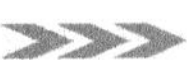

通常甲状腺全切或残余腺体^{131}I内切除后，甲状腺体已不存在，血清中不再出现Tg，若测得Tg升高，表明体内癌复发或转移。如行^{131}I全身显像检查为阴性，可进一步行PET（正电子放射断层成像）检查，对PET阳性者转移灶须经CT或者MRI证实后给予外放疗。患者口服左甲状腺素时，测得Tg阴性，不能说明肿瘤不存在（因TSH的含量对Tg的测定有明显影响）。对腺叶切除的患者，动态观察Tg，若逐渐上升，应警惕癌的复发或转移。

6. X线、CT、磁共振检查　均有助于甲状腺癌的诊断以及详细了解肿瘤侵犯周围器官和远处转移的情况。

7. 病理活检　对诊断不明可切除的甲状腺结节，可行腺叶或部分腺叶切除，术中冷冻切片。有时也取颈部转移淋巴结和甲状腺外浸润的癌组织做冷冻切片，确定组织类型，判断原发部位。甲状腺肿块部分切除不宜采用，易发生出血和肿瘤播散，对巨大甲状腺肿块无呼吸困难者，可谨慎行针吸活检。

（三）治疗

甲状腺乳头状癌生长缓慢，但仍属致命性疾病，病变大多局限于颈部，治疗以手术为主。首次治疗恰当，可提高治愈率。

目前，对甲状腺乳头癌的手术范围仍存在争议。如全甲状腺切除或近全甲状腺切除和选择性颈淋巴清除适应证问题，影响其决定的因素有性别、年龄、病变大小及数目、部位、腺外侵犯程度等，现分别介绍原发癌及颈部淋巴结转移的外科治疗、^{131}I治疗、外放射治疗及内分泌治疗。

1. 原发灶的外科治疗

（1）病变限于一侧腺体：目前争论的基本术式有：①一侧甲状腺腺叶切除合并峡部切除；②甲状腺全切或近全切除。

支持甲状腺全切或近全切除的理由是：①甲状腺乳头状癌经常是多中心，对侧腺叶切除标本常发现癌；②全甲状腺切除是较安全的，并发症少，永久性甲状腺功能低下发生率可少于1%；③术后有利于^{131}I治疗和甲状腺球蛋白测定；④能降低复发率及提高生存率。

赞同腺叶切除的依据有：①虽然病理检查甲状腺乳头状癌常见多灶性，但临床一侧腺叶切除后对侧复发并不多见；②这种亚临床多灶性癌可长期处于隐性状态，一旦出现，一般并不影响手术彻底性和预后；③全甲状腺切除发生永久性甲状腺功能低下的风险较大，约3%，可给患者带来永久性痛苦；④腺叶切除与全甲状腺切除或近全切除的复发率和病死率，统计学无显著差异。如Nguyen研究结果显示在低危患者中，全甲状腺切除与一侧腺叶切除疗效相同。Wanebo研究报告，所有高、中、低危患者的生存率与手术范围大小无关。

当前，多数学者赞同对一侧腺叶直径<2cm或冷冻切片肿瘤包膜完整者，特别是年轻的女性患者，可行腺叶合并峡部切除；对较大病灶（>2cm）、多发病灶、肿瘤侵犯甲状腺被膜旁组织、过去有颈部放射病史、伴有对侧甲状腺疾病以及有远处转移者可行全甲状腺或近全切除，术前超声和CT检查有助于做出治疗计划。

（2）肿瘤累及双侧腺体：甲状腺乳头状癌侵犯双侧甲状腺是全甲状腺或近全甲状腺切除的适应证。手术时在病变较轻侧甲状腺上极背面甲状旁腺区，可保留少许正常甲状腺组织及血供。下极紧贴甲状腺分离，也可保留少许下极正常甲状腺组织，防止甲状旁腺功能低下。

（3）肿瘤位于甲状腺峡部：通常行连同甲状腺峡部的双侧甲状腺部分切除（双侧腺叶

前内侧部分，约占腺叶1/3）。也可将肿瘤偏向的一侧做腺叶切除，对侧行部分切除。对体积较大病变行近全甲状腺切除或全甲状腺切除。

（4）肿瘤侵犯腺外组织：甲状腺乳头状癌侵犯腺外组织并不少见，是影响预后因素之一。由于本病很少血行转移，如能将甲状腺连同受累组织一并彻底切除，患者可获较长期生存。

甲状腺与周围组织粘连有两种情况：一种是癌周纤维组织粘连，通过仔细分离，粘连器官多能保留；另一种是癌侵犯。此情况多需行连同粘连组织和器官的甲状腺全切或近全切除。

癌固定于气管较常见。多数是纤维组织粘连，可以从气管表面锐性分离开。少数侵犯气管壁者，可切除部分气管。缺损较小者，可用自身软骨或带状肌锁骨头骨膜等方法修复。缺损较大者，行气管永久造口术。

对侵犯一侧喉返神经严重，无法分离者，可将其切除。双侧喉返神经切除或受损伤，需行气管切开，预防呼吸困难。对甲状软骨严重侵犯者，可行全喉切除。

颈段食管受侵多在浅表肌层，可连同浅肌层切除。对穿透性小缺损可缝合数针关闭缺口，术后延迟进食。肿瘤与颈动脉粘连多可钝性分离开，如动脉壁明显受侵可行姑息切除，残留肿瘤术后给予放疗。

李树玲总结外科治疗1 001 例乳头状中，49 例未能将肿瘤完整切除，10 年带瘤生存率为65.3%，可见对甲状腺乳头状癌，尽量切除肿瘤，患者可带瘤长期生存。

2. 颈淋巴结转移癌的外科治疗

（1）临床颈淋巴结阳性：临床已出现颈淋巴结转移而原发灶可以切除时，应行转移灶加原发灶的联合根治术，称为治疗性颈清扫术。颈部经病理证实为转移性甲状腺癌，即使甲状腺未发现结节，也应行同侧联合根治术。如为双侧颈淋巴结转移，可同时或分期行颈淋巴结清扫术，应保留一侧的颈内静脉，双侧颈内静脉损伤易发生颅内高压。甲状腺癌颈清范围为Ⅱ区（颈深上）、Ⅲ区（颈深中）、Ⅳ区（颈深下）、Ⅵ区（气管旁）和Ⅴ区（颈外侧）淋巴结。有时要行前上纵隔淋巴结清扫，扩大性颈清而不行Ⅰ区、颏下、颌下的淋巴结清扫，因甲状腺癌极少转移到Ⅰ区淋巴结。

据1991 年美国头颈外科及肿瘤学会分类，颈清扫术分为以下几点：①根治性颈清扫术：即连同胸锁乳突肌、颈内静脉、副神经的颈大块切除术，主要用于头颈鳞癌（全颈清Ⅰ～Ⅴ区）。因甲状腺淋巴结转移癌较少穿破淋巴结包膜，颈淋巴结清扫术后较少复发，且患者常为年轻女性，为减少外形及功能的破坏，这种术式很少使用，除非转移癌广泛侵犯周围组织；②改良性功能性颈淋巴结清扫术：即在彻底清除转移癌的前提下，保留胸锁乳突肌、颈内静脉、副神经甚至颈丛神经等。这种术式的优点是术后头面部血运及淋巴回流不受影响，较少有头面部肿胀，不影响上臂的抬举，颈部外形改变不明显，且远期疗效不逊于根治性颈淋巴结清扫术。目前甲状腺癌颈淋巴结清扫术大多用此术式；③分区性颈淋巴结清扫术（Selective neck dissection）：可分四个亚区即肩胛舌骨肌上清扫术（Supraomohyoid ND Ⅰ～Ⅲ区）、侧颈清扫术（Lateral ND Ⅱ～Ⅳ区）、前颈清扫术（Anterior compartment ND Ⅵ区）、后侧颈清扫术（Posterolateral ND Ⅱ～Ⅴ区 + 枕淋巴结）。甲状腺癌通常行前、侧颈清扫术。

（2）临床颈淋巴结阴性（cNo）：患者就诊时颈部没有肿大淋巴结，现有的诊断手段如有经验的医师触诊、B 超、CT、RI 及 PET 等检查均不能证实有淋巴结转移，临床颈淋巴结

阴性的颈清称选择性颈清扫术（Elective ND），在这种情况下是否行颈淋巴结清扫仍有分歧。

1）有主张仅切除原发灶，待颈部出现肿大的淋巴结且疑为转移时，行颈淋巴结清扫术。主要根据：一是有资料认为本病发生颈淋巴结转移并不影响预后；二是临床颈淋巴结阴性者，以后出现颈淋巴结转移仅为7%～15%，出现后再手术对预后无明显影响。

2）主张常规行颈淋巴结清扫术的根据：一是淋巴结转移癌也是治疗失败的因素之一；二是本病较易发生颈淋巴结转移，cNo的患者中有46%～72%存在隐性淋巴结转移癌；三是仅做腺叶切除者，20%～24%将出现颈淋巴结转移；四是选择性颈清术疗效优于治疗性颈清术；五是有些转移癌可能发展成难以切除的转移癌，出现远处转移或转变成未分化癌。

3）20世纪90年代以后，头颈外科的肿瘤医师认为对cNo的患者也要进行必要的处理，以免漏掉那些亚临床转移或潜在转移的患者。目前的方法有：一是分区性颈淋巴结清扫术（Selective neck dissection）。甲状腺肿瘤的第一站淋巴结引流区Ⅵ区（喉返神经、气管前淋巴结）和Ⅲ区（颈内静脉中组淋巴结）比较肯定，在行原发灶手术时比较容易探寻，可以在原发灶手术时同时进行（局限性）分区性颈淋巴结清扫术，这被认为是一种根治性手术。即甲状腺癌患者作原发灶手术时，同时清除Ⅵ区淋巴结，如Ⅵ区淋巴结有转移，进行Ⅱ～Ⅳ区淋巴结清扫术。一般原发灶大，甲状腺外组织受侵，颈淋巴结转移率较高；二是前哨淋巴结检测（Sentinel nodebiopsy）。前哨淋巴结检测是为了确定第一站引流淋巴结情况，方法是在原发肿瘤周围注射核素或染料，手术寻找有放射性或有染料的淋巴结，取出做病检，观察有无转移。根据乳腺癌及一些头颈肿瘤患者做前哨淋巴结检测的经验来看，这对判断病例有无转移是一个比较理想的方法。但是也存在一些技术上的难点及仪器、费用的限制，而且术中探查前哨淋巴结非常方便，因此临床较少运用此方法。

（3）改良性功能性颈淋巴结清扫术分为以下几个步骤：①单臂弧形切口：自乳头始沿斜方肌前缘垂直蛇形向锁骨上2cm横行至对侧锁骨上；②于颈阔肌下锐性分离皮瓣，上至下颌骨下方1cm（避开面神经下颌缘支），内至颈中线，下至锁骨上。在颌骨下和锁骨上结扎颈外静脉上下端；③保留副神经：在斜方肌前缘寻找副神经，沿其向内上方分离，近胸锁乳突肌发出分支，主干沿该肌深面上行，注意保护伴行血管。沿椎前筋膜由外向内清除锁骨上和颈外侧结缔组织和淋巴结（深面是斜角肌、提肩胛肌和头夹肌），保留颈横动脉，保护膈神经和臂丛神经；④保留胸锁乳突肌和颈内静脉，分2块切除颈淋巴结（范围由上至二腹肌后腹和颌下区，下至锁骨上，内至胸锁乳突肌前，外至斜方肌前缘）。第一是切开胸锁乳突肌前后缘，将其游离悬吊，拉向内侧。耳大神经根据情况给予保留。切开血管鞘，仔细分离颈内静脉，识别和保护内侧的颈动脉、深层的迷走神经和交感神经干。清除颈内静脉外侧的颈深中、下区和部分上区结缔组织和淋巴结，将其连同颈外侧区副神经旁结缔组织和淋巴结一并切除。清扫颈内静脉角淋巴结时，注意结扎胸导管或淋巴管。第二是将胸锁乳突肌拉向外侧，清除颈深上区颈内静脉旁以及颌下区组结缔组织和淋巴结，保留颌下腺，舌骨上区不做选择性清扫；⑤切除甲状腺和清扫气管旁和气管前淋巴结。切开颈白线至甲状腺包膜拉开带状肌，显露喉返神经，清除气管食管沟和气管前淋巴结，将其连同一侧甲状腺叶一并切除或分块切除（带状肌也可切除以便暴露气管旁淋巴结）；⑥仔细止血，检查有无淋巴液漏。锁骨上和气管旁置负压引流管，2层缝合切口，伤口适当加压包扎。

（4）术中并发症及其处理

1）颈内静脉损伤：静脉壁一般较薄，而转移淋巴结多位于颈内静脉周围，在剥离时易发生静脉撕裂。颈内静脉损伤后容易形成空气栓塞。应立即压迫止血，吸除积血，看清出血部位，尽量修复血管；一侧颈内静脉不能保留者可切除，双侧颈内静脉切断可引起颅内高压。

2）颈动脉损伤：动脉壁厚不易损伤。甲状腺乳头状癌侵犯动脉壁少见，多发生于晚期病变。当肿瘤与动脉严重粘连，强行分离时，撕破外膜和内膜引起大出血。一旦发生，保持镇静，先压迫止血，快速输液输血，待血压稳定后清除淤血，明视下钳夹止血，争取修复血管。在无法修复情况下才不得已进行结扎。结扎颈总动脉有时能造成偏瘫，甚至死亡。

3）神经损伤：一是迷走神经，迷走神经位于颈动脉鞘内，颈动脉和颈内静脉后方。该神经较大，损伤少见。多发生于肿瘤与血管粘连，在切除颈内静脉时，未将其充分游离，迷走神经显示不清，将其钳夹或切断。迷走神经损伤可引起循环和呼吸障碍。循环障碍表现为心动过速，心动过缓，甚至心脏停搏。呼吸障碍表现为胸闷或呼吸困难。双侧迷走神经切断，后果严重，甚至死亡。二是面神经下颌缘支，该神经自腮腺前下端穿出后，沿颈阔肌深面横行。一般在下颌骨下缘下方 1cm 处通过。分离皮瓣至颌下时，位置宜略深，以免损伤该神经。三是喉返神经，多在清除气管旁淋巴结和腺叶切除时发生。只要显露清楚，仔细操作，该神经损伤较少发生。四是副神经，该神经位于二腹肌深面和颈内静脉外侧，沿胸锁乳突肌深面下行分支支配该肌后，在该肌上中 1/3 处进入颈外侧后，再沿斜方肌前缘下行入斜方肌，一般在清除颈外侧区和颈深上区淋巴结时，需保护好该神经和血供。该神经损伤后表现为耸肩时，头转向对侧区。五是膈神经，由第 2、第 3、第 4 颈神经前支组成，在前斜角肌前椎前筋膜深面垂直下行。颈清时，沿椎前筋膜表面解剖不宜损伤。损伤一侧神经引起同侧膈肌麻痹，对呼吸不产生重大影响，对老年人要警惕坠积性肺炎发生。六是颈神经皮支在胸锁乳头肌后缘中点，穿出深筋膜分布于浅筋膜和皮肤，在清扫颈外侧区淋巴结时，常需将其切断，造成颈部皮肤感觉麻木。七是交感神经干，位于颈动脉鞘深面，在清扫动脉鞘深面淋巴结时易损伤。损伤后引起 Horner 综合征（同侧眼睑下垂、瞳孔缩小、眼球内陷和额部与胸壁无汗或少汗）。

4）胸导管损伤：胸导管从后纵隔沿锁骨下动脉上升至锁骨上 3～5cm 时，横过左颈动脉鞘后侧，在斜角肌内缘形成向内下弯曲的胸导管弓进入左锁骨下静脉与左颈内静脉交角。在清除颈根部颈动脉鞘后和颈静脉角处淋巴结时，易损伤胸导管，形成乳糜漏。主要发生于左侧，少数也可发生于右侧。预防方法是清除静脉角淋巴结时动作轻柔，先钳夹后切除。手术结束时仔细检查有无淋巴液流出，置负压引流。

（5）术后并发症及其处理

1）出血：多发生于术后 24 小时内，出血量较大时，可引起窒息，一般须进手术室清创止血。少量出血可通过伤口加压止血。

2）声门水肿：可发生于气管插管时损伤声门黏膜或术中损伤喉返神经，声门麻痹。声门水肿可导致窒息，表现为烦躁不安，呼吸困难，应给予地塞米松，氧气吸入，做气管切开准备。

3）乳糜瘘：多发生于术后 2～3 天，引流管内引流出乳白色液体，少则 100ml 以内，多则 4 000ml。若不及时治疗会造成大量淋巴液丢失，引起患者脱水、低钠、低氧、低蛋白血症及严重营养不良，甚至衰竭死亡。处理方法有：一是进食输液；二是每天肌内注射阿托品不超过 3mg；三是伤口加压包扎；四是负压引流；五是打开伤口重新结扎缝合；六是乳糜漏

处填塞。

4）肩综合症状：多由于损伤副神经或该神经的血供，引起斜方肌瘫痪、萎缩，造成耸肩不能或耸肩无力，垂肩；肩部其他肌肉功能失调，产生肩部和上肢的疼痛、麻木，甚至有肩部僵直等一系列表现。部分患者甚至认为肩部后遗症比切除肿瘤本身更令人困扰。预防的方法是：手术时不要过度牵拉副神经，更不能分离过净，保护其血供，使神经不致缺血。术中将切断的神经行端端吻合。术后采用理疗，配合功能锻炼来改善肩部症状。

3. ^{131}I 治疗　摄碘是甲状腺组织特有的功能，通过甲状腺残留癌和（或）转移癌对^{131}I 的摄取，对癌细胞放射性杀伤，而对周围组织影响较小，达到其治疗目的。通常甲状腺癌组织并不像正常甲状腺组织有较强的摄碘功能，为了增强转移灶的聚碘能力，最有效的方法是行全甲状腺切除或近全切除，对残存的少量甲状腺组织可采用^{131}I 放射去除。在甲状腺功能低下状态下，滤泡癌和乳头状癌摄碘率增高。给予^{131}I 示踪量（3mCi），通过全身扫描以及尿中^{131}I 排泄率等剂量测定来了解转移灶对^{131}I 聚集力，用计算机制订治疗计划和用药剂量。治疗前需停用水溶性造影剂和左甲状腺素 6 周，停用三碘甲状腺原氨酸 2 周，禁用含碘食物和抗生素至少 1 周。

一般滤泡癌和乳头状癌摄碘率较高，髓样癌很差，未分化癌几乎不摄碘，而同一病理类型癌摄碘率也常有差异。临床上主要用于滤泡癌和乳头状癌转移灶的治疗。

^{131}I 治疗滤泡癌和乳头状癌在理论上是合理的。但治疗是否延长生存期，正反两方面的报道均有。由于治疗在成人中远期和近期并发症少，运用仍较普遍。常见并发症有：骨髓抑制、生殖功能抑制、涎腺肿胀，弥漫性肺转移者可出现放射性肺炎和肺纤维化，当累积量超过 0.5Ci 时，白血病发生率增加。

^{131}I 治疗对肺的小转移灶疗效较好，对体积较大的转移灶和骨转移者疗效差，后者常用手术或外放疗。^{131}I 对未分化癌、髓样癌和恶性淋巴瘤无效。

治疗期间患者需隔离至身体^{131}I 负荷减少。

无甲状腺残留的患者行^{131}I 治疗后，需对血清 Tg 和 TSH 进行监测。当 Tg 阴性说明身体无产生 Tg 的功能性癌组织。如果 Tg 出现，则意味着有转移灶形成，需进一步检查治疗。当患者口服左甲状腺素时，血清 Tg 阴性，并不能说明肿瘤组织不存在，只有当患者未口服左甲状腺素和 TSH 升高时，Tg 才是功能性肿瘤组织存在的敏感标志。

^{131}I 的重复治疗是否延长生存期仍无定论。^{131}I 累积剂量较大时的安全性也是影响重复治疗的因素。通常再次治疗需间隔至少半年。

4. 外放射治疗　甲状腺乳头状癌、滤泡癌和髓样癌均首选手术治疗。由于对放射线敏感性差，放射治疗效果差。对甲状腺乳头状癌和滤泡癌术后微小残留或复发转移灶可行^{131}I 治疗。但遇以下情况可考虑外放射治疗：①病变穿透被膜并侵及邻近器官，术后局部复发危险性大；②肿瘤肉眼残存明显，手术不能切除，单靠放射性核素治疗不能控制者；③术后残存病灶不吸碘，手术不能切除者。

放射靶区通常包括双颈部和上纵隔，放射剂量约 DT60～70Gy。由于颈部脊髓耐受量仅为 45Gy，如何避开颈髓使放疗变得复杂。较常采用照射技术有：①两前斜野交角楔形照射；②X 线与电子线混合照射，先用高能 X 线前后大野轮照或单前野 X 线照射，DT36Gy 时颈前中央挡铅继续 X 线照射，挡铅部分用合适能量的电子线照射，以保证靶区足够剂量，又使脊髓受量处于安全剂量范围；③小斗篷野照射，它是一种前后野对穿技术，均用高能 X 线，前野颈髓不挡铅，后野颈髓挡铅，两野每日均照，前后野剂量比例为4 ：1。剂量参考点选在颈椎体前缘。当 DT40Gy 时，将下界移至胸骨切迹，改为双侧水平对穿或两前斜野楔形照射。

5. 内分泌治疗　分化型甲状腺癌在 TSH 升高时，可生长、产生和分泌 Tg，并摄取更多的碘。相反对 TSH 抑制，可阻止肿瘤的生长和降低 Tg。有些报告提示，用左甲状腺素抑制 TSH 产生，能降低分化型甲状腺癌的术后复发率。通常给予左甲状腺素片 0.2 ~0.3mg/d 或甲状腺片 40mg/次，2 ~3 次/日。对血清 TSH 进行监测，以调节左甲状腺素剂量，使 TSH 稍低于正常值。

对那些手术和（或）^{131}I 治疗较彻底、无临床肿瘤残存证据、^{131}I 显像阴性和血清无 Tg 存在的患者，TSH 抑制治疗是否有益仍存在争议。治疗的不良反应有焦虑、烦躁、骨质疏松和心动过速等并发症。此治疗对未分化癌无效。

6. 化学治疗　化学治疗主要用于不可手术或远处转移的晚期患者，常用的方案有多柔比星（50mg/m^2）＋顺铂（80mg/m^2）联合化疗。美国东南癌症研究协作组 1986 年总结的 22 例甲状腺癌用此方案化疗，仅 2 例达临床 PR（Partial response），疗效差。

二、甲状腺滤泡癌

甲状腺滤泡癌（follicular thyroid carcinoma，FTC）较乳头状癌少见，占分化型甲状腺癌的 5% ~10%。本病多见于碘缺乏地区，随着食物中供碘的改善、诊断标准的改变以及乳头状癌发病的增加，近年来滤泡癌有减少的趋势。

（一）临床表现

滤泡癌可以发生于任何年龄，以 50 岁左右居多，比乳头状癌发病年龄平均高 10 岁。男女之比为1 ：2.2，患者多以甲状腺无痛性肿块前来就诊。病史可达数月或数年，肿块生长慢，大小一般为数厘米，比乳头状癌稍大。除岛状癌外，颈部淋巴结转移少见，不足 5%。少数患者以肺或骨转移前来就诊。一般报告远处转移率为 15% 左右。

（二）诊断方法

穿刺细胞学检查不能鉴别滤泡腺瘤和高分化滤泡癌，诊断主要依靠病理检查确诊。超声和^{131}I 检查对较早期滤泡癌无特异性。^{131}I 检查主要用于术后了解残余甲状腺和转移灶摄碘情况，有助于^{131}I 的治疗。Tg 测定可用于术后随访，滤泡癌术后 Tg 应恢复正常，随访中当 Tg 出现升高，常提示癌转移或复发。广泛浸润型滤泡癌病理诊断并不难，对微小浸润型滤泡癌的诊断，则需在可疑肿瘤周边多取材，并仔细观察确定是否有血管侵犯及包膜是否完整。最近有人应用单克隆抗体 Mo－Ab47 对标本行甲状腺过氧化酶（TPO）免疫组化检查，有助于滤泡腺瘤和滤泡癌的鉴别。滤泡癌颈部淋巴结转移的诊断需排除滤泡型乳头状癌；勿误诊为异位滤泡腺瘤。

（三）治疗

原发灶的治疗基本上同乳头状癌。对于体积较大和伴血管侵犯的滤泡癌、嗜酸细胞型滤泡癌或岛状癌和年龄 >50 岁患者行近全甲状腺切除还是必要的，有利于^{131}I 治疗。

颈淋巴结的处理与乳头状癌不同，滤泡癌淋巴结转移少见（岛状癌除外），一般不做选择性颈清术，除非颈部出现淋巴结转移。

滤泡癌的^{131}I治疗、外放射治疗、内分泌治疗和化疗与乳头状癌基本相同。

三、甲状腺髓样癌

甲状腺髓样癌（medullary thyroid carcinoma，MTC）最早由Hazard于1959年所描述，源于甲状腺滤泡旁细胞即C细胞恶性肿瘤。C细胞为神经内分泌细胞，属APUD细胞，其主要特征为分泌降钙素及多种物质包括癌胚抗原，并产生淀粉样物。甲状腺髓样癌较少见，占甲状腺癌的3%～10%，属中度恶性。

（一）分类和临床表现

本病除合并内分泌综合征者外，一般临床表现与其他甲状腺癌相似，表现为生长缓慢的颈部肿块，包括颈淋巴结的肿大和质硬的甲状腺肿块，有时以远处转移为首发症状。

根据临床特征，本病分为散发型和家族型两大类，后者又分多发性内分泌瘤2A型（Multiple endocrine neoplasm type 2A，MEN 2A）、MEN 2B型及不伴多发性内分泌瘤的家族性甲状腺髓样癌。散发型占80%～90%，年龄在50岁左右，病变多为单发；10%～20%为家族型，大多年龄较小，在20岁左右，病变为两侧多发，诊断时颈淋巴结转移较少，且预后较好。肿瘤可侵犯甲状腺的其他部分及颈淋巴结转移，也可通过血液转移到肺、骨和肝脏。

1. MAN 2A型　由Simple首次描述，较多合并单或双侧嗜铬细胞瘤及甲状旁腺功能亢进症，患者多有家族史，检测血清降钙素，在C细胞增生阶段就可早期检测到甲状腺髓样癌的存在。嗜铬细胞瘤常为双侧且分泌儿茶酚胺。在髓质细胞增生阶段较少出现临床症状，当儿茶酚胺分泌异常增高时，才会出现心悸、神经质症状发作、出汗、头痛等症状，伴肾上腺素分泌增多。甲状旁腺功能亢进10%～20%有明显症状，较少形成腺瘤。本型可合并皮肤苔藓淀粉样变，多发于家族性患者，在出现甲状腺髓样癌之前，在患者背部皮肤发生苔藓淀粉样变，有痒感，可作为复发的标志。

2. MAN 2B型　是1966年首先由Williams描述，为甲状腺髓样癌合并嗜铬细胞瘤及多发神经节瘤综合征，为常染色体显性遗传病。多发神经节瘤综合征包括舌背或眼结膜神经瘤、唇变厚、marfanoid体型及胃肠道黏膜多发神经节瘤等。甲状腺髓样癌合并MAN 2B型，一般较2A者进展快，转移早，易扩展到颈部以外组织。病变组织中淀粉样沉积物较少。原发癌多为双侧，约半数并发双侧嗜铬细胞瘤。

除此之外，甲状腺髓样癌患者可见合并一些其他与内分泌有关的症状，如腹泻及库欣综合征等。有20%～30%的本病患者有顽固性的腹泻，发生转移者则超过40%有腹泻，多为水样腹泻，每日数次乃至十余次，腹泻时伴面部潮红、心悸等。肠吸收功能一般不受影响。腹泻与肿瘤生长关系密切，肿瘤彻底切除后，腹泻消失，出现复发或转移时，腹泻又出现。甲状腺髓样癌合并库欣综合征较少见，其表现同其他APUD的异位肿瘤一样。腹泻可能由肿瘤分泌前列腺素、肠肽或5－羟色胺引起。库欣综合征与肿瘤分泌ACTH有关。髓样癌细胞能产生降钙素，但血钙降低不甚明显，难以查出，为甲状旁腺代偿所致。

（二）诊断

临床所见病例大多数为散发型，合并内分泌综合征者属少数，多数病例在初诊时与其他类型甲状腺癌无明显差别，均需要术后病理检查才能确诊。

散发型与家族型甲状腺髓样癌的鉴别较为困难，应根据年龄、病变范围、是否并发内分泌综合征、基因检测和甲状腺髓样癌家族史等特点综合确定。患者有甲状腺癌家族史、高血压、甲状旁腺功能亢进症及泌尿道结石应怀疑 MAN 2A 综合征；MAN 2B 型髓样癌患者除有甲状腺癌家族史、高血压外，常伴多发神经节瘤综合征。

基因检测和降钙素的检测具有诊断意义？对临床考虑为本病和（或）伴有甲状腺髓样癌家族史者，应行基因检测和降钙素检测以尽早明确诊断。术后降钙素的监测对复发有重要参考意义。

1. 基因检测　在有家族型髓样癌或 MEN－2 家族史的患者中，超过 90% 存在 10 号染色体短臂的原癌基因（RET）突变，此项监测准确性高，并已应用于临床。RET 突变阴性可免行其他检查。文献报道对遗传型 MTC 家庭成员必须进行 DNA 检测，一旦 RET 有突变都必须及早行预防性手术，因为，有研究显示突变 RET 基因携带者预防性手术至少示 C 细胞增生（MTC 癌前病变）。至于突变 RET 基因携带者发展成 MTC 的年龄，比例有差异，多数研究认为突变基因携带者 95% ～100% 将发展成 MTC，年龄一般在 30 岁以前，同时研究也认为散发型 MTC 中有 7% ～20% 患者为遗传型 MTC，因此散发型 MTC 也应检测 RET 原癌基因。高危人群的基因测定能排除降钙素激发试验假阳性的干扰，确认降钙素不升高的 MTC 患者，克服降钙素测定在观察遗传型 MTC 亲属高危人群的局限性。

2. 血清降钙素测定　放免法测定血清降钙素值对诊断及随访甲状腺髓样癌非常重要。甲状腺髓样癌 1/3 ～2/3 的患者基础血清降钙素增高。激发测定可提高阳性率，用钙盐或五肽胃泌素静脉注入以激发降钙素的分泌，甲状腺髓样癌患者在 1 ～3 分钟内出现高峰。一般正常人血降钙素低于 0. 1 ～0. 2ng/ml，如超过 0. 6ng/ml，则应考虑 C 细胞增生或甲状腺髓样癌。测定降钙素可以证实术前诊断，评估疾病预后以及肿瘤切除术后的残留和复发。所有临床上证实为散发性甲状腺髓样癌患者基础降钙素水平都升高。

3. 癌胚抗原测定　对甲状腺髓样癌无特异性，但 90% 的甲状腺髓样癌患者高于正常随着疾病的发展，癌胚抗原与降钙素不断增高。有报告术后癌胚抗原的水平比降钙素更能反映肿瘤残留和复发。所以 CEA 可以作为辅助诊断及观察治疗效果之用。

4. 影像学诊断

（1）颈胸部平片：能发现甲状腺肿块及受压迫的周围器官。可在原发肿瘤或转移灶如颈、纵隔淋巴结、肺、肝中看到不规则的钙化。

（2）核医学检查：^{99m}TcDMSA 是目前最广泛应用于显示隐匿性或转移性 MTC 的放射性同位素，它的敏感性各家报道不一，为 23% ～95% 。放射性碘标记扫描对早期病变的定位价值不明显，仅表现为低功能结节。如发现双侧或多个结节，应当注意有家族性甲状腺髓样癌的可能。扫描也可用于术后患者及术后血清降钙素仍升高者的检查。

（3）超声检查：能够发现许多 <1cm 的肿块。在超声检查发现有颈部转移患者中，仅有 30% 的患者可以触摸到。超声图像的特点是：在钙化及淀粉沉积的地方有明亮的回声，与周围组织相比，肿瘤组织呈低回声。

5. 细针穿刺细胞学检查　能触摸到或超声发现的肿瘤，可以用细针穿刺。MTC 的细胞学特征是以梭形细胞为主、有淀粉样变物质的存在，确诊率为 23% ～77% 。为了进一步提高细针穿刺细胞学检查的准确率，日本的 Takano 等将传统的肿瘤细针穿刺细胞学检查与基因诊断技术联合应用。他们用细针穿刺甲状腺肿瘤，取得的肿瘤组织送细胞学检查，再将针

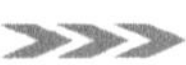

内残留的极少量组织利用反转录多聚酶链式反应技术（RT－PCR）检查 RET、降钙素和 CEA 基因的 mRNA，共计 35 例，其中 11 例同时检测到上述 3 种 mRNA，其他标本检查均为阴性。出现阳性结果的 11 例标本均被细胞学和病理学检查诊断为髓样癌，诊断正确率 100%。FNA 是术前诊断 MTC 的一种行之有效的方法，确诊率较高，若辅助以降钙素测定、免疫组化、电镜及 CEA、降钙素 mRNA 的测定，则将进一步提高术前诊断率。

（三）治疗

1. 外科治疗　甲状腺髓样癌以外科手术治疗为主。

（1）散发型甲状腺髓样癌的外科治疗：甲状腺髓样癌绝大多数是散发型，其中大多为单侧发生，双侧发生率为 5%～30%，可施行患侧甲状腺叶合并峡部切除术，但术中要探查对侧腺体，倘发现多癌灶，则行肿瘤与部分腺体一并切除。要注意保留甲状旁腺。如术中发现颈淋巴结转移，则行颈淋巴结清扫。

（2）家族性甲状腺髓样癌的外科治疗

1）预防性手术：遗传型 MTC 家属中 RET 原癌基因突变者，90% 以上以后要发展成 MTC，因此一旦检测 RET 阳性则需早期预防性手术以提高疗效。一般认为甲状腺无病灶，降钙素正常者在 6 岁时行全甲状腺切除术。当甲状腺有病灶，或有降钙素升高者或年龄 >10 岁时应行全甲状腺切除＋中央区淋巴结清扫，不必行颈淋巴结清扫术，因为基因携带者在 10 岁前很少有颈淋巴结转移。自 15 岁起颈淋巴结转移率明显升高，因此当患者 >15 岁，有降钙素增高，或怀疑颈淋巴结转移者应行全甲状腺切除＋中央区＋双颈淋巴结清扫术。对于 MENⅡb，已经发现有侵袭性 MTC 发生在初生婴儿，因此有研究认为不受年龄限制，一旦确诊尽早行全甲状腺切除术。

2）家族性甲状腺髓样癌患者几乎都是多中心和双侧的。如手术过于保守，则复发率很高。因此，国内外较多学者主张对甲状腺髓样癌患者应行全甲状腺切除或近全切除术。保留甲状旁腺。对家族性患者，即使对侧触不到肿块，也可能有 C 细胞增生，主张行患侧腺叶峡部及对侧甲状腺上 2/3 切除保留甲状旁腺。对家族性患者，术前应查明有无合并嗜铬细胞瘤，如有合并，应先予切除，再行甲状腺手术。家族性患者，即使术前未发现甲状旁腺功能亢进症状，术中也应探查双侧甲状旁腺，如发现肿大，应一并切除。如多个甲状旁腺均有肿大，可只留下一个的 1/4。

2. 颈淋巴结的外科处理　MTC 有早期区域淋巴结转移倾向，总转移率 50%，因此 MTC 区域淋巴结处理极为重要。本病颈淋巴结的外科处理，与分化型甲状腺癌的颈淋巴结处理原则相同。对颈淋巴结阴性者不一定行颈清扫术。国外学者认为，有颈淋巴结转移或原发灶 > 2cm 者则同侧改良性颈清扫，有纵隔转移则行纵隔清扫。

3. 肿瘤残余核复发的二次手术问题　术后随访已有颈淋巴结转移的 MTC 患者，若发现血清 CT 持续增高，提示 MTC 复发或有残留的肿瘤组织。因此，应强调术后监测血清 CT。虽同为甲状腺癌，但 MTC 不同于 PTC 和 FTC，后者有吸碘功能，对术后残留的 PTC 或 FTC 组织可用放射性内照射辅助治疗，而 MTC 则必须再次手术治疗。发现血清 CT 持续增高时，应行颈部影像学定位检查，以利再次手术。可选用 X 线、CT、MRI、B 超等影像学检查。当临床或影像学无明显可检测病灶时，对是否选择手术处理治疗存在争议。许多研究表明广泛区域再手术既不能彻底消除颈和纵隔的微灶转移，也不能消除远处隐匿性转移可能。1993 年 Moley 等研究显示这类患者再手术仅引起 1/3 患者降钙素降至正常，而 1995 年 Marzano 等报道首次手术后未生化治愈（降钙素未降至正常），即使再手术也不可能达到生化治愈。同时有许多研究表明 MTC 是发展缓慢的肿瘤，MTC 术后即使有降钙素增高但预后良好，他们认为术后仅有降钙素升高，无临床或影像学显示病灶者可采用观察保守处理。但另一些外科医生不支持这种观点，他们倡导广泛区域淋巴结清除以使降钙素降至正常水平，防止今后呼吸和吞咽功能障碍以提高生存质量。

4. 辅助治疗

（1）外放射治疗：过去认为 MTC 对放疗无效。近年来文献报道对术后残留、切缘阳性、广泛纵隔转移引起食管、气管侵犯者，术后补充放射虽不提高生存率，但能提高局控率，这对减少颈部复发引起的上消化道和气道梗阻，提高患者的生活质量有重要意义。外放射野从乳突到气管隆嵴，剂量 40GY/20 次，采用 APPA 野，但疗效有争议。1996 年 Brierley 报道 40 例镜下或外科医生估计有镜下残留的甲状腺髓样癌患者，25 例接受术后补充放疗者 10 年局控率为 86%，而 15 例未接受术后补充放射者的 10 年局控率为 52%。由于各研究之间疗效差异大，加上权衡放疗后纤维化，再手术难度等，放疗在 MTC 治疗中的作用尚待进一步研究。

（2）化学治疗：MTC 是病程缓慢肿瘤，肝肺转移无全身治疗者能存活数年，因此化学治疗在 MTC 的早期治疗中无作用。多项研究中化疗仅用作快速进展的有远处转移 MTC 的姑息治疗。常用药物有多柔比星（ADM）、顺铂（DDP）、氟尿嘧啶（FU）、链佐星，药物单独运用或联合常用药物运用。1985 年 Skimooka 等报道单用阿霉素部分有效率不超过 15% ~ 20%，与顺铂或链佐星素联合应用也未见提高疗效。Schlumberger 等采用 FU 和达卡巴嗪与 FU 和链佐星交替使用治疗 20 例远处转移 MTC 患者，3 例部分有效（肿瘤退缩 50% 以上），11 例长期生存。化学治疗对晚期 MTC，尤其在无特殊有效控制手段情况下可作为一种姑息治疗方法。

（3）放射性核素治疗：与分化型甲状腺癌不同，^{131}I 对 MTC 无治疗作用。文献报道用 ^{186}Re（V）DMSA 治疗后虽病灶或基础降钙素无明显变化，但患者腹泻次数不同程度的减少，也说明治疗后体内肿瘤负荷有所减少，同时治疗时肿瘤大小无变化，停止治疗后肿瘤增大明显，也说明 ^{186}Re（V）DMSA 对 MTC 有抑制作用。关于 ^{186}Re（V）DMSA 的运用前景有待进一步研究。

（左秀玲）

第三节 甲状腺其他恶性肿瘤

一、甲状腺未分化癌

甲状腺未分化癌（anaplastic thyroid carcinoma，ATC）占甲状腺恶性肿瘤的 5% ~ 14%。该病多见于老年患者，肿块生长快，侵犯性强，恶性程度高、发展迅速，且易侵犯周围的组织器官，如食管、神经、血管等，甚至可侵犯至气管与食管间隙，严重者可导致呼吸或吞咽障碍，早期即可循血循环而发生远处转移。可能是在原有分化型甲状腺癌或结节性甲状腺肿基础上衍变而来。治疗效果差，预后差。

（一）病理改变

甲状腺未分化癌细胞来源于滤泡细胞。一般肿瘤体积较大，常累及双侧甲状腺及腺外组织，切面暗红色，无包膜，边缘不清，质脆，肉样伴明显出血和坏死。病理组织学类型有巨细胞、梭形细胞、多核细胞、透明细胞、多形细胞、圆形细胞等大细胞型，以巨细胞及梭形细胞占大多数。有人认为小细胞型不属于未分化癌，部分未分化癌可由分化型甲状腺癌转化而来，或在同一肿瘤中同时有分化型和未分化型存在。常见具有诊断意义的特征是坏死边缘呈栅栏状，肿瘤细胞易侵犯静脉壁，取代正常平滑肌。超微结构检查半数病例可显示上皮分化标志。用免疫组化鉴别，如瘤细胞显示角蛋白（Keratin）或癌胚抗原（CEA），则可确定其来源于上皮组织。免疫组化染色角蛋白最有价值，50% ~100%呈阳性表达。许多未分化癌被认为是乳头状癌和滤泡癌去分化的最终状态。因为肿瘤细胞间可见分化好的乳头或滤泡残存。有明显乳头状癌、滤泡癌及未分化癌等多种成分同时存在的肿瘤应诊断为未分化癌。在分化较好的癌中出现局灶性未分化癌，预后要好于以一种成分的未分化癌为主者。p53 基因与未分化癌关系特别密切，未分化癌中 p53 突变率很高，而残留的乳头状癌成分并不出现 p53 突变，提示 p53 基因突变发生在乳头状癌形成之后，可能对该肿瘤的进展起关键作用。

在未分化癌旧的分类中，常常将弥漫生长型和致密生长型小细胞肿瘤包括在内。现已明确，几乎全部弥漫型小细胞肿瘤事实上是恶性淋巴瘤，而大多数致密型小细胞肿瘤则属于髓样瘤的小细胞亚型或岛状癌。

（二）临床表现

本型多见于老年患者，天津李树玲报告 87 例患者中，中位年龄为 50.9 岁，与分化癌相比，男性相对多见，男与女之比 1 ：1.3。

通常表现为颈前区迅速增大的双侧甲状腺肿块，质硬、固定或者原先已经存在的甲状腺肿块突然急剧增大且肿块变硬，出现声嘶、呼吸、吞咽障碍。有因呼吸困难急诊入院的文献报道。患者可伴颈部淋巴结肿大，肿块广泛侵犯邻近组织，并发远处转移常见。对于既往有分化型甲状腺癌病史，未经治疗，在一段时间后，突然出现甲状腺迅速增大，伴有区域淋巴结肿大者要警惕甲状腺未分化癌的存在。X 线、CT、MRI 检查均可提示气管受压、移位、变窄和周围组织受侵。通常间变癌不聚碘，甲状腺功能减退罕见。

（三）治疗

ATC 与其他类型 TC 相比，发展迅速，恶性度最高，预后极差，多数患者在早期死亡，患者就诊时，大多数已有甲状腺邻近组织广泛受侵或远处转移，手术切除甲状腺常常难以达到治疗目的，少数患者即使行全甲状腺切除和颈清术后，仍迅速复发，效果不佳。过去对未发生气道梗阻的 ATC 患者，一般都不采用外科手术治疗，外科治疗仅能使用去容积手术或气管切开术。但对很少一部分早期发现的还局限在甲状腺内的 ATC，可考虑行全甲状腺切除术；或者先行放、化疗，使癌瘤缩小，再手术，再加放、化疗的方案。对呼吸困难的患者常需行气管切开术。

术后施行放疗合并化疗，化疗通常使用多柔比星 $50mg/m^2$ + 顺铂 $80mg/m^2$。单一化疗药可选用 ADM、MTX。联合化疗可用 ADM + DDP，BLM + CTX + FU。

另外，ATC 摄取放射性碘极少，故用放射性碘治疗疗效不满意，通常采用外放射治疗。放射线 $^{60}Co-\gamma$ 射线、4MV - X 射线、6MV - X 射线照射，照射部位包括原发灶、颈部、锁骨上及上纵隔。文献报道，放射治疗的有效率大约为50%。照射方法有常规分割照射及超分割照射。

最近 Nilson 等根据 81 例 ATC 的治疗经验，提出联合治疗方案，包括术前高能加速器治疗、柔红霉素化疗、术后化疗等，最终有 8 例生存期超过 2 年。

出现骨转移时，可应用小剂量放疗以减轻其骨疼痛；内脏转移或肺转移者，无论放疗或化疗效果均不佳。

本病预后极差，平均存活期约 6 个月，一经确诊常在 12 个月内死亡，5 年生存率仅 1% ~7.1%。死亡原因常由于肿瘤的生长压迫气管窒息，纵然已行气管切开，肿瘤亦侵入气管，远处转移亦为其死亡的主要原因。

二、原发性甲状腺淋巴瘤

原发性甲状腺恶性淋巴瘤（Thyroid lymphoma）较少见，占甲状腺恶性肿瘤的 0.6% ~5%，好发于成年和老年女性患者。临床特点发病年龄 16 ~98 岁，60 岁左右尤为多见。

（一）病因

1. 和自身免疫性疾病的关系　甲状腺原发性恶性淋巴瘤与 Hashimoto's 甲状腺炎有关。Hashimoto's 甲状腺炎患者发生淋巴瘤的危险性比正常人高 40 ~80 倍。Gregory 等报道，94% 甲状腺淋巴瘤患者伴有淋巴细胞性甲状腺炎；Hashimoto's 等的统计资料提示，慢性甲状腺炎患者发展为甲状腺淋巴瘤的危险性比正常人高 70 ~80 倍；另有报道认为 Graves 病与甲状腺淋巴瘤有关，自身免疫性疾病发展为淋巴瘤的机制尚不清楚，可能在外来因素的参与下先转化为低度恶性淋巴瘤，然后向高度恶性转化。

2. 病毒感染　EBV 感染可能是甲状腺淋巴瘤致病因素之一。文献报道用免疫组化方法检测甲状腺淋巴瘤发现瘤细胞可表达 EBV 及 LMP1。甲状腺淋巴瘤患者血浆中 EBV 滴度升高已有报道。据推测，EBV 可能参与 Hashimoto's 甲状腺炎向甲状腺淋巴瘤转化过程。

另外，有报道颈部或甲状腺区外照射可引发甲状腺淋巴瘤。

（二）临床表现

临床多为迅速肿大的颈前包块，可出现 1 个或多个冷结节，甲状腺呈弥漫性增大，生长快，后期可侵出甲状腺包膜，可出现周围淋巴结肿大，需与系统性淋巴瘤鉴别。常伴呼吸和吞咽困难或声音改变。个别患者伴 Horner 综合征。患者可以发生甲状腺素升高或降低。检查发现甲状腺无痛性结节，质中，边界欠清，活动度差。放射性核素检查甲状腺为冷结节，CT 表现为甲状腺弥漫性肿大或一侧肿大，压迫气管，周围组织可受侵犯，但无未分化癌明显，肿块活检或穿刺细胞学检查结合免疫组化可明确诊断。

（三）病理表现

病理表现呈弥漫性，也可以呈结节性。除细胞小到中等大小外，可见浆细胞样分化，单核样细胞常见淋巴滤泡样结构和淋巴上皮病变。镜下，背景常并存淋巴细胞性甲状腺炎，瘤细胞弥漫性生长侵犯甲状腺滤泡，位于滤泡细胞间或滤泡内，绝大部分病例可见淋巴上皮病变；瘤细胞沿血管壁播散，一些位于内膜下使管腔狭窄，但不破坏血管腔是其重要特征。

免疫组化显示绝大部分为 B 细胞淋巴瘤，约占 98%，在 B 细胞淋巴瘤中，绝大部分为弥漫性大 B 细胞淋巴瘤，少部分为 MALT 型边缘区 B 细胞淋巴瘤；部分弥漫性大 B 细胞淋

巴瘤是由低度恶性的 MALT 型淋巴瘤转化而来，大多数为 B 细胞免疫表型；其次免疫母细胞型，也可出现由小到“中间细胞”组成的低度恶性淋巴瘤，后者在文献中常被归为黏膜相关性淋巴组织（MALT）淋巴瘤。目前，已确认 MALT 淋巴瘤来源于边缘带或称滤泡带淋巴细胞，而不是滤泡中心起源。

鉴别诊断主要与淋巴细胞性甲状腺炎区别。最重要的诊断依据是 MALT 淋巴瘤出现淋巴细胞浸入甲状腺滤泡上皮基膜内，而甲状腺炎通常不会出现。另外也可通过免疫组化证实为单克隆来源。鉴别诊断包括小细胞髓样癌和岛状癌，恶性淋巴瘤 LCA 免疫组化阳性有利于鉴别。

（四）诊断

诊断甲状腺原发性淋巴瘤，临床表现及 B 超、CT、X 线、同位素检查均无特征性。细针吸取细胞学检查对高度恶性大细胞淋巴瘤确诊率高，但要分辨低、中度恶性淋巴瘤，单从细针吸取细胞学检查是困难的。在细针吸取细胞学检查的材料上做进一步研究，如基因重排、DNA 流式细胞仪检查等，可大大减少甲状腺活检的需要。由于穿刺细胞学对淋巴瘤不能详细分类，因此对穿刺阳性患者，应予外科手术以获得足够的组织，进行详细的病理分类。

（五）鉴别诊断

1. 甲状腺未分化癌　在免疫组化尚未推广以前，甲状腺原发性恶性淋巴瘤常误诊为小细胞未分化癌。尤其是对间质硬化明显的弥漫性大 B 细胞淋巴瘤。淋巴瘤虽然有巢状分布的倾向，但其细胞巢内的细胞松散排列，无黏附性。而癌细胞巢内的细胞排列紧密，互相黏附，核不规则，染色质粗。免疫组化 CK、神经内分泌标志、B 细胞抗体标志、T 细胞抗体标志有助于区别小细胞癌与淋巴瘤。

2. 淋巴细胞性甲状腺炎　淋巴细胞性甲状腺炎中细胞成分复杂，细胞成熟，不浸润血管，整个甲状腺组织中淋巴细胞分布较一致。而淋巴肿瘤细胞有异形，肿瘤细胞较单一，呈膨胀性生长，浸润滤泡腔及管壁，肿瘤旁可见正常甲状腺组织。基因重排及流式细胞仪检查有助于鉴别诊断。

（六）治疗

对腺体内病变，可行甲状腺全切除或外放射治疗，辅以化疗。对病变累及甲状腺外的患者，大范围的手术切除易损伤周围重要结构，导致并发症的发生，如大出血、甲状旁腺功能低下、喉返神经损伤及食管瘘等。因此，对肿瘤侵及甲状腺外且经细针穿刺细胞学证实的患者宜行组织活检。而对未能证实者宜行术中快速冷冻，避免不必要的组织损伤，同时获得足够的肿瘤组织，以便对肿瘤详细分类，确定合理的治疗方案。对有呼吸困难者应以解除气管压迫为主，如腺叶切除、气管切开等。

甲状腺淋巴瘤的治疗通常是以放疗为主的综合治疗，放射野通常包括上纵隔和颈部。也可根据不同病理类型决定是否给予化疗，常用的化疗方案有 BACOP 和 CHOP。对低度恶性甲状腺淋巴瘤且肿瘤未侵及甲状腺外者，可行单纯放射治疗；若肿瘤侵及甲状腺外放疗后应辅以 4～6 周的化疗。对中高度恶性甲状腺淋巴瘤且肿瘤未侵及甲状腺外者，应选用放疗为主，放疗后给予 4～6 周的化疗；若肿瘤侵及甲状腺外应选用化疗为主，4～6 周的化疗后再给予放疗。

总之，外科手术在甲状腺淋巴瘤处理中仅起组织学诊断的作用，其治疗应综合，有目的的安排放疗和化疗，根据患者自身情况，不同的患者应有不同的处理计划。

（七）预后

甲状腺原发性淋巴瘤对放疗和化疗敏感，患者预后较好。文献报道，甲状腺原发性淋巴瘤5年生存率为30%～100%。

影响甲状腺原发性淋巴瘤的预后因素有：临床分期属ⅠE期的预后好，ⅡE期以后的预后差；生长快、凋亡细胞多、血管浸润、核分裂多、浸润甲状腺周围软组织者预后差。免疫母细胞型预后较弥漫大细胞型差。

三、甲状腺转移癌

甲状腺转移性肿瘤（Thyroid metastases）临床较少见，文献报道，对死于恶性肿瘤的患者进行尸检，发现大约9.5%的患者存在甲状腺转移癌。甲状腺转移性肿瘤常见原发肿瘤是皮肤黑色素瘤、乳腺癌、肾细胞癌和肺癌。其中肾细胞癌是最常见的原发灶，肾细胞癌可在术后数年发生甲状腺转移。文献报道，在几乎所有的甲状腺转移癌患者中都合并有其他部位的转移，如腰椎等。

对于临床有甲状腺肿块，同时又有其他脏器恶性肿瘤病史的患者，需要考虑到甲状腺转移癌的可能。核素扫描大多数为冷结节。FNA对于鉴别甲状腺转移癌有一定的意义，透明细胞癌提示肾细胞癌转移的可能，但是需要与具有透明细胞特点的甲状腺原发肿瘤相鉴别，具有透明细胞特点的甲状腺原发肿瘤也是一种甲状腺滤泡源性的甲状腺癌，油红或苏丹黑染色在肾细胞癌时为阳性，而在甲状腺癌中为阴性。晚期咽、喉、气管、食管癌和气管旁淋巴结转移癌可侵犯甲状腺，常见病理类型为鳞状细胞癌，临床上应注意勿将甲状腺转移性肿瘤当作原发癌治疗，FNA检查有助于鉴别诊断。

甲状腺转移癌的治疗应该结合患者原发疾病的部位、组织学类型、分期、全身情况和转移癌大小，是否存在并发症等情况制定具体的治疗方案。一般可以采用甲状腺切除术，并行化疗。

（金美英）

第四节　分化型甲状腺癌的术后辅助治疗、预后评估和监测

分化型甲状腺癌（differentiated thyroid carclnoma，DTC）包括甲状腺乳头状癌、滤泡状癌及髓样癌。甲状腺癌大多属此类型，约占甲状腺癌90%。分化型甲状腺癌在人类所有的恶性肿瘤中不到2%，病死率仅为7%，大部分患者能得到治愈或者带瘤生存多年，被认为是一种恶性度较低，生长及远处转移亦较缓慢，大多数有较好的预后。初发肿瘤的外科治愈率为10%～35%，其中有一部分患者在多年后可再发。甲状腺癌的恶性潜能比其他任何人类恶性肿瘤都要复杂。各型甲状腺癌的临床表现和预后差别很大，就分化型甲状腺癌而言，患者的性别与年龄对预后产生很大的影响。

因为甲状腺癌发病率相对低，并且肿瘤病程较长，因此缺乏随机的、前瞻性的多中心临床资料，主要的文献资料都是来源于一些医学中心的回顾性分析。

对于确诊的 DTC，首选的治疗方法是手术治疗，再根据具体病情给予手术后辅助治疗。选择手术后辅助治疗的原则：①尽可能降低病死率；②避免手术后复发。

一、分化型甲状腺癌的临床分期和风险评估

决定分化型甲状腺癌的术后辅助治疗的第一步是决定甲状腺癌的临床分期和进行风险评估。以建立针对每个患者的辅助治疗和术后评估体系。

（一）AJCC/IUCC 分期

通常肿瘤的组织学类型和预后关系密切，但是在分化型甲状腺癌中患者的年龄和预后密切相关，在美国、加拿大和大多数欧洲国家应用的甲状腺癌分期是在 TNM 基础上，结合考虑到患者的年龄、肿瘤的组织学类型、肿瘤大小和远处转移情况所制定的 AJCC/IUCC 分期系统，该分期系统由美国癌症联合会（american joint committee on Cancer，AJCC）和国际抗癌协会（international union against cancer，IUCC）共同制定。该分期系统中，根据原发甲状腺肿瘤的大小分为：T_1 为直径≤1cm；T_2 为直径 >1cm，但是 <4cm；T_3 为直径 >4cm；T_4 为肿瘤侵犯到甲状腺外，已经穿透甲状腺包膜。根据淋巴结转移情况分为：N_0 为没有淋巴结转移，N_1 为存在淋巴结转移；根据是否存在远处转移分为：M_0 为没有远处转移，M_1 为存在远处转移（表 10 -1）。

表 10 -1 甲状腺癌 AJCC/IUCC 分期体系

肿瘤类型	分期	年龄	
		年龄 <45 岁	年龄 >45 岁
乳头状癌/滤泡状癌	Ⅰ	M_0	T_1
	Ⅱ	M_1	$T_{2\sim3}$
	Ⅲ	-	T_4 或 N_1
	Ⅳ	-	M_1
		所有年龄	
髓样癌	Ⅰ	T_1	
	Ⅱ	$T_{2\sim4}$	
	Ⅲ	N_1	
	Ⅳ	M_1	

上表可以看到，年龄 <45 岁的乳头状癌或者滤泡状癌不论肿瘤的大小，在没有转移的情况下，均为Ⅰ期；有远处转移的为Ⅱ期；年龄 >45 岁的乳头状癌或者滤泡状癌，当肿瘤直径在 1cm 以内时为Ⅰ期，肿瘤直径在 1 ~4cm 为Ⅱ期，有淋巴转移或肿瘤直径 >4cm 为Ⅲ期，有远处转移为Ⅳ期。甲状腺髓样癌的分期和乳头状癌或者滤泡状癌（年龄 >45 岁）的分期类似。

AJCC 分期简单易行、方便，可为下一步治疗提供一定的依据。但是影响甲状腺癌的预后因素很多，因此临床上仍然有一些其他的分期方法在应用。

（二）预后及其影响因素

1. 病死率　大量文献资料显示，对分化型甲状腺癌中 AJCC 分期为Ⅰ期和Ⅱ期的患者手

术后5年的病死率不到1%；对于>45岁，伴有局部浸润和转移的患者，预后差；Ⅲ期患者中乳头状癌的病死率为6%，滤泡状癌的病死率为18%；Ⅳ期的患者5年病死率达到50%。

2. 复发率 复发于颈部的癌瘤通常累及颈部淋巴结和残留的甲状腺组织，少数（5%）累及气管或颈部肌肉，21%患者为颈外复发，最常累及肺部（约占远处转移的63%），约占全部死亡患者的50%。发病年龄在20岁以下和60岁以上的患者复发率最高。儿童病情进展较成人快，确诊时已有肺转移者为成人的2倍。

3. 预后评估 在影响乳头状甲状腺癌和滤泡状甲状腺癌预后的诸多因素中，以确诊时患者的年龄、肿瘤大小、甲状腺外包膜是否侵犯和是否存在远处转移最为重要。在AJCC分期体系中已经包括了这些因素，淋巴结转移对病死率影响不大，但是会决定肿瘤局部复发的风险。

（1）年龄因素和性别因素：年龄比性别更有意义，多数学者认为患者的年龄超过40岁或45岁，其复发及病死率显著提高，其中>45岁的男性预后较差。虽然女性总体讲预后优于男性，但与年龄结合起来分析女性的优势便不再明显。

（2）组织类型：除分化型甲状腺癌中乳头状癌属于高分化，其预后最好。滤泡状和Hürthle细胞癌分化较差，预后不如乳头状癌外，如果有明显非典型细胞核者，则预后较差。有肿瘤坏死者，预后亦差。

（3）原发肿瘤的大小：依据AJCC分期中的T分期。肿瘤>4cm、多灶性癌、癌肿突破腺体、有局部淋巴结转移及远处转移者预后差；病期为Ⅰ、Ⅱ期者预后相对较好；而Ⅲ、Ⅳ期者较差。多数学者认为肿瘤的大小、腺体内型或腺体外型与复发率和病死率有着明显的关系，若为隐匿型微小癌，肿瘤的直径≤1.5cm伴或不伴局部转移的肿瘤，则其预后远优于另外两种，Mazzaferri报道：>1.5cm者复发率和病死率分别为12.7%和2.1%，而≤1.5cm者则为4.8%和0。其次若肿瘤侵犯喉、气管或食管，则生存率明显下降，但侵犯颈前肌和喉返神经对患者的生存率无影响。

（4）肿瘤包膜是否侵犯：甲状腺乳头状癌的病灶多无包膜或包膜不完整；而甲状腺滤泡状癌均有包膜，且包膜广泛侵犯的滤泡状癌患者的预后明显比包膜微小浸润者差。

（5）是否存在远处转移：是指在就诊当时检查是否有远处器官的转移，如肺、骨等。

（6）DNA倍体含量：人体正常体细胞均为二倍体细胞，它是构成染色体的主要物质，与细胞的生长、分化及分裂密切相关。肿瘤细胞由于调节和生长控制系统障碍出现不成倍地复制。用流式细胞仪测定其DNA倍体含量，常用DNA指数表示（DI），是指样本中与正常组织中G0/G1期细胞群的峰道数比例，有助于了解甲状腺癌的预后。DNA指数越大，预后就越坏，远处转移出现就越早，生存时间愈短。在术前进行甲状腺组织针吸细胞学涂片，测定DNA倍体，对评估预后有重要意义。

文献报道，甲状腺乳头状癌多数为二倍体，约20%属非整倍体或非二倍体，滤泡状癌约60%属非整倍体，Hürthle细胞癌20%～50%为非整倍体，非整倍体DNA在分化型甲状腺癌中更多见于老年患者。

（7）血管侵犯：文献报道，甲状腺内血管侵犯更倾向于远处复发和更多见的局部复发及更恶化的局部症状。术后病理检查提示血管侵犯者，应加强后期治疗。

（三）预后评分系统

为了规范分化型甲状腺癌的治疗方案。临床上确定很多有效的评分方法，以便确定预后。各种评分体系大多考虑到患者的年龄、肿瘤大小、肿瘤转移和组织病理学等情况。

下面我们就临床常用的几种预后评估体系加以介绍。

1. MACIS 方法　由 Mayo Clinic 提出，在美国应用较多，结合患者是否存在转移（Metastases），年龄（Age）、外科切除情况（Completeness of surgical excision），局部浸润（Local invasion）和肿瘤大小（Size）进行评分。评分标准，见表 10－2。

表 10－2　MACIS 评分标准

MACIS　=3.1（年龄<40 岁）
+0.3×肿瘤大小（cm） +1.0（不完全肿瘤切除） +1.0（存在局部浸润） +3.0（存在远处转移）

文献报道，低于 6 分为低危组，甲状腺乳头状癌 20 年病死率<1%，6.0～6.9 分的 20 年病死率为 11%，7.0～7.9 分达到 44%，>8 分的 20 年病死率高达 76%。

2. AGES 方法　由 Hay 等提出的一个根据公式计算“预后得分”来区分高危和低危患者的方法。Hay 提出根据年龄（Age）、肿瘤分级（Grade）、肿瘤范围（Ex－tent）和肿瘤大小（Size）建立 AGES 评分系统。并在 1945—1985 年间对 1 500 例分化型甲状腺癌患者进行 AGES 评分，将他们分成 4 组，那些评分>3.99 者 20 年病死率只有 1%；在其余 3 组中随着分数的增加其病死率也相应地增加到 20%、67% 和 87%。具体如下。

A：代表年龄评分。若患者年龄≥40 岁，则 A=0.05×年龄数；若患者年龄<40 岁，则 A=0。

G：代表组织学评分。若该肿瘤的组织学分级（Broders 分级）≤2 级，则 G=1，若组织学分级≥3 级，则 G=3。

E：代表甲状腺包膜外侵犯评分。若肿瘤有腺外侵犯，则 E=1；若肿瘤无侵犯，则 E=0。

S：代表肿瘤大小评分。S=肿瘤直径（cm）×0.2。

总的“预后得分”=A+G+E+S。若该患者的得分≤4 分，则属于低危组患者，而“预后得分”>4 分则属于高危组患者。

该预后评分方法是一种较为经典而合理的预后的分析方法，但其缺点是计算过于复杂，而且是一种回顾性的评估方法。

3. AMES 方法　是由 LeheyClinic 的 Cady 和 Rossi 等提出的分组方案：其中 A 代表年龄，M 代表远处转移，E 代表原发肿瘤的累及程度，S 代表肿瘤大小。

低危组：①所有年龄符合男性<41 岁、女性<51 岁，且临床无远处转移者；②所有年龄符合男性≥41 岁、女性≥51 岁，且属于包膜微小浸润型滤泡状癌、原发肿瘤直径<5cm、无远处转移者。

高危组：①所有临床已有远处转移者；②临床虽没有远处转移，但患者年龄符合男性≥41 岁，女性≥51 岁，且属于包膜广泛侵犯型滤泡状癌，原发肿瘤≥5cm。

该方法更适合于术前及手术室中决定患者的处理方法。后来 Cady 提出一种简化的 AMES 评分系统：A 是年龄，M 是转移，E 是肿瘤范围，S 是肿瘤大小。同时认定高危组应附加男性在 40 岁以上，女性>50 岁，肿瘤>5cm。对低危组可采用保守的甲状腺切除，改良或有限的淋巴结清扫和甲状腺抑制。高危组则推荐双侧甲状腺切除，改良或有限淋巴结切除，术后服用甲状腺素片抑制 TSH 和进行放射性碘治疗。

以后 Pasidka 认为 DNA 倍体含量对患者预后有重要意义，将 AMES 评分系统改良为增加了 DNA 倍体含量的 DAMES 评分系统，对 DNA 非整倍体含量高者划入高危组。

4. EORTC 方法　是由欧洲癌症研究与治疗组织提出，其评分方法是以患者的年龄（岁数）为一个基本计分。凡符合以下条件者分别加上各自的得分：①如为男性，加 15 分；②如病理所见分化较差的滤泡结构者，加 10 分；③如为低分化的滤泡状癌，加 45 分；④T 分期为 T_3 以上者（且病变侵犯甲状腺包膜以外），加 10 分；⑤临床有单个远处转移灶，加 15 分；临床有多个转移灶，加 30 分。然后合计总分≥66 分者为高危组患者，<66 分者为低危组患者，此方法多为欧洲的医疗机构所采用，应用时间较久，但使用亦较为复杂。

二、分化型甲状腺癌的术后辅助治疗

（一）分化型甲状腺癌术后内分泌治疗

1. 甲状腺癌的内分泌治疗（又称抑制疗法）　是甲状腺癌的重要的辅助治疗措施之一。分化型甲状腺癌对垂体分泌的 TSH 有依赖性，又称依 TSH 癌。实验证明，甲状腺激素的缺乏引致高 TSH 血症是发生甲状腺肿瘤的常见原因。甲状腺在 TSH 的刺激下，先是弥漫性肿大，而后形成结节、甲状腺癌。给动物喂适量的甲状腺激素，就能防止甲状腺肿瘤的发生。因此对该类肿瘤，在行甲状腺手术之后，应尽可能完全抑制机体内源性的 TSH 的产生，对预防肿瘤复发是具有一定意义的，减小甲状腺癌的发生率和复发率，使得转移灶缩小，手术到复发间期延长。

大宗甲状腺乳头状癌的回顾性研究显示，手术后没有用药的复发率在 37. 5%，单纯用甲状腺素治疗的复发率为 11. 2%。国内一组 268 例分化型甲状腺癌术后甲状腺激素抑制治疗结果显示，与化疗、放疗对比，抑制治疗能延长生存期、降低复发率（18%），放疗及化疗效果不佳（复发率分别为 100% 及 67%），分化性甲状腺癌术后辅以内分泌抑制治疗为最佳方案。

2. 外源性甲状腺素的用量　以基本完全阻断内源性 TSH 的产生为原则。而 TSH 的分泌有其周期性规律，早晨和夜晚患者血清值较一天其他任何时间都高，故晨起抽血检测时，若 TSH 不能检出者，即为完全阻止。这时患者常有不同程度的甲亢表现，部分患者不易耐受。在临床上应用干燥甲状腺制剂（甲状腺片），一般用量 80 ~ 160mg/d。近年来，大部分患者改用优甲乐（左甲状腺素片），用量为 100 ~ 150μg/d。检测均以早晨抽血查血清 TSH 和 FT_3、FT_4，若 FT_3 和 FT_4 为正常值的高限而 TSH 值在 0. 2mU/L 以下，认为是较佳的治疗状态，此时的药物剂量为最佳剂量。因为此时患者体内已处于潜在性甲亢或亚临床甲亢状态，该状态能较大限度地控制甲状腺癌的生长和复发。

（二）放射治疗

1. ^{131}I 内放射治疗

(1) ^{131}I 内放射治疗适应证：分化性甲状腺癌来源于甲状腺滤泡上皮，多数具有促甲状腺激素受体（TSHR），其吸碘能力虽较正常甲状腺组织弱，但比非甲状腺组织仍高出 50 ~ 500 倍。^{131}I 内放射治疗主要用于不能手术切除或者切除不彻底的原发癌和局部复发以及转移

癌患者。癌细胞的摄碘能力是应用内放射治疗的主要条件。^{131}I 内放射治疗主要用于分化型甲状腺癌的治疗，因为未分化型甲状腺癌、髓样癌等甲状腺恶性肿瘤不具备吸碘能力，因此治疗无效。

现已公认，^{131}I 治疗对有吸碘功能的滤泡状癌和乳头状癌的远处转移或局部残留有很好的疗效，对那些复发或有远处转移而又不能手术切除的病灶，^{131}I 内放射治疗后如果病灶仍未消失，可重复治疗。

(2) ^{131}I 内放射治疗的剂量：^{131}I 的治疗剂量取决于癌组织的吸碘能力。若首次投药量不足，则肿瘤组织吸碘率下降，再次治疗相当困难，因而很强调 1 次给予足够治疗剂量的重要性。1996 年 Bal 等人主张小剂量的^{131}I 治疗（30mCi I100MBq），足以破坏小于 2cm×3cm 的甲状腺残余组织。大于 500mCi 的放射性碘治疗并不能提高成功率，相反会引起很多临床并发症（表 10－3）。术后^{131}I 治疗的同时，应予以适量的甲状腺素治疗，但 DeGroot 认为滤泡性甲状腺癌的低危组患者 TSH 抑制治疗并不需要，高危组患者则两者均考虑应用。

(3) ^{131}I 治疗的并发症：（表 10－3）。

表 10－3　^{131}I 治疗的并发症

并发症	
唾液腺	口腔干燥症
肺部	肺炎
	肺纤维化
骨髓	骨髓抑制，甚至引起白血病
膀胱	膀胱癌

2. 分化型甲状腺癌术后外照射治疗　不同类型的甲状腺癌对放射线的敏感性差异很大，分化良好者敏感性差，对未分化癌敏感。对于分化型甲状腺癌，目前主要是^{60}Co 及深度 X 线局部照射。外放射治疗适用于手术无法切除或已在 X 线片显示多发性骨转移灶的患者，除^{131}I 治疗外应加用外放射治疗，能解除疼痛，改善生存质量，是一种姑息性治疗。

一般甲状腺癌对外照射不敏感，放射剂量高达 50Gy 方能有效，控制局部病灶使用的外放射剂量高剂量的外照射，可导致甲状腺毁灭性的损伤，同时又有致癌性。据报道，甲状腺的切除、放疗等均可导致血清 TSH 值升高，这一现象能增加肿瘤的生长速度，加剧肿瘤所引起的症状，高 TSH 血症对肿瘤的持续刺激会使分化型甲状腺癌的生物学特性发生改变，以致成为恶性程度更高的低分化癌。文献指出，用^{131}I 治疗，不仅同样会使分化型甲状腺癌向未分化癌转化，而且会引起白血病，甚至少数病例（有明显两肺转移者）会引起致死性肺纤维化。对高分化型甲状腺癌，不论是原发灶或转移灶，术后放疗意义不大，反而会增加第 2 次手术的困难，因此，对分化型甲状腺癌术后，除非其局部浸润较明显手术难以彻底切除或姑息性切除者外，一般不宜采用放疗。

（三）分化型甲状腺癌术后化疗

分化型甲状腺癌对化疗反应差，仅选择性和其他治疗方法联用，治疗一些晚期无法手术患者，或者远处转移的患者，以多柔比星最为有效，反应率可达 30%～45%，可延长生命，甚至在癌灶无缩小时长期生存。相比而言，未分化癌对化疗则较敏感，多采用联合化疗，常用药物，多柔比星（ADM），环磷酰胺（CTX），丝裂霉素（MMC），长春新碱（VCR），如COA 方案 CTX 0.8 d1，VCR 1.4mg/m^2 d1，ADM 30～40mg/m^2 d1，每21天为1个周期。

三、术后随访和监测

（一）随访

加强初期治疗和随访，可使近90%的患者长期存活。随访可分3期：第1期在首次术后近6周，^{131}I 治疗尚未开始前，主要评价甲状腺切除是否充分、完全；第2期始于^{131}I 治疗完成后，主要评价治疗效果，判断是否还有转移病灶、残留的癌瘤或甲状腺组织，若无异常发现即可结束第2期进入第3期；第3期为长期随访。根据疾病的严重程度和对治疗的反应，以不同的随访间隔进行长期随访。

（二）手术后随诊期间的监测

1. 全身扫描　全身核素扫描，以便早期发现残余甲状腺腺体内的复发病灶以及全身其他脏器的转移病灶。

2. 监测指标　各随诊期的主要监测指标很多。在测定上述指标时，对第1期的患者需暂停甲状腺素治疗。对^{131}I 治疗的患者除暂停甲状腺素治疗外，还应肌内注射重组人促甲状腺激素（rhTSH）。

（1）血清甲状腺球蛋白（Tg）：由正常甲状腺组织及分化型滤泡型肿瘤（DTC）分泌，可作为全甲状腺切除后复发 DTC 的标志。Tg 测定可以判断全甲状腺切除的彻底性和预测 DTC 复发的可能性。甲状腺球蛋白（Tg）是甲状腺细胞蛋白质中最重要的一种。它的主要作用在于甲状腺激素的合成、分泌和储存，该蛋白属于糖蛋白，位于甲状腺滤泡细胞内，只有当甲状腺滤泡细胞膜受损时，它才大量出现于周围循环内。对于分化型甲状腺癌患者术后（患者已行全甲状腺切除或已用放射性碘去除了正常的残余甲状腺组织）来讲，可应用血清 Tg 浓度的检测对患者进行随访观察，若随访中患者血清中 Tg 升高达正常以上者，则提示甲状腺癌已复发或出现了远处转移。

（2）血管内皮生长因子（VEGF）：大多数恶性肿瘤中 VEGFmRNA 及蛋白质均呈过度表达，其表达强度与微血管密度（MVD）之间存在正相关。因此 VEGF 和 MVD 的检测可以作为判断甲癌预后的指标，上皮生长因子是一种多肽类物质，它参与调节细胞的增生和分化，EGF 与其靶器官细胞膜上的特异受体相结合，并且 EGFR 的存在与肿瘤的发展和恶性程度相关，在正常甲状腺组织内和甲状腺肿瘤组织内也已证实存在 EGFR。据研究，甲状腺组织内的 EGFR 是一种生长刺激激素，同时它亦抑制甲状腺组织的分化，在肿瘤组织中比正常组织含量高。虽然 EG－FR 的含量不能确定肿瘤的恶性程度，但肿瘤内 EGF 结合的愈多，则该类肿瘤的预后就愈差。

（3）TSH 受体：已知 TSH 是通过 TSH－R（促甲状腺激素受体）腺苷环化酶系统起作用。研究证实，在人类甲状腺细胞培养中，TSH 通过 CAMP 的作用可诱导甲状腺细胞的增生，正常甲状腺滤泡细胞的细胞膜上含有 TSH－R，在分化型甲状腺癌的细胞膜上也证实有 TSH－R，但未分化癌和髓样癌的癌细胞膜上缺乏 TSH－R，分化型甲状腺癌对 TSH 刺激的反应非常显著。另外研究证实，良性甲状腺肿瘤用甲状腺激素治疗，约有一半肿瘤可明显缩小，一些分化型甲状腺癌用甲状腺激素治疗其原发和转移灶也能取得类似的疗效，如肿瘤不

再增大，甲状腺癌术后复发少见及生存率延长，但分化型甲状腺癌患者术后，如标本检查中 TSH－R 为阴性或弱阳性，则提示患者易复发及预后不佳。

（4）白细胞抗原单克隆抗体系统（CD）和甲状腺过氧化物酶（TPO）：甲状腺癌组织中高水平 CD26 活性是由 CD26mRNA 表达增强引起，某些 CD26 转录刺激因子可能在甲状腺癌发生中起作用，因此 CD26 可作为分化性甲状腺癌的标志物。正常甲状腺组织 CD97 呈阴性；分化性甲状腺癌中 CD97 呈弱表达或不表达；未分化性甲状腺癌呈强烈表达，为此 CD97 可以作为未分化甲状腺癌及伴有转移的预后标志物。分化型甲状腺癌细胞中没有 TPO 及其 mRNA 的表达，因此同时检测 TPO 和 CD26 可进一步提高诊断及预后判定的准确性。

（5）端粒酶：是一种 RNA 和蛋白质组成的核糖核蛋白酶，具有反转录酶的作用，其功能在于维持端粒的长度。文献报道，在恶性甲状腺肿瘤中阳性率高，良性肿瘤表达低，且可在甲状腺针吸细胞学中进行检测，是一项较有用的诊断和预后标志物。

（6）Ret/PTC 癌基因：在许多低分化及未分化的甲癌中，Ret/PTC 癌基因均为阴性。研究发现在甲状腺癌各种组织学类型中，Ret/PTC 癌基因的表达几乎只存在于甲状腺乳头状癌中，呈阳性的乳头状腺癌没有发展成侵袭性的倾向，不进展为未分化癌，因此 Ret/PTC 癌基因检测可作为乳头状癌的预后指标。

（7）p53 基因：是一种编码在染色体 17 短臂上有近 20 000 个碱基对的抑癌基因。它是细胞周期调控的一个重要因子，这种基因可以在人类多种癌瘤上突变，突变多发于 5～8 外显子区，如肺癌、结肠癌和乳腺癌等，在正常组织 p53 蛋白表达极低，通常难以检测到。研究表明，p53 基因在分化型甲状腺癌中也可突变，其 p53 蛋白有过度表达，约为 25%，但是未分化癌 p53 表达更高，在甲状腺肿瘤中 p53 基因突变几乎全部发生在恶性度极高的间变性癌或低分化癌中，说明 p53 突变是甲状腺肿瘤发生的晚期事件，其存在常预示预后差。

（8）ras 原癌基因：是一个编码广泛且包含有 H－ras、K－ras 和 N－ras 的蛋白质家族。在正常情况下，ras 蛋白参与细胞的信号传导、生长和分化过程，ras 点突变被认为是在肿瘤生成多步过程中的一个早期事件，它的点突变可导致其丧失 GTP 激酶活性，最终使细胞恶性转化。在人类多种肿瘤中，ras 点突变多发于第 12、第 13 和第 61 位密码子上。N－ras 蛋白在正常组织中仅低水平表达或不表达，其表达多见于肿瘤细胞，因而可将其看作肿瘤细胞所特有的抗原。近来研究表明有越来越多的实验检测支持分化型甲状腺癌的 ras 突变是发生在 N－ras 基因的第 61 位遗传密码子上。在 Hara 报告的一组 91 例分化型甲状腺癌中，有 43 例被认为只有完全腺内病变或仅有淋巴结转移的低危组患者中，他们的 N－ras 突变只有 2 例，占 4.7%；而剩下具有局部侵犯的 N－ras 突变率为 14%；具有远处转移者 N－ras 突变率为 28%。这些数据可以有力地说明 N－ras 点突变与分化型甲状腺癌的侵袭性直接相关。因此，可以把 N－ras 蛋白过度表达看作是分化型甲状腺癌具有侵袭性的一个独立预后因素，其过度表达说明肿瘤具有侵袭性，预后较差。

（9）Galectin－3：是一种分子量为 31ku 的糖蛋白，亲和于 β－半乳糖苷，在乳头状癌和滤泡状癌细胞中高度表达，而在滤泡状腺瘤中不表达，为较可靠的诊断和预后标志物，可在针吸细胞学中测定。

3. 分化型甲状腺癌^{131}I 治疗后随访的监测　分化型甲状腺癌术后和^{131}I 治疗后，终生随访有利于尽早发现复发或转移病灶，提高治愈率和生存率。对行^{131}I 治疗的患者，除了上述指标外，文献报道还可以将^{99m}Tc－MIBI 显像、^{131}I－WBS 和 HTG 联合应用进行临床评价。由于分化型甲状腺癌（DTC）复发或转移病灶大多数具有浓聚^{131}I的能力，因此^{131}I－WBS可用于诊断转移灶。但部分DTC呈低分化转移，不浓聚^{131}I，限制了^{131}I－WBS的使用范围。同时^{131}I－WBS需患者停服甲状腺素，停药后的甲减状态造成血清TSH增高，会进一步刺激DTC复发或转移，对患者不利。HTG测定是诊断DTC复发或转移的一种可靠简便的方法，正常残余甲状腺组织被去除后，HTG水平再度增高是DTC复发或转移的标志，其增高往往与^{131}I－WBS阳性相一致。^{99m}Tc－MIBI为心肌灌注显像剂，能为多种肿瘤组织摄取，对诊断DTC复发或转移有高敏感性，^{99m}Tc－MIBI显像的出现为DTC随访提供了一种新型检查方法，由于其较高的灵敏度，是对原有检查方法的一种有力补充。特别是对HTG增高而^{131}I－WBS又阴性的转移病灶，起到确定转移部位和数量的作用，为临床确定治疗方案提供有用的信息。HTG测定、^{99m}Tc－MIBI显像和^{131}I－WBS三者联合检查有助于明显提高诊断的灵敏度和准确性。

（金美英）

第十一章　肾上腺皮质功能亢进

肾上腺疾病的诊疗技术有两个主要的发展标志，一是在20世纪50年代，人们将肾上腺皮质和髓质激素制成药物供临床应用，抢救和治疗了无数的患者；二是近20年内，随着B超、CT、MRI和核素显影技术的发展，肾上腺疾病的早期诊断和术前确诊率有了质的飞跃，与此同时，肾上腺疾病的病因研究已经深入到了分子水平

第一节　肾上腺实用解剖与生理

一、肾上腺解剖

（一）肾上腺及其四邻

肾上腺为腹膜外的内分泌器官；位于腹膜和腹后壁之间、两肾的上内方，约与 T_{11} 高度平齐，一般左肾上腺稍高于右肾上腺；肾上腺外观呈浅黄色，腺体扁平，形态多变；一般左肾上腺为半月形（65%），右肾上为锥形（平面观为三角形，78%）。但在正常人群中，左、右肾上腺的形态均有较多变异。

肾上腺与肾共同包被于肾筋膜内，肾上腺依靠本身的筋膜固定其位置，左肾上腺固定于主动脉，右肾腺固定于下腔静脉和肝脏，因此肾上腺不随肾脏上下移动而移位。肾上腺高4～6cm，宽2～3cm，厚0.5～1cm，重4～7g一般认为，成人的肾上腺质量无性别、年龄和体重差异，男性较女性重约11%。

左肾上腺前面的上部借网膜囊与胃后壁相隔，下部与胰尾、脾血管相邻，内侧缘接近腹主动脉。右肾上腺的前面为肝脏，其外上部无腹膜，直接与肝的裸区相邻，内侧缘紧邻下腔静脉。左、右肾上腺的后面均为膈肌。

（二）肾上腺的血液供应

1. 动脉　肾上腺的动脉可分为上、中、下3支，分布于肾上腺的上、中、下部。肾上腺上动脉起自膈下动脉：肾上腺中动脉起自腹主动脉：肾上腺下动脉起自肾动脉。

2. 静脉　肾上腺静脉不与动脉伴行。皮质形成静脉窦，并延伸至髓质。髓质的毛细血管先汇集成小静脉，后者再汇入中央静脉。构成皮质与髓质之间的特殊的门脉系统，再穿出肾上腺，即肾上腺静脉。左肾上腺静脉汇入左肾静脉，常仅1支（少数为2支），平均长度约2cm，外径约0.4cm；右肾上腺静脉汇入下腔静脉，少数汇入右膈下静脉、右肾静脉或副肝右静脉，右肾上腺静脉常为1支，较左侧肾上腺静脉短而细。

肾上腺内的毛细血管在皮质网状带形成环绕网状带的静脉窦。肾上腺髓质的血液供应有两种途径：一种为静脉血，静脉由皮质的静脉窦向髓质延伸形成，血流中含肾上腺皮质分泌

的各种激素；另一种为动脉血，动脉由被膜下动脉丛的分支穿过皮质直达髓质。

（三）肾上腺的淋巴引流

肾上腺的集合淋巴管多斜向内下方，其淋巴液注入主动脉外侧淋巴结、腔静脉外侧淋巴结及腰中间淋巴结。肾上腺上部的一部分集合淋巴管沿肾上腺上动脉汇入膈下淋巴结。

（四）肾上腺的神经支配

下胸段和上腰丛（$T_{10} \sim L_1$）脊髓交感神经节前神经元发出的轴突和腹腔丛的迷走神经干腹腔支的副交感神经的传出纤维轴突与小动脉一起进入肾上腺，终止于髓质（个别亦终止于皮质）。交感神经轴突支配腺体的被膜下小动脉，以调节肾上腺的血流。进入肾上腺腺体的神经纤维部分终止于球状带细胞，这些神经纤维末梢释放 CA 和神经肽 - Y（NPY）。球状带细胞和被膜下血管丛也受 VIP 神经轴突支配。

（五）迷走肾上腺（异位肾上腺，副肾上腺）

少数肾上腺细胞在胚胎期可迁移到异常位置并发育成迷走肾上腺。迷走皮质比迷走髓质多见，皮质 - 髓质复合型较少见。有迷走肾上腺者，一般正常肾上腺仍存在。

二、生理

肾上腺是一个内分泌器官分泌着不同的激素，组织结构上肾上腺分肾上腺皮质和髓质，不同结构各有功能。肾上腺激素可分为肾上腺皮质激素和肾上腺髓质激素。肾上腺皮质分泌的是类固醇类激素，其中最重要的是皮质醇、醛固酮和雄性类固醇激素。肾上腺髓质为神经内分泌组织，主要分泌儿茶酚胺（catecholamine，CA），包括肾上腺素、去甲肾上腺素和多巴胺。

（一）肾上腺皮质激素

1. 结构和命名　肾上腺皮质激素为甾体类激素，在酶的催化下，肾上腺皮质以胆固醇为原料，合成肾上腺皮质激素，因此被统称为类固醇类激素。其基本结构是环戊烷多氢菲核。

甾体激素主要根据国际化学联合会（International Union of Pure and Applied Chemistry，IUPAC）的系统和习惯命名法命名。习惯命名法在临床上常用，如皮质醇、醛固酮（ALD）；有时亦可用简称，如皮质醇可称为化合物 F，雌二醇被称为 E2 等。

2. 皮质激素种类　已知从肾上腺提取的类固醇物质超过 50 种，其中大部分不向腺外分泌。肾上腺皮质激素中，具有较明显激素活性的主要有皮质醇、皮质素、皮质酮、ALD、11 - 去氧皮质醇和 11 - 去氧皮质酮。

3. 皮质激素的生物合成　肾上腺富含胆固醇（主要为酯化胆固醇）。用于类固醇激素合成的胆固醇（80%）来源于血浆中的 LDL 或 HDL（糖皮质激素通过抑制巨噬细胞 GM - CSF 的表达而抑制氧化型 LDL 所诱导的巨噬细胞功能，现认为 HDL - 胆固醇也是合成类固醇激素的重要来源）。小部分在肾上腺皮质由乙酸或乙酸盐经甲基戊酸、鲨烯合成胆固醇，胆固醇酯在被用作合成类固醇激素的原料时，在细胞内再度被水解为游离胆固醇，然后进行转化。经一系列酶促反应，产生多种中间产物，最后形成皮质醇、ALD 和少量性激素。反应在线粒体和滑面内质网中进行。

4. 分泌和转运　肾上腺皮质分泌的激素经肾上腺静脉进入血液循环而被输送到全身，进入相应的靶细胞而发挥其生理效应，同时也不断地被降解灭活而排出体外。激素浓度由于被循环血液稀释而降低。因此，外周血中的激素浓度反映了分泌的和降解的激素间的动态平衡。

5. 皮质激素受体和受体作用机制　在到达靶组织和靶细胞后，肾上腺皮质激素发挥生理效应的方式遵循类固醇激素的作用机制。进入胞浆，与胞浆内相应的受体蛋白（50～150kD）结合形成类固醇－受体复合物，继而进入细胞核内与染色质 DNA 结合，启动 mRNA 的转录，新产生的 mRNA 由核转移至胞浆，在核糖核蛋白体上进行翻译，合成新的蛋白质（酶等），在细胞内发挥生理效应。

有些 Cushing 综合征患者的血皮质醇正常，皮质醇的分泌昼夜节律性正常（早期）或紊乱（晚期）。此型 Cushing 综合征可能是靶细胞的皮质醇受体数目增多所致。多数患者的临床经过良好，常为暂时性，或用抗孕酮药物，如米非司酮（mifepristone，RU486）可降低靶细胞的受体数量，达到治疗效果。

6. 皮质激素的降解　肾上腺皮质激素自分泌入血时起就已开始了降解代谢过程。类固醇激素的降解代谢主要在肝脏进行。主要降解方式有羟化、氧化、还原和结合等反应。羟基化后的反应产物具高度水溶性。正常时，在肝脏发生 6B 位羟基化反应的皮质醇仅占较小部分，当血浆皮质醇升高（如 Cushing 综合征），正常的代谢途径趋于饱和时，生成大量的 6β－羟基皮质醇并从尿中排出。

7. 皮质醇在肝脏代谢的影响因素　药物、疾病、年龄、许多激素，甚至肥胖都可影响皮质醇在肝脏的代谢。

（1）药物：米托坦（双氯苯二氯乙烷，mitotane）使皮质醇由通常的四氢代谢物途径变为 6β－羟基化途径，苯妥英钠和苯巴比妥的作用与米托坦类似。抗结核药利福平能加速类固醇激素（包括 9α－氟氢皮质素和皮质醇）的代谢，其作用机制尚不清楚。用利福平治疗的患者尿液 6β－羟皮质醇含量增加，提示有可能是 6β－羟化酶被诱导的结果，但利福平并不激活 GR。西咪替丁抑制肝脏 CYP（细胞色素 P450）酶系，但不影响泼尼松龙的代谢。

（2）年龄和疾病：尿中 17－羟皮质类固醇（四氢皮质醇和四氢皮质素）的排泄随年龄而减少，但血浆皮质醇仍维持正常。代谢皮质醇的酶通常不受肾功能的影响，但肾功能不全时葡萄糖苷酸的清除率减低，血中灭活的代谢产物升高。肝硬化患者的 5α－还原酶和 5β－还原酶活性减弱，但 3α－HSD 和葡萄糖转移酶的活性正常。严重三亢时，皮质醇对 ACTH 的兴奋反应和对 DXM 的抑制反应均降低，GC 的储存稍减少。

（3）肥胖：肥胖者排出较多的皮质醇代谢物，皮质醇生成速率增加，血浆皮质醇水平一般正常。肥胖和代谢综合征均存在胰岛素抵抗，皮质醇对下丘脑－垂体－肾上腺轴的反馈调节障碍，脂肪酸和皮质醇进一步加重胰岛素抵抗，肝葡萄糖和 VLDL 的生成增多。皮质醇还降低肝脏对 LDL 的摄取，促进能量储存而导致肥胖。在腹部的皮下脂肪组织中存在 11β－HSD 的氧化型还原酶（11β－HSD oxo－reductase）活性。

（4）激素：甲亢时，皮质醇的转换率增加，但血浆皮质醇浓度正常；甲低时转换率减慢，血浆皮质醇浓度亦多正常，但尿中皮质醇代谢产物排出减少。甲状腺激素对皮质醇代谢的作用主要受肝 5α－还原酶和 5β－还原酶的调节。

8. 皮质醇的肝外代谢　皮质醇肝外灭活的主要场所是肾脏，皮质醇转换为皮质素。肾脏表达一种高亲和力的 NAD 依赖性 11β - HSD（由 16 号染色体长臂上的相应基因编码）。肾脏的 2 型 11β - HSD 的作用在于它能限制皮质醇接近盐皮质激素受体（对皮质醇和 ALD 的亲和力相等，盐皮质激素的靶组织特异性和代谢方式使皮质醇灭活），有利于 ALD 与受体结合而发挥生理效应。遗传因素或药物损伤 2 型 11β - HSD 将引起皮质醇介导的盐皮质类固醇的作用。

9. 糖皮质激素（glucocorticoid，GC）的作用

（1）糖原代谢：动物在切除肾上腺后，肝糖原不能储存，用肾上腺糖皮质类固醇替代治疗可逆转糖原缺失和禁食低血糖症。GC 激活糖原合成酶，抑制糖原磷酸化酶。

（2）糖异生：GC 增加肝中葡萄糖生成，部分是通过增加肝糖异生底物来源，如刺激周围组织（骨骼肌等）释放成糖氨基酸。切除肾上腺的动物再用生理替代剂量的 GC，糖异生作用加强。GC 也能直接激活肝糖异生酶，例如葡萄糖 - 6 - 磷酸酶和磷酸烯醇式丙酮酸羧激酶（PEPCK）。GC 诱导 PEPCK 基因转录，增加 PEPCK 活性，这是 GC - 受体复合物与位于基因 5′端特异性 GC 反应元件相互作用的结果。GC 增加靶组织对儿茶酚胺 CA 的敏感性，脂肪分解增加，所释放的甘油为葡萄糖生成提供底物，而释放的脂肪酸则为糖异生提供能量。GC 也提高肌肉对 CA 的敏感性，促进乳酸生成。组织对胰高血糖素的敏感性也依赖于 GC 的允许作用，但作用机制未明。

（3）周围组织的葡萄糖利用：除动员底物参与肝糖异生外，GC 抑制周围组织对葡萄糖的摄取，部分抑制葡萄糖向细胞内的转运。GC 减少脂肪细胞的葡萄糖转运蛋白数目。

（4）脂代谢：GC 快速激活脂肪分解。在去肾上腺动物中，脂肪分解活性下降，继而血浆游离脂肪酸下降。而补充 GC2h 内可恢复正常，可能相应组织对其他的脂肪分解激素（如 CA、GH）的敏感性改变能增强 GC 的允许作用。GC 对脂肪代谢也有慢而持久的影响，其中最明显的是长期应用超生理量的 GC 后出现人体脂肪的重新分布，四肢脂肪相对缺乏而颈项部、锁骨上区的脂肪沉积特别突出，躯干、前纵隔和肠系膜的脂肪沉积也增多。给予动物大量的 GC 后，虽然体内蛋白质的丢失多于脂肪，但不产生与人类相似的脂肪重新分布，甚至还会出现轻微的体重减轻。GC 可引起高胰岛素血症，后者又导致脂质生成过多及脂肪重新分布。

（5）对免疫和炎症的影响：内源性 GC 过多抑制免疫反应，而给予治疗剂量的 GC 使潜在感染（如结核）扩散。GC 的免疫抑制特性被用于控制器官移植后的排斥反应及自身免疫性疾病的治疗，但对炎症过程和免疫反应中多种不同介质有不同影响。GC 是胸腺免疫细胞凋亡的强力诱导剂，加速淋巴细胞溶解，抑制细胞因子的合成和释放，除 GC 外，去氢异雄酮也可诱导淋巴细胞的凋亡。

（6）对骨骼肌和结缔组织的作用：①骨代谢：长期过量的 GC 引起骨量减少，表现为骨吸收增加，骨形成减少，并间接抑制肠道钙的吸收，改变维生素 D 的代谢。GC 也减少肠道钙的吸收，但不引起血清 25 -（OH）维生素 D_3 和 1，25 -（OH）2 维生素 D_3 水平降低，也不降低肠道上皮细胞对维生素 D 的敏感性。GC 的另一个作用是增加血清 PTH 水平，但可被钙剂和维生素 D 逆转。GC 对甲状旁腺有直接作用，甲状旁腺功能亢进者在给予 GC 后血清 PTH 快速上升，但并未测得肠道钙吸收的改变。而在体外试验中，GC 可刺激大鼠甲状旁腺释放 PTH。GC 减少肾小管对钙的重吸收而增加钙的排泄。甲状旁腺功能亢进症时，主要是由于钙的滤过负荷增加导致高钙尿症。②骨骼肌：GC 影响骨骼肌的糖代谢，过多时导致

肌肉组织蛋白质分解和类固醇性肌病。③结缔组织：GC 调节成纤维细胞的增殖过程和若干分化功能。其中大部分表现为抑制作用，例如抑制成纤维细胞的 DNA、RNA 和蛋白质合成，促进胶原蛋白分解，在骨骼表现为骨质疏松（已如上述），在皮肤出现皮肤萎缩与退变。长期过量的 GC 所造成的临床后果是伤口经久不愈和结缔组织松脆，巨噬细胞向创伤部位移动受抑制。GC 能刺激某些成纤维细胞产物（如纤维结合素和细胞外基质糖蛋白）的生成。TGF－β 也能诱导纤维结合素的生物合成并同 GC 有协同作用；GC 似乎有稳定纤维结合素 mRNA 的作用，而 TGF－β 则刺激纤维结合素 mRNA 的转录。弹性蛋白是成纤维细胞分化成为韧带细胞后的产物之一，GC 能促进弹性蛋白的分泌。

（7）对水和电解质的作用：①盐皮质激素活性：GC 过多的患者通常有高血压，即使血浆盐皮质激素浓度正常或无功能性盐皮质激素过多的证据（如低钾血症或血浆肾素活性降低）时，也可能发生高血压。在人和啮齿类动物中，皮质醇和皮质酮均有较弱的盐皮质激素活性，其影响水盐代谢的强度为 ALD 的 1/3。②血管加压作用：GC 缺乏时，肾脏对水的清除能力降低，此与血浆精氨酸加压素（arginine vasopressin，AVP）升高有关。③GC 与心房钠尿肽：去除肾上腺（完整保留球状带）的动物有排钠障碍，用 GC 替代治疗后恢复正常。起初认为尿钠排泄是 GC 引起肾小球滤过率增加的结果，现认为与心房钠尿肽（atrial natriuretic peptide，ANP）有关。

（8）对神经、精神和行为的作用：①情绪和行为：亲脂的 GC 易于透过血脑屏障，而且某些中枢神经细胞还可以胆固醇为原料合成类固醇类激素（主要为 GC）而影响行为的各个方面，包括睡眠形式、情绪、认知和感觉等。Cushing 综合征患者或正常人在给予治疗剂量的 GC 或 ACTH 后，均使快速眼球活动睡眠期（即快波睡眠期或异相睡眠期，出现 50～60 次/s 眼球快速运动）缩短。②中枢神经系统：中枢神经系统的许多细胞含 CR，但某些神经元的反应很快，难以用 GC 受体复合物促使目的基因的转录活性增加来解释。这些神经元的反应包括电活动改变。

（9）胃肠作用：①离子转运：GC 对结肠离子转运有直接作用，尽管结肠有盐皮质激素受体，盐皮质激素与受体结合促进离子转运，GC 作用所引起的钠转运是由 GCⅡ型受体介导的。②溃疡形成：长期使用治疗剂量的 CC 增加上消化道溃疡发生率，抑制溃疡愈合。

（10）对生长发育的作用：①纵向生长：在儿童，超生理量的内源性 GC 或治疗量的外源性 GC 均抑制骨骼的纵向生长，CH 分泌被抑制，血清 ICF－1 正常。②肺：GC 刺激肺脏多种类型细胞的分化。内源性 GC 促使Ⅱ型肺泡细胞产生表面活性物质。GC 也能引起Ⅱ型细胞的形态学改变：诱导与磷脂合成相关的酶的合成，并调节表面活性蛋白（SP－A、SP－B、SP－C）相关基因的转录。以同源重组方式破坏 GR 基因的小鼠有肺不张，且因呼吸衰竭而在出生后短时间内死亡。③神经系统和肾上腺髓质：GC 调节神经嵴上皮细胞分化成嗜铬细胞。神经嵴细胞是多种细胞的前身细胞，包括自主神经节细胞和肾上腺髓质细胞。激素环境在决定这些细胞的分化结局上起重要作用。

（11）应激作用：在受到伤害性刺激后，血中的 ACTH 和 GC 迅速增高，这种非特异性的全身反应被 Sevle 称为应激反应（stress），切除肾上腺皮质而保留髓质的动物，极易因受到伤害性刺激而死亡。相反，切除髓质保留皮质则不威胁到动物的生命。因此肾上腺皮质激素又被称为“保命激素”（life－suring hormone）。

（12）肾上腺皮质激素对肾上腺素 E 合成的作用：切除垂体的大鼠肾上腺，苯乙醇胺

N－甲基转移酶（PNMT，E合成酶）的活性降低，而在补充药理剂量（超过生理剂量）的GC后，该酶的活性恢复。GC可诱导肾上腺素合成酶的转录过程。

（13）天然与人工合成的GC的异同点：泼尼松龙与CBG和白蛋白的结合为非线性关系。泼尼松和泼尼松龙的药代动力学有如下特点：①间日疗法（alternate－day regimen）时，泼尼松的生物作用较泼尼松龙低；②在肝功能受损时，甚至在肝功能衰竭时，泼尼松向泼尼松龙的转化不受影响；③低蛋白血症本身并不使游离泼尼松龙浓度升高，但在肝肾功能衰竭、肾移植、年龄＞65岁、口服避孕药或服用酮康唑时，血中的游离泼尼松龙水平升高，而在甲亢、克隆病、服用肝微粒体酶诱导剂时，游离强的松龙水平降低。

10. 盐皮质激素

（1）ALD的生物合成代谢途径：ALD主要由肾上腺皮质的球状带细胞合成、分泌，属盐皮质激素。ALD的前体物质是孕酮。胆固醇在线粒体内由细胞色素P450胆固醇裂链酶（P450scc）催化转化为孕烯醇酮，新合成的孕烯醇酮转移到细胞浆内，在内质网的一系列酶催化下，经脱氢和双键移位而转化为孕酮。

（2）ALD的生理作用：ALD是人体内最主要的盐皮质激素，主要作用于肾脏远曲小管和集合管，增加钠的重吸收和促进钾的排泄；也作用于髓质集合管，促进H^+排泄，酸化尿液；另外，还可作用于多种肾外组织，调节细胞内、外的离子交换；ALD通过与ALD受体结合而发挥生理作用。

（3）ALD分泌的调控：①肾素－血管紧张素系统：肾素－血管紧张素系统是ALD合成调控的最重要因素。肾素是由肾小球旁器分泌的蛋白酶，催化血管紧张素原的水解，形成血管紧张素－1（AT－1），后者在血管紧张素转换酶（ACE）的作用下，形成血管紧张素－2（AT－2）和血管紧张素－3（AT－3）。两者在刺激ALD分泌方面作用相当。②电解质：K^+是调控ALD合成的另一重要因素。K^+可直接作用于球状带，增加ALD合成，ALD也可通过刺激肾排泄K^+来调节血钾浓度。而钠离子主要是通过调节肾小球旁器细胞合成肾素来影响ALD的合成。③其他：ACTH可刺激ALD分泌，但作用短暂。心房利钠肽（ANP）可直接抑制ALD的分泌。另外，精氨酸加压素AVP、多巴胺、5－羟色胺，生长抑素也有微弱的调节作用。

（4）ALD代谢：与皮质醇一样，ALD亦主要被5β－还原酶和3α－HSD催化还原，还原产物是3α，5β－四氢ALD，占尿的全部ALD代谢产物的35%～40%。

（黄文龙）

第二节 病因

肾上腺皮质功能亢进指由于机体长期处于过量皮质激素（糖皮质激素或盐皮质激素）的作用而出现一系列的综合病征。过量的糖皮质激素引起的称皮质醇症、库欣综合征（Cushing syndrome）；过量的盐皮质激素引起的称醛固酮增多症。

一、皮质醇增多症

皮质醇增多症（hypercortisolism）又称Cushing综合征，由Harvey Cushing首先在1912

年报道。本征是由多种病因引起的以高皮质醇血症为特征的临床综合征，主要表现为满月脸、多血质外貌、向心性肥胖、痤疮、紫纹、高血压、继发性糖尿病和骨质疏松等。

（一）分类

根据导致皮质醇增多症的病因不同分：ACTH 依赖性和非 ACTH 依赖性两大类。

1. ACTH 依赖性肾上腺皮质功能亢进

（1）病变在垂体或下丘脑，占 70% ~80%，由于腺瘤或增生分泌过多的 ACTH 刺激肾上腺皮质增生。

（2）异位 ACTH 综合征（占 15%），是由于某些疾病如肺癌、胰腺癌、胸腺癌、支气管腺瘤等异位分泌过多的 ACTH 所致。

2. 非 ACTH 依赖性肾上腺皮质功能亢进　由于肾上腺皮质腺瘤或腺癌分泌大量的皮质醇所致。结节性肾上腺增生是一种特殊类型，机制未明。医源性 Cushing 综合征是由于长期使用糖皮质激素所致。

（二）发病机制

1. ACTH 依赖性 Cushing 综合征

（1）垂体性 Cushing 综合征：又名 Cushing 病，因垂体分泌过量 ACTH 引起。根据 Cushing 1912 年的定义，Cushing 病是指垂体病变引起的 Cushing 综合征，但现亦将下丘脑 - 垂体病变所致（ACTH 依赖性）Cushing 综合征笼统地称为 Cushing 病。以前所谓的皮质醇增多症是 Cushing 综合征的同名词，一般不用。Cushing 病占 Cushing 综合征患者总数的 65% ~75%. 男女之比为（1 ∶ 3） ~ （1 ∶ 8），男女差别显著，原因未明。Cushing 病可发生于任何年龄，以 25 ~45 岁为多见：儿童少见，目前报道年龄最小者仅 7 个月。垂体分泌过量 ACTH 的原因未明，一些研究提示，垂体肿瘤的发生具有遗传背景。

1）垂体 ACTH 腺瘤：ACTH 腺瘤周围的正常垂体组织中的 ACTH 细胞透明变性（Crooke 细胞），外周血及脑脊液中 CRH 浓度低于正常，在垂体腺瘤摘除后 CRH 才恢复正常，说明腺瘤具有自主分泌 ACTH 的能力。垂体 ACTH 瘤可能存在若干不同的类型。来源于腺垂体 ACTH 细胞或来源于残存的垂体中叶细胞的 ACTH 瘤各有特点。

垂体 ACTH 瘤和其他细胞类型的垂体瘤不同，微腺瘤的比例高达 80% 以上，而且以直径≤5mm 的占多数，大腺瘤占 10% ~20%，垂体大腺瘤罕见；垂体 ACTH 瘤的局部浸润倾向明显，可向邻近的海绵窦、蝶窦及鞍上池浸润。

2）垂体 ACTH 细胞癌：个别的垂体 ACTH 瘤为恶性腺癌，可向颅内其他部位及远处（如肝、肺等处）转移，恶性程度高，易侵犯周围组织，预后差。

3）垂体 ACTH 细胞增生：在 Cushing 病中的比例报告不一（0 ~14%）。增生可为弥散性、局灶性或形成多个结节，有时可在增生的基础上形成腺瘤。可能由于下丘脑本身或更高级神经中枢的病变或功能障碍致下丘脑 CRH 分泌过多，刺激垂体 ACTH 细胞增生，ACTH 分泌增多。另外，有些垂体 ACTH 细胞增生是因为下丘脑以外的肿瘤异源分泌过量的 CRH 或 CRH 类似物所致，但至今仍有很多垂体 ACTH 细胞增生找不到肯定的原因。

4）鞍内神经节细胞瘤：极少数下丘脑神经细胞异位至蝶鞍内形成神经节细胞瘤（gangliocytoma），肿瘤细胞分泌 CRH 从而引起 Cushing 病。

5）异位垂体瘤：垂体组织可异位至鞍旁、鞍上池、海绵窦、蝶窦等部位。偶尔，异位垂体可形成肿瘤，过度分泌 ACTH 而引起类 Cushing 病或异源性 ACTH 综合征。当患者的激素水平（如皮质醇、ACTH 等）改变不典型，而又未发现垂体以外部位肿瘤时，应考虑此种可能。

（2）异源性 ACTH 综合征：该综合征是指垂体以外的肿瘤分泌大量 ACTH 或 ACTH 类似物，刺激肾上腺皮质增生，使之分泌过量皮质醇、盐皮质激素及性激素所引起的一系列症状，约占全部 Cushing 综合征的 15%。除腺垂体外，很多脏器及组织在正常情况下，能够合成和分泌少量 ACTH。还有证据表明，许多肿瘤都可以合成少量 ACTH 或其他多肽激素及它们的前体分子。因此，异源性 ACTH 综合征实际上不能确切表明疾病的病因和病变部位。

引起异源性 ACTH 综合征的最常见原因为肺癌（尤其是小细胞型肺癌，约占 50%），其次为胸腺瘤或胸腺类癌（10%）、胰岛肿瘤（10%）、支气管类癌（5%）、甲状腺髓样癌、嗜铬细胞瘤、神经节瘤（ganglioma）、神经母细胞瘤、胃肠道肿瘤、性腺肿瘤、前列腺癌及更少见的化学感受器瘤等。

异源分泌 ACTH 的肿瘤一般都具有自主性，不受 CRH 兴奋，也不被糖皮质激素 GC 抑制，故可用大剂量地塞米松（DXM）抑制试验联合 UFC 测定来鉴别垂体或异源性 ACTH 增加。但支气管类癌分泌 ACTH 较特殊，多数可被大剂量 DXM 抑制。有的支气管类癌除异源分泌 ACTH 外，还同时分泌 CRH。个别病例原发肿瘤不分泌 ACTH，而转移瘤却分泌 ACTH。

（3）异源性 CRH 综合征：肿瘤异源分泌 CRH 刺激垂体 ACTH 细胞增生，ACTH 分泌增加。有单纯分泌 CRH 者，也有 CRH 和 ACTH 同时分泌的现象。ACTH 依赖性 Cushing 综合征患者肾上腺皮质长期受 ACTH 刺激，呈弥散性增生。多数患者血 ACTH 为 11～44pmol/L（50～200pg/mL）。

2. ACTH 非依赖性 Cushing 综合征　是指肾上腺皮质肿瘤（腺瘤或腺癌）自主分泌过量的皮质醇，通常下丘脑的细胞 CRH 和垂体的 ACTH 细胞处于抑制状态，血 ACTH 水平降低或检测不到。

（1）肾上腺皮质腺瘤：由于腺瘤自主分泌皮质醇引起血皮质醇升高，反馈抑制下丘脑－垂体，故腺瘤以外同侧的肾上腺及对侧肾上腺皮质萎缩。腺瘤分泌皮质醇不受外源性 GC 抑制，对外源性 CRH、ACTH 一般无反应，但有时可有反应甚至达到肾上腺皮质增生时的水平。过去认为 ACTH 非依赖性肾上腺肿瘤是自主分泌的。但研究发现，不依赖 ACTH 的肾上腺肿瘤的发生可能与肾上腺组织存在异源的激素受体有关。

（2）肾上腺皮质癌：Cushing 综合征的表现可不典型，但女性患者男性化明显，因癌分泌大量的（弱）雄激素如去氢异雄酮及雄烯二酮所致，低血钾性碱中毒常见。

肾上腺意外瘤无症状，少数有 Cushing 综合征的实验室发现（如血皮质醇增高或皮质醇节律消失等），但临床上无 Cushing 综合征表现。

（3）肾上腺皮质结节样增生：原发性色素性结节性肾上腺皮质病或增生不良症（primary pigmented nodularadrenocortical disease/dysplasia，PPNAD）；肾上腺大结节性增生症（macronodular adrenal hyperplasia，MAH）中的 ACTH 非依赖性双侧性肾上腺大结节性增生（ACTH－independent bilateral macronodular adrenal hyperplasia，AIMAH），其中有一类为 GIP 依赖性 Cushing 综合征（GIP－dependent Cushing syndrome），亦称为进食相关性 Cushmg 综合征（food－dependent Cushing syndrome）。另外，双侧肾上腺皮质增生也见于 McCune－Albright 综合征和Ⅰ型多发性内分泌腺瘤（multiple endocrine neoplasia－Ⅰ，MEN－Ⅰ），但不一定都伴有 Cushing 综合征的临床表现。

1）原发性色素性结节性肾上腺病或皮质增生不良症（PPNAD）：PPNAD 是皮质醇增多症的罕见类型之一，常见于青少年期发病，男女比例相近。以前认为 PPNAD 属于自身免疫性肾上腺皮质病变，在 PPNAD 患者血中发现肾上腺兴奋性免疫球蛋白（adrenal－stimulating immunoglobulin，ASI）。ASI 是一种自身抗体，其相应抗原与肾上腺皮质细胞上的 ACTH 受体结合，刺激肾上腺皮质细胞增生，合成皮质类固醇，从而导致肾上腺增生与结节形成，产生过量的皮质醇而导致 Cushing 综合征。由于最近已确证 Caney 综合征（Carney complex）基因定位于染色体 2p16，对肾上腺兴奋性免疫球蛋白假说提出了质疑。

2）大结节性肾上腺皮质增生（MAH）：其增生程度介于 ACTH 依赖与非依赖性 Cushing 综合征之间。20%～40% 的垂体性 Cushing 综合征患者双侧肾上腺小结节样或大结节样增生，长期 ACTH 刺激可致肾上腺结节形成，一些结节可能变为自主性分泌。值得注意的是，肾上腺组织增生一般用 ACTH 或 GIP 过度敏感来解释，但 MAH 的肾上腺组织对 ACTH 更敏感。近来还有作者认为 GIP 与肾上腺的结节形成有关，肾上腺对 GIP 的异常敏感表现为进食引起的血皮质醇升高。

3）GIP 依赖性 Cushing 综合征：其皮质醇分泌不依赖于 ACTH，而呈进食依赖性。发病原因可能是肾上腺皮质细胞异源表达 GIP 受体所致。近年来有关 GIP 依赖性 Cushing 综合征的报道增多。GIP 依赖性 Cushing 综合征的一般特点是：肾上腺呈结节性增生，结节为多个，1.4～7.8cm；临床上有皮质醇增多症表现；基础皮质醇水平低或正常，傍晚升高，不能被 DXM 抑制；基础 ACTH 水平低，对 CRH 刺激无反应，ACTH 无法测出；进食引起皮质醇水平升高，静脉滴注葡萄糖等供能物质不引起此种变化；静脉滴注胃抑肽，血皮质醇水平升高的程度较滴注 ACTH 时升高程度明显；取肾上腺皮质细胞进行体外培养，于培养液中加入 CIP 或 ACTH，前者引起分泌皮质醇的反应较后者大；用 ^{131}I 胆固醇作肾上腺扫描检查，双侧肾上腺摄 ^{131}I 量相等；部分患者用奥曲肽治疗有效。

3. 其他特殊类型的 Cushing 综合征

（1）医源性 Cushing 综合征（类 Cushing 综合征）：使用外源性 GC 产生 Cushing 综合征与使用时间和剂量有关。GC 治疗达到足以抑制炎症反应的剂量即可引起 Cushing 综合征的症状。以泼尼松为例，给予 10mg/d，罕有 Cushing 综合征表现，引起类 Cushing 综合征剂量常需 30～40mg/d，持续 3～4 月。但甲低或肝病患者近乎正常人的半量即可产生类 Cushing 综合征（由于激素的代谢速度减低）。相当剂量的长效 GC（如 DXM 或倍他米松）更易引起类 Cushing 综合征。外源性 ACTH 所致 Cushing 综合征常有高血压、雄性化及向心性肥胖表现。类 Cushing 综合征根据不同制剂、剂量大小、持续时间长短，其临床表现有所差别。局部应用 DXM 亦可引起类 Cushing 综合征，如 DXM－麻黄素滴鼻、局部涂擦含 DXM 的制剂，局部吸入倍他米松，DXM 灌肠或鞘内注射引起类 Cushing 综合征也有报道。

儿童的生长发育障碍（类 Cushing 综合征与 Cushing 综合征的不同在于其 GH 分泌正常），即使补充 GH，身高仍难以达正常高度。用曲安西龙（氟羟泼尼松龙，triamcinolone）亦可诱导类 Cushing 综合征，伴肝损害，血清转氨酶明显升高。

（2）周期性皮质醇增多症：皮质醇呈周期性分泌，每一病例大致有各自的固定分泌周期。但早期往往间歇时间较长，后期发作频繁，周期为 11～85 天。另一种类型为间歇性皮质醇增多症，无固定周期，缓解期临床症状消退，激素水平恢复正常，此时对小剂量 DXM 有正常抑制反应，但发作期不受 DXM、美替拉酮、左旋多巴（L－多巴）等的影响，大剂量 DXM 抑制试验呈反常升高。发作期血、尿皮质醇较一般 Cushing 综合征高，往往同时伴有 ALD 增高。临床上一般要出现 2 个以上发作周期才可诊断。周期性变化是原发灶周期性分泌 ACTH 所致，病因可以是下丘脑病变、垂体微腺瘤、空泡蝶鞍、支气管小细胞型未分化癌或肾上腺癌、PPNAD 等。周期性 Cushing 综合征的发病机制尚不清楚。患者皮质醇分泌对 DXM 呈反常的兴奋反应。由此推测周期性皮质醇增多症发病机制可能是下丘脑－垂体－肾上腺轴调节紊乱所致，由于应激使皮质醇一过性增高（或外源性使用 DXM），在病理情况下不是抑制而是兴奋下丘脑－垂体－肾上腺轴，使皮质醇持续升高，促使一次周期发作，至于为什么出现正反馈机制尚待进一步阐明。

（3）异位肾上腺组织来源的肿瘤所致 Cushing 综合征：肾上腺皮质在胚胎发育时有一个迁徙的过程，少数肾上腺皮质细胞在此过程中会散落在各组织中，这些散落的肾上腺皮质细胞有可能发展为肿瘤。这些肿瘤的特性与肾上腺皮质肿瘤相同，但很难定位。

（4）儿童 Cushing 综合征：较为少见，男、女发病率相当，7 岁以上发病者多为双侧肾上腺增生，7 岁以内发病者以肿瘤多见，异源性 ACTH 分泌综合征儿童罕见。儿童垂体腺瘤常较大，除 Cushing 综合征临床表现外，常伴身材矮小，可有 GC 和雄激素过多体征，生长过速。儿童 Cushing 病首选放射治疗，缓解率可达 80%。腺瘤摘除术可引起垂体功能减退，影响性腺发育。

（5）应激性 Cushing 综合征：应激可以引起机体各种激素水平变化，皮质醇分泌增加。

（6）GC 受体（GR）增多性 Cushing 综合征：患者于青春期出现 Cushing 综合征样表现，但血皮质醇水平正常，淋巴细胞的 GR 亲和力正常而数目增加。最初皮质醇节律和垂体－肾上腺功能正常。

（7）GC 过敏感综合征：病因是由于 GC 敏感性升高，而为什么低皮质醇产生率和 ACTH 分泌抑制状态会导致 Cushing 综合征仍不明。

二、肾上腺盐皮质激素增多

过量的肾上腺盐皮质激素引起的综合征称醛固酮增多症，其中以原发性醛固酮增多症为最多见。

（一）肾上腺 ALD 瘤（aldosterone－producing adenoma，APA）

占原醛症的 70% ~80%，以单侧肾上腺腺瘤最多见，双侧或多发性腺瘤较少，个别病例可为一侧腺瘤伴对侧增生。腺瘤同侧和对侧肾上腺组织可以正常、增生或伴结节形成，亦可发生萎缩。

（二）特发性 ALD 增多症（idiopathic hyperaldosteronism，IHA）

简称特醛症，占成人原醛症的 10% ~20%，但在儿童原醛症中，以此型最常见。特醛症的病理变化为双侧肾上腺球状带增生，增生的皮质伴或不伴结节，增生病因不明，特醛症组织学上具有肾上腺被刺激的表现，而 ALD 合成酶基因并无突变，但该基因表达增多且酶活性增加，有学者认为，特醛症的发生可能是由异常促分泌因子增加或肾上腺对 AT－2 过度敏感所致。

（三）GC 可抑制性 ALD 增多症（glucocorticoid－remediable aldosteronism，GRA）

CRA 是一种常染色体显性遗传病，本症特点是 GC 可抑制 ALD 过量分泌，且长期治疗能维持抑制效应，提示 ALD 分泌依赖于 ACTH。其特有的生化异常为 18－羟皮质醇和 18－氧皮质醇明显增多，这一现象在 ALD 瘤中亦可见到，但 ALD 瘤患者 18－氧皮质醇很少超过 ALD 含量，而在 GRA 中则数倍于 ALD 浓度。在该症中，男性患者的高血压较严重。

（四）原发性肾上腺皮质增生（primary adrenal hyperplasla，PAH）

约占原醛症的1%，可为双侧或单侧增生，但生化特征与 ALD 瘤更相似，行肾上腺单侧或次全切除可纠正 ALD 过多的症状和生化异常。

（五）分泌酮固酮的肾上腺皮质癌（aldosterone－secreting adrenocortical carcinoma）

此型少见，少于1%的原醛症由肾上腺癌引起。癌肿往往同时分泌 GC、类固醇性性激素，亦有单纯分泌 ALD 的病例报道。

（六）家族性 ALD 增多症（familial hyperaldosteronlsm，FH）

FH 又分为两型（FH－Ⅰ和 FH－Ⅱ）。FH－Ⅰ即为 GC 可抑制性 ALD 增多症，病因已明确。FH－Ⅱ亦为家族性疾病，常染色体显性遗传，其 ALD 的高分泌既可由肾上腺皮质增生引起也可由 ALD 瘤引起，病因尚不完全清楚，与 FH－Ⅰ不同的是该型患者的 ALD 水平不能被 DXM 抑制，基因检测也未发现与 FH－Ⅰ有关的基因（CYP11B1/CYP11B2 嵌合基因）缺陷，连锁分析认为 ALD 合成酶基因 CYP11B2 与本型的发病关系不大。

（七）异位 ALD 分泌腺瘤和癌（ectopic aldosterone－producing adenoma and carcinoma）

少见，可发生于肾脏、肾上腺残余组织或卵巢。

（黄文龙）

第三节　临床表现

一、皮质醇增多症（Cushing 综合征）临床表现

主要是由于长期血皮质醇浓度升高所引起的蛋白质、脂肪、糖、电解质代谢严重紊乱，同时干扰了多种其他内分泌激素分泌，而且机体对感染抵抗力降低所引起。此外，ACTH 分泌过多及其他肾上腺皮质激素的过量分泌也会引起相应的临床表现，各种主要临床表现的出现频率见表 11－1。

表 11－1　Cushing 综合征的症状和体征

症状或体征	频率（%）	症状或体征	频率（%）
向心性肥胖	79～97	紫纹	51～71
多血质	50～94	水肿	28～60
糖耐量受损	39～90	背痛、病理性骨折	40～50

续 表

症状或体征	频率（%）	症状或体征	频率（%）
乏力及近端肌病	29～90	多饮、多尿	25～44
高血压	74～87	肾结石	15～19
心理改变	31～86	色素沉着	4～16
易淤斑	23～84	头痛	0～47
女子多毛	64～81	突眼	0～33
月经稀少或闭经	55～80	皮肤真菌感染	0～30
阳痿	55～80	腹痛	0～21
痤疮、皮肤油腻	26～80		

1. 主要与皮质醇增多有关的临床表现

（1）脂代谢紊乱与向心性肥胖：Cushing 综合征患者多数为轻到中度肥胖，极少有重度肥胖。有的面部及躯干偏胖，但体重在正常范围。典型的向心性肥胖是指面部和躯干部脂肪沉积增多，由于面部和颈部脂肪堆积显得颈部变粗缩短，但四肢（包括臀部）正常或消瘦。满月脸（moon facies）、水牛背（buffalo hump）、悬垂腹（over－hanging abdomen）和锁骨上窝脂肪垫是 Cushing 综合征的较特征性临床表现。另有少数患者呈均匀性肥胖，需与单纯性肥胖鉴别.

向心性肥胖的原因尚不清楚。高蔗糖饮食、吸烟、饮酒等均与向心性肥胖形成有关，此外，发生胰岛素抵抗者出现糖、脂肪、蛋白质代谢异常也可以导致向心性肥胖。一般认为，Cushing 综合征患者肥胖主要由于血皮质醇水平升高引起脂肪代谢紊乱、体内胰岛素抵抗引起能量代谢异常、胰岛素敏感部位脂肪沉积。

（2）蛋白质代谢障碍：Cushing 综合征患者蛋白质分解加速，合成减少，因此机体长期处于负氮平衡状态，导致肌肉萎缩无力，以近端肌受累更为明显，有些患者就诊时仅以此为突出表现。皮肤变薄，皮下毛细血管清晰可见，皮肤弹力纤维断裂，形成宽大紫纹，加之皮肤毛细血管脆性增加，容易出现皮下青紫瘀斑，伤口不易愈合。患者多合并有骨质疏松，可致腰背疼痛，脊椎畸形，身材变矮。

（3）糖代谢异常：约半数 Cushing 综合征患者有糖耐量减低，约 20% 伴糖尿病。高皮质醇血症使糖异生作用增强，并可对抗胰岛素降血糖的作用，易发展成临床糖尿病（类固醇性糖尿病）。此外，Cushing 综合征可引起胰腺病变（如胰腺脂肪变），影响胰腺内分泌功能而加重糖代谢紊乱。

（4）高血压、低血钾与碱中毒：皮质醇有潴钠排钾作用。Cushing 综合征时，高水平的血皮质醇是高血压、低血钾的主要原因，加上有时去氧皮质酮及皮质酮等弱盐皮质激素的分泌增多，使机体总钠量明显增加，血容量扩张，血压上升并有轻度水肿。尿钾排泄量增加，导致低血钾和高尿钾，同时伴有氢离子的排泄增多而致代谢性碱中毒。Cushing 综合征的高血压一般为轻到中度，低血钾性碱中毒程度也较轻。但异源性 ACTH 综合征及肾上腺皮质癌患者由于皮质醇分泌显著增多，同时弱盐皮质激素分泌也增加，因而低血钾性碱中毒的程度常较严重，在 Cushing 病与异源性 ACTH 综合征鉴别时可作参考。如高血压长期得不到良好

控制，常有动脉硬化和肾小动脉硬化，则 Cushing 综合征治愈后血压也很难降至正常。长期高血压可以并发左心室肥厚、心力衰竭和脑血管意外等。

（5）生长发育障碍：过量皮质醇抑制儿童 GH 的分泌及作用，抑制性腺发育，因而对生长发育有严重影响。少儿时期发病的 Cushing 综合征患者，生长停滞，青春期延迟，与同龄儿童比身材肥胖矮小，如伴脊椎压缩性骨折，身材更矮。Cushing 综合征生长发育障碍的原因可能与下列因素有关：①过量皮质醇抑制垂体前叶分泌 GH；②直接影响性腺以及抑制促性腺激素分泌而抑制性腺发育；③影响某些细胞因子的表达。如白血病抑制因子（leukemia inhibitory factor，LIF）可调节分化成熟的下丘脑－垂体－肾上腺轴功能，转基因鼠表达的 LIF 促进垂体 ACTH 细胞增生，而 CH 细胞和促性腺激素细胞受抑制。

（6）骨质疏松：长期慢性过量的 GC 具有降低骨胶原转换作用。因此，继发性骨质疏松是 Cushing 综合征常见的并发症。主要表现为腰背痛，易发生病理性骨折，骨折的好发部位是肋骨和胸腰椎，可以引起脊柱后凸畸形和身材变矮。骨骼的其他病变如非特异性炎症，常与长期药理剂量的 GC 导致肱骨头或股骨头无菌性坏死等有关，其他类型的 Cushing 综合征很少出现这种情况。

（7）性腺功能紊乱：Cushing 综合征患者性腺功能均明显减退。由于高皮质醇血症不仅直接影响性腺，还对下丘脑－垂体的促性腺激素分泌有抑制作用。女性表现为月经紊乱，继发闭经，极少有正常排卵，难以受孕。La－do－Abeal 等认为这些改变主要由于血皮质醇增多而不是雄激素升高所引起。在男性患者，睾酮生成减少，故主要表现为性功能减退、阳痿、阴茎萎缩、睾丸变软缩小。

除肾上腺皮质腺瘤外，由肾上腺增生所引起的 Cushing 综合征均有不同程度的肾上腺去氢异雄酮及雄烯二酮分泌增加，这些激素本身雄激素作用不强，但可在外周组织转化为睾酮，导致痤疮、多毛，甚至女性男性化表现，脱发、皮脂分泌增多。而这些弱雄激素可抑制下丘脑－垂体－性腺轴，也是引起性功能减退的另一原因。

（8）造血与血液系统改变：皮质醇刺激骨髓造血，红细胞计数和血红蛋白含量升高，加之患者皮肤变薄，故呈多血质外貌。大量皮质醇使白细胞总数及中性粒细胞增多，但促进淋巴细胞凋亡，淋巴细胞和嗜酸粒细胞的再分布，这两种细胞在外周血中的绝对值和白细胞分类中的百分率均减少。血液高凝状态可能与下列因素有关：①红细胞增多；②血管内皮细胞代谢增强；③血液中Ⅷ因子及 VWF 浓度升高，易形成血栓。

（9）感染：大量的皮质醇抑制机体的免疫功能，机体的中性粒细胞向血管外炎症区域的移行能力减弱，自然杀伤细胞数目减少，功能受抑制，患者容易合并各种感染，如皮肤毛囊炎、牙周炎、结核活动播散、泌尿系感染、甲癣、体癣等；感染不易局限，可发展为丹毒、丘疹样皮肤改变和败血症等，机会性感染增加。免疫功能受抑制，一旦合并感染，机体对感染难以产生相应反应，如严重感染时体温不一定升高，白细胞计数可正常，故不能用体温和白细胞计数等作为衡量感染严重程度的指标。

（10）精神障碍：约有半数 Cushing 综合征患者伴有精神状态改变。轻者可表现为欣快感，失眠、注意力不集中，情绪不稳定，少数可以表现为抑郁与躁狂交替发生；另还有少数出现类似躁狂抑郁或精神分裂症样表现或认知障碍。

（11）高尿钙与肾石病：高皮质醇血症影响小肠对钙的吸收，且骨钙动员，大量钙离子进入血液后从尿中排出。血钙虽在正常低限或低于正常，但尿钙排量增加，易并发肾石病

（15% ~19%）。

（12）高皮质醇血症掩盖合并的自身免疫性疾病：Kajita 等报告的无症状的自身免疫性甲状腺疾病在经肾上腺切除治疗 Cushing 综合征后发展为毒性甲状腺肿（Graves 病）。另有 Cushing 综合征致 SLE 症状完全缓解，当肾上腺切除术后 SLE 病情恶化的病例报道。

2. 其他表现

（1）雄激素增多的相关症状：痤疮、头面部皮肤油腻、头顶脱发但秃顶少见，女性多毛。多毛通常仅局限于面部，但少数也可表现为全身毛发增多。女性月经稀少，男女都有性欲减退；男性是由于皮质醇增多所致，女性则由于皮质醇和雄激素同时增加引起。

（2）眼部病变：患者常有结合膜水肿，约 6% 的 Cushing 综合征患者有轻度突眼，可能由于眶后脂肪沉积引起。早期症状不明显，可仅表现为眼部病变，如浆液性中心脉络膜视网膜病，仅 24hUFC 升高：高皮质醇血症还可加速青光眼和白内障的发展。偶尔，异源性 ACTH 综合征患者可以视力损害或眼内压升高为首发表现。极少数患者可有嗅觉减退。

（3）皮肤色素沉着：异源性 ACTH 综合征，因肿瘤产生大量 ACTH、p - LPH 和 N - POMC 等，故皮肤色素明显加深，具有鉴别意义。

3. 与异源性 ACTH 分泌肿瘤有关的表现　胸腺瘤可有上腔静脉阻塞综合征，恶性胸腺瘤可伴眼内压升高；胃泌素瘤所致 Cushing 综合征可引起难治性溃疡，高胃酸分泌和高胃泌素血症等（Zollinger - Ellison 综合征）；胸腺神经内分泌肿瘤致 Cushing 综合征可以表达多种细胞因子，其分泌的异源激素有降钙素、生长抑素、胃泌素、胰多肽、VIP、胰高血糖素、人绒毛膜促性腺激素 - β、α - 胎儿蛋白（AFP）、α - 亚基、特异性神经元烯醇化酶（NSE）、GHRH、CRH 和癌胚抗原（CEA）等，并可引起相应的临床表现。此外，类癌标志物也有助于鉴定异源性 ACTH 分泌肿瘤的多激素分泌潜能，如嗜铬素 A（chromogranin A）的表达增加可见于胃肠道、胰腺等神经内分泌瘤和类癌，但同时分泌过多的 CRH/ACTH 的情况十分罕见。

二、醛固酮增多症临床表现

醛固酮增多症（hyperaldosteronism）可分为原发性和继发性两类，前者是由于肾上腺皮质本身病变（肿瘤或增生），分泌过多的 ALD，导致水钠潴留、血容量扩张、肾素 - 血管紧张素系统活性受抑制，称原发性 ALD 增多症；后者则是肾上腺皮质以外的因素兴奋肾上腺皮质球状带，使 ALD 分泌增多，称继发性 ALD 增多症。后者按病因分为两大类：一类是使有效血容量减少的疾病，如肾动脉狭窄、充血性心力衰竭、肝硬化、失盐性肾病、特发性水肿、滥用利尿药等；另一类是肾素原发性增多，如肾素瘤、Bartter 综合征。本节重点介绍原发性 ALD 增多症（primary hyperaldosteronism，简称原醛症）。

原发性 ALD 增多症是 1955 年由 Conn 首先从大量原发性高血压患者中发现的一种内分泌性高血压类型。患者的主要临床特征为高血压、低血钾、肌无力、多尿、血浆肾素活性（PRA）受抑及 ALD 水平升高，又称为 COnn 综合征。文献报道的原醛症发病率差别较大，Conn 曾推测约 20% 高血压由原醛症所致，但目前多认为占高血压人群的 1% 左右。Lim 等从 465 例高血压患者中筛选出 43 例原醛症（占 9.2%），这些差异可能与局部地区发病率较高或筛查方法改进有关。该病的发病高峰为 30 ~50 岁，但新生儿亦可发病，女性多于男性，男女比约为 1 ：1.3。

醛固酮增多症的一系列临床表现均由过量分泌 ALD 所致，主要表现为高血压、低血钾性碱中毒、血浆 ALD 升高、肾素－血管紧张素系统受抑制等。

（一）高血压

高血压是最早且最常见的表现，随病程持续进展或略呈波动性上升，但一般呈良性经过，血压约 170/100mmHg，严重者可达 210/130mmHg，少数 ALD 瘤患者的血压在正常范围内，但术后患者发生低血压，说明术前仍存在相对性高血压。患者诉头昏、头痛，长期高血压可导致各种靶器官（心、脑、肾）损害。Nishimura 等发现脑血管意外发生率为 15.5%，蛋白尿和肾功能不全各为 21.4% 和 6.9%。另外，亦有原醛症长期血压未被控制引起冠状动脉瘤和主动脉夹层动脉瘤的报道。该病的高血压用一般降压药治疗，疗效差。原醛症的高血压为继发性高血压，但血压似乎仍存在昼夜节律，夜间血压较低。

（二）低血钾

大量 ALD 促进肾远曲小管内 Na^+ － K^+ 交换，这一过程受远曲小管内 Na^+ 浓度影响，其中钠浓度愈高，尿钾排泄愈多，反之则排出减少。

1. 肌无力及周期性瘫痪　低血钾使神经肌肉兴奋性降低，表现为肌无力或典型的周期性肌瘫痪。肌瘫痪通常先为双下肢受累，严重者可波及四肢，甚至发生呼吸肌瘫痪，危及生命。发作较轻的可自行缓解，较重者需经口服或静脉补钾治疗方可缓解。瘫痪的发作与血钾降低程度相关，但细胞内、外的钾离子浓度差及其他电解质浓度变化对症状的发生、对肌瘫痪起更重要的作用。肌瘫痪以夜间发作较多，劳累、寒冷、进食高糖食物、排钾利尿剂常为诱发因素。

2. 肢端麻木、手足搐搦　临床常可见原醛症患者发生肢端麻木、手足搐搦及肌痉挛，这是由于低钾引起代谢性碱中毒。碱血症使血中游离钙减少，加之 ALD 促进钙、镁排泄，造成了游离钙降低及低镁血症。

（三）肾脏表现

长期大量失钾，肾小管上皮发生空泡变性，肾浓缩功能减退，可引起多尿、夜尿增多，继而出现烦渴、多饮、尿比重低且对精氨酸加压素 AVP 不敏感。过多的 ALD 使尿钙及尿酸排泄增多，易并发肾石病及尿路感染。长期继发性高血压则可致肾动脉硬化引起蛋白尿和肾功能不全。

（四）心血管系统表现

1. 心肌肥厚　原醛症患者较原发性高血压更容易引起左心室肥厚，而且发生往往先于其他靶器官损害。左心室肥厚与患者年龄、平均血压及血 ALD 浓度相关；另有人发现原醛症患者血浆中内源性洋地黄样物质（EDLS）升高，而病因去除后，EDLS 恢复正常，心肌肥厚亦逐渐得到改善，因此认为 EDLS 可能亦与心肌肥厚有关。心肌肥厚使左心室舒张期充盈受限，心肌灌注亦减退，因此运动后原醛症患者较一般高血压患者更易诱发心肌缺血。

2. 心律失常　低血钾可引起程度不一的心律失常，以早搏、阵发性室上速较常见，严重者可诱发心室颤动。心电图可有典型的低血钾图形，如 Q－T 间期延长，T 波增宽或倒置，U 波明显，T－U 波融合成双峰。

3. 心肌纤维化和心力衰竭　ALD 在充血性心力衰竭的病理生理过程中起重要作用，它不仅引起电解质紊乱和高血压，许多体内、外试验结果提示，ALD 还促进心肌纤维化。动物试验发现心脏成纤维细胞有对 ALD 高亲和力的类固醇受体，ALD 能刺激心肌间质成纤维细胞中胶原合成和积聚，最终引起心肌纤维化、心脏扩大和顽固性心力衰竭，这一过程认为与细胞内钙信号系统有关，因为 ALD 拮抗剂和钙通道阻滞剂对心肌有保护效应。

（五）内分泌系统表现

缺钾可引起胰岛 B 细胞释放胰岛素减少，因此原醛症患者可出现糖耐量减低，亦有研究表明，ALD 过多可能直接影响胰岛素的活性作用，即使血钾正常，增高的 ALD 亦使胰岛素的敏感性降低；原醛症患者尿钙排泄增多，为了维持正常血钙水平，PTH 分泌增多；另外，ALD 瘤患者血浆瘦素水平低而肾上腺髓质素（AM）水平升高，后者的血浓度与肿瘤大小有关，术后可改善，其机制尚不明。

（黄文龙）

第四节　实验室检查

在临床上，下丘脑－垂体－肾上腺皮质轴（HPA）的相关激素及其代谢产物的测定是了解垂体和（或）肾上腺皮质功能的重要途径。HPA 的功能检查主要包括血、尿中皮质激素及其代谢产物的测定和 HPA 的动态试验，必要时还可借助影像学检查和病理学检查来协助诊断。

代谢产物的测定可采用化学法、RIA 或 ELISA 等法，主要测定尿中的每 24h 排出量，虽然敏感性和特异性不高，干扰因素多，但仍为 HPA 疾病的基本和主要诊断措施。

一、血浆激素测定

血浆中的 HPA 激素包括 CRH、ACTH、皮质醇等。因 CRH 含量低，所以临床上一般只测定 ACTH 和皮质醇水平。RAA 轴系统主要测定血浆肾素活性、AT－2 和 ALD。用间接的代谢产物或代谢表现也可反映 ALD 的分泌量或分泌速率（如立卧位试验、高钠试验、低钠试验等）。

（一）血浆 ACTH 测定

现已可用标记的单克隆抗体检测血浆中的 ACTHI－39、ACTH－N 或其他相关片断及大分子 ACTH 的前体物质。因使用的方法不同、各地的正常值范围有一定的差异。垂体的 ACTH 分泌受下丘脑 CRH 的影响，有明显的昼夜节律性。按规定，50 国际单位（IU）＝0.25mg 的 ACTH 活性肽，一般正常人的血浆 ACTH 浓度高峰在上午 6～10 时，正常值 12～60pg/mL。如 ACTH 水平明显升高，应做 ACTH 组分分析，确定是否有过多的无活性 ACTH 或 ACTH 前体物质（大分子 ACTH）。

血 ACTH 升高主要见于原发性肾上腺皮质功能减退、ACTH 依赖性肾上腺皮质功能亢进症（ACTH 瘤，Cush－ing 病）、异位 ACTH 分泌综合征等。

血浆 ACTH 降低主要见于垂体功能不全，非 ACTH 分泌性垂体瘤和长期应用 GC 的患者。

（二）血皮质醇和皮质醇节律测定

1. 血浆总皮质醇测定　正常人的血总皮质醇以上午最高，午夜最低，男女无显著性差异。在应激情况下，血浆皮质醇可比正常高 2～4 倍。Cushing 综合征时不但血浆总皮质醇增高，而且正常昼夜节律紊乱，其夜间水平亦较高。此外，肾上腺皮质腺瘤时，24h 内总皮质醇浓度波动范围极小，此对肿瘤和增生的鉴别有一定价值。

2. 血浆游离皮质醇测定　血浆游离皮质醇不受皮质醇结合球蛋白（CBG）影响，反映了直接发挥生理作用的皮质醇的量，故有较大临床意义。一般于早晨 8 时和下午 4 时采血测定，必要时午夜加测 1 次。血皮质醇、尿游离皮质醇、CRH 兴奋试验和胰岛素低血糖试验等对下丘脑－垂体疾病的诊断效率（阳性符合率）是：上午 8 时的血皮质醇 63.9%，下午 4 时血皮质醇 25.9%，24h 尿游离皮质醇 23.5%，CRH 兴奋试验 60.5%。

血浆游离皮质醇测定的意义同于总皮质醇，升高见于皮质醇增多症、CBG 增多症、各种应激状态等。血清游离皮质醇一般与血总皮质醇相平行，但在血 CBG 下降或大手术后（尤其是心脏手术后），血游离皮质醇可显著升高（术后血 CBG 明显下降）。盲人的皮质醇节律及褪黑素节律与常人有区别，不应视为异常。

3. 皮质醇昼夜节律测定　正常人 24h 血浆皮质醇浓度曲线可有多种类型和一定差异。每 20～30min 采血 1 次，血浆皮质醇的节律性较典型，但出现晨间峰值的时间并不一致（早晨 4～8 时），而下午 4 时前后似有一小的分泌峰。另有少数人的节律特点不及前述典型，但正常人入睡后的皮质醇水平均明显降低，而下午的血皮质醇平均值均低于上午的平均值。

如同时测定血 ACTH 和尿皮质醇，可见它们的浓度曲线亦有昼夜节律变化特点。HPA 的昼夜节律性活动来源于下丘脑 CRH 细胞的活动，与下丘脑视上核的生物时间“起搏点”作用有关，后者又与褪黑素的“生物钟”活动有关。在 Cushing 综合征的早期往往表现为 ACTH 及皮质醇昼夜节律的消失，故测定皮质醇的昼夜节律有早期诊断意义。

（三）血浆和脐血 CRH 测定

血浆 CRH 测定主要用于评价分娩的安全性，正常脐血 CRH 为（25.32±2.9）pmol/L [（115±13）pg/mL]，胎盘静脉血为（31.93±4.0）pmol/L [（145±18）pg/mL]。非妊娠成年女性血浆 CRH 为（6.25±0.6）pmol/mL [（28.37±2.53）pg/mL]，妊娠期的血 CRH 逐渐升高，分娩时的峰值为（833.37+43.4）pmol/L [（3 784.0±197.3）pg/mL]（伴有高血压）及（305.21±22.4）pmol/L [（1 386.0+101.8）pg/mL]（正常妊娠），故 CRH 也是诊断妊娠性高血压的敏感指标。

（四）CRH 结合蛋白（CRH－BP）测定

CRH－BP 可用双位点 ELISA 法测定，可测范围为 2.7～8 000fmol（敏感性为 0.4fmol）。正常人血浆 CRH－BP 为（0.9±0.08）nmol/L，妊娠时 CRH－BP 升高。

（五）血浆肾素活性和 AT－2 测定

1. 方法　检查前应停用对血浆肾素活性和血管紧张素水平有影响的药物（主要为 β－受体阻滞剂、降压药、利尿药和甘草制剂等）1～2 周。试验前及试验中进普通饮食，钠的摄入量中等（3～4g/d），但必须于醒后卧位采血。

2. 正常范围　各地结果有一定差异。一般为 5～47.5pmol/（L·h）[0.2～1.9ng/（mL·h）]；口服速尿后的立位正常值为 37.5～172.5pmol/（L·h）[1.5～6.9ng/（mL·h）]。

3. 临床应用 肾素活性增高见于原发性高血压、肾性高血压、肾素瘤、肾功能不全，各种原因所致的继发性 ALD 增多症、嗜铬细胞瘤、Bartter 综合征、甲亢、脑血管病、肝功能衰竭及心功能衰竭等。口服避孕药、利尿剂、降压药等也常导致血浆肾素活性升高。

血浆肾素活性降低常见于原发性 ALD 增多症、CAH（11 – 羟化酶和 17 – 羟化酶缺乏）、异位 ACTH 综合征和低肾素性原发性高血压等。Liddle 综合征及一些慢性肾脏病变（如肾石病、肾盂肾炎等）、长期应用盐皮质激素、甲基多巴、可乐定、利血平等亦常伴血浆肾素活性下降。高钠摄入者的血浆肾素活性低于低钠摄入者。

（六）血浆 ALD 测定

血浆及 24h 尿 ALD 的浓度测定主要用于高血压的诊断和鉴别诊断。方法可分为立位或卧位取血法两种，基础值常以早晨 8 时卧位取血的测定值为标准。采血前 1 天留 24h 尿测尿 ALD。血、尿 ALD 增高多见于原发性或继发性 ALD 增多症、孕妇、应用雌激素、口服避孕药及某些利尿药物者。血、尿 ALD 降低见于选择性 ALD 减少症、垂体前叶功能减退症、Addison 病、Cushing 综合征以及 11 – 羟化酶、17 – 羟化酶、21 – 羟化酶缺陷所致的先天性肾上腺皮质增生的患者。有些药物（利血平、甲基多巴、普萘洛尔、可乐定、甘草等）也可致血、尿 ALD 降低。

常用正常值：卧位血 ALD 为（218.8 +94.18）pmol/L［（7.9 ±3.4）ng/mL］（男性）及（254.8 ±110.8）pmol/L［（9.2 ±4.0）ng/mL］（女性）；立位血 ALD 为（537.4 ±177.28）pmol/L［（19.4 ±6.4）ng/mL］（男性）及（631.6 ±246.53）pmol/L［（22.8 ±8.9）ng/mL］（女性）；24h 尿 ALD 为（80.3 ±38.78）pmol/L［（2.9 ±1.4）μg］（男性）及（69.3 ±36.01）pmol/L［（2.5 ±1.3）μg］（女性）。

二、尿中激素及其代谢产物测定

（一）尿游离皮质醇

1. 原理 尿游离皮质醇水平能较好地反映 HPA 的功能。现一般用放射免疫法或 HPLC 测定。Rao 等用固相提取 – 毛细管电泳法（solid – phase extraction – capillary electrophoresis，DPE – CE）在 10 ~ 15min 内完成皮质醇的提取，回收率 80% ~94%，可测定值为 10 ~ 500μg/L，而且不受 BSA 及皮质醇代谢产物的干扰。

2. 方法 不管用何种方法测定，均需考虑肾功能对尿皮质醇浓度的影响，如肾功能严重受损，肝酐清除率显著下降，尿游离皮质醇可低至不能测出（肾功能对血皮质醇的影响不明显）。

测定尿游离皮质醇的尿标本收集方法很多，一般主张收集 24h 的全部尿液，但如收集标本有困难时，可用过夜尿标本测定（尤其适用于门诊患者），其方法简单，但必须同时测定尿肌酐，用皮质醇/尿肌酐比值表示，此法用于 Cushing 综合征的筛选，其敏感性和特异性均较高，可满足临床诊断的一般需要。

3. 临床意义 如无 HPA 的器质性疾病，一般 24h 尿游离皮质醇浓度可作为应激指标。尿游离皮质醇增多见于感染、创伤、大型手术后、精神刺激、焦虑或失眠等，高血压和肥胖等许多情况亦使其升高。

（二）尿 ALD 测定

一般与血浆 ALD 测定同时进行，并分别采取卧、立位两种方法进行比较，见前述。

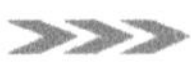

（三）尿 17 - 羟皮质类固醇（17 - OHCS）和 17 - 酮皮质类固醇（17 - KS）测定

1. 原理　肾上腺皮质分泌的皮质醇经肝脏降解后，大部分以四氢化合物葡萄糖醛酸酯或硫酸酯的形式自尿液排出，总称 17 - 羟皮质类固醇（17 - hydroxycorticosteroids，17 - OHCS），每天从尿中排出的总量为皮质醇分泌的 30% ~40% 。尿中排出的 17 - 酮皮质类固醇（17 - ketosteroids，17 - KS）为雄性激素的代谢产物，包括雄酮、去氢异雄酮、雄烯二酮和雄烯二醇等。女性尿中的 17 - KS 可反映肾上腺皮质功能；在男性，约 2/3 的 17 - KS 来自肾上腺皮质，另 1/3 来自睾丸。17 - OHCS 及 17 - KS 的正常值范围较大，儿童随年龄而增高，老年人较中年人为低，肝病或消耗性疾病者亦常降低。单纯性肥胖者可偏高，肾上腺皮质癌则显著增高。肾上腺皮质及垂体功能低下者，尿 17 - OHCS，17 - KS 均下降。一般对诊断肾上腺皮质功能说来，17 - OHCS 比 17 - KS 的诊断价值大。

2. 正常参考范围　24h 尿 17 - OHCS：男性 138 ~414μmol [5 ~ 15mg（5 ~ 14. 3）]，女性 110. 4 ~276μmol（4 ~10mg）。24h 尿 17 - KS：男性 34. 7 ~69. 4pmol [10 ~20mg（7. 6 ~ 12）]，女性 17. 4 ~52. 1pmol（5 ~15mg）。

3. 注意事项和临床意义　服用甲丙氨酯（眠尔通）时可使 17 - KS 显著下降，应用肾上腺皮质激素或睾酮时，17 - KS 测定值可明显升高。副醛、奎宁、秋水仙碱、碘化物、磺胺类、氯丙嗪等药物均可影响 17 - OHCS 结果。此外，由于每天尿 17 - OHCS 的排泄量有一定差异，故最好测定 2 ~3 次的 24h 内不同周期的尿标本，计算其平均值。

三、下丘脑 - 垂体 - 肾上腺轴动态试验

（一）ACTH 兴奋试验（ACTH stimulation test，ACTH 刺激试验）

1. 原理　利用外源性 ACTH 对肾上腺皮质的兴奋作用，从尿和血中肾上腺皮质激素及其代谢产物的变化以及外周血中嗜酸性 24h 尿细胞计数降低的程度来判定肾上腺皮质的最大反应能力（储备功能）。

2. 方法　本试验有多种方法（如肌内注射法、一次快速静脉注射法、静脉滴注法等），ACTH 的剂量、品种及试验时间的长短亦各异。目前应用较多的是 ACTH1 - 24，其副作用较小，用量低。传统的方法是连续留 4 天 24h 尿，测定尿 17 - OHCS、17 - KS（也可观察皮质醇）。第 1、2 天只留尿作为空白对照。第 3、4 天留 24h 尿，并于晨 8 时取血做嗜酸性细胞计数。传统的标准方法是用 ACTH25U（0. 125mg）稀释于 5% 葡萄糖溶液 500mL 中（如为 Addison 病，可用 5% 葡萄糖盐水或生理盐水稀释），持续静脉滴注，于 8h 内滴完。滴完后，再做嗜酸性细胞计数。

3. 结果分析和注意事项

（1）肾上腺皮质功能正常者在静脉滴注 ACTH 后，每天尿中 17 - OHCS 应较对照增加 8 ~16mg（增加 1 ~2 倍），尿 17 - KS 增加 4 ~8mg，血皮质醇呈进行性增高，尿游离皮质醇增加 2 ~5 倍，而嗜酸性细胞减少 80% ~90% 。

（2）肾上腺皮质功能减退者，滴注 ACTH 后，17 - OHCS 不增多，嗜酸性细胞无明显下降，说明其肾上腺皮质分泌功能已达极限。必须注意，肾上腺皮质功能明显减退者做此试验有诱发急性肾上腺皮质危象可能。

（3）长期 ACTH 静脉滴注试验最常用的改良法是持续 48h 静脉滴注法：每 12h 静脉滴

注 ACTH40U（于500mL 液体中），共48h。此法可鉴别肾上腺皮质功能减退的病因，可将原发性肾上腺皮质功能减退与正常者分开，也可将原发性与继发性 ACI 分开。

（4）高度疑为继发性肾上腺皮质功能减退者，如用72h 连续静脉滴注法则可较好地与原发者分开，因为继发性者在最初几天内的反应低下，而持续静脉滴注5 天后，血皮质醇可升至正常水平。每天静脉滴注 ACTH8h，连续 3 天，两者的重叠率约 20%；如静脉滴注 4 天，两者的重叠率约 8%，若静脉滴注 5 天，可基本消除重叠现象。

（5）为提高本试验的可重复性和准确性，应在应用 ACTH 前和应用 ACTH 后 20min 和 30min 分别采血测定血浆皮质醇（因为2/3 者的 ACTH 高峰在 20min，而少部分人的高峰在 30min）。小剂量 ACTH 刺激可能主要适应于继发性肾上腺皮质功能不全者，怀疑有垂体损伤者不宜做此试验。

（二）CRH 兴奋试验

CRH 直接刺激垂体 ACTH 分泌。纳洛酮（naloxone，NAL）可促进下丘脑释放 CRH，间接引起垂体 ACTH 分泌，应用 ACTH 和（或）NAL 后，测定血浆 ACTH 可了解垂体的 ACTH 细胞储备量及肾上腺皮质对垂体和下丘脑的反馈关系。

（三）胰岛素低血糖试验

主要用于垂体功能测定（如 GH、PRL），亦可了解 ACTH 的储备功能。胰岛素引起低血糖性应激，诱发中枢交感神经兴奋，促使 ACTH 分泌。本试验成功的关键是要产生症状性低血糖症，否则易出现假阳性结果，如怀疑为垂体病变，应同时测定血糖、GH、PRL 和 ACTH。

正常人 ACTH 对胰岛素低血糖反应灵敏，血 ACTH 较基础值明显升高，男女性的反应无明显差别，月经周期对试验无干扰。由于本试验有一定危险性，故在可能的情况下，应尽量选用短程 synacthen 试验、小剂量（1μg）synacthen 试验、美替拉酮（甲吡酮）试验或胰高血糖素试验等。在这些试验中似乎以小剂量 synacthen 试验为优。

（四）DXM 抑制试验

1. 原理　GC 对垂体释放 ACTH 有抑制作用，从而使肾上腺皮质激素分泌减少，血、尿中的皮质醇降低，尿 17 - OHCS 和 17 - KS 减少。DXM 对 ACTH 分泌的抑制作用强，试验所需的 DXM 用量小，不影响常规类固醇的测定，对测定结果影响不大。

2. 方法及结果

（1）小剂量 DXM 抑制试验：先测定 24h 尿 17 - OHCS，连续 2 天作对照。每天口服 DXM2mg（每 6h0. 5mg 或每 8h0. 75mg），连服 2 天，同时留尿测 24h 尿 17 - OHCS。正常人在服用 DXM 后，尿 17 - OHCS 明显降低，一般低于对照值的 50%。单纯性肥胖者尿 17 - OHCS 可偏高，小剂量 DXM 抑制后可同于正常人。Cushing 综合征患者（无论增生或腺瘤）的 24h 尿 17 - OHCS 不被抑制，仍高于对照值 50% 以上（ >4mg）。

（2）大剂量 DXM 抑制试验：如果小剂量法结果阴性（17 - OHCS 无明显下降），提示存在皮质醇增多症，应进一步鉴别其病因为增生或肿瘤。试验方法同前，仅将每天 DXM 剂量加至 8mg（每 6h 服 2mg），如为 0. 75mg 片剂，可依 3、3、3、2（片）分次服用。如为肾上腺皮质增生，17 - OHCS 应下降到对照值的 50% 以下，如大剂量仍不能抑制，提示肾上腺有自主分泌的皮质腺瘤。另外，异位 ACTH 分泌综合征所致的 Cushing 综合征亦不被抑制。

（3）过夜 DXM 抑制试验（午夜一次法，overnight dexamethasone suppression test）：利用正常人皮质醇分泌自午夜以后上升的昼夜节律特点，在血皮质醇未开始升高前，先服用外源性 GC，达到最大抑制 ACTH 的目的。正常人的皮质醇自身分泌受抑制，而 Cushing 综合征患者的下丘脑 - 垂体对血中激素的反馈抑制阈值提高，DXM 不能抑制垂体异常的 ACTH 分泌，因而皮质醇的分泌无明显下降。

收集夜 12 时（第 1 夜）起至次夜 12 时（第 2 夜）的尿测尿 17 - OHCS 作对照。第 2 夜 12 时口服 DXM 0.75mg。收集第 2 夜 12 时起至第 3 夜 12 时尿再测 17 - OHCS。亦可于第 1 天 8 时测血浆皮质醇。第 1 夜 12 时服 DXM 0.75mg。第 2 天 8 时再测血浆皮质醇。判断结果时，一般以能否抑制到 50% 为标准，如抑制后血皮质醇（或尿 17 - OHCS）下降到对照值的 50% 以下，表示正常。如下降值不足 50%，提示为皮质醇增多症。

必须注意，少数单纯性肥胖患者抑制值也可在对照值以上，而少数皮质醇增多症患者，在疾病的早期抑制值可在对照值 50% 以下。如服 DXM1mg，约 30% 的 Cushing 综合征患者也可受抑制，与正常人相似。如服小剂量（0.5mg），虽能完全抑制正常人血浆皮质醇，但不能抑制 Cushing 综合征患者的血浆皮质醇，所以应结合临床表现来综合判断。

垂体 ACTH 依赖性 Cushing 综合征（Cushing 病），用大剂量 DXM 抑制试验和 CRH 兴奋试验的阳性符合率仅分别为 48% 和 70%，而双侧岩下窦取血采样（inferior petrosal sinus sampling，IPSS）加大剂量 DXM 试验和 CRH 兴奋试验可明确疑难病例的诊断。

（4）施行 DXM 抑制 - CRH 兴奋联合试验时，先做 DXM 抑制试验，然后用 CRH 兴奋 ACTH 的分泌。据报道，本试验可完全鉴别 ACTH 依赖性 Cushing 综合征和假性 Cushing 状态（psendo - Cushings states，PCS）。如静脉注射 CRH 后 15min，血 ACTH > 38nmol/L 可排除所有类型的 PCS（包括神经性厌食）。本试验特别适宜于尿皮质醇排出量增多不明显的轻型 Cushing 综合征患者的病因鉴别。

（五）胰高血糖素试验（glucagon test）

肌内注射或皮下注射胰高血糖素可诱发 ACTH 和皮质醇分泌（静脉注射时无此作用，静脉注射亦不能促进 GH 分泌），这种作用不是通过 CRH 或 AVP 促进 ACTH 分泌所致。胰高血糖素对 ACTH 的兴奋作用至少与 CRH 或 AVP 相当，而 CRH 和 AVP 对胰高血糖素的 ACTH 兴奋作用有相加效果。胰高血糖素用量为 0.017mg/kg。但服用硝苯地平（nifedipine）者可呈假阴性反应。

（六）美替拉酮（甲吡酮）试验（metopyrone test）

本试验用于估计 HPA 功能的完整性，在不能测定 ACTH 的情况下，用于估计垂体的储备功能。

1. 原理　美替拉酮（SU - 4885）为 DDT 的衍生物，能阻断 11β - 羟化酶，通过与细胞色素 P450 结合，阻碍 11 - 脱氧皮质醇转化为皮质醇。由于 11 - 脱氧皮质醇缺乏皮质醇所具有的负反馈作用，故 ACTH 分泌增加，11 - 脱氧皮质醇增高，其水平可从尿 17 - OHCS 的变化反映出来。

2. 方法与结果　经典的标准美替拉酮试验是于 24h 内每 4h 口服美替拉酮 750mg，以后有许多改良方法。目前一般用 500mg，每 6h 口服 1 次，共 4 次。

对美替拉酮反应的估价是基于在用药的当天以及第 2 天尿 17 - OHCS 的增加量。如果第

2天的尿17－OHCS增加值比基础值高100%以上，说明垂体的功能是正常的。

如用血皮质醇作指标，其方法是于第1天早上8时测血浆皮质醇，然后按常规服4次美替拉酮，第2天早晨8时再测血皮质醇，正常人应降低到基础值的1/3以下。如用静脉法给药，先留2次24h尿测尿17－OHCS及17－KS作对照，第3天将美替拉酮30mg/kg加入生理盐水500mL中避光静脉滴注4h，静脉滴注当天及次日留尿测17－OHCS及17－KS。正常人在静脉滴注当天或次日尿17－OHCS较对照日至少增加6－7mg（可提高2～3倍）。

3. 临床意义

（1）对照日尿17－OHCS、17－KS低于正常，试验日不升高者提示下丘脑分泌CRH和（或）垂体分泌ACTH功能减退。如对照日尿17－OHCS、17－KS高于正常，试验日升高甚微或不升高提示垂体存在分泌ACTH的肿瘤，因肿瘤持续大量分泌ACTH，肾上腺已被ACTH过分刺激，因此不再有反应。或者由于某些肾上腺肿瘤不受ACTH的调控而无反应。如能测ACTH，前者升高，后者降低可资鉴别。

（2）皮质醇增多症患者的尿17－OHCS不受大剂量DXM抑制而对甲吡酮有反应提示其病因为增生，如患者对ACTH有反应而对美替拉酮无反应则提示为腺瘤。

（3）正常人服药日尿17－OHCS至少较基础值增加100%，血皮质醇降低至基础值的1/3以下。垂体功能减退及肾上腺皮质功能减退者均无反应，而Cushing综合征（增生者）尿17－OHCS明显增加，腺瘤者通常无反应。

（4）该试验可出现恶心、呕吐、眩晕等副作用，一般较轻，可自行消失。

（七）DXM－ALD抑制试验

GC可治疗性ALD增多症（glucocorticoid－remediable aldosteronism，GRA，即ACTH依赖性ALD增多症）的病因与CYP11B1和CYP11B2两个基因形成的嵌合基因（chimeric gene）有关，这种基因受ACTH的调节可合成ALD。GRA应与其他类型的原发性ALD增多症鉴别，鉴别方法有DXM－ALD抑制试验、血浆18－羟皮质醇测定和分子生物学方法鉴定嵌合基因等。

（八）血管紧张素转换酶抑制剂抑制试验

用卡托普利（开搏通）25mg口服（取立位或卧位）后，每30min采血测定血浆肾素和ALD，共4h，并同时观察血压变化。正常人于服药后3～4h，血ALD被抑制，于卧位时达到最大抑制，立位时血ALD亦被明显抑制。但2h后ALD水平可升高，肾素活性无变化（40%）或升高（60%），不发生体位性低血压。因此，用本试验可了解受试者的血ALD是否具有可抑制性（最大抑制发生于口服药后的3～4h）。

（九）立卧位试验

1. 原理　特发性ALD增多症（即增生型）患者血ALD的基础值常轻度升高，立位后血ALD进一步升高，其程度明显超过正常人。因为这些患者在立位后，血浆肾素活性升高，同时患者对AT－2的敏感性也增强。而ALD瘤患者的血ALD基础值已升高，立位后血ALD反而下降。因为ALD瘤本身过度分泌的ALD对肾素－血管紧张素系统有强烈抑制作用，或由于这些患者ALD的分泌率部分受ACTH调节（正常时上午的血ACTH较低）造成。因此对直立位无反应。此试验主要用于鉴别腺瘤和增生。

2. 方法　患者于清晨起床前（卧位）及起床后（保持直立体位4h）分别采血测定

 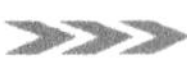

血 ALD。

3. 结果　正常人立位后血 ALD 水平上升，说明体位的作用超过 ACTH 的影响。特醛症患者 8～12am 直立体位后，血 ALD 明显升高。ALD 瘤患者血 ALD 于立位后下降.

（十）赛庚啶试验

1. 原理　抗 5－羟色胺和抗组织胺药赛庚啶（cyproheptadine）能使特醛症患者血 ALD 下降而对 ALD 瘤患者无作用，这是因为 5－羟色胺兴奋垂体分泌 ALD 兴奋因子（β－促脂素和 α－促黑素）的作用被对抗，同时也减弱了 5－羟色胺对肾上腺皮质的直接兴奋作用。

2. 方法　患者口服赛庚啶 8mg，于服药前（空腹）及服药后每 30min 采血 1 次，共 4 次（共 2h）分别测血浆 ALD。

3. 结果　大多数特醛症患者的血 ALD 下降 4ng/dL 以上或较基础值下降 30% 以上。大多数患者在服药后 1.5h 下降最明显（平均下降约 50%，临床上也可只取服药前及服药后 1.5h 的血进行测定），而 ALD 瘤患者服赛庚啶后血 ALD 无变化。此外，根据 Slavnov 等的报道，本试验和溴隐亭试验可将下丘脑综合征患者的药物敏感性分为多巴胺能神经敏感型和抗血清素能药物敏感型两类，为治疗的药物选择提供依据。

（十一）螺内酯（安体舒通）ALD 比率测定

1. 方法　在普通饮食的基础上，每天添加氯化钠（食盐）9g，连续 1 周。前 3 天作为基础对照，第 4 天开始留 24h 尿，测尿钾。第 5 天早晨取空腹血测血钾。第 5～7 天口服螺内酯（安体舒通），每天 3 次，每次 80mg。第 7 天再留 24h 尿测尿钾，次日晨空腹测血钾。根据上述结果，计算服用螺内酯前后钾的清除率及 ALD 比率。

2. 计算公式　24h 尿钾清除率 = 尿钾浓度（mmol/L）×24h 尿量（mL/min）/血钾（mmOl/L）；ALD 比率：服药前钾清除率/服药后钾清除率。

3. 结果　正常人 ALD 比率应 <2，如比率 >2，有助于 ALD 增多症的诊断。

（十二）ALD/肾素比率测定

ALD/肾素比率测定为 ALD 不适当分泌的良好指标，主要用于在高血压人群中筛选原醛症患者。并可预计患者对螺内酯治疗的反应性。

螺内酯对 ALD/肾素比值升高的高血压患者有特效，如比值升高提示为原发性 ALD 增多症。凡发现比值升高者均应接受进一步的相关检查。不过，螺内酯可干扰 17α－羟孕酮（17－OHP）的测定（ELISA）结果，使 17－OHP 呈假性升高（12%），可误诊为 CAH。

（十三）螺内酯（安体舒通）试验

1. 原理　螺内酯（spirolactone）可阻滞 ALD 在肾远曲小管对电解质的作用，从而纠正水盐代谢、降低血压、减轻患者症状。但尿中 ALD 的排出量仍明显升高。

2. 方法　螺内酯 60～80mg（微粒），每天 4 次，共 5 天。服药前钠、钾定量饮食 7 天。服药前 2 天取血测钾、钠、CO_2CP、pH，并留 24h 尿测尿钾、钠。服药后第 4～5 天，做同样化验，与服药前比较。

3. 结果　原醛症患者服用大量螺内酯后，可使尿钾排出减少，尿钠排出增加，血钾上升至正常，钾呈轻度正平衡，钠呈负平衡，代谢紊乱得到初步纠正。同时血压有不同程度的下降。本试验可作为门诊原醛症患者的筛选，但不能鉴别出原发性还是继发性 ALD 增多症。此外，对螺内酯的反应是非特异性的，因该药还拮抗其他盐皮质激素（包括去氧皮质酮、

皮质酮、氟氢皮质酮和皮质醇等），对失钾性肾病（肾炎或肾盂肾炎）患者，服螺内酯后不受影响，可作为与ALD增多症的鉴别依据之一。

（十四）低钠试验

1. 原理 原醛症患者在低钠条件下，到达肾远曲小管的钠显著减少，虽ALD分泌增多，但钠、钾交换减少，使尿钾减少，血钾上升。而失钾性肾炎有大量的失钠、失水，继发ALD分泌增多，即使减少钠的摄入量，尿钠排出仍不减少，尿钾的减少也不明显。

2. 方法 限制患者每天钠的摄入量在20mmol（1.2g氯化钠）内，而24h钾的摄入量正常（60mmol）共6天。于试验前及试验的第5、6天留24h尿测钾、钠，同时采空腹血测钾、钠。

3. 结果 原醛症患者于第5、6天尿钠明显减少，甚至无钠排出，尿钾明显下降，血钾上升。正常人低钠饮食后血钾不上升。失钾性肾炎，低钠试验后，尿钠排出不减少。

（十五）高钠试验

1. 原理 正常人及一般高血压的患者，高钠饮食后，ALD的分泌受到抑制，肾远曲管对钠的重吸收减少，而原醛症患者由于腺瘤能自主分泌ALD，即使高钠摄入，肾小管对钠的重吸收仍很高，通过钠、钾交换使钾丢失，低血钾变得更明显。

2. 方法 高钠饮食（240mmol/d或氯化钠14g/d或普通饮食加氯化钠6g/d）连续4~9天。试验前及试验的第5、6天留24h尿测钾、钠，同时取空腹血测钾、钠。

3. 结果 原醛症患者血钾降至3.5mmol/L以下，原醛症的临床表现及生化检查变得明显，病情加重。正常人及一般高血压患者，血钾无改变。如原醛症的临床及生化表现很典型，禁止行此试验，因高钠后会加重症状。

四、肾上腺特殊检查

（一）肾上腺超声检查

1. 检查前注意点 检查前禁食8~10h，肠气较多者，可用轻泻剂或口服活性炭减少肠气。怀疑为嗜铬细胞瘤者，应常规先行降压处理，以免诱发高血压危象。检查中尽量用高频探头，以提高分辨力。

2. 临床意义和注意事项 凡怀疑有肾上腺病变者均可作此项检查，可确定病变的大小、范围和基本性质，可发现“意外瘤”，了解肾上腺的血流情况，并为进一步的检查提供线索。

（二）肾上腺CT和MRI检查

一些肾上腺病变在CT或MRI图上有特殊表现，故可为诊断提供特有的依据，如肾上腺出血、钙化、囊肿、髓脂瘤（myelolipoma）等。CT在Addison病伴肾上腺肉芽肿性病变时较MRI优越。在腺瘤和非腺瘤的鉴别方面，增强对照有重要意义。尤其是延迟增强CT（delaycd-cnhanced CT）可明显提高鉴别的敏感性和特异性。肾上腺恶性肿瘤术后的随访和转移性癌的追踪观察也主要依赖于CT检查。由于PET具有显示体内生化过程的优点（生化显像技术），显然在肾上腺疾病的诊断和鉴别诊断中会越来越受到重视。用稳定核素标记技术可测定激素（如睾酮）的生成率和代谢清除率，或用^{123}I-MIBC（metaiodobenzylguanidine，可被浓集在肾上腺）协助嗜铬细胞瘤或神经母细胞瘤的定位。

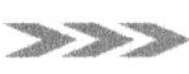

经肾上腺影像学检查，有时意外发现存在结节性病变（肾上腺“意外瘤”）和垂体意外瘤一样，患者无任何临床表现，或因表现轻微，患者自己并无诉说。当发现这种意外瘤后，应引起医师和患者重视，尽管无症状也要排除肿瘤可能。

（三）组织病理学和分子生物学检查

肾上腺皮质的组织病理学检查缺乏特异性。先天性肾上腺皮质增生和一些肾上腺皮质功能不全与合成类固醇类激素的酶基因异常有关，对酶（如11－羟化酶、17－羟化酶、21－羟化酶）基因进行分析可明确病因诊断。例如可用单链构象多态性（single strand conformation polymorphism，SSCP）分析来诊断CYP11B1或其他致病候选基因的突变（如G267R、G267D、Q356X、R427H、C494F等或CYP11B1/CYP11B2嵌合基因）。

近年发现一种ACTH过敏综合征（ACTH hypersensitivity syndrome），其临床表现缺乏特异性，患者血浆皮质醇水平正常，而If且ACTH很低（一般测不出），用CRH或ACTH兴奋后，血ACTH可有轻度上升，而皮质醇可显著升高，PCR分析发现，ACTH受体的N端和第3穿膜段存在有Cys21Arg和Ser247gly突变（活化型突变）。ACTH过敏综合征的确诊（也包括GC抵抗综合征等）有赖于相关激素基因或激素受体基因的分子生物学鉴定。

（吴苏豫）

第五节　诊断与鉴别诊断

一、皮质醇增多症诊断与鉴别诊断

Cushing综合征的诊断原则与其他内分泌疾病相同，包括功能诊断即确定是否为皮质醇增多症；病因诊断即明确属于ACTH依赖性还是ACTH非依赖性Cushing综合征；定位诊断即明确病变部位是在垂体、垂体以外其他组织起源肿瘤还是肾上腺本身。

（一）早期诊断线索

在临床上，遇有下述表现者，应考虑到Cushing综合征的可能：①外貌及体形的改变，如肥胖，尤其是向心性肥胖；②高血压，尤其是伴有低血钾者；③IGT或糖尿病；④不明原因的精神失常等表现；⑤多尿，尤其是伴尿钾排泄增多者；⑥血红蛋白升高，血细胞比积增加者；⑦高皮质醇血症者。

（二）高皮质醇血症的确定

1. 尿17－OHCS测定　测定尿中17－OHCS排泄量，可以估计肾上腺皮质功能状态。当24h排泄量＞55.2μmol提示肾上腺皮质分泌功能升高，尤其是＞69μmol更具有诊断意义。由于影响其测定结果因素很多，现一般用敏感性和特异性均较高的24hUFC替代。

2. 尿17－成酮类固醇（17－KGS）测定　尿17－KGS的主要成分包括17－OHCS、可妥尔（皮五醇，cortols）和可妥龙（皮酮四醇，cotolones）。正常人24h尿17－KGS排泄量波动于21～69μmol，男女相同。过度肥胖者排泄增多，但可通过肌酐排泄率校正来表示。很多药物可以影响其结果，如青霉素可以升高17－KGS，而葡萄糖、甲丙氨酯、X线造影剂（胆影葡胺、碘肽葡胺）使其降低。虽然17－KGS测定可以检测更多的皮质醇代谢产物，但与17 - OHCS测定方法比较没有更多优势。

3. 尿游离皮质醇（UFC）测定 24hUFC测定被广泛用于Cushing综合征的筛查。正常情况下，人体约有10%的皮质醇处于非结合状态，具有生物活性。正常游离皮质醇可通过肾小球滤过，大部分在肾小管被重吸收，而通过肾脏的排泄量较恒定。当血中过量的皮质醇使循环皮质醇结合蛋白处于饱和状态时，尿中游离皮质醇的排泄量即增加。

RIA测定24hUFC可反映机体的皮质醇分泌状态，其升高程度与Cushing综合征病情平行。正常上限波动范围为220～330nmol。当24h排泄量>304nmol即可判断为升高。可通过测定尿肌酐排泄率来判断标本是否收集完全，从而排除假阴性结果。

一般留2～3次24h尿测UFC以增加诊断敏感性。如果几次24hUFC（标本收齐的情况下）均正常，则Cushing综合征的诊断难以成立。但是，要注意患者肾功能情况，Issa等报道1例重度肾功能受损患者，肌酐清除率为21mL/min，血、唾液皮质醇浓度升高，且不能被DXM抑制，24hUFC多次检测不到，最后确诊为垂体依赖性Cushing综合征。

此外，有些检测方法（如RIA）在测定24hUFC时与外源性GC具有交叉反应，会影响其测定结果。HPLC可将皮质醇与其他类固醇激素及其代谢产物分开，最近被用于皮质醇和可的松的测定，并用于内源性Cushing综合征和外源性GC过多所致Cushing综合征的鉴别。外源性GC所致Cushing综合征，机体皮质醇和可的松的生成受抑制，用HPLC法检测不到尿UFC，而泼尼松和泼尼松龙则可以检测到，这样就可以克服RIA的交叉反应而影响结果判断。

4. 血、唾液皮质醇的测定及其昼夜节律变化 采血测定皮质醇浓度是确诊Cushing综合征的较简便方法。由于皮质醇呈脉冲式分泌，而且皮质醇水平极易受情绪、静脉穿刺是否顺利等因素影响，所以单次血皮质醇的测定对Cushing综合征诊断价值有限。1960年，Doe等首次报道Cushing综合征患者血皮质醇正常昼夜节律消失，表现为早晨血皮质醇水平正常或轻度升高，晚上入睡后1h水平升高且与早晨水平相当（即异常或缺乏正常节律）。故血皮质醇昼夜节律消失的诊断价值较单次皮质醇测定价值大。最近还有研究表明，Cushing综合征患者午夜0时入睡状态的血皮质醇浓度明显升高，波动范围为（510±230）nmol/L，确诊Cushing综合征的敏感性、特异性与UFC测定相当，略高于小剂量DXM抑制试验。但要注意避免下述容易引起假阳性结果的几种情况：①住院患者应在入院后48h或以后再采血；②采血前不要通知患者，以防患者等待采血而未入睡，如午夜采血时患者未入睡，则此结果不具说服力；③必须在患者醒后5～10min完成采血；④心功能衰竭、感染等应激状态也会引起皮质醇浓度升高。

皮质醇节律紊乱还可见于抑郁症，尤其是对DXM试验无反应者。危重患者的皮质醇节律可能完全消失，要注意鉴别。

唾液中皮质醇的浓度与血游离皮质醇平行，且不受唾液分泌量的影响。而收集唾液为无创性方法，故测定午夜0时（谷）和早晨8时（峰）唾液中皮质醇浓度也可以用于Cushing综合征的诊断。午夜唾液皮质醇浓度增高，结合24hUFC排泄增加，其诊断Cushing综合征敏感性可达100%。由于其诊断敏感性高及收集标本的无创性，在儿童和青少年Cushing综合征的诊断中应用较广。唾液皮质醇浓度诊断儿童Cushing综合征的标准为：午夜>7.5nmol/L，清晨睡醒时>27.6nmol/L。

（三）确定高血皮质醇血症对 ACTH 的依赖性

1. 小剂量 DXM 抑制试验（LDDST）

（1）标准小剂量 DXM 抑制试验：1960 年，由 Liddle 最初描述 2mg/d（0.5mg 每 6h 1 次）的小剂量 DXM 抑制试验（持续 48h）来确定是否存在皮质醇高分泌状态，目前仍为确诊 Cushing 综合征的常用方法。服 DXM 导致下丘脑 - 垂体 - 肾上腺轴的抑制，故血、尿皮质醇水平下降，而 Cushing 综合征由于长期高皮质醇水平抑制下丘脑 - 垂体功能，故应用外源性 DXM 不出现反馈抑制。

不论肌酐排泄率高低（如低体重患者），正常人在应用 DXM 的第 2 天，24h 尿 17 - OHCS 下降至 6.9μmol 以下，24hUFC 下降至 27nmol 以下。尽管在确诊 Cushing 综合征并不需要，但可将下述指标作为全面资料收集：血皮质醇 < 140nmol/L，ACTHT 降至 2.2pmol/L 或 2.2pmol 以下，血 DXM 浓度为 5 ~ 17nmol/L。血皮质醇用于进一步验证 17 - OHCS 结果：血 ACTH 测定可以帮助明确 Cushing 综合征的病因，通常在异源性 ACTH 综合征患者中升高，Cushing 病患者则正常，肾上腺肿瘤患者下降，甚至检测不到；测定 DXM 是为了证实患者确实服了药，且其 DXM 代谢速率处于正常范围。DXM 在很多的 RIA 中检测不出；在体内通过代谢以 17 - OHCS 的形式于尿中排泄，但其浓度仅占总 17 - OHCS 的 1/3 左右，对结果判定影响不大。

（2）午夜小剂量 DXM 抑制试验：在上述实验基础上发展了相对简单的午夜 DXM 抑制试验。由于实验操作简单，广泛用于门诊 Cushing 综合征患者的筛查。

如血皮质醇水平能被抑制到 140nmol/L 以下，则可排除 Cushing 综合征。实验敏感性高，但假阳性率为 12% ~ 15%。若将判定标准升至 200nmol/L 时，假阳性率降至 7.3%。当结果为 140 ~ 275nmol/L，不能确诊时，应进一步作标准 LDDST。早晨 8 时血皮质醇 > 275nmol/L 时，则 Cushing 综合征诊断可能成立，应进一步检查以明确病因。当应用肝脏酶系诱导剂如苯妥英钠（phenytoin）、苯巴比妥（phenobarbitone）、卡马西平（carbamazepine）诱导肝脏酶活性，加快 DXM 清除，可降低 DXM 的血药浓度而导致假阳性结果。雌激素可增加循环皮质醇结合蛋白浓度，而 RIA 测定的是总皮质醇的量，故当口服避孕药时，可出现 50% 假阳性率导致误诊为 Cushing 综合征。建议在条件允许时，尤其是病情较轻者，停口服含雌激素的药物 6 周待血皮质醇结合蛋白降至基础水平后，再行 LDDST。经皮给药（如皮埋剂、皮贴剂）时可不必停药等待。

2. 胰岛素低血糖试验　任何病因引起的 Cushing 综合征患者，约 80% 对胰岛素诱发的低血糖不会有皮质醇升高的反应；同时，在本试验中，Cushing 综合征患者 GH 升高的反应也是延迟的。单纯性肥胖患者也会出现类似延迟的 GH 升高反应。而抑郁症患者可有轻度的血皮质醇水平升高，但对低血糖应激会发生皮质醇升高反应，可作为两者鉴别试验。由于胰岛素低血糖试验存在一定的危险性，且对确诊 Cushing 综合征作用有限，一般不首选，当前述试验都不能确定皮质醇高分泌状态时才考虑此试验。

3. 米非司酮（mifepristone，RU486）试验　米非司酮是 GC 拮抗剂，在受体水平通过抑制靶细胞胞浆内 GR 的变构活化而阻断 GC 作用。正常人可降低皮质醇对 HPA 的负反馈抑制作用，引起血 ACTH 和皮质醇分泌增加，UFC 排泄增多，而 Cushing 综合征患者没有改变。

与基础值比较，血 ACTH 升高 17%，皮质醇升高达到或超过 30%，24hUFC 升高 18% 以上，可认为呈阳性反应，Cushing 综合征患者不出现上述反应，本试验可以用于皮质醇增多症的确诊。当LDDST无法鉴别时可以联合使用或适用于病情较重又未确诊Cushing综合征的疑诊患者（如伴有严重感染、异常精神症状者）。RU486能够拮抗激素过高引起的一系列并发症状，不会导致诊断过程中病情进一步恶化。

有些分泌ACTH肿瘤呈间断性或周期性分泌特点，所引起的Cushing综合征患者血皮质醇也呈间歇性升高。如患者出现周期性焦虑与抑郁症，伴有影响血糖水平波动的因素或出现典型的Cushing综合征的症状和体征，血、唾液、尿皮质醇水平可能不高。此时，需要更仔细地询问病史，并长期门诊随诊，反复多次测定唾液皮质醇浓度或24hUFC帮助确诊。

（四）Cushing综合征的病因诊断

一旦高皮质醇血症诊断成立，必须进一步检查以明确Cushing综合征的病因。

1. ACTH依赖性与ACTH非依赖性Cushing综合征的鉴别　首先确定血中ACTH水平能否检测到。传统RIA可检测ACTH的低限为2.2pmol/L，通常就将此定为区分ACTH依赖性与ACTH非依赖性Cushing综合征的标准。当ACTH高于此值时，则诊断为ACTH依赖性Cushing综合征；如果ACTH持续检测不到，则ACHT非依赖性Cushing综合征诊断成立，应对肾上腺作进一步的影像学检查，如B超、CT、MRI和核素扫描。但有极少数垂体依赖性Cushing综合征（即Cushing病）偶尔出现ACTH降低，用传统RIA检测不到，为避免上述情况导致误诊。应反复多次测ACTH或进一步行CRH兴奋试验测ACTH和皮质醇。

用IRMA测定ACTH与传统RIA比较有如下优点：①速度快；②重复性好；③更敏感，可检测值低至1.1pmol/L。此法检查肾上腺腺瘤，自主性双侧肾上腺增生及应用外源性GC所致Cushing综合征的ACTH水平持续性<1.1pmol/L，可确诊为ACTH非依赖性Cushing综合征；超过此值则判定为ACTH依赖性Cushing综合征。一般Cushing病患者ACTH正常或轻度升高，异源性ACTH综合征患者的ACTH水平明显升高，异源性CRH患者血ACTH水平亦可升高。

当用ACTH测定不能鉴别时，可进一步行HDDST或CRH兴奋试验。

2. ACTH依赖性Cushing综合征　从前面Cushing综合征病因分类中得知，ACTH依赖性Cushing综合征可分为垂体依赖性Cushing综合征（Cushing病）、异源性ACTH综合征和异源性CRH综合征3类。其鉴别诊断比前面ACTH依赖性与ACTH非依赖性Cushing综合征的鉴别诊断更复杂。

统计资料显示，Cushing病占ACTH依赖性Cushing综合征病因的85%～90%，而异源分泌ACTH致Cushing综合征的肿瘤体积往往很小，难以与Cushing病鉴别，难以定位，故依赖于生化检查来指导影像学检查部位的选择。Cushing病最佳治疗方法是垂体手术，而垂体术后可能出现垂体功能减退或障碍（儿童），最主要的是此手术方法无法改善异源分泌ACTH肿瘤患者的状况，并导致肿瘤转移。

（1）基础检查：几乎所有异源性ACTH综合征患者，血钾都低，可作为辅助的鉴别诊断指标。但约10%Cushing病患者也有低钾血症，注意鉴别。如同时测定肿瘤异源分泌的其他激素或多肽（见前述），可帮助确诊。另外，同时存在的多肽激素为异源性ACTH综合征提供有力证据，选择性静脉采样测定这些肿瘤标志物对肿瘤定位可能也有一定的帮助。可作为随访、判断治疗效果及预后的观察指标。有时，Cushing病患者循环肾上腺髓质素（AM）明显升高，并且岩下窦采血标本中浓度高于外周血标本，经蝶手术术后血AM下降。

（2）大剂量DXM抑制试验（HDDST）：HDDST在临床的应用已超过30年，目前仍作为鉴别 ACTH 依赖性 Cushing 综合征病因的重要试验。

（3）美替拉酮（甲吡酮，metyrapone）试验：正常 ACTH 的分泌受血皮质醇抑制，故主要用于判断垂体 ACTH 细胞储备功能，也用于鉴别原发性肾上腺病变和其他原因所致的 Cushing 综合征，近年来主要用于 ACTH 依赖性 Cushing 综合征的鉴别诊断。

（4）CRH 试验：将用 CRH 后血皮质醇较基础值升高达到或超过 20%，或 ACTH 较基础值升高达到或超过 35% 作为阳性。一般来说，绝大部分 Cushing 病患者在注射 CRH 后 10～15min 呈阳性反应；但有 7%～14% 的患者对 CRH 刺激无外周血皮质醇或 ACTH 升高反应，而岩下窦所采血标本中，ACTH 与外周血 ACTH 比例可升高 3 倍以上。绝大多数 Cushing 病患者对 CRH 无反应者可以被 HDDST 抑制，但也有少数异源性 ACTH 综合征（如支气管类癌）可被 HDDST 抑制且对 CRH 有反应，这种情况极少见，分析结果时应加以注意。结合 HDDST 和 CRH 兴奋试验一般能鉴别 ACTH 依赖性 Cushing 综合征的病因。

（5）血管加压素试验：肌内注射 10U 精氨酸加压素（AVP）后，Cushing 病患者 UFC 排泄量增加，但 Cushing 病患者静脉注射 10U 赖氨酸加压素（LVP）后，其血清皮质醇的变化程度小于静脉注射 CRH（100μg 时）的变化。值得注意的是，Cushing 病患者对肌内注射 10UAVP 反应的假阴性可达 27%。联合 CRH 和 AVP 试验时，多数患者呈协同作用，可增加所有 Cushing 病患者做 CRH 和 AVP 试验时 ACTH 升高的反应，提高试验准确性。

由于有些原发性肾上腺疾病致 Cushing 综合征或异源性 ACTH 综合征患者的 HPA 未被完全抑制，联合试验可有 ACTH 升高反应，所以该试验不能用于鉴别原发性肾上腺疾病致 Cushing 综合征和异源性 ACTH 综合征。

（6）去氨加压素（desmopressin，DDAVP）试验：加压素的长效作用类似物－DDAVP 与肾脏抗利尿激素受体（V2R）的作用有相对特异性，只有轻微的 VIR 调节的缩血管活性作用，因此建议将其作为 ACTH 依赖性 Cushing 综合征病因鉴别诊断的辅助方法。给男性注射 DDAVP 后，在体内无促进 ACTH 释放活性。目前尚不能确定其是否具特异性 V1b 受体活性。另有，静脉注射 5～10μg 去氨加压素使绝大部分 Cushing 病患者的血皮质醇水平较基值增加 4 倍以上（无反应者为分泌 ACTH 的嗜铬细胞瘤）。

静脉注射 10μg 去氨加压素后，血皮质醇升高达到或超过 20%，血 ACTH 升高达到或超过 35% 作为阳性。以此作为判断标准，诊断敏感性及特异性均不如 CRH 兴奋试验。由于其敏感性及特异性均不如 CRH 试验，一般不主张采用此实验来鉴别 ACTH 依赖性 Cushing 综合征。但由于有些 Cushing 病患者仅对其中某个肽类激素起反应，故在特定情况下，去氨加压素试验或许有助于 ACTH 依赖性 Cushing 综合征的鉴别。有报道，DDAVP 试验鉴别单纯性肥胖、隐性异源性 ACTH 综合征、肾上腺性 Cushing 综合征和 Cushing 病时，仅 Cushing 病患者呈阳性反应。

（7）激素联合试验：由于有 7%～14% 的 Cushing 病患者对 CRH 无反应，故应结合其他肽类激素试验，并对结果进行综合分析来作出判断。Dickstein 等将静脉注射 10UAVP 和静脉注射 1μg/kg 体重的绵羊 CRH（ovine CRH，oCRH）联合应用，采血测血皮质醇和 ACTH，仍以血皮质醇升高达到或超过 20%，血 ACTH 升高达到或超过 35% 作为阳性判断指标。

（8）血管活性肠肽（VIP）和组氨酸－蛋氨酸肽（peptide histidine methionine）试验：在正常人中可诱导 ACTH 或皮质醇释放反应。在对 CRH 刺激有反应的 Cushing 病患者对此类试验也有升高反应，而 CRH 刺激无反应的 Cushing 病患者也无兴奋作用。

（9）ACTH 兴奋试验：观察患者对迅速升高的血 ACTH 有无皮质醇升高的反应。用 cosyntropin（人工合成的 ACTHl－24 肽）静脉注射或缓慢滴注后，Cushing 病患者出现与正常相似的血皮质醇升高和 UFC、17－OHCS 排泄增多或较正常升高更明显，提示肾上腺既不处于过度刺激状态也无自主分泌功能，但该试验的鉴别意义不大。

（10）GH 释放肽（hexarelin）试验：hexarelin 为 GH 释放肽（growth hormone－releasing peptides，GHRPs）家族中的一个合成肽，近年应用于 Cushing 病的诊断，其促 ACTH 和皮质醇释放作用较 CRH 作用大得多。但在 1 例异源性 ACTH 综合征患者也观察到皮质醇水平明显升高，程度甚至超过 Cushing 病患者组，可能因为肿瘤中存在异源性 GHRP 受体。因此，该试验在异源性 ACTH 综合征患者中的反应有待进一步观察。

（11）有创检查：从大规模实验和荟萃分析中得出，上述试验方法均无法做到 100% 确定升高的 ACTH 是来源于垂体还是肿瘤异源性分泌。有时必须进行进一步检查。

1）岩下窦采样（inferior petrosal venous sinus sampling，IPSS）测 ACTH：正常情况下，垂体静脉回流至海绵窦然后再到岩下窦，而正常岩下窦仅接受垂体静脉血液回流。因此，Cushing 病患者中枢血 ACTH 浓度明显高于外周血浓度，而异源性 ACTH 综合征患者无此变化。但由于 ACTH 是呈脉冲式分泌，在基础状态下测定这种差别可能并不明显，必须结合 CRH 试验，比较注射前后中枢与外周血 ACTH 浓度差别，则诊断 Cushing 病的准确性明显提高。一般情况下，垂体血液引流呈对称性，因此左右两侧 ACTH 浓度差还可提示肿瘤位于垂体哪一侧。

双侧股静脉插管至岩下窦（经 X 线造影确定），另外再置一外周静脉插管，3 个部位同时采血标本。在注射 oCRH 前采 2～3 次血测定 ACTH 作为基础值。然后每千克体重静脉注射 oCRH1μg 或 100μg，注药后 2min、5min、10min、15min 同时采双侧岩下窦血标本（bilateral inferior petrosal venous smus sampling，BIPSS）及外周血测 ACTH（峰值一般在注射后 3～5min 出现）。注射 oCRH 后 IPSS/ACTH 外周血 ACTH≥3，则提示 Cushing 病。如先用美替拉酮处理再行 oCRH 刺激能更进一步增加 Cushing 病患者的中枢/外周血的 ACTH 浓度差，提示当单用 CRH 试验无法判断时可以考虑采用。

当岩下窦发育不良呈丛状时，IPSS 可能与外周血无明显差别而出现假阴性结果。由于 CT、MRI 对 Cushing 病肿瘤定位敏感性较低，有时呈假阴性，经对比发现，IPSS 术前定位与最终病理证实的诊断符合率超过 CT 和 MRI 的定位符合率。Tsagarakis 等报道，BIPSS 结合 CRH、DDAVP 试验是鉴别 ACTH 依赖性 Cushing 综合征的有效方法，能提高诊断准确性。IPSS 及外周血比较 ACTH 的浓度差，对判断中枢 ACTH 来源很有意义，但是否可以确定来源于哪一侧仍有待进一步证实。在出现 CRH 无反应的 IPSS 阴性结果时，仍不能完全排除 Cushing 病；仅双侧岩窦内 ACTH 浓度差不足以确定肿瘤位于垂体哪一侧。值得注意的是，IPSS 测定 ACTH 并不能鉴别轻度 Cushing 综合征、周期性 Cushing 综合征、假 Cushing 综合征和正常人。药物治疗可影响 IPSS 的正确定位，因此 IPSS 仅适于有明显临床生化异常且未经药物治疗的 ACTH 依赖性 Cushing 综合征患者的鉴别诊断。IPSS 的并发症主要有蛛网膜下静脉出血、下肢远端深静脉血栓栓塞、感染、脑干梗死、桥脑出血、垂体损伤等。Barbosa 报道 1 例 IPSS 致右侧垂体损伤，后经蝶窦手术，病理证实为垂体 ACTH 细胞增生。

2）海绵窦采血测 ACTH：用海绵窦直接采血（cavemous sinus sampling）来取代 IPSS 可增加诊断准确性，避免应用 CRHn。

（12）核素显像：由于很多神经内分泌肿瘤细胞表面都有生长抑素受体，故^{111}I标记的奥曲肽可用于受体阳性的异源分泌ACTH肿瘤的定位。

3. ACTH非依赖性Cushing综合征

（1）肾上腺肿瘤（腺瘤或癌）：患者一般逐渐出现皮质醇增多的临床表现。两者中以肾上腺皮质癌患者起病较急、进展较快，在腹部可以触及癌肿或下移的左肾下极，还可出现腰背痛、腹痛和侧腹部疼痛等症状。无功能肾上腺肿块不引起任何症状，常被无意中发现，大部分为良性肿瘤。

分泌皮质醇的肾上腺肿瘤除有Cushing综合征症状外，可伴或不伴高血压和男性化表现。但有的肾上腺腺瘤只表现为男性化：肾上腺皮质癌只引起高血压、男性化和（或）女性化表现，而无内分泌症状。不分泌皮质醇的肿瘤患者其去氧皮质酮（DOC）、睾酮、雌二醇、雌酮或其他旁分泌激素水平升高，基础血ACTH和皮质醇浓度可正常。LDDST时，其正常肾上腺皮质组织生成皮质醇可正常或受抑制。实验室检查结果的一般规律是：①肾上腺良、恶性肿瘤所致Cushing综合征，24h UFC、17－OHCS轻度升高；②腺瘤患者血尿去氢异雄酮及尿17－KS可正常或升高，与皮质醇及17－OHCS水平平行，尿17－KS通常低于20mg/d；③肾上腺皮质癌患者由于皮质醇前体物质的不适当升高，尿17－KS常超过20mg/d甚至更高；④有些“无功能”癌，测定类固醇、激素前体如孕三醇的浓度或计算ALD与其前体18－羟去氧皮质类固醇比率可以帮助诊断；⑤清晨时皮质醇可正常，晚上却不适当升高；⑥血ACTH受抑制，低于1pmol/L或测不出；⑦基础皮质醇生成增加：基础血皮质醇测定值升高，但一天中可以有波动：UFC或皮质醇代谢产物排泄量增加；⑧皮质醇分泌不依赖ACTH刺激；⑨GC负反馈作用抵抗。高皮质醇血症抑制ACTH分泌，且DXM不影响肾上腺皮质醇的合成，HDDST甚至极大剂量DXM无抑制作用。

如高度疑为肾上腺肿瘤应进行下列检查：①美替拉酮试验：检测其对血皮质醇下降有无反应，肾上腺肿瘤患者的垂体分泌ACTH处于抑制状态，约半数腺瘤患者和所有肾上腺皮质癌患者对ACTH升高无反应。美替拉酮不仅阻滞去氧皮质醇转化成皮质醇，也阻滞胆固醇转化生成孕烯醇酮，虽然有些患者的垂体功能未被完全抑制，当皮质醇浓度降低时，血ACTH有可能升高，去氧皮质醇无升高，且尿17－OHCS明显下降。②CRH兴奋试验：由于垂体ACTH分泌受抑且高水平的血皮质醇水平阻滞垂体对CRH和AVP的反应，大多数肾上腺腺瘤患者对CRH无反应。但当试验时血皮质醇升高不明显或病程较危重，垂体未完全抑制时，可以有一定的反应。AVP和CRH联合AVP试验结果不可靠。③ACTH刺激试验：检查其对ACTH有无反应，肾上腺皮质肿瘤所致Cushing综合征全部是ACTH非依赖性，但约60%腺瘤对药理剂量的ACTH有反应，有时还呈过度反应。但残存正常肾上腺组织和所有的癌肿，对ACTH都无反应，部分腺瘤对ACTH有较小的反应。

（2）ACTH非依赖性双侧肾上腺大结节性增生（AIMAH）：其特点是血尿类固醇类激素浓度升高，基础ACTH测不到，CRH或美替拉酮刺激后血ACTH仍测不到；如果抑制，HDDST时类固醇激素的产生受抑程度很小，通常对美替拉酮试验反应也小；当应用cosyntropin（人工合成的ACTHl－24肽）后，血皮质醇升高；垂体CT、MRI正常；肾上腺质量通常24～500g或更大，包含多个直径＞5mm的非色素性大结节；呈典型的良性肾上腺结节，结节内皮质无萎缩而是增生：双侧肾上腺全切可获治愈；发病机制不清，已发现Cs的α亚基突变，或应用VAP后血皮质醇上升（1倍左右）。

（3）原发性色素性结节性肾上腺增生不良（PPNAD）：其特点是血皮质醇中度升高，昼夜节律性消失；血皮质醇前体物质测不到，但有时与皮质醇升高成比例；ACTH 低或测不到；GC 呈周期性产生或无任何规律；肾上腺核素扫描示肾上腺正常或轻度增大；双侧对称性摄取^{131}I 标记的胆固醇；CT 或 MRI 一般正常；患者明显低骨量与高皮质醇血症程度不相符；和其他原发性肾上腺病变所致 Cushing 综合征一样，ACTH 呈抑制状态，LDDST、HDDST 均不能抑制；美替拉酮试验时，尿 17 - OHCS 排泄下降，而血 11 - 去氧皮质醇不升高；对 ACTH 无反应，偶有反应者可能因为：①皮质类固醇的合成和分泌呈波动性；②萎缩的肾上腺皮质细胞对 ACTH 有反应而对 CRH 或 AVP 无 ACTH 分泌反应；结节很小，一般直径 <5mm，结节内可见色素；细胞胞浆内见脂褐质，胞核大，有时呈分裂相；结节间皮质细胞萎缩。

（五）影像学检查

1. 垂体　在 ACTH 依赖性 Cushing 综合征患者中，垂体影像检查的目的在于确定垂体腺瘤的位置和大小。目前蝶鞍侧位 X 线摄片和正侧位体层摄片列为 Cushing 综合征患者的常规检查。由于 80% 以上的垂体 ACTH 瘤均为微腺瘤，因此蝶鞍摄片很少发现垂体异常，只有大腺瘤时才有可能在 X 线片上发现蝶鞍体积增大，鞍底双边及鞍背直立等异常征象。

CT 扫描垂体瘤的发现率明显高于 X 线检查。可做蝶鞍部的 CT 冠状位扫捕，以 2mm 的薄层切面加造影剂增强及矢状位重建等方法检查垂体微腺瘤，可使 CT 扫描的敏感性提高 50% 左右。CT 成像常发现低密度灶，且不被增强。

MRI 在发现垂体 ACTH 微腺瘤时敏感性较 CT 稍高，为 50% ~60% 。要注意鞍区局部薄层扫捕以提高微腺瘤的发现率。在 MRI 上此种微腺瘤表现为低强度信号，不能被钆（gadolinium，Gad）增强。如果 MRI 能清晰发现肿瘤，则影像学定位与术中发现定位符合率为 75% ~98% ，与 BIPSS 定位法相似或略占优势。但 MRI 不可能在术前发现所有垂体微腺瘤并准确定位。选择性岩下窦采样测定 ACTH 有助于 Cushing 病及异位 ACTH 综合征的鉴别。此外，近年来发展了术中超声定位和术中分段采血测 ACTH 浓度以提高定位的准确性。用 18F 标记的脱氧葡萄糖（18F - DG）可测量脑的葡萄糖代谢状况，Cushing 病患者的脑葡萄糖代谢降低，但正电子发射断层扫描（PET）是否对本病有诊断和鉴别意义尚缺乏资料。但由于可能出现假阳性结果，任何影像学检查结果都必须与生化功能检查同时进行，综合分析。

2. 肾上腺　肾上腺影像学检查在诊断工作中占有很重要的地位，可选 B 超、CT、MRI 及核素扫描检查。B 超对有肾上腺体积增大的 Cushing 综合征有定位诊断价值。一般肾上腺腺瘤直径 >1. 5cm，而皮质癌体积更大，均在 B 超敏感检出范围。此方法操作简便、价廉、无损伤，且在各级医院普及，作为首选的肾上腺影像学检查方法。但 B 超敏感性较低，未发现结节不能排除肾上腺病变。

绝大部分肾上腺肿瘤可在薄层 CT 扫描或 MRI 中发现。由于 CT 或 MRI 较^{131}I 标记的胆固醇扫描费时少，费用低，故一般先选 CT、MRI 检查。

双侧肾上腺病变有时可以表现为肾上腺腺瘤样改变，CT、MRI 等检查对避免仅表现为肾上腺腺瘤改变的双侧肾上腺病变的诊断有一定价值。极少数情况下，ACTH 非依赖性广泛大结节性肾上腺增生（质量 69 ~149g）可能在影像学上完全替代正常双侧肾上腺，而 BIPSS 缺乏中枢/外周血 ACTH 浓度显著差别，垂体 MRI 又未发现腺瘤时，此时则应考虑双侧肾上

腺切除。而且肾上腺大结节性增生偶有可能发生在 Cushing 病患者，要注意全西检查，综合分析，避免误诊和漏诊。

所有 ACTH 依赖性 Cushing 综合征患者可以表现为双侧或单侧肾上腺增生，可伴或不伴结节。此时前面所述的仔细详尽的生化检查、功能评价则显得非常重要。据报道，定量 CT 测量发现肾上腺肢宽度与血皮质醇及 ACTH 水平正相关。

碘标记胆固醇肾上腺皮质核素扫描是通过向受检者静脉注入，$^{131}I-6\beta-$甲基降胆固醇（NP59）后对肾上腺区域进行扫描检查。当肾上腺皮质发生肿瘤时，合成皮质醇增多，^{131}I标记胆固醇可浓集于肾上腺肿瘤区域。核素扫描呈现高密度区域，可用于判断肾上腺皮质腺瘤或腺癌的准确部位及功能状态：一侧肾上腺发现肿瘤，对侧肾上腺往往不显影；两侧均有核素密集，则提示肾上腺双侧增生性改变。有的腺癌可双侧均不显影，可能因为肿瘤破坏了患病的肾上腺，使其丧失聚集放射性胆固醇的功能，而对侧肾上腺仍呈萎缩状态所致，故有可能造成肾上腺皮质癌的漏诊。

3. 骨骼系统　Cushing 综合征患者应常规进行骨骼 X 线检查及双能 X 线骨密度测定，早期发现类固醇性骨质疏松症。

4. 异源性分泌 ACTH 肿瘤　对疑为异源性 ACTH 综合征的患者，应努力寻找原发肿瘤的位置。异源性分泌 ACTH 肿瘤位于胸腔的比例较高，最常见的是小细胞肺癌和支气管类癌。故常规行胸部正侧位 X 线片、胸部 CT 等检查。

（六）鉴别诊断

1. 假性 Cushing 状态　轻度 Cushing 综合征与假性 Cushing 状态很难鉴别。假性 Cushing 状态具有 Cushing 综合征的部分或全部临床特征，同时伴有高皮质醇血症，但去除引起 Cushing 样表现的原发病时，临床表现随之消失。常见于抑郁症患者和长期酗酒者。

（1）抑郁症：呈易激惹性格，表现为精神运动障碍和自主神经系统功能异常。典型表现为厌食、体重减轻，严重者可以出现极度消瘦并引起电解质紊乱。少数可以表现为进食增多、体重增加、性欲下降、月经稀少或闭经，故应与 Cushing 综合征鉴别；血皮质醇升高，尿 17－OHCS、UFC 排泄量增加；皮质醇昼夜节律消失；LDDST 可无抑制反应。绝大多数抑郁症患者对低血糖刺激有皮质醇升高反应；对 CRH 兴奋试验常呈延迟反应与 Cushing 病的试验结果有较大範围重叠，鉴别较困难。

当 Cushing 样症状和生化改变都较轻微，不能鉴别时，最好的鉴别诊断方法就是治疗抑郁症，抑郁症患者的 Cushing 样表现经抗抑郁药治疗后可以完全恢复。

（2）乙醇相关性 Cushing 综合征（alcohol－related Cushing syndrome）：本征少见，高皮质醇血症与乙醇是否有直接关系尚不清楚，患者可有满月脸、多血质外貌、向心性肥胖及皮肤变薄等 Cushing 综合征样特征性改变。患者常有肝功能受损、酒精性肝病的表现。

本征实验室检查的特点是：①血皮质醇浓度升高以及 24h 尿 17－OHCS、UFC 排泄增多，且不被小剂量 DXM 抑制；②皮质醇分泌缺乏正常的昼夜节律；③戒酒后 5 天内午夜入睡时血皮质醇浓度降至正常水平或测不到能排除 Cushing 综合征。Coiro 报告，用 DDAVP 联合合成 GH 释放肽（hexarelin，HEX）试验测 mACTH、皮质醇变化鉴别 Cushing 综合征与酗酒引起的假性 Cushing 综合征，Cushing 综合征血 ACTH、皮质醇水平明显升高，乙醇相关性 Cushing 综合征无改变。

2. 遗传性全身性 GC 不敏感综合征　遗传性全身性 GC 不敏感综合征（heritable general-

ized glucocorticoid resistance svndrome，GCIS）由 CR 的配体结合区突变引起的靶细胞对 GC 不敏感，导致机体血皮质醇升高，本征易与 Cushing 综合征混淆，由于 GC 的反馈作用消失，垂体分泌 ACTH 增多，刺激肾上腺皮质合成分泌皮质醇、11－去氧皮质醇和雄激素增多。但由于靶细胞 GC 不敏感，有些患者可能没有症状。有些患者则由于肾上腺分泌过多盐皮质激素，可能有不同程度的高血压和低钾血症。由于患者高 ACTH 血症可引起高雄激素血症，女性患者可表现为痤疮、多毛、月经稀少或闭经，这些表现也常见于 Cushing 综合征。但 GC 过量引起的外周靶器官变化（包括皮肤变薄、肌病、皮下瘀斑、青紫和早发骨质疏松），在此类患者中不常见，加上阳性家族史，可以帮助鉴别诊断。虽然该类患者对 DXM 抵抗，但是其皮质醇分泌的正常昼夜节律仍存在，只是各时间点激素水平均高，故观察其皮质醇的昼夜节律有助于鉴别诊断。

此综合征的病因为基因缺陷，故目前暂没有根治方法。根据其发病机制，用 DXM 抑制垂体 ACTH 分泌可以缓解症状。文献报告，长期用 DXM 治疗，患者的血压降至正常，女性患者的多毛、秃顶、月经不规则等雄激素升高的表现可明显好转，甚至恢复正常，血皮质醇、雄烯二酮、睾酮也降至正常。

3. 肥胖症　部分肥胖者可有类似 Cushing 综合征的一些表现，如高血压、糖耐量减低、月经稀少或闭经，可有痤疮、多毛，腹部可以出现条纹（大多数为白色，有时可为淡红色），而有些病程较短病情较轻的 Cushing 综合征患者，临床表现不典型时不易区分。多数肥胖患者 24h 尿 17－OHCS、17－KGS 排泄增加，但经肌酐排泄率纠正后多正常；且午夜血/唾液皮质醇不升高，血皮质醇仍保持正常的昼夜节律。

4. 2 型糖尿病　2 型糖尿病患者也常有高血压、肥胖、糖耐量减低及 24h 尿 17－OHCS 轻度升高等表现，但没有典型的 Cushing 综合征的表现，血皮质醇节律正常。

5. 神经性厌食　神经性厌食有与 Cushing 综合征患者类似的肾上腺皮质功能改变，血游离皮质醇水平升高，UFC 排泄增加，但尿 17－OHCS 和 17－KGS 排泄量降低。皮质醇仍保留正常的脉冲式分泌和昼夜节律。ACTH 对外源性的 CRH 反应减弱，DXM 不能完全抑制其皮质醇的分泌和脑脊液中的 CRH 水平，但患者一般没有皮质醇增多的临床表现，且经治疗后异常的实验室指标均可以恢复正常。

6. 多囊卵巢综合征　此病患者的典型表现有闭经、多毛、肥胖，还可以表现为月经不规则、出血量多。多毛症多于青春期开始并随着年龄的增长而逐渐加重。由于肥胖还可以有高血压、糖耐量降低等，大多数患者有雄激素增多，表现如痤疮、多毛、皮肤油腻、秃顶等。Cushing 综合征患者也有这些表现，要注意鉴别。患者可有 24h 尿 17－OHCS 及 UFC 升高，但血皮质醇一般不高，且保持正常的昼夜节律，对 LDDST 反应正常。

二、原发性醛固酮增多症诊断与鉴别诊断

（一）诊断标准

高血压及低血钾（肾性失钾）患者，伴有高醛固酮血症、尿醛同酮排量增多，血浆肾素活性、血管紧张素Ⅱ降低，螺内酯可拮抗纠正低血钾及电解质紊乱，降低高血压，可以诊断为醛固酮增多症。必备条件：①低血钾伴肾性失钾；②血浆以及 24h 尿醛固酮水平增高且不能被抑制；③肾素活性及血管紧张素水平减低且不能被兴奋。

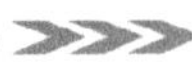

（二）诊断步骤

凡一般降压药物疗效不佳的高血压患者，特别是出现过自发性低血钾或用利尿药很易诱发低血钾的患者均须考虑原醛症的可能，需进一步检查，以明确诊断。诊断分为两个步骤：首先明确是否有高 ALD 血症；然后确定其病因类型。由于诊断过程中大多数检查项目结果受许多药物和激素影响，故检查前须停服所有药物，例如须停用螺内酯（安体舒通）和雌激素 6 周以上，停用赛庚啶、利尿药、吲哚美辛（消炎痛）2 周以上，停用扩血管药、钙通道阻断剂、拟交感神经药、E 能阻滞剂 1 周以上。

1. 高 ALD 血症的诊断　低钾血症和不适当的尿钾增多：大多数原醛症患者血钾 < 3.5mmol/L，一般为 2 ~ 3mmol/L，严重病例则更低，但 12% 肾上腺皮质腺瘤患者和 50% 双侧肾上腺皮质增生患者血钾水平可 > 3.5mmol/L，如将血钾筛选标准定在 < 4.0mmol/L，则可使诊断敏感性增至 100%，而特异性下降至 64%。原醛症患者钾代谢呈负平衡，如血钾 < 3.5mmol/L，24h 尿钾 > 30mmol（或血钾 < 3mmol/L，24h 尿钾 > 25mmol），提示患者有异常尿钾排出过多。

由于钠、钾代谢受盐摄入量、药物及疾病活动程度等多种因素的影响，因此在检测前必须停用 2 ~ 4 周利尿剂，并反复多次同步测定血、尿电解质及 pH。另外饮食中钠摄入量每天不应 < 100mmol，因为这样才能保证肾脏正常的钠、钾交换，并使碱性尿得以显现。当然在固定钠、钾饮食条件下观察钠、钾代谢情况，则结果更可靠，其间各观测指标可作为以后各功能试验的对照，并可据之选择进一步检查。如无明显低血钾，可选择高钠试验，如有明显低血钾，则选用低钠试验、钾负荷试验或螺内酯（安体舒通）试验。

（1）平衡餐试验：如前所述，典型原醛症患者有高血压、低血钾、不适当尿钾排泄增多、碱血症、反常性碱性尿及血、尿 ALD 水平增高。应注意，血钾过低（< 3mmol/L）可抑制 ALD 分泌，使部分患者血、尿 ALD 增高表现不明显，应积极补钾至血钾 > 3mmol/L，再重新测定。

（2）高钠试验：原醛症患者 ALD 分泌呈自主性，不受高钠饮食的抑制，血、尿 ALD 仍维持高水平。在高钠饮食时，肾远曲小管钠离子浓度增高，对钠的重吸收随之增多，钠、钾交换进一步加强，尿钾排泌增多，血钾降低。因此高钠试验可使原醛症的症状和生化改变加重，对轻型原醛症而言，这是一种有用的激发试验。对已有严重低血钾的患者，不宜进行此试验。

正常人 24h 尿 ALD < 28nmol，血 ALD < 276.7pmol/L，血钾无明显变化：原醛症患者血、尿 ALD 水平增高，且不受高钠抑制。口服钠盐负荷 3 天后尿 ALD 排泄 > 39nmol/d 则有诊断意义。另外，尿钾增多，低血钾加重，常低于 3.5mmol/L。如高钠试验中，尿钠排泄 > 250mmol/d，而血钾仍为正常水平，且无肾功能不全，则基本可排除原醛症。

（3）低钠试验：原醛症患者 ALD 分泌增多，肾素活性受抑制并对低钠饮食无兴奋反应。在低钠饮食时，肾远曲小管中钠离子浓度减少，钠、钾交换随之减少，钾排出亦减少，因而尿钠、钾降低，血钾上升。如低血钾由肾小管疾病引起，则限钠后，尿钾无明显减少，血钾亦不上升。正常人低钠饮食后血浆肾素活性增加，血钾不上升；原醛症患者血浆肾素活性受抑制，低钠饮食刺激亦无增加，而尿钠、钾排泄明显下降，血钾上升；失盐性肾病患者尿钠、钾排泄不降低，血钾无回升。

（4）钾负荷试验：ALD 具保钠排钾作用，予原醛症患者口服补钾后，尿钾排泄增多，血钾难以上升，即对补钾存在抵抗性。原醛症患者血钾多低于正常，补钾后血钾升高仍不明显；因肾小管疾病及其他原因造成的低血钾，补钾后血钾可上升。

（5）螺内酯（安体舒通）试验：螺内酯为 ALD 受体拮抗剂，可对抗 ALD 的潴钠排钾作用，使 ALD 增多患者尿钾排出减少，血钾上升，同时高血压症状有不同程度改善，但不能区别 ALD 增多是原发性还是继发性。ALD 增多症患者用药后第 3～4 天，先有尿钾明显减少，继而血钾回升，碱血症可纠正，高血压下降通常需 2 周以上，但由于不同的病程、病因及血管合并症等因素，血压对螺内酯反应程度可能差别较大；失钾性肾病患者服药前后无变化。

2. 低肾素活性 ALD 分泌增多　ALD 分泌增高而肾素－血管紧张素系统受抑制是原醛症的特征，应检测血浆 ALD 和血浆肾素活性或收集 24h 尿测尿 ALD 水平。血浆 ALD 升高与肾素活性受抑并存则高度提示原醛症，因此血浆 ALD 浓度（ng/dL）与血浆肾素活性［ng/（mL·h）］的比值（A/PRA）可作为一项重要的诊断指标。单凭基础肾素活性或 A/PRA 的单次测定结果正常，仍不足以排除原醛症，须动态观察血浆肾素活性变化，可做低钠试验或体位试验，为原醛症的诊断提供依据。

（1）血浆肾素活性测定：肾素活性增高见于低钠饮食，原发性高血压（高肾素型），肾血管性高血压，失血、肝硬化腹水，心力衰竭，肾素瘤，Bartter 综合征，药物［利尿剂、硝普钠、口服避孕药、肼屈嗪（肼苯哒嗪）等］。肾素活性降低见于原醛症，原发性高血压（低肾素型），11β－羟化酶和 17α－羟化酶缺乏等，高钠饮食，药物［盐皮质激素、利血平、甘草、苷珀酸钠（苷琥酸钠、生胃酮）、甲基多巴等］。

（2）体位试验：立位及低钠（利尿剂）可刺激正常人肾素－血管紧张素－ALD 系统，使血浆肾素活性、AT－2 和 ALD 浓度上升；原醛症患者血 ALD 水平增高，血浆肾素－血管紧张素系统受抑，并且不受体位及低钠刺激。

原醛症患者卧位血浆 ALD 浓度升高，立位 4h 后血 ALD 水平在特醛症患者常进一步上升，多较卧位升高 33% 以上；在多数 ALD 瘤、GRA、原发性肾上腺增生患者则无明显升高或反而下降。而且肾素－血管紧张素系统活性受抑，在立位及低钠刺激后，血浆肾素活性及 AT－2 水平仍无显著上升。若基础血浆肾素活性、AT－2、ALD 均升高，则提示继发性 ALD 增多。

3. 不可抑制性 ALD 分泌增多　对伴有低血钾和（或）碱性尿或血浆 ALD/肾素活性比值升高的高血压患者要明确原醛症的诊断时，还必须确定其增高的血浆 ALD 浓度不能正常受抑制，可通过高钠试验，口服 9α－氟氢可的松试验，盐水静脉滴注抑制试验和卡托普利抑制试验协助诊断。

（1）9α－氟氢可的松试验：原醛症时 ALD 分泌呈自主性，不受血容量扩张所抑制。正常人服药后血、尿 ALD 水平显著降低，而原醛症患者则无显著变化。

（2）盐水静脉滴注抑制试验：原醛症患者 ALD 下降很少或不下降，血钾下降。大多数继发性 ALD 增多症者，能正常抑制。注意必须先将血钾补充至 3.5mmol/L 以上才能进行本试验；恶性高血压、充血性心力衰竭患者不宜进行此项试验。部分特醛症患者可出现假阴性结果。

（3）卡托普利（巯甲丙脯氨酸）抑制试验：卡托普利是血管紧张素转换酶抑制剂，可抑制 AT－2 的产生，对 AT－2 和 ALD 的影响的净效应与盐水静脉滴注抑制，才能得到正确

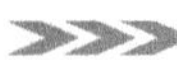

的诊断。

（4）赛庚啶试验：特醛症的一个可能致病机制即为血清素能神经原活性增高，大多数患者服赛庚啶后血 ALD 下降 0.11nmol/L 以上，或较基础值下降 30% 以上，在服药后 90min 下降最明显。ALD 瘤患者血 ALD 浓度无明显变化。

（5）血 18－羟皮质酮和 18－氧皮质醇、18－羟皮质醇的测定：18－羟皮质醇和 18－氧皮质醇则是皮质醇经 C－18 氧化途径形成的衍生物，在 GRA 患者血 18－羟皮质醇和 18－氧皮质醇显著升高，尤其后者常 3～4 倍于 ALD 含量。在 ALD 瘤和原发性肾上腺增生者亦有升高，但低于血 ALD 水平，而在特醛症者中则为正常水平。

（6）DXM 抑制试验：ALD 瘤和特醛症患者在服药后血 ALD 水平亦可呈一过性抑制，甚至可低于 0.055nmol/L，但服药 2 周后，ALD 的分泌不再被抑制又复升高，因此，DXM 抑制试验如观察时间过短则会导致对 GC 可治疗性 ALD 增多症（GRA）的错误诊断。

（7）基因检测：GRA 的发病机制已明确，是由 11β－羟化酶/ALD 合成酶嵌合基因（CYP11B1/CYP11B2）形成所致，对 GRA 的确诊主要依靠 DXM 抑制试验阳性，血 18－羟皮质醇和 18－氧皮质醇含量升高和检测到异常的 CYP11B1/CYP11B2 嵌合基因，而以后者有最高的诊断价值。目前用长链 PCR 方法检测 CYP11B1/CYP11B2 基因，能快速、稳定、有效地诊断 GRA，且能对嵌合基因的嵌合位点定位。

（8）双侧肾上腺静脉插管分别采血测定 ALD：如果上述检查均不能确定原醛症病因时，可进行此项检查。若一侧肾上腺静脉血 ALD 水平较对侧高 10 倍以上，则高的一侧为腺瘤：若两侧血 ALD 水平都升高，相差 20%～50% 则可诊断特醛症。因本检查为有创性，且有引起肾上腺出血的危险性，技术难度较大，故不列为常规检查。

（三）影像学检查

1. 肾上腺 B 型超声波检查　为无创性检查，可检出直径＞1.3cm 的肿瘤，但对较小肿瘤和增生者难以明确。

2. 电子计算机体层摄影（CT）　肾上腺 CT 在对肾上腺病变的定位诊断中列为首选。

3. 核磁共振成像（MRI）　MRI 在对分泌 ALD 肿瘤和其他肾上腺肿瘤的分辨方面并不优于 CT。但有人认为 MRI 对 ALD 瘤的诊断特异性高，准确性约 85%。

4. 放射性碘化胆固醇肾上腺扫描　如果肾上腺 CT 正常，则放射性碘化胆固醇扫描也不会有很大帮助，所以此项检查通常在其他检查结果有矛盾时选用。

（四）醛固酮增多症的鉴别诊断

1. 原发性高血压　本病用排钾利尿剂治疗或伴腹泻、呕吐等情况时，也可出现低血钾，尤其是低肾素型患者应注意鉴别。但本病通常无血、尿 ALD 升高，普通降压药治疗有效，结合前述一些特殊检查可以鉴别。

2. 肾性高血压　肾动脉狭窄性高血压、恶性高血压，均由于肾缺血，刺激肾素－血管紧张素系统，导致继发性 ALD 增多而合并低血钾。但本病患者血压呈进行性升高，较短时间内即出现视网膜损害和肾功能损害，往往有氮质血症和酸中毒表现。肾动脉狭窄者在肾区可听到血管杂音，静脉肾盂造影，放射性肾图等可发现一侧肾功能减退，而肾动脉造影可确诊。另外根据患者肾素－血管紧张素系统活动增高，可与原醛症鉴别。但亦要警惕肾动脉狭窄合并原醛症以及终末期肾病合并原醛症的情况，两者都可能掩盖原醛症的表现而致漏诊。

3. 肾脏疾病

（1）Fanconi 综合征：此征是由于先天性或后天性原因引起近曲小管转运功能障碍，使一些正常情况下由肾小管重吸收物质，如葡萄糖、氨基酸、磷酸盐、重碳酸盐及其他电解质等，大量从尿中排出，因此也伴有尿钾排泄增多，尿酸化功能受损，低钾血症。但临床上还有生长迟缓、先天畸形、矮小、骨骼畸形、脱水、酸中毒、尿糖、氨基酸及其他电解质排泄增多等表现。

（2）Liddle 综合征：即假性 ALD 增多症，为一种家族性单基因遗传病，是由于编码远端肾小管上皮细胞钠通道蛋白 β 链或 γ 链的基因发生活化突变，使钠通道活性增高，钠重吸收增强，钠 - 钾、钠 - 氢交换过度加强，导致高血压、低血钾和碱血症，但尿酸化正常。肾素 - 血管紧张素 - 醛固醛系统受抑制，肾上腺影像学检查无异常，用螺内酯治疗无效，而用肾小管钠重吸收抑制剂氨苯蝶啶治疗反应良好，可与原醛症鉴别。目前已能通过分子生物学方法如基因直接测序法对该病进行分子诊断。

（3）失盐性肾病：常由慢性肾炎、慢性肾盂肾炎导致肾髓质高渗状态受损，肾脏潴钠功能障碍，引起低血钠和低血容量，继而引起继发性 ALD 增多。本病肾功能损害较严重，尿钠排泄增高，常伴脱水或酸中毒；低钠试验中尿钾不减少，血钾不升；螺内酯试验不能改善低血钾和高血压；肾素 - 血管紧张素系统活性增高可资鉴别。

（4）肾小管性酸中毒：是由于远端肾小管泌 H^+ 障碍或近端小管重吸收 HCO_3^- 障碍引起尿酸化失常、丢失碱储，导致慢性酸中毒和电解质平衡紊乱。可分为 4 型：Ⅰ型，远端型肾小管性酸中毒；Ⅱ型，近端型肾小管性酸中毒；Ⅲ型，混合型；Ⅳ型，高钾型肾小管性酸中毒。其中远端型因尿中丢失钠、钾盐，常伴有继发性 ALD 增多和明显低钾血症。实验室检查示高氯性酸中毒、尿酸化障碍、血钙磷偏低而碱性磷酸酶升高、氯化铵负荷试验阳性有助于诊断本病。

4. 肾素分泌瘤　该肿瘤起源于肾小球旁细胞，分泌大量肾素引起高血压、低血钾，发病年龄轻，高血压严重，血浆肾素活性很高，B 超、CT 或血管造影可显示肿瘤，手术切除肿瘤可治愈。

5. 11β - 羟类固醇脱氢酶（11beta - hydroxysteriod dehydrogenase，11β - HSD）缺陷　11β - HSD 缺乏可分为遗传性和获得性两类。①遗传性 11β - HSD 缺陷：是一种临床少见的常染色体隐性遗传病，Ⅱ型 11β - HSD 分布于肾远曲小管和集合管，由 16q22 上一基因编码，在对几个患病家族的研究中已发现了该基因的许多点突变，其中 R337C 突变使该酶催化皮质醇转化为皮质素的能力大大减弱。②获得性 11β - HSD 缺陷：原发性肾上腺皮质功能减退患者用甘草作盐皮质激素替代治疗时，仅在同时给予氢化可的松的情况下有效，这些均提示甘草次酸抑制了 11β - HSD 活性，使 GC 通过与盐皮质激素受体结合发挥理盐作用。近期亦有报告发现肾小球肾炎患者的 11β - HSD 活性减退，参与了疾病过程中的水钠潴留，但 11β - HSD 活性下降的原因不明。

6. 其他肾上腺疾病　皮质醇增多症（尤其是肾上腺皮质癌和异位 ACTH 综合征）易发生明显的高血压、低血钾和碱血症，但患者有原发病的典型症状、体征，血、尿皮质醇及其代谢产物增多，而 ALD 分泌无增高，不难鉴别。分泌其他盐皮质激素（除 ALD 外）的肾上腺癌可分泌除 ALD 外其他盐皮质激素（如去氧皮质酮），亦可引起原醛症样表现，但肾上腺癌瘤体通常较大，常伴有性激素异常；另外，血浆肾素活性，血、尿 ALD 水平均低，而其

他盐皮质激素水平升高可资鉴别。

7. Bartter 综合征　现在已知该综合征代表了以肾脏电解质转运异常为基础而分子机制各不相同的一组常染色体隐性遗传病，按遗传和临床特征至少可分为 3 种亚型：产前或新生儿 Bartter 综合征、经典 Bartter 综合征和 Gitelman 综合征。

8. 雌激素所致高血压　服用雌激素（如避孕药）可刺激肾素 - 血管紧张素 - ALD 系统，引起高血压、低血钾。鉴别主要根据服药史，停药后症状好转，以及血浆肾素、AT - 2 和 ALD 含量均升高进行判断。

9. 其他继发性 ALD 增多症　在充血性心力衰竭、肝硬化失代偿期、肾病综合征等与周围性水肿有关疾病状态下，由于有效血容量不足，刺激肾素 - 血管紧张素 - ALD 系统和（或）ALD 代谢清除减慢，产生继发性 ALD 增多。可根据基础疾病的存在、肾素 - 血管紧张素系统兴奋，以及肾上腺影像学检查正常等与原醛症鉴别。

（杨　雪）

第六节　药物治疗

一、Cushing 综合征的药物治疗

Cushing 综合征的治疗原则是去除病因，降低机体皮质醇水平，纠正各种物质代谢紊乱，避免长期用药或激素替代治疗，改善患者生活质量，防止复发，提高治愈率。

（一）药物治疗

Cushing 病的药物治疗包括两大类。一类是作用于下丘脑 - 垂体的神经递质；另一类是针对肾上腺皮质，通过阻断皮质醇生物合成的若干酶来减少皮质醇的合成，用于术前准备或联合治疗。

1. 影响神经递质和神经调质作用的药物　如赛庚啶、溴隐亭、奥曲肽等。

2. 皮质醇合成抑制剂　由于老年人身体功能状况难以耐受手术治疗，用皮质醇合成抑制药如酮康唑等为控制高皮质醇血症的有效选择。

（1）米托坦（密妥坦，邻对氯苯二氯乙烷，mitotane，O，P′ - DDD）：是一种毒性较小的 DDD 异构体，其活性比 DDD 大 20 倍。该药除抑制皮质醇合成的多种酶以外，还直接作用于肾上腺，使肾上腺发生出血、坏死或萎缩，尿 17 - OHCS、ALD、雌激素等排泄量减少。由于 O，P′ - DDD 诱导肾上腺皮质功能不全，于用药（每天 50 ~ 75mg/kg）的第 3 天要补充 GC 和盐皮质激素。

（2）美替拉酮（metyrapone）：对皮质醇合成的多种酶有抑制作用，主要阻滞 11β - 羟化酶，抑制皮质醇合成反应的最后步骤。适于术前准备、危重患者无法手术者，帮助降低血皮质醇，减轻症状。每天 1.0g 可使血皮质醇含量降低，症状缓解。此药副作用少，仅轻度头痛、头昏，有的患者有消化道症状、皮疹等，对肝脏、骨髓无毒性。观测疗效指标应为血皮质醇含量，测尿 17 - OHCS 无意义。

（3）酮康唑（ketoconazole）：抑制线粒体细胞色素 P450 依赖酶包括胆固醇碳链酶、11β - 羟化酶，从而阻断了皮质醇及 ALD 合成。剂量 0.2 ~ 1.8g/d，从小剂量开始，分次口

服，维持量为0.6～0.8g/d。副作用有消化道症状，恶心、发热、肝功能受损，治疗中需定期检查肝功能。

（4）氨鲁米特（氨基导眠能，aminoglutethimide）：为3β－羟脱氢酶及11β－羟化酶阻滞剂，抑制胆固醇向孕烯醇酮的转换。用于治疗Cushing综合征，剂量0.5～1.0g/d，分次口服。副作用少，有食欲减退、发热、皮疹、嗜睡。由于其可阻滞碘代谢，故不能长期使用。

3. GR拮抗剂　米非司酮（mifepristone，RU486）有拮抗GC的作用，研究还发现可抑制21－羟化酶活性。适于无法手术患者，可以缓解Cushing综合征的一些症状（如精神分裂症、抑郁症），对垂体、肾上腺病变无作用或作用很小。每天5～22mg/kg。长期应用可有血ACTH升高，而血皮质醇及UFC均有下降，少数患者还可能导致类Addison病样改变，可有头痛、乏力、厌食、恶心、肌肉和关节疼痛、体位性低血压等，经少量补充GC治疗即可消失。由于Cushing综合征患者的血皮质醇水平通常较高可以掩盖肾上腺皮质功能不足，故应注意密切观察患者的临床症状。由于RU486有拮抗雄激素的作用，男性患者还可以出现阳痿、乳腺发育，减少服药量或补充雄激素可消除。

（二）ACTH非依赖性Cushing综合征的围手术期药物治疗

1. 治疗原则　如因肾上腺肿瘤（腺瘤或癌）引起Cushing综合征，不论肿瘤为单个，双侧或多发性，必须手术切除；肾上腺意外瘤如伴临床前期Cushing综合征，则应加强随访。肿瘤无法切除时，可以选用皮质醇合成抑制剂；皮质醇合成抑制剂还可作为辅助治疗方法。

2. 治疗方法

（1）肾上腺腺瘤：摘除腺瘤，保留已萎缩的腺瘤外肾上腺组织。术后为促进同侧或双侧萎缩的肾上腺组织较快恢复功能，在使用GC替代治疗同时，可每天肌内注射长效ACTH60～80U，2周后渐减量，每隔数天减10U；如萎缩的肾上腺组织反应不良，则需长期用可的松（25～37.5mg/d）替代治疗，随肾上腺功能恢复而递减，大多数患者可在3个月至1年内渐停止替代治疗。

（2）肾上腺皮质癌：应尽早手术切除。术后肾上腺皮质功能低下患者的激素替代治疗方案基本同腺瘤切除术后。术后1～1.5年功能尚不能恢复者，则可能需终身替代治疗。如不能根治或已有转移者，用皮质醇合成抑制药如米托坦（O，P′－DDD）降低机体血皮质醇水平以缓解症状。

（3）不依赖ACTH的双侧肾上腺增生：应选择双侧肾上腺全切除术治疗，以防止残余肾上腺组织再次增生导致Cushing综合征，术后GC终身替代治疗。

（4）异源性ACTH综合征：明确ACTH起源，以治疗原发癌瘤为主，根据病情可选择手术、放疗、化疗或联合治疗。如能根治，则Cushing综合征症状可以缓解；如不能根治，则需用皮质醇合成抑制药减少皮质醇合成以减轻临床症状。

（5）其他类型的Cushing综合征：医源性Cushing综合征应去除皮质醇来源，改用其他免疫抑制剂治疗。应激所致者在应激状态解除后可自然消退。应适当联合上述各种方法治疗Cushing综合征。

（三）治疗注意事项

1. 围手术期的处理　肾上腺肿瘤或增生所致Cushing综合征患者术前必须充分做好准

备，防止术后急性肾上腺皮质功能不全的发生。如完善术前准备，要纠正水、电解质、酸碱平衡，低钾碱中毒者，应补充氯化钾 3～6g/d。有糖代谢紊乱或糖尿病者，应予胰岛素治疗，将血糖控制在正常水平。负氮平衡者给予丙酸睾酮或苯丙酸诺龙治疗。合并感染者合理使用抗生素控制感染。详细检查心、肾等脏器功能，并针对高血压、心律失常等给予适当处理。术前 12h 及 2h 各肌内注射醋酸可的松 100mg（每侧臀部各 50mg），或术前 6～12h 开始给氢化可的松静脉滴注。

手术时给予氢化可的松 100～200mg，加入 5% 葡萄糖盐水 500～1 000mL 中缓慢静脉滴注；至肿瘤或肾上腺切除后加快滴注速度；如发生血压下降、休克或皮质危象等情况时，应及时给予对症及急救治疗，并立即加大皮质醇用量，按应激处理，直至病情好转。

术后第 1 天：①氢化可的松静脉滴注量共 200～300mg，有休克者常需加量至 300mg 以上；②同时肌内注射醋酸可的松 50mg，每 6h1 次，或 DXM1.5mg，每 6h1 次。术后第 2、3 天：氢化可的松 100～200mg/d 静脉滴注，或 DXM1.5mg 肌内注射，每 8h1 次，或醋酸可的松 50mg，肌内注射，每 8h1 次。术后第 4、5 天：氢化可的松 50～100mg/d 静脉滴注，或 DXM1.5mg，肌内注射，每 12h1 次，或醋酸可的松 50mg，肌内注射，每 12h1 次。术后第 6、7 天及以后：GC 改为口服维持量，泼尼松 5mg，每天 3 次，以后逐渐减至维持量。

2. 糖皮质激素替代　对于肾上腺皮质增生次全切除患者，以后 GC 可缓慢减量，最后可停用。当减至维持量后，如尿 17－OHCS 或 UFC 仍明显升高，表示癌未彻底切除，宜加用化疗；否则，可继用维持量，并观察有无复发征象。

二、醛固酮增多症的药物治疗

确诊特醛症、GRA，以及手术治疗疗效不佳的患者宜采用药物治疗，而不愿手术或不能耐受手术的 ALD 腺瘤患者亦可用药物治疗，使症状得到控制。

1. ALD 拮抗剂　螺内酯仍是治疗原醛症的一线药物。初始剂量一般为 200～400mg/d，分 3～4 次口服，当血钾正常，血压下降后，剂量可逐渐减少；有些患者仅需 40mg/d 即可维持疗效，但双侧肾上腺增生的患者控制高血压常需加用其他降压药。螺内酯因可阻断睾酮合成及雄激素的外周作用，可引起女性月经紊乱和男性乳腺发育、阳痿、性欲减退等副作用。目前临床上已开始试用坎利酮（canrenone）的钾盐制剂和依普利酮（eplcrenone），前者为螺内酯的活性成分，因减少了螺内酯一些中间代谢产物的抗雄激素和抗孕激素作用而减少了副作用；后者为一种选择性 ALD 拮抗剂，对雄激素受体和孕激素受体的亲和力低，亦可减少抗雄激素和抗孕激素的副作用。

2. 阿米洛利（amiloride）和氨苯蝶啶　阿米洛利阻断肾远曲小管的钠通道，具有排钠潴钾作用。初始剂量为 10～20mg/d，必要时可增至 40mg/d，分次口服。服药后多能使血钾恢复正常，对特醛症患者难以良好控制血压，常需与其他降压药联合使用。氨苯蝶啶可减少远曲小管钠的重吸收，减少钠、钾交换，改善低血钾，但对血压控制无帮助。

3. 钙通道阻断剂　由于钙离子为多种调节因素刺激 ALD 产生的最后共同通道，钙通道阻断剂是原醛症药物治疗的一种合理途径。有报道，用硝苯地平、氨氯地平能有效改善原醛症的临床表现。

4. 血管紧张素转换酶抑制剂　可使特醛症患者 ALD 分泌减少，改善钾平衡和控制血压，常用卡托普利、依那普利等。

5. 赛庚啶　为血清素拮抗剂，可使特醛症患者 ALD 水平降低，但临床治疗疗效尚不肯定。

6. DXM　用于治疗 GRA 患者，起始剂量为 2mg/d，即睡前服 1.5mg，清晨服 0.5mg，症状及生化改变恢复正常后逐渐减量至 0.5mg/d，长期维持治疗。

7. 阻断 ALD 合成药　酮康唑，大剂量时可阻断几种细胞色素 P450 酶，干扰肾上腺皮质 11β-羟化酶和胆固醇链裂酶活性，可用于治疗原醛症。氨鲁米特（aminoglutethimide），可阻断胆固醇转变为孕烯醇酮，使肾上腺皮质激素合成受抑，亦可用于治疗原醛症，但两药均有较大副作用，长期应用的疗效尚待观察。

（李　莉）

第七节　外科治疗

一、Cushing 病

（一）治疗原则

Cushing 病基本治疗原则是手术或放射治疗去除垂体瘤，以降低 ACTH 的分泌从而减轻肾上腺增生，使皮质醇分泌减少而达到治疗目的；如上述方法无效，可以加用调节神经递质或抑制皮质醇合成的药物以减少皮质醇的合成；如仍不能控制，则可以施行双肾上腺切除术，术后终身服 GC 替代治疗。

（二）垂体瘤摘除术

1. 垂体微腺瘤　现多采用经蝶窦垂体微腺瘤切除术，既可治愈 Cushing 病，又可最大限度地保留垂体的分泌助能。

2. 垂体大腺瘤　由于垂体大腺瘤的生物学特性为浸润性生长，易向垂体外、鞍上扩展，体积大，宜选用开颅手术，尽量切除肿瘤组织，但往往难以完全清除，术后宜配合放射治疗或药物（化学）治疗。

3. 垂体腺癌和异位神经节细胞瘤　条件允许时应尽可能做开颅手术切除癌肿，防止肿瘤进一步扩大和转移。

（三）肾上腺切除术

肾上腺切除术包括肾上腺次全切、全切除术和肾上腺切除后自体移植术等。当 Cushing 病经垂体手术、放疗等治疗无效时，最终可选择肾上腺全切。

二、原发性醛固酮增多症

1. 治疗原则　原发性 ALD 增多症的治疗有手术治疗和药物治疗两种方式。腺瘤、癌肿、原发性肾上腺皮质增生应选择手术治疗。

2. 手术治疗　手术治疗对肾上腺 ALD 腺瘤的疗效好，手术前应进行适当准备，纠正电解质及酸碱平衡紊乱，使血钾恢复正常，并适当降低血压。可给予螺内酯 80～100mg，每天 3～4 次，待血钾恢复，血压下降后改为 40～60mg，每天 3～4 次。对血压特别高、血钠高者

宜低盐饮食，每天钠摄入量限制在 80mmol 左右，补充氯化钾 4～6g/d，分次口服。另外应根据患者情况及手术方式酌情考虑是否短期用 GC。

三、开放性肾上腺切除术

（一）适应证

引起皮质醇症、原发性醛固酮症、肾上腺性征异常的皮质腺瘤或癌；肾上腺皮质增生引起的皮质醇症如不能通过垂体治疗恢复，亦需要双侧肾上腺手术切除治疗。

（二）禁忌证

心肺功能过差不能耐受手术的患者、不能耐受麻醉者。

（三）麻醉与体位

硬膜外麻醉或全身麻醉；按经腰径路、背部、第 12 肋切口、腹径路取用半侧卧位或平卧位。

（四）手术步骤

1. 肾上腺的显露

（1）经腰部手术做第 12 肋切口，切除第 12 肋骨。若显露不充分，可将切口的内侧端沿骶棘肌边缘向头侧延长，切开背阔肌及腰背筋膜，将骶棘肌向内侧牵开。于肋骨角位置将第 11 肋骨行骨膜下剥离，切除约 2cm 长的一段肋骨，必要时再切除一小段第 10 肋骨。切开第 12 肋床骨膜，向外侧切开部分腹肌，按肾手术的步骤显露肾周筋膜，切开肾周筋膜，游离肾上极的上方和外方，用手将肾上极压向下方，肾上极周围脂肪中采取视诊和触诊并用的方法显露肾上腺，一般多在视诊时首先看到黄褐色的肾上腺边缘，可即以其为起点进行游离。

（2）经腹部手术：经上腹部横切口，切断两侧腹直肌和腹肌进入腹膜腔。在结肠脾曲上方和外方切开壁层后腹膜，切断脾结肠韧带，将结肠脾曲推向下内方，显露左肾周围筋膜前叶，切开肾周筋膜显露左肾和肾上腺。显露后腹膜时，防止损伤在其内下方的胰腺尾部和其上方的脾脏及其血管。显露右侧肾上腺时则在结肠肝曲上外方和十二指肠外方切开壁层后腹膜，将结肠肝曲和十二指肠推向下内方，显露有肾周筋膜前叶。显露后腹膜时防止损伤肝脏和十二指肠。切开肾周筋膜，显露右肾和右肾上腺。

（3）经背部手术：按皮肤切口走向，切开腰背筋膜后叶，分开附着在筋膜上的背阔肌纤维。游离竖棘肌外缘，切断与腰背筋膜相连的小血管和神经。切断骶棘肌与第 12 肋相附着的纤维，使骶棘肌能充分向内侧牵开并显露腰背筋膜中叶。切开腰背筋膜中叶并切断腰肋韧带和切除部分第 11 肋。在切断腰肋韧带和切除第 12 肋骨之前，以手指伸入腰背筋膜之下，将胸膜反折上推，防止损伤胸膜进入胸腔，此时手术野中已显露腹横肌腱，上方为第 12 肋神经、膈肌边缘、胸膜反折、内侧为腰方肌。切开腹横肌腱，进入腹膜后间隙，分开腹膜后脂肪，显露肾周筋膜后叶，切开此筋膜，在肾周围脂肪中显露肾上腺。两侧手术步骤相同。

2. 肾上腺的游离与手术技巧　①肾上腺质脆，容易破裂，应避免直接钳夹腺体的牵引、游离。②右侧肾上腺邻近下腔静脉和肝，左侧邻近胰腺尾和脾血管，两侧后上方均与膈肌邻近，游离时必须防止损伤这些器官。③游离肾上腺，在经腰和经腹径路时多采用自下向上的方法，在经背部径路时则多自上向下进行。④嗜铬细胞瘤切除较其他肾上腺病变的手术危险性为大。⑤肾上腺髓质增生一般将增生更显著的一侧行全切除，另一侧切除 2/3。⑥皮质醇症因双侧肾上腺皮质增生，需做双侧肾上腺全切除时，应考虑是否需要同时将小片肾上腺组织在背部浅肌内做自体移植术。⑦引起原发性醛固酮症的腺瘤一般较小，切除较简单。

（五）术中意外的应急处理

（1）移位不满意原因：①蒂紧张；②移位途径较长。可探查有无牵拉组织，尤其是蒂内侧部分。

（2）腺体缺血原因是分离过多致蒂中血管破坏过多，表现为腺体色泽呈缺血状态。因此，可考虑右侧肾上腺移位术，但由于有肝脏及腔静脉影响，手术难度较大。

（3）胸膜损伤发生后要立即找到损伤部位，将其周围胸膜分离出来，在麻醉医生配合下膨胀肺脏排出胸腔气体，用细丝线缝补损伤处。损伤如在腺体移位途径的附近，其胸膜及膈肌的分离要充分，以免腺体移位时由于途径不理想而需再次打开胸腔。左侧胸膜损伤后，最好不要同时进行经第 11 肋间的右侧肾上腺手术，以免可能再次损伤胸膜致术后呼吸循环衰竭。

（六）术后并发症防治

肾上腺手术后除按一般常规给予禁食、输入抗生素外，还按不同疾病予以特殊处理；皮质醇症患者术后会出现肾上腺皮质功能不全，需补充激素，维持一段时期后逐渐减少剂量，至代偿良好时停药；原发性醛固酮症患者术后无需补充激素；可采用侧卧位或平卧位时将移位腺体周围垫高，以免腺体受压迫而影响血液循环；术后肾上腺皮质激素及抗生素应用，术后 10～14 天停用激素。

四、腔镜肾上腺切除术

1992 年加拿大医生 Gagner 等首先在新英格兰医学杂志报道了经腹腔入路腔镜肾上腺切除术。由于腔镜手术借助腔镜的放大作用和清晰的摄像监视系统，对于深部手术视野的显露比常规开放手术时更清晰，非常适合肾上腺手术，10 余年来此项手术已成为泌尿外科领域开展最为广泛的腔镜手术之一，故被公认为肾上腺疾病手术治疗的“金标准”。

（一）手术适应证

1. 原发性醛固酮增多症　原发性醛固酮增多症之肾上腺皮质腺瘤或增生。
2. 皮质醇增多症　皮质醇增多症之肾上腺皮质腺瘤或增生。
3. 肾上腺性征异常症　由肾上腺皮质腺瘤引起的可行患侧肾上腺切除术。
4. 肾上腺嗜铬细胞瘤及髓质增生症　适合于直径 <6cm 的嗜铬细胞瘤。
5. 肾上腺偶发瘤　无功能性肿瘤 >5cm 或肿瘤 <5cm 但经过随访观察逐渐增大者是明确的手术适应证。

（二）禁忌证

（1）严重呼吸循环系统疾病，不能耐受全身麻醉和 CO_2 气腹。

（2）伴有未纠正的严重全身性疾病如肝肾功能损害或代谢紊乱。

（3）严重凝血功能障碍未纠正者。

（4）肿瘤巨大、血运丰富，与周围脏器粘连的。

（5）疑为恶性的肾上腺肿瘤。

（6）既往有上腹部手术史，经腹腔径路肾上腺手术属于禁忌，但可行腹膜后径路手术；既往有肾周炎症或肾上腺手术史的患者，腹膜后径路腔镜肾上腺手术则属于禁忌。

（7）过度肥胖者：对于腔镜手术经验丰富者，属于相对禁忌证。

（8）妊娠，属于腔镜手术的相对禁忌证。

（三）术前准备

术前应根据病史、体检、实验室及影像学检查进行定性定位诊断。

1. 常规检查　应常规进行血、尿、便常规检查及血生化常规化验检查，了解内分泌代谢紊乱的程度，及其有可能引起的一系列其他生理、生化改变。术前常规做胸部X线片及心电图检查，必要时做24h动态心电图、超声心动图、肺功能、动脉血气分析等检查评估患者循环和呼吸系统功能。

2. 纠正代谢紊乱　需要手术治疗的肾上腺疾病多具有内分泌代谢紊乱，根据肾上腺外科原则，必须进行充分的术前准备，纠正代谢紊乱，保证手术安全进行。

（1）原发性醛固酮增多症：术前应服用安体舒通并适当补钾，纠正低钾性碱中毒，以免麻醉或手术中发生严重的心律失常。严重高血压患者应给予降压药物控制血压。

（2）皮质醇增多症：在肾上腺手术前后，肾上腺皮质激素水平波动很大，由皮质醇分泌过多突然转为分泌不足，如不及时补充糖皮质激素会造成肾上腺危象。因此手术前1天就应开始补充皮质醇，然后逐渐减少用量。多数患者术后2～3个月可停用激素，但个别患者需用药达6～8个月。

（3）嗜铬细胞瘤：为防止术中出现血压的剧烈波动，术前必须严格控制血压正常或接近正常水平至少1周方可进行手术。考虑有儿茶酚胺心肌病的患者术前准备时间还要延长，以确保手术安全。单用α－肾上腺素能受体阻滞剂血压控制不满意时，可加用钙离子拮抗剂治疗。β－肾上腺素能受体阻滞剂心得安对心动过速有效，但须在已应用α－肾上腺素能受体阻滞剂后使用，否则可产生高血压危象。

3. 胃肠道准备　术前1天给予缓泻剂或行肥皂水洗肠，术日晨禁饮水。后腔镜肾上腺手术对胃肠功能干扰小，胃肠功能术后恢复较快，术前一般不需要留置胃管。经腹腔径路行腔镜肾上腺手术时，如果胃或肠管胀气，可能妨碍手术操作，术前可留置胃管。

4. 留置导尿管　术前应留置导尿管，术中监测患者的尿量，避免术后出现尿潴留。

5. 预防性应用抗生素　尽管肾上腺手术是属于无菌手术，但术后切口感染是任何手术都可能出现的并发症，手术时麻醉气管插管、留置导尿管以及引流管也增加了感染的机会，肾上腺疾病尤其是皮质醇增多症患者内分泌代谢紊乱，同时还干扰了人体正常免疫功能，因此，术中及术后须应用抗生素预防感染。

6. 术前交叉配血备用　肾上腺周围临近下腔静脉或肾脏血管，肾上腺本身血运也非常丰富，虽然腔镜肾上腺手术以出血量少为特点，但术前交叉配血以备急需是必要的。

（四）麻醉与体位

一般采用气管插管全身麻醉。经腹腔入路腔镜肾上腺切除术可采取仰卧位、半侧卧位或完全侧卧位，腰桥抬高；经腹膜后径路可侧卧位经腰（侧入路腹膜后）与俯卧位经腰（后入路腹膜后）。

（五）手术步骤

1. 经腹腔途径腔镜肾上腺切除术（transperitoneal laparoscopic adrenalectomy）

（1）trocar 的位置：一般来说，左侧肾上腺手术放置 3～4 个 trocar。右侧肾上腺手术放置 4 个 trocar。穿刺套管的位置选择，应遵循腔镜手术普遍原则，即各穿刺 trocar 之间及 trocar 距手术脏器之间均需保留足够的距离，各穿刺套管之间尽可能呈三角形分布，以减少腔镜操作器械相互干扰，影响手术操作。

（2）建立气腹、置入 trocar、分离各层次（图 11－1 至图 11－6）：①切开侧腹膜、切断脾肾韧带。②切开 Gerota 筋膜，在肾脏上极内侧找到肾上腺；寻找肾上腺的方法有两种，一种可在肾脏上极内上方的肾周围脂肪中分离找到肾上腺；另一种方法可在 Gerota 筋膜内沿着肾脏内侧凹缘游离。③在肾门处显露左肾静脉，在左肾静脉上方找到肾上腺中央静脉，沿此静脉分离即可找到肾上腺。④游离肾上腺、结扎肾上腺中央静脉。

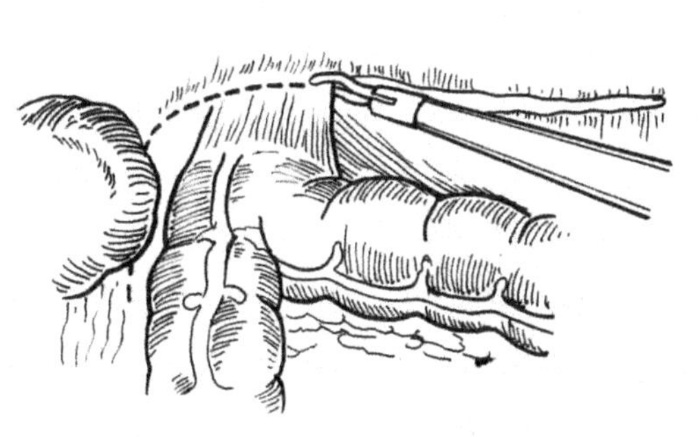

图 11－1　切开侧腹膜

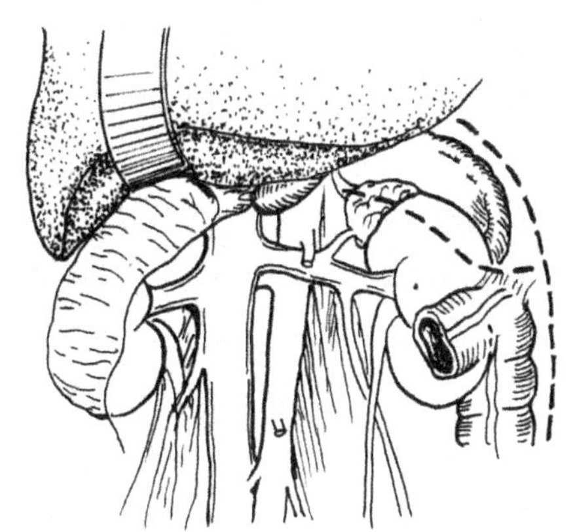

图 11－2　探查肾上腺

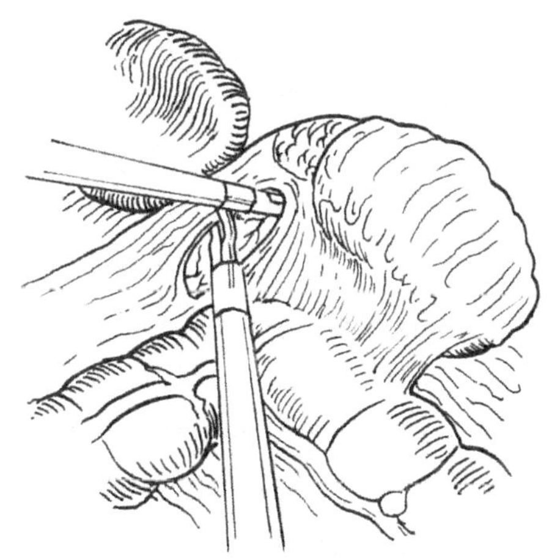

图 11－3　切开 Gerota 筋膜

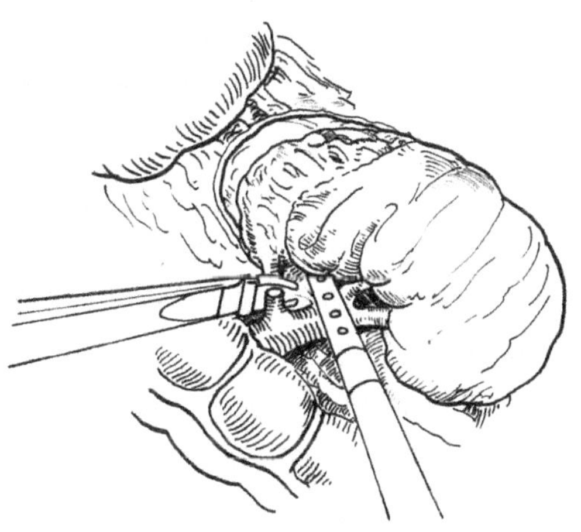

图 11－4　沿肾静脉寻找肾上腺静脉

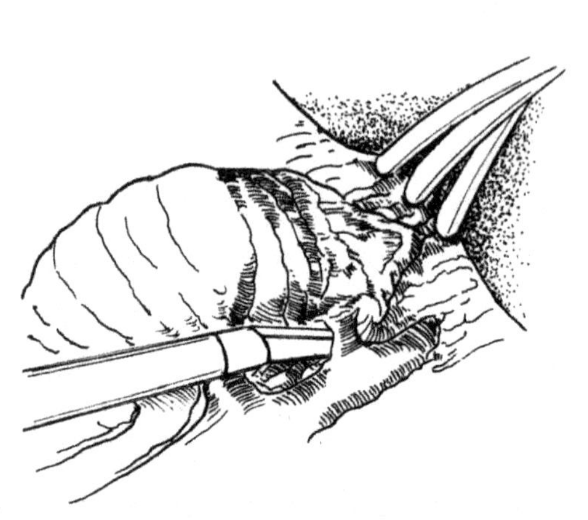

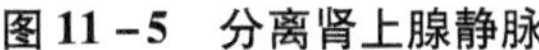

图 11－5　分离肾上腺静脉

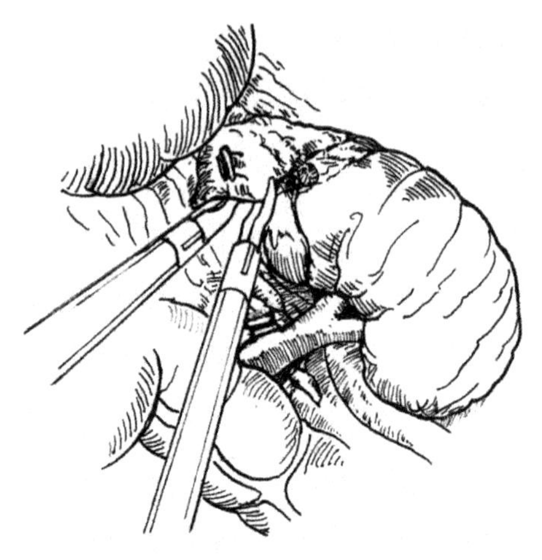

图 11－6　切断肾上腺静脉

（3）切除肾上腺：单纯腺瘤切除或肾上腺次全切除可于欲切断处上钛夹后横断切除，也可使用超声刀直接凝固并切断肾上腺组织；肾上腺全切除须游离整个肾上腺（图 11－7）。切除组织放入标本袋，从腹壁切口取出。

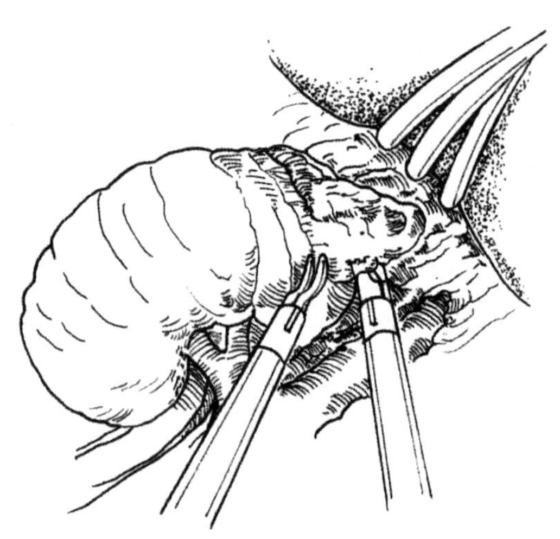

图 11－7　切除肾上腺

（4）创面止血、关闭切口：切除肾上腺后肾上腺床仔细止血，放置引流管，直视下拔除腔镜套管，关闭切口。

（5）右侧肾上腺手术要点：切开侧腹膜、切断肝肾韧带，显露肾上腺；打开 Gerota 筋膜，寻找肾上腺；游离肾上腺；切除肾上腺；视病变性质游离出肿瘤或整个肾上腺，需要保留肾上腺时，肾上腺断端可用超声刀或钛夹处理；创面止血、关闭切口。

2. 腹膜后腔镜肾上腺手术（retroperitoneoscopic adrenalectomy）

（1）后腹膜腔建立与 trocar 的放置：一般情况下置 3 个 trocar，A 点置 10mm 的 trocar，位置在腋中线髂嵴上 2 指；B 点和 C 点均置 5mm 的 trocar，位置分别在腋后线和腋前线与肋缘交界处。常规采用 Hasson 技术建立后腹腔，扩大腹膜后腔多采用水囊扩张或示指－器械剥离法。

（2）分离、寻找、切除肾上腺

1）沿腰方肌外缘纵行切开侧椎筋膜、腰方肌筋膜，进入腰肌前间隙，以腰大肌为解剖标志，向上分离至膈肌下方。

2）肾上腺多位于肾上极内上方，打开肾上极肾周脂肪囊，游离肾上半部及内侧缘，显露肾上腺区，在脂肪堆中分离找到肾上腺及瘤体。

3）使用超声刀小心剥离肾上腺及瘤体周围脂肪组织。

4）将标本放入消毒标本袋内，从腋后线的腹壁通道取出，必要时可略扩大切口。当标本较大时，可先装在塑料袋内，分成数块后取出体外。创面留置引流管。

（六）术中意外的应急处理

1. 后腔镜手术时腹膜破损　常需增加一支腔镜套管，用腔镜拉钩或其他腔镜器械推开腹膜帮助显露，保证手术的进行。腹膜破损处还要注意检查有无腹腔内脏器的损伤，尤其是电凝或电切操作时造成的损伤更要仔细检查。

2. 实质脏器的损伤　腔镜手术中可发生肝脏、脾脏、胰腺、肾脏和膈肌的损伤。需要较长时间牵开肝脏或脾脏时，可用生理盐水浸湿的纱布块衬垫在腔镜牵开器与肝脏、脾脏之间以避免损伤。术中发现膈肌损伤应注意有无气胸或纵隔气肿，膈肌的破损可试行腔镜下修补术或开腹手术。术中发生胰腺损伤时，应改行开放手术处理。肾脏的损伤视其损伤的程度，可试行腔镜下修补术，出血较多或腔镜下处理有困难时，应果断行开腹手术。

3. 胃肠道损伤　在游离结肠、十二指肠以及牵拉胃大弯时，注意不可粗暴地钳夹肠管或用力撕扯，避免损伤造成胃肠破裂。在行腹膜后腔镜手术时，发生腹膜破损时要注意检查有无腹腔肠管的损伤；遇到出血视野不清时，切忌不能盲目电凝止血，以免损伤肠管。一旦发现胃肠道损伤，应严格按照胃肠道外科手术的原则及时处理。术中发现小的、表浅的烧灼伤可密切观察，保守治疗。

4. 血管损伤　血管的损伤多发生于开展腔镜手术的初期，也发生于进行较大、较复杂手术时。

（1）下腔静脉损伤：右肾上腺手术中最严重的并发症是下腔静脉损伤出血。由于右肾上腺中央静脉很短，并直接汇合入下腔静脉侧后壁，术中可能撕破或撕断肾上腺中央静脉或损伤下腔静脉。当发生中央静脉出血时，如不能迅速控制出血，则会因出血造成手术视野不清，在血泊中盲目使用电凝和钛夹止血难以奏效，此种情况下试图用腔镜进行止血并继续完成手术是危险的，应立即用纱布压迫出血部位，果断地中转开放手术止血。

（2）肾血管损伤：左肾上腺下极有时可接近肾门血管，切除肾上腺下极肿瘤或行左肾上腺全切时应注意避免损伤。

（3）脾或胰腺血管损伤：当左侧肾上腺肿瘤较大时，游离范围较大，手术涉及胰腺上缘后方，此时须注意避免损伤脾或胰腺血管。

大血管损伤常引起失血性休克，处理不及时容易导致死亡，腔镜手术过程中一旦发生大血管的损伤，往往需要立即中转开放手术止血。对腔镜手术中难以控制的出血也应及时中转开放手术，某些静脉损伤在气腹压力下仅表现为轻微出血，而当腹压降低后出血会更明显，因此，当手术结束时，应将气腹压力降低后再仔细检查所有手术部位，应常规放置引流管，以便术后严密观察出血情况。

（七）术后并发症防治

（1）术后延迟出血经过输血、补液等保守治疗无效时也应及时果断行开腹手术止血。

（2）腹膜炎：多数肠道烧灼伤、小穿孔在术中很难发现，一般在术后 3～7 天后出现腹痛、恶心、低热和白细胞增多，腹部平片可显示肠管胀气或梗阻，腔镜手术后腹腔内游离气体常在术后 2 周左右才能被完全吸收，易和消化道穿孔的膈下游离气体相混淆，故诊断价值不大。如腹膜炎症状逐渐加重，应考虑胃肠道损伤的可能，需剖腹探查。由于肠管烧灼伤受损的范围往往比肉眼见到的更广泛，因此不宜单纯缝合修补，而需广泛切除失活肠管，伤口周围需放引流，术后给予抗生素治疗。

（李　莉）

第十二章　皮质醇增多症

皮质醇增多症，也称库欣综合征（Cushing syndrome），是1912年由Cushing首先描述由于垂体肿瘤所致的肾上腺功能亢进患者的表现，并于1932年正式定名。1927年，Hartman对肾上腺皮质醇的产生进行研究，发展到现今，一直作为临床肾上腺疾病定位诊断的检测依据。皮质醇增多症是由于肾上腺皮质产生过量的糖皮质激素（主要是皮质醇）所致。皮质醇增多症可在任何年龄发病，但多发于20~45岁，女性多于男性，男女比例为1：(3~8)。

（一）病因

该病的病因分类，见表12-1。

1. ACTH依赖性皮质醇增多症　是由于下丘脑-垂体或垂体外的肿瘤组织分泌过量ACTH或促肾上腺皮质激素释放激素（CRH），刺激肾上腺皮质引起双侧肾上腺皮质增生并分泌过量的皮质醇。

（1）垂体ACTH瘤：经蝶行垂体探查手术发现，最常见的为垂体ACTH瘤，分泌过量ACTH引起的皮质醇分泌增多，又称为库欣病（Cushing disease），占皮质醇增多症的68%。其中80%以上的垂体ACTH瘤为微腺瘤，多数肿瘤的直径≤0.5cm。10%~20%为大腺瘤。极个别为恶性垂体ACTH癌。可向颅内邻近的组织，如海绵窦、蝶窦及鞍上池浸润，或向其他部位及远处转移。当ACTH腺瘤被切除后，80%以上的患者可获得临床和内分泌功能的完全缓解，但也有部分患者会出现一过性的垂体-肾上腺皮质功能减低。

表12-1　皮质醇增多症的病因

皮质醇增多症诊断	%
ACTH依赖的皮质醇增多症	
库欣病	68
异位ACTH综合征	12
异位CRH综合征	<<1
ACTH不依赖的皮质醇增多症	
肾上腺皮质腺瘤	10
肾上腺皮质癌	8
双侧小节结增生	1
大节结增生	<<1
假性皮质醇增多症	
抑郁型精神病	1
慢性酗酒	<<1

（2）垂体ACTH细胞增生：垂体ACTH细胞增生占库欣病病因的8%~14%，增生可为

弥漫性、簇状或多结节性，也可在增生的基础上形成腺瘤。垂体 ACTH 细胞增生的原因尚不清楚，可能为下丘脑自主分泌或为下丘脑以外的肿瘤异位分泌过量促肾上腺皮质激素释放激素（CRH）所致。

（3）异位 ACTH 综合征：Brown 于 1928 年报道第一例异位 ACTH 综合征。近年来，此类病例报道逐渐增多，占库欣综合征病因的 12%，该类型是由于腺垂体以外的肿瘤组织分泌有生物活性的 ACTH，刺激肾上腺皮质细胞，使其增生并分泌过量的皮质醇。其最常见的原因为小细胞性肺癌、胰腺癌、胸腺瘤、支气管腺瘤、嗜铬细胞瘤、甲状腺癌、结肠癌、卵巢癌、肝癌等，类癌、胸腺瘤等。

异位 ACTH 分泌瘤分为两种情况，一种为瘤体大而容易被发现，恶性程度高、病情发展快，且由于病程太短，临床上很少见到典型的库欣综合征的临床症状时，患者就因病情危重而死亡。第二种情况因瘤体小而不易被影像学检查所发现，但因其恶性程度低、发展缓慢、因此可有较长的时间内逐渐出现库欣综合征的典型临床症状和体征，须与库欣病进行鉴别。

2. 非 ACTH 依赖性皮质醇增多症　原发于肾上腺皮质的腺瘤及腺癌均可自主分泌过量皮质醇，而不受 ACTH 的调节，故称为非 ACTH 依赖性库欣综合征。由于高浓度的血浆皮质醇反馈抑制下丘脑 CRH 及垂体 ACTH 的分泌，而使下丘脑分泌 CRH 及垂体分泌 ACTH 的细胞处于被抑制状态，故肾上腺肿瘤以外的同侧和对侧肾上腺组织可呈现萎缩。

（1）肾上腺皮质腺瘤：分泌皮质醇的肾上腺皮质肿瘤多为良性腺瘤，占库欣综合征的 10%。腺瘤大多数直径为 2～4cm，呈圆形或椭圆形，有完整包膜，一般为单个，左右两侧的发病概率大致相等，偶有双侧腺瘤。

（2）肾上腺皮质腺癌：一般体积比较大，重量多超过 100g，最大可达 2 500g。腺癌的形状不规则，呈分叶状，可见出血、坏死及囊性变。肿瘤周围的包膜常有浸润，血管中常有瘤细胞栓子，并可有早期骨、肺、肝及淋巴结的转移。肾上腺癌在分泌大量的皮质激素外，同时还分泌雄性激素，也可能由于肾上腺癌不能将肾上腺类固醇前体充分转化为糖皮质激素所致。因此患者除皮质醇增多的症状外，还出现雄性激素增多的表现。这一特征成为库欣症腺癌与腺瘤的区别之一。

（3）双侧肾上腺皮质结节样增生：这种情况约占库欣综合征病因的 2%，又称腺瘤样增生，一般为双侧，从小结节到大节结不等，常为多结节融合，其病因可能是垂体过量分泌 ACTH，刺激肾上腺皮质增生，然后在增生的基础上形成结节。而这些结节又具有自主功能，所分泌的皮质醇，再反馈抑制垂体 ACTH 的分泌，自主的分泌也不能被外源性糖皮质激素的给予所抑制。

3. 假性肾上腺皮质增多症　80% 严重抑郁症患者和慢性酗酒者可引起假性库欣综合征，临床上应给予鉴别。

（二）临床表现

本病的临床表现是由于体内皮质醇过多，引起糖、蛋白质、脂肪、电解质代谢紊乱及多种器官功能障碍所致。各系统的表现分述如下：

1. 外貌　患者大多呈特征性外貌：高皮质醇血症使体内脂肪重新分布，导致满月脸，向心性肥胖，颈背部脂肪堆积、隆起，锁骨上窝脂肪垫丰满，腹部膨出，而四肢较细。发生率约为 60%。有部分患者虽有不同程度的肥胖，但并不表现出典型的向心性，少数患者体态正常。

多血质貌，患者表现面部红润，皮脂溢出现象明显，这种现象出现的原因是蛋白质分解过度，皮肤变薄，血色易于显露。同时由于蛋白质分解导致毛细血管壁脆性增加，皮肤容易发生紫斑及瘀点。

紫纹是本病的特征性表现之一，发生在60%的患者，表现为中间宽、两端细，表皮变薄的紫红色或淡红色粗大裂纹，紫纹颜色越深、越宽，诊断意义越大。多发生于下腹部、大腿内外侧和臀部。形成的原因是局部脂肪沉淀后，皮肤受到机械性伸张，加上过度的蛋白质分解，弹力纤维变脆，在张力增高时发生撕裂，形成紫纹。

痤疮也是常见的表现，在患者面部、背部常出现痤疮，体毛增多增粗，女性会出现胡须。

2. 高血压及低血钾　本病约80%患者有高血压，收缩压与舒张压均增高。高血压的发生与患病年龄无关。长期的高血压会导致心、肾、眼部的病理变化，动脉硬化的发生及严重性与病程长短有关。发生高血压的原因可能由于：①皮质醇加强了去甲肾上腺素对小动脉的收缩作用。②大量皮质醇可产生潴水、钠作用，总钠量显著增加，血容量增多，血压上升。③皮质醇可加强心肌收缩力，提高心排血量等。同时可有尿钾排量增加，而致高尿钾和低血钾，也可出现氢离子排泄增加而致的碱中毒。库欣综合征的血压增高一般为轻至中度，低血钾、碱中毒的程度也较轻，而异位ACTH综合征及肾上腺皮质癌患者由于大量分泌皮质醇，可造成较严重的低血钾、碱中毒。在经过有效治疗后，血压一般可降低，或完全恢复正常。但也有部分患者，长期高血压导致动脉硬化或肾脏病变，手术后血压也不能降到正常。

3. 骨骼系统改变　蛋白质的过度消耗，血钾的丢失，患者会感到明显乏力，甚者不能进行体力劳动。骨骼系统的改变主要为骨质疏松，脱钙。约有70%的患者常诉腰背部疼痛，少数可出现脊椎压缩性骨折或其他部位的病理性骨折。骨质疏松的严重程度与病史的长短有关。其原因主要是糖皮质激素促进了蛋白质的分解代谢，使骨基质中蛋白质形成困难，钙盐不能向骨基质沉积，成骨障碍。

4. 葡萄糖代谢障碍　糖代谢紊乱为本病重要表现之一，约有70%的患者有不同程度的糖代谢紊乱，表现为糖耐量减低。20%的库欣综合征患者有糖尿病。高皮质醇血症可增强糖原异生，并对抗胰岛素的作用，使细胞对葡萄糖的利用减少，血糖升高。而这类糖尿病的特点是，无论糖尿病有多么严重，发生酮症者非常少。其次在治疗时，对胰岛素不敏感。但是在本病被控制后，糖尿病及糖代谢紊乱可自行缓解。

5. 其他

（1）容易感染：由于皮质醇可抑制吞噬细胞的游走和吞噬作用，溶解淋巴细胞和抑制淋巴细胞增生和减少抗体产生等作用，使受伤创面不易愈合，同时易受感染，而感染一旦发生不易局限，扩散至全身，导致严重败血症和毒血症。

（2）血液改变：皮质醇可刺激骨髓，使红细胞生成轻度增加。白细胞总数略有增多，主要是中性多形核细胞增多，而淋巴细胞及嗜酸细胞在大多数患者反见减少。凝血功能无异常，容易出血的倾向主要是因为血管壁抵抗力减弱之故。

（3）性激素紊乱表现：由于肾上腺雄性激素分泌过多，女性可表现为月经紊乱、痤疮、多毛、乳房萎缩等。在男性，可能还由于大量的皮质醇抑制了垂体促性腺激素分泌。患者表现有性欲减退、阳痿、不育、睾丸变软、前列腺小于正常等症状。

（4）精神情绪：皮质醇对大脑皮质有明显的兴奋作用，故患者表现为情绪不稳定。可有失眠、欣快感、神经过敏、烦躁不安等。

（5）眼部表现：少数患者有眼部的症状，如视物模糊、复视、眼球疼痛。还常有眼部结膜水肿，有的还可能有轻度突眼。

（三）实验室检查

1. 定性诊断　确定是否有高皮质醇血症。

（1）血浆促肾上腺皮质激素及血浆皮质醇水平测定：由于 ACTH 及皮质醇呈脉冲式分泌，且血浆 ACTH 及皮质醇水平的测定极易受情绪、应激状态、静脉穿刺是否顺利等因素影响，故单次测定血浆 ACTH 及皮质醇水平对本病诊断的价值不大。而测定 ACTH 及皮质醇昼夜分泌节律的消失比清晨单次测定血浆皮质醇水平有意义。方法：于 8：00、16：00、24：00分别抽血查血浆 ACTH 及皮质醇水平。

判断：①正常人皮质醇分泌节律为晨 8：00 最高，午夜最低。而库欣综合征的患者血浆皮质醇水平增高，昼夜节律变化消失。ACTH 水平正常或减低。②库欣病的患者 ACTH 水平从轻度到重度增高，昼夜节律消失。③异位 ACTH 综合征的患者 ACTH 水平明显增高。血浆 ACTH 水平测定对鉴别 ACTH 的依赖性和非依赖性有肯定的诊断意义，但对鉴别是来源于垂体性还是异位的 ACTH 分泌增多却仅能作为参考。

（2）尿游离皮质醇测定（UFC）：体内结合型和游离型皮质激素以及代谢产物，90% 以上从尿排出，其次是粪便，有微量自腺体和涎液排出。未被蛋白结合的部分包括葡萄糖醛酸苷、硫酸酯和游离的皮质醇都从尿中排出，即为尿游离皮质醇。测定 UFC 可避免血皮质醇的瞬时变化，也可避免受血中皮质类固醇结合球蛋白（CBG）浓度的影响，对库欣综合征的诊断有较大的价值，诊断符合率约为 98% 。

方法：准确留取 24h 尿量，记总量，混匀，留 40ml 送检。并且避免服用影响尿皮质醇测定的药物。

（3）24h 尿液 17 – 羟和 17 – 酮、血浆去氢异雄酮（DHEA）和去氢异雄酮的硫酸盐衍生物（DHEA – S）。肾上腺引起的男性化可测定血清肾上腺雄激素（DHEA 和 DHEA – S）和 24h 尿 17 – 酮，以明确临床诊断。

2. 病因诊断

（1）地塞米松抑制试验

1）小剂量地塞米松抑制试验：这是确诊库欣综合征的必需实验。不论是经典的 Liddle 法，还是简化的过夜法，其诊断符合率都在 90% 以上。也有不少文献报道用过夜法作为筛选试验。

方法：第 1 日留 24h 尿测定 UFC，并于晨 8：00 采血测定血浆 ACTH 和皮质醇作为对照。

午夜一片法：第 2 日 23：00 ~ 24：00 口服地塞米松 0. 75mg。

小剂量法：第 2 日开始口服地塞米松 0. 5mg。每 6h1 次，连服 2d。

午夜一片法在第 3 日 8：00 采血测定 ACTH 和皮质醇。小剂量法在第 3 日再次留 24h 尿测定 UFC，第 4 日 8：00 采血测定 ACTH 和皮质醇。

判断：正常人及单纯性肥胖人，试验呈阳性反应，即 ACTHA 及皮质醇血浆水平被抑制超过 50% ，而库欣综合征及库欣病患者呈阴性反应，即两种物质的血浆水平被抑制 < 50% ；假性库欣综合征抑制试验呈阴性反应。

2）大剂量地塞米松抑制试验：如小剂量抑制试验呈阳性结果的患者应继续大剂量地塞

米松抑制试验。

方法：在留取尿 UFC 及和对照 ACTH、皮质醇水平的基础上进行。

第 2 日开始口服地塞米松 2mg，每 6hl 次，连服 2d。第 3 天开始留取 24h 尿测定 UFC，第 4 日 8：00 采血测定 ACTH 和皮质醇。

判断：皮质醇能够被抑制 50% 以上，可诊为垂体性库欣病；如不能够被抑制 50%，则为肾上腺腺瘤、皮质癌或异位 ACTH 肿瘤。但须注意的是，血浆皮质醇值越高者对大剂量地塞米松试验反应越差，极少数患者对地塞米松抑制试验产生矛盾反应。

（2）甲吡酮（SU4885）试验：凡垂体－肾上腺皮质功能正常者，试验后 24h 尿 17－生酮 17－羟皮质类固醇比试验前增高 2 倍以上；肾上腺皮质增生者仍可有 2 倍于基值的增长以上；肾上腺皮质肿瘤为自主性，一般无反应；异源性 ACTH 综合征者部分可稍升高。

（3）CRH 兴奋试验：给垂体性库欣病患者静脉注射羊 $CRH_{1\sim41}$（100μg 或 1μg/kg 体重）后，血 ACTH 及皮质醇水平均显著上升，其增高幅度较正常人明显；而大多数异位 ACTH 综合征患者却无反应。所以，对鉴别诊断有重要价值。

（四）影像学检查

1. 肾上腺　近年来肾上腺 CT 扫描及 B 型超声波检查，已作为首选的肾上腺定位检查方法。肾上腺增生的 CT 表现为肾上腺内外支弥漫性增厚和拉长，10% ~20% 皮质结节增生表现为双侧肾上腺多发性结节。肾上腺腺瘤则表现为界限清晰、质地均匀的直径 2cm 的圆形实质肿块，常伴对侧肾上腺萎缩。应用 CT 对肾上腺部位行薄层扫描，其灵敏度很高，可发现肾上腺肿瘤、增生或大结节样增生。肾上腺皮质癌 CT 表现：①肾上腺区巨大分叶状肿块，>8cm。②等密度或低密度，中心坏死液化区呈更低密度。③少数瘤周或中心有散在钙化，呈高密度影。B 超可有效识别肾上腺肿块，但与超声专家的技术和患者身体状况有关。诊断率可达 87%，假阴性率为 12%。

2. 垂体　由于 80% ~90% 的垂体 ACTH 瘤为微腺瘤，应首选蝶鞍磁共振（MRI）检查，目前认为此检查优于 CT。而使用蝶鞍 CT 薄层扫描、冠状位、矢状位和（或）冠状位重建及注射造影剂进行增强扫描等方法，也可以提高垂体微腺瘤的检查发现率。但对垂体微腺瘤的发现率仅为 60%。

3. 其他　为发现异位 ACTH 分泌瘤，均应常规拍摄胸部 X 线片，如有可疑，则进一步做胸部体层像或 CT 扫描。为了解患者骨质疏松的情况，应做腰椎和肋骨等 X 线检查。如为恶性的肾上腺肿瘤或异位 ACTH 分泌瘤，还应注意是否有其他脏器的转移。

（五）治疗

目前常用的治疗方法有手术、放疗和药物三方面。视不同的病因采取不同的治疗手段。皮质醇增多症治疗的目标有四个，首先是降低每天皮质醇分泌量至正常范围；二是治疗后尽可能的不导致永久性内分泌缺陷；三是切除任何有害健康的肿瘤；最后是避免长期用激素。

1. 手术治疗

（1）术前准备：目标是有效纠正糖皮质激素过量分泌所致的损害，对重要脏器进行功能评估，调整机体内环境的恒定。术前准备主要注意以下几个方面。

1）术前应对心脏代偿功能进行确切的评估：及时应用有效降压药物，拮抗糖皮质激素，缩减血容量，减少心脏负荷，改善营养状况。

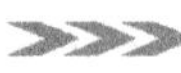

2）有效控制糖代谢异常：采取严格饮食控制、应用降糖药物或胰岛素，将血糖控制在良好的范围中，有效减少术后并发症。

3）预防感染：高皮质醇血症使机体免疫力低下，组织愈合能力差，术后易发生感染。因此，术前1～2d应常规预防性应用广谱抗生素。对体内已存在的感染灶必须彻底治愈后才能行肾上腺手术。

4）纠正水、电解质紊乱：术前应予纠正低钾、碱中毒、电解质失调和酸碱失衡，尤其是肾上腺皮质腺癌。

5）补充皮质激素：双侧肾上腺手术（腺体切除或腺瘤摘除术）后，会不可避免地出现短暂或永久的肾上腺皮质功能减退和不足。因此，术前1d就应该开始补充糖皮质激素，如果是双侧肾上腺全切除者，应终身补充。

（2）手术方法

1）肾上腺腺瘤：如系单个肿瘤，一般行单侧手术，双侧腺瘤或多发性细小腺瘤必须行双侧切除。腺瘤手术后大多预后良好，在手术后6～12个月，萎缩的肾上腺功能可得到功能上的补偿，如果患者虽经ACTH兴奋，仍不能恢复其必需的功能，则需长期用激素替代治疗。

2）肾上腺皮质腺癌：必须争取及早根治手术切除，一般情况下行肿瘤、肾上腺、同侧淋巴结切除。但多数患者在诊断时即有转移，难以根治，可采用化学疗法。

3）双侧肾上腺增生：一般原则为严重的一侧做全切除，另一侧部分切除。

目前对肾上腺增生或腺瘤的切除，可行腹腔镜下手术，这种手术具有创伤小、出血少、显露清晰、并发症低、恢复快等优点，已逐步代替开放手术。但对于肾上腺巨大原发肿瘤、转移性肿瘤、有粘连浸润的肿瘤仍需开放手术。

（3）术后处理：手术后应注意的情况。①术后要密切观察生命体征，尤其是呼吸、循环系统的监护。②注意肾上腺危象的发生，及时增加皮质激素的用量。③补充营养，预防感染，确保切口的愈合。④激素的使用。

（4）手术前后皮质激素的使用（表12－2）：肾上腺切除前后激素治疗用量见表12－2。对双侧肾上腺全切除的患者需要终身用激素替代治疗。

表12－2　皮质醇增多症患者肾上腺切除术前、后激素的应用

日序	肾上腺皮质激素	剂量（mg）	用法
手术前12h	氢化可的松注射液	50.0	加入液体中静滴
手术前2h	氢化可的松注射液	50.0	加入液体中静滴
术中	氢化可的松注射液	100～200	加入5%葡萄糖溶液500～1 000ml中缓慢滴注至肿瘤切除后加快滴注
术后第1天	氢化可的松注射液	100～200	加入液体中静滴
术后第2～4天	氢化可的松注射液	50～100	加入液体中静滴
术后第5～9天	可的松或泼尼松	25.5	口服，每日3次
以后	可的松或泼尼松	25.5	口服，每日3次

2. 药物治疗　库欣综合征的药物治疗主要包括两大类：一类是作用于下丘脑－垂体的神经递质，如赛庚啶、溴隐亭、奥曲肽等；另一类作用于肾上腺皮质，通过阻断皮质醇合成

的一些酶以减少皮质醇的生成，可用于术前准备或联合治疗。分述如下：

（1）影响神经递质的药物

1）血清素拮抗药：如赛庚啶、甲麦角林。

赛庚啶：为5－羟色胺拮抗药，有抗组胺、抗胆碱及抗多巴胺作用，对下丘脑－垂体功能紊乱所致的皮质醇增多症患者部分有效。剂量6mg，每日3～4次口服。

2）多巴胺受体激动药：如溴隐亭、甲麦角林（兼血清素拮抗药和多巴胺受体激动药）。

溴隐亭：可使下丘脑分泌促肾上腺皮质激素释放激素减少，从而减少ACTH的分泌，剂量每天7.5～10mg，分次口服。常用于库欣病的治疗。

3）生长抑素类似物，奥曲肽等：奥曲肽主要作用于腺垂体，其他药物主要作用于中枢。

4）去甲肾上腺素再摄取的阻滞药，如利舍平（利血平），也具有中枢神经递质的调节作用而影响皮质醇的产生。

（2）皮质醇合成的抑制剂：主要作用于肾上腺皮质，抑制皮质醇的合成。

1）11β－羟化酶的阻滞药，如氨鲁米特、甲吡酮、酮康唑、依托咪酯，后二者为细胞色素P450依赖性酶。

甲吡酮（SU4885）：此药主要作用是通过对11β－羟化物的抑制而减少皮质醇的合成。每日1～2g，分4次口服，可增加到4～6g。本品对肾上腺癌肿组织无破坏作用。

酮康唑为广谱抗真菌药，其作用抑制线粒体细胞色素P450依赖酶，包括11β－羟化酶和胆固醇碳链酶，从而阻断皮质醇和胆固醇的合成。应用时从小剂量开始，分次口服。剂量0.2～1.8g/d，维持量0.6～0.8g/d。长期使用应注意监测肝功能。

2）3β－脱氢酶阻滞药，如氨基导眠能、米托坦。

氨基导眠能的作用是抑制胆固醇向孕烯醇酮转换，减少皮质醇的合成。兼有3β－脱氢酶阻滞剂和11β－羟化酶的阻滞剂的作用，剂量0.5～1.0g/d，分次口服。由于氨基导眠能具有阻断碘代谢的作用，故不可长期服用。

米托坦（密妥坦，OP－DDD）系毒性较小的DDD异构体，活性约为DDD的20倍，其作用除抑制皮质醇合成的多种酶之外，还可以引起肾上腺的出血、坏死，导致肾上腺皮质功能低下。用于不能切除的肾上腺皮质癌，已有转移，切除后复发，肾上腺癌切除后的辅助治疗。开始用量每天3～6g，以后可增到8～12g，分次口服，根据24h尿17－羟皮质类固醇和17－生酮高低判断效果，增或减药量。同时可配用少量糖皮质激素和盐皮质激素。

（3）糖皮质激素受体拮抗药：米非司酮（RU486）：抑制21－羟化酶活性，拮抗糖皮质激素。此药还有拮抗雄激素的作用，可引起男性勃起功能障碍和乳腺发育。主要用于不能手术的库欣综合征或库欣病患者，剂量0.3～1.2g/d，分次服用。

3. 放射治疗　本病由于下丘脑－垂体功能紊乱，分泌ACTH过多导致，所以对有些患者可首先选择垂体放射治疗。

（1）深度X线或^{60}Co外照射垂体。总剂量45～50Gy，分布于35d内连续或每周6日间歇照射。

（2）重粒子照射垂体：对80%～95%患者有控制作用，但可能1/3患者发生垂体功能减退。

（3）放射性核素内照射垂体：放射性核素^{198}Au、^{90}Yb埋入垂体做内照射，因操作困难，剂量难以控制，已较少应用。

附：其他少见类型的皮质醇增多症

（一）类库欣综合征

1. 医源性皮质醇增多症　这类患者均有长期大量使用类固醇激素类药物的历史，一旦停药反而会导致肾上腺皮质功能减退，发生肾上腺危象，这是由于长期使用皮质激素后使患者垂体－肾上腺轴受抑制所致。

2. 酒精性类库欣综合征　这类患者均有长期大量饮酒史，由于酒精性肝硬化，肝功能损害，肝脏对皮质醇的灭活能力减退，体内皮质醇蓄积所致。戒酒 1 周后，患者血生化异常即可恢复，患者的皮质醇增多症症状也可逐渐消失。

（二）亚临床皮质醇增多症

定义：由 Charbonnel 等首先描述。仅通过超声波和 CT 查出有肾上腺瘤的患者，而这些肾上腺瘤中约 20% 具有分泌糖皮质激素的能力。通常这些自主分泌糖皮质激素而没有典型库欣综合征临床表现的称为亚临床库欣综合征。这些患者体内的糖皮质激素分泌量较典型的库欣综合征少。仅表现体重增加、皮肤萎缩、脸部不断增大、高血压、肥胖等。

流行病学：亚临床库欣综合征要比典型库欣综合征发病率高。在偶然发现有肾上腺肿块的患者中，5% ~20% 可诊断为亚临床库欣综合征。

亚临床库欣综合征：①并不局限于被查出有肾上腺瘤的患者。②发现具有食物依赖性的亚临床库欣综合征患者，可能的发病机制是由肾上腺组织中有异位抑胃肽（GIP）所造成。被发现者双侧肾上腺均有巨大的结节状肿块，不依赖 ACTH，血浆中皮质醇浓度显著增加。③有报道在 1 型糖尿病患者 90 例血糖控制较差，HbAlc >9% 的患者中，用地塞米松抑制试验来筛选，共有 3 例（3.3%）患有亚临床库欣综合征，其中 2 例为垂体分泌 ACTH 的腺瘤引起的，另 1 例为单侧肾上腺瘤，这 3 例患者的皮质醇增多症均通过手术得以治愈。④在对 78 名患有原发椎骨骨质疏松症的女性和 149 名健康的绝经后女性筛查亚临床皮质醇增多症。患者中有 12 名（15.4%）皮质醇水平增加，其中 3 名通过肾上腺造影查出有单侧的 ACTH 非依赖性腺瘤。⑤亚临床库欣综合征也存在于诸如高血压和患功能性雄激素过多症的女性等。

诊断：地塞米松抑制试验是发现亚临床库欣综合征患者的最好方法。而且更倾向于大剂量地塞米松试验，以减少假阳性结果。同时行促肾上腺皮质激素释放激素（CRH）试验和对昼夜皮质醇节律的分析。①普查试验：午夜 3mg 地塞米松试验。②确认试验：通过大剂量（8mg）地塞米松抑制作用进行确认。③皮质醇增多症程度的评价：CRH 试验过程及皮质醇分泌的昼夜节律。

口服葡萄糖试验对诊断食物依赖性皮质醇增多症有意义，一些有肾上腺肿块的患者在口服葡萄糖后有异常的皮质醇反应，约占 30%。

治疗：对于有亚临床皮质醇增多症的患者进行手术存在争议，实施手术须谨慎。但对于血浆 ACTH 水平较低和尿中游离皮质醇水平升高的患者应考虑手术，这些患者发展成为典型皮质醇增多症的危险较大。具有正常血浆 ACTH 水平，并且尿游离皮质醇正常的患者若符合下列条件之一者，也应考虑实行肾上腺切除术：①年龄在 50 岁以下。②同时患有高血压、肥胖、糖尿病等代谢性疾病者。③有骨质疏松的表现。对于血浆 ACTH 浓度正常且无症状的

患者和年龄 >75 岁者，不建议手术治疗。

（三）周期性皮质醇增多症

这一类型的皮质醇增多症较少见。临床特征是皮质醇增多症症状反复、周期性地出现。在发作一时期后能自行缓解，以后再出现。周期长短不一。发作时除临床上出现皮质醇增多症的各种症状外，血、尿皮质醇水平增高，同时不受大剂量地塞米松抑制。

多数患者为垂体肿瘤，也可以是非内分泌腺部位的肿瘤或肾上腺具有分泌功能的肿瘤，具有周期性分泌的规律。一般要明确这种分泌规律，至少要有 2 次以上的间歇性周期性发作才能肯定。

每次发作时会出现向心性肥胖、多血质、高血压、水肿、痤疮、夜尿增多、失眠等症状。发作间歇期各种症状可逐渐消失。间歇期激素水平可恢复正常。多次发作后，患者腹部可出现紫纹，糖耐量减低。

（赵　璐）

第十三章 原发性醛固酮增多症

原发性醛固酮增多症（简称原醛症）是由肾上腺皮质分泌过多醛固酮所引起的综合征，1955 年由 Jerome W. Conn 首先定义并报道了该病（primary aldosteronism，PA），故又称 Conn 综合征。临床上主要表现为高血压，是继发性高血压的常见病因之一，占所有高血压人群的 0.5% ~2%。但近年来其发病率显著升高，有国外学者提出已达 10% ~15%。

（一）病因及分类

1. 特发性醛固酮增多症［特醛症（idiopathic hyperaldosteronism，IHA）］ 其肾上腺病变为双侧性球状带细胞增生，可伴小或大结节，结节和增生组织分泌过量的醛固酮。患者对肾素－血管紧张素的反应增强，醛固酮分泌不呈自主性。取站立位时，血肾素的轻微升高即可使血醛固酮增多。静脉滴注血管紧张素Ⅱ后，患者醛固酮分泌增多的反应较正常人和醛固酮瘤患者为强。既往认为 IHA 的患者只占原醛症的 20% ~30%，近 10 年来有明显的增加。1999 年 Mayo 医院在 120 例被诊断为原醛症的患者中，IHA 占 72%，而醛固酮瘤只占 28%。Stowasser 也报道 IHA 患者约占原醛患者的 2/3。

2. 肾上腺皮质醇瘤（醛固酮瘤、APA） 原认为该病因是原醛症最常见的一种，占原醛症的 70% ~90%，目前这种比例有所改变。瘤体包膜完整，富含脂质，切面呈金黄色，多为一侧单个腺瘤，双侧腺瘤者少见，直径通常 < 2cm。多为促肾上腺皮质激素（ACTH）反应型，少数为肾素反应型腺瘤（APRA）。APRA 患者取站立位后可引起血浆肾素变化，从而导致血醛固酮升高。

3. 肾上腺醛固酮癌 占原醛症的 1%，这一类型的肿瘤往往体积大，直径一般在 6cm 以上，切面可见出血、坏死。瘤体分泌大量的醛固酮，还同时分泌糖皮质激素和雄激素。在细胞学上常难以确定肿瘤的恶性性质，如出现转移病灶则可确诊。

4. 原发性肾上腺增生 病理变化为双侧肾上腺结节性增生，并常有一侧较大的结节。与 IHA 不同的是，患者取站立位后血醛固酮下降或不变，尿 18－羟皮质醇及 18－氧皮质醇升高。一侧肾上腺全部或部分切除可使患者的高血压、低血钾症状得以有效控制。

5. 异位醛固酮分泌肿瘤 极少见，发生于肾内的肾上腺残余肿瘤或卵巢肿瘤，也有发生于睾丸肿瘤的报道。瘤体除分泌大量的醛固酮外，还可分泌皮质醇等其他激素。

6. 家族性醛固酮增多症

（1）家族性醛固酮增多症Ⅰ型：1966 年由 Sutherland 首先报道，患者多为青年起病，肾上腺呈结节性增生，增生部位在球状带或束状带。又称为糖皮质激素可抑制性醛固酮增多症（GRA），既往还称为 ACTH 依赖性醛固酮增多症、地塞米松可抑制性醛固酮增多症。该症多为常染色体显性遗传疾病。发病机制为同源染色体间遗传物质发生不等交换，在第 8 号染色体上 11－β 羟化酶基因和醛固酮合成酶基因形成一融合基因。融合基因的形成导致醛固酮合成酶在束状带异位表达，并受 ACTH 的调控，所以患者醛固酮分泌可被糖皮质激素抑制。

(2) 家族性醛固酮增多症Ⅱ型：该型在1992年由Stowasser首先报道，病情程度不一。病理类型可为肾上腺腺瘤或增生，抑或同时存在。因此当一个家系中出现两个以上的确诊的原醛症患者，醛固酮不能被地塞米松抑制试验所抑制，且基因学检查无融合基因的存在，即可诊断为家族性醛固酮增多症Ⅱ型。

（二）临床表现

1. 高血压　是本病的主要症状，也是最常最早出现的临床表现。血压一般波动在收缩压150~240mmHg（20.0~32.0kPa），舒张压90~130mmHg（12.0~17.3kPa）。高血压的原因主要是由于过量的醛固酮引起潴钠失钾。钠潴留导致血容量增多，血管壁内的钠离子增加，血管对去甲肾上腺素的反应性增强。患者可出现头痛、头晕、耳鸣、弱视等症状。少数表现为恶性高血压，也有极少数患者血压可完全正常。在原发性高血压患者中，原醛症的发生率为5%~13%，也有文献报道在难治性高血压患者中的发生率高达20%~40%。常规降压药物治疗降压效果不好，而用排钾利尿药又容易出现低血钾。患者很少出现水肿，这可能与钠离子的“脱逸”现象有关。病程长者可出现脏器的损害，如心、脑、肾等。

2. 低血钾　为本症的另一个特征。患者常常在起床时或久坐后忽感下肢不能自主移动，严重时四肢麻痹和呼吸肌麻痹，吞咽困难等。诱发因素有劳累、服失钾性利尿药［如氢氯噻嗪（双氢克尿塞）、呋塞米等］、受冷、紧张、腹泻、大汗等多种应激。当心肌受累时，常有期前收缩、心动过速等心律失常等症状，有时病情严重血压下降、心室颤动。低血钾往往出现在高血压发生几年后。在很长时间内，低钾血症曾经被认为是原醛症的一个诊断标准，只有当患者有高血压合并低钾时才会疑及原醛症。但实际上原醛症20%的患者血钾始终正常。一般认为出现低钾血症是原醛症后期的临床表现，因此，用血钾来判断原醛症的可能性，会出现漏诊。

基于上述的原因，有学者提示有下列情况者要进行原醛症方面的检查：①高血压伴低血钾。②顽固性高血压及高血压用一般降压药疗效不显著者。③儿童、青少年高血压患者。④高血压伴肾上腺偶发瘤。⑤左心室肥大的高血压患者。

3. 其他　多尿烦渴：尤以夜间多尿。由于长期大量失钾，肾小管上皮细胞空泡样变，影响肾小管功能，水重吸收能力降低。患者常诉说多尿、夜尿、烦渴、多饮，尿量可达3 000ml/d以上。

阵发性手足搐搦和肌肉痉挛：主要表现为手足搐搦发作与四肢麻痹交替出现，或上肢、下肢麻痹。表现特点是助产士样手、喉鸣、面部肌肉痉挛，严重时全身惊厥，意识丧失。可能的原因为血浆醛固酮升高时，血钾降低，在氢离子和钾离子竞争下钾离子分泌减少，氢离子分泌增多，导致氢离子过多丧失，引起代谢性碱中毒。

（三）诊断步骤

目前，对于原发性醛固酮增多症的诊断分为三个步骤，一为筛查诊断；二为确诊诊断；三为分型诊断。

1. 筛查诊断

(1) 尿钾测定：原醛症患者尿钾的排出量较大，24h尿钾如果超过25~30mmol/L有临床意义。

(2) 血钠、血钾测定：血钠在正常值范围内或略高于正常。多数患者血钾呈持续低血钾状态，测定值在低限或低于低限值，少数患者血钾可在正常范围内。

（3）血醛固酮和尿醛固酮测定：血醛固酮的分泌呈间歇性节律，故应多次测定。一般常测定 8：00、16：00 血中浓度。24h 尿醛固酮测定应在低血钾纠正后进行。

（4）肾素活性测定：应注意的是约有 30% 的原发性高血压的患者肾素活性低于正常。因此，低肾素活性并非是原醛症所独有。

（5）血浆醛固酮与肾素活性比值：这一方法筛查原醛症被临床普遍接受，比较简单，无须事先给钠负荷。直立位时，该比值 >30 须考虑原醛症。该检查结合血浆醛固酮浓度 > 554pmol/L，对诊断原醛症的敏感性和特异性分别为 90% 及 91%。

约 20% 的原发性高血压患者血浆肾素水平会降低，可导致假阳性结果。而低血钾会降低血浆醛固酮水平，因此需在实验前摄取足够的钾以避免假阴性。另外，试验还受 β 受体阻断药、噻嗪类利尿药、ACEI 以及患者的体位、不同的抽血时间、食盐的摄入量等因素的影响，因此为保证实验室测定结果的可靠性，应矫正低钾，检查前在保证患者安全的前提下，停用上述药物 2 ~4 周。另外，此方法个体内、个体间差异性较大，仅 37% 的患者结果保持恒定，因此，应当多次反复检查。

2. 确诊试验

（1）钠负荷试验：试验前留取 24h 尿测定醛固酮、钾、钠、肌酐、皮质醇，同时抽血查血钾、血醛固酮、皮质醇、肾素活性。每日进餐高钠饮食，钠负荷 >200mg/d，钾的摄入量在 60mmol/d，连续 3d，后测定 24h 尿醛固酮量，同时测定 24h 尿钠和尿肌酐以确认摄入高钠和充足的尿样采集。高钠饮食后不能将尿醛固酮抑制到 14μg/24h 以下者可确诊原醛症。该实验对确诊原醛症的敏感性和特异性分别为 96% 及 93%。

（2）静脉高钠试验：测基础醛固酮，然后静脉滴注 0.9% 氯化钠溶液 500ml/h，4h 后再测量血醛固酮。静滴氯化钠后不能将血醛固酮水平抑制到 166.2pmol/L 以下者，可确诊为原醛症。

（3）氟氢可的松抑制实验：每 6h 口服氟氢可的松 0.1mg 或每 12h 口服 0.2mg，同时予高钠饮食，>200mg/d，连续 4d，试验前后测血醛固酮。服药后血醛固酮未被抑制到 138.5pmol/L 以下者，可确诊为原醛症。

3. 分型试验　原醛症诊断确立后，应进一步区分原醛症的亚型，尤其是醛固酮瘤和特发性醛固酮增多症的鉴别十分重要。

（1）影像学检查：目前 CT 扫描和磁共振显像仍是原醛症患者术前鉴别诊断的主要手段，但对直径 <0.5cm 的肿瘤敏感性很低。特发性肾上腺皮质增生可显示双侧肾上腺增大或呈结节样改变。如发现直径 >3cm 的肾上腺肿块，边缘不光滑，形态呈浸润状，结合病史要考虑肾上腺癌的可能。一般认为，直径在 1cm 以上的醛固酮瘤，CT 的检出率在 90% 以上。MRI 对肾上腺瘤的检出率低于 CT，但因 MRI 无放射性危害，故可用于孕妇的可疑病变诊断。

（2）肾上腺 B 超检查：简便易行，常用于定位诊断。但一般认为 B 超可以发现直径 > 1cm 瘤体，对于 <1cm 者显示正确率不足 50%。难以区别小结节与特发性增生之大结节。

（3）直、卧位血浆醛固酮浓度变化：该试验可以有效地区别醛固酮瘤和特发性醛固酮增多症。首先测量卧位血醛固酮水平，后取直立位 4h 后再测定。70% 的特发性原醛症患者直立位后醛固酮浓度较基础值升高 33% 以上。而 50% 的醛固酮瘤患者直立位后血醛固酮水平无明显变化或较卧位值下降。

（4）肾上腺静脉导管术：1967 年肾上腺静脉抽血检查（AVS）首次被用于醛固酮瘤与特发性醛固酮增多症的鉴别诊断，目前认为 AVS 是原醛定位诊断的金标准。在两侧肾上腺静脉直接取血能较精确地反映患者两侧肾上腺分泌醛固酮的量，但由于穿刺技术难度高，有创伤性，故一直不被用作常规检查，今后其诊断价值会随着穿刺技术水平的改善而增高。有学者提出，对于体位试验与 CT 结果不符，或 CT 阴性、可疑患者，都应进一步行 AVS，甚至有条件可扩大至所有原醛症患者。

（5）地塞米松抑制试验：主要用来鉴别糖皮质激素可抑制性醛固酮增多症，受试者每 6h 口服地塞米松 0.5mg，连续 2～4d，如服药后血醛固酮水平被抑制，则可确诊为糖皮质激素可抑制性醛固酮增多症。

（四）治疗

原醛症的治疗目标是使患者血压、血钾水平恢复正常，降低高血压、低血钾引起的并发症发生率和病死率；使循环中的醛固酮水平正常化，或者阻断醛固酮受体，抑制过量的醛固酮造成对心血管系统的负面效应。

1. 手术治疗

（1）腺瘤及原发性肾上腺增生患者应首选手术治疗；特醛症患者手术疗效欠佳，目前多用药物治疗；GRA 患者可用糖皮质激素治疗。

术前予螺内酯 100～500mg/d，以纠正低血钾，并减轻高血压，必要时可适当补钾。待血钾正常，血压下降，药物减至维持量时，即行手术。腺瘤患者行腺瘤摘除术，原发性肾上腺增生患者行肾上腺大部切除或单侧肾上腺切除术。术后电解质紊乱迅速得以纠正，多饮、多尿现象逐渐消失，血压呈不同程度下降。

目前，保留肾上腺组织的手术（ASS）得到许多学者的认同。推荐 ASS 的适应证是：①平扫 CT 值≤11HU，延迟增强 CT 值≤37HU。②肿瘤≤3cm。③位置不在肾上腺中央。ASS 的优点是可以保留足够多的正常组织及其血供，有研究证实，ASS 组和患侧肾上腺全切组总有效率差异无显著性意义，而保留较多肾上腺组织，对血管紧张素及儿茶酚胺反应与正常人相同。

1992 年加拿大的 Gagner 首次采用腹腔镜行肾上腺切除术，目前世界上很多临床中心腹腔镜手术已经成为手术治疗醛固酮瘤的金标准。与开放性手术相比，腹腔镜肾上腺切除术的优点是需要输血和术后止痛的患者少，术后患者能够早期活动和进食，但对增生者手术效果较差。1998 年又有创伤更小的针式腹腔镜运用于肾上腺切除术。

（2）围手术期处理：限钠补钾，每日给氯化钾 3～4g，钠 5g 以下；螺内酯每日 120～140mg，分次口服，以纠正电解质紊乱，使血压尽量降到正常或基本正常水平。

术后大多数患者血、尿醛固酮浓度迅速下降，电解质紊乱可在数日或数周之内得以恢复，由于患者肾脏潴钠功能较差，血压下降至正常，可能有的患者血压仍高，可用螺内酯治疗。

2. 药物治疗　药物治疗的适应证：①特发性醛固酮增多症。②糖皮质激素可治性的醛固酮增多症患者。③醛固酮腺瘤手术后患者，不能耐受手术或不愿接受手术治疗的患者。常用的药物分述如下：

（1）螺内酯：与醛固酮竞争性地结合盐皮质激素受体（MR），从而抑制醛固酮的作用，

使过量醛固酮无法发挥作用，起到缓解病情的作用。原醛症患者接受螺内酯治疗，收缩压和舒张压可分别下降 40 ~ 60mmHg 和 10 ~ 20mmHg（1mmHg = 0. 133kPa）。一般剂量为 180 ~ 240mg/d，分次口服，待症状好转后减为 40 ~ 80mg/d。螺内酯除与 MR 结合外，还与雄激素受体、黄体酮受体结合，引起男性乳房女性化、男性勃起功能障碍及女性月经紊乱。螺内酯引起的男性乳房女性化的发生率与剂量相关，当剂量低于 50mg/d 时，发生率为 6. 9%；剂量 > 150mg/d 时，发生率为 52%。10% 男性患者服用螺内酯后，可出现乳房女性化伴或伴有乳房疼痛。

（2）氨苯蝶啶：具有保钾利尿作用但并不竞争性拮抗醛固酮。与噻嗪类药物联合治疗，可以使血压从 168/101mmHg 降至 130/84mmHg。该联用方案有可能为无法耐受螺内酯的患者提供一种有效的治疗选择。

（3）阿米洛利：对于不能耐受醛固酮受体拮抗药的患者，可以考虑采用阿米洛利治疗。该药阻滞远曲小管和集合管的钠通道，从而促进钠的排出，并抑制钾的分泌，起到排钠、排尿、保钾的作用。但是，阿米洛利不能拮抗醛固酮对器官的损害效应，而且与螺内酯相比较，其针对原醛症的降压效果也显得逊色。如果高血压持续存在，则应增加噻嗪类利尿药。

（4）钙拮抗药：多种调节因素可以刺激醛固酮产生，钙离子是各条通路的最终交汇点，因而钙拮抗药治疗原醛症是合理可行的途径。它们不仅抑制醛固酮分泌，而且抑制血管平滑肌收缩，减小血管阻力，从而降低血压。

（5）ACEI 和血管紧张素受体阻断药：通过对血管紧张素转化酶的抑制，可以减少特醛症中醛固酮的产生。

（6）醛固酮增多症的手术治疗效果不佳，肾上腺次全切除并不能缓解症状，因此药物治疗成为该症的首选治疗。一般选用地塞米松 1 ~ 2mg/d 或泼尼松 7. 5 ~ 12. 5mg/d，儿童量减半。服药 2 周内即可完全缓解症状，然后根据个体差异选用最适的维持量，保证即可改善症状，又不出现医源性皮质醇增多症。

（金美英）

内分泌科
急症与常见病治疗学

（下）

黄文龙等◎主编

吉林科学技术出版社

第十四章　继发性醛固酮增多症

继发性醛固酮增多症（继醛症）是由于肾上腺外的原因引起肾素－血管紧张素系统兴奋，肾素分泌增加，导致醛固酮继发性的分泌增多，并引起相应的临床症状，如高血压、低血钾和水肿等。

（一）病因

1. 有效循环血量下降所致肾素活性增多的继醛症

（1）各种失盐性肾病：如多种肾小球肾炎、肾小管性酸中毒等。

（2）肾病综合征。

（3）肾动脉狭窄性高血压和恶性高血压。

（4）肝硬化合并腹水以及其他肝脏疾病。

（5）充血性心力衰竭。

（6）特发性水肿。

2. 肾素原发性分泌增多所致继醛症

（1）肾小球旁细胞增生（Bartter 综合征）Gitelman 综合征。

（2）肾素瘤（球旁细胞瘤）。

（3）血管周围细胞瘤。

（4）肾母细胞瘤。

（二）病理生理特点

（1）肾病综合征、失盐性肾脏疾病，由于缺钠和低蛋白血症，有效循环血量减少，球旁细胞压力下降，使肾素－血管紧张素系统激活，导致肾上腺皮质球状带分泌醛固酮增加。

（2）肾动脉狭窄时，入球小动脉压力下降，刺激球旁细胞分泌肾素。

（3）醛固酮 85% 在肝脏代谢分解，当患有肝硬化时，对醛固酮的清除能力下降，血浆醛固酮半衰期延长，有 30min 延长至 60～90min。同时由于腹水的存在，刺激球旁细胞肾素分泌增多，两者均可导致患者醛固酮水平明显增高。

（4）特发性水肿是由于不明原因的水盐代谢紊乱所致，水肿所产生的有效循环血量下降刺激肾素分泌增多，导致醛固酮水平增高。

（5）心衰可以使醛固酮的清除能力下降，且有效循环血量不足，均可兴奋肾素－血管紧张素系统，使醛固酮的分泌增加。

（6）Batter 综合征（BS）：系常染色体显性遗传疾病，是 Batter 于 1969 年首次报道的一组综合征，主要表现为高血浆肾素活性，高血浆醛固酮水平，低血钾，低血压或正常血压，水肿，碱中毒等。病理显示患者的肾小球旁细胞明显增多，主要是肾近曲小管或髓襻升支对氯离子的吸收发生障碍，并伴有镁、钙的吸收障碍，使钠、钾离子重吸收被抑制，引起体液和钾离子丢失，导致肾素分泌增加和继发性醛固酮增多；前列腺素产生过盛；血管壁对血管紧张素Ⅱ反应缺陷；肾源性失钠、失钾；血管活性激素失调。

目前临床上将 BS 分为 3 型。①经典型：幼年或儿童期发病，有多尿、烦渴、乏力、遗尿（夜尿增多），有呕吐、脱水，肌无力，肌肉痉挛，手足搐搦，生长发育障碍。不治疗者可出现身材矮小。尿钙正常或增高，肾脏无钙质沉着。②新生儿型：多发病于新生儿，也可在出生前被诊断。胎儿羊水过多，胎儿生长受限，大多婴儿为早产。出生后几周可有发热、脱水，严重时可危及生命。部分患儿伴有面部畸形，生长发育障碍，肌无力，癫痫，低血压、多饮、多尿。儿童早期被诊断前通常有严重的电解质紊乱和相应的症状。常因高尿钙，早期即有肾脏钙质沉着。③变异型：即 Gitelman 综合征（GS）。发病年龄较晚，多在青春期后或成年起病，症状轻。有肌无力，肌肉麻木，心悸，手足搐搦。生长发育不受影响。部分患者无症状，可有多饮、多尿症状，但不明显。部分患者有软骨钙质沉积，表现为受累关节肿胀疼痛。是 BS 的一个亚型，但目前也有人认为 GS 是一个独立的疾病。

（7）Gitelman 综合征（GS）：1966 年 Gitelman 等报道了 3 例不同于 BS 的生化特点的一种疾病，除了有低血钾性代谢性碱中毒等外，还伴有低血镁、低尿钙、高尿镁。血总钙和游离钙正常。尿钙肌酐比（尿钙/尿肌酐）$\leqslant 0.12$，而 BS 患者尿钙肌酐比 >0.12。GS 患者 100% 有低血镁，尿镁增多，绝大多数 PGE_2GE_2 为正常。

（8）肾素瘤：肿瘤起源于肾小球旁细胞，也称血管周细胞瘤。肿瘤分泌大量肾素，可引起高血压和低血钾。本病的特点：①患者年龄轻，但高血压严重。②有醛固酮增多症的表现，有低血钾。③肾素活性明显增加，尤其是肿瘤一侧肾静脉血中。④血管造影可显示肿瘤。

（9）药源性醛固酮增多症：甘草内含有甘草次酸，具有潴钠排钾作用。服用大量甘草者，可并发高血压，低血钾，血浆肾素低，醛固酮的分泌受抑制。

（三）临床表现

继发性醛固酮症由多种疾病引起，各有其本身疾病的临床表现，下述为本症相关的表现：

1. 水肿　原有疾病无水肿，出现继醛症时一般不引起水肿，因为有钠代谢“脱逸”现象。原有疾病有水肿（如肝硬化），发生继醛症可使浮肿和钠潴留加重，因为这些患者钠代谢不出现“脱逸”现象。

2. 高血压　因各种原因引起肾缺血，导致肾素-血管紧张素-醛固酮增加，高血压发生。分泌肾素的肿瘤患者，血压高为主要的临床表现。而肾小球旁细胞增生的患者，血压不高为其特征。其他继醛症患者血压变化不恒定。

3. 低血钾　继醛症的患者往往都有低血钾。

（四）实验室检查与特殊检查

（1）血清钾为 1.0～3.0mmol/L，血浆肾素活性多数明显增高，在 27.4～45.0ng/（dl·h）［正常值 1.02～1.75ng/（dl·h）］；血浆醛固酮明显增高。

（2）24h 尿醛固酮增高。

（3）肾上腺动脉造影，目的是了解有否肿瘤压迫情况。

（4）B 型超声波探查对肾上腺增生或肿瘤有价值。

（5）肾上腺 CT 扫描，磁共振检查是目前较先进的方法，以了解肿瘤的部位及大小。

（6）肾穿刺，了解细胞形态，能确定诊断。

（五）治疗

1. 手术治疗　手术切除肾素分泌瘤后，可使血浆高肾素活性、高醛固酮症、高血压和低血钾性碱中毒所致的临床症状恢复正常。

2. 药物治疗

（1）维持电解质的稳定：低钾的患者补充钾盐是简单易行的方法，口服或静脉输注或肛内注入。手足搐搦或肌肉痉挛者可给予补钙、补镁。

（2）抗醛固酮药物：螺内酯剂量根据病情调整，一般每天用量60～200mg。螺内酯可以拮抗醛固酮作用，在远曲小管和集合管竞争抑制醛固酮受体，增加水和Na^+、Cl^-的排泌，从而减少K^+、H^+的排出。

（3）血管紧张素转换酶抑制药：ACEI应用较广，它可有效抑制肾素－血管紧张素－醛固酮系统，阻断ATI向ATⅡ转化，有效抑制血管收缩，减少醛固酮分泌，帮助预防K^+丢失。同时还可降低蛋白尿，降高血压等作用。

（4）非甾体类抗炎药：吲哚美辛应用较广，它可抑制PG的排泌，并有效抑制PG刺激的肾素增高，保持血压对血管紧张素的反应性。另外，还有改善患儿生长发育的作用。GS患者因PGE_2GE_2为正常，故吲哚美辛GS无效。

（六）预后

BS和GS两者均不可治愈，多数患者预后较好，可正常生活，但需长期服药。

（查　敏）

第十五章　先天性肾上腺皮质增生症

先天性肾上腺皮质增生症（congenital adrenal hyperplasia，CAH），是由基因缺陷所致的肾上腺皮质多种类固醇类激素合成酶先天性活性缺乏引起的一组常染色体隐性遗传性疾病。由于肾上腺皮质激素合成有关酶缺陷，皮质醇合成部分或完全受阻，使下丘脑－垂体的CRH－ACTH代偿分泌增加，导致肾上腺皮质增生。本病新生儿发病率在欧美地区为1：16 000～1：15 000，我国缺乏全国性的筛查，上海无锡等地的筛查结果显示分别为1：15 321和1：16 866。

先天性肾上腺皮质增生最常见的酶缺陷是21－羟化酶缺陷（21－OHD），约占90%以上，其余依次为11－β羟化酶缺陷症（11β－OHD），3β类固醇脱氢酶（3β－HSD）缺陷症，17α－羟化酶缺陷症（17α－OHD）及StAR缺陷症。不同类型酶缺陷产生不同生化改变和临床表现。早期诊断、治疗甚为重要，特别是21－羟化酶和11－β羟化酶缺乏，如诊治始于胚胎早期，可阻止雄性化出现，获得正常发育婴儿，如出生时未能识别，常导致后来发育异常，严重病例则夭折于婴儿期。

本节先简要介绍各种类型CAH发病机制和临床特点，然后着重介绍CAH最常见类型21－OHD及近期诊治进展。

一、病因和发病机制

本病是常染色体隐性遗传病，双亲是杂合子，患者则为纯合子，部分患者具有生育能力，子代出现纯合子患者的概率更高，近亲婚配也增加子女出现纯合子患者的概率。

肾上腺中从胆固醇合成肾上腺皮质激素的过程需要多种酶的参与，各种酶在肾上腺皮质束状带、球状带、网状带中的定位，决定了皮质激素合成的方向和空间分布。束状带主要合成皮质醇，参与合成的酶依次是胆固醇20、22裂链酶、17α－羟化酶、3β－HSD、21α－羟化酶、11β－羟化酶。这些酶缺陷造成临床上不同类型的CAH。21α－羟化酶和11β－羟化酶缺陷可以阻断皮质醇和ALD的合成、增加雄激素，故可在临床上引起男性假性性早熟或女性男性化；严重的21－OHD可以出现盐皮质激素的缺乏而导致“失盐”和低血压；而严重的11β－OHD由于具有盐皮质激素作用的脱氧皮质酮（DOC）和11－脱氧皮质醇蓄积，产生高血压和低血钾。3β－HSD缺陷可导致肾上腺皮质3种激素及其作用的缺乏。17α－羟化酶阻断皮质醇和性激素途径，增加球状带盐皮质激素途径的流量，但实际醛固酮水平并不高，同样具有盐皮质激素作用的DOC升高引起高血压、低血钾，性激素途径被阻断致男性完全假两性畸形和女性不发育。不论是何种酶缺陷均可导致垂体ACTH代偿性分泌增加，使双侧肾上腺皮质增生，肤色、皮肤皱褶和掌纹色深。

二、各型CAH的临床特点、临床诊断和鉴别

胆固醇代谢的中间产物和终产物的增减都会对临床表现产生影响，除ACTH刺激下的肾

上腺增生外，各型 CAH 的表现还具有自身的特点，主要表现的症状有失盐症候群、雄激素过多症候群（女性男性化和男性性早熟）、高血压伴有低血钾、男性女性化等。

1. 21 – OHD　患者由于 21 – 羟化酶缺乏或活性降低，孕酮和 17 – 羟孕酮不能转化为脱氧皮质酮（DOC）和 11 – 脱氢皮质醇，皮质醇合成减少，ACTH 反馈性增加，刺激肾上腺束状带增生，孕酮和 17 – 羟孕酮等中间代谢产物增加，部分进入雄激素合成途径导致雄激素增加，严重者也可有盐皮质激素不足，引起失盐症候群。本症根据表现可分为单纯男性化型、失盐型和非经典型。主要表现为不同程度的肾上腺皮质功能减退症状、性分化发育异常。由于疾病谱很广，出现症状的年龄和程度很不相同。严重者（经典型）在出生时即可发现女性男性化/失盐症候群，如女性外生殖器的男性化（女性假两性畸形）及厌食、恶心、呕吐、低血糖、低血钠、高血钾、代谢性酸中毒。新生儿出现假两性畸形、失盐症候群及低血压，应主要考虑 21 – OHD 缺陷症。较轻的患者仅表现不同程度雄激素增高症候群，即女性男性化，男性性早熟。随着年龄的增长，雄激素过多症状和体征逐渐明显而较易被诊断。生长发育期女性患者可有阴、腋毛早现、痤疮、生长轻度加速、阴蒂轻度肥大；男性患儿可出现生长加速，假性性早熟（肌肉发达，骨龄提前，阴茎增大，但睾丸很小）；青春期或成年期女性患者可有多毛症、痤疮、月经紊乱和不育等。少数患者无任何高雄激素血症表现，仅因家系调查或体检偶然发现（隐匿性非经典型）。此外，ACTH 增高，有不同程度色素沉着，类似艾迪生病表现，全身皮肤黑，皮肤皱褶处，如手指关节伸面、腋窝、腹股沟、乳晕周围尤为明显。实验室检查血浆 17 – OHP 增高；尿 17 – KS 或 17 – OHP 增高也有助于诊断。非经典 21 – OHD 患者可仅表现睾酮轻度升高，ACTH 的升高和皮质醇降低均不明显，血清 17 – OHP 也多在正常范围。清晨测定 17 – OHP 常有所升高，可以用于筛查；快速 ACTH 兴奋实验在临床上诊断非经典型 21 – OHD 有重要意义。

2. 11β – 羟化酶缺陷　患者 DOC 和 11 – 去氧皮质醇进一步合成 ALD 和皮质醇的途径被阻断，皮质醇醛固酮合成减少，ACTH 增加，阻断部位的前体物质 DOC、11 – 去氧皮质醇等增加，部分进入性激素合成途径。患者雄激素合成增强引起不同程度的雄性化表现；具有盐皮质激素作用的 DOC 堆积导致高血压和（或）低血钾，同时肾素活性（PRA）受到抑制。11β – OHD 典型表现为高血压（少数伴有低血钾）和女性男性化，可分为重型和迟发型。因酶缺陷的严重程度不同，患者可以有正常血压到严重高血压、低血钾的不同表现。女性男性化与 21 – OHD 类似，女性患者出生时也可出现外生殖器辨识不清，但程度往往不如后者明显。迟发型患者往往在青春期发病，表现为多毛、痤疮、月经紊乱、不育，可有阴蒂肥大（无大阴唇融合），高血压可有可无，男性患儿往往难以诊断，唯一诊断线索是快速生长和阴毛早现。实验室检查可发现皮质醇合成不足，血浆 DOC 基础值和 ACTH 兴奋后增高，ALD 水平很低，PRA 通常被抑制。血浆肾上腺雄激素（雄烯二酮、DHEAS）基础值水平增高，肾上腺雄激素代谢产物如 17 – KS 增高。经典型患者血浆与尿四氢 – 11 – 去氧皮质醇增高。测定羊水四氢 – 11 – 去氧皮质醇可于产前做出 CYP11β 缺陷症诊断。

3. 3β – HSD 缺陷症　患者肾上腺和性腺中 3β – HSD 酶活性均下降，$\triangle^5$ – 孕烯醇酮不能转化为孕酮，17α – 羟孕烯醇酮不能转化为 $\triangle^5$ – 雄烯二酮及孕酮，以至皮质醇、ALD 及雄激素合成均受阻，而去氢异雄酮（DHEA）可增加，尿中 17 – KS 排出量增多。临床表现主要有：①ALD 分泌不足引起的失盐表现；②雄激素合成受阻，但肾上腺雄激素（DHEA）增加，对于男性和女性而言均不能发挥正常作用，常导致男性患者男性化不足，女性患者假

两性畸形和不同程度的男性化。经典型症状较为显著，可有假两性畸形（不论男女），出生时外生殖器辨识不清。男性在青春期多有男性乳房发育，女性可有多毛、痤疮和月经稀发。该缺陷者可能是多囊卵巢综合征主要的原因之一。实验室检查血浆孕烯醇酮、17α－羟孕烯醇酮和 DHEA 升高，血浆或尿中$\triangle^{5}/\triangle^{4}$－类固醇比值升高。ACTH 兴奋试验对于轻型病例有诊断价值。ACTH 兴奋后，17－羟孕烯醇酮、DHEA 明显增加，17－羟孕烯醇酮/17 羟孕酮，17－羟孕烯醇酮/皮质醇比值高于正常，可确诊。据此也可与 21－羟化酶缺乏进行鉴别。

4. 17α－羟化酶缺陷症　因酶缺陷，阻断了皮质醇和性激素合成通路，ACTH 分泌增多，盐皮质激素途径活性增强，皮质酮和 DOC 合成显著增加（可为正常的 30～60 倍），ALD 通常降低。主要表现：①性发育障碍。患者常因原发性闭经或青春期延迟而就诊。女性至青春期乳房不发育，无腋毛、阴毛，无月经，外阴幼女式、体型瘦高、肤色黝黑。男性由于胚胎期无睾酮，外生殖器似女性或部分男性化，往往作为女性培养。但无子宫、输卵管，睾丸可位于腹股沟或腹腔内。②低肾素性高血压、低血钾：患者往往有不同程度高血压。有的 7～8 岁即出现高血压，个别有严重高血压，一般抗高血压药难以奏效。低血钾多见，患者常伴有无力、疲劳、夜尿，甚至麻痹、骨骺融合延迟。③通常不表现肾上腺皮质功能减退。皮质酮具有部分糖皮质激素活性，极高水平的皮质酮可以代偿皮质醇作用。实验室检查可有低血钾、低 ALD，低肾素活性（受 DOC 等抑制），血孕酮、皮质酮、DOC 增高，尿 17－KS、17－OHCS 排泄减低。

5. StAR 缺陷症　极罕见，对有皮质功能不足症候群的新生儿、假两性畸形的男性（46，XY），出生后不久出现肾上腺功能减低危象，均应考虑 StAR 缺陷症。若实验室检查发现所有的肾上腺或性腺激素均减低或不可检出，即可确诊。

三、CAH 的治疗

1. 糖皮质激素替代治疗　GC 为各种类型 CAH 的主要治疗手段，主要作用是抑制 ACTH，减少 21－OHD、11β－OHD 和 3β－HSD 缺陷症的雄激素水平，降低 11β－OHD 和 17α－OHD 的脱氧皮质醇（DOC）水平，进而改善这些患者的骨龄、终身高或高血压，增强患者应激能力。对所有类型的 CAH，临床上选用氢化可的松口服最为理想，它属于生理性糖皮质激素，本身具有一定的潴钠作用，更加适合于儿童患者应用。剂量原则上先大后小，维持量一般为氢化可的松 20～40mg/d，分 2 次口服。泼尼松或地塞米松这些制剂作用更强、作用时间持续更久，但对生长的抑制作用大，故在处于生长发育期的儿童中不用。应激如外伤、手术、发热时，需要酌情增加 GC 量。严重应激可静脉应用氢化可的松，稍后迅速减量。

2. 盐皮质激素替代治疗　盐皮质激素主要用于治疗失盐型 21－OHD、3β－HSD 缺陷症和 StAR 缺陷症患者，但大多数盐皮质激素缺乏的患儿（失盐型尤其是 21－OHD）“失盐”表现可以随年龄增长而缓解，盐皮质激素治疗也可随之停止。常用的盐皮质激素为 9α－氟氢可的松，剂量通常 0.05～0.2mg/d，治疗期间应对血压，电解质，卧、立位肾素活性进行检测以评估治疗反应。对于严重失盐型患者，有严重脱水或休克时，需要静脉补液及静脉应用皮质醇，经上述治疗使血压升高，尿钠排泄增多后，给予醋酸去氧皮质酮 1～5mg/d。急性危象纠正后，可改用氢化可的松和氟氢可的松口服。单纯男性化型 CAH 也可给予盐皮质激素治疗，能减少氢化可的松用量，改善患者线性生长，抑制 PRA。另外需要注意的是，在进行盐皮质激素治疗的同时应适当增加每日食盐摄入量。

3. 性分化和发育异常的治疗　对于性分化异常的 CAH 患者，应确定患者的染色体性别、性腺性别，评价外生殖器分化发育情况，尽早诊断、及时治疗可以部分消除后续的影响。21 - OHD、11β - OHD 和 3β - HSD 缺陷症可以出现女性假两性畸形。无论其外生殖器男性化的严重程度如何，她们在新生儿期都应尽量按女性进行抚养。外生殖器严重畸形者需行外科矫形于术，宜在 3 岁前进行，使性别及早得到确认，病儿能在正常的方式下成长。手术首选保留血管神经的阴蒂成形术和外阴成形术，对于误作男孩抚养的女性假两性畸形儿，不愿改变性别者，宜在补充皮质激素治疗后，切除卵巢及子宫，同时补充睾酮或其他类似的雄性激素。对于仅表现阴蒂增大的女性患儿，早期药物治疗改善体内性激素的水平，可以使阴蒂有所回缩，有些可避免手术。正确而早期开始的治疗可使这种患者获得正常的青春发育和生育能力。

4. 治疗过程中的监测　CAH 的治疗为终身，如果治疗及时且适当，效果较好，可获得正常的生长、发育和生育能力。治疗过程中的监测非常重要，一般建议：①每 3 个月监测血 17α - OHP、DHEA、睾酮、PRA，24h 尿中 17 - KS、17 - OHS、孕三醇，可以用于所有类型 CAH 的治疗调整；②生长期患儿应定期检测身高增长速度，每 2 年测 1 次骨龄；③睾酮值应抑制在相应性别、年龄的正常范围内。一些文献认为 17 - OHP 易受疼痛、昼夜节律等因素影响，24h 内波动可相差达 10 倍，故推荐 17 - OHP 代谢产物——尿孕三醇为监测指标。

四、21 - 羟化酶缺陷症的诊治

（一）流行病学

21 - OHD 是 CAH 的最常见类型，约占全部 CAH 的 90%。新生儿发病率有明显的种族差异，一般为 1 ∶ 15 000 ~ 1 ∶ 5 000，在一些相对封闭的族群如阿拉斯加的因纽特人则高达 1 ∶ 300。非经典型 21 - OHD 的发病率远较经典型 21 - OHD 高，非犹太白种人群中为 1 ∶ 2 000 ~ 1 ∶ 1 000。因非经典型诊断率不高，根据对北美经典型患儿和携带者的筛查进行计算和估计，其发病率有可能高达 1 ∶ 100，使之有可能成为最常见的常染色体隐性遗传疾病。

（二）21 - OHD 的分子遗传学

21 - OHD 是常染色隐性遗传疾病，由 CYP21 基因缺陷引起。典型家系中父母均为杂合子，无临床表现，但其子代中出现纯合子（大多为复合杂合子）CYP21 基因缺陷，表现为 CAH。

21 - OHD 的基因缺陷发生在 CYP21 基因，但人类同时存在一个无活性的假基因 CYP21P。两者高度同源，外显子序列同源性高达 98%，内含子为 96%，共同定位于第 6 号染色体短臂（6p21.3），与组织相容性抗原 HLA - B、DR 紧密连锁，并与补体 C4A 和 C4B 相邻，这种定位有双重意义，一方面，该区域多数基因表达参与免疫调节，因此有着很高的重组频率，这是 CYP21 高突变率的基础；另一方面，可以利用与 HLA - B、DR 的紧密连锁，可用 HLA 分型对 CYP21 缺陷症患者进行基因分型。由于 CYP21 基因结构和位置的特殊性，常因与 CYP21P 之间发生的基因重组或转换，使 CYP21 基因比较容易发生突变，而突变大多来源于 CYP21P。另外，CYP21P 和 CYP21 可以在减数分裂中进行非对称交换，导致子代染色体中出现 3 个 CYP21 基因和 1 个无功能（重组）的 CYP21 基因，无功能 CYP21 基因进入子代可导致 21 - OHD。

CYP21 基因突变和临床表型间存在着良好的相关性。基因突变的位点和性质很大程度决定了临床表现的严重程度，相同的突变常具有相似的临床表型。失盐型（SW）患者大多（56%）存在第 3 外显子 5′端上游第 13 个碱基（位于第 2 内含子内）有点突变（a→g），这种点突变可以导致 RNA 剪接异常，临床表型介于失盐型和单纯男性化型之间；32% 有等位基因大片段缺失或基因易位，这种突变如 G110△8nt、F306 + Int、Q318X，由于酶活性几乎全部丧失，因此临床表现更为严重。单纯男性化型以 1172N 突变最为常见，其次是第 2 内含子的点突变。第 7 外显子 V281L 突变患者表现为非经典 21 - OHD，该突变也第一个被报道的非经典型突变位点，也是白种人非经典型 21 - OHD 最常见（60%）的突变位点。目前的报道亚洲人中以 P30L 突变最为常见；这些突变仅导致轻度的酶活性下降，其临床表现差异很大，出生时外生殖器畸形较少见。女性以多毛、痤疮、月经紊乱、不孕等一系列雄激素增多症状为主要表现。男性症状不典型，部分患者可完全无临床表现，临床上易漏诊或误诊。

（三）生化机制和临床表现

21 - 羟化酶的作用是在肾上腺皮质网状带及束状带，分别催化孕酮转化为脱氧皮质酮（DOC），以及 17 - 羟孕酮（17 - OHP）转化为 11 - 脱氧皮质醇，这两种物质分别是肾上腺合成醛固酮及皮质醇必需的前体物质。21 - 羟化酶缺乏或失活，皮质醇合成减少，解除了对 ACTH 的抑制，ACTH 代偿性分泌增多，促进双侧肾上腺皮质增生，21 - 羟化酶酶促反应的前体物质孕酮及 17 - OHP 堆积，并且向雄激素合成途径转化，皮质醇和 ALD 减少，雄烯二酮、睾酮等增多，导致肾上腺皮质功能减退、性分化发育异常（男性性早熟和女性男性化）的临床表现。在非经典型 21 - OHD 中，上述病理过程常不明显，而皮质醇合成的前体物质 17 - OHP 仍可一定程度的堆积，肾上腺源性的雄激素产生过量，并进一步生成高生物学活性的雄激素睾酮和二氢睾酮，临床出现一系列高雄激素血症的症状和体征。

21 - OHD 主要表现为肾上腺皮质功能减退症状、性分化发育异常。其他非特异的改变包括性格改变、好动、注意力不集中、学习成绩差，可能与雄激素过高有关。根据其临床表现分为经典型及非经典型。其中经典型又包括单纯男性化型和失盐型。

单纯男性化型 21 - OHD：妊娠期胎儿起病，出生后女性新生儿患者外生殖器男性化。无失盐表现，但可出现轻度 PRA 增高。女性外生殖器因胎儿期不同的雄性化程度而表现不同程度的畸形。性腺和内生殖器发育正常，无睾丸，较轻的患儿予以适当的 GC 替代治疗和外生殖器修复术仍可生育。女性男性化严重者在出生后经常被误认为是男婴。男性患儿在出生时外生殖器一般无异常，少数可仅在会阴部有轻度色素沉着及阴茎稍大，其内生殖器发育正常。男性患者和非失盐型患者的女性男性化不易引起注意，其后进一步出现阴茎过大、阴蒂肥大、生长过快和性毛早现才被诊断。出生后，女性患者外生殖器的男性化程度进一步加重，而男性患者则可出现男性假性性早熟，表现为阴毛提早出现，阴茎、前列腺增大，可有勃起，显示发育过度，但睾丸很小；儿童早期生长加速，肌肉发达，肩距宽，皮肤粗糙，比同龄人高大，又由于雄激素的作用使骨骺提前融合（11 ~ 12 岁已完全融合），最终身高又低于同龄人，体形粗矮丑陋，最终长成矮小宽肩的小“大力士”体型；未经治疗成年男性，其间质细胞功能、精子生成大多正常，少数患者没有正常青春期，睾丸体积小，无精子、不育。女性患者还可表现月经稀发、不规则或闭经，多数患者不育，肌肉亦较发达，嗓音变粗，出现痤疮、喉结、多毛甚至胡须，阴、腋毛提早出现。

失盐型（salt - wasting，SW）21 - 羟化酶缺陷症：约占本病诊断患者的1/3，由皮质醇、ALD 缺乏和雄激素分泌过多所致。除上述男性化表现外，患儿出生后表现拒食、不安、昏睡，常有反复呕吐、腹泻和体重迅速下降，肾小管潴钠和排钾功能丧失可出现低钠血症、高钾血症、代谢性酸中毒，一些患儿由于皮质醇缺乏可出现低血糖症，甚至肾上腺皮质功能减退危象。如不及时治疗，可以因循环衰竭而死亡。由于 ACTH 增高，有不同程度色素沉着，类似艾迪生病表现，全身皮肤黑，皮肤皱褶处，如手指关节伸面、腋窝、腹股沟、乳晕周围尤为明显。

大部分失盐型患者从 1 ~4 周可逐渐发展为肾上腺危象。ALD 缺乏也可随年龄的增长而逐渐好转，肾脏保钠能力增强，血钠逐渐升高，但仍低于正常。未经治疗的失盐型 CYP21 缺陷症，血清 ALD 低于正常（ <50 ~250ng/dl），伴血浆肾素活性增高。

非经典型 21 - OHD：21 - 羟化酶质或量的部分丧失，临床表现较轻，一般出生后无失盐症候群，女性无外生殖器异常。青春期前少数患者可有性毛早现、痤疮、阴蒂轻度肥大及儿童期的生长速度加快；在发热或其他应激状态下，也可不出现肾上腺皮质功能不全的表现。女性青春期或成年期可有多毛症、囊性痤疮、月经紊乱和不育等。少数患者无雄激素过多症状（隐匿性非经典型）。男性患者可无症状或症状较轻，可出现青春发育提前、性毛早现、痤疮、生长轻度加速，但成年后身材较矮。雄激素过多分泌可引起垂体促性腺激素释放抑制而致生精障碍和生育能力下降。

（四）21 - OHD 的实验室检查和诊断

除高危人群进行产前诊断和新生儿筛查外，新生儿出现外生殖器辨识不清、失盐、低血压和低血糖均应考虑到本病。失盐型患者可有低血钠、高血钾和血浆肾素活性增高。随着年龄增长，一些患者可以表现为性早熟或 PCOS 及肾上腺雄激素（DHEAS 和雄烯二酮）的增高。ACTH 兴奋试验可以用于这类患者的鉴别诊断。

1. 产前诊断　产前诊断的目的：①对胎儿进行产前治疗阻止外生殖器男性化，避免手术治疗；②鉴定性别，防止女性男性化患者性别认同错误；③中止男性胎儿与非 CAH 女性胎儿的不必要产前治疗，并对产后提供适当的治疗，准确的 CAH 产前预测要求正确的基因分型（包括父母）和正确的临床表型估计。方法：①羊水激素检测。1975 年 Fraiser 等首次报道羊水 17α - 羟孕酮监测用于失盐型患儿产前诊断。羊水 17α - 羟孕酮、$\triangle^4$ 雄烯二酮增高均有诊断意义。但该方法仅能在妊娠中期以后对有明显异常的失盐型患儿进行诊断，并且对于长期服用地塞米松的孕母需停药 5 ~7d，因此具有一定的局限性。②胎儿 HLA 分型。CAH 与人类白细胞抗原连锁是该病诊断的重要进展之一，21 - 羟化酶基因 CYP21 位于 HLA 基因内部，如果羊膜穿刺培养胎儿细胞的 HLA 血清学分型与家族 CAH 先证者一致，则高度怀疑 CAH。③基因诊断。绒毛活检术（chorionic villi sampling，CVS）结合基因诊断技术可用于胎儿早期（妊娠 10 ~12 周）诊断：通过 CVS 或羊膜穿刺获得的胎儿 DNA，采用 PCR 扩增和直接测序技术可以检测绝大多数 CAH 基因突变患儿。④胎儿性别也作为产前诊断的重要内容，有研究通过孕妇外周血提取胎儿 DNA 标记 SRY 基因可将预测胎儿性别的时间提前至妊娠第 6 周，可以有效地地指导临床宫内治疗。⑤超声检查可以在妊娠中晚期发现

CAH 胎儿肾上腺增大（>第 95 百分位），肾上腺可呈脑回状表现。

2. 新生儿筛查　21-OHD 新生儿筛查的主要目标是辨认有发生危及生命的肾上腺危象的婴儿及避免外生殖器不明确的女性婴儿被误认为男性。对于初始表现即为肾上腺危象的男孩尤为重要。另外，早期辨认可以对受累婴儿及儿童进行监测及治疗，以避免产后暴露于大量雄激素及伴随的临床表现，美国内分泌协会建议用双重筛查方法，先用免疫法进行 17-OHP 检测，并根据出生孕周数（选择孕周数要优于出生体重）确定诊断切点。免疫法具有较高的假阳性率，因而作为第一步筛查。而液相色谱法/串联质谱法（MS/MS）可增加 CAH 筛查的阳性预测值，使假阳性率减至最低。新生儿 21-OHD 筛查的参考途径：先进行新生儿毛细血管血 17-OHP 的筛查，如结果超过第 95~98 百分位数值（出生体重或孕周数校正后），应进行第二重检测（MS/MS 法）或直接进行 DNA 检测。如第二重检测仍>第 95~98 百分位数值或 DNA 检测到突变位点，则进一步行 ACTH 兴奋试验。ACTH 兴奋试验方法：静脉推注 ACTH（1~24 肽）0.25mg，注射前（基础值 0min）注射后 60min 取血测 17-OHP。若兴奋后 17-OHP<1 500ng/dl，可能为 21 羟化酶杂合突变，无需进一步治疗，但应随访；17-OHP>10 000ng/dl 多为经典型 CAH，需要糖、盐皮质激素治疗，并根据治疗反应调整药物；17-OHP 在 1 500~10 000ng/dl 多为非经典型 CAH，如有症状，应进行氢化可的松治疗；无症状者需密切随访。

3. 单纯男性化型 CAH 的诊断　女性在诊断过程需与以下疾病进行鉴别：①男性假两性畸形（XY）和 XO/XY 嵌合型，虽然外生殖器有类似表现，但本病单纯男性化型患者核型是 XX 而予鉴别。②真两性畸形，外生殖器类似，核型可以是 XX，但血雄激素，尿 17-酮正常。③分泌雄激素的肿瘤：本病男性患儿需与儿童期雄性化肿瘤和阴毛早现相鉴别。胎儿期发病者鉴别诊断不难，若血睾酮水平低于 6mmol/L（170mg/dl）可除外分泌雄激素的肿瘤。对于晚发型患者中剂量地塞米松抑制试验对鉴别有帮助。中剂量 DXM 抑制试验常用两种方法：五日法和一日法。五日法：口服地塞米松 0.75mg，每 6h 1 次×5d，于服药前和服药后第 2 天，第 6 天测定血浆 17-OHP 及睾酮。一日法：服地塞米松 0.75mg，每 6h 1 次×1d，同样测定对照日和服药后第 2 天血浆 17-OHP 和睾酮。该实验主要目的帮助鉴别 CAH 与肾上腺雄性化肿瘤。服用地塞米松后，CAH 患者的 ACTH 分泌受到抑制，其 17-OHD 和睾酮分泌减少至正常或近于正常；如果不被抑制为肾上腺肿瘤。据北京协和医院的资料总结，一日法与五日法具有相同的诊断价值，但更简便、时间短。肾上腺肿瘤患者对地塞米松抑制试验无反应。④非肾上腺源雄激素过多所致女性假两性畸形，此外还有一些原因不明女性假两性畸形，往往伴有尿道生殖道畸形，如双输尿管、膀胱-肠道瘘，先天性肛门闭锁和其他畸形。

单纯男性患儿应与真性性成熟相鉴别：后者有睾丸发育，17-KS 或睾酮排出量高到青春期水平，但尿孕三醇或 17-OHP 不增加。单纯型男性化肾上腺皮质增生患儿，睾丸都不发育，除了 17-酮类固醇明显增加之外，17 羟孕酮及其代谢产物尿孕三醇也增多。

4. 非经典型 21-OHD 的诊断　阴毛早现可作为重要的提示症状，阴毛早现儿童 8%~30% 诊断为非经典型 21-OHD。非经典 21-OHD 是青春期或成年女性高雄激素血症的一个重要原因，可有多毛、痤疮、脂溢性皮炎、秃顶等，常常难于与其他引起高雄激素血症的原因如多囊卵巢综合征（PCOS）进行鉴别。而 40% 的非经典型 21-OHD 患者 B 超可有多囊卵巢改变。部分患者主诉月经紊乱或不孕症。同多囊卵巢综合征类似，非经典型 21-OHD

也因慢性的高雄激素血症合并有代谢异常。而且与高胰岛素血症互相加重，形成恶性循环。患者胰岛素敏感性有显著下降，并具有显著增高的空腹胰岛素和稳态模式胰岛素抵抗指数（HOMA－IR），动脉中膜厚度较健康对照组也有显著增厚。部分患者无任何高雄激素血症表现，仅因家系调查或体检偶然发现，称之为“隐匿性”21－OHD。

实验室检查中，非经典型21－OHD患者睾酮和雄烯二酮、脱氢表雄酮可以有所升高，但低于经典型。轻度升高的睾酮常成为唯一线索，但不能作为诊断依据。与经典型不同，血ACTH的升高及皮质醇的降低均不明显。其特异性诊断指标血清17－OHP浓度随机测定时也多数在正常范围，仅清晨测定有所升高。单次血清17－OHP浓度主要用于临床筛查，筛查的异常人群应行ACTH兴奋试验进一步诊断。如以基础17－OHP浓度6.0nmol/L（2.0μg/L）为筛查切点，有10%～15%的患者高于此切点最终被诊断为21－OHD，而低于此切点的所有患者均被除外该症。患者ACTH兴奋实验后60min的17－OHP浓度大多在30.3～60.6nmol/L（10～20μg/L），一般认为达到45.5nmol/L（15μg/L）以上即可诊断。对于ACTH兴奋实验后60min的17－OHP浓度在30.3～45.5nmol/l的患者，可行基因型检测以进一步明确。部分患者影像学检查可以发现肾上腺增生，有研究报道其发生率可达45%。

（五）21－OHD的治疗

21－OHD药物治疗主要是根据需要补充外源性糖皮质激素和盐皮质激素，具体应用原则和治疗监测见前述CAH的治疗。在疾病的各个时期，治疗目的和治疗手段均有所差异。

1．胚胎期的治疗　胚胎期的治疗：肾上腺是在胚胎发育第4周由中胚层上皮分化而来，胚胎6～7周开始分泌类固醇，此时CAH胎儿的高雄激素使女性胎儿外生殖器向男性化发育，而由于米勒管存在并不影响女胎内生殖器的发育。因此，患者内生殖器仍表现女性型。胚胎早期即补充皮质激素可有效遏制女胎男性化发育，提高患儿的生活质量。这是胎儿宫内治疗的基础。宫内治疗选择标准：①先证者为同胞或一级亲属，且经DNA分析证实存在可导致经典型CAH的突变；②孕母了解CAH及宫内治疗风险，愿意继续妊娠并接受治疗。治疗应在妊娠3～6周开始。地塞米松容易通过胎盘，并且不会被胎盘11βHSD2酶解失活，剂量每日20μg/kg，分2～3次口服，最大剂量不宜超过1.5mg/d（1～1.5mg/d），直至妊娠末期。治疗的主要目的是有效抑制肾上腺雄激素的过量分泌，阻止女性胎儿雄性化，降低女性生殖器男性化的发生，避免手术和男性化所造成的心理障碍（推测可能与宫内大脑发育过多暴露于雄激素有关）。21－OHD是第一种应用产前治疗的疾病，通常方法：DXM 1～2mg/d，母亲每天分1～4次服用。妊娠早期即开始DXM治疗的患者大部分在出生后不需手术治疗。如果产前治疗在妊娠中期中断或妊娠期10周后开始，新生儿将有严重的男性化外生殖器。母亲在妊娠期第1周服用DXM 0.5mg，每个月3次，疗效最佳，但应注意其不良反应的发生与防治。胎儿性别确定是本病产前诊断的重要部分，当确定胎儿为女性CAH患儿后治疗需持续至妊娠足月，如为男性胎儿或非患病胎儿即可中止治疗。尽管目前利用母血DNA技术早在妊娠6周即可预测胎儿性别，仍有3/8的胎儿被过度治疗。然而绝大多数研究者仍认为宫内治疗利远大于弊。另外需要注意的是，胚胎期治疗不能阻断患者出生后的疾病进程，仍需终身激素替代治疗以及监测。到目前为止最大的一项研究，收集了532 CAH胎儿病例，其中281例在胎儿期就开始治疗。105例经典型CAH（61例女性，44例男性），至今尚未发现对胎儿有不良影响，也无畸形和其他危险。

2. 出生后的治疗　对筛查出的 CAH 患儿不管是否有肾上腺危象症状和体征，都应立即开始治疗，并监测 17 - OHP、雄激素和皮质素变化。若失盐表现重与性分化异常，应立即静脉滴注 5% 葡萄糖盐水，内加氢化可的松或醋酸可的松（初始剂量为 25mg），其后几天为 25 ~ 30mg/d。21 - 羟化酶缺陷症诊断必须根据严格的实验室检查证实。即血清 17 - OHP 明显增高达 20 ~ 60ng/ml（正常值为 1 ~ 3ng/ml）。对患者家属进行遗传学教育。

胎儿期诊断的 21 - OHD 在出生后应继续治疗，而出生后新诊断患儿也应立刻开始治疗，治疗目的是纠正新生儿急性肾上腺皮质功能不足，抑制过高 ACTH，使中间代谢产物减少，如 17 - 羟孕酮、21 - 去氧皮质醇，继而使雄激素减少，阻止雄性化，使生长速率减慢，骨骺融合接近正常年龄，尽可能达到正常身高。对女性患者恢复正常排卵和生育能力；对男性患者治疗的目的是阻止假性性早熟和恢复生育能力。由于儿童生长期长达 10 多年，在治疗过程中要根据患儿身高增长速度，血睾酮、17 - 羟孕酮和 ACTH 浓度等，定期调整皮质醇激素治疗剂量。处于生长发育期的患者，需要平稳良好地控制雄激素分泌及尽量获得正常身高。21 - OHD 患者的最终身高往往低于正常水平。一项荟萃分析对 18 项研究结果进行了总结，发现 21 - OHD 患者的平均终身高标准差与目标终身高标准差计分之差平均为 - 1.03（ - 4.21 ~ 2.32）。主要原因可能有：①高水平雄激素对骨骼的直接作用，导致骨骺提前融合；②高水平雄激素导致骨龄提前，当骨龄达到 11 ~ 12 岁或以上时，可能引发下丘脑 - 垂体 - 性腺轴激活，导致中枢性性早熟，即在假性性早熟基础上发生中枢性性早熟，会进一步加快骨骺闭合；③接受外源性肾上腺皮质激素治疗，尤其是在超生理量的皮质激素治疗下，干扰内源性 hGH 分泌、减弱类胰岛素生长因子（IGF）的生物活性、影响骨和胶原蛋白的形成等。初治年龄、治疗方案都会对最终身高产生影响。尽早诊断、尽早治疗可以有效改善身高预后。早期有效的皮质醇激素替代治疗能抑制骨龄过快增长；对于已发生中枢性性早熟的患儿，可在肾上腺皮质激素替代治疗基础上给予 hGH，GnRHa 等药物治疗以获得正常身高。

3. 妊娠期间的治疗　妊娠期间的治疗：部分及时正规治疗的经典型 21 - OHD 患者可以成功妊娠。妊娠期间应适当增加糖皮质激素剂量，并平均 1 ~ 2 周测血清 17α - OHP，女性胎儿则更要密切随诊。待胎儿安全分娩后再逐渐减量，Lo 报道 3 例失盐型、1 例经典型21 - 羟化酶缺乏症孕妇，经密切激素水平检测，调整泼尼松用量，均成功分娩了外生殖器正常的女性新生儿。

4. 非经典 21 - OHP 的治疗　非经典型 21 - OHP 的治疗：治疗原则同经典型 21 - OHD 类似，以糖皮质激素替代为主，抑制 ACTH 分泌及垂体 - 肾上腺轴的不良反馈，进一步达到纠正肾上腺源性雄激素合成紊乱的目的。对于儿童或青少年患者，仍建议使用对生长发育影响较小的短效糖皮质激素，如氢化可的松等。

（赵　璐）

第十六章　嗜铬细胞瘤

嗜铬细胞瘤是来源于肾上腺髓质和肾上腺外嗜铬组织的肿瘤，是内分泌性高血压的重要原因。嗜铬细胞瘤在高血压人群中的患病率约为1.9%。由于嗜铬细胞瘤患者的临床表现错综复杂，多数患者表现为难治性高血压，并可以导致心、脑、肾血管系统的严重并发症，而造成巨大的社会经济负担。因此，早期发现及正确诊断、治疗嗜铬细胞瘤患者具有重要的意义。

一、病因、病理和发病机制

嗜铬细胞瘤作为一种神经内分泌肿瘤，其发病机制还知之甚少。它和家族性副神经节瘤都起源于胚胎神经嵴，为自主神经系统肿瘤，目前已经发现嗜铬细胞瘤患者存在多种遗传基因的异常。

85%～95%的嗜铬细胞瘤定位于肾上腺髓质。异位的嗜铬细胞瘤主要分布在腹膜后腹主动脉前、左右腰椎旁间隙、肠系膜下动脉开口处主动脉旁的嗜铬体。肿瘤的大小不一，直径由1～2cm至20～25cm，肿瘤的重量变异较大，可从2g至3kg，一般多为20～100g。形状多为圆形或者椭圆形。肿瘤较大时瘤体内常有局灶性或者大片状出血、坏死、囊性变和（或）钙化。电子显微镜下可见肿瘤细胞内富含肾上腺素和去甲肾上腺素的分泌颗粒。恶性者细胞排列不规则，有细胞分裂象，包膜，肾上腺静脉中有瘤细胞浸润，有时有瘤栓，附近脏器组织也可有瘤细胞浸润。

这种起源于肾上腺髓质、交感神经节、旁交感神经节或其他部位的嗜铬组织的肿瘤。由于瘤组织可以阵发性或持续性地分泌多量去甲肾上腺素和肾上腺素，以及微量多巴胺，儿茶酚胺通过肾上腺素能受体对心血管系、平滑肌、神经内分泌系起广泛的生理作用，从而引起高儿茶酚胺血症的症候群。

二、临床表现

1. 高血压症候群　肾上腺素作用于心肌，心排血量增加，收缩压升高；去甲肾上腺素作用于周围血管引起其收缩，促使收缩压和舒张压均升高，此为本病的主要症候群。临床上根据血压发作方式，可分为阵发性和持续性两型。阵发性高血压的诱因包括精神刺激、弯腰、排尿、排便、触摸和肿瘤手术检查等血压骤然升高，收缩压最高可达到300mmHg，舒张压可相应升高达180mmHg。持续时间一般为数分钟，大多少于15min，但是长者可达16～24h。患者如果不及时诊治，随着病情的发展，发作会越来越频繁，晚期动脉发生器质性病变，血压呈现持续性升高，但是仍可阵发性加剧。

嗜铬细胞瘤又有其特殊的临床症状，如高血压及同时有头痛、心悸、多汗三联症，此时嗜铬细胞瘤的诊断敏感性为89%～91%，但特异性却为67%～94%。头痛剧烈，呈炸裂样，心悸常伴胸闷、憋气、胸部压榨感，发作时常常大汗淋漓、面色苍白、四肢发凉等。

2. 代谢紊乱　儿茶酚胺升高可以使机体的代谢率升高，发作时体温升高、多汗、体重减轻主要是由于脂肪分解增加所导致。血糖升高，糖原分解增加，胰岛素作用拮抗等，患者表现为糖尿病病或者糖耐量低减。

3. 其他特殊临床表现

（1）低血压及休克：少数患者表现为发作性低血压甚至休克。原因包括：①肿瘤组织坏死出血，导致儿茶酚胺释放减少。②大量儿茶酚胺引起心肌炎症，心肌坏死，诱发心律失常，心力衰竭或心肌梗死，诱发心源性休克。③肿瘤分泌大量肾上腺素，引起周围血管扩张。④部分肿瘤分泌多量多巴胺，抵消了去甲肾上腺素的升压作用。⑤大量儿茶酚胺引起血管强烈收缩，微血管壁缺血缺氧，通透性增高，血浆渗出，有效血容量减少。

（2）腹部肿块：绝大多数情况下，肿瘤很难通过腹部触诊扪及。但是嗜铬细胞瘤体积很大时，可以在腹部触诊时扪及，但是有可能会诱发高血压发作。

（3）消化道症状：儿茶酚胺可以引起肠蠕动及张力减弱，可以引起便秘、腹胀、腹痛等。

（4）泌尿系症状：膀胱内肿瘤是异位嗜铬细胞瘤中发生率较高的一种。患者在憋尿、排尿或者排尿后刺激瘤体释放儿茶酚胺可以引起高血压发作。

4. 特殊类型嗜铬细胞瘤　特殊类型嗜铬细胞瘤症状不典型，表现复杂，涉及普外、儿科、妇科等相关科室，容易延误诊治，致残率和致死率较高。

（1）静止性嗜铬细胞瘤：静止型嗜铬细胞瘤是指平时未表现出高血压等征象，但在严重外伤、感染、手术等应激条件下血压可急骤上升的嗜铬细胞瘤。静止型嗜铬细胞瘤不产生临床症状，可能是：①瘤体不具有分泌功能或分泌功能低下。②大部分去甲肾上腺素分泌后储存在肿瘤内部，很少进入血液循环中。③肿瘤分泌较多的多巴及多巴胺抢占了受体，由于多巴具有降压作用，对抗了肾上腺素和去甲肾上腺素的作用而不发生高血压。④大的肿瘤虽然含有大量的儿茶酚胺类物质，但大多在肿瘤的内部代谢对于怀疑静止型嗜铬细胞瘤的患者，胰高血糖素刺激试验可以发现一些隐匿功能的嗜铬细胞瘤。

（2）复发性嗜铬细胞瘤：嗜铬细胞瘤的复发率为4.6%～10%。肾上腺外、儿童、多发嗜铬细胞瘤复发率较高。复发性嗜铬细胞瘤容易恶变。复发性嗜铬细胞瘤根据病史、内分泌和影像学检查不难做出诊断。

（3）多发性嗜铬细胞瘤：多发性嗜铬细胞瘤占嗜铬细胞瘤的10%左右。多发有两种形式：①肾上腺多发嗜铬细胞瘤，可以表现为双侧肾上腺肿瘤和一侧肾上腺多个肿瘤。②肾上腺外多发嗜铬细胞瘤，肿瘤都位于肾上腺外的嗜铬体中。儿童和肾上腺外嗜铬细胞瘤多发常见。术中切除肿瘤之后，血压下降不明显的情况下，应考虑到多发性嗜铬细胞瘤的可能，应该进行探查。

三、实验室和其他检查

1. 基础生化检查　包括24h尿儿茶酚胺及其代谢产物。从诊断的敏感性和特异性角度来讲，最为可靠的是测定血和尿中的儿茶酚胺。

（1）24h尿儿茶酚胺测定：血浆中的儿茶酚胺2%～5%经尿排出，其中80%为去甲肾上腺素，20%为肾上腺素。有时症状发作时间短，尿CA排出量短暂性升高，如果仍留24h尿则会被稀释，可以留取发作后4h的尿测定CA，并与其他不发作的时候的同时间段的尿

CA 进行比较。如果明显升高可做出确诊。

(2) 24h 尿 3 - 甲氧基 - 4 - 羟基苦杏仁酸（VMA）：VMA 为去甲肾上腺素和肾上腺素的最终代谢产物，能够反映体内儿茶酚胺的生成情况。发作后 4h 和 24h 的尿标本测定阳性率更高。

(3) 血浆 CA 的测定：血浆儿茶酚胺包括肾上腺素、去甲肾上腺素和儿茶酚胺的总称。必须在清晨空腹状态安静状态下测定。在测定儿茶酚胺时候，尽量停用降压药物，避免饮茶、咖啡、可乐、水果等含有色素的物质，以免干扰化验结果。

2. 激发试验　激发试验常用于血压正常或者较低而高度怀疑嗜铬细胞瘤的患者。如果血压超过 170/110mmHg 则不宜采用。实验前先做冷水加压试验作对照。目前主要采用胰高血糖素试验：胰高血糖素可以刺激瘤体分泌儿茶酚胺。一次注射剂量为 0.5 ~ 1mg，采血测定刺激 0min 和 3min 的儿茶酚胺。注射后血浆儿茶酚胺浓度为注射前的 3 倍以上，或者注射后浓度高于 2 000pg/ml 可确诊。试验前应当准备酚妥拉明，血压升高过高的时候，需要静脉输注以控制血压。

3. 抑制试验　适用于血压持续升高，阵发性高血压的发作期。血压高于 170/110mmHg 的时候可以应用。目前主要采用酚妥拉明试验：酚妥拉明是一种短效的 α 肾上腺素能受体阻滞药，可以阻断 CA 在组织中的作用，因此可以鉴别高血压是会否因儿茶酚胺分泌过多所致。方法是酚妥拉明 5mg 缓慢静脉注射，然后观察血压的变化，如果注射 2min 后血压迅速下降、幅度超过 35/25mmHg 并且持续 3 ~ 5min，可判断为阳性。如果血压下降幅度过大，出现低血压休克时，应当迅速输液，尽快增加血容量，必要时应用去甲肾上腺素或者肾上腺素静脉滴注治疗。

激发试验和抑制试验都具有一定的风险，尤其是对于病史较长且已经出现动脉硬化等表现者，应当慎重进行。

四、诊断和鉴别诊断

1. 诊断　嗜铬细胞瘤常规诊断程序是以临床表现及体征为主导，先进行生化检查定性，然后进行影像学检查进行定位诊断。

(1) 定性诊断：嗜铬细胞瘤有良性与恶性，其数有单发与多发，其部位有单侧与双侧、肾上腺内与肾上腺外，其血压类型有阵发性、持续性；其病史有家族性、非家族性；有合并内分泌腺瘤病（MEN）或非 MEN 等。因此，在临床上诊断嗜铬细胞瘤较困难。但嗜铬细胞瘤又有特殊的临床症状，如高血压及同时有头痛、心悸、多汗三联症。如果患者有高血压、同时有直立性低血压和头痛、心悸、多汗三联症，特异性则可高达 95%。在发生上述症状的同时测定血、尿儿茶酚胺及尿 VMA 等，如有明显升高可以确诊。对于高血压发作时可以进行酚妥拉明试验等抑制试验，对于血压不高者，可以进行激发试验来明确诊断。一般来讲，通过上述检查，可以做出定性诊断。

(2) 定位诊断

1) 常规定位检查方法：传统的定位方法主要有超声、CT、MRI 等。超声简易无创，对肾上腺内嗜铬细胞瘤的筛查有很大实用价值，但准确性不高。CT 和 MRI 虽然提供了良好的形态学影像，且在嗜铬细胞瘤的定位诊断中具有较高的敏感性，但两者的特异性均不佳。

2) 核素扫描：核素成像方法的优点是能执行全身影像扫描，具有较高的敏感性和特异

性，有助于发现 CT 和（或）MRI 未发现的微小病灶或者异位病灶。

A. ^{131}I－间碘苄胍扫描（MIBG）：MIBG 是一种肾上腺素能神经阻滞药，因为其结构与去甲肾上腺素类似，因此被瘤子组织的小囊泡摄取并储存。用放射性碘标记后，静脉注射，可以使嗜铬细胞瘤显像，尤其适用于肾上腺外、多发和恶性转移的定位。检查前 1 周应当停用影响有关的药物，并服用碘溶液阻断甲状腺对碘的摄取。

B. 正电子断层显像（PET）：PET 为正电子发射型电子计算机断层摄影。最常用的 PET 放射性示踪剂是^{18}F－FDG。研究显示，采用 F－FDG－PET 扫描法的特异性和敏感性较高，适用于 MI－BG 结果阴性者，可以作为探查的二线方法之一。

C. 生长抑素（SMS）受体（SSR）显像：内分泌肿瘤细胞的表面，都有生长抑素受体的高表达。奥曲肽是人工合成的 SMS 类似物，它保留了对 SSR 高亲和力结合活性部分，而体内半衰期明显延长，因此核素标记后，广泛应用于 SSR 显像中，常规使用^{111}In－奥曲肽进行受体显像。有助于嗜铬细胞瘤显像。

2. 鉴别诊断

（1）甲状腺功能亢进症：甲状腺功能亢进症的患者有明显的高代谢症候群，并且也可以合并高血压，但是血压的升高幅度不大，并且以收缩压升高为主，舒张压升高不明显。多数甲亢患者还有许多特征性的表现，如突眼、颈粗、多汗、手抖等。嗜铬细胞瘤的患者血压波动性升高，并且幅度较高。检验血甲状腺功能水平可以鉴别。

（2）冠心病：冠心病患者心绞痛发作时，血压可以突然急剧升高，可伴有心悸、心动过速，大汗淋漓等交感神经兴奋症状。心电图可见特征性改变。含服硝酸甘油后数分钟内可以缓解，有助于两者的鉴别。

（3）围绝经期综合征：围绝经期综合征的女性会出现心悸、多汗、发作性潮热、血压波动等类似嗜铬细胞瘤的症状，但是血压波动幅度一般不大，可自行缓解。发作时无剧烈头痛等。仔细询问病史，特别是月经史，血压升高时化验血尿 CA 等可以进行鉴别。

五、治疗

嗜铬细胞瘤一经诊断即应进行药物治疗，待血压和临床症状控制后手术切除肿瘤。充分术前准备可使手术死亡率低于1%，即使在一些紧急情况如肿瘤破裂或出血坏死引发休克时做出诊断者，也应做充分术前准备择期手术。

1. 内科治疗和术前准备　嗜铬细胞瘤手术死亡率高的主要原因是由于在麻醉诱导或挤压肿瘤时发生严重的高血压危象、心力衰竭甚至发生脑出血；在切除肿瘤后，发生难以控制的低血压，甚至休克。因此，近年来，术前采用 α 受体阻滞药阻断儿茶酚胺的外周血管收缩效应，降低血压，使微循环血管床扩张，血容量减少的病理生理变化得到调整与补充，在肿瘤切除后，血压平稳维持，避免难治性低血压性休克的发生。

（1）α 受体阻滞药：酚苄明为非竞争性 α 受体阻滞药，阻断 α_1 受体作用为 α_2 的作用的 100 倍。半衰期较长。不良反应为直立性低血压、鼻塞、心悸等。初始剂量 10mg，每日 1 次，渐渐增量至血压降至接近正常。一般要求血压控制在 120/80mmHg 左右。哌唑嗪为 α1 受体选择性阻滞药，半衰期较短。初始剂量 1mg，每日 1 次，渐渐增加到 6～8mg/d。不良反应主要有直立性低血压、心动过速和鼻塞等。

（2）β 受体阻滞药：美托洛尔在 α 受体阻滞药用后出现心悸、心动过速的时应用。与 α

受体阻滞药的应用顺序不能颠倒，否则易诱发严重肺水肿。术前心率应当控制在80/min左右。

2. 手术 早期手术切除肿瘤是临床根治的唯一途径，常规手术方式是开腹手术，术中及时调节酚妥拉明静脉滴注速度，以便调整血压和血容量。在剥离肿瘤时候可以静脉推注酚妥拉明1～5mg后缓慢静脉滴注，维持血压稳定。切除肿瘤后血压可能会出现急速下降，应当停用酚妥拉明静脉滴注，改为生理盐水，5%葡萄糖或代血浆等迅速输注，迅速补充血容量，升高血压。必要的时候，静脉滴注去甲肾上腺素4～8mg入液500ml静脉滴注，术后病情稳定后逐渐停用。

近年来腹腔镜下肾上腺切除术得到了广泛应用。嗜铬细胞瘤局部无浸润或转移表现时，虽有恶性可能，腹腔镜手术仍是适应证。已有不少报道对肾上腺外和复发性嗜铬细胞瘤成功施行了腹腔镜下切除术。术中若发现局部浸润或转移灶，应改行开放性手术。腹腔镜手术优点是创伤小，出血量较少，术中血压波动幅度小。

3. 恶性嗜铬细胞瘤治疗 恶性嗜铬细胞瘤转移快，术后复发率高，5年生存率低于40%。对于局部复发性嗜铬细胞瘤，仍可手术切除包括切除淋巴结转移灶。如果不能完整的切除病灶，一般采用α和β受体阻滞药治疗。大剂量^{131}I－MIBG治疗恶性嗜铬细胞瘤是近几年发展起来的治疗方法，它可被嗜铬细胞选择性吸收，储存在癌细胞儿茶酚胺颗粒中，发出β射线作用于肿瘤细胞而达到治疗作用。抗肿瘤药物联合化疗：临床上常用CVD方案（环磷酰胺＋达卡巴嗪＋长春新碱），可使已转移的恶性嗜铬细胞瘤转移灶体积缩小。

六、高血压危象的处理

嗜铬细胞瘤患者术前发生高血压危象的诱因有情绪紧张、肿瘤区域受到不良刺激，如碰撞、挤压、体位不当、药物剂量不足，以及不恰当的护理操作，避免不良的机械刺激。高血压危象处理：①吸氧；②缓慢静脉注射酚妥拉明1～5mg，同时密切观察血压，心率等，然后继续给予酚妥拉明缓慢静脉滴注维持；③及时处理其他心脑并发症。

（赵 璐）

第十七章　糖尿病

第一节　临床表现

一、早期可疑表现

糖尿病不一定都有“三多一少”的典型症状，特别是 2 型糖尿病，其起病隐袭，通常无显著症状，仅在查体或其他疾病检查时才被发现。善于识别“糖尿病的早期非典型表现”，尽早确诊糖尿病，对于糖尿病科医师而言是必修课。

以下为糖尿病不典型症状或可疑表现，如果发现有这些表现，就应建议患者毫不犹豫地做进一步检查，尽早确定是否为糖尿病。

（1）有反应性低血糖表现：在午饭前或晚饭前感觉饥饿难忍、心悸、出汗、手颤、疲乏无力，进食后症状缓解。

（2）皮肤瘙痒，尤其是妇女外阴瘙痒。

（3）反复尿路、胆管、肺部、皮肤等感染者。

（4）四肢末梢疼痛及麻木或皮肤灼热不适者。

（5）结核病患者，对抗结核治疗药效不佳者。

（6）体重减轻而找不到其他原因者。

（7）年轻患者有动脉硬化、冠心病和眼底病变。

（8）口腔症状：如口干口渴、口腔黏膜瘀点、红肿、口内烧灼感、牙龈肿痛和牙齿松动。

（9）40 岁以上有糖尿病家族史者。

（10）明显肥胖者。

（11）有分娩巨大胎儿（胎儿体重 >4kg）史者。

（12）有多次流产、死胎、羊水过多和早产者。

（13）儿童夜间遗尿者。

（14）四肢溃疡或坏疽经久不愈者。

二、典型临床表现

1. 多食　多食是糖尿病患者的典型临床表现之一。糖尿病患者的葡萄糖利用率降低是主要原因。由于患者体内的降血糖激素 - 胰岛素绝对或相对不足引起一系列糖代谢紊乱，导致肝脏、肌肉及脂肪等组织内葡萄糖利用减少，虽然血糖处于高水平状态，但动静脉血中葡萄糖的浓度差很小，从而刺激摄食中枢兴奋，引起饥饿多食。另外，患者糖的利用率较差，大量从尿中排出，导致全身营养需求相对增加，通过反馈机制使信息传到下丘脑，也是食欲亢进的一个因素。还有部分糖尿病患者同时伴有胰升糖素、儿茶酚胺、糖皮质激素分泌增高，同样造成食欲亢进。

多食是1型糖尿病患者常见的症状，部分患者食量每餐可高达500～1 000g，且善饥，每天进食可达5餐以上。此时的患者查空腹血糖可以获得确诊。值得重视的是，随着病情的进展，多食表现会越来越明显，一旦转为少食，常是病情严重及出现并发症或伴随症的标志。

2. 多饮　多饮是糖尿病患者的典型临床表现之二。因胰岛素绝对或相对不足，血糖不能有效地被利用，从而形成高血糖、高尿糖和渗透压升高，使肾小管回吸收水分减少，尿量增多，同时发生细胞内缺水而引起患者烦渴、多饮。

3. 多尿　多尿是糖尿病患者的典型临床表现之三。高血糖状态使肾脏肾曲小管葡萄糖溶质浓度增高，形成高渗性利尿，造成尿量增多。重症患者24小时总尿量可达4～6L。但多尿未必都是真性糖尿病，还有许多疾病出现多尿症状，如尿崩症等。通过血糖的测定完全可以鉴别。

4. 消瘦　消瘦也是糖尿病患者的典型临床表现。糖尿病患者由于胰岛素相对或绝对不足而不能充分利用葡萄糖，导致体内动用脂肪和蛋白质，通过糖异生来补充能量及热量。另外，严重的糖尿病患者最终出现食欲及食量下降，摄取的营养物质减少，从而加重消瘦症状，尤其在1型糖尿病患者中消瘦症状会更加明显。

三、并发症的典型特征

因糖尿病早期或轻症糖尿病特别是2型糖尿病往往临床症状少，甚至无任何临床症状，也无任何体征，不少患者因为出现各种并发症和相关体征就诊时才确诊为糖尿病，因此认识常见糖尿病并发症和相关体征对糖尿病的诊断同样有临床意义。

糖尿病并发症有急性和慢性之分。特别值得临床医师重视的是有少数重度1型。

糖尿病患者，因出现昏迷或其他中枢神经系统的功能障碍等糖尿病急性并发症才确诊。对临床上常见的顽固性皮肤感染，如各型真菌感染，难愈的皮肤疖痈，反复发作的泌尿生殖系统感染、胆囊炎、牙周炎、牙龈溢脓及鼻窦炎等，均应警惕与糖尿病并存的可能性，应及时检查血糖，争取早日确诊。

四、家族史

糖尿病病因中遗传因素已经被肯定。据国外报道，25%～50%的糖尿病患者有阳性家族史，而夫妻双方同时患有糖尿病其子代的糖尿病患病率为5%～22%。最近的研究证实，患糖尿病的母亲比患糖尿病的父亲对后代的影响更明显，尤其在2型糖尿病患者遗传方面，母亲的影响更具有十分重要的作用。

（赵　猛）

第二节 实验室检查

糖尿病的实验室检查是确定糖尿病诊断是否成立、进行分型、判断病情、预测预后的重要保障，也是进行糖尿病监测、为治疗提供依据的必不可少的手段。

一、血糖

（一）血糖

1. 血糖测定的方法 测定方法有葡萄糖氧化酶法、邻甲苯胺法、铜还原法、铁氰化钾还原法、己糖激酶法及干片化学法等。目前国内采用最多的是葡萄糖氧化酶法，部分单位用邻甲苯胺法。

（1）葡萄糖氧化酶法：血液中的葡萄糖经葡萄糖氧化物酶（GOD），生成葡萄糖酸和过氧化氢。过氧化氢经过氧化物酶（POD）作用，分解氧将无色的还原型 4 - 氨基安替比林与酚偶联氧化，并缩合成红色醌类化合物。其颜色深浅与血糖浓度呈正比。

（2）邻甲苯胺法：葡萄糖的醛基与邻甲苯胺的氨基在热乙酸溶液中，缩合成蓝色的西夫碱，其颜色深浅在一定范围内与血糖浓度呈正比。

2. 血糖浓度测定 是诊断糖尿病最主要的依据。存在于血液中的糖主要是葡萄糖，通过静脉取血，分离血浆或血清，而血细胞占相当部分，故血浆和血清中葡萄糖浓度较全血中葡萄糖浓度高约 15%。为了防止葡萄糖为红细胞所消耗，全血应在 1 小时内将红细胞分离，并将血浆或血清存放在 4℃冰箱，以防止细胞消耗葡萄糖，也可抑制葡萄糖酵解酶的活性，防止葡萄糖丢失。

3. 测定时间和频率 临床上根据患者的实际情况、医生判断的需要以及经济承受能力的可能性，对血糖可采取不同时间和不等频率的测定。对一般门诊患者可测早晨空腹和早餐后 2 小时血糖（时间从早餐进食第一口开始计时），服药或应用胰岛素照常，不必停用。对 2 型糖尿病稳定期患者，3 ~ 7 日重复检查，血糖控制正常者可半个月 ~ 1 个月重复检查。对于住院调控血糖的患者，可进行空腹、中餐前、晚餐前、临睡前血糖测定，也可在早餐后 2 小时、中餐后 2 小时，晚餐后 2 小时，甚至次晨 2 点加查血糖，以期发现夜间低血糖或黎明现象，掌握血糖控制情况，调整口服降糖药及胰岛素制剂和剂量的应用。对于急性并发症如酮症酸中毒、非酮症高渗性昏迷、急症抢救患者，可酌情增加血糖检查次数，如每 1 ~ 2 小时测定 1 次，及时调整治疗方案。

4. 正常范围 葡萄糖氧化酶法 正常空腹血糖 3.6 ~ 5.3mmol/L，血浆 3.9 ~ 6.1mmol/L（70 ~ 110mg/dl）。

（1）增高：一般见于 1 型和 2 型糖尿病，其他可见于垂体功能亢进、甲状腺功能亢进、肾上腺皮质功能亢进、嗜铬细胞瘤、颅内出血、颅脑外伤、脱水、脑膜炎、麻醉、窒息等。此外，饭后、情绪紧张、运用激素治疗都可以引起血糖生理性升高。

（2）降低：可见于胰岛素分泌过多、垂体功能减退、甲状腺功能减退、肾上腺皮质功能减退、长期营养不良、肝炎、肝坏死、肝癌、肾小管中毒性糖尿、糖原累积病、磷和砒中毒、胰岛素治疗和甲状腺切除术后等。此外，运动后、饥饿、妊娠期等可引起血糖生理性减低。

（二）口服葡萄糖耐量试验（oral glucose tolerance test，OGTT）

为筛查糖尿病、糖耐量减低，对妊娠糖尿病、可疑糖尿病或有并发症的糖尿病患者、继发性糖尿病患者以及为明确肾性糖尿，应进行 OGTT，尤其空腹血糖在6.1～6.9mmol/L 者。

1. 方法　试验前应嘱受试者每日至少食碳水化合物300g，持续3日，避免因碳水化合物进入过少而使胰岛B细胞分泌胰岛素过低，出现糖负荷后假性糖曲线抬高，误诊为糖尿病或糖耐量减低。葡萄糖负荷（75g）前晚餐后不再进食，患者将无水葡萄糖75g溶解于300ml 水中5分钟内喝完，儿童以175g/kg 葡萄糖计算（最大不超过75g），溶于水中顿服。服糖前空腹取静脉血，服糖开始计算时间，于半小时、1小时、2小时、3小时分别取静脉血，用同样方法测定血糖浓度，从而得出一条曲线和曲线下面积（AUC），每次取血前留尿查尿糖。

2. 正常值　空腹血糖为4.4～6.7mmol/L（80～120mg/dl），服糖后1/2～1小时血糖低于8.3～10mmol/L（150～180mg/dl）。2小时后恢复至空腹水平，3小时后可低于空腹血糖。若空腹血糖低于7.0mmol/L，2小时血糖介于7.8～11.0mmol/L，应属糖耐量减低（IGT）。

3. 适应证

1）临床疑有糖尿病，单凭血糖化验结果不能确定者。

2）已确认糖尿病，需对患者血糖波动等做全面了解。

3）其他原因引起的糖尿鉴别，如肾性糖尿、滋养性糖尿等。

4. OGTT 减低临床意义　OGTT 减低是反映人体内碳水化合物的某一种或数个环节有障碍，多数提示糖尿病的诊断或糖尿病的前期，但也可见于其他疾病引起的糖耐量异常，如发热、肝病、恶病质、急性应激、肾功能衰竭、情绪冲动者；一些药物如口服避孕药、噻嗪类利尿剂、糖皮质类固醇、过多甲状腺素、烟酸、苯妥英钠等均可降低糖耐量，造成假阳性反应。

二、糖化血红蛋白

（一）测定糖化血红蛋白的意义

糖化血红蛋白（glycosylated hemoglobin，GHb）是葡萄糖或其他糖与血红蛋白的氨基发生反应的产物，是一种不需要酶参与的直接反应，也是糖与氨基酸直接起反应的一种重要化学反应，称为非酶性蛋白糖化，简称蛋白糖化。这种反应符合质量作用定律，即反应产物与参加反应物的浓度成正比关系。以糖化血红蛋白举例，血糖浓度愈高，则糖化血红蛋白含量也愈高，在总的血红蛋白（Hb）中糖化血红蛋白所占的比例也愈多。糖尿病患者测定糖化血红蛋白含量很重要，它可以很好地反映测定前8～12周期间患者血糖浓度的总体情况，反映前一段时间血糖的平均浓度。血中葡萄糖可通过红细胞膜上葡萄糖转运蛋白而进入细胞内，一个红细胞平均寿命为120天，血红蛋白A与血糖接触可达120天，但总有一部分红细胞新生，另一部分红细胞衰老，故总的红细胞中大约半数真正接触所处的血糖平均浓度之中，所以糖化血红蛋白 HbA1 和 HbA1c 水平只能反映取血标本之前2～3个月的血糖水平。然而糖化血红蛋白可以较好地反映糖尿病血糖控制的情况以及与血糖控制有关的各种糖尿病并发症的发生情况，在某种程度上可反映医疗水平是否得到提高和改进。

（二）糖化血红蛋白的合成

葡萄糖与血红蛋白的结合有两个步骤：第一步为缩合反应，即在红细胞中葡萄糖的醛基

与血红蛋白 B 链中 N 端缬氨酸的氨基缩合而形成醛亚胺或 Schiff 碱基，其产物为 HbA1c 前体或易变成分，这一过程为可逆的反应；第二步为醛亚胺化合物经分子重排反应，通过氨基和葡萄糖连接成为酮胺化合物，即 HbA1c，由于该反应速度较慢且呈不可逆性，故称为稳定性 HbA1c。HbA1 代表 HbA1a、HbA1b、和 HbA1c。

（三）糖化血红蛋白的测定方法

测定糖化血红蛋白的方法有多种，如电泳法、柱层析法、比色法、免疫显色法等。

1. 电泳法　目前有两种方法，即聚丙烯胺薄板电聚焦和琼脂电泳。聚焦电泳可清晰分离 HbA1c 和其他成分，但需较复杂的技术和设备。近年来提出的 pH6.3 琼脂电泳具有分离清楚和方法简便的优点，是有希望的常规临床测定方法。

2. 柱层析法　原理：阳离子交换树脂柱层析法测定 HbA1 为目前国外最常用的方法，且作为其他方法比较的标准。该法又分为大柱法和微柱法。大柱法可测 HbA1 在内的各个小成分的百分比，受 HbA1 干扰小，但方法较为复杂，测定时间较长，现仅用于研究性测定。新近国外采用 HPLC 法，即阳离子交换树脂、高压液相恒温装置、去不安定物质装置和计算机联合组成的全自动仪测定法。该法具有自动、快速、重复性好等优点，但设备价格昂贵。微柱法应用广泛，方法简便快速，约数 10 分钟到 1 小时即可得结果。但只能测得总 HbA1、HbA1c。近年国内推出的亲合性微柱法，既比较廉价又具备以上优点，为糖尿病早期诊断的理想方法之一。影响柱层析法结果的重要因素为温度，故要严格温度的控制，异常蛋白也可干扰该法的结果。

3. 比色法　原理血红蛋白中具有铜氨键的糖化血红蛋白在酸性环境下加热，使己糖部分脱水，生成 5-羟甲基苯醛（5-HMF）化合物，后者可与一硫代巴比妥酸反应呈黄色，然后进行比色定量。

（1）试剂：生理盐水；甲苯；40% 三氯乙酸；0.5% NaCl 16ml，摇动溶解，加水至 100ml 冰箱保存备用；氯化高铁血红蛋白试剂。

（2）操作：经溶血液制备、水解、显色等程序。该法不受前 HbA1c 和其他异常血红蛋白的影响，操作简便。但标准化比较困难，重复性较差，加热时间较长，仅能用光密度表示结果。

（四）糖化血红蛋白测定的临床意义

1. 糖尿病筛选　HbA1c 作为筛选糖尿病是较为理想的指标，证实大多数有空腹血糖升高的糖尿病患者 HbA1c 值升高；对空腹血糖正常的糖耐量低减的患者 HbA1c 值升高，因此认为 HbA1c 和空腹血糖可作为大批人口普查糖尿病筛选试验的方法。餐后 2 小时血糖 > 12.67mmol/L（228mg/dl）时，HbA1c 才升高，所以 HbA1c 被认为是一个诊断糖尿病不敏感的指标，不能取代现行的糖耐量试验和血糖的测定。

2. 糖尿病控制监测　糖尿病患者 HbA1 或 HbA1c 值升高为正常的 2~3 倍，并且和过去的 2~3 个月间的平均空腹血糖值有明显密切关系。HbA1 与病程、年龄、体重无相关性。高值患者的视网膜病、神经损害及妊娠畸形胎儿分娩率均较高。糖尿病得到控制后，HbA1 的下降、恢复要比血糖和尿糖晚 3~4 周。对 1 型糖尿病患者，可避免血糖波动对病情控制观察的影响，测 HbA1c 是有价值的指标。大多数 2 型糖尿病患者病情较稳定，检测血糖、尿糖较为经济，则 HbA1c 只有辅助价值。

3. 糖尿病并发症早期的监测　目前已发现血清蛋白、红细胞膜和胶原蛋白、细胞内的蛋白、眼晶状体等均有不同程度的糖化，提示糖尿病患者非酶蛋白糖化并非限于血红蛋白，而有全身倾向。Cohen 等证实在糖尿病病动物肾小球及底膜的胶原蛋白上有增加的铜胺连接的葡萄糖。有关研究证实 HbA1c 升高的患者周围神经传导速度减慢。Mcdnald 发现 HbA1c 可造成对氧的亲和力增加，2，3 - DP - G 敏感性下降。Steven 等体外试验证实晶状体糖化可造成基质浊化、凝固性和聚合性质增加，对糖尿病白内障形成提供了依据。因此，糖化血红蛋白可用于糖尿病并发症的早期发现和防治。

4. 糖尿病妊娠监测　HbA1 测定对监测妊娠的代谢具有重要的意义。HbA1 在妊娠之前或妊娠开始升高，提示胎儿有畸形的可能，妊娠后期 HbA1 水平升高与胎儿体重增加有关。

总之，HbA1 是一个较客观的、总体的、稳定的指标，能反映患者 2 ~ 3 个月以内的糖代谢情况，同时与糖尿病并发症尤其是微血管病变关系密切。糖耐量试验是诊断糖尿病的重要检验方法，但其结果受检查前糖类摄取量、激素、药物等因素的影响，并需多次抽血检查，不易被患者所接受。而 HbA1 的测定，方法简便，快速，较少受其他因素的干扰，因此用此法对糖尿病进行筛选，对于辅助诊断、病情监测、并发症尤其是微血管病变的早期防治、糖尿病妊娠代谢的监测均具有重要的临床价值。

三、糖化血清蛋白（果糖胺）

非酶糖基化不但可以发生在血红蛋白，也可发生在血清蛋白，如白蛋白及其他肽链 N 端为缬氨酸的蛋白质，形成高分子酮胺化合物，其结构类似果糖胺。测定血清果糖胺可以反映一定时间内经过整合的血糖均值。因为血清中蛋白质的半衰期较短，因此果糖胺测定只能反映采血标本前 2 ~ 3 周患者的血糖平均水平。血清果糖胺测定从技术上来看，不像 GHb 所需层析和电泳那么高的要求，因此可采用自动化测定。血清果糖胺的正常值为 1.28 ~ 1.76mmol/L，平均为 1.52mmol/L，批内误差为 2%。糖尿病患者的血清果糖胺值为 1.62 ~ 2.79mmol/L，平均为 2.28mmol/L。果糖胺与 HbA1c 之间有高度相关性。果糖胺水平与空腹血浆葡萄糖浓度之间的相关性，r = -0.73；与糖化血红蛋白间的相关性，r = 0.76；与糖化白蛋白间的相关性，r = 0.8。它不受高脂血症、血红蛋白病和年龄的影响。由于它能反映最近 1 ~ 3 周血糖控制的情况，对于急性代谢失常的糖尿病患者如酮症酸中毒、非酮症高渗综合征，以及糖尿病合并妊娠、胰岛素强化治疗等尤为适用。果糖胺测定也适用于镰状细胞性贫血、血红蛋白病、尿毒症患者，但若患者的血清白蛋白浓度低于 30g/L，检测血清果糖胺结果偏低，不能很好反映血糖实际浓度。果糖胺不能作为筛查糖尿病患者的依据，但是它对于追踪病情、观察疗效有一定的参考价值。

四、尿液分析

（一）尿糖

1. 测定方法　正常人每天可以排出少量的葡萄糖，为 32 ~ 93mg，一般常规定性实验不能测出。糖尿通常指每天尿中排出糖超过 150mg。

尿糖的测定方法有葡萄糖氧化酶法、班氏法、氰化高铁法。尿糖测定通常可作为判断血糖水平的一个指标，即血糖增高时出现尿糖阳性，血糖愈高，尿糖愈多，阳性程度愈强；但尿糖来自膀胱容纳的尿量，若膀胱容量大，它可收集一段时间的来自肾脏的尿液，故不能反

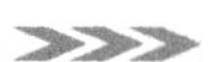

映即刻的尿糖情况，也不能反映即刻的血糖水平。为了更好地反映血糖水平，建议早晨先将尿液排空，然后再在半小时后留取尿液，测定空腹状态下的血糖和尿糖，以便两者比较，这对患者掌握自己的糖尿病血糖控制情况有一定好处。目前所用的尿糖试剂条含有葡萄糖氧化酶和过氧化氢酶，产生的过氧化氢作用于成色试剂而显色，从而通过肉眼比色可测出尿中葡萄糖含量。为了保护试剂条，应尽量不暴露在潮湿空气中，密闭保存，防晒防热，并按照所附的说明书进行操作。所有检查结果都应记录备查。

2. 尿糖原因

（1）妊娠期糖尿：妊娠期肾血流量增加，肾糖滤过超过肾小管再吸收，因而几乎半数孕妇呈现尿糖阳性。

（2）肾性糖尿：PPG、FPG 及 OGTT 均正常而出现糖尿。各种先天或获得性原因（良性家族性肾性糖尿、各种肾小管性酸中毒、慢性肾功能衰竭）引起肾糖阈值降低，肾小管葡萄糖再吸收减少而出现尿糖。

（3）滋养性糖尿：少数正常人在摄食大量碳水化合物后由于小肠吸收糖过快而负荷过重，可出现暂时性糖尿。

（4）其他糖尿：非糖尿病患者还可出现其他糖尿，例如一些先天性代谢缺陷病可表现为半乳糖尿、果糖尿、戊糖尿等。

（二）尿蛋白测定

正常肾小球可滤出一些低分子量蛋白质，经近端肾小管重吸收，24 小时尿白蛋白排出量低于 30mg，尿蛋白定性试验呈阴性反应。当尿白蛋白量超过 300mg/24h，尿蛋白定性阳性。剧烈发热、运动、体位改变、寒冷等因素可引起一过性蛋白尿，属生理性蛋白尿。由于肾小球器质性病变引起的蛋白尿为持续性，故蛋白尿程度与病变部位和性质有关。糖尿病肾病主要以蛋白尿为临床医师所识别。1 型糖尿病患者中 35% ~45% 有糖尿病肾病，而 2 型糖尿病患者中 15% ~25% 有肾病。肾病患者最早表现为肾功能增强、肾血流量增加，肾小球滤过率增加 >150ml/min，临床不易发现，待到发现微量白蛋白时，才被认为是糖尿病肾病早期，24 小时尿白蛋白定量在 30 ~300mg 时，肾活检已见肾小球器质性病变。糖尿病患者出现微量白蛋白尿时，若不予积极治疗，任其发展，即可逐渐发展为显性蛋白尿，由间歇出现发展到持续性蛋白尿。肾功能会逐步减退，表现为肾小球滤过率降低，内生肌酐清除率下降，最终演变为氮质血症和尿毒症，即终末期肾功能衰竭。微量白蛋白是最早预示糖尿病肾病及发展的重要指标，同时也是血管内皮损伤的标志，意味着有大血管病变的存在。尿白蛋白排出呈昼夜变动，失水、运动、直立位、高血糖、食物蛋白过量均可增加其排泄量。如有尿路感染及月经期均不宜收集尿标本，以免影响其测定结果。

微量白蛋白尿测定方法有多种，如放射免疫测定法、比浊法、散射测浊法、辐射状免疫弥散法、酶联免疫吸附测定法等。这些方法具有较高的特异性、灵敏度和精确性，应防止尿白蛋白吸附到容器上。关于尿液收集方法尚未统一，有采用清晨第一次尿检测白蛋白量、规定时间收集过夜尿液、随意晨尿一次送检、24 小时尿液送检白蛋白排量 4 种。但，一次检查尿白蛋白量有时难以确定糖尿病肾病诊断，需要在 3 ~6 个月内重复检 3 次，更能反映尿白蛋白的实际排出量，从而判断其性质。

尿白蛋白（μg）/肌酐（mg）比值（A/Gr）增高见于糖尿病肾病。正常值：男性≤17，女性≤25，相当于微量白蛋白排出率≤17 ~300mg；凡是尿白蛋白排出量超过 300mg/24h，称为白蛋白尿。所谓显性蛋白尿指24小时尿蛋白排量>500mg，相当于白蛋白>300mg。微量白蛋白尿多见于糖尿病诊断5~10年后，之后再经过5~10年可发生肾病综合征，肾小球滤过率明显降低，进而可演变为终末期肾衰。导致糖尿病肾病的危险因素除了微量白蛋白尿外，还与糖化血红蛋白增高有关，在1型糖尿病患者中HbA1c≥8.1%，血压>140/85mmHg（18.7/11.3kPa）及具有糖尿病肾病家族史等。微量白蛋白尿也是血管内皮细胞损伤的指标，它可见于胰岛素抵抗综合征，即高胰岛素血症、糖和脂肪代谢异常、肥胖、高血压、动脉粥样硬化等，故微量白蛋白尿是心血管疾病的独立危险因素。

（三）酮尿

胰岛素严重缺乏，尤其伴有对抗胰岛素的激素如肾上腺素、胰升糖素、糖皮质类固醇、甲状腺激素、生长激素等分泌增多时，可有靶细胞对葡萄糖摄取和利用减低，脂肪分解亢进，游离脂肪酸释放增加，经氧化代谢而产生β-羟丁酸、乙酰乙酸、丙酮，统称为酮体，β-羟丁酸、乙酰乙酸为酸类物质，可消耗体内碱基贮备，而乙酰乙酸、丙酮可为硝普钠试验所检出，若乙酰乙酸和丙酮量增加时，呈紫色反应，所谓硝普盐反应阳性。β-羟丁酸则不显示阳性反应。尿酮体阳性见于1型糖尿病、糖尿病酮症酸中毒、2型糖尿病处于应激、感染、创伤、手术等情况。酮体阳性也见于长期妊娠哺乳、饥饿、高脂肪饮食、乙醇中毒、发热等。目前测定尿酮体不能测出β-羟丁酸，故尿酮体阴性不能除外体内仍有过多β-羟丁酸存在，尤其糖尿病患者有明显酸中毒，故尿酮试验阴性或弱阳性，仍不能忽视酮症酸中毒状态。测定尿酮体有助于早期修正治疗方法，及时进行积极治疗，降低酮症酸中毒的病残和死亡率。现市场供应的尿酮体试剂条已广泛使用，应按其操作程序进行。像血糖测试条一样，尿酮体测试条应妥善保管，避免日晒、受潮。

五、血脂质分析

脂质代谢紊乱在糖尿病及糖尿病并发症的病理过程中有着非常重要的作用，因此测定血脂含量对了解病情、分析和判断药物的治疗作用有很重要的意义。一般测定指标为血清胆固醇、血清甘油三酯、高密度脂蛋白和低密度脂蛋白，若需进一步探讨脂质代谢异常还可加查脂蛋白（a），载脂蛋白A、B等。

血清脂类包括胆固醇（TC）、三酰甘油（TG）、游离脂肪酸（FFA）、磷脂（PL）等。血脂除FFA不与白蛋白结合外，余均与蛋白结合，以脂蛋白（LP）形式存在。脂蛋白的核心为胆固醇酯（CE）和三酰甘油（TG）。脂蛋白（LP）根据密度的不同分为高密度脂蛋白（HDL）、低密度脂蛋白（LDL）、极低密度脂蛋白（VLDL）和乳糜微粒（CM）。

低密度脂蛋白（LDL）是致动脉粥样硬化的主要成分，根据其颗粒大小和所含成分不同而有各种亚组。低密度脂蛋白大小与血清三酰甘油浓度呈反比关系；小而密的低密度脂蛋白增多可伴有较高的冠心病风险，与动脉粥样硬化的发生有关。高密度脂蛋白（HDL）能够将周围组织包括动脉壁的胆固醇带回肝脏进行降解以胆酸由胆道排出处理，高密度脂蛋白具有防止动脉粥样硬化的作用，担负着将胆固醇逆向转运的功能。脂蛋白（a）类似低密度脂蛋白颗粒，其中载脂蛋白B100通过二硫键与脂蛋白（a）连接；脂蛋白（a）具有抑制纤维蛋白溶解作用，是导致动脉粥样硬化（冠心病、心肌梗死、脑血管病）的独立危险因子。极低密度脂蛋白（VLDL）是由肝脏合成的内源性脂蛋白，主要载脂蛋白为B100、CⅠ、CⅡ、CⅢ和E，所含三酰甘油量较乳糜微粒（CM）少，但所含胆固醇量则较乳糜微粒为

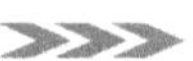

多；极低密度脂蛋白残骸内含有更多胆固醇，与中间密度脂蛋白（IDL）所含较多胆固醇，均可促进动脉粥样硬化的发生。极低密度脂蛋白胆固醇又称 β－VLDL，如同低密度脂蛋白胆固醇一样，均可促进动脉粥样硬化的发生。

1 型糖尿病血糖控制差者血中三酰甘油、胆固醇、VLDL 均可增高，而 HDL－C 可降低；有酮症者可暂时出现高乳糜血症；经胰岛素治疗后，血糖转为正常，这些血脂异常可恢复到类似非糖尿病患者。2 型糖尿病患者常有血脂异常，包括甘油三酯升高，高密度脂蛋白胆固醇降低，总胆固醇和低密度脂蛋白胆固醇可正常，但小而密的低密度脂蛋白颗粒常增加，且伴有心血管疾病的危险性增加。血脂异常与胰岛素抵抗、高胰岛素血症有密切关联。血脂异常为胰岛素抵抗综合征的一个重要组成部分。糖尿病患者尤其 2 型糖尿病患者血清胆固醇、低密度脂蛋白胆固醇增高，而高密度脂蛋白胆固醇降低，与大血管病变的发生一致，血甘油三酯水平升高也是糖尿病大血管病变的致病危险因子，与其潜伏的小而密的 LDL 颗粒有关。低密度脂蛋白的化学修饰，包括乙酰化、糖基化和氧化，使细胞膜表面的清道夫受体活跃，从而使单核－巨噬细胞、平滑肌细胞吞噬大量胆固醇，形成泡沫细胞和动脉壁脂条纹，继而使纤维蛋白沉积、血小板黏附聚集、平滑肌细胞向内膜移行和增生，细胞外基质增加，进而产生动脉粥样斑块，斑块的破裂可导致心脑血管事件。

糖尿病患者不仅有血脂、脂蛋白和载脂蛋白异常，而且脂蛋白成分也可发生改变，例如 VLDL 中游离胆固醇、胆固醇酯、载脂蛋白 B 成分增加，而甘油三酯含量则降低；高密度脂蛋白有游离胆固醇增多，而胆固醇酯减少。糖耐量减低者和 2 型糖尿病患者还可有餐后血脂代谢异常，乳糜微粒和乳糜微粒残骸增加，游离脂肪酸进入肝脏增加，可提高肝细胞对胰岛素的抵抗，肝脏摄取葡萄糖减少，而富有三酰甘油的脂蛋白增多，大而漂浮的低密度脂蛋白颗粒经肝三酰甘油酯酶处理而转变为小而致密的低密度脂蛋白，促进动脉粥样硬化的发生和发展。

六、胰岛 B 细胞功能测定

胰岛由 B 细胞（分泌胰岛素）、A 细胞（分泌胰升糖素）、D 细胞（分泌生长抑素）和 PP 细胞（分泌胰多肽）所组成，它们有内分泌、自分泌和旁分泌作用，参与糖、脂和蛋白质代谢，尤其胰岛素和胰升糖素在精细地维持血糖动态平衡中相互促进又相互制约。1959 年 Yalow 和 Berson 首先创立应用放射免疫法测定胰岛素，该法特异性高、灵敏度强，为在体内探测胰岛 B 细胞功能创立条件，推动了内分泌学乃至整个生物医学的发展。

（一）胰岛素释放试验

1. 原理　应用以猪胰岛素为抗原取得特异抗血清组成放射免疫试剂，可以有效地测定人血清中胰岛素的含量。根据胰岛素释放的曲线，对糖尿病的分型、鉴别诊断、判断胰岛 B 细胞的功能、药物对糖代谢的影响等均具有非常重要的意义。

2. 方法　实验前受试者禁食 8～12 小时，糖尿病患者停用口服降糖药 1 周。取 75g 葡萄糖粉溶于 200～300ml，温开水中，要求在 5 分钟内饮完。分别取空腹，饮葡萄糖后 30、60、120、180 分钟的静脉血测定血糖和血清胰岛素，画出曲线。

3. 临床意义

（1）胰岛素释放高峰：正常人多数在饮葡萄糖后 30～60 分钟出现。以后逐渐下降，至 3 小时血糖恢复到空腹时基础值，而胰岛素的恢复需要 4 小时左右。血中胰岛素和血糖的浓度呈平行关系。50g 葡萄糖负荷时，胰岛素的高峰值较 75g 低，3 小时降到基础值。

（2）糖尿病患者胰岛素释放有以下三型

1）胰岛素分泌不足型：空腹胰岛素水平较低，口服葡萄糖刺激后，仍未得到明显反应，曲线呈低平状态，表明胰岛素分泌绝对不足，称为胰岛素分泌不足型或低胰岛素分泌型；部分患者其高峰出现在 60～120 分钟后，表明胰岛素分泌迟缓，则称为低胰岛素分泌迟缓型，见于 1 型糖尿病患者。

2）胰岛素分泌增多型：空腹胰岛素水平正常或高于正常，口服葡萄糖刺激后，多数于 2 小时后达到高峰，胰岛素值明显高于正常。表明胰岛素分泌功能正常或偏高，其反应迟缓；提示胰岛素相对不足，称为胰岛素高迟缓分泌型。多见于 2 型糖尿病患者，尤其是肥胖者。肥胖者血中胰岛素反应性升高与肥胖程度呈正相关，表明存在有胰岛素抵抗。

3）胰岛素释放障碍型：空腹胰岛素水平略低于正常，而口服葡萄糖刺激后各时相胰岛素分泌值呈低水平状态，峰值低于正常值，且于第 2 小时出现。表明胰岛素分泌障碍致迟缓反应。多见于 2 型糖尿病、营养不良体形消瘦之糖尿病患者。

（二）血清 C 肽释放测定

1. 原理　胰岛素和 C 肽是以等分子量分泌。在到达体循环前要经过肝脏，由于肝对 C 肽的摄取量少，而对胰岛素的摄取量比 C 肽多 20%～40%，同时在外周对 C 肽降解速度比胰岛素慢，因此外周 C 肽比胰岛素浓度高 5%～10%。各种对胰岛素的刺激分泌，使两者在血中的浓度均有不同程度的升高，但 C 肽的种属特异性很强，用放射免疫测定法（RIA），不受动物的 C 肽、胰岛素及胰岛素抗体的影响，在有胰岛素抗体产生时和接受外源胰岛素治疗等情况下，C 肽更能反映胰岛 B 细胞的分泌功能。同时测定 C 肽和胰岛素可精确地了解内源性胰岛素的分泌动态，以及肝脏对两者的代谢情况，较单独测定胰岛素更有意义。

2. 方法　应用放射免疫法，分别测定空腹及葡萄糖负荷后 1、2、3 小时血清 C 肽的含量。C 肽清除率为（5.1±0.6）ml/min，较胰岛素（1.1±0.2）ml/min 为高，C 肽每日含量相当于胰岛素的 5%，占胰岛素分泌总量的 0.1%。

3. 临床意义

（1）确定糖尿病类型及治疗方案：因糖尿病患者 C 肽水平与临床分型及病情的严重程度是一致的，所以通过测定 C 肽能反映机体胰岛 B 细胞的分泌功能。1 型糖尿病患者基础 C 肽水平及葡萄糖刺激后均呈低平反应或无反应。表明胰岛 B 细胞分泌功能较差，必须用胰岛素治疗。2 型糖尿病患者 C 肽水平较高，葡萄糖负荷后均呈高水平反应，多数于第 2 小时达到高峰，明显高于正常值。表现为高胰岛素血症，患者多为肥胖型，由于胰岛素受体数目减少，对胰岛素不敏感，一般不需要胰岛素治疗。

（2）反映胰岛 B 细胞分泌功能：对应用外源性胰岛素治疗的患者，尤其对 1 型糖尿病患者测定胰岛素难以辨别其胰岛素为内源性或外源性。外源性胰岛素中无 C 肽存在，所以只有通过测定 C 肽才能更精确地反映胰岛 B 细胞的分泌功能。

（3）协助诊断与鉴别诊断

1）胰岛素细胞瘤的辅助诊断 由于胰岛素细胞瘤能够自主分泌胰岛素，引起"内源性高胰岛素血症"，故血循环中常伴有胰岛素抗体，对测定胰岛素有干扰，通过测定 C 肽及其基础值和葡萄糖负荷后的反应升高，可有助于胰岛素细胞瘤的诊断。

2）判断胰腺术后残留组织及其功能　胰腺切除后，血液中仍能测出 C 肽，表明胰腺仍

 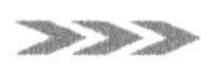

有分泌功能，C 肽水平与残留组织及其功能呈正比。

七、血清胰岛细胞抗体及胰岛素抗体测定

（一）胰岛素抗体

1. 原理　1 型糖尿病或部分 2 型糖尿病患者在胰岛素治疗的过程中，随着治疗时间的延长、剂量的增加，加之外源性胰岛素不纯，部分患者可能会产生胰岛素抗体。

2. 方法　放射免疫法、免疫沉淀法、补体结合法、凝结试验法、凝胶过滤法和免疫电泳法。因灵敏度高、方法简便而以放射免疫法最为常用。结合容量单位通常以 U/L 或 mol/L 表示。

3. 临床意义　凡接受过动物胰岛素治疗的患者，易产生胰岛素抗体。胰岛素抗体与胰岛素相结合，形成抗原 - 抗体复合物，从而使胰岛素失去生物活性，结果胰岛素用量不断增加而病情反而难以得到满意控制。所以凡胰岛素用量大而病情控制不满意的患者测定胰岛素抗体出现阳性者，表明产生胰岛素抗体。

（二）血清胰岛素受体的测定

1. 原理　胰岛素是蛋白激素，与细胞膜上的胰岛素受体结合，通过第二信使引起细胞内的变化。胰岛素受体具有高度特异性，它能识别胰岛素并与其结合，还能与含有胰岛素分子的胰岛素原结合，但不能与分解的 A 链或 B 链以及 C 肽结合。受体的亲和力与胰岛素的生物活性呈平行关系。

2. 方法　采用受体放射分析法。

3. 临床意义　胰岛素受体是一种糖蛋白，经胰蛋白酶作用后，其结合力下降或消失。在不同生理和病理情况下，胰岛素发挥作用的大小，取决于靶细胞中胰岛素受体的数目及对胰岛素的亲和力。受体数目与胰岛素浓度呈负相关。胰岛素浓度高时单核细胞受体数目减少，而控制热量摄入可使胰岛素降低和受体增多；肥胖者血中胰岛素浓度较高，而降糖效果较差，主要由于肥胖者体内肥大的脂肪细胞膜上的受体数目减少和亲和力降低。当肥胖者饥饿 48 ~72 小时，靶细胞膜上受体密度增高，胰岛素与其结合的亲和力得到恢复。长期进食量少、消瘦者受体数目可增高。胰岛素受体是一种蛋白质，故有抗原性，可产生胰岛素受体抗体。由于胰岛素受体的抗体存在，可导致严重的抗药性，往往血中胰岛素水平会很高，但胰岛素结合量很低；或对外源性胰岛素有很大抗药性，每日胰岛素用量很大，而血糖控制达不到满意。

（三）谷氨酸脱羧酶抗体（GAD - Ab）测定

1. 原理　1 型糖尿病为一种自身免疫性疾病，在体液中有相应的抗体存在。谷氨酸脱羧酶（GAD）是抑制性神经递质 - γ 氨基酸（GABA）的合成酶，在人脑和胰岛中均有表达，在胰岛内具有抑制生长抑素和高血糖素分泌的作用，并可调节胰岛素的分泌及胰岛素原的合成。GAD - Ab 为胰岛 B 细胞上的一种抗体，为胰岛 B 细胞受到某种病毒刺激后释放变性蛋白（GAD）而产生，产生后反作用于胰岛 B 细胞的 GAD，通过抗原 - 抗体反应，对胰岛 B 细胞产生细胞毒作用，造成 B 细胞破坏。

2. 方法　利用大鼠胰岛组织制备 GAD 抗原，有放免法、酶免法、荧光免疫法等。

3. 临床意义

（1）1 型糖尿病的重要免疫标志：预测 1 型糖尿病的发生，及时干预免疫反应。GAD -

Ab 的出现早于 ICA，阳性率高，且不像 ICA 那样在发病后短时间即消失，在病程较长的 1 型糖尿病患者中，虽然血清中测不出 C 肽，此时 ICA 阳性率下降至 10% ~20%，但 GAD - Ab 阳性率仍高达 70%，说明 GAD - Ab 持续时间较长，消失较晚；敏感度可达 60% ~80%，特异度几乎为 100%，特异度与敏感度均大于 ICA。并出现于高危人群 1 型糖尿病临床起病前期。

（2）1 型糖尿病的正确分型：GAD - Ab 在初诊的 1 型糖尿病儿童及其一级亲属中阳性率高，而在 2 型糖尿病阳性率较低，胰岛素缺乏严重的患者阳性率明显高于非缺乏者，提示 GAD - Ab 可以作为 1 型糖尿病的分型诊断依据。在 2 型糖尿病患者中，每年有 1% ~2% 可转变为胰岛素缺乏型，称为 LADA，在早期胰岛素释放没有明显的变化，GAD - Ab 可预示其发展。

（3）作为 1 型糖尿病患者接受免疫治疗时疗效监测的指标。

（四）胰岛细胞抗体（ICA）测定

1. 原理　1 型糖尿病患者在发病过程中与免疫关系密切，在血清中可测得胰岛素细胞抗体（ICA）。胰岛细胞抗体是针对胰岛细胞内多种抗原的一组抗体，按其结合部位可分为胰岛素细胞胞浆抗体（ICA）和胰岛素细胞表面抗体（ICSA），现已证实 ICA 为免疫球蛋白 IgG。ICA 与 ICSA 阳性率无明显差异，随着病情的延续，ICA 阳性率逐渐下降，ICA 下降更为迅速。在 2 型糖尿病患者群中 ICA 阳性率为 1.5% ~8.3%，并非胰岛 B 细胞所特异，只可作为胰岛细胞的胞质抗原。

2. 方法　应用完整的胰腺组织或分离的胰岛细胞作为抗原，有免疫组化法、荧光免疫法、酶免法三种。

3. 临床意义

（1）糖尿病的分型：ICA 在 1 型糖尿病中阳性率高达 65% ~85%，随病情延长而降低。在 1 型糖尿病直系亲属中阳性率为 3%，而正常人仅 0.5%，表明 1 型糖尿病患者中阳性明显。临床新诊断的 2 型糖尿病中 ICA 阳性率为 10%，但长期随访这些患者均发展成 1 型糖尿病。ICA 阳性患者实际属于缓慢进展的 1 型糖尿病。ICA 阳性的非糖尿病患者 60% ~70% 发展成 1 型糖尿病，而非糖尿病 ICA 阳性的孪生子 5 年内 100% 发生 1 型糖尿病。

（2）ICA 与 1 型糖尿病：ICA 在 1 型糖尿病患者群中的阳性率为 30% ~50%，新发病者可高达 70% ~90%。随着病情的延长，阳性率逐渐降低。ICA 在非糖尿病患者群中阳性率为 0.7% ~1.7%。1 型糖尿病患者的一级亲属 ICA 阳性率可高达 6.1%；ICA 强阳性的 2 型糖尿病经数月或数年可转为 1 型糖尿病。

（3）ICA 与 2 型糖尿病：在 2 型糖尿病中 ICA 阳性率为 1.5% ~8.3%。ICA 阳性的患者，有下列临床特点：①应用口服降糖药发生继发性失效 ICA 阳性者高；②糖尿病病程 3 ~5 年，50% ~60% 的患者需要胰岛素治疗或有酮症倾向；而 ICA 阴性者极少需要胰岛素治疗；③其他器官特异性自身抗体可阳性；④体形多消瘦，女性多于男性，在家族中可有 1 型糖尿病。故 ICA 阳性者为成人晚发的胰岛素依赖型糖尿病（LADA）的重要标志，早期阶段类似 2 型糖尿病，最终需要胰岛素治疗。

（4）ICA 与妊娠正常妇女：在妊娠期间常出现尿糖阳性，同时伴有 ICA 阳性，则易发生 1 型糖尿病。

（武永华）

第三节　分型及诊断标准

一、分型

随着基础医学的不断发展，对糖尿病的认识日益深入，分型不断得到修正与完善。

（一）1 型糖尿病

1 型糖尿病为胰岛 B 细胞破坏导致胰岛素绝对缺乏。按病因不同又分 1A 型（免疫介导 1 型糖尿病）和 1B 型（特发性 1 型糖尿病）两个亚型：

1. 免疫介导 1 型糖尿病（1A 型 DM）　临床特点：起病急（幼年多见）或缓（成人多见）；易发生酮症酸中毒，需应用胰岛素以达充分代谢控制或维持生命；针对胰岛 B 细胞的抗体如胰岛细胞抗体（ICA 抗体）、IAA、谷氨酸脱羧酶抗体（GAD）、1A－2 常阳性；可伴其他自身免疫病如 Graves 病、桥本氏甲状腺炎等。

2. 特发性或非典型性 1 型糖尿病（1B 型 DM）　临床特点：酮症起病，控制后可不需胰岛素数月至数年；起病时 HbA1c 水平无明显增高；针对胰岛 B 细胞抗体阴性；控制后胰岛 B 细胞功能不一定明显减退。

（二）2 型糖尿病

2 型糖尿病主要表现以胰岛素抵抗为主伴胰岛素相对不足，临床最为多见，占糖尿病者中的 90% 左右。

临床特点：中、老年起病，近来青年人亦开始多见；肥胖者多见；常伴血脂紊乱及高血压；多数起病缓慢，半数无任何症状，在筛查中发现；发病初大多数不需用胰岛素治疗。

（三）其他特殊类型糖尿病

1. 胰岛 B 细胞功能遗传缺陷的糖尿病　胰岛 B 细胞功能遗传缺陷是一种单基因遗传性疾病；基因突变引起 B 细胞功能缺陷，胰岛素分泌减少而导致的成年发病的 2 型糖尿病（MODY）和线粒体遗传性糖尿病。MODY 是青年时发病的 2 型糖尿病。特点为：单基因突变致胰岛 B 细胞功能缺陷；常染色体显性遗传；有阳性家族史；25～30 岁前发病；发病后 5 年内不需要胰岛素治疗；随着年龄增长而胰岛 B 细胞功能进行性减退；微血管病变发病率较高，尤其糖尿病视网膜病变；MODY 约占糖尿病 2%～5%；MODY 病因具有遗传异质性。

2. 胰岛素作用的遗传缺陷（胰岛素受体基因异常）　由于遗传因素使胰岛素受体突变引起胰岛素作用异常，产生胰岛素抵抗，导致糖尿病。可分为以下几型：①A 型胰岛素抵抗：由于胰岛素受体基因突变，产生的胰岛素受体数目和功能存在原发性缺陷引起胰岛素抵抗，导致糖尿病伴黑棘皮病、多囊卵巢综合征；②妖精样综合征：仅见于儿童。患儿发育迟缓，瘦小，前额多毛，四肢长，皮下脂肪少，皮肤松弛。具有特征性面部表现，畸形面容，鼻梁塌陷，下置耳，女婴中有卵巢性高雄性激素性血症、黑棘皮病，以及严重胰岛素抵抗等对婴儿致命性影响，最终夭折而亡；③脂肪萎缩型糖尿病：分全身性和局部性脂肪萎缩，遗传性和获得性脂肪萎缩。可能病变发生于受体后的信号传递障碍，目前不能证明该型糖尿病有胰岛素受体结构和功能异常。

3. 线粒体糖尿病 含线粒体 DNA 上常见 tRNAleu（UUR）基因 nt3243 A－G 等基因突变，与糖尿病、耳聋发生关联。以常染色体显性遗传的方式发生基因突变，影响胰岛素原转化为胰岛素，或胰岛素与胰岛素受体结合障碍而导致葡萄糖耐量减低。一般 45 岁前发病，不肥胖，常伴有轻度或中度耳聋，多数无酮体倾向，但需要胰岛素治疗。

4. 胰腺外分泌病所致糖尿病 为胰腺外分泌引起的糖尿病。凡能引起胰腺弥漫性损伤，或局部损伤胰腺破坏胰岛 B 细胞分泌胰岛素的功能而导致糖尿病。主要见于胰腺炎、创伤/胰腺切除术后、胰腺肿瘤、纤维钙化性胰腺病及其他。

5. 感染诱发糖尿病 某些病毒感染引起胰小岛炎，破坏 B 细胞发生 1 型糖尿病。这些患者血清中可有 1 型糖尿病的特征 HLA 和免疫标志物。常见的病毒有先天性风疹巨细胞病毒感染、柯萨奇病毒 B、腺病毒、流行性腮腺炎病毒等。

6. 药物或化学物诱发的糖尿病 长期服用下列药物，如糖皮质激素、甲状腺素、β 肾上腺素能激动剂、α 肾上腺受体抑制剂、噻嗪类利尿剂、苯妥英钠、α 干扰素、烟酸等均可致糖尿病。

7. 内分泌腺病引起的糖尿病 内分泌病继发糖尿病的主要疾病有垂体瘤（肢端肥大症、巨人症）、库兴氏综合征、胰高糖素瘤、嗜铬细胞瘤、生长抑素瘤、甲状腺功能亢进、醛固酮瘤等。

8. 免疫介导罕见型糖尿病 患者发生两种以上的内分泌腺体自身免疫疾病称为多发性内分泌自身免疫综合征，发病机制与 1 型糖尿病不同。多发性内分泌自身免疫综合征分 1 型和 2 型，两者共同点均有肾上腺功能不全；甲状腺、甲状旁腺、性功能低下和 1 型糖尿病；1 型多发性内分沁自身免疫综合征 4% 发生 1 型糖尿病；2 型多发性内分泌自身免疫综合征 50% 发生 1 型糖尿病；呈多代遗传特征，与 HLA－DQ、DR 有关；进行性腺体损伤；主要表现胰岛素自身免疫综合征（抗胰岛素抗体），抗胰岛素受体抗体等与胰岛素受体结合而阻断周围靶组织中胰岛素与其受体结合而导致糖尿病。

（四）妊娠期糖尿病（GDM）

1. 妊娠期糖尿病 指正常妇女在妊娠期间，出现糖耐量减低，或糖尿病者，不包含糖尿病妊娠。妊娠期糖尿病患者中可存在其他类型糖尿病，只是在妊娠中显现而已，所以要求分娩后 6 周以上，按糖尿病常规诊断标准确认。

美国妊娠妇女有 1% ～4% 并发 GDM。通常在妊娠期间，尤其妊娠第 24 周以后易发生葡萄糖耐量减低。对 GDM 患者分娩后 6 周或 6 周以上进行 OGTT 试验，结果这些患者大部分血糖可以恢复正常，小部分表现为 IFC 或 ICT，极少数仍是 1 型糖尿病或 2 型糖尿病。

加强对 GDM 的检测，加强管理，合理治疗，必要时胰岛素治疗，分娩前监护等措施，可降低 GDM 分娩时的致病率和死亡率。

2. 妊娠期糖尿病的诊断 妊娠 24 ～28 周需进行 50g 葡萄糖筛查试验：1 小时 > 7.8mmol/L 者应进行 100g 葡萄糖诊断试验；在 100g 葡萄糖诊断试验中，4 次血糖测定值中任意有 2 个或 2 个以上达到糖尿病诊断标准者即可诊断。对于年龄≤25 岁，体重正常，无糖尿病家族史或糖尿病高危群体中的孕妇，无须常规筛查。≥25 岁或≤25 岁但有肥胖，一级亲属中有糖尿病或高危群体的孕妇，必须在怀孕 24 ～28 周进行筛查。

二、诊断标准

糖尿病典型症状为多尿、多饮、多食“三多”，同时伴有消瘦乏力“一少”，统称为“三多一少”症。糖尿病临床表现不一，差异较大，初诊时相当一部分2型糖尿病患者缺乏典型糖尿病症状，或体检中发现血糖尤其餐后2小时血糖升高；或因出现糖尿病急性酮症酸中毒，或高渗昏迷在急诊时发现糖尿病；或因出现糖尿病慢性并发症就医时，而发现糖尿病。关于糖尿病的诊断标准，几经修改，不断得到补充和完善（表17－1）。

表17－1　糖尿病、IGT、IFG诊断标准

	血糖 mmol/L（mg/dl）		
	静脉全血	毛细血管	静脉血浆
糖尿病（DM）			
空腹血糖（FBG）或	≥7.0（≥126）	≥7.0（≥126）	≥11.0（≥198）
餐后2h/随机（PBG）	≥6.10（≥110）	≥10.0（≥180）	≥11.1（≥200）
糖耐量减低（IGT）			
FBG	<6.1（<110）	<6.1（<110）	<7.0（<126）
PBG	6.7～9.9（120.6～178.2）	7.8～11.0（140～198）	7.8～11.0（140～198）
空腹血糖受损（IFG）			
FBG	5.6～6.0（100.8～108）	5.6～6.0（100.8～108）	6.1～6.9（110～124.2）
PBG	<6.7（<120）	<7.8（<140）	<7.8（<140）

注：（1）该标准指出凡空腹血糖或餐后2h血糖之一达到标准者即可确诊为糖尿病；并确定糖耐量减低和空腹血糖受损的标准。

（2）血糖测定用葡萄糖氧化酶法；推荐以静脉血浆葡萄糖值为主。

（3）糖尿病前期－调节受损：指血糖水平高于正常而未达到糖尿病诊断标准，即空腹静脉血糖≥6.10mmol/L（110mg/dl）且<7.0mmol/L（126mg/dl）称为空腹血糖受损（IFG）；葡萄糖负荷后2h血糖≥7.8mmol/L（140mg/dl）且<11.1mmol/L（200mg/dl）称为糖耐量受损（IGT，以往称为糖耐量减低或减退）；IFG和IGT均可发展为糖尿病，因此将两者称为糖尿病前期。

（4）空腹静脉血糖<6.1mmol/L（110mg/dl）伴葡萄糖负荷后血糖值<7.8mmol/L（140mg/dl）者可视为正常。

（5）mmol/L转换mg/dl为乘以换算系数18。

（6）2003年11月国际糖尿病专家委员会建议将IFG的界限值修订为5.6～6.9mmol/L。

2005年ADA修正DM诊断标准：2型糖尿病由于缺乏临床症状，约有1/3的患者被漏诊。2005年ADA将评估糖尿病高危人群标准由FBG≥6.10mmol/L（110mg/dl）修正为FBG≥5.6mmol/L（100mg/dl）；餐后2小时血糖仍然为≥7.8mmol/L（140mg/dl）。按新标准对高危人群评估其发展糖尿病危险性，确诊为糖尿病人数是1999年标准的2倍。

（黄文龙）

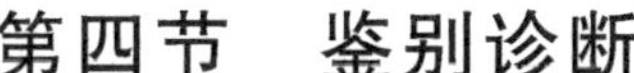

第四节 鉴别诊断

一、内分泌疾病

1. 尿崩症　由于脑垂体后叶病变，使抗利尿激素分泌和释放减少，引起中枢性尿崩症和肾小管对抗利尿激素反应降低而引起。肾性尿崩症。临床表现为多饮、多尿、消瘦、烦渴、失水等症状，与糖尿病相似，但尿崩症血糖、尿糖正常，尿比重 < 0.004，尿渗透压 < 280mOsm/kg，可与糖尿病相鉴别。

2. 甲状腺功能亢进症（简称“甲亢”）　为垂体分泌促甲状腺激素（TSH）过多，引起甲状腺合成和分泌甲状腺素增高，促进机体新陈代谢增强。临床表现多食、多饮、消瘦等症状；甲状腺素促进肝糖原的分解；提高儿茶酚胺的敏感性，抑制胰岛素的分泌而使血糖升高，与糖尿病相似。但甲亢主要为甲状腺功能各项指标如 T_3、T_4 等高于正常，并表现甲亢特有的症状和体征，可与糖尿病相鉴别。

3. 垂体瘤　由于垂体分泌和释放生长激素过多，拮抗胰岛素，促进糖异生，继发垂体性糖尿病或葡萄糖耐量异常。而垂体瘤具有典型的肢端肥大症和巨人症，血浆中生长激素水平高于正常，以及垂体瘤特有的症状等，可与糖尿病相鉴别。

4. 库欣综合征　由于肾上腺皮质分泌肾上腺皮质激素过多，抑制胰岛素的分泌，与胰岛素相拮抗，促进糖异生，抑制己糖磷酸激酶，导致葡萄糖耐量降低，诱发糖尿病，引起血糖中等度升高，糖尿病症状较轻。库欣综合征具有向心性肥胖，毳毛增多，出现脂肪垫、紫纹等特有的体征与症状，可与糖尿病相鉴别。

5. 胰岛 A 细胞瘤　由于胰岛 A 细胞分泌胰升糖素过多，拮抗胰岛素，促进糖异生和肝糖原分解，抑制胰岛 B 细胞分泌胰岛素，降低组织对葡萄糖的利用等，而引起血糖升高。而血浆中胰升糖素水平异常升高，结合 X 线透视、B 超、CT 等检查结果可与糖尿病相鉴别。

6. 胰岛 D 细胞瘤　由于生长激素抑制激素分泌过高，抑制胰岛素的分泌；与胰岛素相拮抗；促进糖异生而引起血糖升高，出现继发性糖尿病。在血液中，生长抑制激素水平显著高于正常标准，血糖呈中等度升高。同时通过 X 线、B 超、CT 等检测结果可与糖尿病相鉴别。

二、肝脏病变

因肝脏病变使肝糖原贮备减少，糖原异生降低，胰岛素在肝内灭活能力减弱，肝炎病毒可累及胰岛 B 细胞而引起继发性糖尿病；但大多数是可逆的，随着肝功能的恢复，糖尿病综合征的症状也得到缓解以至消失；同时有肝炎病史和肝病的特有体征，均可与糖尿病相鉴别。

三、胰腺疾病

因急、慢性胰腺炎，胰腺肿瘤，胰切除术后等胰腺病变，损伤胰岛 B 细胞分泌胰岛素，而出现继发性糖尿病。本病有其特殊的胰腺病变史，同时通过 X 线、CT 以及 B 超等检测结

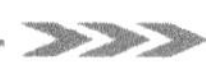

果可与糖尿病相鉴别。

四、肾性糖尿

慢性肾功能不全或尿毒症时，肾小管浓缩功能失常，可出现多饮、多尿，肾功能不全引起电解质紊乱，细胞内缺钾影响胰岛素释放，而致血糖升高或葡萄糖耐量异常。多因肾小管重吸收功能障碍，肾糖阈降低所致。本病有肾病史及肾功能不全的各项指标，且血糖及糖耐量正常，可与糖尿病相鉴别。

五、肥胖症

体重超过标准体重的10% ~20% 为肥胖症。肥胖者基础胰岛素水平高，胰岛素对碳水化合物或含氨基酸食品需求增加，表现以餐后胰岛素浓度增高为特征。肥胖可引起胰岛素受体数目减少，对胰岛素敏感度降低，产生胰岛素抵抗，从而增加胰岛的负担，胰岛长期超负荷，可引起胰岛功能减弱，导致糖尿病。经过严格控制饮食，加强运动，减轻体重，纠正高胰岛素血症，提高胰岛素敏感性可得到恢复，以此与糖尿病相鉴别。

六、应激性糖尿

当颅脑外伤、脑血管意外、急性心肌梗死、感染、中毒、发烧、外伤、手术、剧烈运动、剧烈疼痛、失水、失血、缺氧等应激情况下，体内大量肾上腺素释放，肾上腺皮质激素和生长激素等激素参与，而引起一时性血糖升高或葡萄糖耐量异常。但这种应激状态下出现的高血糖或糖耐量异常可在1周或10天恢复正常，如高血糖持续时间较久者，应考虑有无糖尿病。

七、药物性糖尿

长期大剂量服用肾上腺皮质激素、促肾上腺皮质激素、水杨酸类药、噻嗪类利尿剂、生长激素、女性口服避孕药、三环类抗抑郁剂等药物可引起血糖升高或葡萄糖耐量降低，停药后血糖可逐渐下降并恢复正常，因而可与糖尿病相鉴别。

八、其他

饥饿及营养不良者，体内组织利用葡萄糖的能力减弱，胰岛素分泌减少而致糖耐量减低或糖尿病。细胞内外低钾或低钙可影响胰岛素的分泌，末梢组织对葡萄糖的利用能力减弱，而致糖耐量减低。慢性病及长期体力活动减少或卧床休息者会使糖耐量减低，但空腹血糖一般正常。

（黄文龙）

第五节　饮食疗法

防治糖尿病是人类当前面临的一个重大健康课题，糖尿病综合防治主要包括五方面：即糖尿病教育，饮食治疗，体育锻炼，药物治疗（降糖药、胰岛素等）和血糖监测。如果把糖尿病的治疗比做五匹马拉一套车的话，那患者就是驾车的主人，糖尿病教育、饮食治疗、体育锻炼、药物治疗和血糖监测就是那五匹马，而饮食治疗就应该是驾辕之马。无论哪种糖尿病患者，在任何时候都要进行糖尿病饮食治疗。可以说没有饮食的控制就没有糖尿病的理想控制。唐·孙思邈《备急千金要方》明确地指出：消渴病患者，“所慎者三：一饮酒，二房事，三咸食及面”。同时代的王焘《外台秘要》更指出：“此病特忌房事、热面并干脯、一切热肉、粳米饭、李子等。”孙思邈和王焘均强调，不节饮食，“纵有金丹亦不可救！”足见古代医家已充分认识到饮食治疗糖尿病的重要性。

一、饮食治疗的基本原则

糖尿病饮食治疗原则是：①合理控制总热量，热量摄入量以达到或维持理想体重为宜。②平衡膳食，选择多样化、营养合理的食物，合理安排各种营养物质在膳食中所占的比例。放宽对主食类食物的限制，减少单糖及双糖食物；限制脂肪摄入量；适量选择优质蛋白质。③增加膳食纤维摄入，多选择粗粮、蔬菜等；增加维生素、矿物质摄入。④提倡少食多餐，定时定量进餐。

（一）饮食量

指的是饮食摄入总热量的安排。量的原则是既要充分考虑减轻胰岛 B 细胞负担，又要保证机体正常生长发育的需要，以使体重保持在标准体重范围内。

（二）饮食结构

选择多样化、营养合理的食物，合理安排各种营养物质在膳食中所占的比例。大致概括为：较多的碳水化合物，占总热量的 60%，较低的脂肪，少于总热量的 30%，中等量的蛋白质，约占总热量的 10% ~20%，以及丰富的膳食纤维。

（三）进食方法

每天至少进食 3 餐，且定时定量。用胰岛素治疗的患者和易发生低血糖的患者，应在正餐之间加餐，加餐量应从原 3 餐定量中分出，不可另外加量。3 餐饮食均匀搭配。早、中、晚餐膳食可以按 1/5、2/5、2/5 分配或 1/3、1/3、1/3 分配。

（四）总热量计算

摄入食物量总热量的计算，应依据标准体重和机体状态（休息或活动）两个因素决定。40 岁以下者标准体重（kg）＝身高（cm）－105；40 岁以上者标准体重（kg）为身高（cm）－100，实际体重超过标准体重的 10% 为超重，超过 20% 为肥胖，实际体重低于标准体重的 10% 为体重不足，低于 20% 为消瘦。

提倡的科学饮食构成是，糖类占总热量的 50% ~60%，蛋白质为 15% ~20%，脂肪为 20% ~25%。脂肪应以含多不饱和脂肪酸高的花生油、豆油为主，少食含饱和脂肪酸高的易致低密度脂蛋白、胆固醇升高的动物油，并将其热量控制为占总热量的 20% ~25%。蛋白质的摄入，一般成人以每天每千克体重 0.8 ~1.2g 计算。

二、各种营养素与糖尿病的关系

（一）碳水化合物

碳水化合物是糖尿病患者能量供给的主要营养素。合理摄入碳水化合物是糖尿病营养治疗

的关键。碳水化合物所供给的能量应占总能量的50% ~65%，它可以提高患者对葡萄糖的耐受性和对胰岛素的敏感性。全日碳水化合物供给量应保持基本恒定，患者一日三餐的碳水化合物及加餐量分配，应结合血糖、血脂、血压、工作量、生活规律及个人嗜好等全面考虑。

每日碳水化合物进量控制在250 ~350g，约折合主食300 ~400g。肥胖者酌情可控制在150 ~200g，约折合主食150 ~250g。蜂蜜、白糖和红糖等精制糖，因易吸收、升血糖作用快，故糖尿病患者应忌食。在患者发生低血糖时例外。另外，土豆、山药等块根类食物，因所含淀粉为多糖类，其含量在2%左右，可代替部分主食。水果类含糖量不同，含糖量在10% ~20%的水果，因其吸收较快，对空腹血糖控制不理想者应忌食，对空腹血糖控制较好者应限制食用。对米、面等谷类，其含糖量约80%，糖尿病患者按规定量食用。蔬菜类含少量碳水化合物，含纤维素较多，吸收缓慢，可适量多用。另外，对于部分患者如喜欢食甜者可选用甜叶菊、木糖醇、糖蛋白等。

（二）蛋白质

蛋白质是非常重要的营养素，是维持生命的物质基础，没有蛋白质就没有生命，但并不是说越多越好。过多会增加肾脏负担。有资料提示，糖尿病患者的蛋白质摄入过多可能是引发糖尿病肾病的一个原因。故主张对糖尿病患者的蛋白质供给量以每千克体重0.8 ~1.2g为宜，日总量为50 ~70g。病情控制不好出现负氮平衡的可适当增加。每日所供能量应占总能量的10% ~20%，儿童、孕妇、乳母、营养不良及消耗性疾病患者，可酌情增加20%。糖尿病肾病时，其蛋白质摄入量需明显减少，且需选用含必需氨基酸丰富的优质动物蛋白，如鱼类、蛋类，植物蛋白要限制摄入，以免导致或加重氮质血症。每日摄入蛋白质尽可能保证有1/3来自动物食物，因其含有丰富的必需氨基酸，可保证人体营养中蛋白质代谢的需要。虽然乳、蛋、瘦肉、干豆及其制品含蛋白质较丰富，谷类含蛋白质7% ~10%，但因每天用量较多，故也是提供蛋白质不可忽视的来源，如每天食谷类300g，相当于摄入蛋白质21 ~30g，占全日供量的1/3 ~1/2。

（三）脂肪

脂肪是人体不可缺少的能量来源，食物中脂肪一般可分为动物性脂肪，如牛油、羊油、猪油及乳、蛋、肉，其中所含胆固醇有升高血脂的作用。二是植物性脂肪，如花生、核桃、榛子等硬果中所含油脂也不少，植物脂肪中含不饱和脂肪酸较多，且不含胆固醇，有降低血胆固醇的作用。

全日供能以占总能量的20% ~30%为宜。饱和脂肪酸所供能量应低于总能量的10%，多不饱和脂肪酸也不应超过10%，其余由单不饱和脂肪酸补足。且多数主张饱和脂肪酸、不饱和脂肪酸和单不饱和脂肪酸比值为1 ∶ 1 ∶ 1。为防止或延缓糖尿病的心脑血管并发症，必须限制脂肪摄入。如肥胖患者伴血脂蛋白增高者，或者有冠心病等动脉粥样硬化者，脂肪摄入量宜控制在总热量的30%以下。血胆固醇与心血管疾病有密切关系，每日摄入量应低于300mg。

（四）膳食纤维

膳食纤维是一种不产生热量的多糖。高纤维饮食可延缓胃排空，改变肠转运时间。可溶性纤维在肠内形成凝胶时，可减慢糖的吸收，从而降低空腹血糖和餐后血糖，改善葡萄糖耐量，还可通过减少肠激素，如胰高血糖素或抑胃肽的分泌，减少对B细胞的刺激，减少胰岛素释放与增高周围胰岛素受体的敏感性，加速葡萄糖代谢。膳食纤维的供给方式以进食天然食物为佳，纤维在蔬菜中的含量为20% ~60%，在水果和谷类中含量为10%左右。可在正常膳食基础上选用富含食物纤维的食品，如燕麦、玉米皮、南瓜等，以利延缓肠道葡萄糖吸收及减少血糖上升的幅度。须注意在补充不溶性纤维时，用量不宜过多，否则会影响无机盐和维生素的吸收。最好食物纤维与碳水化合物混在一起食用以发挥作用。

（五）维生素

维生素是调节生理功能不可缺少的营养素，是糖尿病患者需重视补充的重要营养素，特别是存在急慢性并发症时，更应重视对维生素的合理补充。胡萝卜素有较强的抗氧化及调节免疫的作用。研究发现血浆类胡萝卜素低水平的人发生白内障的危险度是血浆类胡萝卜素中等水平人的4倍。维生素B族对糖代谢有重要作用，维生素B_6在代谢中起辅酶作用，是丙酮酸氧化脱羧必需的物质。维生素B_6不足可伴发葡萄糖耐量下降。动物、人胰岛素和胰高血糖素分泌受损，与色氨酸代谢作用有关。维生素B_{12}缺乏可导致神经细胞机能障碍，与多腺体自身免疫病和糖尿病神经病变有关。维生素C是人血浆中最有效的抗氧化剂，大剂量维生素C有降血糖作用。缺乏可引起微血管病变，与糖尿病发生中风有相关关系。在胰腺中发现维生素D受体和维生素D依赖性钙结合蛋白，并发现维生素D缺乏可引起胰岛素分泌减少。维生素D缺乏动物给予维生素D后可改善营养，增加血清钙水平，从而增加胰岛素分泌。维生素E是强抗氧化剂，长期补充能抑制氧化应激，有助于糖尿病控制，并能预防和延缓糖尿病并发症的发生；通过改善细胞膜对胰岛素的反应而明显增加胰岛素介导的葡萄糖非氧化消耗，使血糖下降；可抑制免疫反应对胰岛B细胞的损害，通过抑制脂质过氧化，促进前列环素（prostacyclin，PGI）合成而改善糖尿病患者的血液黏稠性，直接抑制胆固醇的生物合成。

（六）微量元素

微量元素对人体很重要，与胰岛功能有相关关系。锂能促进胰岛素的合成和分泌，能使B细胞有丝分裂过程中的DNA系列和细胞数目增多，能改善外周组织胰岛素敏感性。糖尿病及其并发症与锂缺乏有关。微量元素锌参与构成人体的新生细胞和蛋白质合成，能协助葡萄糖在细胞膜上转运，并与胰岛素活性有关。锌是体内多种酶的成分，帮助人体利用维生素A，维持正常免疫功能。糖尿病患者血锌低是因糖尿病高锌尿症所致。血锌低使淋巴细胞、粒细胞、血小板的锌含量也较低。锌缺乏常伴胰岛素分泌减少，组织对胰岛素作用的抗拒性增强。锌对胰岛素分泌影响是双向性的，血浆浓度极高或极低均损害胰岛素分泌，可导致葡萄糖耐量降低。临床实践表明补锌能加速愈合老年糖尿病患者的下肢溃疡。糖尿病患者出现尿糖或酮症酸中毒可使过量的镁从尿中丢失，导致低镁血症，引起胰岛素抵抗。镁缺乏导致2型糖尿病对胰岛素不敏感，在补充镁后胰岛素分泌能力得到改善。缺镁与部分糖尿病视网膜病和缺血性心脏病有关。锰代谢障碍可引起葡萄糖不耐受。缺锰的实验动物可致葡萄糖耐受性损害。糖尿病患者62%血清锰水平增高，7%血清锰水平下降。糖尿病患者头发铬和血铬均较低，及时纠正铬的不足，有利于糖尿病的防治。

此外，长期饮酒对肝脏有损害，而且容易引起高甘油三酯血症，对应用胰岛素治疗的患者易发生低血糖。糖尿病患者多数伴有高血压或肥胖症，应低钠饮食，每天钠摄入量以5 ~ 6g为宜。

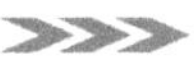

三、饮食治疗的方法

饮食治疗是各型糖尿病的基本治疗方法，不论病情轻重或有无并发症，也不论是否应用药物治疗，均应长期坚持和严格执行。认真坚持饮食治疗可以“扶正祛邪”、“保其正气”，提高人体自身免疫功能，增强抗病能力及预防并发症的发生。

（一）合理安排餐次，灵活加餐

合理安排餐次是糖尿病营养治疗中不可忽视的问题，是控制好血糖的必要措施。对不应用胰岛素治疗的2型糖尿病患者，每天供给3餐，定时定量。三餐的主食量可按如下分配：早餐1/5，午餐2/5，晚餐2/5；或者各按1/3等量分配。对于使用胰岛素或口服降糖药物易出现低血糖患者，可适当加餐，除3次正餐外，应2或3次加餐。一般可在上午9：00～10：00时，下午3：00～4：00时，及晚上睡前加1次餐，可减少低血糖现象。加餐饮食的摄入量一定要算在全日总量之内。有的专家认为，即使对不应用胰岛素治疗的患者，如果每天主食超过300g，采用少食多餐的方法，使每正餐主食量不超过100g，多余部分作为加餐，对控制血糖也有好处。有些患者生活不规律，吃饭不定时（如出差、外出开会），易引起血糖变化，因此要随身携带一些方便食品，如方便面、咸饼干等，以便随时灵活加餐。

（二）科学制订食谱和使用食品交换份

1. 制订食谱　一个人每天吃多少食物才能保证身体健康并满足一天的工作学习的需要呢？营养学上是以一个人每天消耗多少热量（用千卡表示）来推算食物需要量的。如果每天吃的食物所提供的热量>消耗量，久之就会变胖，反之变瘦，甚至营养不良。估计一个人每天所需的热量要根据年龄、性别、现实体重、劳动强度、季节等因素来计算，其中以体重和劳动强度为主。热量的供给以达到或维持理想体重为宜。糖尿病患者要控制饮食，先计算出每天所需的总热量，即可以按平衡合理的膳食原则将热量分配到各种食物中去。

肥胖者按总热量减少15%，偏瘦者、体重未达标准的营养不良者总热量应增加15%，正在发育期的儿童，妊娠期的妇女、哺乳期的妇女可按20%～30%提高总的热量。

2. 食品交换份　只要掌握好热量，糖尿病患者也可以吃和健康人相同的食品，为了使所选食物丰富多样而操作又不复杂，使用食品交换份是一个简单、准确方便的办法。

食品交换份是将食物按照来源、性质分成几大类，同类食物在一定重量内所含的蛋白质、脂肪、糖类和热量相似及不同类食物间所提供的热量也是相等的。糖尿病患者可以根据自己的饮食习惯、经济条件、季节、市场供应情况等选择食物，调剂一日三餐。在不超出或保证控制全天总热量，保证充足营养的前提下，糖尿病患者可以和正常人一样吃饭，使膳食丰富多彩。食品交换份将食物分成四大类（级分可分成八小类），每份食物所含热量大致相仿，约90kcal，同类食物可以任意互换。食物交换份的好处：易于达到膳食平衡；便于了解和控制总热量；做到食品多样化；利于灵活掌握。

（赵　猛）

第六节　运动疗法

运动治疗是指除了围绕生存、生活、工作的基本活动之外而特意设计的运动而言，是指在医师指导下长期坚持的体育锻炼。运动治疗是糖尿病的基本治疗方法之一，无论糖尿病病情轻重或是否接受药物治疗，均应坚持运动治疗。我国是世界上最早提出运动疗法治疗糖尿病（消渴病）的国家，早在1 300多年前我国隋朝医学家巢元方就提出糖尿病患者应进行适当的运动锻炼。随后唐朝医学家王焘进一步提出散步和体力活动对治疗的重要性。1995年世界糖尿病日把饮食治疗、运动治疗、药物治疗、血糖监测及糖尿病教育作为现代糖尿病治疗的五个方面，现称为糖尿病治疗的5驾马车，每一个方面都很重要，缺一不可，不能相互取代，但相互之间可能有协同作用，达到更好的疗效。美国糖尿病协会（ADA）指出“运动对于2型糖尿病的益处十分明显”。运动作为糖尿病的治疗方法确实是便利而且有效的。

一、运动疗法的作用

（一）有利于控制血糖

运动的即时（急性运动）常能降低运动时和运动后的血糖水平，运动2h后可见2型糖尿病非胰岛素依赖组织的葡萄糖摄取增加，这一作用可持续数小时或数天，长期规律运动可使单次运动的效果累加，葡萄糖利用的改善可维持数月，糖化血红蛋白可下降1.0%～1.5%，从而使血糖长期得到控制。运动时肌肉的收缩需要能量，耗能增加7～40倍，最初运动所消耗的能量物质主要是血糖和内源性糖原，血糖随运动的持续而下降，要经过一定的运动时间后肝糖异生和脂肪分解才成为主要能量物质。运动时胰岛素分泌虽减少，但由于肌肉收缩其血流供应增加，血流增快及毛细血管普遍扩张，因此，到达肌肉组织的胰岛素并未减少。运动还可使胰岛素与肌细胞膜上的受体相结合，增加外周组织对胰岛素的敏感性。新近的研究还发现运动可促进肌肉的活动因子（一种类胰岛素结构的肽类，具有类胰岛素样作用）的释放，增强胰岛素的作用。

长期慢运动可使血浆去甲肾上腺素反应减弱，同时，增加对糖的利用和分解能力，有利控制血糖和改善代谢。长期运动锻炼可增加代谢中各种酶的活性，改善肌细胞对糖的氧代谢能力。研究表明，经6个月运动可使已糖激酶活性增加35%，琥珀酸脱氢酶活性增加75%。经长期运动，机体糖原合成酶活性提高，肌糖原的贮存能力增强，血糖波动减少。另一方面，维持血糖稳定的激素如儿茶酚胺变动较小，在运动时增加的幅度也较少，这样有利于维持糖代谢稳定。长期运动对糖耐量低减和具有一定胰岛功能的2型糖尿病（空腹血糖≤11.1mmol/L）以及伴有高胰岛素血症的2型糖尿病患者尤为有效，有改善其糖耐量的作用。运动不仅可降当时的血糖，而且运动结束后血糖还会持续下降，中等量运动的降糖作用可持续12～17h。

（二）运动改善脂代谢

有氧运动可提高卵磷脂－胆固醇转酰基酶的活性，促进胆固醇转变成胆固醇酯，加速胆固醇的清除和排泄；运动还可提高肌肉脂蛋白酯酶的活性，加速极低密度脂蛋白（VLDL）的降解，使部分VLDL的密度达到高密度脂蛋白（HDL）水平，增加HDL含量，使低密度脂蛋白胆固醇和三酰甘油水平下降。因此长期有规律的运动可使血HDL含量明显增加，而LDL和VLDL含量下降，减少动脉粥样硬化、冠心病和周围血管病变的发生。

（三）运动增强胰岛素敏感性

胰岛素抵抗是2型糖尿病的主要特点之一，它贯穿于疾病的整个发生发展过程中。运动

能增加胰岛素敏感性，特别是对参加运动的肌肉而言，运动使胰岛素与受体结合率增加，且使受体以后的代谢反应增快，从而降低血糖起到治疗作用。

有报道，6 周的有氧运动能显著增加肥胖妇女 INS 敏感性；运动后，空腹胰岛素水平下降 26%，利用葡萄糖钳夹技术发现葡萄糖利用率增加，胰岛素抵抗改善。临床随机试验发现，2 型糖尿病进行高强度的有氧运动每周 3 次，持续 2 个月，其胰岛素敏感性提高 46%。利用葡萄糖钳夹技术发现即使不伴体重下降，葡萄糖利用率、胰岛素与其受体结合率也会增加，胰岛素抵抗改善。耐力运动员与一般人群相比，其葡萄糖代谢清除率及 INS 与红细胞膜 INS 受体结合率明显增高。动物实验发现：糖尿病大鼠血糖浓度明显升高，血 INS 浓度显著下降，肝细胞膜胰岛素受体浓度显著增加；而糖尿病大鼠经过 6～7 周的运动训练后，血糖下降，肝细胞膜胰岛素受体亲和力和受体浓度降低，并趋向于正常。提示运动训练能恢复糖尿病时的肝细胞膜胰岛素受体的异常，降低周围组织 INS 抵抗，改善糖代谢紊乱。

就运动强度而言，即使是对最大摄氧量（VO_2max）不产生影响的轻度的身体锻炼，如果长期坚持，也能够改善个体的胰岛素感受性。有研究表明，葡萄糖代谢率的改善度（AMCR）与步数计所示的每日步数呈正相关。在以改善胰岛素感受性为中心的锻炼效果中，肌肉重量增大、糖酵解及三羧酸循环通路的酶活性的改变、葡萄糖转运蛋白－4（GLUT4）等受体后阶段的肌性因素起到很重要的作用。如果不实施运动疗法，即使体重减少也不能改善肥胖 2 型糖尿病的胰岛素敏感性低下。锻炼能减少体内脂肪量，使脂肪细胞体积缩小。随着脂肪组织量的减少，由脂肪组织分泌的肿瘤坏死因子（TNF－α）在血中的浓度也降低，也有可能帮助改善个体的胰岛素敏感性。

运动增加胰岛素敏感性的机制，目前主要认为是通过改善胰岛素受体功能和受体后缺陷，从而增加外周组织细胞对胰岛素的敏感性，减轻胰岛素抵抗。因为葡萄糖跨膜转运进入肌肉细胞是依赖于细胞膜上的 GLUT4 转运完成的，而这个步骤又是肌细胞摄取和利用葡萄糖的主要限速步骤，因此骨骼肌细胞膜上的 GLUT4 以及决定其转运率的转运蛋白信息核糖核酸（GLUT4mRNA）的减少，是 2 型糖尿病胰岛素抵抗中的重要环节之一。运动能使糖尿病大鼠骨骼肌细胞内 GLUT4mRNA 增多，从而 GLUT4 蛋白含量增加，运载葡萄糖的能力增强，肌肉摄取葡萄糖增加。对 2 型糖尿病患者的肌活检也发现，有氧运动可提高肌肉细胞内 GLUT4mRNA 的含量，以及细胞内 GLUT4 蛋白的含量。2 型糖尿病患者进行 45～60 分钟 60%～70% VO_2max 的运动后，骨骼肌肌膜上 GLUT4 增加 74%，糖运载能力增加，血糖下降。由此可见，运动锻炼加速肌细胞内 GLUT4 基因转录，增加细胞内 GLUT4 蛋白含量，加强了肌细胞对葡萄糖的摄取和利用。也有人认为，细胞内 GLUT4 含量糖尿病患者和非糖尿病患者无显著性差异，只是 2 型糖尿病患者肌膜上的 GLUT4 较少，即 2 型糖尿病患者 GLUT4 存在转运障碍，影响糖的运载，但运动能改变细胞内机制，增加 GLUT4 向肌膜的转运。

值得注意的是，运动锻炼增加外周组织细胞对胰岛素的敏感性，减轻胰岛素抵抗，这种作用不但对糖尿病有治疗意义，而且对其他胰岛素抵抗综合征同样有防治意义。

（四）控制肥胖

肥胖是 2 型糖尿病发病的重要因素之一。40 岁以上的患者中有 2/3 的患者在病前体重超过 10%。据调查，超重 10% 者，糖尿病的发病率是正常体重人的 1.5 倍；超重 20% 者为 3.2 倍；超重 25% 者为 8.3 倍。肥胖症发病前多食欲亢进，血糖升高，致使胰岛素分泌增加；或由于肥胖者周围组织的胰岛素受体减少，同时对胰岛素的敏感性减弱，机体必须分泌更多胰岛素才能满足需要，久而久之胰岛细胞功能损伤，分泌相对减少，从而导致糖尿病。

大部分2型糖尿病患者肥胖，与正常对照组相比，肥胖者有更明显的INS抵抗，中心型肥胖的危害更大。非裔美国女性的腰围显著增加，和非肥胖人相比，其2型糖尿病发病的危险性增加23倍。运动能使糖尿病患者腰臀比下降体重减轻，从而使2型糖尿病的发病率显著下降。肥胖者、肥胖型2型糖尿病患者，实施饮食限制和身体锻炼还可选择性地减少脂肪，从而减轻体重，改善其代谢控制情况，减少心血管疾病的危险因素，但在无脂肪体重（lean bodymass，LBM）时则变化不大。低热饮食加运动训练能使2型糖尿病患者体重下降，糖代谢改善。

（五）运动改善心、肺、肾等器官功能

微血管和大血管并发症是2型糖尿病患者致残和死亡的主要原因，空腹或餐后血糖轻度升高是发生大血管并发症的驱动力，高血糖能加速动脉粥样硬化的形成。心血管功能与2型糖尿病的发病显著相关，与非糖尿病女性相比，糖尿病女性最大摄氧量降低。单纯控制血糖并不足以阻止2型糖尿病患者心血管疾病的发生，但运动却可直接改善心肺功能。老年2型糖尿病患者常伴有全身小动脉硬化，血管舒缩能力降低，运动疗法有明显的改善糖尿病患者血液流变学的作用，减少患者血管并发症的发生。

肺部微血管病变是影响弥散功能的因素之一，高血糖水平位肺组织胶原蛋白发生反应造成肺组织弹性减弱，可能与限制性肺通气功能障碍有关。国外有学者认为心肺功能与空腹葡萄糖低减（IFG）和2型糖尿病显著相关。

长期而有规律的运动可改善心、脑、肺功能，促进血液循环，增加冠脉供血量及血管弹性；运动还可通过上述降血压、降体重，增加胰岛素敏感性，防治“代谢综合征”，有利于防治糖尿病大血管及微血管病变的发生。

（六）运动影响新陈代谢

内环境的重要特征之一是它们的理化性质能保持相对恒定，以保证细胞的各种酶促反应和生理功能得以正常进行，这是维持整个机体生存的基本条件。细胞的正常代谢活动需要内环境理化因素的相对恒定，而代谢活动本身又经常造成内环境理化性质在一定的允许范围内波动。运动系统的活动必将影响人体的新陈代谢活动，从而影响机体内环境的稳态。

运动使代谢活动加强亦使波动范围增大，并可经过机体的各种调节机制进行不断的调整，如此反复进行，始终维持着相对恒定的动态平衡，在此过程中机体各系统各器官的调节能力不断得到协调和加强。然而，整个机体的生命活动正是在稳态不断受到破坏而又得到恢复的过程中进行，因此运动对整体功能的调整有着十分重要的意义。

（七）运动提高机体适应性

英国糖尿病前瞻性研究资料显示，运动能使毛细血管与肌纤维比值增加从而改善体力。从运动中获得的心理功能的改善可增加对日常活动的信心，消除紧张应激状态，积极改变不良的生活方式，增强社会适应能力。运动还可以陶冶情操，培养生活情趣，放松紧张情绪，提高生活质量。

（八）运动可以改善和预防骨质疏松症

老年人和更年期均易发生骨质疏松症，而糖尿病加重骨质疏松。适量的运动可以提高骨密度，促进钙质的吸收，改善骨的生物力学，从而起到防治骨质疏松症的作用。

二、运动的方法

运动治疗的疗效与运动方法的合理性和可行性有关，应因人而异，根据每个糖尿病患者具体情况设计具体方案，最好是根据患者的年龄、性别、体型、饮食习惯、从事的工作性质及劳动强度、病情、所用药物治疗方案、是否有并发症等方面制定具体运动项目、运动频率、运动强度和运动量。

（一）运动强度

运动疗法中运动强度决定运动的效果，运动强度太低只能起到安慰作用，但如果运动强度过大，无氧代谢增加，则易引起心血管负荷过度或运动器官损伤不利于治疗。

适当的强度为最大运动强度的60% ~70%。

运动时脉率加快，根据脉率的快慢来判定运动强度的大小。

男子最大运动强度时的脉率 = 220 - 年龄（次/分钟），女子为男子的 90%。如一个 50 岁的男性，达到最大运动强度时，脉率为 220 - 50 = 170 次/分钟，他运动强度适当时的心率 = 170 ×60% ~70% = 102 ~ 119 次/分钟。

对于没有运动习惯、全身状况较差的患者，开始时运动强度再小些，以后渐加大。最重要的问题就是必须坚持。

（二）运动持续时间

运动时间长短是保证运动疗效和安全的关键，运动时间太短达不到体内代谢效应，运动时间过长，如再加上运动强度过大，易产生疲劳，诱发酮症，加重病情。一般主张每次10 ~ 20 分钟，体力较好的可持续 0.5 ~ 1 小时，每日 1 ~ 2 次，或每周 3 ~ 6 次，每次训练达到适宜心率的时间须在 5 分钟以上。尚要做好运动前准备工作。

（三）运动频率

如果病情允许，糖尿病患者主张每天锻炼，每天运动的量可分 2 次或 3 次完成。一般安排在早、中、晚餐后一两小时进行。这样既有利于更好更平稳地控制血糖，又有利于预防低血糖的发生。

（四）运动方案

包括三部分：热身运动、锻炼部分和最后放松活动。准备活动是指每次运动开始时 5 ~ 10min 的四肢和全身活动，如步行、太极拳和各种保健操等，其作用在于逐步增加运动强度，以使心血管适应，并可提高和改善关节肌肉的活动效应。中断一段时间后运动或在寒冷天气下进行运动，准备活动的时间相应延长。

每次运动结束后应有放松活动 5 ~ 10min，可以慢走、自我按摩或其他低强度运动。主要通过放松活动促进血液回流，防止突然停止运动造成的肢体淤血，回心血量下降引起昏厥或心律失常。放松运动最好是将脉率控制在安静脉率 ±10 ~ 15/分钟，并维持 5 ~ 10min。对老年患者每次活动结束的放松运动更显得重要，应给予重视，在长期的运动治疗中坚持执行。

运动锻炼是治疗糖尿病的重要组成部分。一般主张用于治疗糖尿病的运动最好是有氧运动（即耐力运动），此时机体大肌群参加持续的运动，能量代谢以有氧运动为主，无氧酵解提供能量所占比重很小。一般所采用的运动强度以最大耗氧量40% ~60%，或达到靶心率为宜；运动持续时间可渐长至20～30min为合适。这样的运动对增加心血管功能和呼吸功能，改善血糖、血脂代谢都有明显作用。常用的有氧运动有：步行、慢跑、游泳、划船、骑自行车、做广播体操及各类健身操、球类、跳舞、上下楼梯、太极拳、跳绳、滑雪等，都是有氧运动锻炼方法，可根据个人的爱好和环境条件加以选择。一项好的运动方式应该是：强度易制订，有利于全身肌肉运动，不受时间、地点、设备等条件限制，符合自己的兴趣爱好，便于长期坚持。以下简单介绍各种运动治疗的具体方法。

1. 步行　步行是一种简便易行、经济、有效的运动疗法，它不受时间、地点、条件限制，可因地制宜，结合平时生活、工作习惯随时进行。同时步行运动强度较小，老少皆宜，比较安全，特别适合年龄较大、体弱的糖尿病患者。步行可结合工作和生活的具体情况灵活实施，可选择上下班路上，也可选择在公园、花园、林荫道等环境幽雅处进行，当然也可以选择住家附近、逛街途中，把运动治疗融入平时工作、娱乐中，使之在不知不觉的平时生活中获得有益的治疗效果。

步行的缺点是运动强度较小，要想取得运动治疗的效果，步行的运动量要达到一定的强度。步行的运动量由步行速度与步行时间决定。步行速度分快速步行、中速步行和慢速步行，每分钟90～100m步行速度为快速步行，每分钟70～90m为中速步行，每分钟40～70m为慢速步行。刚开始步行锻炼宜以慢速步行开始，适应后逐渐增加步行速度。步行的时间也可以从开始的10min，渐延长至30～60min，中间可以穿插一些爬坡或登台阶等，可根据个人实际运动能力，调整运动量。可根据步行或慢跑等的速度和时间推测其消耗能量，即可推算出其运动量。步行30min约耗能418.4kJ（100kcal），快速步行1h可耗能1 255.2kJ（300kcal），骑自行车与快速步行耗能相当，跳舞1h耗能1 387.2kJ（330kcal），球类运动每1h耗能1 673.6～209 210（400～500kcal），快速划船每1h耗能4 184kJ（1 000kcal）。

2. 慢跑　慢跑是一种简单易行、较为轻松、不会出现明显气喘的锻炼方法。它也不受时间地点及条件限制，不需任何器械。其运动强度大于步行，属中等强度，运动效果较为明显，适合较年轻、身体条件较好、有一定锻炼基础的糖尿病患者。缺点是下肢关节受力较大，易引起膝关节或踝关节疼痛。对于缺乏锻炼基础的糖尿病患者，宜先步行，再过渡到走跑交替，使机体慢慢适应，最后进行慢跑锻炼。进行测算外，还可根据运动中脉搏数计算：能耗（kJ/min）＝（0.2×脉搏－11.3）×4.184/2。

（1）间歇跑：是慢跑和步行相交替的一种过渡性练习。跑30s，步行30～60s，渐渐延长跑步时间，重复进行10次左右，总时间10～30min，并根据体力情况逐步增加运动量。

（2）常规慢跑：从50m开始，渐渐增至100m，200m，400m，速度一般为100m/30s，每5～7d增加1次，距离达1 000m时不再增加，而以加快跑速来增加运动强度。上述慢跑宜每天或隔日进行1次，若间歇4d以上应从低一级重新开始。

3. 登楼梯　登楼梯也是一种有氧运动，在任何住处和工作场所均可进行。登楼梯运动可锻炼心肺功能，提高机体耐力，减少心血管疾病的发生。有人做过一项研究，发现每天登5层楼梯，坚持不懈，持之以恒，可使心脏病发生率比乘电梯的人减少25%；每天登6层楼梯3次，其病死率比不运动者减少1/3～1/4。

登楼梯的方法有走楼梯、跑楼梯和跳台阶三种形式，可根据患者体力选用。开始时先选走楼梯，当能在1min内走完5～6层楼梯时或能连续进行6～7min时，即可进行跑楼梯锻

炼，但每次以不感明显劳累为度。登楼梯的能量消耗比静坐多10倍，比步行多1.7倍，下楼的能量消耗为上楼的1/3。

运动治疗时其运动类型应选择有节奏的有氧运动，如上述慢跑、登楼梯等，抗力运动如举重等虽也能改善葡萄糖的利用和血浆脂蛋白质，但因其可能引起髋关节和肌肉损害，以及潜在的对血管的不良反应而不被推荐。同时进行运动治疗时应选择合适的锻炼时间，通常以餐后30min至1~1.5h为宜。正在应用胰岛素或口服降糖药治疗的患者应避开药物作用的高峰时间进行运动。当然更重要的是要想取得运动治疗成效，必须是长期的、有规律的进行，三天打鱼两天晒网是很难取得效果的。因此依从性是个重要问题，在制定运动方案前应考虑患者的依从性，应选择患者感兴趣的运动类型，并选择出几项运动类型可供更换调整。当然也应选择便利的场地进行运动，如尽量选择住所或工作地附近，更易于长期坚持；同时患者的行动应得到家庭及相关医务人员支持，一个人参加运动易感孤单，易中断，如组织数人一组的运动小组则更有利患者长期坚持运动。为鼓励患者并使患者得到运动带来的好处，可选用一些能反映运动带给机体好处的定量指标，如测心率、体重等，尽量不要制定难以达到的目标值。

三、运动注意事项

（一）适应证与禁忌证

1. 适应证　①肥胖型NIDDM患者；②稳定期的NIDDM患者；③血糖在16~17mmol/L以下的NIDDM患者；④无严重并发症的患者。

2. 禁忌证　血糖控制尚不稳定；有视网膜病变；糖尿病性肾病变；心肺功能不全，血压升高未控制；急性并发症期间或严重并发症者以及糖尿病妊娠期间。

糖尿病与运动量不足、能量蓄积密切相关。运动疗法作为糖尿病治疗基本疗法，更应引起专业工作者与患者的重视，制订糖尿病运动方案和方法，并切实落实到糖尿病的治疗实践中。

同时把运动疗法作为预防糖尿病的早期干预手段，推向易患人群及健康人群，减少糖尿病的患病率。

（二）运动前注意事项

运动疗法对1型和2型糖尿病患者都有治疗作用，但为了安全起见，运动前最好对将实施运动治疗的糖尿病患者进行全面体格检查，查清是否有各种并发症，根据检查结果选择适宜的运动项目。病情较重者应停止运动治疗。最好进行1次心电图运动负荷试验，以发现潜在的心血管疾病，判断患者心血管系统对运动的反应能力，以此作为判定运动方案的依据。运动量的判定应考虑运动的有效性和安全性。选择下肢运动应指导他们保护足部，选择合适的鞋，鞋底要厚些，要有较好的弹性，以减少下肢关节的撞击应力，避免在过热或过冷的气候或代谢控制较差时运动；对使用胰岛素或口服降糖药患者应注意监测血糖，并根据运动量适当减少或调整药物；如有较剧烈或较长时间的运动，可根据运动强度和时间以及运动前血糖水平等因素临时加餐，以防低血糖发生，如运动前血糖在6mmol/L以下，可适当进食15~20g糖类或半斤苹果；如运动前血糖在6~8mmol/L，则应根据运动后血糖情况决定是否加餐。在运动前应适当喝些水，以防脱水。为防止低血糖应注意以下几点：运动宜在餐后

1h 左右进行，尽量不要空腹进行；长时间、中等强度以上运动，在运动前可适当进食，或减少药物剂量；随身携带含糖食品以备急用；运动时应随身携带糖尿病卡，卡上应有患者姓名、疾病名称、家庭电话及目前使用治疗药物名称和剂量，如出现意外，其他人发现后可帮助处理。

（三）运动中注意事项

运动量应循序渐进，由小到大，运动时间亦由短到长，逐步适应，逐渐提高运动能力。要坚持长期锻炼，持之以恒，不要随意中断，要经长期锻炼才会显效，运动锻炼越久，疗效越明显。运动必须持续长久，还要做到有规律和适度。同时要根据天气和自身情况灵活掌握运动时间，刚开始运动时，要注意自我感觉，以不疲劳、能适应为原则，尽量不要勉强。

（四）运动后注意事项

运动后应做放松运动，以加速代谢产物的清除，促进体力恢复。放松运动最好是将脉搏控制在平静心率 ±10 ~ 15 次/min，并维持 5 ~ 10min，运动后如出汗较多，不宜马上洗冷水澡或热水澡，应在运动后心率恢复正常后，擦干汗，再洗温水浴。每次运动后可根据自我感觉对运动方案进行调整。运动后心率在休息后 5 ~ 10min 内恢复，并自我感觉轻松愉快，虽有些疲乏，肌肉酸痛，但短时休息即可消失，次日体力充沛为运动量适宜。如运动后 10 ~ 20min 心率仍未恢复，且出现心慌、胸闷、气短，食欲睡眠不佳等状况，次日周身乏力，说明运动量过大，应减少运动量或暂停运动。如运动后周身无发热感，无汗，脉搏无明显变化或在 2min 内恢复，表明运动量过小。

运动疗法有可能使有糖尿病并发症病情加重。合并糖尿病肾病者，由于运动时肌肉血流量增加，肾血流量减少，毛细血管对蛋白通透性增加，可造成尿蛋白增加。合并增殖性视网膜病变的糖尿病患者，运动时血压可能升高，某些运动增加头部血管压力或头低位可引起眼底出血。下肢感觉减退的糖尿病患者，运动可能造成外伤。有合并冠心病者，运动过度可引起心绞痛或心肌梗死。因此对有严重高血糖及有严重急慢性并发症的糖尿病患者禁忌运动治疗。

在糖尿病的治疗中，运动疗法的必要性也已被大多数研究证实。运动疗法能够增加胰岛素敏感性，改善 2 型糖尿病患者糖脂代谢，减少降糖药物的用量，使血糖得到较好控制。对降低医疗费用开支，减少个人与社会的经济负担，起到积极的作用。运动疗法还能减少心血管系统的损害，增加心血管功能，在延缓或预防糖尿病并发症方面有重要意义。

（黄文龙）

第七节　糖尿病口服降糖药物治疗

一、磺脲类降糖药

磺脲类降糖药可以刺激胰岛 B 细胞产生胰岛素，使得胰岛素分泌水平升高，因而使血糖水平降低。同时研究还表明：磺脲类降糖药物还可以减缓肝脏葡萄糖向血液中的释放速率，并可增加细胞膜上胰岛素受体的数量，所以增加胰岛素作用强度，提高胰岛素敏感性。

 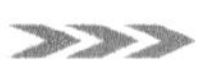

磺脲类药物的降糖特点是适合于较消瘦的 2 型糖尿病患者，降糖作用相对较强，容易发生低血糖，并可以发生继发性失效，即开始治疗 1 个月或更长时间有效，之后治疗效果减弱，最后失效。有时还可以出现过敏现象。

磺脲类（sulfonylureas，SUs）降糖药在结构上都有磺基、脲酰基及两个辅基。其中磺基和脲酰基为基本结构。由于两个辅基不同，而形成不同的磺脲类药物，也是决定药物作用强度、作用时间、代谢特点的基本结构。SUs 包括第 1 代的甲苯磺丁脲（tolbutamide）、氯磺丙脲（chlorpropamide）、妥拉磺脲（tolazamide）、醋磺已脲（acetohexamide），及第 2 代的格列本脲（glibenclamide）、格列齐特（gliclazide）、格列吡嗪（glipizide）、格列波脲（glibonuride）、格列喹酮（gliquidone）等。另有格列美脲（glimepiride），有人称之为第 3 代磺脲类降糖药。

（一）适应证

（1）2 型非肥胖型糖尿病，单纯非药物治疗病情控制不好者。

（2）用胰岛素治疗每天用量少于 20～30U 者。

（3）2 型肥胖型糖尿病在严格控制饮食的情况下也可选用，但一般应结合双胍类药物。

（4）用胰岛素治疗但对胰岛素不敏感的糖尿病患者可适当联合磺脲类药。

（二）不良反应

其中以低血糖和消化系统反应最常见，还可见皮肤、血液系统反应，神经症状及肝功能损害等。

1. 低血糖

（1）饮食不合理、运动过量、药物用量偏大又没能及时调整是老年人发生低血糖反应的常见诱因，有的可能在停药后仍反复发作，持续 2～3d。其中以格列本脲所致的低血糖反应最为常见，其他如格列齐特、格列吡嗪、甲苯磺丁脲也不少见。

（2）药物作用越强、半衰期越长，代谢产物有活性及排泄慢的药物引起的低血糖反应必然重。因此在药物性低血糖发生后应立即纠正，并宜连续观察 2～3d 以上，以确保安全。

（3）肾功能不全者慎用该类降糖药，因肾脏排泄障碍，药物易在体内蓄积，所诱发的低血糖反应也更严重，且不易纠正。

2. 胃肠道反应　主要是恶心、食欲减退、腹胀、腹泻，还可见腹痛，一般减量后症状可减轻或消失。服药时吃少量无糖食物或蔬菜可减轻胃肠道反应，但有少数患者必须停药。

3. 皮肤反应　包括瘙痒、红斑、荨麻疹样皮疹及斑丘疹等，减少用药量多可明显减轻并逐渐消退。但如持续不退，应停用该类药物。偶见发生严重的剥脱性皮炎，必须立即停药。极少数可引起光敏反应。

4. 血液系统改变　以白细胞减少较多见，尚有粒细胞缺乏、血小板减少、溶血性贫血、再生障碍性贫血等。

5. 肝功能损害　表现为谷丙转氨酶、碱性磷酸酶升高、胆汁淤积性黄疸等。

6. 神经症状　有嗜睡、眩晕、视力模糊、四肢震颤等。临床一旦发生应小心观察，必要时及时处理或停药。酸中毒、高渗性昏迷及乳酸性酸中毒。

（三）禁忌证

（1）所有 1 型糖尿病。

（2）低血糖。

（3）仅通过单纯饮食、运动和身心治疗血糖可以得到满意控制者。

（4）体形肥胖，空腹血糖 <11.1mmol/L（200mg/dl）者，一般宜首先选用双胍类药。

（5）严重肝、肾功能不全（如内生肌酐清除率 >60ml/min，使用胰岛素困难者可小心小剂量用格列本脲。内生肌酐清除率 <60ml/min 但 >30ml/min 者，可用格列喹酮）。

（6）糖尿病者在严重应激情况下如感染严重、大手术及大面积的烧烫伤等，宜用胰岛素治疗。

（7）糖尿病患者妊娠或妊娠糖尿病。

（8）处于哺乳期的糖尿病患者。

（9）出现急性并发症如糖尿病酮症。

（四）注意事项

1. 增加降糖效应的因素　某些药物因减弱糖异生，或降低磺脲类药物与血浆蛋白结合和改变其在肝、肾中的代谢，因而可增加磺脲类的降糖效应，如大量饮酒、水杨酸制剂、磺胺药、氨基比林、保泰松、氯贝丁酯、利血平、β 受体阻滞药、吗啡、异烟肼等，须小心低血糖。

2. 降低降糖效应的因素　部分药物因抑制胰岛素释放或拮抗胰岛素，可降低磺脲类的降糖效应，如利尿药、氯丙嗪、糖皮质激素、较大剂量的甲状腺素等，应及时调整磺脲类药物的用量。

3. 降糖药效果不理想　对应用磺脲类降糖药效果不理想者，首先应询问饮食是否合理控制，如是则考虑用量是否足够。在确保用法正确的情况下，该类药物的有效率约为 75%。

（1）部分无效者，即使严格控制饮食，药量用足，疗程超过 1 个月，仍不能显示出治疗效果，称为磺脲类药的原发失效，其机制尚不清楚，胰岛功能下降可能是其重要因素。

（2）另有部分患者，在开始治疗的 1 个月时间之内有效，之后疗效逐渐减弱，最后疗效丧失，称为继发失效，其原因一般有病例选择不当、饮食控制不力、肥胖体型没有得到控制、药量不足、暂时性应激等。一旦这些原因得到纠正，还会显示出治疗效果。

（3）原发失效者宜更换其他类药物或胰岛素治疗，继发失效者可继续予磺脲类药或合并其他类药治疗。

（五）常用磺脲类降糖药

1. 甲苯磺丁脲（tolbutamide，D_{860}）

作用特点：在磺脲类降糖药中，作用强度最弱，作用时间短，可用于有适应证禁忌证的老年患者。

用法用量：口服初始剂量从小剂量开始，血糖 <11.1mmol/L 及老年患者初始剂用 0.125g，2 次/d；血糖高者，可用 0.25g，2 次/d 或 3 次/d。半个月后调整。最大剂量每天 3g。维持剂量一般每天 0.5～1g，但可因人而异。服药次数每天用量 <0.5g 者可早餐前 1 次服用；≥0.5g 者宜分 2 或 3 次服用。

不良反应：①少数患者有低血糖反应；②少数患者发生胃肠道反应，如厌食、上腹部不适；③个别患者出现药疹，如红斑、荨麻疹等；④长期使用，个别患者可能导致肝、肾功能异常。

注意事项：①肾小球滤过率 <60ml/min 时，慎用此药；②注意避免低血糖反应。

2. 氯磺丙脲（chlorpropamide，P_{607}）

作用特点：半衰期长，作用时间持久，停药后仍有持续的降糖作用。每天只需服1次。

用法用量：宜小剂量开始，每天25mg，半个月调整1次用量。增加剂量宜缓慢，一般1次25～50mg。血糖升高显著者，也可从每天50～1mg开始。最大剂量因半衰期长，持续用药剂量不宜过大，以免蓄积发生低血糖。维持剂量每天0.1～0.5g，最多不超过0.5g。服药次数每天1次给药。

不良反应：①部分患者可发生低血糖反应，且低血糖持续的时间长，不易纠正，有一定的危险性；②部分患者可出现粒细胞减少；③少数患者可引发对酒精的过敏，个别可出现胆汁淤积性黄疸。

注意事项：①用药剂量不宜过大，预防因药物蓄积而引发的低血糖；②一旦发生低血糖，应积极抢救，连续观察5～7d；③慢性肾功能不全及老年糖尿病患者，应慎用此药。

3. 格列本脲（glibenclamide，优降糖）

作用特点：降糖作用强，约为甲苯磺丁脲的250～500倍，有效作用时间也较长，没有明显蓄积作用。

用法用量：开始剂量一般每天1.25～2.5mg，和早餐或第1次主餐一起服用，也可分别于早晚餐前服用。维持剂量以控制血糖为标准，1.25～20mg均可。如日用量≤2.5mg宜早餐前1次性服用，2.5～10mg宜分早、晚两次服用，10mg以上则宜分早、午、晚3次服用。增加剂量通常每周不超过1片，老年人则宜半片。但口服降糖药尤其磺脲类治疗较久者，往往对磺脲类药较不敏感。如果已经充分了解患者病情的个性特征，为了迅速控制血糖，也可以根据患者的具体情况，1次性增加2.5～5mg。最大剂量每天≤20mg。服药次数据量而定，宜同时吃少量无糖饮食或蔬菜，以减少对胃的刺激。

不良反应：①少数患者可发生低血糖，尤其夜间低血糖；②过敏反应，有发热、皮疹等；③胃肠道反应有恶心、呕吐等。

注意事项：①降糖作用强，半衰期长，宜用小剂量，早晨1次服用；②老年患者慎用；③因其代谢产物从肝、肾各排出50%，故肝、肾功能不全，内生肌酐清除率<60ml/min时，应慎用；④近来研究发现，由于本药对磺脲类受体（SUR）的非选择性阻断，可能增加糖尿病患者心血管事件的危险性。

4. 格列喹酮（gliquidone，糖适平）

作用特点：①主要在肝中代谢，代谢产物从胆汁排泄，对。肾脏的损害小；②口服吸收快，代谢迅速，不易蓄积；③改善胰岛功能效果较好，不良反应较少。

用法用量：①开始剂量：一般15～30mg。②维持剂量：不固定，常30～60mg足以控制病情。③最大剂量：一般每天120mg，但临床有用到180mg/d者。④服药次数：每天15～30mg者，于早餐前1次服下，>30mg则分早、晚两次服为宜。

不良反应：①个别患者可发生低血糖，但较轻；②少数患者可有皮疹；③少数患者有胃肠道反应。

注意事项：①严重的肝、肾功能不全，尤其肾小球滤过率<30ml/min者，仍应慎用；②肝功能不全者应慎用。

5. 格列齐特（gliclazideor Diamicron，达美康）

作用特点：有抗血小板聚集功能，可降低血小板内物质释放速度，并可促进纤维蛋白溶解，改善微循环。本药对 SUR1 可能具有一定的选择性，因而可能对心血管系统的不良反应较小。

用法用量：①初始剂量：多用 40～80mg。②最大剂量：每天 400mg，但一般不超过 240mg。③维持剂量：因人而异，一般 80～160mg。④服药次数：每天可 1 次（≤80mg/d）。如每天超过 80mg，宜分 2 次服用。

不良反应：①偶有皮肤过敏、皮疹；②胃肠道反应，有恶心、呕吐、胃痛、腹泻、便秘；③少数患者可有血小板减少、粒细胞减少、贫血等血液系统反应；④部分患者也可出现低血糖反应。

注意事项：①有磺胺过敏者，应慎用此药；②如有胃肠道反应，可餐后服药；③有肝、肾功能不全者慎用，肾小球滤过率 <60ml/min 者禁用。

6. 格列吡嗪（glipizide，美吡达、灭糖尿、瑞易宁、唐贝克）

作用特点：①能抑制血小板聚集，提高纤维蛋白溶酶活性；②可能有降低血胆固醇及三酰甘油作用，提高高密度脂蛋白水平；③半衰期短，反复服用可能不易引起蓄积；④吸收和代谢不受食物的影响；⑤对 SUR1 可能具有一定的选择性，因而对心血管系统的不良反应可能较小。

用法用量：①初始剂量：一般 5mg，老年患者或有肝脏病者用 2.5mg，早餐前半小时服药。需增加药量时，通常每次增加 2.5～5mg。②每天最大剂量 30mg。③维持剂量：不固定，以最低有效剂量维持，一般 5mg 即可。④服药次数：可根据血糖高峰出现的时间安排，小剂量（每天≤10mg）可安排一日服 1 次；如剂量较大（每天≥15mg），最好分为 2 或 3 次服用。⑤常用于控制餐后高血糖，服药时间根据具体情况安排在出现餐后高血糖的当餐之前。

不良反应：①低血糖反应：少数患者可出现低血糖，主要见于肝、肾功能差及老年糖尿病患者。通常肾小球滤过率 <60ml/min，禁用本品；②有一定的胃肠道反应，表现为恶心、呕吐、腹泻、腹痛等；③可见皮肤过敏反应，出现皮疹、皮肤瘙痒等；④罕见血液系统改变。

注意事项：①凡服用格列吡嗪者均不宜饮酒，应嘱患者戒酒，以免产生戒酒硫样（antabuse-like）反应；②应严密观察，尤其是早晨服药而又没有早餐习惯或早餐进食过少者，小心发生低血糖；③有胃肠反应及皮肤过敏反应者，经对症处理可继续服用本品，有的可自行消失；严重者停药可消失。

7. 格列波脲（glibornuide，克糖利、糖克利）

作用特点：降糖作用较强、多数认为没有明显不良反应、口服吸收迅速、完全。

用法用量：①初始剂量：一般 12.5mg（半片），早餐前 1 次服。如效果不好，3～7d 后可增加 12.5～25mg。②最大剂量：每天 75mg，如每天用量超过 75mg，其疗效不再增加。③维持剂量：25mg，但可因人而异，以控制血糖为准。④服药次数每天用量少于 50mg 者，可于早餐前 1 次服用；每天用量 >50mg 者，宜早餐前服 50mg，晚餐前服用剩下部分。

不良反应：①个别人可发生低血糖；②少数患者可发生胃肠道反应，如恶心、呕吐；③偶有皮肤过敏反应。

注意事项：①虽不良反应较少，但亦应注意低血糖的发生；②轻微的胃肠道反应或皮肤过敏反应可自行消失，重者必须停药。

8. 格列美脲（glimepiride，万苏平、亚莫利）

作用特点：①其结构虽与格列本脲相似，但二者的作用位点不同，前者作用于65Kda亚单位磺脲类受体，而后者作用于140Kda亚单位磺脲类受体；②与SUR结合快，是格列本脲的2.5～3倍，解离也快，较格列本脲快8～9倍；③具有一定的胰外作用并强于格列本脲；④对SUR1具有一定的选择性，不增加心血管事件的危险性；⑤为目前最强大的磺脲类降糖药；⑥有人将其视为第3代磺脲类降糖药。

用法用量：①初始剂量：根据空腹血糖而定，一般每天1～2mg。②最大剂量：一般6mg，极量不得超过8mg。③维持剂量：因人因血糖而定，一般不宜超过2～4mg，否则加用其他口服降糖药或改用胰岛素。④服用次数：每天4mg以下宜每天1次；如>4mg可分早晚两次服用，但没有必要每天3次服药。

不良反应：低血糖，偶见头痛、头晕、恶心、呕吐、腹胀及过敏反应。

注意事项：①初用本品者，降血糖效应似有逐步增加的趋势，因此加量时要稍慢一些；②所引发的低血糖与格列本脲相似，难以自行缓解，纠正较缓慢，应延长观察时间；③服药后出现头昏但血糖并不低者时而可遇到，但停药则恢复。

（六）临床应用

1. 基本结构特征　磺脲类降糖药（SUS）由于在结构上的共同性，决定了其药理作用和代谢具有一些共同特征。磺基及脲酰基的基本结构是该类药促进胰岛素释放的基础，也决定了其降血糖的基本特性必须是胰岛功能尚存。因此1型糖尿病是不适合磺脲类降糖药的。一般2型糖尿病患者在被诊断时胰岛功能丧失大约50%左右，这时应用磺脲类效果最好。随着病情的进一步发展，当残存的胰岛功能下降至30%以下时，往往就会发生磺脲类药失效，进而需要胰岛素治疗。由于两个R基的不同，又使得这些共性产生一定的差异。如在作用强度上，格列美脲（2mg）最强，其他依次为格列本脲（2.5mg）、格列吡嗪（5mg）、格列波脲（25mg）、格列喹酮（30mg）、格列齐特（80mg）、甲苯磺丁脲（500mg）。可以看出这一排列顺序与规格剂量相关，每片药剂量较小者作用较强，剂量较大者作用较弱。根据笔者长期临床用药经验来看，格列齐特的片含量定得太大，宜以60～75mg为好。按此来看，以上药物每片的药效基本相同，临床在更替用药时可大致按1片对1片来进行。每种药最大用量为每天6片。但目前不主张用到最大剂量。因药物结构的共同性，在患者饮酒时该类药均可引起戒酒硫样反应，尤其是氯磺丙脲发生的机会高，格列吡嗪发生的机会也较其他药稍多一些。

2. 代谢及排泄特征　磺脲类降糖药血浆蛋白结合率高，可以和其他高结合率的药物发生竞争性拮抗；也有的药物可减弱糖异生，或降低药物在肝脏的代谢及从肾脏的排泄，从而促进血糖降低，在与磺脲类降糖药同用时有可能诱发低血糖。如水杨酸（包括阿司匹林等）及盐类、磺胺药、氨基比林、保泰松、双香豆素抗凝药、单胺氧化酶抑制药、胍乙啶、利血平、可乐定、氯贝丁酯、氯霉素。也有些药物可能因抑制胰岛素释放，或拮抗胰岛素的作用，或加速该类降糖药的降解等，可能使该类药的降糖作用减弱。如维拉帕米、硝苯地平等钙拮抗药，噻嗪类利尿药、呋塞米、利福平、糖皮质激素、苯巴比妥、苯妥英钠、口服避孕药、雌激素、降钙素、部分三环类抗抑郁药等。临床在使用时应加以考虑。

3. 作用时间与临床应用的关系　不同的磺脲类药的作用起效时间、高峰作用时间、半衰期及作用持续时间都不尽相同。临床通常要根据患者的血糖谱特点进行合理选择，发挥各药的自身优势，才能取得相对更好的血糖控制效果。第1代磺脲类降糖药除甲苯磺丁脲临床还有应用外，其余基本不用了，本处不作过多讨论。甲苯磺丁脲的作用时间与第2代磺脲类降糖药相似，起效时间都较快，一般口服后半小时起效。大多服药后2h达到药物作用高峰。但格列吡嗪达高峰作用时间快1倍，餐后血糖升高快者宜用本品；甲苯磺丁脲、格列本脲达高峰作用时间慢1倍，血糖高峰明显后延者用之最宜。半衰期格列喹酮、格列吡嗪最短；甲苯磺丁脲、格列美脲居中；格列本脲、格列齐特、格列波脲则较长。作用时间以格列美脲、格列本脲、格列齐特最长，达24h左右；甲苯磺丁脲、格列吡嗪、格列波脲、格列喹酮则较短。因此，一般格列喹酮、格列吡嗪、甲苯磺丁脲可三餐前服用，血糖轻度升高者也可每天服2次，甚或1次，宜用于餐后血糖升高更显著者；格列美脲、格列本脲、格列齐特、格列波脲则可每天服1次，较大剂量可每天服2次，足量也可分3次服用，宜用于基础血糖升高显著者。格列本脲引起延迟的单相胰岛素释放，使胰岛素峰值出现较晚并维持较长时间高水平，因而特别适合于近餐点血糖升高不突出，而远餐点尤其空腹血糖升高相对显著者。例如，某患者早晨空腹血糖为6.2mmol/L，早餐后2h血糖为16.2mmol/L，午餐前血糖为11.3mmol/L，午餐后2h为14.9mmol/L，晚餐前为13.5mmol/L，晚餐后2h为13.2mmol/L，22点血糖为10.7mmol/L。若单用磺脲类药，则宜选用格列吡嗪或格列喹酮，没有明显症状者残存的胰岛功能稍好一些，可三餐前各半片开始并逐步调整；症状显著者残存的胰岛功能更差一些，三餐前各1片开始以尽快控制症状。但如果患者空腹血糖为9.5mmol/L，则宜选用格列齐特或格列本脲等，每天服2次，可早餐前1片半、晚餐前半片或1片开始。

4. 代谢产物排泄与临床应用的关系　药物的代谢及排泄主要涉及肝肾损害。凡使用磺脲类降糖药，都应当对患者当前的肝、肾功能有较好的了解。常用的几种磺脲类降糖药，格列齐特代谢产物肾排率最大，而且排出缓慢（24h <5%），尤其应注意其肾损害，在肾小球滤过率 <60ml/min 时应视为禁用。如果根据下列简易公式计算：

男性内生肌酐清除率 =（140 - 年龄）×标准体重（kg）/［72 × 血肌酐（μmol/l）］×100%

女性内生肌酐清除率 = 男性内生肌酐清除率 ×0.85

年龄60岁、标准体重55kg（身高160cm）的患者，当血肌酐超过101.85μmol/L（男）或86.57μmol/L（女）时，就应当停止使用格列齐特。这一点非糖尿病专科医师往往忽视，以为格列齐特改善微循环，反而在肾损害时用之。

格列吡嗪代谢物肾排率也达90%，排泄也缓慢，肾小球滤过率 <60ml/min 时也当禁用。格列本脲代谢物50%从肾排，50%从肝排，肾小球滤过率 <60ml/min 时，在没有更好条件的地方可考虑慎重小剂量使用。该药已有做成透皮贴剂的报道，其药效及药代动力学尚需进一步证实。格列美脲、甲苯磺丁脲与格列本脲排泄情况相似。甲苯磺丁脲排泄更快，在肾小球滤过率 <60ml/min 时可能比格列本脲稍安全一些，但仍应小心从小剂量开始。格列喹酮代谢产物肾排率低，并且排泄快，肾小球滤过率 <60ml/min 时可用之，但如肾小球滤过率 <30ml/min 也当慎用。

由于该类药都在肝脏代谢，肝功能受损者都当慎用，严重受损者禁用。代谢产物由肾排少者一般经肝由胆道排泄就较多，因此在肝功能受损时应更为谨慎或不用，如格列喹酮。

5. 特殊作用的临床选择　磺脲类降糖药除具有共同的降糖作用外，由于两个R基的不同，又各具有其特殊的作用即降糖之外的有益作用，这往往也是临床用药的考虑因素。例如，格列齐特具有一定抗血小板作用，可降低血小板内物质的释放，促进纤维蛋白的溶解，

这一活性主要来源于其 R_2 位上的双环氮杂环结构。对合并早期糖尿病性微血管病变者，如不能接受胰岛素治疗，内生肌酐清除率在 60% 以上者，可优先考虑使用格列齐特，如糖尿病背景性视网膜病变。格列齐特减轻氧化应激，促进自由基清除，并减少肾 NAD（P）H 氧化酶的表达，并增加 MnSOD 和 eNOS 表达，对肾小球巨噬细胞的滤过和系膜的扩张有利。体外研究格列齐特还可直接作用于内皮细胞，阻止由高胰岛素血症导致中性粒细胞~内皮细胞黏附和细胞间黏附分子－1（ICAM－1）的表达，格列本脲、格列美脲、那格列奈等 K（ATP）阻滞药没有此作用。氯磺丙脲具有直接抗利尿作用，而其他磺脲类降糖药主要通过影响血管升压素或血管升压素受体而发挥抗利尿作用。

近来研究发现格列本脲也有抗血小板黏附、聚集作用，并且可能减少慢性心力衰竭者室性心律失常。因为心肌细胞 ATP 敏感的钾通道［K（ATP）］开放诱导心律失常，而格列本脲阻断该通道。有人对 207 例失代偿慢性心衰（CHF）患者用 24hHolter 监测研究，证实磺脲类（如格列本脲）治疗对严重的 CHF 患者可减少复合性室性异位心率。但在动物实验中此作用有完全相反结论的报道。此外格列本脲可能直接增加肝脏抗氧化物酶（奥古蛋白 SOD 和过氧化氢酶 CAT）的活性，对肝脏抗氧化损伤有利。

磺脲类降糖药有导致高胰岛素血症的趋势，并可能增加体重和胰岛素抵抗，但格列美脲可能例外。有人对 66 例服用格列本脲的 2 型糖尿病患者改服格列美脲。治疗 6 个月后观察到相对高胰岛素血症患者的空腹血浆 IRI 显著降低，伴随胰岛素抵抗者体重也减轻。提示格列美脲能改善格列本脲治疗的高胰岛素血症患者的胰岛素抵抗。因此格列美脲特别适合于格列本脲不能充分控制、超重又同时具有胰岛素抵抗的患者。

磺脲类降糖药对缺血预适应的损伤作用是近年来研究的热点，而这些结论主要是从动物实验中得到的，且并非所有的磺脲类降糖药都具有显著的缺血预适应损伤。如有人在试管及动物实验研究中发现，在急性缺血中格列本脲对缺血心肌的预适应（IPC）及心律失常的保护有损害作用；但格列美脲及格列齐特则似乎对缺血预适应没有影响。缺血预适应或预先用尼可地尔能明显缩小再发心肌梗死面积。在本动物实验中发现格列本脲可阻断缺血预适应或尼可地尔所带来的这种保护作用，格列齐特则无不良影响。尼可地尔引起线粒体膜电势部分去极化，格列本脲可阻断之，格列齐特则无阻断作用。然而临床研究结论并不支持上述观点。英国前瞻性糖尿病研究所（UKPDS）研究提示格列本脲与氯磺丙脲及胰岛素比较没有心血管损害，且有临床研究证实格列本脲可能降低失代偿性慢性心力衰竭患者的室性心律失常。通过对 562 例急性心肌梗死患者的研究，证实所有合并糖尿病的急性心肌梗死患者长期生存率都较非糖尿病者下降，用磺脲类（格列本脲）抗糖尿病治疗者、急性心肌梗死前有糖尿病但未用磺脲类药者、心肌梗死时新诊糖尿病者三组之间的长期生存率没有差异。提示关键在于发生急性心肌梗死时或后不宜用磺脲类药。

6. 妊娠糖尿病用药　妊娠糖尿病用胰岛素治疗在国内已是共识。但有部分患者坚持拒绝胰岛素治疗，如单纯饮食治疗不能有效控制血糖，不予药物治疗可能危害性更大。因此，国外研究了磺脲类降糖药治疗妊娠糖尿病的可行性。对于妊娠 3 个月以后的妊娠糖尿病患者，在单独饮食治疗失败后给予格列本脲。开始每天 2. 5mg，以后根据具体情况可逐渐增加剂量直至每天 20mg。治疗目标是平均空腹血浆葡萄糖（FPG）≤5mmol/L，平均餐后 2h 血糖≤7. 5mmol/L。不能达到上述目标者，改为每天 2 次胰岛素治疗。结果 197 例妊娠糖尿病患者中，124 例单独饮食控制达到了治疗目标，73 例用格列本脲治疗。73 例中的 59 例

(81%) 达到了治疗目标，59 例中的 44 例格列本脲用量不超过每天 7.5mg，11/59 生产了巨体婴儿；8/59 发生了与格列本脲有关的明显不良反应；仅 1 例中断妊娠。妊娠糖尿病药物治疗中最常见的危险是低血糖。临床研究发现妊娠糖尿病用胰岛素治疗者低血糖发生率为 63%，且其中 84% 发生在夜间；格列本脲治疗者低血糖发生率为 28%，白天与夜间发生率相似；饮食治疗者无低血糖发生。提示妊娠糖尿病尽可能选用饮食控制以达标；如不能达标而又无更好的可行办法，适当使用格列本脲也可考虑。

7. 不良反应　格列本脲由于其在全球应用最为广泛，对其不良反应关注也较多，其中低血糖是较为突出的问题，尤其是自购药治疗或非糖尿病专科医师经治的糖尿病患者。有人经过 2 年观察了 124 例 80 岁或以上发生低血糖的糖尿病患者，74% 是服用格列本脲，不少是非专科医师治疗并没有得到有效血糖监测。用格列本脲者，使用氟喹诺酮类如环丙沙星可导致严重低血糖（持续 24h 以上），原因不明。有人通过对初诊 2 型糖尿病患者进行疗程为 2 年的临床观察，证实与胰岛素治疗相比，格列本脲确实促进了胰岛功能的减退。部分原因可能与磺脲类药物促进胰岛淀粉样蛋白沉积有关。几项动物实验研究证实磺脲类治疗增加 β 细胞自身抗体表达。对于缓慢进展的 1 型糖尿病或成人迟发自身免疫性糖尿病（LADA），这种情况对保护残存的 B 细胞功能不利。研究发现，对胰岛细胞抗体（ICA）及抗谷氨酸脱羧酶抗体（抗 - GAD 抗体）阳性的糖尿病患者，单独的胰岛素治疗可促使 ICA 的转阴，胰岛素加格列本脲治疗则无此作用。无论单独胰岛素治疗还是联用格列本脲，对抗 - GAD 抗体均无影响。另外有人证明格列本脲和格列美脲都有促进脂肪组织细胞肥大的效果，但格列本脲更为明显，从而促进 TNF - α 的表达，可能加重胰岛素抵抗。格列本脲可能恶化血压控制，可能与其增加胰岛素抵抗有关。给做冠脉搭桥术的糖尿病患者用挥发性麻醉剂异氟烷能获得明显的心脏保护作用，但这种保护作用可被口服降糖药格列本脲消除。如术前将格列本脲更换为胰岛素治疗则又可恢复使用异氟烷的获益。格列本脲的这些不良反应实际上多为磺脲类药所共有，但可能存在轻重程度的不同，临床使用时都应适当考虑。格列吡嗪与格列齐特由于代谢较慢，低血糖的危险性并不比格列本脲少见，老年人、合并显著自主神经病变者、使用 β 受体阻断剂者都当慎用；而格列喹酮、甲苯磺丁脲作用时间短、排泄快，发生低血糖的危险性相对小一些。此外，该类药都具有一定的消化道不良反应，但对临床应用的影响较小。

二、双胍类降糖药

双胍类降糖药包括二甲双胍、苯乙双胍等。苯乙双胍由于可能引发乳酸中毒等较严重不良反应，发达国家已经停止使用。但由于其价格低廉，国内一些偏远的地方仍应用于临床。而目前临床广泛使用的是二甲双胍。二申双胍是含两个胍基的基本结构加上一个含两个甲基的侧链，其血浆半衰期约 1.5h，大部分以原形由尿排出。继 20 世纪 70 年代进入使用低潮后，1992 年以后认识到其在糖尿病防治中无可替代的作用而使用成倍增加。

（一）适应证

（1）因不增加甚至降低血清胰岛素浓度，故不刺激食欲，用于体形偏胖或肥胖的 2 型糖尿病患者较好。

（2）单用磺脲类药血糖控制不理想的病例，联用双胍类常可提高治疗效果。

（3）用胰岛素治疗的 2 型糖尿病患者，如无禁忌证，也可联合用双胍类药，尤其胰岛

素用量较大、有胰岛素抵抗者。

（二）禁忌证

（1）对于有肾功能不全、严重肝功能损害及重度动脉硬化，或伴心、脑、眼底并发症者不宜用本类药。

（2）处于较强的应激状态或伴缺氧性疾病者，有诱发乳酸性酸中毒的危险，宜慎用或减量，重者不宜用。

（3）中重度贫血慎用或不用。

（4）伴充血性心力衰竭的患者、1 型糖尿病有酮症者。

（5）严重的呼吸系统疾病，尤甚严重缺氧者，不宜用本类药。

（三）不良反应

常见胃肠道不良反应，如恶心或呕吐、腹痛、腹胀、腹泻等，少数不得不减量或暂停使用。

（四）常用双胍类降糖药

1. 苯乙双胍（phenformin，降糖灵、苯乙福明）

作用特点：①降血糖作用强；②对于肥胖的糖尿病患者，有一定的协助降低体重的作用；③有一定的抗胰岛素抵抗作用，能提高胰岛素与受体结合的敏感性。

用法用量：①初始剂量：一般用 25mg，1 次/d，血糖较高的肥胖糖尿病患者可用 25mg，2 次/d。②最大剂量：一般每天用 50～75mg 已足，最大剂量每天 150mg。③维持剂量：每天多用 25～50mg，但可因人而异。④服药次数：多数认为与降糖效果没有明显关系，每天 1 次服用或分 2 或 3 次服用均可，但分次服用有可能减轻胃肠道不良反应。⑤服药时间：一般主张在餐后即服。

不良反应：①肝、肾功能不全者，易诱发乳酸中毒；②心肺功能不全者，加重细胞内缺氧，亦易诱发乳酸中毒；③治疗剂量与中毒剂量较接近，宜严格控制最大剂量；④美国、德国医师认为本品对心血管有不良反应，使心血管疾病的病死率升高；⑤有外伤、感染、痈疮、溃疡等患者，应慎用，重者不宜用。

2. 二甲双胍（metformin，美迪康、格华止）

作用特点：①有一定的降低体重的作用，可协助减肥；②有明显降低三酰甘油作用；③能改善胰岛素抵抗；④对预防血管并发症有一定的作用；⑤由于抑制肝糖的输出，对控制空腹血糖有较好效果；⑥可以人为分为快作用、慢作用、长期作用三个层面来理解，有利于指导临床用药。快作用即发生在服用后 4h（或 6h）以内所发生的降糖作用，效果主要来源于胃肠道作用；慢作用主要指发生在服药后 6～8h 或 10h 内发生的降糖作用，可能主要与抑制糖异生及肝糖的输出有关；长期作用主要指长时间持续服用本品所发挥的胰岛素增敏作用及由于减轻体重对糖尿病患者带来的益处。

用法用量：①初始剂量：一般每天 0.5g，1 次或分 2 次服。②最大剂量：一般控制在每天 1.5g，特殊情况也不能超过每天 3.0g。③维持剂量：因人而异，通常 0.5～1.0。④服药次数：一般 2 或 3 次分服，可减少胃肠道不良反应。⑤服药时间：普通片餐后即服可减少胃肠道副反应。

不良反应：①肝、肾、心、肺功能不全者，可引发乳酸中毒，但较苯乙双胍轻；②胃肠道反应重于苯乙双胍，尤其恶心常见，腹胀也不少见；③可能抑制维生素 B_{12}的吸收，导致维生素 B_{12}缺乏症，应予注意，尤其长期服用本品的患者。可加服维生素 B_{12}制剂或钙剂来防治。

注意事项：①有缺氧性疾病的患者，服用本品要监测乳酸；②有维生素 B_{12}缺乏者，注意补充维生素 B_{12}，重者宜停药；③对于每天 2 次预混胰岛素 30R 能良好控制三餐后及午、晚餐前血糖，但早晨空腹血糖难控制者，可于睡前加服适量二甲双胍，常能取得理想效果。

（五）临床应用

双胍类降糖药中主要以二甲双胍广泛应用于临床。二甲双胍不但能降低血糖，还能控制糖尿病的危险因素及因糖尿病而引发的临床不良事件。

1. 控制血糖

（1）作用机制：二甲双胍控制血糖的内在机制还不十分清楚，一般认为：①可延缓葡萄糖在消化道吸收；②促进肌肉等外周组织摄取葡萄糖；抑制糖异生和肝糖输出；③长期应用单向改善不良体质，增加胰岛素作用的敏感性。

（2）临床应用：临床可有条件地应用于糖尿病的二级预防和三级预防，尤其代谢综合征向糖尿病衍化及肥胖的 IGF 向糖尿病衍化。以二甲双胍降血糖可以从三个方面来考虑其使用：①控制餐后血糖：应选用速溶的普通二甲双胍片剂，餐前服用嚼咬更好。其缺点是易于产生消化道不良反应，尤其是有消化道出血史者应谨慎。②控制清晨空腹高血糖：如果用其他药物已经将午餐及晚餐前后、早餐后血糖控制理想，但清晨空腹血糖仍较高，在排除夜间低血糖的情况下，可于晚间 22：00 服用 0.25～0.5g 二甲双胍以使清晨空腹血糖得到良好控制。要注意是否合并胃轻瘫。③改善胰岛素抵抗和控制体重，有益于维持长期血糖控制，在无禁忌证的情况下长期服用二甲双胍。

其实，上述三种作用往往是同时发生的，只是因使用目的不同而临床应用指征的重点有细微差异。

另有部分患者血糖波动较大，血糖高峰值出现的时间摇摆不定，如能排除不定时进食原因，可能与肝糖输出异常有关，可试予缓释或控释二甲双胍制剂，常有助于稳定血糖。

2. 控制糖尿病危险因素

（1）阻断葡萄糖耐量受损（IGT）或空腹葡萄糖受损（IFG）：IFG、IGT 是糖尿病的早期征兆。研究已经证实，生活干预（包括改变不良饮食习惯和增加运动）、二甲双胍干预均能有效减少糖尿病发病率（分别减少 20% 和 8%）。单纯生活模式改变不能很好控制糖尿病发病者，可及时加用二甲双胍。

（2）调整糖尿病患者体质：二甲双胍不但能减轻体重，更重要的是能降低体脂重量，增加非脂体重；增加基础代谢率，减少热量的贮存。

（3）改善胰岛素抵抗（IR）：二甲双胍除通过降低体重以间接改善 IR 外，本身也有直接的胰岛素增敏作用。如研究表明二甲双胍直接逆转 2 型糖尿病高危个体的胰岛素抵抗可能与调节 TNF－α 系统活性有关；并且能显著对抗急性脂质负荷所导致的胰岛素抵抗。对极端的 IR 如黑棘皮病亦有良效。

（4）治疗代谢综合征（MS）：二甲双胍治疗 MS 具有治本和治标双重作用。治本即改善胰岛素抵抗，治标即减轻体重，升高有益因素如脂联素，并降低有害因子如同型半胱氨酸等，有利于血糖、血脂（包括餐后三酰甘油）、饮食的控制。这是目前其他药物无可比拟的。

（5）对多囊卵巢综合征（PCOS）：IR 可能诱发糖尿病，同时也可导致高胰岛素血症。在高胰岛素环境中卵巢产生雄激素增加，为形成 PCOS 创造了条件。二甲双胍改善 IR、降低血浆胰岛素水平，对 PCOS 也有确切疗效。

3. 防治糖尿病并发症

（1）作用机制：二甲双胍防治糖尿病并发症的机制是多途径的：①除降低血糖及：HbA1c 外，已经证实二甲双胍具有不依赖于降血糖作用的抗糖化效应，并抗血小板聚集。②可改善内皮功能，降低可溶性血管细胞黏附因子－1、可溶性 E－选择素、组织型纤溶酶原激活剂、纤溶酶原激活剂的阻滞药、血浆游走抑制因子（MIF）等血管炎性因子。③降低炎性标志物 C－反应蛋白浓度。④具有确切的抗氧化作用：体外研究证实二甲双胍可剂量依赖性与羟自由基（OH－）发生反应。

通过上述作用，以达到抗动脉粥样硬化、降低冠心病发生率，减少心血管事件的效果。二甲双胍能降低 2 型糖尿病心血管病死率，可能与其阻止内皮细胞中高血糖诱导的 PKc－B2 易位（结构染色体畸变）有关。

4. 不良反应

（1）消化道反应：凡服用二甲双胍后出现消化道症状，都要考虑可能与二甲双胍有关。如症状并不突出，继续服用或改为餐后即服，症状可逐渐自行缓解乃至消失。

（2）维生素 B_{12} 及钙缺乏：长期服用二甲双胍可能因其抑制钙的吸收，因维生素 B_{12} 的吸收依赖于钙吸收，故可能导致维生素 B_{12} 及钙的缺乏，但对叶酸没有影响。因此，长期服用二甲双胍者可适当补充钙与维生素 B_{12}。

（3）乳酸性酸中毒：一般认为，这是二甲双胍较为严重的不良反应，它可影响二甲双胍的用量。但有随机平行对照研究显示，大剂量二甲双胍组（7 227 例）的严重不良事件与常规量治疗组（1 505 例）相似（10.3%，11.0%，P＝0.43），所有原因致死率为 1.1%：1.3%，住院率为 9.4%：10.4%，均无统计学差异，两组均没有乳酸中毒发生。提示临床使用二甲双胍是安全的。

三、α－葡萄糖苷酶抑制药

最早的一种糖苷酶抑制药是由游动放线菌属菌株所产生的麦芽四糖类似物，称作阿卡波糖（acarbose）。另两种用于临床降血糖的是米格列醇（miglitol）和伏格列波糖（voglibose）。发现具有糖苷酶抑制作用的其他药物：①枯茗醛是 Cuminumcyminuml 种子中的成分，具有醛糖还原酶和 α－葡萄糖苷酶双重抑制作用；②Konno 等通过对血、尿中淀粉酶活性测定，发现阿卡波糖代谢产物对淀粉酶的抑制作用较阿卡波糖更为显著；③鸭跖草煎剂或水提物在活体内或试管内都具有葡萄糖苷酶抑制活性，作用强度呈剂量依赖性，甚至较阿卡波糖作用更为显著。

（一）适应证

由以上分析可以看出，α－葡萄糖苷酶抑制药的作用特点是抑制餐后血糖升高，并可能因此而间接降低胰岛素水平。

（1）主要适用于餐后高血糖及血糖轻度升高的糖尿病。

（2）单纯控制饮食，或单用磺脲类或双胍类或胰岛素血糖控制不理想者，可加用本类制剂。

（3）与磺脲类联用可减少磺脲类药的用量，因其不增加血中胰岛素的量，单用不会引起低血糖。

（二）禁忌证

（1）严重酮症、多种原因引起的昏迷或昏迷前患者，以及严重感染、创伤和对本类药过敏者。

（2）对手术前后、有腹部手术史或肠梗阻史、伴有消化或吸收障碍的慢性肠道疾病、Roemheld 综合征、重度疝、大肠狭窄、溃疡及肝、肾功能不全者，不宜用本类制剂。

（3）慎用于高龄及正在服用其他降糖药的患者。

（4）与双胍类药同用可显著增加胃肠道不良反应，对老年人二者不提倡联用。

（三）常用α－葡萄糖苷酶抑制药

1. 阿卡波糖（glucobay、acarbose，拜唐苹、阿卡波糖、卡博平）

作用特点：①抑制食物多糖分解为单糖，使糖的吸收减慢；②控制餐后高血糖；③可使1d 内血糖浓度趋于平稳，减少波动幅度。

用法用量：①初始剂量：每次服 50mg 阿卡波糖，每天服 3 次。老年患者或已用其他降糖药者，宜从每次 25mg，每天服 3 次开始。服药 1 周后血糖控制不理想者可增加剂量，一般每次增加 25mg。也可根据三餐后血糖的具体情况，灵活调整当餐前的用量。②最大剂量：通常不宜超过每次服 200mg，每天服 3 次。③维持剂量：一般每天 150～300mg。④服药时间：宜在餐前，直接用液体吞服；也可与头几口饭一起嚼服。

不良反应：①时常出现胀气、肠鸣，偶有腹泻和腹痛；②长期较大剂量服用，可使肠道内细菌大量繁殖，并随之产生其他不良反应，因此应随时注意；③部分患者有过敏反应；④极少为发生肝损害甚至肝坏死。

注意事项：①如果不按糖尿病饮食进餐，肠道不良反应可能加重；如严格服用糖尿病饮食仍有严重不适，则应减少剂量；②因为本品对儿童和青少年的疗效及耐药性方面的有关资料还不全，所以不适用于 18 岁以下的患者；③患有 Roem－held 综合征、严重的疝气、肠梗阻和肠溃疡等的患者，因服本品引起肠胀气有可能恶化病情；④妇女怀孕期间应禁服本品；⑤建议妇女在哺乳期间不要服用本品；⑥本品虽不会引起低血糖，但如和其他降糖药联合使用，尤其是磺脲类，仍有发生低血糖的可能。这时服用普通食品不利于迅速缓解低血糖，而应用葡萄糖；⑦应避免与抗酸药、考来烯胺、肠道吸附剂和消化酶制品同时服用，因为这些药有可能降低阿卡波糖的作用。

2. 伏格列波糖（voglibose，倍欣）

作用特点：①对α－葡萄糖苷酶的抑制作用较阿卡波糖强，对胰腺的α－淀粉酶的抑制作用弱；②由于服用本品后胰岛素的升高受到抑制，有利于控制高胰岛素血症；③由于持续抑制餐后高血糖而减少了胰岛素的需要量，因此减轻了胰岛 B 细胞的负荷，从而抑制了胰岛病变（纤维化）的发生。

用法用量：①初始剂量：每天服 3 次，每次服 0.2mg；老年人应用 0.1mg，每天服 3 次开始。②最大剂量：未确立，但有每天用 0.9mg 的报道，有人提出可以用到 0.6mg，3 次/d，但剂量越大，消化道不良反应也越突出。③维持剂量：多每次服 0.2mg，每天服 3 次，但应因人而异，以患者能耐受的最小有效剂量维持。④服用方法：临餐以液体送服，也可饭中服用。

不良反应：①与其他降糖药并用时，有时会出现低血糖；②有时出现腹部胀满、肠道排气增加等，由于肠内气体等的增加，偶尔出现肠梗阻症状；③偶尔出现伴随黄疸、GOT、GPT 上升等的严重肝功能障碍；④消化系统偶见腹胀、软便、腹鸣、腹痛、便秘、食欲缺乏、恶心、呕吐等；⑤偶见麻痹、颜面等处水肿、朦胧眼、出汗等。

注意事项：①禁用于严重酮症、糖尿病昏迷或昏迷前的患者；②禁用于严重感染、手术前后或严重创伤的患者，以及对本品过敏者；③慎用于严重肝、肾功能障碍。有腹部手术史或肠梗阻史者，以及伴有消化和吸收障碍的慢性肠道疾病、Roem - held 综合征、重度疝、大肠狭窄、溃疡等患者；④只用于已明确诊断的糖尿病患者，对只能进行饮食与运动治疗的患者，只限于用在餐后 2h 血糖 >11.1mmol/L（200mg/dl）以上者；⑤对同时用口服降糖药或胰岛素制剂的患者，服用本品者血糖值须在 7.8mmol/L（140mg/dl）以上；⑥服用本品期间须定期监测血糖值。假如用药 2 ~3 个月后，控制餐后血糖的效果不满意，餐后 2h 静脉血浆血糖在 11.1mmol/L 以上，必须考虑换用其他更合适的治疗方法。如果餐后血糖得到充分控制，餐后 2h 静脉血浆血糖 <8.9mmol/L，饮食、运动疗法或并用口服降糖药或胰岛素制剂就能充分控制血糖时，应停止服用；⑦必须向患者说明，出现低血糖时首先考虑服用葡萄糖，而不是其他食品。

（四）临床应用

α - 糖苷酶抑制药（AGIs）临床主要用于控制餐后血糖及糖尿病的二级预防，尚兼有降低三酰甘油、抗动脉硬化及降低心梗病死率、防治肝性脑病、治疗餐后低血压、潜在抗肿瘤作用、治疗代谢综合征与克罗米酚抗的 PCOS 及获得性免疫缺陷综合征（AIDS），有的可能有抗血小板活性等。

1. 控制血糖　本类药的作用特点是抑制餐后血葡萄糖的迅速升高，使餐后血糖峰值降低，吸收时间延长。在糖类控制较严格的情况下（糖尿病患者往往属于这种情况），其作用效果是餐后近餐点血糖降低，而远餐点血糖变化不大。对空腹血糖的影响则因人而不同。胃肠排泄较快者，因未来得及分解吸收就被送入大肠的糖类增多，效果类似于进食减少，空腹血糖降低。胃肠排泄较慢或同时进食糖类量又较多者，如果糖类食物在胃及小肠滞留的时间超过药物有效作用时间（如糖尿病胃肠功能紊乱），则空腹血糖可能升高。这些情况在临床都可见到。由于本类药影响的是碳水化合物分解，其对以糖类为主食者方有效；对以蛋白质或脂肪食物为主食者不具有降血糖作用。

2. 糖尿病的二级预防　本类药可在高危人群尤其是 IGT、IFG 及肥胖者中应用以预防 2 型糖尿病。药物经济学也是 DM 预防领域研究的重要内容。据 DPP 资料，用米福明在 3 年内每预防 1 例新发糖尿病总花费为 69 122.95 元（皆为人民币），但用普通二甲双胍则需 21 666.63元；在中止 2 型糖尿病（STOP - NIDDM）中用阿卡波糖在 3.3 年时间内每预防 1 例新发糖尿病所花费用为 154 116.05 元。而在上海平均治疗每例糖尿病患者的年花费为 9 143.70元。加拿大生活干预花费更高，药物干预更经济。

有人对随机对照研究资料进行了文献荟萃分析，发现在为期 2.5 ~4 年的研究期中，预防或延缓糖尿病发生的药物，奥利司他相关系数（RR）为 0.63，95% CI 为 0.46 ~0.84，二甲双胍 0.6g，0.57 ~0.83，阿卡波糖 0.75，0.63 ~0.90，曲格列酮 0.45，0.25 ~0.83。但实验结束后进行进一步跟踪随访发现其变化率为 43% ~96%。这些药是阻止或是延缓糖尿病的发生尚不清楚。故提出目前没有一种药物可以肯定地推荐用来预防糖尿病。

3. 降低三酰甘油（TG） 血浆葡萄糖与三酰甘油之间关系密切，二者不但存在热量供给竞争，也存在相互间转化。在“糖脂病”概念提出后，二者之间的关系更受关注。阿卡波糖降低餐后血糖，是否也能影响 TG？Ogawa 将正常 TG（≤1.7mmol/L）的 2 型糖尿病者 60 例分为 A、B、C 三组，高 TG（>1.7mmol/L）的 2 型糖尿病作为 D 组。A 组为对照，B 组在 1 673.6kJ 平衡热量的膳食耐受试验（MTT）中观察每天 1 次阿卡波糖 100mg 对血脂水平的影响。C 组与 D 组分别给予每天 300mg 的阿卡波糖共 8 周，并作 1 次剂量的阿卡波糖 MTT 试验。结果阿卡波糖治疗降低血浆葡萄糖的水平和 INS 的分泌。在 A、B、C 三组之间比较，阿卡波糖显著降低了餐后血浆 TG 水平。D 组阿卡波糖治疗 8 周后，无论空腹还是餐后：FFA、TG、VLDL 水平都降低。同时餐后升高的乳糜微粒（CM）在 B、C、D 组均被阿卡波糖降低。说明 2 型糖尿病血 TG 和 CM 基础水平无论正常或升高，阿卡波糖均可使之降低。Mori 等观察到在蔗糖负荷实验中，伏格列波糖在降低餐后血糖的同时也能降低餐后门脉三酰甘油水平。Goke 的随机平行研究发现，吡格列酮（129 例）能降低 TG 2.1 ± 0.8mmol/L，伴 HDL 升高；阿卡波糖（136 例）能降低 TG 1.9 ± 0.4mmol/L，但伴 HDL 轻度降低。但 Mine 研究发现，伏格列波糖和格列本脲一样对降低餐后 TG 无效。另一项大型荟萃分析结果提示所有的 AGIs 对血脂都没有效果。

（五）不良反应

1. 肝损害 Kawakami 等报道 1 例 76 岁 DM 妇女接受 INS 治疗 9 年，加用伏格列波糖 39 个月。升高的血浆胆红素和转氨酶浓度在停伏格列波糖并加用氢化可的松治疗 1 周后恢复正常。体外周围血测试发现伏格列波糖激活淋巴细胞；肝活检提示为亚团块和带状坏死。1 年后样本提示恢复正常。delaVega 等报道 1 例 57 岁 2 型糖尿病妇女服用阿卡波糖 100mg，3 次/d，2 个月后患上急性肝炎（ALT 2 300U/L），可排除其他肝损伤。停用阿卡波糖后 3 个月，所有实验室检查均恢复正常。3 年后该妇女再次服用阿卡波糖 100mg，3 次/d，同时还服用格列本脲每天 15mg。服用 2 周后又出现了急性肝炎（ALT 2 778U/L）。再次停用阿卡波糖 2 个月后肝功能恢复正常。

2. 胃肠道反应 胃肠胀气发生率伏格列波糖为 56.7%，阿卡波糖为 90%；腹胀伏格列波糖发生率为 10%，阿卡波糖为 16.7%。腹泻、肠鸣也常见。

3. 消化性溃疡、梗阻、Roemheld 综合征、吸收障碍的肠道疾病等，本类药可能使病情加重。

4. 低血糖 本类药单用不发生低血糖，但和其他降糖药联用可能发生低血糖。如服较大剂量本类药而发生较重的低血糖，进行口服食物纠正时，应用单糖食物如葡萄糖。

5. 过敏反应 少数患者可发生。

四、噻唑烷二酮类

核激素受体超家族配基依赖的转录因子，包括过氧化物酶增殖体活化受体 γ（PPARγ）、PPARα、PPARδ 等，对人体代谢具有重要调节作用。其中 PPARγ 激动增加胰岛素（INS）敏感性，决定对生长因子释放、细胞因子的产生、细胞增殖和迁移、细胞外基质的重塑和对细胞循环节数和分化的控制等的调节；PPARγ 与 PPARδ 作用几乎相反；PPARα 激动药主要用于降低血脂。噻唑烷二酮类（thiazolidinediones，TZDs）是 PPARγ 激动药，包括曲格列酮（troglitazone，TRO）、罗格列酮（rosiglitazone，ROS）、比格列酮（pioglitazone，PIO）、环格列酮（ciglitazone，CI）、达格列酮（darglitazone，DAR）。另有 PPARγ 与 PPARα 双激动药如 ragaglitazar。

（一）适应证

（1）因仅改善胰岛素抵抗而并不提供或增加血中胰岛素，故重点适用于胰岛素相对不足的 2 型糖尿病患者。

（2）胰岛素绝对不足的 2 型糖尿病患者，联合使用其他降糖药尤其磺脲类与胰岛素，可提高治疗的效果。

（二）禁忌证

（1）不宜用于 1 型糖尿病或糖尿病酮症酸中毒的患者。

（2）持续使用，可能使患有多囊卵巢综合征的妇女或伴有胰岛素抵抗的绝经前和无排卵型妇女恢复排卵，应注意避孕。

（3）不宜用于有严重心功能不全的患者。

（4）原有肝功能异常者，可能加重肝损伤，但一般对肾脏是安全的。

（三）常用噻唑烷二酮类降糖药

1. 罗格列酮（avandia，rosiglitazone，马来酸罗格列酮、文迪雅）

作用特点：①直接改善胰岛素抵抗；②可能有延缓糖尿病进程的潜在作用；③对老年或肾损害的糖尿病患者无须特别调整剂量；④不伴有任何意义上的药物相互作用；⑤本身不会引起低血糖。

用法用量：①初始剂量：单用本药或与磺脲类或二甲双胍联用时，每天服 1 次量 4mg。②最大剂量：未明确，一般 8mg，分 2 次或 1 次服用均可。③维持剂量：以理想控制血糖为标准，每天 4 ~ 8mg 均可。④服用方法：空腹或进餐时服用均可。

不良反应：①可引起液体潴留，使血容量增加，产生轻、中度水肿，可能加重或引发充血性心衰或肺水肿；②轻度至中度贫血；③与二甲双胍合用，贫血的发生率高于单用本品或磺酰脲类药物合用；④有肾损害者禁忌与二甲双胍合用；⑤罕见的肝功能异常，主要为肝酶升高。如患者有活动性肝脏疾患的临床表现或血清转氨酶升高（ALT 超过正常上限 2.5 倍），不应服用本品；⑥可能发生过敏反应。

注意事项：①使用本品应确定胰岛素抵抗的存在。不宜用于 1 型糖尿病或酮症酸中毒患者；②无排卵妇女应注意避孕；③与其他降糖药合用可能发生低血糖；④妊娠和哺乳期妇女应避免服药；⑤不推荐用于 18 岁以下的患者。

2. 吡格列酮（pioglitazone HCL，卡司平、艾汀、艾可拓）

作用特点：同“罗格列酮”。

用法用量：①初始剂量：一般为每天 1 次 15mg 或 30mg。②最大剂量：未明确，一般 45mg。③维持剂量：以患者能耐受的最小有效剂量维持，一般 15 ~ 30mg。④服用方法：服药与进食无关，每天服 1 次即可。

不良反应：①少数患者可能出现过敏反应，应停止应用；②有活动性肝病的临床表现或血清转氨酶升高者，可能加重肝损害；③可能导致水钠潴留而不利于心衰及水肿患者；④和其他降糖药联用时，有发生低血糖的风险；⑤轻度贫血。

注意事项：①不应用于 1 型糖尿病或糖尿病酮症酸中毒治疗；②有活动性肝病的临床表

现或血清 ALT 超过正常上限 2.5 倍者，不应开始本品治疗。治疗中如患者 ALT 水平持续超过 3 倍正常上限或出现黄疸，应停药；③可能导致患多囊卵巢综合征的胰岛素抵抗患者重新排卵，应采取避孕措施；④按照纽约心脏病学协会（NYHA）标准评定心功能为Ⅲ级和Ⅳ级的患者，不宜使用。

（四）临床应用

TZDs 主要用于防治糖尿病，近来发现具有其他直接或间接作用，如心血管保护、治疗 PCOS、预防 2 型糖尿病、治疗非酒精性脂肪肝炎、增加骨密度、调整夜间血压、抗炎等。

1. INS 增敏　增敏作用是这类药基本的作用，通过激动 PPARY 来实现。但对其实现增敏的方式又有不同的认识：

（1）大量增加 HMW 脂联素多聚体，导致肝 INS 增敏。

（2）影响脂肪的分布，如降低肌肉脂肪，促进肌肉、内脏脂肪转移到皮下；缩小脂肪细胞容积，增加皮下小脂肪细胞的数量。

（3）降低高雄激素血症。

（4）改善：INS 和磷脂酰肌醇 -3，4，5 -（PO_4）激活蛋白激酶 C - zeta 的缺陷，从而改善 INS 对葡萄糖的转运等。不少研究证实了 TZDs 的增敏效果。

如对于具有显著的胰岛素抵抗（IR）而更易发生 2 型糖尿病的非洲美国人（AA），TRO 治疗 24 个月后增加了 AA 的 INS 敏感性；PIO 每天 45mg 治疗 10 周，可使 INS 敏感性增加 65%。DAR 治疗 14d，在降低 24h 血浆葡萄糖曲线下面积的同时，也使 24h 血浆。INS 曲线下面积降低。如果在格列本脲 10mg，2 次/d，治疗的 2 型糖尿病加用 TRO，并与加入二甲双胍对照，以高 INS 正葡萄糖钳铗试验测定胰岛素抵抗指数（II），则 TRO 组下降的幅度是二甲双胍组的 2 倍。ROS 每天 4mg 或 8mg 治疗 26 周，可分别降低 16.0% 或 24.6%。联用 ROS 和二甲双胍治疗 2 型糖尿病 550 例，以稳态模型（HOMA model）评估 IR 和 B 细胞功能，则 ROS4mg，4 次/d，能降低 IR16%，增加 B 细胞功能 19%；8mg，4 次/d，能降低 IR37%，增加 B 细胞功能 33%。但对 2 型糖尿病高危的西班牙青年妇女，TRO 没能显示出增敏效果。

2. 降低血糖　主要通过增加 INS 敏感性来实现，可使 INS 刺激的葡萄糖摄取增加和糖原合成增加。适量的 INS 和肯定的 IR 是 TZDs 发挥降糖作用的必备条件。当对胰岛功能和 IR 作适当评估，以利更好应用 TZDs。大庆研究提示，我国 1/3IGT 没有明显 IR；日本研究发现 BMI≥27 的 2 型糖尿病 88% 有 IR，21.5～27 者 50% 有 IR，≤21.5 者仅 8% 有 IR。

3. 对心血管的影响　心血管事件对糖尿病患者具有重要意义。一宗研究涉及 137 例 2 型糖尿病的后代，伴随 IR 但糖耐量正常，随机分为 TRO 组（40 例，200mg/d）和安慰剂（PLA）组（97 例），疗程 24 个月。结果与基础比较，TRO 组脉搏波速率（PWV）明显增加（$P<0.001$），而 PLA 组没有变化。Satoh 等将 136 例 2 型糖尿病随机分为 PIO 组（30mg/d，70 例）和对照组（66 例），疗程 3 个月。结果与对照组比较，PIO 降低高血糖、高胰岛素和 HbA1c 水平，增加血浆脂联素浓度（$P<0.001$），同时显著增加 PWV。进一步分析显示，HbA1c 下降 <1% 组（30 例）和 HbA1c 下降 >1% 组（40 例），都具有明显的抗动脉粥样硬化效果，提示 TZDs 抗动脉硬化作用可能独立于降血糖。

4. 对多囊卵巢综合征（PCOS）的影响　血浆高 INS 浓度有利于类固醇向雄激素转化。TZDs 增加 INS 的敏感性可降低血浆 INS 水平，从而有利于 PCOS 的治疗。

5. 调脂作用　TZDs 大多对血脂有一定的影响，但各药的影响特点有一些区别。此外 TZD 由于增加脂肪酸流量，可对抗 INS 对脂肪酸流量的抑制。

6. 其他作用　预防 2 型糖尿病；治疗非酒精性脂肪肝病（NASH）；但有动物实验提示本类药可能增加骨质疏松的危险；抗炎症反应 ROS 可增加内皮依赖性血管扩张，快速降低 C 反应蛋白（CRP）、血浆淀粉状蛋白 A（SAA）、SE－选择素。ROS、CI 都可对抗角叉胶诱导的鼠爪炎症水肿，并可被糖皮质激素受体拮抗药 RU486 逆转。常见的不良事件为水肿、体重增加、白细胞减少、贫血。

五、格列奈类

格列奈类口服降糖药包括瑞格列奈、那格列奈、米格列奈（KAD－1229）、BTS67582，均为氯茴苯酸衍生物。

（一）适应证

适用于尚具有适当 B 细胞功能的 2 型糖尿病。

（二）禁忌证

严重的肾功能损害者应当慎用。虽然其发生低血糖的情况较磺脲类低，但仍具有导致低血糖危险性，尤其是餐前低血糖。

（三）常用的格列奈类降糖药

1. 瑞格列奈（novoNorm，repaglinide，诺和龙）

作用特点：①为新型的短效口服促胰岛素分泌降糖药，有别于一般的磺脲类降糖药。②刺激胰腺释放胰岛素，使血糖水平快速地降低。此作用依赖于胰岛中有功能的 B 细胞。③诺和龙与其他促胰岛素分泌的口服降糖药的不同之处在于，其通过与不同的受体结合以关闭 B 细胞膜中 ATP－依赖性钾通道。它使 B 细胞去极化，打开钙通道，使钙的流入增加。此过程诱导 B 细胞分泌胰岛素。④吸收快、排泄也快，模拟生理性胰岛素分泌，长于降低餐后高血糖。

用法用量：①初始剂量：如尚未服其他降糖药，每次服 0.5mg，每天 3 次；如已用 α－糖苷酶抑制药，停用后加诺和龙 0.5mg，每天 3 次；如已服磺脲类降糖药，停用后加诺和龙 0.5～1mg，每天 3 次。②最大剂量：一般每天 3g，如血糖控制不理想，加用其他降糖药尤其二甲双胍。如仍不理想，更换其他类型降糖药。③维持剂量：不定，以最小有效剂量维持。④服药方法：餐前进餐服药，不进餐不服药。

不良反应：①一般认为无肾脏毒性作用或肾毒性很小，不损伤肾脏；②无明显肝脏毒性作用；③胃肠道反应罕见；④低血糖危险性低，不会引起严重低血糖；⑤可能不加速 B 细胞功能衰竭，但还需要更多证据；⑥有过敏可能。

注意事项：①适用于饮食控制、降低体重及运动锻炼不能有效控制高血糖的 2 型糖尿病；②1 型糖尿病及 C－肽水平低下的 2 型糖尿病患者，酮症酸中毒者禁用；③妊娠或哺乳期妇女、12 岁以下儿童禁用；④严重肝、肾功能不全者禁用；⑤不宜与 CYP_3A_4 抑制药或诱导剂合并应用。

2. 那格列奈（nateglinide，唐瑞、唐力）

作用特点：①为餐时血糖调节药，起效快，可模拟初相胰岛素分泌；②作用时间短，清除快，对胰岛细胞影响小；③安全性和耐受性较好，引起低血糖少；④有组织选择性，与心肌、骨骼肌亲和力低；⑤可单独使用或与二甲双胍联用。

用法用量：①初始剂量：小剂量开始，一般可每次 15 ~ 30mg。②最大剂量：通常成人每次服 60 ~ 120mg，每天服 3 次。如不能很好控制血糖则加二甲双胍，仍不行更换药物。③维持剂量：因人而异，宜小剂量。④服药方法：餐前 1 ~ 15min 内服用。

不良反应：①可有过敏反应，皮疹、瘙痒和荨麻疹；②仍有导致低血糖的危险性；③极少出现一过性肝功能受损。

注意事项：①过敏者忌用；②不用于妊娠及哺乳期妇女、12 岁以下儿童；③忌用于 1 型糖尿病或酮症酸中毒者；④对肝、肾功能影响小，轻中度肝、肾功能受损可正常使用，但严重肝、肾功能不全者不建议用；⑤不与磺酰脲类并用。降糖作用可被非甾体类抗炎药、水杨酸盐、单胺氧化酶抑制药和非选择性 β - 肾上腺素能阻滞剂加强；被噻嗪类、泼尼松、甲状腺制剂和类交感神经药削弱。

（四）临床应用

格列奈类口服降糖药控制餐后高血糖较好，并可能良性影响三酰甘油（TG）和具有抗氧化效果。

1. 控制餐后血糖　本类药被称为“餐时血糖调节药”，口服后胰岛素早相释放在 25min 之内显著增加，有人认为这是作为生理的方法恢复早相 INS 分泌，从而有效抑制肝糖输出和糖异生，降低餐后血糖升高的幅度。如那格列奈口服后在 0 ~ 30min 内快速吸收，与进餐同时服用其吸收快于食物的吸收。既然是以控制餐后血糖为其要点，因此主要适合于突出表现为餐后血糖升高的患者；如患者突出表现为空腹高血糖，则不是本类药的适应证。如空腹血糖与餐后血糖均高，本类药也不宜作首选，如选用也必须联合其他口服降糖药。瑞格列奈和那格列奈对餐后血糖控制效果相似；但对 HbA1c 及 FBG 的控制，瑞格列奈显著优于于那格列奈。

2. 服药期间的监测　本类药物以增加早相胰岛素释放，更有利于控制餐后血糖为特点，相对于磺脲类降糖药来讲，餐前较不易发生低血糖。因选用本类药患者，都突出表现为餐后高血糖。因此，用本类药应以监测餐后血糖为主，有助于迅速将显著增高的餐后血糖降下来。当餐后血糖控制到 7 ~ 9mmol/L 时，宜监测餐前及空腹血糖。其意义有两点：一是发现餐前高血糖。因本类药半衰期较长的瑞格列奈也仅为 1. 3h（此为文献报道数据。生产商资料为 1h），对餐前血糖的作用较小。二是有利于预防餐前低血糖。虽本类药半衰期短，但仍为双相胰岛素促泌剂，即使餐后 2h 以后血浆胰岛素水平仍然是升高的，甚至对空腹血糖产生影响。

由于本类药促进胰岛素分泌的作用只与服药有关，而与是否进食无关。因此无论何时只要服药，在胰岛功能尚存的情况下就有相应强度的胰岛素分泌。如进餐时忘记服药，餐后是否补服则要根据具体情况来评估。如刚进完餐或不超过半小时，患者本身血糖也较高，作用更快更短的格列奈类，如那格列奈可以减量补服，减多少则必须根据具体血糖值来确定，并且及时监测餐前血糖。但如餐后时间已经较长，例如超过 3h，则即使是那格列奈类更短效格列奈类也不宜补服。

3. 对心血管的影响　对心血管的影响是糖尿病治疗实践中选药的重要依据。接受胰岛素促分泌药作用的磺脲类受体（SURs）属于 ATP 结合超家族成员，可感受细胞内 ATP/ADP 浓度的变化，细胞内 ATP 浓度升高时 KATP 关闭，ATP 浓度降低时 KATP 开放。胰岛素促泌剂通过作用于 SUR 以关闭 KATP 而发挥生物学作用。SUR 亚型不同决定 KATP 对 SU、ATP

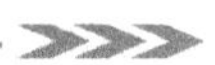

的敏感性不同。SUR 有 SUR1 和 SUR2 两个亚型。其中 SUR1 位于胰岛 B 细胞，可调节胰岛素的分泌。胰岛素促泌剂通过关闭胰腺 B 细胞膜上 ATP 敏感的 K 通道（KATP）以增加 INS 的分泌。心血管细胞膜上是 SUR2，包括 SUR2A 和 SUR2B。SUR2A 位于心脏。心脏 KATP 通道有重要功能。首先，冠状肌细胞 KATP 通道控制休息和低氧状态下的冠状血流；其次，心肌细胞内膜的 KATP 通道（sarcKATP 通道）是心脏适应应激所必需的，并且 sarcKATP 通道和线粒体内膜 KATP 通道（mitoKATP 通道）开放在缺血预适应中起着中心作用。sarcK-ATP 通道的开放也是心电图 ST 段抬高的基础，后者是急性心肌梗死溶栓治疗开始的主要依据。因此 INS 促泌剂阻断心血管 KATP 通道被认为增加心血管危险。SUR2B 位于血管平滑肌，可调节血管的紧张度。不同的胰岛素促分泌药对不同亚型的 SUR 作用的敏感性不同，决定了其对心血管系统的影响不同。为了避免胰岛素促泌剂对心血管的负面影响，对于特定的病例如心血管事件高危患者、高血压难以控制的患者，宜选用对 SUR2 影响较小甚至不发生作用的促泌剂（高选择性）。根据电生理实验显示，促泌剂对胰腺和心血管 KATP 通道的选择性不同，可分为高选择性（大约 1 000x，包括那格列奈、米格列奈等短效磺脲类），中选择性（10～20x，包括格列本脲等长效磺脲类），非选择性（<2x，如瑞格列奈）。

4. 餐后血糖调节药的选择　实际上，各种降糖药都可降低餐后血糖，空腹血糖的控制也有利于餐后血糖的调节。但由于各类药的侧重点不同，这里讨论主要用于控制餐后血糖的糖苷酶抑制药和格列奈类。已经知道，格列奈类主要通过刺激早相 INS 释放以降低餐后血糖，服用后血浆 INS 的浓度是增加，血糖的降低与 INS 的分泌量相关，进食的食物种类对其降糖效应影响不大。虽然半衰期一般在 1h 左右，但降糖效应一般可持续 3～4h。糖苷酶抑制药通过抑制糖类在肠道的分解从而阻碍糖类的吸收，适用于以糖类为主食的糖尿病患者。如患者主要吃动物性食物，则服用糖苷酶抑制药无效。糖苷酶抑制药作用特点是小剂量延缓糖类吸收而吸收的总量不减少，其效果是餐后血糖降低而餐前影响不大或可略有升高；大剂量减少吸收、增加糖类从消化道的排除，其效果相当于减少了进食量。可见其降糖效应与血浆 INS 浓度没有直接关系。

根据以上认识，可以看出这两类药虽均主要降低餐后血糖，但适应对象略有不同：格列奈类的适用对象必须要有残存的胰岛功能，患者在突出表现为餐后血糖升高的情况下，餐前血糖也稍有升高，这样既可使餐后血糖得到控制，又不至于餐前低血糖。就国内常用的那格列奈与瑞格列奈比较而言，后者较前者对餐前血糖的影响更大。米格列奈与那格列奈相似，BTS67582 与瑞格列奈相似。显著胰岛素抵抗者应同时注意改善胰岛素的敏感性。而对于餐后血糖轻度升高如 7.8～10mmol/L，餐前血糖正常者，小剂量的糖苷酶抑制如阿卡波糖当餐中服 25mg 就更为适合；如餐后血糖升高显著如 10～14mmol/L 或以上，而餐前血糖正常或接近正常低限，则可用较大剂量的糖苷酶抑制药如阿卡波糖 50～100mg。

5. 其他作用　可能有降低餐后 TG 的作用，其机制可能与促进早相 INS 分泌有关；对氧化应激与炎症有保护作用。

六、其他口服药物

现正在研发或初上市的口服抗糖尿病药物尚有以下几类。

1. 基于肠促胰素的降糖药物

（1）胰高血糖素样肽 -1（glucagons - like peptide -1，GLP -1）受体激动剂和类似物：

GLP－1是一种强降血糖肽，是前胰高血糖素原的片段，由小肠上皮L细胞分泌。GLP－1可刺激胰岛B细胞分泌胰岛素和抑制餐后胰高糖素过度分泌，减少肝糖生成，刺激胰岛B细胞增殖和分化，抑制食欲及摄食，增加饱食感，延缓胃内容物排空等。研究发现，2型糖尿病患者持续皮下注射6周GLP－1能明显增加胰岛素的分泌。这种促胰岛素分泌作用是血糖依赖性的，即血糖浓度愈高作用愈强，低血糖发生少。短时间内使用GLP－1治疗2型糖尿病的价值和安全性已经得到证实，但是内源性GLP－1的血浆半衰期仅1分钟。Exendin－4，是一种源自毒蜥蜴唾液的类GLP－1物质，和人GLP－1有53%的同源性，具有极强的GLP－1受体激动作用。由于其缺乏DPP－4酶解的位点，不是DPP－4的底物，能够对抗DPP－4的降解，因而半衰期较长。Exenatide是美国Amylin和礼来制药公司共同开发人工合成的Exendin－4，商品名Byetta，主要适用于2型糖尿病的治疗，其在体内的半衰期达到4h左右，目前批准的制剂为皮下注射，每天两次。2型糖尿病患者治疗后，能降低餐前、餐后血糖水平和HbA1c水平，对B细胞具有明显的保护作用。Exenatide还能降低B细胞的凋亡率、增加胰岛素敏感性，并能延迟胃排空和抑制食欲，表明其治疗作用的多重性。目前研发并在临床使用的GLP－1类似物较多，诺和诺德公司研制的Liraglutide，是一种酰胺化修饰的GLP－1类似物。Liraglutide经皮下注射后逐渐被机体吸收，在9～12h后达到峰值，其半衰期为12h。LEAD研究结果显示，每天一次注射，Liraglutide具有优异的降糖效果，无论单独应用还是与其他口服降糖药联用，均能迅速、高效和持久地降低血糖及HbA1c水平。有研究表明在二甲双胍控制不佳的2型糖尿病患者，加用Liraglutide较加用西格列汀能更好地降低HbA1c。此类药物目前临床已有长效剂型，如瑞士罗氏公司研制的长效GLP－1类似物Taspoglutide，每周使用一次，现已在国内进入Ⅲ期临床试验。加拿大Coniuchem公司研发的CJC－1131也是GLP－1化学修饰后的物质，其与白蛋白共价结合的共价复合物，既有与白蛋白同样的半衰期，也具有GLP－1生理活性。GLP－1受体激动剂和GLP－1类似物不良反应包括：注射部位反应、味觉改变、失眠、与华法令合用时国际正常化比值（INR）延长、过敏反应和胃肠道反应。

（2）二肽基肽酶－Ⅳ抑制剂（DPP－4）：GLP－1皮下注射后很快被DPP－4降解，半衰期极短。DPP－4抑制剂则能抑制GLP－1和GLP的降解，保护内源性GLP－1免受DPP－4的迅速破坏，从而使血清GLP－1水平升高，致使葡萄糖刺激的胰岛素分泌增加。而且此类药物不增加糖尿病患者体重，刺激胰岛素的作用与血糖相关，致低血糖风险小，又能保护胰岛，促进胰岛再生。此类药物有Sitagliptin（Januvia，西格列汀），Vildagliptin（维格列汀）和Saxagliptin（沙格列汀）等。西格列汀为默克公司产品，于2006年10月和2007年3月相继获得美国食品与药品监督管理局（FDA）及欧洲药品管理局（EMEA）批准上市，2009年9月，西格列汀单药治疗2型糖尿病获得中国国家食品药品监督管理局（SFDA）批准，成为首个登陆中国的口服DPP－4抑制剂。西格列汀能够有效地降低血糖，没有水肿和体重增加的副作用。P. Aschner等比较了西格列汀单药与二甲双胍单药治疗初治2型糖尿病患者的疗效和安全性，研究共纳入1 050例初治的2型糖尿病患者，发现西格列汀组HbA1c的改善水平同二甲双胍组相当，耐受良好，西格列汀组胃肠道相关不良反应发生率低。T. Seck等对二甲双胍单药无效（≥1 500mg/d持续8周以上）的172例2型糖尿病患者，随机双盲的接受西格列汀或格列吡嗪的2年研究观察，显示两组降糖效果相当，西格列汀组低血糖的发生更低，不增加体重，更好地保护B细胞功能。另有研究用于考察西格列汀和其

 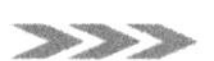

他降血糖药（二甲双胍）联合用药，结果表明作为糖尿病的初始治疗二甲双胍和西格列汀联合同样有效。2007 年 3 月 30 日，西格列汀与二甲双胍复方制剂 - Janumet 也通过了 FDA 的审批，成为第一个由 DPP - 4 抑制剂和其他降血糖药组成的复方制剂。诺华公司生产的维格列汀也在欧洲于 2007 年批准上市，临床研究表明其不仅可以有效降低空腹和餐后血糖、HbA1c，还可以显著下调空腹和餐后胰高血糖素的水平。该药耐受性良好，最常见不良反应是轻度头痛和鼻咽炎，无明显的低血糖产生，但在动物实验中出现皮肤坏死和肾损伤的副作用，而临床试验未观察到。百时美施贵宝与阿斯利康公司联合开发的 DPP - 4 抑制剂沙格列汀在美国已经批准上市，在亚洲（包括中国）已完成Ⅲ期临床研究。武田公司生产的 Alogliptin 和勃林格殷格翰开发的 Linagliptin（Ondero），临床试验进展顺利，已经向 FDA 提出审批申请。DPP - 4 除了降解 GLP - 1、GIP 和 PACAP 外，还可能降解其他肽类，如神经肽 Y、P 物质和趋化因子等。DPP - 4 抑制剂不良反应包括鼻塞、流涕、咽喉痛等上呼吸道感染样症状，腹泻、头晕、皮疹、血管性水肿、荨麻疹等，低血糖反应少见。1 型糖尿病患者和糖尿病酮症酸中毒时禁用此类药物。

2. 第二代胰岛素增敏剂　metaglidasen（Met - adolex 公司）与第一代噻唑烷二酮类（TZDs）不同，它是 PPAR 受体的选择性调节剂，而不像 TZDs 是 PPAR 全面的激动剂，metaglidasen 和它的类似物能够直接调节与胰岛素敏感性相关的基因表达，因而不会出现增加体重和体液潴留。一般用量是 200 ~ 400mg/d。metaglidasen 的类似物有 MBX - 044。

PPARa/γ 联合激动剂 - tesaglitazar（Gali - da）：是一种全新的 PPAR 联合激动剂 glitazars 家族中的一员，其激活 PPAR - γ 降低血糖，同时激活 PPAR1 的作用降低甘油三酯，升高 HDL - C。

PPARa 激动剂会使体重增加，体液潴留。PPARa 激动剂的耐受性普遍较好，可致肝损害。

3. 高选择性二肽基肽酶Ⅳ（DPP - 4）抑制剂 - alogliptin　它是通过抑制 DPP - 4 活性而升高血糖素样肽 - 1（GLP - 1）的浓度及其活性，从而刺激胰岛素分泌。

神经肽 - Y（NPY）是 DPP - 4 最好的底物之一，可促进食欲的激素。NPY 不仅存在于脑脊液作为中枢传导的神经递质，血浆中也有低浓度的 NPY 存在。已经证实，人类脂肪细胞可分泌 NPY，并有其受体存在。NPY（1 - 36）可被 DPP - 4 降解为 NPY（3 - 36），使之与受体的亲和力发生改变，与 NPY 受体 YI（介导 NPY 发挥抗亲脂作用）亲和力减弱，与受体 Y4 和 Y5 亲和力增加。因此，2 型糖尿病患者应用 DPP - 4 抑制剂（被用于降糖治疗），能影响 NPY 对脂代谢的调节作用。NPY 在腹部皮下组织的旁分泌研究显示：NPY 被脂肪组织衍生的。DPP - 4 所调节，而之前一直认为 DPP - 4 来源于血管内皮细胞。内源性腹部皮下组织衍生的 DPP - 4 在肥胖受试者体内减少，提示 DPP - 4 抑制剂可能会轻微减少腹部皮下组织的体积，这也解释了为什么 2 型糖尿病患者使用 DPP - 4 抑制剂可以减轻体重。相反，体瘦受试者的脂肪蓄积通过 NPY 的抗亲脂作用有所增加，正如我们以前观察到 NPY 会在体内胰岛素治疗中增加，这对高胰岛素血症有实际的临床意义。

4. 阿那白滞素　该药是用于治疗风湿性关节炎的药物。白细胞介素 - 1B 可导致 2 型糖尿病。瑞士科学家研究发现，阿那白滞素属于白细胞介素 - 1 受体抑制剂，能阻止白细胞介素 - 1B 发挥作用。科学家发现服用阿那白滞素的患者血糖水平降低，胰岛素分泌增多，同时机体系统性炎症反应减少，而这正是糖尿病并发症的致病因子。瑞士科学家认为，该药是一种很有前景的新型糖尿病治疗药物，该药物有望在 3 ~ 5 年内投放市场用于治疗 2 型糖尿病。该药的不良反应很少。

5. 选择性大麻碱受体 CBI 阻滞剂　rimonabant（acomplia），作用于内大麻素系统，能降低 HbA1c，调节异常血脂，控制高血压，减轻体重和腰围等。

6. 磷酸烯丙酮酸羧基酶　科学家发现该酶能抑制体内生成葡萄糖代谢通路的一个关键酶，避免葡萄糖生成过多，为治疗糖尿病另辟了一条途径。如果能研制一种改变这种关键酶活性的化合物，防止 2 型糖尿病患者肝脏中生成葡萄糖过多，从而达到治疗和控制 2 型糖尿病的目的。

7. 淀粉不溶素（amylin）类似物　人淀粉不溶素为人 37 个氨基酸组成的神经内分泌激素，与胰岛素一起由胰岛 B 细胞分泌，通过延缓胃排空、减少血浆胰高血糖素和增加饱食感影响糖代谢，降低餐后血糖。已上市的药物为普兰林肽（pramlintide），普兰林肽是 B 细胞激素胰淀素的合成类似物，目前，普兰林肽获得作为胰岛素的辅助治疗在美国使用。普兰林肽在餐前皮下给药，可延缓胃排空，抑制血糖依赖型胰高血糖素的产生，且主要是降低餐后血糖。临床研究中发现普兰林肽可降低 HbA1c 约 0.5% ~ 0.7%。由于是在餐前注射，其主要的临床副作用为胃肠道反应，试验中近 30% 的治疗者出现恶心，治疗 6 个月后伴体重下降 1 ~ 1.5kg，体重下降的部分原因可能是胃肠道副作用。

8. PKCe　最近澳大利亚 Garvan 糖尿病联络部的 Trevor Biden 副教授和 Carsten Schmitz - Peiffer 博士发现了一种称为“PKCepsilon”（PKCe）的酶，该酶在有糖尿病和缺乏胰岛素时具有活性。缺乏 PKCe 可恢复胰腺生成胰岛素的能力，阻断 PKCe 虽不能阻止胰岛素抵抗的发生，但可通过恢复胰腺功能而加以弥补。通过这种方式调控胰岛素的生成是目前靶向胰腺的治疗药物的一大进展。在糖尿病研究领域，这是一项突破性的发现。

（黄文龙）

第八节　糖尿病的胰岛素治疗

补充胰岛素是治疗糖尿病的重要手段。近年来随着糖尿病及其并发症防治研究工作的不断深入，医学界对胰岛素的认识也在不断深化，强化胰岛素降糖疗法在糖尿病及其并发症防治中的作用，正日益受到重视。

一、胰岛素的生理作用

胰岛素是体内调节糖代谢的重要激素，对脂肪和蛋白质代谢也有调节作用，胰岛素对这些物质代谢的总和作用是促进这些代谢性营养物质以不同形式保存起来。胰岛素作用的主要靶器官是肝脏、脂肪组织和骨骼肌，促进每天摄入的三大营养物质储存在这三种组织中。

（一）对糖代谢的作用

1. 促进葡萄糖进入细胞内　血中葡萄糖只有进入细胞内才能被利用，机体不同组织的细胞膜对葡萄糖的通透性不同。肝细胞膜允许葡萄糖自由通过，但葡萄糖要通过肌细胞、脂肪细胞膜时则需要通过细胞膜上的运糖载体，胰岛素能增加葡萄糖载体的转运速度，促进葡萄糖进入这些组织，这一作用在注入胰岛素后 2 ~ 3min 即出现。葡萄糖转运至细胞内的速度

 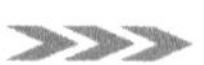

是这些组织利用糖的限速步骤，影响膜糖载体转运，就可影响糖代谢速度。胰岛素能促进葡萄糖转运至细胞内，这主要是由于胰岛素能促进葡萄糖转运体 mRNA 表达，使膜上运糖载体增多，胰岛素也能改变这些组织膜上的磷脂 - 蛋白质结构，使之活化，促进葡萄糖进入细胞内；同时进入细胞内的葡萄糖很快被磷酸化形成6 - 磷酸葡萄糖，后者不能出细胞，而易于被代谢消耗，所以使细胞外的葡萄糖迅速进入细胞内。绝大多数细胞从血中吸收糖的能力，在胰岛素作用下可显著增强，其骨骼肌和脂肪组织效应最强，而这两种组织占人体65%，故胰岛素能强有力地使血中葡萄糖转移到细胞内。生长激素、肾上腺皮质激素和脂肪酸均能降低这些细胞对胰岛素的敏感性，因此有升高血糖的作用。有人认为糖载体常处在不活化状态，这可能是受某些物质以特殊方式加以抑制；胰岛素可使这些抑制物暂时除去，从而使糖载体活化，加速葡萄糖进入细胞内速率。

2. 促进葡萄糖氧化供能　葡萄糖进入细胞后，在肝细胞内由葡萄糖激酶催化，而在肌肉和脂肪组织则由己糖激酶催化，产生 6 - 磷酸葡萄糖。葡萄糖合成糖原或在细胞内氧化、酵解，都必须首先变成6 - 磷酸葡萄糖，这是一个限速步骤，然后才进行下一步反应。胰岛素能诱导葡萄糖激酶或己糖激酶的合成，并使其活性增高。在葡萄糖酵解或氧化途径中磷酸果糖激酶、丙酮酸激酶为限速酶，胰岛素能诱导这两种酶的合成。此外催化丙酮酸转化为乙酰辅酶 A 的丙酮酸脱氢酶，有脱磷酸活化与磷酸化的非活化型两种形式，磷酸酶起催化脱磷酸反应，而该酶的活化又取决于线粒体内游离钙离子的升高，胰岛素能增加线粒体内钙离子浓度，使该酶活化；胰岛素还能激活枸橼酸合成酶，促进乙酰辅酶 A 和草酰乙酸结合形成枸橼酸，从而推动了三羧酸循环。胰岛素不仅使细胞吸收葡萄糖的速率增加，而且使进入细胞内的葡萄糖氧化和利用也加快，促进葡萄糖进入细胞，并加速葡萄糖在细胞内的氧化，这是胰岛素降血糖的一个机制。

3. 促进糖原合成，抑制糖原分解　糖原合成酶有非活化型和活化型两种，在蛋白激酶催化下，活化型糖原合成酶磷酸化后而成非活化型。胰岛素可直接抑制蛋白激酶，促进活化型糖原合成酶的生成，增加糖原合成。分解糖原的酶是磷酸化酶，胰岛素使其活性降低，抑制糖原的分解。

4. 抑制糖异生作用　糖异生就是非糖物质（蛋白质、脂肪）在肝脏转变为糖的过程，是补充血糖的另一条途径，这一过程需要有磷酸烯醇式丙酮酸羧激酶的催化，胰岛素能使此酶活性降低，故减少糖异生作用。

总之胰岛素通过上述作用促进葡萄糖进入细胞内并促进它的氧化，促进糖原合成、抑制糖原分解，抑制糖异生等，起到降低血糖的作用。

（二）对脂肪代谢的作用

1. 促进脂肪合成　胰岛素能加速葡萄糖合成为脂肪酸，通过这个途径，把葡萄糖的能量以脂肪的形式贮存起来，这一过程是机体贮存糖的一个重要功能。胰岛素这一作用主要通过三条途径起作用：胰岛素可促进脂肪细胞中 6 - 磷酸葡萄糖的合成，经过氧化和磷酸戊糖途径生成乙酰辅酶 A 和还原型辅酶Ⅱ，提供更多合成脂肪酸的原料；胰岛素可增加脂肪酸合成酶系的活性，使脂肪酸合成增多；胰岛素能促进糖的氧化，增加 2 - 磷酸甘油的合成，抑制脂酰辅酶 A 进入线粒体氧化；故有利于 2 - 磷酸甘油和脂酰辅酶 A 合成脂肪。

2. 抑制脂肪分解

（1）抑制脂肪酶活性：脂肪逐级水解所需要的酶总称为脂肪酶，脂肪酶有活化型和非活化型两种，cAMP 增加可激活使其变成活化型，促进脂肪分解。在脂肪酶中，三酰甘油脂肪酶是脂肪水解的限速酶。由于多种激素能影响其活性，故也称它是激素敏感性脂肪酶，胰岛素能抑制其活性，所以胰岛素能抑制脂肪的分解。胰岛素也可使脂肪细胞内 cAMP 浓度降低，从而抑制脂肪酶活性，使脂肪分解速度减慢。

（2）促进脂肪酸再酯化：脂肪酸可与 2－磷酸甘油合成为脂肪，而 2－磷酸甘油主要来自糖酵解。胰岛素能促进脂肪组织利用葡萄糖，供给 2－磷酸甘油，使脂肪酸再酯化的速度增加。

（3）促进脂肪组织从血中摄取脂肪酸：胰岛素能增加脂蛋白酯酶活性，使脂蛋白中的脂肪水解为脂肪酸，而脂肪酸被酯化为脂肪而贮存，因此胰岛素有降低血中脂肪酸作用。

（4）减少酮体生成肝脏在分解利用脂肪酸时产生酮体即乙酰乙酸、β－羟丁酸和丙酮。胰岛素可抑制脂肪分解，抑制酮体的产生。

（三）对蛋白质代谢的作用

1. 促进蛋白质合成　胰岛素促进各种氨基酸通过细胞膜进入细胞内，为合成蛋白质提供原料；又可促进糖的氧化，使 ATP 生成增加，为合成蛋白质提供能量，也可促进各种 RNA 的合成，特别是促进 mRNA 的合成，可为合成蛋白质提供更多的模板，胰岛素对蛋白质的转录和翻译过程均有促进作用。

2. 抑制蛋白质分解　糖异生时转氨酶活性也增强，转氨酶使氨基酸脱氨基变为酮酸，再变为酮体，这时蛋白质分解增强，胰岛素能抑制糖异生，抑制蛋白质分解。胰岛素还能稳定溶酶体中组织蛋白酶，从而减少组织蛋白的分解。生长激素、性激素促进蛋白质合成作用，只有在胰岛素存在的情况下才能表现出来。

二、胰岛素治疗的适应证

（1）1 型糖尿病：患者多见于儿童、青少年及部分成年糖尿病患者。由于胰岛 B 细胞分泌胰岛素的功能减弱以致丧失，使体内胰岛素绝对不足，必须依赖外源性胰岛素。部分患者经治疗后，使残存的胰岛素分泌功能恢复，则进入蜜月期，可在 3～6 个月内，暂时不用胰岛素，改用口服降糖药。蜜月期过后仍然需要胰岛素治疗。

（2）糖尿病酮症酸中毒、高渗性昏迷及乳酸性酸中毒等急性并发症。

（3）2 型糖尿病：患者在重症感染、大型手术、严重外伤、强烈精神刺激以及急性心肌梗死等应激情况下，应用胰岛素治疗，应激因素消除后，病情稳定则可改用口服降糖药。

（4）2 型糖尿病患者经饮食控制，运动疗法和多种大剂量口服降糖药治疗后，病情未能得到满意控制，血糖持续在高水平，表明口服降糖药已发生继发性失效，则宜短期内应用胰岛素治疗。视病情好转，产生蜜月期时，可改用口服降糖药，此时降糖药剂量较用胰岛素前明显减少。应用胰岛素时，其剂量不宜过大，否则易发生肥胖，产生胰岛素抵抗。

（5）糖尿病并发血管、神经病变冠心病、心肌梗死、脑血管病、脑梗死、视网膜病变、眼底出血、糖尿病肾病、肾功能不全、肢体血管病变、下肢坏疽、糖尿病性神经病变以及肝脏病变等严重并发症者，宜用胰岛素治疗。

（6）糖尿病妇女妊娠，尤其已进入分娩期者希望生育，而多次流产或死胎的糖尿病妇女，可应用胰岛素治疗，以利于胎儿正常发育和正常受孕。

（7）2 型糖尿病中营养不良，显著消瘦者；幼年型糖尿病生长发育迟缓者。

（8）糖尿病并发结核病患者，宜胰岛素与抗结核药联合应用，以利于结核、糖尿病病情得到控制。

（9）女性糖尿病有严重外阴瘙痒症，用其他方法治疗，症状未能得到缓解者。

（10）继发性糖尿病综合征、胰源性糖尿病、垂体瘤性糖尿病等需胰岛素治疗者。

三、胰岛素的分类

（一）按来源分类

胰岛素按其生产来源分为：动物胰岛素，部分合成人胰岛素、DNA 重组生物合成人胰岛素三大类。

1. 动物胰岛素　从猪或牛胰腺浸出物提取，早先将这种浸出物加氯化锌形成结晶沉淀物，经多次重结晶得到纯度较高的胰岛素制剂，起初为酸性（pH2. 5 ~ 3. 5）溶液，以后改进为稳定的中性（pH7. 0 ~ 7. 8）溶液，这就是所谓“传统胰岛素”。这种胰岛素含杂质较高，胰岛素原含量 >1 万 ppm，易引起过敏反应，90% 用药者可产生抗胰岛素抗体。用色谱法可纯化这种结晶胰岛素，得到高纯度胰岛素，其中单峰胰岛素纯度达 98%，胰岛素原 <50ppm，单组分胰岛素纯度达 99%，胰岛素原 <1ppm，使其免疫原性大为降低。

2. 部分合成人胰岛素　猪胰岛素与人胰岛素相差一个氨基酸，将猪胰岛素 β 链 30 位丙氨酸切去换上苏氨酸，即得到与人胰岛素氨基酸一致的部分合成人胰岛素。

3. DNA 重组生物合成人胰岛素（简称：人胰岛素）　利用 DNA 重组技术将人胰岛素基因片段插入大肠杆菌或酵母菌的细胞核或质粒中，在特定催化剂或操纵子的控制下表达出重组后的基因产物。人工生物合成人胰岛素目前有三种途径：一是先分别合成胰岛素 A 链和 B 链，然后加二硫键连接成胰岛素分子。二是先合成胰岛素原，然后再采用酶切技术分解为胰岛素分子，经纯化得到人胰岛素，合成的人胰岛素其氨基酸构成、理化性质与生理作用均与天然人胰岛素相同。目前有此特性生物合成的人胰岛素为美国 Lilly 公司生产的优泌林（Humalin）系列和丹麦 Novonordisk 公司生产的诺和灵（Novolin）系列。国内一些公司现也可生产人胰岛素。这些产品的纯度高，没有细菌蛋白，也没有胰腺其他的多肽或蛋白及胰岛素分解产物，应用人胰岛素后其用量可能减少，与免疫有关的不良反应大大减少，其在皮下的吸收可能比动物胰岛素快，持续时间较短。但有个缺点，有的患者应用胰岛素后，发生低血糖反应常无感觉，这易致延误治疗时机。

4. 胰岛素类似物　通过改变胰岛素肽链上氨基酸序列而得到胰岛素类似物系列，有优泌乐（lyspro）、诺和锐（aspart）、甘精胰岛素（glargine）和 detemir 等。

胰岛素中可含有许多杂质，如去胺胰岛素、胰岛素原、胰岛素与胰岛素原间的中间产物及两者的聚合物。因胰岛素原较易测定且含量相对较多，能反映杂质的量，故胰岛素溶液的杂质含量是以胰岛素原来表示的。

（二）按作用时间分类

加入碱性蛋白（如鱼精蛋白）或重金属（如锌）后，胰岛素在皮下组织的吸收明显减慢。据此可将胰岛素制成具有不同作用时间的制剂。根据各种胰岛素作用时间不同，将品种繁多的胰岛素制剂分为超短效、短效、中效和长效四大类。

1. 超短效胰岛素　主要是人胰岛素肽链结构氨基酸改造后形成人胰岛素类似物，如优泌乐、诺和锐。氨基酸序列改变后，结果胰岛素以单体形式存在，吸收快，作用时间更短。解决了目前短效胰岛素存在的问题，如皮下注射起效时间慢、作用时间长、需餐前 30 ~ 45min 注射，患者依从性差、早餐后高血糖和下一餐前的低血糖危险升高等。

2. 短效胰岛素　早先的短效胰岛素为锌结晶胰岛素的酸性溶液，目前临床上应用的短效胰岛素制剂多为中性（pH7.2 ~ 7.4）透明溶液，性质稳定，无色无味，内含 1.4% ~ 1.8% 甘油和 0.1% ~0.25% 的酚及少量的锌。普通（正规）胰岛素每 100U 内含锌离子10 ~ 40μg，可作皮下、肌肉或静脉注射，起效快，作用时间短。皮下注射一般在餐前 30min 注射，约 0.5h 起效，作用高峰时间 2 ~4h，持续 6 ~8h。短效胰岛素是唯一能静脉应用的胰岛素制剂，但血中半衰期仅 5 ~6min，静脉注射胰岛素能使血糖迅速下降，20 ~30min 降至最低点。半慢胰岛素（semilente insulin）吸收和代谢与胰岛素相似，但作用时间长，属短中效，现已少用。短效胰岛素国际通用的标志颜色为黄色。国内常用的短效胰岛素制剂有：

（1）普通（正规）胰岛素（regular insulin）：中国徐州、上海、武汉生产，来源为猪。

（2）单峰纯中性胰岛素（sing - peak neutral insulin）：为高纯度牛或猪胰岛素的中性溶液，具有局部组织反应及其他不良反应少的优点，中国徐州万邦生产。

（3）甘舒霖 R（gansulin R）：为人胰岛素，通化东宝生产。

（4）actrapid：丹麦 Novonordisk 公司生产，来源为牛、猪，有 40U/ml 和 100U/ml 两种规格。

（5）诺和灵 R（novofin R，actrapid HM）：生物合成人胰岛素，有 40U/ml 和 100U/ml 两种，100U/ml 为诺和灵 R 笔芯，供诺和笔使用。国内现应用较多。

（6）velosulin human R：Novonordisk 公司生产，来源为猪或高纯化人胰岛素，国内少用。

（7）因苏林（iletin）：美国 Lilly 公司生产，为生物合成人胰岛素，现国内应用较多。

（8）优泌林 R（humulin R）：美国 Lilly 公司生产，为生物合成人胰岛素，现国内应用较多。

3. 低精蛋白胰岛素　为锌结晶胰岛素与鱼精蛋白中性无菌混悬液，含有等分子量的鱼精蛋白，呈絮状或牛奶样，每 100U 内含锌离子 10 ~40μg 和 0.15% ~0.25% 的磷酸二羧钠，1.4% ~1.8% 的甘油，0.15% ~0.17% 的亚甲酚和 0.2% ~0.25% 的酚。低精蛋白胰岛素只能皮下注射，不能静脉注射或滴注，皮下注射吸收缓慢，1h 开始起作用，高峰时间 6 ~12h，持续 18 ~24h。生物合成的人中效胰岛素与猪低精蛋白胰岛素的药代动力学有所不同，前者比后者起效快，作用时间短，这可能是因人胰岛素具有亲水性，或两者与锌鱼精蛋白相互作用不同。低精蛋白胰岛素国际通用的颜色标志为绿色。临床上常用的低精蛋白胰岛素制剂有：

（1）中性鱼精蛋白胰岛素（neutral protamine hagedorn，NPH）：为 2 份胰岛素与 1 份鱼精蛋白锌胰岛素混合剂。

（2）诺和灵 N（novolin N）：丹麦 Novonordisk 公司产品，生物合成人胰岛素，有瓶装 40U/ml 和笔芯 100U/ml 两种规格。

（3）诺和灵 L（novofin L）：为丹麦 Novonordisk 公司产品，单组分人胰岛素锌悬液，内含 30% 无定形胰岛素和 70% 结晶胰岛素。

（4）iletin INPH：美国 Lilly 公司产品，牛或猪单峰胰岛素，规格有 40U/ml 和 100U/ml

两种。

（5）iletin IINPH：美国 Lilly 公司产品，生物合成人胰岛素，也有 40U/ml 和 100U/ml 两种规格。

（6）优泌林 N（humulin N）：美国 Lilly 公司产品，生物合成人胰岛素，有 40U/ml 和 100U/ml 两种规格。

（7）低精蛋白胰岛素（isophone insulin）：也称中性鱼精蛋白胰岛素，系胰岛素与适量的鱼精蛋白、氯化锌相结合而制成的中性灭菌混悬液，pH7.1～7.4，每 100U 胰岛素中含鱼精蛋白 0.5～0.6mg，氯化锌不超过 0.04mg，规格有 40U/ml 和 80U/ml 两种。

（8）球蛋白锌胰岛素（globinzinc insulin）：系胰岛素与适量牛血红蛋白中的球蛋白和氯化锌结合而制成的灭菌溶液。用法同低精蛋白胰岛素。

（9）甘舒霖 N：通化东宝产品，人胰岛素。

（10）万苏林：徐州万邦产品，来源为猪。

4. 精蛋白锌胰岛素　与低精蛋白胰岛素不同的是内含有过量的鱼精蛋白。生物合成人精蛋白锌胰岛素为絮状和牛奶样混悬液，加氯化锌呈直径 10～40μm 的菱形结晶，另加氯化锌使锌浓度达每 100U 150～250μg，还含有 0.16% 醋酸钠、0.7% 氧化钠和 0.19% 甲基对汞，pH7.2～7.5。精蛋白锌胰岛素由于其起作用时间减慢，持续时间长而难确定其满意剂量，动物精蛋白锌胰岛素比生物合成人精蛋白锌胰岛素作用时间更长。精蛋白锌胰岛素通用的标志颜色为蓝色。国内常用制剂有：

（1）鱼精蛋白锌胰岛素（protamine zinc msufin，PZI）：系含有鱼精蛋白和氯化锌的牛或猪胰岛素混悬液，上海生化制药厂产品，瓶装有 40U/ml 和 80U/ml。

（2）特慢胰岛素锌悬液（ultralante insulin zmc suspension）：主要是丹麦、美国生产，来源有牛、猪或生物合成，瓶装有 40U/ml、80U/ml 和 100U/ml。

（3）精蛋白锌胰岛素类似物：甘精胰岛素（Glargine）和 Detemir 为慢作用精蛋白锌胰岛素类似物，临床用于提供基础胰岛素分泌，控制空腹血糖，多睡前注射，不易引起低血糖。

（4）其他：诺和灵 UL 和优泌林 UL。

5. 预混胰岛素　为临床患者联合使用中短效胰岛素方便，将胰岛素与 NPH 预先混合好的混合胰岛素制剂，预混胰岛素通用的标志颜色为棕色。常用制剂有：

（1）诺和灵 30R（novolin 30R）：丹麦 Novonordisk 公司产品，为 30% 可溶性人胰岛素（actrapid HM）与 70% 低精蛋白人胰岛素（novolin N－NPH）混合剂，有瓶装 40U/ml 和笔芯 100U/ml 两种规格。混合胰岛素只能皮下或肌注。

（2）诺和灵 50R：由 50% Actrapid HM 与 50% 低精蛋白人胰岛素混合而成。

（3）优泌林 70/30（Humulin 70/30）：为美国 Lilly 公司产品，由 30% 优泌林 R 和 70% 优泌林 N 混合，有瓶装 40U/ml 和 100U/ml 两种规格。

（4）优泌林 50/50：由 50% 优泌林 R 和 50% 优泌林 N 混合而成。

（5）万苏林 30R：将中性胰岛素与低精蛋白锌胰岛素按 3 ：7 比例混合，有 40U/ml 和 100U/ml 两种规格。

四、胰岛素治疗的目的

(1) 1 型糖尿病患者使用胰岛素治疗，可补充其分泌不足，以对抗体内拮抗胰岛素的激素，从而调整其代谢紊乱以及对多脏器和生长发育的影响。

(2) 2 型糖尿病的基本发病机制是 B 细胞胰岛素分泌减少和细胞水平上胰岛素作用降低，而持续高血糖毒性作用将损害 B 细胞功能，因而用胰岛素治疗可消除葡萄糖毒性作用，保护剩余的 B 细胞功能。

(3) 对妊娠期糖尿病及糖尿病妊娠患者应用胰岛素治疗，可较好地纠正代谢紊乱，有利于胎儿正常生长发育和分娩过程，减少或防止多种产妇及胎儿并发症。

(4) 防治糖尿病慢性并发症，美国糖尿病学会糖尿病控制与并发症的临床试验（DCCT），通过美国和加拿大 29 个医学中心对 1441 例 1 型糖尿病患者的前瞻性研究，结果表明，强化胰岛素治疗，严格控制血糖接近正常水平，对 1 型糖尿病患者能有效地延缓糖尿病视网膜病变、肾病和神经病变的发生与发展。英国前瞻性糖尿病研究（UKPDS）通过 23 个糖尿病中心 5 102 例 2 型糖尿病患者前瞻性研究，结果表明，严格控制血糖可使 2 型糖尿病微血管并发症危险性明显降低。

(5) 胰岛素治疗糖尿病的目的，不仅仅是在急性代谢紊乱时短期有效地控制代谢紊乱，降低病死率，更重要的目的在于长期较好地控制血糖，阻止或延缓糖尿病慢性并发症的发生和发展，降低并发症的致死、致残率。

五、胰岛素制剂选择及使用原则和治疗方案

选择合适的胰岛素制剂时必须密切结合病情，使之能迅速而持久地消除过高血糖、酮尿等代谢紊乱，避免低血糖反应，促进机体利用糖类，保证营养；使血糖、血浆胰岛素浓度波动接近生理范围，即除维持血糖与胰岛素于基础水平外，尚有餐后的高峰值，也不宜有高血糖而过度刺激 B 细胞而造成高胰岛素血症。一般原则如下：①急需胰岛素治疗者用短效类，如糖尿病中酮症等各种急性并发症、急性感染、大手术前后、分娩前期及分娩期等。1 型或 2 型重症糖尿病患者初治阶段剂量未明时，为了摸索剂量和治疗方案，应采用短效类于餐前半小时注射，每日 3 ~ 4 次，剂量视病情轻重、尿糖血糖情况而定，一般采用皮下或肌肉注射法，以模仿餐后胰岛素释放所致的血浆峰值。②可采用长效制剂于早餐前注射或中效制剂于晚 10 时睡前注射（同时进宵夜）以维持血浆胰岛素基础水平并使次晨血糖（黎明现象）较好控制。③为了减少注射次数可改用 PZI 及 RI 或 NPH 与锌结晶胰岛素（CZI）混合剂，每日早晚餐前两次，此种混合剂中短效与中效者的比值可灵活掌握，视血糖、尿糖控制情况而定。在制备混合剂时为了避免重精蛋白锌进入对瓶内，应先抽取 RI，然后抽取 PZI。④如病情严重伴循环衰竭、皮下吸收不良者或有抗药性需极大剂量时，常使用正规胰岛素或 CZI 静脉滴注。⑤采用高纯度新制剂时剂量应稍减少 20% ~ 30%。⑥1 型糖尿病患者中血糖波动大、不易控制者或 1 型糖尿病患者中伴胰岛素抵抗性者有时可试用与口服药联合治疗。

（一）胰岛素初始剂量的确定

1. 1 型糖尿病

(1) 10 岁以下糖尿病儿童，每 kg 体重每日 0. 5 ~ 1. 0U，全日剂量一般不超过 20U。

(2) 11 ~ 18 岁新诊断的糖尿病患者，初始剂量每千克体重每日 1. 0 ~ 1. 5U，全日剂量

一般不超过40U。

胰岛素的分配比例如下：

1）每日注射量的40% ~50%作为基础胰岛素。

2）15% ~25%在早餐前，15%在午餐前，15% ~20%在晚餐前注射。

3）若患者有睡前加餐的必要或习惯，也需10%左右的胰岛素，于餐前20 ~30分钟皮下注射。

2.2型糖尿病　2型糖尿病患者大多肥胖，对胰岛素的敏感性差，甚至存在胰岛素抵抗，因此在需用胰岛素治疗时，应在严格控制饮食、体重的基础上根据血糖水平确定胰岛素的初始剂量。

（1）若空腹血糖 < 11.1mmol/L（200mg/dl），餐后血糖 < 13.9mmol/L（250mg/dl），全日胰岛素剂量可给20 ~30U。

（2）若空腹血糖11.1 ~16.7mmol/L（300mg/dl），餐后血糖 > 16.7mmol/L（300mg/dl），全日胰岛素剂量30 ~40U。

（3）对于60岁以上及有明显心脏病及肾病的糖尿病者，如没有酮症酸中毒，胰岛素初始剂量以偏小为好，以免发生低血糖。

（4）口服降糖药联合睡前NPH的方案中，NPH的起始剂量为6 ~8U。

（二）胰岛素注射剂量的调整

（1）上午或上午及下午血糖皆高，应首先增加早餐前普通胰岛素量；单纯下午血糖高，应增加午餐前短效胰岛素量；晚餐后及夜间血糖高，应增加晚餐前胰岛素量，一般每次增加2 ~4U。

（2）夜间血糖高，白天血糖控制良好，应首先除外晚餐后有低血糖发作，因低血糖后由于进食及体内抗胰岛素物质增加可引起高血糖和高尿糖。如晚餐后确无低血糖反应，则可睡前加4U短效胰岛素并睡前少许加餐，或加大晚餐前短效胰岛素的量并于晚8 ~9时加餐，或晚餐前加长效胰岛素4 ~6U与短效胰岛素混合使用。

（3）早餐后血糖高，上午9 ~10时后血糖下降，则将普通胰岛素于早餐前45 ~60min皮下注射。

（三）胰岛素注射次数的调整

（1）早餐前的剂量：把原来每日早餐前、午餐前RI的总量分为4等份，3份为RI的量，1份为PZI的量，如原来早、午餐前总量为36U，转换后为RI27U加PZI 9U，混合于早餐前一次注射。早餐前PZI量一般为8 ~12U。

（2）晚餐前的剂量：原来每日3次注射RI者，可保持原来晚餐前RI的量不变，也可减去4 ~8U，加PZI 4 ~8U，两者混合，于晚餐前一次注射。原来每日4次注射RI者，把晚餐前、晚间睡前的RI总量减去4 ~8U，再加PZI 4 ~8U于晚餐前混合一次注射。

以上调整的剂量未必十分合适，以后可根据血糖进行调整，直至满意控制病情为止。

（四）胰岛素的注射工具及注射部位

1. 注射工具的选择

（1）普通注射器：价格便宜，但剂量换算比较复杂，目前较少使用，一般不推荐患者自行注射使用。

（2）胰岛素专用注射器：剂量标注比较清楚，但操作仍比较复杂，是目前医院中普遍采用的胰岛素注射工具。

（3）笔式胰岛素专用注射器：操作简便，剂量标注清楚，但价格比较昂贵，只能用于相配套的人胰岛素注射使用。

（4）无针胰岛素注射仪：优点同笔式胰岛素专用注射器，且没有针头，可以消除患者的恐惧感，但价格昂贵，目前国内临床使用较少。

（5）胰岛素泵（持续皮下胰岛素输注法，Continuous Subcutaneous Insulin Infusion，CSII）：是目前最理想的胰岛素注射工具，但价格昂贵，操作相对复杂。

2. 注射部位　除糖尿病急性并发症静脉给药外，一般采用皮下注射。注射部位一般选择在腹部、臀部、两上臂外侧、两大腿外侧。为防止出现局部反应，应轮流在上述部位进行注射，最好将身体上可注射的部位划为许多条线，每条线上可注射 4～7 次，两次注射点的距离最好是 2cm，沿注射线上顺序作皮下注射，这样每一点可以在相当长的时间以后才接受第二次注射，有利于胰岛素的吸收。

（五）胰岛素临床应用方案

1. 胰岛素补充治疗

（1）本方案适用于 2 型糖尿病患者服用口服降糖药血糖控制不满意者，在继续使用口服降糖药物的基础上在晚 10 点后使用中效或长效胰岛素。在 2 型糖尿病治疗中，睡前注射中效胰岛素能减少夜间肝糖异生，降低空腹血糖，且能避免出现夜间低血糖发生。FPG 控制满意后，白天餐后血糖可以明显改善。为改善晚餐后血糖，考虑早餐前 NPH 联合口服降糖药。中效胰岛素的最大活性是在睡前（10PM）用药后的 8 小时，正好抵消在 6：00～9：00 之间逐渐增加的胰岛素抵抗（黎明现象）。这一方案的优点是依从性好，操作简单、快捷。

（2）初始剂量为 0.1～0.2U/kg，监测血糖，3 日后调整剂量，每次调整量在 2～4IU，空腹血糖控制在 4～6mmol/L，但要注意个体化。

（3）每日大于 2 次胰岛素注射，可考虑停用胰岛素促分泌剂。

2. 胰岛素替代治疗　外源胰岛素用量接近生理剂量时改成替代治疗，停用口服降糖药。胰岛素替代后，如日剂量需求大（胰岛素抵抗状态）再联合口服药治疗：如增敏剂。

（1）每日 2 次注射：早晚餐前注射两次预混胰岛素或自己混合短效 + 中长效胰岛素。剂量分配为早餐前占 2/3，晚餐前占 1/3。本方案操作比较简便，但需注意以下几点：①早餐后 2 小时血糖满意时，11 时左右可能发生低血糖，而午饭后血糖控制可能不理想，可以考虑加用口服药，如 α－葡萄糖苷酶抑制剂或二甲双胍；②晚餐前 NPH 用量过大，可能导致前半夜低血糖；③晚餐前 NPH 用量不足，可导致 FPG 控制不满意。

（2）每日 3 次注射

早餐前	午餐前	晚餐前
RI	RI	RI + NPH

本方案接近胰岛素生理分泌状态，但要注意晚餐前注射 NPH 量大时在 0～3 时易出现低血糖，NPH 量小时，血糖控制往往不理想。

（3）每日 4 次注射：本方案是目前临床上常使用的方案，胰岛素调整比较灵活，能符合大部分替代治疗

（4）每日5次注射

早餐前　8时左右 午餐前 晚餐前 睡前

RI　　　NPH　　　RI　　　RI　NPH

本方案是皮下注射给药方式中最符合生理分泌模式的给药方式。其中两次NPH30%～50%日剂量，三次短效胰岛素占其余部分。

（5）胰岛素泵治疗。

3. 胰岛素强化治疗

（1）适应证：①1型糖尿病；②妊娠糖尿病；③在理解力和自觉性高的2型糖尿病患者（当用相对简单的胰岛素治疗方案不能达到目的时，可考虑强化治疗）；④妊娠合并糖尿病。

（2）禁忌证：①有严重低血糖危险增加的患者，例如：最近有严重低血糖史者、对低血糖缺乏感知者、艾迪生病、β受体阻滞剂治疗者、垂体功能低下者；②幼年和高年龄患者；③有糖尿病晚期并发症者（已行肾移植除外）；④有其他缩短预期寿命的疾病或医疗情况；⑤乙醇中毒和有药物成瘾者；⑥精神病或精神迟缓者。

（3）胰岛素强化治疗初始剂量的确定：全胰切除患者日需要40～50U。1型患者按0.5～0.8U/kg体重，不超过1.0U/kg体重，2型初始剂量控0.3～0.8U/kg体重计算，大多数患者可以从每日18～24U开始。胰岛素一日量的分配原则为早餐前多，中餐前少，晚餐前适中，睡前的量要小，具体如下：早餐前RI 25%～30%，午餐前RI 15%～20%，晚餐前RI 20%～25%，睡前NPH 20%。

（4）2型糖尿病患者在短期胰岛素强化治疗后，可以考虑重新恢复口服药治疗。

换药的指征如下：全日胰岛素总量已减少到30U以下；空腹及餐后血糖达满意控制水平；空腹血浆C肽>0.4nmol/L；餐后C肽>0.8～1.0nmol/L；因感染、手术、外伤、妊娠等原因用胰岛素治疗，应激已消除。

4. 持续皮下胰岛素输注法（Continuous subcutaneous Insulin Infusion，CSII）　又称为胰岛素注射泵。CSII的概念最早是在1960年提出的，70年代后期进入临床，CSII与血糖监测的结合体现了真正意义上的“胰岛素强化治疗”。从严格意义上说CSII是目前最符合生理状态的胰岛素输注方式，它可以使血糖控制到正常并保持稳定，减少严重低血糖的危险，对延迟和减少并发症的发生非常有效。

（1）CSII的应用方法：胰岛素泵如BP机大小，重量约100g，通过特定的微型管和软头与皮下连接，在必要时可以快速分离，具有防水、防跌功能。用可调程序的微型电子计算机控制胰岛素输注，模拟胰岛素的持续基础分泌（通常为0.5～2U/h）和进餐时的脉冲式释放，胰岛素剂量和脉冲式注射时间均可通过计算机程序的调整来控制。严格的无菌技术，密切的自我监测血糖和正确与及时的程序调整是保持良好血糖控制的必备条件。

（2）CSII的适应证：①1型糖尿病患者；②严重胰岛素抵抗伴口服降糖药失效的2型糖尿病患者；③伴有严重并发症的2型糖尿病患者；④糖尿病急性并发症患者；⑤妊娠糖尿病患者。

（3）CSII的胰岛素治疗剂量选择：可以从口服降糖药和皮下注射胰岛素直接向胰岛素泵转换。口服降糖药患者可根据每片降糖药对4U胰岛素计算胰岛素总量或根据体重计算。1型糖尿病患者0.3～0.5U/kg，2型糖尿病患者0.2～0.3U/kg，起始剂量为总剂量的2/3，平分为基础量和餐前量，餐前量一般为三餐前平均分配剂量，也可以早餐前稍多一点，基础量分3个时间段分配：①日间量：8：00～24：00通常按每小时0.01U/kg或基础量的1/2平均分配。②24：00～4：00，为防止夜间低血糖，适当减少剂量，通常比日间量稍小。③4：00～8：00，控制黎明现象。

在上述剂量的基础上，严格监测血糖，每日测7次血糖，根据血糖情况调整各时间所用药量。提倡患者尤其是孕妇睡前少量进餐，防止低血糖的发生。

（六）胰岛素调整的注意事项

（1）偶然出现血尿糖的增高应首先查找胰岛素以外的原因，是否有感染、进食及情绪变化等，在消除这些原因后，再调整胰岛素的用量和时间。

（2）RI加NPH（短效加中效）混合使用：这是目前比较通用的治疗方法，一般控制血糖较好。最常出现的问题是早晨空腹高血糖，它可能是夜间低血糖的反应（Somogyi现象），应于凌晨2～3点测血糖，低血糖时应减少晚上的NPH。但晚上NPH量不足又可于晨5～9点发生高血糖，即黎明现象，因晨间皮质醇等反向调节激素增高，产生胰岛素抵抗，解决方法是将患者晚餐时间后移，晚餐前胰岛素注射也后移，或将晚餐前NPH的半量移至睡前注射，后者效果更好。

（3）初治的1型糖尿病患儿：在治疗2～4周后，多数患者能出现缓解期（蜜月期），此时胰岛素每日需要量低于0.2U/kg，可使用NPH于早餐前1次注射，若用量超过0.3U/kg时，则需分为早餐前及晚餐前2次注射，并改用RI加NPH，缓解期间更应加强血糖尿糖的监测，以便在病情逐渐恶化时及时发现并调整治疗。

（4）合并有肾衰竭患者，胰岛素用量要适当减少。

（5）一般情况下儿童胰岛素选择同成人一样，但有时在婴儿睡眠时间较长，限制了其胰岛素的应用。中效胰岛素在儿童吸收较成人要快。

（6）伴有部分胰腺疾病的患者可采用每日2次注射胰岛素以控制血糖。疾病严重者可能要加用短效胰岛素，对于饮酒患者需注意鉴别低血糖与醉酒的症状。

（7）使用皮质激素或内源性皮质激素、生长激素、甲状腺激素水平过高的患者，对胰岛素不敏感，但内源性胰岛素分泌旺盛，需要大量的胰岛素，但停止应用激素或相关内分泌疾病治疗后，胰岛素敏感性和胰岛功能就会恢复正常，要注意防止出现低血糖。

（8）与应用激素的患者类似，中年肥胖糖尿病患者存在严重的胰岛素抵抗，这些患者需要大剂量的外源性胰岛素来控制血糖，并且会出现明显的体重增加。应告诉这些患者不要在餐间进食，以保持血糖的稳定和防止体重增加。

（9）每日2次胰岛素注射对于妊娠前的糖尿病患者血糖控制良好，而在妊娠期间胰岛素剂量需要增加，日间需要量增加更为明显。2型糖尿病患者妊娠后可按1型糖尿病进行胰岛素治疗。如果妊娠时方诊断为糖尿病，可能不需要胰岛素治疗，但如果是糖尿病合并妊娠，则需要采取每日2次胰岛素注射的正规治疗，消瘦的女性应考虑是否为1型糖尿病。

（10）合并肝硬化的糖尿病患者白天胰岛素抵抗明显，而夜间却会发生低血糖。由于糖原的合成和储存障碍，患者进食后需要胰岛素，而在夜间却不需要，因此，餐前给予短效胰岛素即可。

（李 莉）

第九节　胰腺和胰岛移植

糖尿病可导致肾脏、心脏、血管、眼、肢体、神经系统及免疫系统等多脏器和多系统功能损害，是糖尿病患者主要致死、致残的因素。虽然胰岛素及各种口服降血糖药物能有效地控制血糖，但超过半数以上的患者药物治疗并不能延缓或阻止糖尿病所致的上述系统并发症的发生，而对于胰岛素或降血糖药不能控制的患者，并发症的发生率则更高，这严重降低了患者的生存和生活质量。实验研究证明，胰腺或胰岛移植能恢复糖尿病的胰岛功能，有效纠正代谢异常，防止糖尿病慢性并发症的发生和发展，提高患者的生存质量，是一种理想的治疗方法。

一、胰腺移植

胰腺移植是指带血管的整块胰腺组织移植，从而获得胰腺的内分泌功能，包括自体移植和同种异体移植，目前临床上多采用同种异体移植。自1966年Kelly和Lillehei首次成功实施临床胰腺移植以来，胰腺移植在全球范围内得到了广泛的开展，尤其是20世纪70年代末以来，随着各种新型免疫制剂的开发和应用，胰腺移植的疗效不断提高。进入80年代中以后的发展，使得胰腺移植成为继肾、心、肝移植之后的第4个超过1 000例的大脏器移植。

（一）胰腺移植的适应证

1.1型糖尿病　1型糖尿病是胰腺移植的最佳适应证，约占移植总数的94%。从理论上讲，所有1型糖尿病患者均适宜于胰腺移植。但是，对于大多数1型糖尿病患者来说，胰岛素的疗效是确切的，患者在相当长的时间内可通过应用胰岛素来控制症状与疾病的发展。相比之下，接受胰腺移植的患者需要承担手术风险、巨额的手术费用和终身服用免疫抑制剂可能带来的毒副作用等。另外，胰腺移植与其他的大器官移植有别（前者着重改善患者的生活质量，后者则以挽救患者生命为目的）。因此，胰腺移植的指征一直控制较为严格，许多患者直到疾病的终末期或已出现多种并发症时，才考虑胰腺移植，但此时进行胰腺移植较难逆转糖尿病的并发症。随着胰腺移植技术的不断成熟和疗效的显著改善，多数学者认为，糖尿病患者胰腺移植实施得越早，移植术后并发症的发生率越低，生活质量越佳。因此，近年来愈来愈多的1型糖尿病患者接受了胰腺移植治疗。目前认为，当患者具有以下情况时即可考虑胰腺移植：①存在明确而严重的糖尿病并发症（如肾功能不全或衰竭、外周血管病变、视网膜病变、神经系统病变等）；②脆性糖尿病，血糖难以控制或反复出现低血糖伴意识障碍、严重酮症酸中毒等；③耐胰岛素治疗的患者。

2.2型糖尿病　既往对2型糖尿病患者多不考虑胰腺移植。但是，随着疾病的发展，2型糖尿病晚期的药物疗效欠佳，而且又往往伴有一些严重的并发症，故近年来2型糖尿病接受胰腺移植的患者呈增多趋势。据美国1996—2000年统计，约4%的胰肾联合移植受体为2型糖尿病患者，移植后患者和移植物的存活率在1型和2型糖尿病受体间无明显差异。2型糖尿病接受移植的指征与1型类似，一般选择有严重并发症或血糖难以控制的患者。

3.其他　除糖尿病以外，因各种原因（如慢性胰腺炎、胰腺肿瘤、胰腺损伤等）行全胰切除术后的患者亦可考虑行胰腺移植，这种情况约占受体人群的2%。

4. 是否联合肾脏移植　在糖尿病的主要并发症中，糖尿病肾病最为常见和严重。在胰腺移植中，大多数患者伴有肾功能不全或尿毒症。临床上胰腺移植按是否合并肾移植，可分为 3 种类型：①胰肾联合移植，包括分期胰肾移植和同期胰肾联合移植（SPK）；②肾移植后胰腺移植（PAK）；③单纯胰腺移植（PTA）。迄今为止，全世界已实施的胰腺移植中 90% 以上属于同期胰肾联合移植（SPK），但近年来单纯胰腺移植的数量呈逐年增加的趋势。临床上针对不同情况的患者究竟采用何种胰腺移植类型，一般参考下列指征选择：①SPK，当糖尿病患者出现肾功能衰竭（尿毒症）时是 SPK 的标准适应证。②PAK，已施行了单独肾移植的 1 型糖尿病患者，肾功能已恢复，需要加做胰腺移植来根治糖尿病，防止糖尿病并发症的发生或对移植肾的进一步损害。③PTA，糖尿病患者肾功能正常或肾功能损害尚未到尿毒症期，出现明确的糖尿病并发症（如肾功能损害至尿毒症前期、视网膜病变有失明的危险、严重神经性疼痛等）或糖尿病治疗上出现难以控制的状态（如高度不稳定性糖尿病、胰岛素不敏感等）。另外，全胰切除后也适宜单纯胰腺移植。

（二）移植方式

（1）成人胰腺移植的方式有胰尾节段移植、胰管阻塞式、胰液空肠或膀胱引流式全胰腺移植。部位多选择腹腔内右或左髂窝部，经右或左侧下腹部。L 形切口进入腹腔，游离髂总及髂外动静脉，以供血管吻合，供胰脾静脉或门静脉与髂静脉作端侧吻合，脾动脉或腹主动脉袖片与髂动脉作端侧吻合。如施行胰液膀胱内引流式和供胰相连的十二指肠节段与膀胱作侧端吻合。

（2）胰脾移植：在靠近胃窦部分离出胃网膜右血管约 3 厘米，切断，远端结扎，将胃网膜右静脉与供体脾静脉作端端间断吻合，然后将胃网膜右动脉和供体腹腔动脉作端端吻合，将胰腺用大网膜包裹，并将胰腺固定在胃下方。

（三）移植效果评定标准

（1）胰脾移植，有效指平均 FPG 低于 11.2mmol/L，每日胰岛素用量减少 25% 以上，低于此标准者为无效。

（2）成人胰腺移植：有效指术后移植胰立即发挥功能，主要表现为停用胰岛素 FPG 及 2HPG 恢复到正常，尿糖转阴，术后 OGTT 及胰岛素释放试验基本恢复正常；反之则为无效。

（四）免疫排斥的治疗与监测

免疫抑制剂的应用对防止胰腺移植后急性排斥反应具有重要意义。接受胰腺移植者术前应接受免疫抑制剂治疗 1～2 天，术后继续应用 1 年以上。常用免疫抑制剂有环孢霉素 A、硫唑嘌呤、类固醇激素等，可单独或联合应用，目前多主张环孢霉素 A 与其他免疫抑制剂联合使用。

早期发现移植排斥，及时采取抗排斥治疗，是器官移植的一个重要问题。提示排异的早期标志有：低尿淀粉酶，高血淀粉酶，高酯酶血症，难以解释的高血糖、发热或移植区压痛。在 1992 年以前证实排异主要靠移植区穿刺，以后随着超声技术的发展，在超声引导下经皮穿刺（PPB）逐渐成为常规。由于 PPB 仍存在出血、胰腺炎和肠梗阻等并发症，故近年来有人提出通过尿或血浆的无创指标来确定排异，如检测血/尿胰腺特异蛋白（P－PASU，U－PASP）、血尿 neoptein（S－NEOP，U－NEOP）、尿淀粉酶（U－AM－LY）和淀粉样酶 A（SAA）等。其中 SAA 的准确率为 94%，P－PASP 和 U－PASP 的准确率分别为

81%和79%。胰腺移植外分泌引流入泌尿道，测定尿淀粉酶浓度可作为胰腺排斥的早期指标。血糖升高是排斥的晚期指标，表示不可逆的移植失败。单纯胰腺移植和胰肾二期移植，缺乏早期排斥的观察指标，是其成功率较低的一个重要原因。

（五）胰腺移植的效果及毒副作用

近年来由于手术方式的改进和免疫抑制剂的应用，胰腺移植的成功率有了明显的提高，有报道显示1年存活率达91%，3年存活率高达85%，因此，胰腺移植的有效性得到充分肯定。一般单纯胰腺移植和肾移植后胰腺移植，移植物功能丧失大多发生在术后1年内，而胰肾一期移植则多发生在6个月内，渡过这一时期，移植物常可稳定存活3年以上。移植物功能丧失的主要原因是移植技术问题和急性排斥反应，其他原因还有慢性排斥反应、胰腺纤维化、环孢霉素毒性及类固醇激素引起的胰岛素抵抗等。

成功的胰腺移植患者，不使用外源性胰岛素，不限制饮食，血糖和HbA1c稳定在正常范围，糖耐量与胰岛素释放试验正常。患者某些慢性并发症停止发展，甚至逆转，但结论有争议。患者可恢复普通饮食，生活方式限制减少，因此，胰腺移植是很有发展前景的糖尿病治疗方法之一。胰腺移植术后常见并发症有：吻合口血栓形成、胰腺炎、胰瘘、腹膜炎和脓肿等，胰腺泌尿道引流者可出现膀胱糜烂、出血以及吻合口瘘等。其中血栓形成的发生率为10%~15%，是胰腺移植手术早期失败的原因之一，因此术后需常规使用肝素。

二、胰岛移植

近年来胰岛移植的实验研究取得较大的进展，但临床胰岛移植发展缓慢，效果不理想，多数患者移植仅可减少胰岛素用量，且维持时间较短，极少数病例移植后变成非胰岛素依赖型糖尿病。胰岛移植根据细胞来源分为自体胰岛移植、同种异体胰岛移植、异种胰岛移植和胚胎干细胞移植。胰岛移植过程安全、简便，无严重不良反应，如能克服移植中某些障碍，可提高疗效，使糖尿病有希望得到治愈。

（一）胰岛的来源

从成年大鼠胰腺中分离胰岛，常采用胶原酶消化方法。胰岛的获得率较低，为5%~10%，从单供者收获的胰岛量不足于逆转四氧嘧啶所致的糖尿病鼠模型。大动物和人胰腺含纤维组织丰富，采用胶原酶消化与密度梯度分离胰岛，其获得率更低。用已分离的成年胰岛进行移植，因其植入胰岛数量过少，且易发生排斥，效果较差。成年动物和人的胰岛来源困难，胰岛组织短期培养后存活率低。以上情况均影响临床胰岛移植。目前普遍采用胚胎胰腺作为胰岛的供体，其主要原因是：①胚胎胰腺内胰岛组织含量丰富，外分泌组织含量少，分化差，不进行胰岛分离纯化也可移植；②胚胎胰岛细胞发育不成熟，分化程度低，易耐受低温，可长期贮存，以保证一次植入足量的胰岛；③胚胎胰岛可在体外培养及移植宿主体内继续生长、增殖、分化，以及合成和分泌胰岛素；④胚胎胰岛发育不成熟，免疫原性低，移植后排斥反应弱，存活时间长；⑤胚胎胰较成年胰更易获得。

进行一次胰岛移植，至少需要5~6个供体胰才能获得足够的胰岛，因此，供体来源相当困难，特别是人胎胰。目前国内外热衷于异种胰岛移植的研究，一般认为供者和受者之间种属差异越大，则延长异种移植物的存活越困难。也有人认为由于人体免疫系统不适合于识别完全不同种属的抗原，移植物遭排斥的可能性更小，如皮肤异种移植缺少急性排斥，胰岛异种移植也有类似现象。目前认为猪胚胎胰岛最适合于作为糖尿病患者的供体，因为猪胰岛能在含新鲜人血清组织培养中存活、增生，猪胰岛素与人胰岛素的氨基酸排列最接近，且猪胚胎来源极丰富。异种移植中排斥问题的解决，也将解决供者来源不足的困难。胚胎干细胞有多向分化并不断增殖的能力，有人在小鼠胚胎干细胞中诱导分化出对糖刺激有胰岛素分泌的 B 样细胞，移植后可逆转鼠的糖尿病状态。但人类胚胎干细胞的临床应用还有待于进一步研究。

（二）胰岛的分离与纯化

1. 胰岛的分离　从胚胎中取出胰腺，去除胰腺包膜、脂肪、血管和周围组织，然后采用机械分离法和胶原酶消化法分离制备胰岛。

（1）机械分离法：即用锋利的剪刀将胰腺剪成约 $1mm^3$ 大小碎块，置 RPMI－1640 培养液中培养。此方法简单、方便，但机械性剪切可损伤胰岛结构，且未能将内、外分泌腺分离和进一步纯化胰岛。

（2）胶原酶消化法：胰管内注入胶原酶后，或直接将胰腺剪碎成 <1mm 的碎块，漂洗后，加入一定浓度的胶原酶 Hanks 液，置于 38℃水浴中振荡，然后用含 1% 白蛋白的 Hanks 液终止消化并清洗消化物，再用 Ficoll 密度梯度液离心，从而获得游离胰岛。此方法可比较彻底分离内外分泌腺，并可经纯化而获得纯度较高、质量较好的游离胰岛，但胰岛获得率较低，且消化酶可使胰岛活性下降。当前国际上多数胰岛移植中心采用 Ricordi 胰岛自动分离法进行胰岛分离，再进一步采用不连续密度梯度法进行纯化，其分离后胰岛的产量是手工分离法的 3 倍。

2. 胰岛纯化　经胶原酶消化分离制备的胰岛，可根据内外分泌腺密度不同，在不同密度的基质中分布。采用不连续密度梯度离心法，纯化胰岛，纯度可达 30% ~90%。也可在立体显微镜下用特制吸管手工挑选出胰岛，但产量很低。因植物血凝素能与外分泌组织结合，因此，可用结合植物血凝素的磁化小球结合外分泌组织，从而纯化胰岛。当前胰岛纯化过程可造成部分胰岛细胞的损失，使胰岛获得率下降，影响移植效果。有证据表明，胚胎胰外分泌部分经培养和植入宿主体内后可发生萎缩而达到自我纯化的作用。因此，有人认为无需进行纯化，但有人认为未纯化的胰岛免疫原性较强，加重排斥反应，而且如植入血运丰富部位有引起休克甚至死亡的危险。

（三）胰岛培养

将机械分离的胰岛小碎片，置于 PRMI－1640 培养液中，培养液内加有 10mmol/L 的 Hepes、20% 小牛血清与庆大霉素 50mg/L，pH 约 7.2，在含 95% 氧气和 5% 二氧化碳的培养器内，37℃恒温孵育。隔日更换培养液，培养过程中定期测定培养液中胰岛素和淀粉酶含量，进行胰岛素释放试验，倒置显微镜观测胰岛生长情况。实验研究发现，经上述方法培养，1 ~2 天后腺泡细胞变性坏死，第 3 天几乎完全消失，第 5 天淀粉酶测不出。而胰管上皮增生发芽产生胰岛，胰岛细胞增殖，胰岛细胞团增大，胰岛细胞亦有散在或呈条索状排列，4 ~10 天培养液中胰岛素含量逐渐减少，并保持一定的水平。由于人胚胎胰岛 B 细胞发育不成熟，早期对葡萄糖刺激的胰岛素释放反应不明显，第 10 天胰岛素释放试验显示胰岛细胞功能良好。表明胰岛细胞的培养能促进胰岛内分泌细胞的增殖和分化，促使外分泌细胞的退化、消失，达到胰岛纯化分离与分化增殖的目的。胰岛机械分离和培养是国内广泛应用

于临床胰岛移植的移植物制备的方法。由于目前的培养基尚不能完全模拟活体胰岛生存条件，培养过程中，特别是较长时间的培养易造成胰岛细胞衰老死亡。胰岛细胞存活率在培养第20天减至70%，第40天减至45%，第100天几乎无存活的胰岛细胞。因此，胰岛细胞经10~24天培养，是进行胰岛移植的最佳时间。另外，胰岛细胞培养可明显减低胰岛的抗原性，延长移植后存活时间。

（四）移植部位及方法

移植部位的选择，最好是操作简单、安全可靠、便于接受、移植物易成活、能充分发挥胰岛功能、且易长期存活的免疫豁免部位。目前常用的移植部位是：①腹腔内移植，临床上多采用大网膜夹层或小网膜腔内胰岛植入，尤以小网膜移植较理想。②肌内移植，包括经切口移植、经注射移植、经皮肝内注射移植。③脑内移植法，耳前发际内颧弓上直切口扩长6cm，吹出直径5.5cm骨窗，瓣状切除基底向中线的硬脑膜，于颞中回前、中1/3交界处避开血管，切开皮质，钝性分离深达脑室颞角壁呈窦腔状，植入7~10个胎儿的胰腺组织。

（五）胰岛组织的保存及组织计量

完成一次移植需收集几个甚至十几个供者胚胎胰，极为困难，因而提出胰岛组织的保存问题。由于采用RPMI-1640培养基进行胰岛细胞培养，80%以上的胰岛细胞胰岛素分泌功能至少可维持10天，因此，短期内细胞培养是目前最常用的胰岛组织保存方法，但培养保存技术比较高，不易掌握。实验研究发现，应用含1% PNS的RPMI-1640培养基，2~4℃保存整体胚胎胰腺可达144小时，胰岛细胞低温（4℃）培养可延长培养保存时间。目前正在研究-196℃冷冻长期保存胰岛，建立胰岛库的方法，发现冷冻复温后再培养，有80%的胰岛细胞恢复活性，但对葡萄糖刺激反应明显下降。

供体胰岛的数量和质量与胰岛移植临床效果密切相关。正常人胰腺内约有200万个胰岛，一般损伤90%后方可发生糖尿病，故纠正糖尿病至少需要5万~10万个功能良好的胰岛。胰岛定量方法较多，表面活性染色排除试验是最常用的方法，用含0.04%曲利本蓝的等渗缓冲液，在室温下浸染胰岛细胞15分钟，再用克-林二氏碳酸氢盐缓冲液（KRB液）清洗数次，显微镜下观察计数未着色的细胞，即为活性细胞。通过计算可得知胰岛总量，另外可用卡巴棕胰岛染色法，也可通过测定锌含量或胰岛蛋白作为反映胰岛总量的指标。

（六）胰岛移植的免疫排斥

胰岛细胞对免疫排斥非常敏感，免疫排斥是导致临床胰岛移植失败的重要因素之一。为减少免疫排斥反应，人们研究了可能克服胰岛移植排斥的方法，如减少组织不相容性，减少供体组织的致免疫性，采用免疫豁免部位及免疫抑制剂等。目前广泛采用移植前处理胰岛组织，以降低其免疫原性。胰岛细胞培养，使胰岛外分泌部分萎缩，可减少移植物的免疫原性。另外，胰岛组织在高浓度氧、低温环境中培养，紫外线照射，加入特异性抗树突细胞抗体等，可减少胰岛组织中的过路血细胞，改变胰岛组织的免疫原性，对减轻免疫排斥反应、延长供体组织存活期均有一定效果。

免疫隔离技术是预防排斥反应的另一种方法，将胰岛细胞包裹在生物相容性半透膜容器内，允许胰岛素和营养物质自由通过，而阻止受者淋巴细胞及抗体对胰岛细胞的攻击，从而使供体胰岛长期存活。目前免疫隔离技术主要有弥散腔室、动静脉分流装置和微囊球。免疫隔离技术可能是防止移植被排斥的最佳方法，这种方法使异种移植成为可能，而无需使用免疫隔离抑制剂。但前者存在着管膜破裂和血管吻合口感染的问题，最近研究的热点是将微囊技术应用于胰岛移植。其原理是把有生物活性的组织或细胞包埋在一个与受体相容的微囊内，囊膜的孔径大小能阻止抗体、淋巴细胞等大分子免疫抗体进入囊内攻击植入的细胞，而营养物质及细胞分泌的活性物质如激素等则可自由透过。有人用海藻酸钠－聚赖氨酸－海藻酸钠作隔离膜制成微囊治疗糖尿病模型，结果延长了移植物的存活时间，但移植后囊周纤维化导致胰岛功能丧失，甚至导致胰岛细胞死亡。随后，许多学者对微囊材料进行改进，如琼脂糖胶等的应用，移植后效果不断提高，但此技术的临床应用仍有待于进一步深入研究解决。另外有人采用免疫抑制剂，如环孢霉素 A、类固醇激素、单克隆抗体等单独或联合治疗，取得一定的效果，但不够理想，且有较大的毒副作用。目前研制的多种新型免疫移植剂如脱氧精胍菌素（15－deoxyspergualin，15－DSG）、来氟米特（Lefhmomide，FM）、雷帕霉素（Rapamycin）等具有安全、有效、不影响移植胰岛细胞的优点，因此，新型免疫移植剂的出现将有助于提高移植的成功率。

（金美英）

第十节 糖尿病的基因治疗

糖尿病（DM）有着明显而复杂的遗传基础，多个基因参与其中，破译致病基因及相关基因的遗传密码并针对性予以治疗可能成为该疾病的最终治疗措施。近年随着转基因技术的迅速发展和众多易感基因的逐步明确，DM 基因治疗领域的研究工作已进入一个新阶段。

一、肝脏代胰岛合成胰岛素

人体是否可在胰岛失去正常分泌功能的基础上，重新修复胰岛细胞，在其他脏器重新建立代偿性胰岛素分泌场地呢？有人发现是可行的。

1. 修复　失活的胰岛细胞可在某种药物刺激下，重新修复并恢复其分泌胰岛素的功能。其分泌量足以达到降低高血糖治疗糖尿病的实际应用价值。此项研究包括了观察小白鼠 STZ 的残留胰岛细胞恢复过程。

2. 分泌　对胰腺失去分泌功能达 85% 的患者，在克糖药物诱导下，可产生出 9.51U 的胰岛素（用药 20 天后）。

（1）胰岛素是由 84 个氨基酸组成的多肽，在蛋白激酶 C 的作用脱下的 33 个氨基 C 肽与其成正比。在停止注射胰岛素的情况下，有些药物能使糖尿病患者胰岛素水平迅速上升，而与其成正比的 C 肽应该也上升，但反而迅速下降到 0.02 以下（并且血糖水平迅速恢复正常）。胰岛素的来源问题成了一个很好的说明问题的证据（因为只有外源的胰岛素才可与 C 肽不成比例）。

（2）摘除了胰腺的家犬用药诱导 4 天后，在其全血中仍查到胰岛素。

（3）根据 Scott 及 Fisber（P28）的胰腺摘除后糖尿病患者的胰岛需要反而减少的生物现象，机体内也一定存在着潜伏的分泌胰岛素的代偿系统。

（4）根据胰腺与肝脏的生化特点，共同存在着唯一的同工酶，又因为此酶主导着氧化与酵解途径，因而研究该酶将可能最终解开胰岛素代偿之谜。

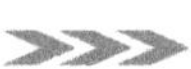

总结以上4点的实际情况，并根据STZ后的小白鼠肝脏损害情况及降糖药物对STZ后的小白鼠肝脏酶系统的修复效果已超过或等于胰岛素对肝脏的作用，可以认识代偿场地应在肝脏，肝脏很可能是通过葡萄糖激酶的链式反应修复了一般认为的葡萄糖利用渠道，达到修复机体、降低血糖、治疗高血糖的目的。

二、1型糖尿病的基因治疗

糖尿病的共同特点是维持正常血糖所需的精确的时限性的胰岛素释放缺陷。1、2型胰岛素释放缺陷的发病基础完全不同，1型涉及自身免疫介导的B细胞破坏；2型表现为胰岛素抵抗和B细胞功能障碍的多基因疾病。糖尿病基因治疗包括3个主要方面：目的（外源）基因的获得，靶细胞的选择及有效目的基因转移手段。依靶细胞的不同可分为生殖细胞基因治疗和体细胞基因治疗。生殖细胞基因治疗目前主要治疗用于转基因动物模型的研究，迄今多数采用的属体细胞基因治疗。随着基因治疗在各个领域的应用，糖尿病的基因治疗研究也已兴起，并已取得了一些可喜的成就。

（一）基因工程细胞与1型糖尿病治疗

目前1型糖尿病的基因治疗领域取得众多进展，如转入凋亡基因异种胰岛细胞以阻断免疫反应，通过各种策略将内分泌细胞系、肝细胞及成纤维细胞等经基因工程构建成能分泌成熟胰岛素的细胞，其分泌作用需受正常调控。

（1）目前试图替代人B细胞，首先利用异种胰岛或B细胞系；其次是对非胰岛素的细胞必须具有下列特性：①表达GK和Glut2。②低表达高亲和力的已糖激酶（HK）。③表达激素原转换酶PC_2、PC_3，能有效加工胰岛素原成胰岛素。④将胰岛素释放到细胞外的分泌系统。然而仅B细胞具有所有这些特性，因而已探索对某些细胞进行改造。B细胞一般不适合作为1型DM基因治疗的靶细胞，因为B细胞为自身免疫攻击的对象，1型体内细胞数已明显减少。目前一般选用成纤维细胞、肝细胞、肌原细胞、皮肤角质细胞、内皮细胞和造血干细胞等作为靶细胞，因为这些细胞易于取出培养、转染和移植。此外，选择有利于胰岛素基因表达和具有加工胰岛素原为成熟胰岛素能力的组织特异性表达细胞。

（2）细胞的基因工程构建

1）异种胰岛细胞：胎猪胰岛移植用于1型糖尿病具有较好的疗效且取材便利，然而因排斥显著疗效难以持久。Fas－L受体表达在免疫细胞表面，Fas－L与Fas受体相互作用可诱导免疫细胞凋亡，故该作用在维持免疫系统稳态及免疫耐受中发挥重要作用。Lau研究显示，同时移植经基因工程处理能表达Fas配体（Fas－L）的肌纤维细胞，可明显延长移植胰岛细胞存活期。但半数以上的小鼠仍在80天内移植物失效，部分由于肌纤维细胞停止表达Fas－L，如何使Fas－L长期表达尚需进一步研究。

2）细胞株构建：B细胞类细胞系显然是一类较符合生理的胰岛替代物，经构建的细胞株可大量获得。在转基因小鼠胰岛细胞中定向表达SV410大T（SV40 largeT）抗原可导致胰岛素瘤，已作为细胞株的来源。这引起细胞对葡萄糖刺激的胰岛素反应存在缺陷，表现为反应减弱或过强，可能与葡萄糖感应器、葡萄糖磷酸化酶（GK）和葡萄糖转运体（Glut2）的表达异常有关。同时，未免疫隔离的细胞将被免疫系统杀灭，因此这种永生型细胞移植于人体需要微包囊化。

3）神经内分泌细胞：早在1983年有人曾对神经内分泌细胞株（一种分泌ACTH的细

胞株，AtT20）做生物改造，用病毒启动子调控人胰岛素 cDNA 转录获得初步结果。在胰腺特异性启动子调控下 GK 基因可在 AtT20 表达，用表达载体转染后则表现出葡萄糖刺激的胰岛素释放。正常的葡萄糖感应不仅需要表达 Glut2，而且需要类似于正常 B 细胞的 GK/HK 活性比值。最近有学者将胰岛素原表达载体直接导入 NOD 小鼠的垂体间叶 POMC 分泌细胞，能大量分泌成熟胰岛素，而这些细胞不受针对胰岛细胞的自身免疫破坏。将一定量的构建细胞移植于 NOD 糖尿病小鼠，高血糖及糖尿病症状完全恢复，与胰岛细胞自体移植相比，显示分泌活性更高，再血管化更明显。

4）肝细胞：经基因工程构建的外源型细胞株用于 1 型糖尿病存在各种障碍，已促使许多研究着眼于内源性细胞。除胰岛细胞外肝细胞是含有葡萄糖感应器（Glut2 及 GK）唯一的体细胞，许多肝脏特异性基因受生理性葡萄糖调控，故作为 1 型糖尿病基因治疗的靶细胞尤为引人关注。然而，肝细胞不具备有葡萄糖控制胞吐作用的分泌颗粒，也无贮存分泌性蛋白的隔离区。当血糖升高时，不会出现早期胰岛素分泌。肝细胞也不具有切除 C 肽所需的激素原转化酶（PC_2 和 PC_3），故不能加工胰岛素原分子。因而，针对肝细胞作为分泌胰岛素细胞存在上述缺陷，有关研究不断深入。Valera 在磷酸烯醇式丙酮酸羧基酶（PEPCK）基因调控区控制下，得到表达人胰岛素原基因的转基因小鼠，从肝细胞分泌的胰岛素原具有生物活性，该动物呈现血糖正常且健康良好，经链脲佐菌素（STZ）处理转基因小鼠后，胰岛素 mRNA 水平较 STZ 处理的非转基因的对照鼠增加，且血中 C 肽增加，血糖水平下降达 40%。

此外，肝肿瘤细胞亦可作为胰岛素表达载体转染的候选细胞。Gros 等将融合胰岛素基因构建于哺乳细胞的表达载体，其中含有人胰岛素原基因（含有费林蛋白内切酶切点）及 PEPCK 基因的启动子片段，再转染到大鼠肝肿瘤细胞，后经 Northern 印迹、免疫组化及 HPLC 分析显示 90% 胰岛素原被加工成胰岛素。胰岛素分泌反应快速，经二丙基 cAMP + 地塞米松诱导 15 分钟，胰岛素分泌量明显增加，1 小时内增加 10 倍，表现为内源性 PEPCK 基因表达受抑及葡萄糖摄取增加。若同时将人 Glut2 基因转染肝肿瘤细胞，胰岛素分泌可受葡萄糖浓度调控。

将人胰岛素 cDNA 和葡萄糖转运子插入人肝细胞 HEPG2 后，此细胞能合成、贮存、分泌胰岛素，调节血糖。其他肝细胞瘤细胞组 huhT 也有类似作用。

5）成纤维细胞及其他细胞：Taniguchi 用人胰岛素原 cDNA 转染成纤维细胞（LtK 细胞），人胰岛素原分泌量达 91ng/（24 小时 · 10^6 细胞）。这些细胞经半透膜（5% 琼脂糖胶）微囊化，体外研究显示 2×10^6 微囊化的转染细胞能稳定产生胰岛素原 80 余天（204.4 ± 5.2ng/ml · d），若种植于 STZ 糖尿病小鼠腹腔内，血糖恢复正常达 30 天。另外，将表达胰岛素原的质粒转染成肌细胞，约 50% 胰岛素原转化为胰岛素，其分泌功能持续达 1 个月。Kuzume 用胰岛素原基因构建的腺病毒载体转染到 293 细胞，再植入胰腺全切的狗体内，与定期注射胰岛素组相比，血糖维持正常且生存期明显延长，即使口服 15g 葡萄糖后血糖仍维持正常。王执礼将修饰好的胰岛素基因直接注入实验鼠肌肉细胞内，并初步克服了稳定性差、效率低的缺陷。这一研究使糖尿病的基因治疗更简便、有效、易行。

6）K 细胞：一个由美国和加拿大科学家组成的研究小组在实验鼠体内，利用基因工程原理使被称作 K 细胞的内脏细胞产生了人体胰岛素。这一成功意味着从理论上讲，将能够利用基因疗法来解决存在于人类糖尿病背后的根本性的治疗。缺陷 K 细胞位于胃部和小肠，研究人员尝试了是否能够利用基因来赋予K细胞以生成胰岛素的功能。加拿大人阿伯塔大学的蒂莫斯J·基弗尔博士主持了这一实验，研究人员从老鼠体内取出K细胞，并注入到人类胰岛素基因中，然后再将此基因注入老鼠的胚胎中，结果发现，培育成功的转基因鼠的胃细胞和小肠细胞都会产生胰岛素。此外，甚至在其能够产生胰岛素的B细胞被破坏之后，新的K细胞仍然能够防止实验鼠患上糖尿病。基弗尔博士说，K细胞是替代糖尿病患者B细胞的极佳选择。因为K细胞早已具有存储和释放胰岛素的所需的机制，在进餐后，K细胞能够立即自然地分泌一种称为GIP的激素，因此，如果能够通过基因工程，使这些K细胞产生胰岛素，它们就能事先制造并存放在细胞内，以备作为进食后的反应迅速地释放出来。对于实验鼠的这一研究结果只是说明，用基因疗法来治疗糖尿病是可行的，还有一系列问题仍未解决，包括如何使胰岛素基因进入人类K细胞等。新的基因疗法能治疗或治愈糖尿病，研究人员称这种K细胞基因疗法有望能制成基因治疗口服药来改变胆囊中的K细胞产生胰岛素，这种新的基因疗法将能治疗甚至治愈糖尿病。

7）细胞因子：TGF1能降调许多免疫反应，故有学者将表达TGF1载体转染NOD小鼠，TGF1水平较对照组增加，迟发型超敏反应受抑制能保护具有自身免疫反应倾向的NOD小鼠免于发生胰岛炎或糖尿病，相反转入干扰素的NOD小鼠早发糖尿病。此外，血管内皮细胞生长因子（VEGF）与新生血管形成有关，观察显示在糖尿病NOD小鼠的缺血部位VEGF水平下降，以致干扰侧支循环形成，肌肉注射编码VEGF的腺病毒载体，可使NOD糖尿病小鼠的VEGF水平及新生血管形成作用恢复正常。

8）表达载体：腺病毒载体较适合体内基因转导，其特点是产生的梯度高，能有效地把基因转导入静止期细胞，遗传信息保持其独立可避免因插入性突变改变细胞基因型的危险。但可激发细胞免疫，甚至可针对导入基因，同时转入基因表达时间有限，故不适宜1型糖尿病治疗。缺陷型重组逆转录病毒载体导入细胞后具有自我更新的特性，可长期表达，但产生滴度较低，且细胞需处在增殖期，否则前病毒DNA不易整合到染色体DNA。目前正研制新一代组合载体，可克服上述不足，该载体是来自不同病毒成分及特性组合体。Woo用逆转录病毒将胰岛素素原基因导入大鼠肝脏，在病毒末端长重复序列的调控下，至少5%～15%肝细胞被转染，持续达6个月。若用STZ处理大鼠，6天后均死于酸中毒，而在转导2周后再用STZ处理转基因大鼠，部分大鼠存活长达3周，但血糖水平类似于对照鼠。提示来自于肝细胞表达的胰岛素原的活性可以防止肝糖原大量减少、脂肪蓄积及酮体产生，但其转染效率尚不能使血糖正常。

9）胰岛素原加工的改进：正常时胰岛素在B细胞分泌颗粒内加工为成熟胰岛素需要激素原转换酶PC_2、PC_3，但肝细胞不能有效地加工胰岛素原，故产生的胰岛素原的生物活性较胰岛素低。另有一种富含于肝细胞的成对碱性氨基酸蛋白酶（亦称泛转换酶或费林蛋白酶，furin），仅能识别鼠类胰岛素原的Argx－Lys－Arg序列，不能有效加工导入的人胰岛素原。为此，将furin序列引入人胰岛素原cDNA的G－C、C－A结合点，再导入肝细胞即可分泌成熟胰岛素。因而，有学者将含有furin识别序列的人胰岛素原载体转基因到小鼠肝脏，经高效液相色谱（HPLC）分析显示胰岛素原能有效地加工成胰岛素分子。

10）转化效率：首先，Page通过改进培养条件或加入肝细胞生长因子（HGF）能使80%小鼠肝细胞及40%人肝细胞被转导。其次，亦可改进载体本身，一种组合病毒颗粒含有慢病毒（lentivims，HIV_1）可将前病毒基因组整合到非分裂期细胞内，高滴度制备逆转录病毒载体，利用 VSV 包被蛋白作为病毒壳蛋白替代 Env 基因产物，可转导静止期肝细胞，极有可能成为 1 型糖尿病基因治疗的载体。

（二）动物实验方面基因治疗

据 Nature 杂志报道，对两种 1 型糖尿病啮齿类动物模型用单链胰岛素类似物进行基因治疗可控制高血糖。韩国汉城 Yonsei 大学医学院 Hyun Chul Lee 博士及其同事利用基因工程的方法培育出一种特别的重组腺相关病毒，并用这种病毒作为运载工具，在肝细胞特异性 L－丙酮酸激酶（LPK）这种葡萄糖调节促进因子的控制下转运单链胰岛素类似物（SIA）的基因转移至患有糖尿病的老鼠肝脏中。其受体是链佐星诱导的糖尿病大鼠（SD 大鼠）或自身免疫性糖尿病小鼠（NOD 小鼠）。在这种基因疗法中，一种基因被送到肝细胞监测葡萄糖水平，另一种基因引起肝细胞生成这种类似胰岛素的物质。该基因能够监测葡萄糖水平，并介入、刺激形成修改过的胰岛素，后者在执行分解葡萄糖的作用。静脉注入基因载体（rAAV－LPK－SIA）后的 SD 大鼠血糖水平逐渐降低，1 周后血糖水平恢复正常并持续 8 个月以上。其糖尿病症状得到缓解，而且注射后没有明显的毒副作用。同样，注入 rAAV－LPK－SIA 的 NOD 小鼠 7 天后血糖水平恢复正常并持续 5 个月以上。研究者在两组动物体内均未检测到 SIA 抗体，并且 SIADNA 均整合入受体染色体 DNA 内。结果显示，尽管用载体治疗后的小鼠比野生型小鼠的胰岛素水平达到高峰的时间延迟，但是 SD 鼠 SIA 表达水平与血糖浓度密切相关。用 rAAV 表达的胰岛素类似物治疗化学物诱导的糖尿病大鼠及自身免疫性糖尿病 NOD 小鼠可永久治愈 1 型糖尿病，并且未发现对肝细胞有毒副作用。胰岛素抗体与单链胰岛素类似物有交叉反应，但亲和力很低。因此，用 SIA 进行基因治疗可用于有胰岛素抗体的糖尿病。这种新疗法看来克服了以往在尝试引入合成胰岛素基因时遇到的一些关键难题：引入的基因不能长期行使其正常功能；该基因不能调节血糖水平；该基因的合成产物不能有效地转化成胰岛素。该研究的创新之处就在于并非合成出胰岛素，而是合成了某种单链结构的胰岛素类似物（即该激素的替代物），而且这种类似物可能还具有其他一些好处，例如不需要使用免疫抑制药物来避免机体的排斥反应。这种新疗法也将不再需要等待能够合成胰岛素的胰腺细胞的捐献。另外，有关专家也指出，通过形成某种对葡萄糖敏感的机制，该疗法还可以尽量减小患低血糖症血液中葡萄糖含量过低的危险。将其应用于人体的临床治疗还需要进行某些改进。在人体临床治疗中将会涉及到安全问题，因为这是通过一种病毒而把 DNA 引入到这类患者的体内，如果它停留在肝脏内那就必须特别小心。

（三）胰岛素基因表达调控

目前，将胰岛素基因导入体内，获得成熟胰岛素的表达与分泌已不困难，而如何实现胰岛素基因的表达调控成为亟待解决的关键难题。从早先的利用金属硫蛋白启动子、磷酸烯醇式丙酮酸羧激酶启动子以及糖皮质激素启动子对胰岛素基因表达进行调控，到后来利用葡萄糖－6－磷酸酶启动子或胰岛素样生长因子结合蛋白－1 启动子实现葡萄糖刺激与自限性的胰岛素分泌，研究者在该方面已进行了诸多尝试。但随着研究的逐步深入，人们发现通过启动子嵌合，机械地对胰岛素基因表达进行调控，很难使胰岛素分泌呈生理模式，故目前更倾向于对自身具有葡萄糖反应元件（GIREs）或具备葡萄糖反应性分泌特性的细胞进行改造。就此而言，有学者认为肝细胞是最理想的靶细胞，因其直接参与糖、脂代谢，拥有众多代谢相关蛋白及其基因中的 GIREs。也有学者以胰岛素瘤细胞为靶细胞，导入胰升糖素样肽－1

等调节基因，以增强其葡萄糖反应性。利用肠道 K 细胞自身所具备的葡萄糖反应性分泌特性，导入葡萄糖依赖性胰岛素释放多肽启动子嵌合的胰岛素基因，可获得近似生理条件的胰岛素分泌。此外，另有研究者通过药物摄入或原核调控元件对胰岛素分泌进行调控。Auricchio 等将胰岛素基因置于二聚物可诱导转录系统控 N－V，以二聚物药物诱导胰岛素分泌呈剂量依赖性；而 Wilson 等则应用四环素抗性系统（Tet 系统），在骨骼肌内成功获得了条件可控的异位胰岛素分泌。最近，还有研究者尝试对胰岛素分泌进行配体调节、温度调节等，均取得了不错的效果。然而，上述各系统在调节精确度、灵敏度等方面仍与正常的胰岛 B 细胞相差甚远，要获得完全符合生理条件的胰岛素替代，有待于对 B 细胞 GSIS 机制的进一步阐明。

（四）1 型糖尿病基因免疫治疗

1 型 DM 首先表现的是自身免疫性疾病，因此，除从代谢或激素调节水平干预外，另一个可能的方法就是免疫介导的基因预防和基因治疗。如将激活特异性破坏 T 细胞的自身抗原基因导入并表达，从而引导和封闭这些 T 细胞形成免疫耐受，进而阻止疾病的发展。French 等发现主要组织相容性 H 类抗原（MHC Ⅱ）为启动子的鼠 2 型胰岛素原在非肥胖糖尿病（NOD）小鼠中表达，胰腺中无多核细胞浸润，无胰腺炎发生，从而预防了这些转基因鼠的糖尿病发生。并且这种特异基因的保护作用是特异性针对胰岛病理，而不是通过系统免疫抑制。免疫抑制性神经肽、降钙素基因相关肽（CGRP）可抑制 $CD4^+$ T 细胞产生细胞因子，细胞因子已被证实参与 1 型 DM 的发生，有人利用基因工程技术获得了 B 细胞中能产生 CGRP 的 NOD 鼠。在雄性 CGRPNOD 鼠可防止 1 型 DM 发生，同时可减少雌性 CGRFNOD 鼠 63% 的死亡率。该结果是由于 CGRP 局部免疫抑制的作用而产生。

另外，有一些免疫抑制效应的细胞因子，如 IL－10，通过对 MHC Ⅱ 的下调作用而抑制单核细胞的抗原递呈能力和减少抗原特异性 T 细胞增殖；而 TGF－β 对 T 细胞生长有直接抑制作用，尤其对活化的 T 细胞。胰岛细胞移植中，胰岛细胞往往受宿主的免疫抑制排斥反应。为克服排斥反应，有学者将具有免疫抑制作用的细胞因子 IL－10、TGF－β、IL－Ira（受体拮抗蛋白，竞争抑制 IL－1 作用）基因进行基因重组，分别导入待移植的胰岛细胞，从而减少或预防宿主对外源植入的胰岛细胞的排斥反应。实验显示，这仅仅引起局部免疫抑制效应，可减少全身抑制剂的应用。该策略可能成为移植免疫抑制治疗的新的基因治疗途径。

综上所述，要取代 1 型糖尿病的注射胰岛素治疗，移植能分泌具有生物活性胰岛素的细胞将是未来的主要方向。然而，对细胞作基因工程以建立一种新型“B 细胞”较为复杂，要作为临床治疗手段，尚需进行许多改进、得到更多的临床验证，此外，用细胞因子预防 1 型糖尿病或血管并发症的临床价值尚待探索。在此崭新领域内治疗糖尿病可靠方法能否脱颖而出，取决其疗效、安全、方便及费用。

（五）基因改造细胞

以色列 Shimon Efrat 教授的研究小组将细胞胶囊和细胞工程方法结合起来，对装入“胶囊”的胰岛素制造细胞进行基因改造，能使它抵抗免疫系统蛋白质的损伤，这使得研究者对 1 型糖尿病的治疗又前进了一步。

糖尿病患者移植 B 细胞的一个问题是免疫系统的排斥反应，但是研究者利用细胞胶囊技术，即在细胞群外面覆盖一层多孔聚合体，把细胞对免疫系统隐蔽起来。细胞胶囊的小孔不允许细胞或抗体之类的大分子通过，但是允许营养物质和胰岛素之类的小分子通过。可是研究又发现细胞因子，这种免疫细胞分泌的蛋白质体积很小，足以穿过保护性的胶囊，杀死其中的细胞。现在，Efrat 等通过在细胞中插入一组基因，能防止细胞因子损伤导致的最终结局：程序性细胞死亡（细胞凋亡）。他们已经应用腺病毒的一组基因制造出多种蛋白质对抗细胞凋亡，从病毒的基因组中取出基因，插入哺乳类动物的细胞中来保护这些细胞。Efrat 称他的实验是在小鼠身上做的，但他相信最终能在人类胰腺细胞上获得成功。

（六）口服基因药丸

美国一家私营生物技术公司 - Genteric 公司的科研人员及科学家在研究的过程中，曾将人胰岛素编码基因直接导人小鼠的胰腺内，结果发现，在富含各种消化酶的胰腺里，该基因无法正常表达。于是，科学家们便开始着手研究通过消化道来直接进行转基因治疗。他们发明的口服基因药丸的显著优点在于，能够通过患者的消化道将人胰岛素基因直接导入体内，而无需使用病毒载体。患者吞服该药丸后，药丸中的纠正基因会被人体肠道的黏膜上皮细胞吸收，然后在其中合成胰岛素，并分泌入血，发挥治疗作用。由于人体肠道上皮细胞的新陈代谢十分频繁，所以其中的纠正基因便会随着衰老细胞的脱落而不断被排出体外，从而为给药者对该药丸进行剂量控制带来了极大的方便，提高了治疗的安全性和有效性。在先前进行的动物试验中，患有糖尿病的小鼠吞食了该药丸后，其血糖水平很快恢复了正常。

传统的转基因治疗一般是通过对患者进行静脉或肌肉注射来导入纠正基因。这些方法普遍存在着纠正基因定位困难、无法控制有效治疗剂量以及患者毒副反应较多等缺点。而通过患者消化道直接给药的基因药丸则很好地解决了这些问题。

三、2 型及其他型糖尿病的基因治疗

前已述及，1 型 DM 基因治疗的最大问题是建立和鉴定足量忠实模拟正常 B 细胞功能的胰岛素分泌细胞系。2 型 DM 的问题就复杂得多，它是涉及不同程度胰岛素抵抗和 B 细胞功能障碍的多基因疾病，而且胰岛素抵抗及 B 细胞功能障碍的病因不清。近年来，许多学者对 2 型 DM 的基因诊断做了大量工作，已发现 2 型 DM 患者有许多基因的突变或多态性变化，并且在深入探讨这些基因突变与 2 型 DM 病变的异常复杂的相互关系。要确立某一基因变异与 2 型 DM 的关系，必须：①再将这种变异基因利用分子生物学工程技术导入生殖细胞，建立基因缺陷的 2 型 DM 实验动物模型；②通过基因校正方法使正常基因替代变异基因，恢复细胞正常功能而达到基因治疗的目的。

胰岛素抵抗的基因治疗：2 型 DM 的血糖升高主要由于肝脏和外周组织利用葡萄糖减少，而肝细胞合成葡萄糖增加，因此，与糖代谢有关酶的基因均被考虑为胰岛素抵抗之列。肝脏葡萄糖激酶（GCK）使葡萄糖磷酸化是葡萄糖代谢中的起始步骤。然而，在糖尿病动物中，GCK 表达非常低，可能与 GCK 基因某一位点多态性有关。有人获得了表达磷酸烯醇式丙酮酸羧激酶（PEPCK）/葡萄糖激酶（GCK）融合基因的转基因小鼠，以研究 2 型 DM 鼠肝中葡萄糖激酶的表达是否可防止糖尿病的代谢改变。结果正如预计的一样，转基因鼠用 streptozotocin 处理后，肝中 GCK mRNA 表达和 GCK 酶活性两者均呈高水平状态，这与肝细胞内葡萄糖 - 6 - 磷酸和糖原增加有关。此外，转基因肝中丙酮酸激酶（PK）活性和乳酸产生也明显增加。进一步观察到转基因鼠肝中涉及糖原合成和生酮作用的基因表达正常化，而

原代培养的肝细胞中葡萄糖和酮体的产生亦正常化。因此，当阻断表达 GCK 的糖尿病鼠肝中的糖原合成和生酮作用时，可诱导糖酵解，即使缺乏胰岛素，这些转基因鼠的血糖、酮体、甘油三酯及游离脂肪酸也可达正常，而非转基因鼠（对照组鼠）用 Strepozotocin 处理时，则无上述改变。此外，共同表达 PEPCK 和人的胰岛素基因融合基因的转基因鼠也可使 2 型 DM 鼠血糖恢复正常，血清胰岛素水平受生理调控，而胰岛素主要在肝细胞表达。结果提示，糖尿病时，使肝细胞和外周组织细胞中与糖原合成有关基因的表达是恢复正常血糖的有效新途径，胰腺外组织胰岛素的表达治疗 1 型 DM 也是可行的。TGF－β 在糖尿病肾病中发挥重要作用，用 HVJ 脂质体为载体，将 TGF－αⅡ/Fc 嵌合体转染入 STZ 诱导的糖尿病鼠骨骼肌，转染 14 天后，肾小球 TGF－βRNA 表达及肾小球肥大均明显下降。

Leptin 蛋白在 ob/ob 纯合子中呈遗传性缺陷，这种鼠表现出肥胖和轻度 2 型 DM 表型，因此，通过 Leptin 基因治疗纠正肥胖表型，将可能导致糖尿病表型自发性纠正。因此，Muzzin 等将 ob/ob 纯合子鼠用重组鼠 Leptin cDNA 腺病毒处理后，发现鼠的食物摄取和体重呈戏剧性减少，血清中胰岛素水平及糖耐量恢复正常。当血清中 Leptin 水平逐步下降时，鼠的食物摄取及体重又逐渐增加。提示肥胖与高胰岛素血症和胰岛素抵抗的逐渐恢复共同相关。这些结果不仅显示成年 ob/ob 鼠肥胖和 2 型 DM 表型可被 Leptin 基因治疗同时纠正，而且还提示对肥胖患者 2 型 DM 的长期防治过程中，控制体重是非常重要的。

比利时科学家新发现一种与 2 型糖尿病有关的基因，科学家在试验后认为，这一名叫 SHIP2 的基因在胰岛素调节血糖水平的过程中可能抑制胰岛素分泌，降低机体对胰岛素的易患性。该基因不起作用时，胰岛素分泌就会失控，导致血糖水平急剧降低。研究人员指出，适当控制 SHIP2 基因的作用，有可能成为治疗 2 型糖尿病的新方法，并帮助医生在患者出现失明、肾功能衰竭等严重症状之前诊断出 2 型糖尿病。它可能提供了及早诊断 2 型糖尿病的新方法。

（杨　雪）

第十八章　糖尿病足

第一节　糖尿病足病流行病学与经济负担

糖尿病足定义是与局部神经异常和下肢远端外周血管病变相关的足部感染、溃疡和（或）深层组织破坏。糖尿病是许多国家截肢首位原因，美国每年实施6万多例非创伤性手术中50%为糖尿病患者。最近的调查显示，我国三甲医院非创伤性截肢患者中约有1/3为糖尿病所致。在发展中国家，足溃疡和截肢很常见，发现比较晚，常合并广泛的感染。我国糖尿病足病患者中合并感染率高达70%。

糖尿病足溃疡造成的经济负担严重。据估计，2001年在美国，足溃疡和截肢花费了109亿美元。采用相类似的方法，英国估计糖尿病足病并发症的年花费是2亿5 200万英镑。需要注意的是，流行病学比较费用数据，不仅要注意方法学的问题，还需要了解这种费用是否包括直接费用还是间接费用。然而，很少有人估算糖尿病足病和（或）截肢患者长期随访的费用。

来自美国最新的数据说明，2007年，美国花费在足溃疡的费用是189亿美元，花在下肢截肢上是117亿美元，估计2007年糖尿病足病的总的医疗费用是306亿美元。我国糖尿病患者的平均住院费用为2.4万元，平均截肢费用为3.4万元。造成糖尿病截肢的最主要原因是足溃疡，75%～80%的足溃疡是可以预防的，降低糖尿病截肢率的最关键一环是预防和及早科学治疗糖尿病足溃疡。预防糖尿病足溃疡和预防截肢有很高的费－效比。

国际糖尿病联盟高度关注糖尿病足病，2005年在全球范围内提出“Put Feet First”的口号，强调在全球范围内，截肢是一个常见的问题。该年的国际著名杂志Lancet杂志出了糖尿病足的专刊，指出在世界范围内，每30秒钟就有1例因为糖尿病而失去肢体的患者。在糖尿病足病和截肢方面，以下的信息十分重要。①糖尿病患者发生足溃疡很常见。约有25%的糖尿病患者会在其一生的某个时候发生足溃疡。②超过85%的下肢截肢是由足溃疡引发的，糖尿病是西方国家内非创伤性截肢的最重要的原因。③预防是防止糖尿病足病变和降低截肢率最重要的一步。高达85%的糖尿病截肢是可以预防的。④只有当包括患者及其家属在内的所有的有关方面人员都认识到这点，截肢率方可下降。糖尿病神经病变患者失去痛觉就容易发生足溃疡，这些患者常常在足溃疡合并严重的感染时仍在继续行走。⑤预防足溃疡的战略是具有很好的疗效花费比值，可以节省医疗费用，重点是针对那些已经合并有危险因素将要发生足病的患者实施教育与管理。⑥糖尿病是西方国家夏科神经关节病最常见的原因，在我国糖尿病合并夏科关节病也并非十分罕见。

（李明霞）

第二节　糖尿病足病病因学

了解足溃疡发生发展的危险因素，非常重要。足溃疡的发生是许多导致损伤因素共同作用的结果。其发生前存在许多预示溃疡发生的征兆或危险因素。糖尿病合并足溃疡并不是必然的结果，足溃疡无例外地发生于下肢特殊病因与环境危险因素作用情况下。糖尿病足的破坏传统地被认为是周围血管病变、周围神经病变和一些创伤共同作用的结果。在此基础上，还有一些其他的因素。

一、周围血管病变

周围血管病变主要指下肢动脉闭塞性病变（PAD）。糖尿病合并的 PAD 最常累及的是远端血管，患者的年龄相对要年轻一些。PAD 是糖尿病足溃疡形成的主要因素，是截肢的主要原因。在足溃疡形成过程中，PAD 很少是独立地引起溃疡，常常是联合轻度的创伤，最终导致溃疡。轻度的创伤和随之而来的感染更增加了超出了周围循环能力的血供需要，缺血性溃疡和截肢风险随之而至。近些年，神经缺血性溃疡和 PAD 存在于同一患者，联合着创伤因素，这些已经越来越常见于足病临床。

二、糖尿病神经病

糖尿病神经病是最为常见的糖尿病慢性并发症，影响着神经系统的各个部分，具有广泛的不同的临床表现。最常见的神经病变是慢性感觉运动性远端对称性多支神经病和自主神经病。感觉运动神经病和周围自主神经病联合，成为足溃疡发生的重要病因。

1. 感觉运动神经病　这种神经病变非常常见，大约有高达 50% 的老年 2 型糖尿病患者合并此症，临床检查中有感觉缺失或明显减退的证据，这些患者处于无感觉的足损伤的高度危险之中，患者常常有袜套样的感觉缺失和小肌肉的萎缩。一些患者可有典型的神经病症状例如烧灼感、针刺感、麻木和夜间加重。另一些患者有感觉缺失，无任何症状。还有一些患者可以有“疼痛 - 无痛的”的足、一种自然的继发于神经病症状的不舒适，但是，在检查时，这些患者同时有小、大神经纤维的感觉缺失，这些患者更容易发生无痛的糖尿病足病。

神经病变的患者临床表现各异，一部分患者表现为剧痛，另外一些患者则表现为无痛。两种患者都有明显的感觉缺失。最具有临床挑战性的是那些感觉缺失且无症状的患者，因为无不适而不意识到他们处于发生足病的高度危险之中，这些患者很难做到定期的足病筛查。重要的信息是，神经病变的症状与感觉缺失相关很差，症状的缺乏绝不意味着不发生足病。因此，评估足病风险应该总是包括让患者脱鞋脱袜进行仔细的检查，而与有否神经病变病史无关。

对于感觉缺失的患者，医患双方都应该认识到，双足失去感觉就意味着丧失了警报信号 - 痛觉，失去痛觉就是失去了足保护的功能。对于那些没有得到过专业培训的人而言，关注失去感觉的足是个挑战。有时很难理解，一位患者会购买过小的鞋子，以至于穿鞋后出现由于鞋子不适当引起的足溃疡。实际上，解释很简单，这就是感觉减退，非常紧的鞋子压迫神经末端。英国的前辈教授 Brand 曾经作为外科医生和传教士在南印度工作，他将疼痛描述为是上帝赐予人类的礼物。他给他的学生强调，任何有足底溃疡走进诊所时没有跛行的患者肯定合并有神经病变。

2. 周围交感自主神经病　下肢交感自主神经病导致出汗减少、引起皮肤干燥以致更容易开裂；动静脉短路以致局部血流增加引起局部皮温升高（如果没有大血管堵塞的话）。

三、其他危险因素

其他危险因素中，足溃疡既往史很重要。许多研究发现，足溃疡患者中约50%以上为复发的足溃疡。足病危险因素有：周围神经病包括感觉和自主神经病、周围血管病、既往足溃疡病史、慢性并发症（如终末期肾衰、视力缺失等）、足底胼胝、足畸形、水肿、体力劳动者、经济条件差和文化水平低等。

有其他糖尿病晚期并发症的患者，特别是肾病，足溃疡的危险性明显增加。最大风险性的患者是那些因为终末期肾病开始做透析的患者。必须牢记，那些接受肾脏移植或近期内肾脏－胰腺联合移植的患者通常处于发生足溃疡的高度危险中，即使胰腺移植后血糖已经处于正常，他们发生足病危险性并不下降。

1. 足底胼胝　胼胝的形成是由于干燥的、不敏感和反复地在局部皮肤承受压力的结果。其作用如同异体压力作用于局部，容易引起溃疡。没有感觉或感觉减退的足底有胼胝，这就提醒医生该患者有发生足溃疡的风险，应该有足医或者受过专业训练的人员除去胼胝。

2. 增高的足压　许多研究已经证实，异常的压力在足溃疡形成过程中起着病因学的作用。

3. 足畸形　运动神经病、手关节病变和步态异常被认为是神经病足高危因素，患者往往合并有鹰爪样足趾、跖骨头突起、高足弓和小肌肉萎缩。

4. 社会因素和性别　男性较女性发生足溃疡的风险性增加1.6倍。来自欧洲的数据说明，足溃疡更好发于欧洲人，例如美国西北糖尿病足研究显示，年龄调整的糖尿病足溃疡患病率在欧洲人、南亚人和非洲人群中分别为5.5%、1.8%和2.7%。有关这些种族差别的理由还需要进一步研究。相比较而言，南部美国的足溃疡更多见于拉丁裔和土著美国人（相比较于祖先来自欧洲的美国人）。然而，最近的数据证实，拉丁裔的这种风险性增加，但他们的足底压力实际是下降的。总体上，糖尿病足溃疡好发于社会地位低、文化程度差、经济条件差和医疗卫生保健能力差的患者，尤其是老年患者。

（李明霞）

第三节　足溃疡形成的过程

通常是两个以上的危险因素组合最终引起糖尿病足溃疡。Pecoraro 等和以后的 Reiber 等已经采用 Rothman 模式应用于糖尿病的截肢和溃疡形成。这种模式是来自于一种概念，单一的因素（如神经病）不足以导致足溃疡。但是，当这种因素联合其他因素时就容易引起溃疡。应用这种模式，许多病因学的因素被识别。最常见的是病因学上的三联症，这见于约2/3 的病例，即神经病、畸形和创伤。水肿和缺血也是常见的病因。其他的简单的两种因素的组合是失去感觉和机械创伤如钉子刺伤、鞋子太小不合适或神经病和烫伤。神经病和化学伤也可以引起溃疡，临床上可以见到有的糖尿病患者因为足部有水疱，处理不当而使溃疡发生发展，乃至最后截肢。这种模式可应用于神经缺血性溃疡，这种溃疡发病过程中往往三种因素即缺血、创伤和神经病。

（俞　兰）

第四节　足溃疡的诊断和治疗

一、足溃疡的分类

对于尽早识别和预防足溃疡高危患者的教育已经日益受到重视，但足溃疡仍然是糖尿病处治中的重要问题，可以是 2 型糖尿病的表现特点之一。处理的原则取决于仔细评估危险因素、是否存在感染、神经病变和（或）缺血的程度。在讨论特殊类型足溃疡处理之前，重要的是认识如何进行足溃疡分类。已经提出多种足溃疡分类系统，但这里仅仅介绍几种。

最广泛使用的足溃疡分类系统是 Meggitt—Wagner 分级。尽管该系统被广泛使用，但该系统缺乏特异性，没有涉及神经病变、血管病变或溃疡的感染状态。

UT 系统要比 Meggitt - Wagner 系统在判断预后方面更为准确，该分类系统既包括了反映足溃疡深度的解剖学变化，也反映了足溃疡的致病因素即神经病、血管病和感染的严重程度，因此更科学。两个更新的分类系统 S（AD）SAD［size，（area，depth），sepsis，arteriopathy and denervation］和 PEDIS（perfusion，extent，depth，infection，sensation）系统似乎要较早些的分类系统更有好处，但尚没得到广泛应用。

二、糖尿病足创面愈合

创面愈合是组织对于创伤的反应，通过炎症、趋化、细胞增殖、细胞外基质沉积，最后使创面重塑和瘢痕形成。糖尿病可以从许多方面影响足创面愈合，包括周围血供受损、白细胞功能改变、细胞因子和朊酶类以及慢性高血糖本身。因此，糖尿病患者的足溃疡由于细胞和分子学的异常，愈合很困难。与正常的急性创伤比较，慢性足溃疡常常停顿在慢性炎症期，肉芽组织生成困难。关键问题是糖尿病引起创面的基础损害。那么什么是分子/细胞损伤和这些是否在糖尿病足慢性创面有特异。许多研究已经报告在糖尿病足溃疡中细胞因子和组织生长因子的异常。最近，已经提出蛋白激酶是重要的预测创面愈合可能的指标，高水平的 MMP - 1 似乎是为创面愈合所必需。

另外一个引起糖尿病创面的因素是创面的反复受压。减压对于创面的愈合至关重要。只要用全接触石膏支具（TCC）减压，神经性足底溃疡能够愈合很好。TCC 处理的原则是将足压减轻，但这种支具难以脱下，强迫患者坚持治疗。许多随机对照试验已经比较了 TCC 与其他可移动的足底减压装置，愈合最为迅速的还是 TCC 治疗。可移动的支具步行器可以使足底压力重新分布，其作用类似于 TCC，然而，问题依然是 TCC 总是被证明是最好的促进创面愈合的方法。最可能的解释还是 TCC 增加了患者对治疗的坚持。后来的随机对照试验证明，修改后的不可移动的 RCW 可以得到 TCC 一样的治疗效果。

Piaggesi 等报告了适当减压对神经病足溃疡组织学的影响。这些作者证实，适当减压可以使得创面更像急性创面，具有修剪过的样式，有血管生成和成纤维细胞增殖和有肉芽组织。比较而言，来自以往没有减压过的创面的活检标本证实有高度角化的组织、纤维化和慢性炎症。这些观察无疑提示适当减压伴有神经性足溃疡的组织学改变，包括炎症及其反应成分减轻，促使创面愈合。

情感痛苦（如忧郁和焦虑）对于创面愈合有直接的和间接的影响。直接的作用包括改变儿茶酚胺和皮质醇分泌，加之细胞因子类失衡，这些直接影响创面愈合。间接的是，有忧郁的患者更不容易坚持治疗，例如在行走的任何时候都穿 RCW。临床医生以往忽略了这些，如果任何一个足底溃疡的患者接受穿 RCW 治疗但没有愈合的征象，这时要考虑穿不可移动的 RCW 的顺从性问题。

从上述讨论中，可以得出结论，减压是处治神经性足溃疡的必需的一环。这将包括 UT1A 和 2A 溃疡。石膏支具可用于神经性足溃疡合并足部感染者。有证据支持，使用减压器具处理神经缺血性溃疡，但是，这仅仅用于没有临床感染的情况下。

对于那些接受不可移动的支具助行器的患者，每周 1 次除去支具助行器以评估创面、清创和清洁。通常在穿支具 6 ~ 12 周后，创面可以愈合。强烈建议，在足底溃疡愈合后，支具再继续穿 4 周并逐渐过渡到适当的鞋袜，这种鞋袜需要额外的深度或在严重畸形的患者，需要定制。

包扎：包扎和绑带有时会给医务人员一种错觉，相信这些措施能够治愈溃疡。影响足溃疡愈合的三个最重要的因素是免除受压、免除感染和良好的血液循环。包扎的目的是防止创面进一步受伤、降低感染的风险性和准备良好的创面愈合环境，在多数情况下这是一种湿性的环境。支持选择任何敷料有特效的依据都非常不够，很少有这方面的试验，即使有，也都是小样本的、不适当的比较和很差的实验设计。几乎没有什么证据能够说明任何特别的敷料明显地影响着创面的愈合。这点已经在国际糖尿病足工作组有关创面愈合的指南中被强调。

三、感染的处理

处理感染的第一步是了解是否确实存在感染。必须记住，所有的足溃疡都应该被取样做细菌培养。这点已经被国际糖尿病足工作组接受，但是，感染的诊断和处理仍然是依靠临床。因此，有临床感染征象如脓性渗出、红肿、局部温度升高和水肿，则说明需要适当的治疗。

1. 临床上非感染的溃疡　溃疡没有合并感染，如神经性溃疡（UT 分级 1A、2A），不需要用抗生素。Chantelaud 等已经指出，随机临床试验说明，只要处理创面得当，全身用不用抗生素没有差别。在处理神经性溃疡方面，清创、去除胼胝和减压是必需的。如果有感染的征象，就需要用抗生素。对于缺血性溃疡，患者往往没有明显的感染征象，这部分患者中大多数需要抗生素治疗，因为糖尿病足患者的缺血与感染并存很常见，最终可以导致截肢。

2. 临床感染的溃疡　在国外，非威胁肢体的足溃疡感染一般在门诊治疗、根据药敏结果口服广谱抗生素。但在国内大多数医院，足溃疡合并感染往往住院治疗，这一方面是为了更好地控制好糖尿病及纠正其他因素如低蛋白血症、贫血、血脂异常等，另一方面是为了方便清创和减压处理。继2011年国际糖尿病足工作组发表有关创面愈合、周围血管病等指南后，Lipsky等起草的有关糖尿病足溃疡感染的国际指南已经发表并翻译成中文和得到解读。这些新近指南的一个重要内容是定义糖尿病足感染的分类和严重程度。一般而言，轻度的感染是表浅和局限的；中度的感染是累及较深部组织；严重感染往往伴有全身感染征象和代谢紊乱。任何有临床感染证据的溃疡都应该被取样送做细菌培养和药敏。虽然常用表面拭纸取样的方法，但深部组织取样做细菌培养为首选以明确诊断。大多数足溃疡感染是多种细菌，常常混合有厌氧菌和需氧菌。遗憾的是，有关糖尿病足溃疡感染的文献复习说明，只有很少的合适的经过设计的随机对照研究。因此，很难说明哪种抗生素更适合哪个感染。然而，只要怀疑有骨髓炎（足趾有香肠样的特征或者探针能探及骨组织），都应该接受X线检查，甚至进一步的检查。临床上有感染的但不威胁肢体的没有骨髓炎的感染应该根据组织培养的药敏选抗生素。如果已经知道药敏结果，那就可以选用窄谱的抗生素。一旦确诊临床有感染时，在等待细菌培养时应该尽快开始适当的广谱抗生素治疗，包括克林霉素或阿莫西林一克拉维酸联合治疗。

3. 威胁肢体的感染　威胁肢体的感染通常有全身症状和体征，需要住院治疗和静脉用抗生素。应该做深部组织取样和血液培养，采用非创伤性方法评估周围血供，常需要静脉胰岛素滴注控制高血糖。部分病例需要尽早外科清创，最初用的抗生素应该是广谱的直到获得细菌培养结果。最早的抗生素应用包括：克林霉素、环丙沙星或氟氯西林、氨苄西林和甲硝唑。一个重要的问题是分离出的细菌是否是真正的感染细菌。PCR方法在识别致病菌方面更有效。法国的研究说明，使用这种新技术能够迅速区分定居菌还是致感染的细菌。

抗生素抵抗的细菌例如耐甲氧西林青霉素的金黄色葡萄球菌是糖尿病足临床的一个问题。在多数病例，MRSA是伴随长时期广谱抗生素治疗而来的定居菌。如果MRSA成为致病菌，一些新的药物是有效的，如利奈唑胺是有效抗这类细菌的药物，可以口服也可以静脉用。在清除糖尿病足创面合并感染的MRSA方面，蛆治疗也是有效的。

4. 骨髓炎　骨髓炎的诊断是有争议的话题。一些诊断试验已经被推荐。在这些试验之中，“探针探及骨组织”有相对高的预测价值，而X线片在骨髓炎的早期诊断中是不敏感的。然而，在大多数病例，最终的诊断还是由足的X线片决定。溃疡面积超过2cm×2cm、探针能探及骨组织、血沉快和X线检查异常在诊断糖尿病足合并骨髓炎方面是最有帮助的，而MR阴性则有可能排除骨髓炎。有关这方面的最近的文献复习说明，临床和实验室结合能明显地改善糖尿病足骨髓炎诊断的正确性。溃疡深并有血清炎性标志似乎是特别敏感的。与传统的教科书不一样，一些局部的骨髓炎可能需要长时间（10~12周）抗生素治疗，然而，在适当抗生素治疗后去除局部的骨组织仍然是最常用的方法。那些骨髓炎局限在一根骨且没有关节累及和没有周围血管病变的骨髓炎对于抗生素治疗反应良好。必须强调指出的是，有关骨髓炎治疗选择的随机有对照的试验非常有限，急需进一步研究。

四、辅助治疗

近20年来，一些新的方法可以促使糖尿病足溃疡的愈合。以下仅讨论一部分，更多的已经由国际糖尿病足工作组的有关糖尿病足的文献复习所讨论。

1. 生长因子　许多生长因子和其他类似物质被用于修复创面床或其周围组织的生物化

学异常。但这些并没有被普遍接受用于日程医疗工作中，正如在共识中的地位一样。另外一个例子是血小板衍生生长因子，该因子已经在一些国家应用于临床，我国华西医院糖尿病足病中心在这方面已经取得很好的经验。有一些随机的临床研究支持该因子的使用，但由于其价格昂贵和大多数神经性溃疡在减压后即可愈合，因此 PDGF 使用范围很局限。PDGF 和其他一些局部用的因子如表皮生长因子等都缺乏随机对照的较大样本的研究来支持其常规用于日常的医疗工作中。

2. 高压氧　高压氧（HBO）应用于难愈性足溃疡的愈合已经多年，尤其是在美国。但许多这方面的研究设计很差或无对照，影响到这种治疗的推广应用。但有一些小样本的设计很好的随机对照研究评估了 HBO 在缺血性糖尿病足溃疡的疗效。国际糖尿病足工作组的文献系统复习认为，HBO 是可以接受的，因为有一些支持该疗法的证据。显然，仍然需要大样本对照的研究，不仅仅证实其疗效，而且还需要明了什么创面能从这类昂贵的治疗中获得最大效益。

3. 创面负压治疗　近年来，利用辅助的真空闭合负压的创面负压治疗已经较为普遍地应用于治疗复杂的糖尿病足溃疡。以往的研究已经发现，该疗法能改善创面的血供，减轻局部水肿，除去过多的液体和炎症前的渗出液。已经有对照的临床研究支持糖尿病足术后局部用该疗法。这种治疗能够促进肉芽组织生长，但其花费限定其应用与复杂的糖尿病足创面和对常规治疗无效的创面。

4. 生物工程皮肤替代品　有一些证据支持在非感染的神经性足溃疡使用生物工程皮肤替代品，但价格问题限定了其使用。但系统文献复习认为仍需要更多的文献来进一步评估其使用，在现阶段临床上并不推荐。

（俞　兰）

第五节　糖尿病足神经病变

一、临床表现和诊断

（一）临床表现

糖尿病足部病变主要表现为足部溃疡和坏疽，前者多见于较年轻的患者，周围神经病变为其主要发病基础，后者主要见于老年患者，周围血管病变为其重要病因。然而 Lawrence 认为，由于动脉粥样硬化病变而发生的足部坏疽也可见于同年龄组非糖尿病的老年人，因此他主张将那些主要由于糖尿病周围神经病变而致的足部神经性溃疡（neuropathic ulcers）称为糖尿病足（diabetic food. DF）可能更为合适。

神经病变是糖尿病慢性并发症中发病率最高的。临床上最常见的糖尿病神经病变，按其受损部位，可分为周围神经病变、自主神经病变、中枢神经病变。约 2/3 的糖尿病病人有周围神经和自主神经受累。周围神经病变主要表现为末梢神经炎，患者感到肢体麻木、疼痛或感觉异常。随着病情的发展，其触觉、痛觉、温度觉逐渐消失，常累及肢体的远端呈“手套、袜子型”，夜间症状严重。运动神经受累使局部肌肉的屈伸失去平衡，出现“爪状趾”或“高弓足”。畸形足使凸出的跖骨头在走路时承受巨大的压力，由于痛觉消失及过重负荷

和摩擦，在凸出的跖骨掌侧皮肤过度角化增厚形成大的胼胝，很容易发生皮下出血和水泡，继而形成溃疡。神经病变在糖尿病足部病变的早期起着主要作用，也是糖尿病足部溃疡形成最重要的危险因素。据报道，在美国约60%的糖尿病足部溃疡为神经性溃疡。

（二）诊断研究

糖尿病神经病变足突出表现为无知觉足、畸形足和高足压。评价足部感觉最简便的方法是用针刺法，但不能进行定量分析。目前普遍采用一种10g压力的尼龙单丝探针（monofila - ment）检查足部压力感觉阈值（pressure perception threshold，PPT），通常检测：趾（跖面和背面）、趾骨头和足跟部，这种方法已应用30余年。有神经病变但无足溃疡者，PPT为5.07，有神经病变并有足部溃疡者为6.1，这一水平已接近无知觉足。一般认为PPT等于5.07时为感觉保护阈值，不能感觉到这一水平者有发生足部溃疡的危险。振动觉一般用128Hz振动音叉检测：趾和踝部，其缺点也是不能定量。采用生物振动阈检测仪（biothesi-ometer）可以定量检测足部振动感觉阈值（vibration perceptionthreshold，VPT），VPT≥25V提示有振动觉受损，患者有发生足部溃疡的危险。采用光学足压测量仪可对足底压力进行定量分析，一般认为峰值压力≥6kg/cm^{2}即有发生溃疡的危险。PPT、VPT和足压分析是目前预测足部溃疡危险性最常用、最有意义的方法。PPT检查有较高的敏感性（90%以上），但特异性较低（小于40%）。VPT的敏感性约为85%，特异性约为55%。足压分析敏感性较低（不足60%），但特异性较高，可达70%。对5.07/10g PPT无知觉、VPT≥25V和高足压均为发生足部溃疡的独立危险因素。自主神经病变使足温升高，足底高压力区温度特别升高，并与发生溃疡的危险性显著相关。采用液晶接触温度记录仪（liquid - crystal contact thermography）检测足底温度也可以预测神经病变足发生溃疡的危险性。一般检测足底多个不同的部位，计算平均足底温度（mean plantar foot temperature，MFT）。Benbow等报道，20~22℃室温下，正常MFT为25.7℃±2.1℃，神经病变但无糖尿病足溃疡者为28.2℃±2.9℃，发生足溃疡者为30.5℃±2.6℃，伴糖尿病足溃疡者为25.6℃±1.9℃。因此，神经病变足MFT正常或降低也提示伴有糖尿病足溃疡。评估足部发生溃疡的危险性并找出危险人群、加强足部护理是预防发生足部溃疡的关键。

美国足踝矫形外科学会将糖尿病足溃疡的危险人群分为低危、中危和高危三组：低危人群有保护性感觉，无足部畸形和糖尿病足溃疡；中危人群保护性感觉丧失，但尚无足部畸形或糖尿病足溃疡；保护性感觉丧失并有足部畸形和（或）糖尿病足溃疡则为高危人群。国际糖尿病足工作组将糖尿病足溃疡的危险性分为4级：0级：无神经病变；1级：有神经病变，但无足部畸形或糖尿病足溃疡；2级：有神经病变，并有足部畸形或糖尿病足溃疡；3级：既往有足部溃疡或下肢截肢史。根据这一分级系统对213例糖尿病患者随访3年后发现，发生足部溃疡者0级为5.1%，1级为14.3%，2级为18.8%，3级为55.8%，所有的下肢截肢者均发生于2级和3级，分别为3.1%和20.9%。因此，这分级系统对预测发生足部溃疡和下肢截肢的危险性具有重要意义。

二、治疗及多学科处理

（一）治疗原则

糖尿病足神经病变治疗的关键是通过特殊的能够动态调整和改变压力的矫形鞋子或足的

矫形器来改变患者足的局部压力。

根据糖尿病足神经病变溃疡的深度、面积大小、渗出多少以及是否合并感染来决定糖尿病足神经病变溃疡的换药次数和局部用药。采用一些生物制剂或生长因子类药物治疗难以治愈的足溃疡，适当的治疗可以使90%的糖尿病足神经病变溃疡愈合。

糖尿病足神经病变溃疡愈合后，患者仍处于再发生溃疡的危险中，应加强教育，教会患者如何保护足，学会选择适合自己的鞋袜，定期看足医等。

（二）治疗与护理

1. 腓肠神经皮瓣移植修复糖尿病足神经病变溃疡

病例

某男，50岁。患糖尿病3年，因锈钉扎伤感染导致左跟部有4cm×5cm大的皮肤溃疡，跟骨外露半年。

WBC $12\times10^9/L$，中性90%。X线检查示左跟骨并皮质破坏。用胰岛素结合口服降糖药控制血糖，根据创面分泌物细菌培养选用有效抗生素。应用肤疾骨宁2号（片剂）及肤疾骨宁膏（散剂），药物组成：党参20g，黄芪30g，白术15g，皂角刺9g，当归15g，赤芍15g，穿山甲6g，桃仁15g，红花15g，川芎15g，蒲公英20g，金银花15g，连翘15g，白花蛇舌草15g，牡丹皮15g等。给予肤疾骨宁片口服，3~4g/次，2次/天。使用改善微循环及扩血管药物，合理饮食，适当运动。创面常规清创，用肤疾骨宁膏均匀涂敷于创面，无菌纱布覆盖。半月后，创面分泌物减少。手术采用硬膜外麻醉，大腿中上段扎止血带。切除溃疡、周围不良组织及过度角化皮缘至相对正常处，将溃疡底部溃烂足筋膜及坏死区域骨膜清除。以腘窝中点至外踝的连线作为皮瓣的中轴线，血管蒂的旋转轴心不低于外踝上5cm处，形成远位带蒂皮瓣。切开皮瓣远端及两侧皮肤，至深筋膜层，切断腓肠神经及营养血管近端，分离显露腓肠神经及小隐静脉将其包含在皮瓣内，蒂部保留2~3cm宽深筋膜组织分离至外踝上5cm。切取腓肠神经逆行岛状皮瓣，皮瓣较溃疡面大约2cm。松止血带，确认皮瓣血运良好，切开皮肤，将皮瓣转移到受区，与溃疡周缘间断缝合，皮瓣下置引流条。供区中厚皮片植皮打包，踝部石膏托固定。术后1个月创面愈合。李炳辉等认为，大多病例糖尿病足神经病变患者经内服外敷中药治疗后，条件好者可行腓肠神经逆行岛状皮瓣修复，对高位截肢应持慎重态度。

2. 参附注射液治疗糖尿病足前期疗效观察　李朝敏等观察参附注射液对糖尿病足前期的临床疗效。方法：将患者60例随机分为两组，治疗组给予参附注射液40ml静滴，配合中药汤剂（血府逐瘀汤加减：桃仁、红花、熟地黄、当归、川芎、赤芍、枳壳、柴胡、川牛膝），每日1剂，水煎取汁，每次服150ml，每日3次；对照组仅给予中药汤剂。结果：治疗组在改善患者临床症状以及升高踝肱指数（≥6）、趾肱指数（>6）等方面均有显著疗效。结论：参附注射液联合中药汤剂治疗糖尿病足前期疗效满意。

按语：方中当归、川芎、赤芍、桃仁、红花活血化瘀为主；辅以柴胡、枳壳、桔梗行气，使气行则血行，加速瘀血之消散；配以熟地黄滋阴补肾，可使瘀去而不伤正，理气而不耗阴，寓有祛瘀不忘扶正之意；川牛膝通利血脉、引血下行。同时配合具有益气温阳、化瘀通络之功效的参附注射液，诸药合用，共奏益气温阳、活血化瘀之效，用于糖尿病足前期治疗而收效良好。

3. 丹红注射液联合中药熏洗治疗早期糖尿病足　胡钢等观察丹红注射液联合中药（黄

芪桂枝五物汤加减：黄芪30g，桂枝15g，白芍15g，当归15g，透骨草15g，独活15g，稀莶草15g，路路通15g。将上述药物加水3 000ml，水煎取汁2 000ml，熏洗患足，水温控制在40～45℃左右，每次熏洗30分钟，每日1次。14天为1个疗程。）熏洗治疗早期糖尿病足的疗效。方法：对38例早期糖尿病足患者常规治疗基础上予丹红注射液静滴联合益气活血温通中药熏洗治疗，观察14天。结果：显效21例，有效15例，无效2例，总有效率94.8%。结论：丹红注射液静滴联合中药熏洗治疗早期糖尿病足有较好疗效。

按语：丹红注射液的应用，改善了机体的缺血缺氧状态及代谢障碍，促进了神经血管的营养血供。中药熏洗方以黄芪桂枝五物汤加减为主。黄芪桂枝五物汤功用为益气温经，和经通痹，主治血痹证，胡钢等将原方去生姜、大枣，加当归、透骨草、独活、稀莶草、路路通。重用黄芪补气，使气旺以促血行，祛瘀而不伤正，且黄芪生用，更具托毒生肌之效。

4. 糖尿病足神经性溃疡的护理

（1）控制血糖：饮食治疗是糖尿病的基础治疗，根据患者体重、年龄及活动量计算每日饮食量，以达到热量摄入与能量消耗间的平衡，糖尿病足部坏死的患者因感染消耗大，应适当增加热量10%～20%。及时监测血糖，根据血糖变化调整胰岛素的剂量，将血糖控制在接近正常水平，有利于局部病变的恢复。

（2）缓解足底压力：传统方法有卧床休息，使用轮椅、拐杖等。现代积极的措施更注重患者的生活质量，可通过各种减压器具减轻溃疡处的压力。已证实全面接触石膏鞋及可拆卸行走器具（行走器）效果较佳。另外还有半鞋、康复鞋或鞋垫及黏性泡垫等。

（3）用药护理：营养神经在神经性溃疡的治疗中有十分重要的地位，常用的药物有弥可保、奥力宝及腺苷钴胺等。这些药物可营养神经，促进神经功能恢复。用药过程中要注意观察患者的反应及用药效果。

（4）溃疡护理：溃疡需要广泛清创，在治疗过程中，应注意感染的程度，进行细菌培养时，不可只取表面涂片，应清创后行钳刮术取溃疡底部组织，根据细菌培养结果选用抗生素。清创后应注意渗液是否严重，及时更换敷料。除了传统敷料纱布、油纱条外，目前许多新型敷料也在临床开始应用，包括透明薄膜、水胶体敷料、水凝胶敷料、藻酸盐敷料、泡沫类敷料、银离子敷料和含药敷料等。因为糖尿病并发的外周神经病变难以治愈，且在矫正足部畸形前，任何急性感染都可能转变成慢性感染或扩散到足的其他部位，形成新的创面，故预防与护理极为重要。总之，如果预防得当，治疗及时，挽救糖尿病足肢端坏疽，避免或减少截肢是可能的。

（王　彦）

第六节　糖尿病足血管病变

一、临床表现和诊断

大血管病变是指对大、中动脉病变而言，主要发生于腹主动脉、心、脑和肢体主干动脉。心、脑血管病是糖尿病患者的主要死亡原因之一。肢体血管疾病则主要是糖尿病性动脉硬化闭塞症，其后期由于缺血和感染因素，常导致肢体严重的坏疽而使许多患者丧失肢体。对由于血管病变所引起的糖尿病性肢体缺血症，临床上多称为糖尿病动脉闭塞症。其原因是与体内内分泌异常、微量元素平衡失调、代谢紊乱所致血管内皮损伤、血液流变学异常、凝血功能亢进和抗凝血功能低下及血小板黏附、聚集、释放反应和促凝活性增强以及前列环素（PGI）合成减少和血栓素（TXA）生成增多等因素有关。大量资料证明，在糖尿病患者中，由于糖、脂肪、蛋白质代谢紊乱，其动脉血管壁发生粥样硬化要比正常人提前10～15年。据统计，有10年糖尿病史患者，约有50%发生血管病变。糖尿病患者因长期高血糖，致使中血管和微血管病变，特别是使下肢小血管平滑肌增生，同时引起血管内皮细胞功能不良，毛细血管基底膜增生，导致糖尿病性动脉硬化，从而使血管管腔变窄，肢体供血障碍。糖尿病伴神经病变患者存在外周交感缩血管张力障碍及区域性血流增加，这些增加的血流经动静脉断路而无营养作用。胰岛素缺乏和高血糖可导致皮肤营养性毛细血管血流减少，使下肢缺乏营养而致糖尿病足的发生。

微血管病变，毛细血管基底膜增厚是糖尿病性微血管病变的特征性变化。管腔缩小，内膜粗糙，血管弹力和收缩力降低，血流不畅，致使组织缺氧，血黏度增高，红细胞变形性减弱，血小板和红细胞聚集性增强，以及一些凝血物质增多等，均会影响微血管内的血流速度，进而有微血栓形成，被称之为“血栓性微血管病”。微血管病变波及全身，比较突出的表现是糖尿病性眼底病、糖尿病性心脏病、糖尿病性肾病等，也可发生于肢体末端的微血管，从而形成糖尿病微血管性坏疽。此类病人以肢端缺血为主，由微循环障碍所致。糖尿病患者多伴有微循环障碍，其原因目前认为本病由于红细胞的变形性差、细胞膜的顺应性减低、血液流变学的异常、血管内皮损伤等因素易引起毛细血管基底膜增厚，并有透明样物质沉积，从而引起微血管病变。

二、治疗及多学科处理

（一）新技术

微创介入治疗和自体干细胞移植术是治疗糖尿病足大血管病变的有效手段之一。

1. 介入放射治疗　血管介入放射治疗是近年来新兴的一个边缘学科，是放射学和治疗学结合在一起的学科，其对糖尿病大血管病变引起的肢端坏疽有重要的临床使用价值。目前常用的方法有以下几种：①经皮腔气囊扩张血管成形术，用带有扩张球囊功能的导管，经皮穿刺之后导管经血管腔在电视荧屏的监视下，对病变的血管进行逐步扩张，以解除局部血管狭窄；②经皮、动脉路径血管内旋转切割血管成形术，用具有旋转切割功能的导管装置，从股动脉进入，在荧屏监视下将增厚呈粥样硬化的病变旋转切割，并通过导管吸出体外，使病变处血管再通；③血管内置入血管支架成形术，经血管腔在荧屏监视下将支架置入病变血管处，撑开狭窄的血管，解除病变部的血流通过障碍；④血管内血栓胶囊取除术；⑤激光血管内成形术等。

2. 动脉重建术　是治疗糖尿病足患者大血管病变的重要方法之一。它可使部分大血管病变引起肢端坏疽免于截肢手术。常用的方法有以下几种：①血管搭桥术，术后大血管畅通率约为80%，胫部小血管通畅率为68%，救肢率为56%；②动脉内膜切除术，只限于大血管和局限性动脉阻塞或狭窄。由于术后血管内膜不光滑，部分病人容易形成血栓再次阻塞血管腔；③带蒂大网膜移植术，常用于胫前胫后及腓动脉阻塞者。

3. 自体干细胞移植术在糖尿病足治疗中的应用　胡玲等观察自体干细胞移植术在糖尿病足治疗中的应用。方法：①应用动员剂（粒细胞集落刺激因子）3～5天将血液中的WBC升为$30\times10^9/L\sim50\times10^9/L$；②抽取患者自体骨髓200ml；③分离出单个核细胞悬浊液50ml；④有溃疡者，麻醉下仔细清创，清除坏死组织，敞开创面；⑤硬膜外麻醉下，小腿肌肉多点注射，溃疡周围注射。结果：应用自体干细胞移植治疗的糖尿病足患者溃疡愈合，效果满意。避免了致残性手术，减轻了病人的痛苦。糖尿病周围神经病变患者在成功应用自体干细胞移植术后，下肢感觉异常、麻木灼热感均消失。结论：干细胞移植有潜在风险，要严格掌握适应证，对糖尿病足无法应用手术搭桥或腔内球囊扩张，支架植入等技术解决时，干细胞移植术可作为治疗的首选。

适应证：①各种原因导致的慢性下肢缺血性疾病，影像学检查病变血管无流出道，无法行手术搭桥；②内科保守治疗无效；③尽管有较好流出道，动脉有搭桥成功可能，但是对于年老体弱，无法耐受手术打击的患者。

禁忌证：①血糖控制不好者；②有恶性疾病或疑为肿瘤者；③严重心、肝、肾、肺功能衰竭或不能耐受干细胞移植术者。

（二）内科治疗糖尿病足大血管病变

1. 糖尿病下肢血管病变（LEADDP）　这也是糖尿病大血管并发症之一，与神经病变、感染并为引起糖尿病足的重要因素。据统计，82%的2型糖尿病患者存在下肢血管病变，而血管病变引起的动脉供血不足是影响糖尿病足溃疡的最主要原因，血管病变的严重程度是决定糖尿病足溃疡能否愈合，是否截肢，以及截肢平面的重要因素。因此，对糖尿病下肢血管病变的早期诊断和治疗是提高糖尿病病人生活质量的关键。

2. 扩血管、抗凝、溶栓，活血化瘀，改善微循环是内科治疗糖尿病足大血管病变的关键步骤

（1）高压氧治疗，高压氧能提高肢体经皮氧分压，高浓度的组织氧可抑制厌氧菌的生长及毒素产生，并通过维持氧分压大于4kPa，使巨噬细胞依赖氧的杀伤活性得以发挥。临床实验证明：伤口局部的高浓度氧有利于控制感染，促进伤口组织重建和愈合，另外，高压氧能明显增加伤口局部一氧化氮浓度，而一氧化氮对于伤口的愈合是必不可少的。

（2）山莨菪碱对改善微循环有独特的作用，能抑制血栓素合成，解除血小板和血细胞聚集，减少毛细血管阻力，增加回心血流量，提高心输出量等。

（3）前列腺素E具有强大的扩血管作用，还能抑制血小板聚集，降低血小板的高反应性和血栓素A_2水平，改善微循环障碍；也可激活脂蛋白酶和促进三酰甘油水解，降低血脂和血液黏稠度，抑制血栓形成，改善血流变学，加强溶栓效果。另外，静脉滴注川芎嗪、脉络宁、丹参、蝮蛇抗栓酶、曲克芦丁等注射液，能促进侧支循环形成和肉芽新生，使坏疽早日愈合。

（4）抗感染也是内科治疗糖尿病足大血管病变不可缺少的步骤。

（三）东菱迪芙治疗糖尿病足血管病变多项目观察

有关东菱迪芙治疗2型糖尿病足血管病变临床报道，国内较少见，东菱迪芙治疗后的动态血糖监测系统（CGMS）动态变化的临床观察与临床研究迄今国内外鲜见报道。近年，李昌祁等将所诊断的74例2型糖尿病患者，进行CGMS动态变化及水平参数临床观察与临床

相关性研究，其中经东菱迪芙治疗糖尿病足患者有32例。现介绍如下。

1. 资料与方法

（1）对象：根据WHO诊断标准，选择2005—2007年在大庆龙南医院住院的2型糖尿病足患者，经彩色多普勒血管超声检查合并周围血管病变的患者32例，其中男性17例，女性15例，年龄37～70岁，平均54.6～58.8岁，病程2～20年，平均病程6.2～8.6年。

（2）方法：①采用美国生产的SEQUOIA512彩色超声诊断仪测定双下肢动脉管径血流量及管壁情况作为诊断依据和疗效观察指标，所有患者治疗前后检测均由专科医师操作。②CG MS方法：采用动态血糖监测系统对本组受试者进行连续的血糖监测。本组受试者CGMS感应探头通过助针器置于腹部皮下，组织间液的葡糖氧化酶反应生成过氧化氢，过氧化氢氧化分解产生电信号，感应探头中的微电极将此电信号传输到监测记录器，数据经软件分析系统（CGMS software3.0）处理，而显示血糖水平的变化。CGMS每5分钟监测、记录组织间液的葡萄糖浓度，监测范围2.2～22.2mmol/L（40～400mg/dl）。CGMS监测期间每天至少测定4次以上的指端毛细血管血糖，以校正监测结果。③治疗方法：全部病人采用饮食控制。口服降糖药或注射胰岛素，使空腹血糖控制在7.0mmol/L以下，餐后2小时血糖控制在9～11mmol/L。在此基础上所有患者应用东菱迪芙，应用方法：一般每周给药3次，隔日1次，首次10U，以后5U溶于100～250ml。生理盐水内稀释，静脉滴注1小时以上。3～5次为1个疗程，根据病情轻重可重复2～3个疗程。每疗程间隔3天。期间停用其他扩血管药物。治疗前后行双下肢动脉彩色多普勒超声检测。④统计学处理：应用SARS统计软件进行统计。如为正态分布测定值应用均数表示，应用配对F检验；如为偏态分布测定值应用中位数表示，同时应用配对资料的秩和检验。

2. 结果

（1）治疗前后双下肢股动脉、腘动脉、足背动脉治疗后管径和血流量均较治疗前有明显改善，两组治疗前后比较，有明显差异（$P<0.01$）。

（2）每日用药一次，24小时血糖水平曲线较不用药者血糖水平曲线明显低平（$P<0.001$）。

（3）不良反应：全部患者无出血现象。

糖尿病足患者容易发生血管病变。主要的病理改变是动脉粥样硬化。表现为血管壁增厚变硬和失去弹性、管腔狭窄、血流减慢使血小板聚集形成血栓。由于神经滋养血管发生上述改变，导致神经缺血性病变，使神经内膜缺血、缺氧、乳酸含量增加，引起多发性对称性神经纤维髓鞘变性。而导致周围神经病变，动脉供血不足时更容易在足底部或骨突出部位形成压迫性缺血性坏死，如果发生快速发展的动脉闭塞，可引起快速发展的肢体干性坏疽。糖尿病周围神经病变与营养神经的血管病变可致供血不足。引起局部皮肤紫绀或缺血性溃疡，严重的供血不足可导致肢体坏疽。因此改善患肢的血管循环是治疗的关键。采用东菱迪芙治疗糖尿病周围血管病变取得较好效果，本组观察病例治疗前后动脉彩色多普勒超声检查动态参数水平显著改善（$P<0.01$）也证明这一点。东菱迪芙（DF－521）是生物基因工程合成的单链蛋白，分子量36 000，它具有分解纤维蛋白原，诱发组织纤维蛋白酶原活化质（t－PA）释放，增强t－PA作用，减少a2－pI和纤维蛋白酶原激活物抑制因子，并通过降低纤维蛋白原浓度，进而降低血小板聚集功能；降低全血低切黏度，抑制红细胞聚集，降低血管阻力，并能够引起机体一系列连锁反应，使血栓形成与血栓溶解的动态平衡向血栓溶解方向

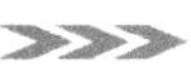

发展，改善微循环，从而提高机体抗凝、溶栓的能力，起到治疗血栓的作用。东菱迪芙是一种较强的新型溶栓剂，在治疗过程中要注意观察患者有无牙龈出血、鼻衄、皮肤出血点等。本组病例观察及动态血糖监测参数表明，每日用药（东菱迪芙）一次24小时血糖水平曲线较不用药者血糖水平曲线明显低平（$P<0.001$）。东菱迪芙是否对糖尿病人有良性互动作用，机理何在？对此，观察病例尚少，观察时间尚短，还不足以定论。还需作进一步观察与深入研究。通过对32例糖尿病周围血管病变患者应用东菱迪芙的观察，认为此药对糖尿病足血管病变效果较好，副作用较少，值得临床推广。

（四）临床病例研究

1. 疏血通联合沙格雷酯治疗糖尿病下肢血管病变27例　乔媛等观察疏血通联合沙格雷酯治疗糖尿病下肢血管病变的临床疗效。方法：选择55例糖尿病下肢血管病变患者，治疗组27例和对照组28例，治疗组给予疏血通联合沙格雷酯治疗，对照组只给予沙格雷酯。比较两组疗效、血液流变学参数及下肢动脉血流动力学变化。结果：两组患者治疗后上述指标均有改善，治疗组有效率92.59%，对照组有效率78.57%，两组疗效比较差异有统计学意义（$P<0.05$）；治疗组血液流变学有明显改善，治疗前后全血黏度（高切、低切）、纤维蛋白原、血浆黏度和血细胞比容差异均有显著性（$P<0.05$），与对照组相比治疗后全血黏度（高切、低切）、纤维蛋白原差异有显著性（$P<0.05$）；两组和足背动脉血流量治疗前后差值相比有显著性（$P<0.05$）。结论：疏血通联合沙格雷酯治疗糖尿病下肢血管病变有明显疗效，值得临床推广使用。

疏血通注射液是一种中药制剂，由地龙、水蛭合理组方。从中医辨证来看，地龙味咸，性寒，具有活血化瘀通络的作用，水蛭味咸，性平，具有破血逐瘀通络的作用。诸药合用共奏益气养阴，活血化瘀之效。沙格雷酯通过阻断血管平滑肌上的5-HT_2受体来抑制血管强烈收缩，同时阻断血小板上的5-HT_2受体来抑制血小板凝集。由于沙格雷酯选择性阻断5-HT_2受体，从而能使慢性动脉闭塞所引起的间歇性跛行、冷感、疼痛、溃疡等缺血性症状改善。与糖尿病足血管病变的病机相符，故取得较好疗效。

2. 桂枝茯苓胶囊对2型糖尿病下肢血管病变患者TXB_2和6-Keto-PGF1α的影响　邓伟明等研究桂枝茯苓胶囊对2型糖尿病下肢血管病变患者血浆血栓素B_2（TXB_2）和6-酮-前列腺素F1α（6-Keto-PGFI）的调节作用。方法：将90例患者随机分为3组，分别给予桂枝茯苓胶囊、西洛他唑和常规治疗，研究治疗前后患者临床疗效及血浆TXB_2、6-Keto-PGF1α及TXB_2/6-Keto-PGF1α的变化。结果：治疗组显效率16.67%，有效率56.67%，总有效率达73.33%，与对照组和常规组比较差异有统计学意义（$P<0.05$）。治疗后治疗组TXB_2和T/P降低，6-Keto-PGF1α升高，治疗前后有显著性差异（$P<0.05$），与对照组和常规组比较有显著性差异（$P<0.05$，$P<0.01$）。结论：桂枝茯苓胶囊能改善患者症状，同时可更好地调节其血浆TXB_2、6-Keto-PGF1α和T/P值，改善血管内皮细胞功能。

（查　敏）

第七节 糖尿病足终末期病变

一、临床表现和诊断

（一）坏疽的分型与临床分级

1. 坏疽分型 根据坏疽的性质及临床表现可分为湿性坏疽、干性坏疽和混合性坏疽三种类型。

（1）湿性坏疽：占78%，常发生在肢端动静脉血流同时受阻，循环与微循环障碍，周围神经病变及局部感染时。坏疽轻重不一，浅表溃疡或严重坏疽、坏死。局部常有红肿热痛、功能障碍，严重者常伴有全身不适或毒血症、败血症等表现。

（2）干性坏疽：占6.8%，常发生在糖尿病患者肢端动脉粥样硬化或动脉血栓形成，致使血管腔狭窄或阻塞，血流逐渐或突然中断，但静脉血及淋巴液回流仍然畅通，造成局部缺血，组织液减少，导致缺血的远端发生不同程度的干性坏疽、坏死、肢端变黑。

（3）混合性坏疽：占15.2%，常发生在肢端某一部位动脉或静脉阻塞，血流不畅并发感染。其临床特点是湿性坏疽和干性坏疽同时发生在一个肢端的不同部位。一般病情较重，坏疽面积较大，多涉及肢端大部或全足坏疽。

2. 坏疽临床分级 按坏疽病变的程度，参照Wagner分级法将糖尿病坏疽分为0～5级，是目前临床常用的分级法。

（1）0级：皮肤无开放性病灶。常表现为肢端供血不足，皮肤凉、颜色紫绀或苍白、麻木、感觉迟钝或丧失、肢端疼痛或灼痛，常有足趾或足的畸形等高危足表现。

（2）1级：皮肤有开放性病灶。水泡、血泡、鸡眼或胼胝体，冻伤或烫伤及其他皮肤损伤所引起的浅表溃疡。但病灶尚未波及肌肉深部组织。

（3）2级：感染病灶已侵犯肌肉深部组织。常有轻度蜂窝织炎、多发性脓灶及窦道形成，感染沿肌间隙扩大造成足底足背贯穿性溃疡或坏疽，脓性分泌物较多。足或趾（指）灶性干性坏疽，但肌腱韧带尚无破坏。

（4）3级：肌腱韧带组织破坏。蜂窝织炎融合形成大脓肿，脓性分泌物及坏死组织增多。足或少数指（趾）干性坏疽，但骨质破坏尚不明显。

（5）4级：严重感染或缺血已造成骨质破坏、骨髓炎、骨关节病变或已形成假关节、夏科关节，部分趾（指）或部分手足发生湿性或干性坏疽与坏死。

（6）5级：足的大部或全部感染或缺血，导致严重不可逆的湿性或干性坏疽，肢端变黑，常波及踝关节或小腿。一般多采取外科高位截肢手术处理。

（二）周围血管病变与糖尿病肢端坏疽发病机制

最新的研究资料表明，我国糖尿病患者中下肢坏疽的发病率为2.6%，其中截肢率可达40%，且随着局部感染、缺血的加重，患者的累积病死率明显升高，由此也带来了巨大的医疗耗费。众多研究资料表明糖尿病肢端坏疽的发生与周围血管病变密切相关。因此，研究高血糖状态下血管病发生的机制，对于糖尿病足及肢端坏疽的防治具有重要作用。现将近年研究的主要成果介绍如下。

1. 内分泌失调，脂质代谢紊乱　糖尿病患者存在胰岛素分泌相对或绝对不足，高胰岛素血症可促进三酰甘油合成，加速胆固醇、胆固醇酯和脂肪合成，抑制脂肪及胆固醇酯分解，使三酰甘油血液浓度升高、高密度脂蛋白浓度降低，促进动脉粥样硬化的发生。糖尿病患者生长激素、表皮生长因子、纤维母细胞生长因子等分泌增高，促进了血管内皮细胞有丝分裂，加速动脉粥样硬化的进程。当下肢血运不足以代偿时，则出现足部的溃疡或坏疽。

2. 内皮细胞受损　血管内皮细胞具有屏障和选择性通透作用，血管内膜的完整对维持血液的正常流动有重要作用。血管内皮细胞不仅是效应器官，还能释放各种活性物质，在调节血管张力、细胞增殖，维持血液流动性等方面起着重要作用，因此血管内皮细胞被认为是人体内最大的内分泌器官。糖尿病患者在高血糖、高血脂和高胰岛素血症的长期作用下，血管内皮细胞发生了慢性、免疫性的损伤，一方面使内皮孔隙增大，血管壁通透性增高，胆固醇和脂蛋白大量浸润于动脉内膜下并大量堆积，促使动脉发生粥样硬化；另一方面，血管活性物质的分泌紊乱，内皮素（ET）的合成与释放增加，ET 是目前已知最强的缩血管物质，而舒血管物质前列环素（PGI2 和内皮细胞衍生舒张因子）（EDRF，其本质为 NO）的合成减少，血管平滑肌处于持续收缩状态，促使了动脉闭塞的发生。此外，高血糖还可通过体内的一些生物化学途径（如糖氧化、多元醇途径等）增加氧自由基的产生，进而造成血管内皮的损伤。

3. 蛋白激酶 C（PKC）激活　近年来的研究发现，二酰基甘油一蛋白激酶 C（DAG - PKC）代谢通路活性的异常增高可能是糖尿病血管并发症发生和发展的重要原因之一。DAG - PKC 通路是体内重要的信息传递系统，该通路参与调节细胞和微血管的一系列生理功能，包括血管内皮细胞的生长和增殖、基底膜的更新、血流动力学以及血管通透性的改变等，其活性增高时，会导致一些微血管内皮细胞的损伤及血管平滑肌细胞的异常增殖。DAG 在细胞内的主要功能是激活 PKC，高血糖能导致血管细胞内 DAG 大量合成，从而使细胞内 DAG - PKC 这一重要信息通路得以活化。激活的 PKC 通过抑制内皮细胞 eNOSmRNA 表达、降低平滑肌细胞中 NO 产生、诱导 TGF - 表达、抑制 $Na^+ - K^+$ - ATP 酶、诱导激活磷脂酶 A_2、增加细胞外基质等多种途径发挥其致动脉粥样硬化作用。维生素 E 作为 PKC 抑制剂，对 DAG - PKC 通路具有较强的抑制作用，能减轻糖尿病引起的血管损害。多种资料表明，治疗量的维生素 E 长期服用能预防并延缓糖尿病心血管并发症的发生。

4. 糖基化终末产物（AGEs）形成　高糖环境中，蛋白质、核酸等大分子物质在不需酶参与的条件下发生糖基化，最终形成 AGEs。一旦形成则具相当的稳定性和不可逆性，糖基化程度取决于血糖水平和高血糖持续时间。AGEs 一方面可通过非受体介导机制修饰体内多种蛋白质和脂质，影响其正常功能，进而产生多种病理作用。另一方面还可通过受体介导机制与细胞表面 AGEs 特异受体（RAGE）结合发挥其病理作用。RAGE 表达于单核巨噬细胞、内皮细胞和平滑肌细胞等多种与动脉粥样硬化有关的细胞表面。AGE - RAGE 相结合可诱导上述细胞发生一系列改变，如激活 NF - kB，屏障能力下降促进脂质进入内皮细胞下，成为动脉粥样硬化的起始事件；促使单核巨噬细胞产生 IL - 1、TNF - α、血小板源生长因子、胰岛素生长因子 1，以发挥其致动脉粥样硬化作用；促使平滑肌细胞增殖、迁移及释放生长因子和趋化因子。氨基胍是经典的蛋白非酶糖化抑制剂，作用机制主要是氨基胍上的氨基通过与非酶糖化过程中的中间产物及其衍生物竞争性结合，从而阻断早期糖化产物进一步形成 AGEs。有研究表明，中药提取物槲皮素、水飞蓟宾、黄芩甙、黄芩苷元、芦丁和羟乙基芦丁具有氨基胍样作用，能阻断蛋白非酶糖化和氧化，抑制 AGEs 的形成，下调主动脉 RAGEmRNA 的过度表达。

5. 血小板聚集、黏附力增强　血管性假血友病因子（vWF）是Ⅷ因子中的一种糖蛋白，是由内皮细胞合成后释放到血浆中参与凝血机制的，糖尿病患者中 vWF 浓度增多，可发生高凝状态，促进血小板聚集黏附于损伤的内皮下层。内皮损伤后，内皮下层胶原纤维暴露，激活磷脂酶 A_2，使血小板膜上的磷脂分解为花生四烯酸，后者通过血小板内血栓素 A_2 合成酶作用生成血栓素 A_2，具有强烈的收缩血管和增强血小板聚集作用，促进凝血或血栓形成。前列环素 I_2 和血栓素 A_2 是作用相反的活性物质，不论 1 型或 2 型糖尿病患者，前列环素 I_2 是降低的，亦能促进血小板的聚集或血栓形成。此外，糖尿病患者体内自由基增多，可使血小板膜发生脂质过氧化，产生交链反应，使膜的通透性增高；还可通过血小板内花生四烯酸代谢，产生过多的血小板聚集剂。血小板的高黏附、高聚集状态可造成微循环障碍，导致组织缺氧，加重大血管病变和动脉粥样硬化的程度。

6. 血液流变学的改变　血浆黏度由血浆中含的蛋白质、脂类和电解质决定，其中蛋白质中的纤维蛋白原对血浆黏度影响最大。糖尿病患者由于胰岛素分泌不足，三酰甘油浓度增高，同时纤维蛋白原等应激蛋白明显增多，故血浆黏度明显增大，血脂升高，特别是血清胆固醇含量增加，可引起细胞膜脂双层中胆固醇与磷脂的摩尔比值升高，使细胞膜的流动性降低，硬度增大，红细胞的变形性降低，进而导致微循环的阻力增加。随着糖尿病患者血浆内蛋白浓度的升高，红细胞的聚集性增加，这也是体内血栓形成的危险因素之一。

综上所述，高血糖通过促进动脉粥样硬化、血液的高凝状态、广泛的微血栓形成、血管阻力增加等病理过程使周围血管发生闭塞样改变，这是足部溃疡或坏疽的重要致病因素。因此改善循环系统的上述病理状态是治疗糖尿病性坏疽的关键，但目前尚无理想药物及有效方法，已成为医学研究的难题之一。发挥中西医结合优势，将中医辨证与西医辨病巧妙地结合起来，积极寻找中西医结合点，将是糖尿病足坏疽治疗中的一个最有优势的方向。

（三）临床诊断要点

（1）详细询问病史及体格检查，化验，确诊为糖尿病患者。

（2）糖尿病患者肢端供血不足，皮肤发凉、紫绀、疼痛、麻木、感觉迟钝或丧失，足趾或足的畸形等有高危足表现者。

（3）糖尿病患者肢端溃烂感染化脓或手足缺血性变黑坏死。

（4）糖尿病人有湿性或干性坏疽的临床表现，并符合 0 ~5 级坏疽标准者。

（5）踝/臂血压指数，比值 <0.9 以下者。

（6）超声彩色多普勒检查，肢端血管腔斑块形成变细，血流量减少造成缺血或坏疽者。

（7）血管造影证实，血管腔狭窄或阻塞，并有临床表现者。

（8）电生理检查，周围神经传导速度减慢或肌电图体感诱发电位异常改变者。

（9）X 线检查，骨质疏松脱钙，骨质破坏，骨髓炎或关节病变，手足畸形及夏科关节等改变者。以上具备前 4 条，结合后 5 ~9 条的任何 1 条即可确诊。

二、治疗及多学科处理

糖尿病合并肢端坏疽很难愈合，一直是医学领域的一大难症，多年来对严重的肢端坏疽常采取高位截肢手术。1999 年国际糖尿病足工作组第三次会议资料显示，糖尿病足感染危

及肢体生命，在25% ~50%的糖尿病患者中足感染是需要立即进行截肢手术治疗的原因，对糖尿病合并足感染的一些回顾性研究发现，足感染的结局是24% ~60%的患者有小截肢，10% ~40%的病人有大截肢，合并深部感染的足截肢率达50%。截肢不但严重地影响了患者的生活质量，并增加对侧截肢的危险性，促使患者提前死亡。近些年来随着血管外科的发展及内科治疗方法的改进，治疗糖尿病坏疽有了很大进展，截肢率明显下降。

（一）外科治疗

1. 介入放射治疗　血管介入放射治疗是近年来新兴的一个边缘学科，是放射学和治疗学结合在一起的学科，其对糖尿病终末期病变引起的肢端坏疽有重要的临床使用价值。目前常用的方法有以下几种：①经皮腔气囊扩张血管成形术以解除局部血管狭窄；②经皮、动脉路径血管内旋转切割血管成形术使病变处血管再通；③血管内置人血管支架成形术解除病变部的血流通过障碍；④血管内血栓胶囊取除术；⑤激光血管内成形术等。

2. 动脉重建术　是治疗糖尿病足终末期病变患者的重要方法之一。它可使部分大血管病变引起肢端坏疽免于截肢手术。常用的方法有以下几种：①血管搭桥术；②动脉内膜切除术；③带蒂大网膜移植术。

3. 截肢术　截肢虽然给患者造成终身残疾，但为了挽救生命，当血管介入放射学或动脉重建术治疗失败后，不得不采用最后手段。截肢尽量保留患肢术后功能，并为术后安装假肢提供更好的方便条件。

4. 糖尿病足溃疡局部处　祛除所有失活组织和胼胝以全面暴露伤口，有利于充分引流脓液；祛除感染骨及骨性突出物，以减少溃疡处压力；消除感染严重的组织以降低细菌蛋白酶阻止伤口愈合的作用；移去慢性肉芽组织内衰老的成纤维细胞等。主要清创方法有外科清创、蛆清创、酶清创和敷料清创等。

（二）内科综合治疗

在临床治疗中，外科血管重建术及介入放射学治疗仅能解决大血管病变引起的坏疽，对微血管病变、神经病变引起的坏疽显得无能为力。内科综合治疗可解决微血管病变、神经病变及相关并发症的治疗。

1. 支持对症治疗　限制活动，减少体重负荷，抬高患肢，以利于下肢血液回流；应积极纠正其他急慢性并发症，为坏疽愈合创造条件。如酮症酸中毒，低蛋白血症，心、肾功能衰竭，脑血栓等影响坏疽愈合的各种不良因素。

2. 合理应用降糖药物　用降糖药物控制血糖接近正常水平。病情较轻者可用口服降糖药；病情重者，如伴有严重感染则必须用注射胰岛素治疗。

3. 扩血管、抗凝、溶栓，活血化瘀，改善微循环　①高压氧治疗，临床实验证明：伤口局部的高浓度氧有利于控制感染，促进伤口组织重建和愈合，另外，高压氧能明显增加伤口局部一氧化氮（NO）浓度，而NO对于伤口的愈合是必不可少的。②山莨菪碱，对改善微循环有独特的作用。③前列腺素E，具有强大的扩血管作用，还能抑制血小板聚集，降低血小板的高反应性和血栓素A_2水平，改善微循环障碍；也可激活脂蛋白酶和促进三酰甘油水解，降低血脂和血液黏稠度，抑制血栓形成，改善血流变学，加强溶栓效果。另外，静脉滴注川芎嗪、脉络宁、丹参、蝮蛇抗栓酶、曲克芦丁等，促进侧支循环形成和肉芽新生，使坏疽早日愈合。

4. 抗感染 糖尿病足感染的病原菌中，以金黄色葡萄球菌常见，其次是链球菌、肠球菌、肠杆菌和厌氧菌等。应尽量在局部处理前取分泌物进行细菌培养，根据药物敏感实验结果选用有效抗生素。但有时即使是根据药物敏感实验结果选用的抗生素，仍有 10% ~20% 的患者感染不能得到有效控制，常常是多种细菌混合感染，应该联合用药。对于轻、中度感染的门诊患者可使用口服抗生素。

5. 改善神经病变 糖尿病足性神经病变目前尚无特殊有效的治疗方法，近年来常用的方法有以下几种：①国外报道封闭腰 2 -3 -4 交感神经及使用醛糖还原酶抑制剂对神经病变恢复有一定价值；②国外 Pruden 等采用"苏格兰管靴"治疗糖尿病足效果满意；③VitB_{12}刺激轴浆结合蛋白的合成，使轴突受损区域再生，促进髓鞘的主要成分卵磷脂的合成，修复损伤的髓鞘，加速轴突传递速度恢复；④甲钴胺是活性维生素 B_{12}，具有良好的神经组织渗透性。它能促进核酸和蛋白质代谢，促进髓鞘的形成，改善代谢，促进轴索内输送和轴索的再生，保持其功能；恢复麻痹的神经，并能抑制神经组织的异常传导。

（三）临床病例研究

1. 病案

某男，48 岁。糖尿病史 13 年，因左足背肿痛 10 天住院治疗。

检查：左足背肿胀、黯红，触之微热，轻度压痛，按之波动明显，足背动脉搏动消失。舌质红，苔黄腻，脉滑。实验室检查：空腹血糖 16.7mmol/L，尿糖（＋＋＋＋）。诊断：糖尿病足坏疽。治疗：①中药清热解毒为主，处方：当归、丹参、银花、连翘各 30g，赤芍 20g，黄柏、黄芩、川牛膝各 15g，栀子 10g，生甘草 3g，水煎服，每日 1 剂。②胰岛素针早 16U、中 14U、晚 12U，饭前 30 分钟皮下注射，每天测血糖 2 次。③生理盐水 250ml、青霉素 800 万 U 静脉滴注。④清创，局部麻醉后在足背肿胀波动明显处做一纵切口，放出脓液，切开足背肌腱鞘膜，剔除坏死肌腱，用过氧化氢、甲硝唑，每天冲洗 1 次。2 周后坏死组织脱尽，创面肉芽新鲜，无脓性分泌物，停用抗生素，中药改服清热解毒、养阴生津之品。处方：当归、丹参、玄参、金银花各 30g，寸冬、连翘各 15g，川牛膝、天花粉各 10g，甘草 3g。局部外敷生肌玉红膏，隔日换药 1 次。共治疗 37 天，创口愈合出院。

中医学认为本病的发生是肾水亏损，火毒内生，经络阻塞，气血凝滞所致。根据坏疽的性质，又可分为血瘀（血管闭塞）、火毒（干性坏疽）、湿热（湿性坏疽）。故在治疗上早期以清热泻火解毒为主。干性坏疽可加活血化瘀通络养阴之品；湿性坏疽配以清热利湿之味。病之后期，坏死脱尽，新肉生长缓慢，创面淡白，纳差气短，当以脾肾气虚论治，应服以补肾壮阳、益气健脾方能速效。所以，治疗本病不能拘于一方一药，随症应变方能桴鼓相应。

2. 解毒化疽膏治疗糖尿病坏疽临床观察 买建修在祖传秘方的基础上，经过多年探索，研制出解毒化疽膏治疗糖尿病坏疽疗效颇佳。

解毒化疽膏药物组成：玄参 15g，生地黄 15g，黄连 10g，黄芩 10g，黄柏 10g，大黄 10g，牡丹皮 10g，蒲公英 15g，紫花地丁 15g，白芷 15g，当归 15g，乳香 10g，没药 10g，川芎 10g，白及 12g，麻油 500ml，黄丹 200g。制作方法：取麻油 500ml 浸泡以上中药 10 天后，倒入锅内，用中火熬至药成黑色，捞出药渣，熬油至滴水成珠，下黄丹收膏即成。

坏疽疮面有坏死组织者，清洗疮面后撒白降丹，外敷解毒化疽膏，1 次/天；待疮面坏死组织清除后，外用生肌散撒于疮面，外盖膏药即可，1 次/天。10 天为 1 个疗程，一般敷用 1 ~3 个疗程。

解毒化疽膏中黄连、黄芩、黄柏、大黄、蒲公英、紫花地丁清热解毒，祛湿热；玄参、生地黄、牡丹皮滋阴清热，解毒凉血；白芷燥湿止痛，消肿排脓；当归、川芎活血补血，托毒消肿；乳香、没药活血止痛消肿，生肌敛疮；白及收敛止血，消肿生肌；麻油性凉滋润，黄丹拔毒化腐排脓为外科要药；白降丹腐蚀、平胬；生肌散生肌收口。诸药合用，共奏清热解毒、活血止痛、托毒生肌之功，起到快速控制炎症，迅速修复筋膜，促进肌肉、皮肤再生的作用，有利于疮面的愈合。买建修在祖传秘方的基础上独创这一疗法，有相当高的疗效，对糖尿病坏疽 2 级以上病变治疗平均有效率高达 90% 以上。

（李　莉）

第八节　糖尿病足溃疡的预防

一、筛查

许多糖尿病足溃疡都是可以预防的。预防的第一步是识别高危人群。包括中华医学会糖尿病学分会在内的许多国家的糖尿病专业学会都通过了对糖尿病患者施行年度并发症筛查的原则，每例糖尿病患者至少每年筛查 1 次糖尿病并发症，其中包括足病危险因素的筛查。这种筛查可以在社区中心举行，也可以在医院完成。

美国糖尿病学会强调在广泛的糖尿病足检查中应该包括什么。该学会强调，在循证医学的基础上，总结了文献和精要地指出在成年人糖尿病中 CDFE 中应该包括什么。简单的病史十分重要，足的仔细检查如估计神经功能、血管状态是必需的。强有力的证据说明，使用简单的器具即可预测足溃疡的危险因素。CDFE 的关键点见表 18－1。该表中每项简单的神经病学检查都有益处和不利处。10g 单尼龙丝检查有较好的证据被应用于评估神经病。评估神经病的一个可能的试验是振动觉阈值。虽然这是半定量的检测方法，但其已经在欧洲和美洲得到广泛应用，在国内也被介绍用于临床神经病的诊断。尽管在表 18－1 中，振动阈值检查不是必需的，但强有力的证据支持，振动阈值测定有很好的预测糖尿病足溃疡的价值。

至于血管方面的检查，ABI 已经被广发推荐，尽管在初级保健网中一般不做这项检查。

表 18－1　糖尿病足病检查的关键点

检查
有否既往足溃疡的证据
足外形
· 有否跖骨头突起或爪形趾
· 跖外翻
· 肌肉萎缩
· 夏科畸形
皮肤改变
· 胼胝
· 红斑
· 出汗异常

续 表

神经
10g 尼龙丝检查双足底，每个足底检查 4 个点，再加上以下一种检查
·28Hz 音叉检查振动觉
·针刺感觉
·踝反射
·振动阈值测定（可采用振动阈值测定仪测定）
血管
足动脉搏动
踝肱动脉压指数

二、高危患者的干预

上述筛查时发现的任何异常都意味着患者处于发生足溃疡的危险之中。干预措施，其中最重要的还是教育。

三、糖尿病足病及其危险因素的预防教育

以往的研究已经发现，有足溃疡危险因素的患者往往缺乏知识和技能，以至于不会适当的自我保健护理。医务人员需要告诉患者感觉缺失或减退足的危险性，这些患者需要定期的自我检查、保持足卫生干净和必要时请求足医和矫形医生的帮助，并应该知道一旦出现足损伤应该采取何种措施。由 Vilekyte 等总结的研究指出，患者常常误解神经病变，将神经病变看作为循环问题，并将神经病变直接与截肢相联系。因此，如果患者并不认识到足溃疡先于截肢而存在，这种降低截肢率的教育计划注定是要失败的。显然，需要做许多教育工作来降低足溃疡的发生，从而降低截肢率。

有较少的报告评估教育干预的作用，更多的是单中心的研究。在最近发表的研究中，尽管实施教育并在教育后有行为的改善，但并没有证据说明，这种目标教育与足溃疡的下降有关。通过视诊和与他人比较，可以帮助患者理解为什么这些患者的足是不同于他人的。这可以包括采用一些检查，例如 Neuropad 贴片，将该贴片放到足部时，如果足部能正常出汗，贴片的颜色会由蓝色变为粉红色；如果不出汗，就不会有颜色改变，这可以使患者体会到他的足与他人不一样。类似的视觉辅助检查还有 PressureStat（Podotrack），这是简单的价廉的半定量的足印检查，可以借此了解足压力是否增高。压力越高，足印足部的颜色就越黑。这可以用以糖尿病教育，让患者认识到他们足的特殊区域处于容易发生足溃疡的危险之中。

糖尿病足病的筛查应根据病情的类型和程度而定。例如，足底有溃疡的患者复诊应勤，可以 1～3 周复查一次；足部感觉缺失的患者可以每 3 个月复诊一次。对于有足病危险因素的患者，应加强糖尿病足病预防的教育，同时安排糖尿病足病专业或相关专业人员对于足病危险因素做出评估，以便采取个体化的教育管理措施。

糖尿病足病的防治中预防更重于治疗。许多足病如足溃疡、足坏疽往往是治疗上相当困难，医疗费用巨大，但是预防则十分有效。国外的经验证明，贯彻预防为主的理念和采取专业化处理、多学科合作的做法，可以使糖尿病截肢率下降 50% 以上。

要注意提醒所有的糖尿病患者：

（1）任何时候，不要赤足行走，以免足部皮肤受损。

（2）洗脚时，先用手试试水温，避免水温高而引起足的烫伤。洗脚后应该用毛巾将趾间擦干。糖尿病神经病变在足表现得更严重，许多患者足的感觉减退，而手的感觉则是正常的。

（3）穿着干净舒适的棉袜，袜子太紧会影响足部血液循环。

（4）鞋子宜宽大一些，透气要好一些。穿鞋前应看看鞋子里不可有异物。鞋跟不可过高。

（5）剪足趾甲时，应该平剪，不可为了剪趾甲而损伤甲沟皮肤，甚至引起甲沟炎。

（6）足部皮肤干燥时，可以用油脂。

（7）足底如有胼胝（过度角化组织，又叫鸡眼），不要自己处理，应请专业人员修剪。

（8）如果足底的问题，自己看不见，不妨定期用镜子看看。

（9）就医时，提醒医生检查一下您的脚。

（10）如果自己检查足有困难，可以借用镜子来看足底有否胼胝、皮肤破溃等。

（11）戒烟：吸烟可以引起血管收缩，吸烟严重者容易有周围血管病变。

（12）尽可能将血糖和血压控制好。

糖尿病足病的预防和降低糖尿病患者截肢率的关键是尽早识别出有糖尿病足高度危险因素的患者，预防糖尿病足溃疡、合理地治疗足溃疡并防止溃疡复发。对有足溃疡危险因素的患者加强糖尿病教育和定期筛查是保证这些预防措施行之有效的前提。糖尿病足病护理教育在预防溃疡形成中十分关键，尽管还缺少随机对照的研究来支持这点。这方面急需进一步的研究。

四、足医

由足医或糖尿病足病专科护士定期修剪趾甲和皮肤保护对于预防高危的神经病变足是必需的。有报告，一些病例自我处理引起溃疡，因此，不鼓励患者自己处理胼胝。足医和矫形医生应该加入足病防治队伍，教育患者如何处理足病。全球有 18 个国家设有专门培养足病师的学院。但在亚洲各国没有这样的学院，因此，培养具有医学专业背景的足病护理专业人员至关重要。

五、鞋袜和矫形器具

不适当的鞋袜是常见的引起感觉丧失或减弱的足发生溃疡的常见原因。好的鞋袜确实能够降低足溃疡的发生。文献中有足够的证据支持使用特殊的鞋袜降低足压和保护高危的神经病变的足。

六、自我监测皮温

有时，在足溃疡形成或皮肤破坏之前，受累及的足局部温度因为炎症而升高。Lavery 等随机有神经性足溃疡的患者进入 3 组，主要的干预是自我监测双足的皮肤温度。该研究清楚地显示，那些监测皮温和到足病临床随访的患者显著地降低了足溃疡的复发率（8% 对 30%）。因此，红外线皮温家庭检测仪有助于识别溃疡前的高危足和允许在发生急性皮肤破坏前给予干预。更新的研究已经进一步支持这点。

七、注射液体聚硅酮

在糖尿病足高压区域注射液体聚硅酮已经在美国应用多年，并受到随机对照试验的支持，这些试验证实，接受活性物质的患者降低了足压和增加了前足高压区域的皮下组织。这种治疗已经在欧洲一些国家开展。随访研究证实，注射的矫形方法疗效持续2年，虽然注射的剂量可能需要多次。

（李 莉）

第九节 夏科神经关节病

夏科神经关节病（CN）是发生于供血良好的没有感觉的非感染的关节病。CN的确切发病机制仍不清楚，近10年来对于其病因和发病机制的了解已经有所进步。急性CN的发病机制经典有神经创伤和神经营养学说。如果前种学说正确，那么CN应该更为常见，且应该是对称的；但比较而言，急性CN在神经病变患者是相对少见的病变，而且通常是不对称的。虽然，在CN患者，存在对侧关节发病危险性增加。

CN发生于供血很好的无感觉的足。典型的患者表现出温暖的、水肿的足，可以伴有疼痛或至少受累及关节的不舒服。病变的患者倾向于更年轻。尽管可以有外伤病史，但这种外伤病史往往不足以解释临床检查中发现的严重的异常病变。

CN的特点是局部骨吸收增加，这种情况的确切的细胞学发病机制仍然不明确。最近提出了假设，核因子KB受体活化因子配体（RANKL）是破骨细胞形成和激活的主要介导物。RANKL和骨保护素（OPG）通路在急性CN的发生过程中起着重要的作用。业已证实，从CN患者分离所得的周围血单核细胞放在巨噬细胞种植刺激因子中培养可以增加破骨细胞形成。这些观察提示，RANKL介导的破骨细胞吸收发生于急性CN。因此，RANKL依赖的通路在急性CN的发病过程中是重要的，在将来，抑制RANKL可能是有用的治疗手段。

治疗CN的足取决于诊断时疾病处于什么阶段。在急性期，通过采取石膏支具对病变足的减压是最为有效的治疗，可以降慢病变发展和局部的炎症。石膏支具应该被继续应用，直到水肿和皮温高都已经被消除，皮肤温度差小于1℃。此时，可以定制适当的鞋。双磷酸盐有较强的抑制破骨细胞活性的作用。急性CN时应用静脉的帕米膦酸二钠可缓解急性CN。但仍然需要较大的随机对照试验来证实之。

伴有骨畸形的进展性CN的处理需要重建外科医生。

尽管我们努力去早发现早预防和积极治疗糖尿病足病变，但糖尿病足的发病率将在未来的数十年内持续增加，这是因为2型糖尿病的发病率剧增。糖尿病足不仅仅是致残率问题，而且增加死亡率。Armstrong等指出，糖尿病足病要比许多癌症更可怕。李翔等报告，糖尿病患者截肢后5年的死亡率为45.8%，平均生存时间为5.38年。糖尿病足病的预后取决于是否存在缺血，Wagner或UT分级越高或程度越严重，截肢的可能性更高。神经性溃疡的愈合通常很好，而严重缺血的更可能需要血管外科医生的帮助。

国外糖尿病足防治和截肢率下降的成功经验告诉我们，在糖尿病足防治中应该贯彻三条基本原则，即专业化处治、多学科合作和预防为主。

专业化处治指的是处治糖尿病足溃疡的医务人员要特别专业，要对糖尿病足病患者全身基础和溃疡局部的评估和处治。

糖尿病足溃疡的处理和预防必须体现多学科协作的理念。内分泌科的医生在严格控制血糖、血压上发挥主导作用，与心血管科医师的协作可以使血压保持在理想水平和减少心血管事件率；与整形外科和骨科合作可以降低截肢水平，保证手术成功；选择适当的时机进行血管介入或外科治疗可以促使足溃疡的愈合和降低截肢率或降低截肢平面。对于大的创面，有时还需与烧伤科、创面外科或矫形外科合作进行植皮或皮瓣移植手术。对于合并感染的糖尿病足溃疡患者，尤其是溃疡合并耐甲氧青霉素酶金黄色葡萄球菌的感染，在抗菌药物的选用上需要感染科医生的指导和帮助。糖尿病足溃疡的处治是由多学科协作的团队来完成的，这是国际糖尿病足工作组和许多从事糖尿病足及其相关学科的专业人员共同强调的。

糖尿病足病既是糖尿病全身并发症的局部表现，也是可以表现为十分严重、直接危害生存的一种急性并发症，临床处治中应该抓住最突出的问题，分阶段处理。威胁生命的严重感染，必须刻不容缓地首先处理。一般情况下，在解决周围血液供应基础上的清创和抗感染治疗才能获得更好的效果。

对于非糖尿病足病专业的医务人员，了解何时何种糖尿病足应该及时转诊或会诊是有必要的。一旦出现以下情况，应该及时转诊给糖尿病足病专科或请相关专科会诊：皮肤颜色的急剧变化、局部疼痛加剧并有红肿等炎症表现、新发生的溃疡、原有的浅表的溃疡恶化并累及软组织和（或）骨组织、播散性的蜂窝织炎、全身感染征象、骨髓炎等。及时转诊或会诊以及外科医生的及早介入有助于降低截肢率和减少医疗费用。

糖尿病足病治疗困难，但预防很有效果，且能明显减少患者的医疗花费。预防的基础在于识别糖尿病足病的高危因素。对于这类患者加强足病防治知识的教育和管理甚为重要。由于超过85%的截肢是起因于糖尿病足溃疡，因此预防和及早治疗糖尿病足溃疡是降低糖尿病截肢率的关键。

（李　莉）

第十九章　糖尿病急性并发症的治疗

第一节　糖尿病酮症酸中毒

糖尿病酮症酸中毒（diabetic ketoacidosis，DKA）是生活中最为常见的糖尿病急性并发症，也是糖尿病的一种严重的代谢紊乱状态。它是糖尿病最严重的急性并发症之一。临床上通常表现为血糖明显增高（>13.9mmol/L），代谢性酸中毒（pH<7.3，HCO_3^- <15mmol/L），明显脱水，血酮体>5mmol/L或尿酮体强阳性，严重者有不同程度的意识障碍甚或昏迷。在糖尿病患者中DKA的发生率每年4.6‰~8.0‰。DKA多见于年轻患者，尤其是1型糖尿病患者，女病人数是男患者的2倍。在具有丰富救治经验的医学中心，DKA的病死率<5%，随着患者年龄的增加病死率明显上升，>80岁者病死率接近50%。

一、西医病因及发病机制

（一）病因

DKA的病因很多，常见诱因如下：①感染，是平时最常见的诱因，以全身性感染、呼吸道感染最为常见，如肺炎、肺结核等。泌尿系统感染如急性肾盂肾炎、膀胱炎等，此外还有败血症、阑尾炎、盆腔炎、腹膜炎、急性胰腺炎、胃肠道急性感染、化脓性皮肤感染等。②急性心肌梗死、中风、手术创伤、精神紧张等引起应激状态时。③胃肠道疾病引起呕吐、腹泻、厌食，导致重度失水和进食不足。④胰岛素剂量不足或原使用胰岛素治疗的患者猝然中断使用。⑤妊娠和分娩因素。⑥对胰岛素产生了抗药性。⑦进食过多脂肪含量多的食物、饮酒过度或过度限制进食糖类食物（每天小于100g）。⑧其他因素。

（二）发病机制

DKA发病机制主要有以下两点。①由于激素异常，破坏激素分泌的动态平衡，脂肪代谢紊乱，出现了以高血糖、高血酮、代谢性酸中毒等为特征的DKA。②在生理状态下，体内的水、糖、电解质等物质的代谢处于神经内分泌系统的精确调控下，保持动态平衡状态，胰岛素作为一种储能激素，在代谢中起着促进合成、抑制分解的作用。当胰岛素绝对或相对分泌不足时，拮抗胰岛素的激素绝对或相对增多而促进体内的代谢分解，抑制合成，引起糖代谢紊乱发展至脂肪和蛋白质的分解加速。当合成受到抑制，脂肪动员增加，酮体生成增多，血浆酮体浓度超过正常时形成酮症，最终导致DKA。

二、临床表现

糖尿病酮症酸中毒，除了感染等诱发因素引起的症状外，早期酮症或酸中毒代偿阶段仅有多尿、口渴、多饮、乏力、疲劳等原有糖尿病症状。当酸中毒发展至失代偿后，病情迅速恶化，临床上还可以出现食欲减退、恶心、呕吐或有腹痛（易误诊为急腹症），形体消瘦，极度口渴、尿量显著增多等症状，常伴有头痛、烦躁、嗜睡、呼吸深大，称酸中毒大呼吸，呼吸中含有丙酮，如烂苹果味，面颊潮红，口唇樱红。后期患者呈严重失水、尿量减少，皮肤黏膜干燥、弹性差，眼球松软凹陷、眼内压降低，声音嘶哑，脉搏细速、血压下降、四肢厥冷，并发休克或心、肾功能不全。出现低体温或与感染不相称的“正常体温”也是一个重要体征。当发展至晚期，各种反射迟钝甚至消失，终至昏迷。

1. 肠梗阻　部分患者可表现为腹痛，类似于急腹症，见于46%左右的 DKA 患者。其原因可能与肌肉组织脱水、胃排空延迟、代谢性酸中毒和水电解质紊乱导致的肠梗阻有关。

2. 腹痛　那些存在严重代谢性酸中毒的患者往往更多见，并随着 DKA 的有效治疗而缓解。经过有效的治疗后，腹痛在24h 内不能缓解者则需要进一步排除其他可能存在的病因。

3. 意识障碍　严重的 DKA 患者可表现为意识障碍甚至昏迷。

4. 脱水与休克表现　脱水达5%可有尿量减少、皮肤干燥、眼球下陷等。

5. 循环衰竭　如心率加快、心动过速、心律失常、脉搏细弱、血压及体温下降等。

6. 主要体征　可有头痛、头晕、烦躁、嗜睡、深快呼吸、休克，呼出的气体有烂苹果味。

三、诊断

（一）实验室检查

1. 尿糖、血糖　尿糖多为（＋＋～＋＋＋）。血糖多高于16mmol/L，一般在16～30mmol/L。大于30mmol/L 常提示存在肾功能不全。约15% DKA 患者在就诊时血糖低于20mmol/L，有人把这种情况称为“血糖正常性 DKA”，常见于糖异生障碍（如肝病、急性酒精摄入、禁食时间过长等）或非胰岛素依赖性糖利用增加（如妊娠）两种情况。

2. 尿酮、血酮　目前临床上常用的测定方法为利用酮体粉进行半定量测定。酮体粉的有效成分为硝普钠，主要与乙酰乙酸反应，与丙酮的反应微弱，与β－羟丁酸不起反应。血酮最低起反应浓度为10mg/dl。糖尿病酮症或 DKA 时，尿酮、血酮阳性。

需注意：①酮症消退时，β－羟丁酸转化为乙酰乙酸，而后者与酮体粉的显色反应显著强于前者，故可能发生病情好转而血酮阳性增高的情况；②缺氧时，较多的乙酰乙酸转化为β－羟丁酸，酮体可假性降低或转阴。

3. 血电解质、酸碱平衡　DKA 患者体内钠、钾、氯、磷缺乏，血清钾、钠、氯常低。但由于体液呈比例丢失、血液浓缩，亦可以正常或稍高；尤其是血钾，由于酸中毒时细胞内钾向细胞外转移，常与体内缺钾的程度不符合。随着补液和酸中毒的纠正，血钾可降低。血二氧化碳结合率及 PH 值下降，碱剩余下降，阴离子间隙升高。

4. 肾功能　DKA 患者因蛋白分解增加，有效血容量下降肾脏灌注不足，血尿素氮多升高。肌酐的测定可受酮体尤其是乙酰乙酸的干扰，而假性升高。但肌酐的持续升高提示并发肾功能不全。

5. 其他检查

（1）血常规：白细胞总数和中性粒细胞可升高，反应血液浓缩、感染或肾上腺皮质应激反应。

（2）血脂：可升高。

（3）诱因检查：如胸片提示肺部感染，尿常规提示尿路感染，心电图、心肌酶谱提示心肌梗死等。

（二）诊断与鉴别诊断

1. 诊断　根据糖尿病史，或有诱发因素，原糖尿病症状急剧加重及酸中毒性大呼吸等临床表现，尿糖、尿酮体阳性，血糖、血酮体升高，CO_2 结合率降低等变化，可诊断为糖尿病酮性酸中毒。对昏迷、酸中毒、失水、休克的患者，均应考虑有本病单独或合并存在的可能性，特别对其原因未明、呼吸有酮味或虽血压低而尿量仍较多者，更应警惕本病。

2. 鉴别诊断

（1）高渗性非酮症糖尿病昏迷（简称高渗性昏迷）：多见于高龄糖尿病患者，发病率较酮症酸中毒低，但较严重。常有诱发因素。本病主要有显著高血糖，一般在 33.3mmol/L 以上，严重失水，常有高钠血症。因而引起血浆渗透压升高（＞330mmol/L），导致神经细胞及各种组织的脱水，出现各种症状如迟钝、嗜睡、谵妄、反射亢进或消失，肢体瘫痪、抽搐，重者昏迷。化验检查尿糖强阳性，尿酮体阴性，或轻度阳性，血糖甚高，而血 CO_2 结合力正常或轻度降低。

（2）乳酸性酸中毒：多见于高龄糖尿病患者，往往有较重的心、肺、肝或肾脏病变。当血压降低或缺氧状态下，容易发生，或当感染、应激、酗酒、服用苯乙双胍等药物而诱发。临床上有酸中毒表现：呼吸深快、恶心、呕吐、脱水、低血压、意识模糊、昏迷等或并发其他脏器功能不全。血乳酸可大于 5mmol/L。

（3）低血糖昏迷：糖尿病患者有应用胰岛素或口服降血糖药物治疗史，并出现低血糖临床表现如饥饿感、头晕、心悸、手抖、出汗、软弱、乏力、脸色苍白，甚至抽搐、昏迷，但呼吸正常、无脱水、血压正常或偏高。尿糖、尿酮体均阴性。可疑时，可试用 50% 葡萄糖 40ml 静脉注射，低血糖者迅速好转，发作时血糖明显低于正常为诊断依据。（糖尿病患者血糖未低至 2.8mmol/L 就可以发生昏迷。）

（4）脑血管病变：长期糖尿病患者，尤其中年以上，常伴动脉硬化，易并发脑血管病变，起病急骤有神经系统阳性体征。一般尿酮体阴性，血 CO_2 结合力正常。

四、治疗

DKA 是糖尿病的严重并发症，属于急危重症，患者需住院治疗。成功的 DKA 治疗取决于及时、充分地纠正脱水、高血糖、酮症和电解质紊乱。同时应积极救治 DKA 的诱发疾病，如感染、心血管意外事件等。

（1）补液：静脉补液的目的在于迅速纠正脱水及电解质紊乱，扩张细胞内和细胞外液容积，恢复肾脏灌注。补液的速度取决于患者的血流动力学状态及心功能情况。对大多数中、重度 DKA 患者估计失水在 5L 左右，可以根据患者补液后的反应进一步估计失水量。对于患有严重心血管疾病的患者则应检测中心静脉压。

在入院初的 1h 内给予 1～1.5L 的 0.9% 生理盐水对大多数患者都是合适的。如患者收缩压低于 100mmHg 则应考虑给予胶体溶液。随后补液速度可以依据患者的脱水情况、血电解质和尿量等而酌情加以调整。通常来说，在之后的 4h 内给予 250～1 000ml/h 较适宜。当血糖下降<14mmol/L，时，可给予5%的葡萄糖液100~125ml/h（如果补液量不宜过多时可以用10%的葡萄糖液），同时，继续以较慢的速度给予生理盐水以纠正脱水、补充电解质。

补液不仅可用于补充丢失的体液，同时研究表明静脉补液扩容可减少一系列反向调节激素的分泌，如皮质醇、肾素、醛固酮、儿茶酚胺、生长激素和血管升压素等。这些激素的过多分泌可导致胰岛素抵抗。临床观察表明：即使未用胰岛素，在静脉补液后患者的血糖就已经开始下降。

（2）胰岛素治疗：目前公认的胰岛素治疗方法是持续静脉给予小剂量常规胰岛素，可以提供更符合生理的血胰岛素浓度，同时使血糖逐渐稳定的下降，避免低血糖及低钾血症的产生。

一旦低钾血症的可能性被排除，就应开始持续小剂量给予常规胰岛素，起始速度为0.1U/（kg·h），如在起始1h内患者的血糖下降<4mmol/L，则首先应考察患者的脱水纠正情况，如水液丢失已得到充分纠正则胰岛素的剂量应加倍，直至血糖下降达到3~4mmol/（L·h）。当血糖下降到12~14mmol/L，胰岛素的滴注速度应减半并同时给予5%的葡萄糖液。在随后的时间应依据患者的血糖水平调整胰岛素的滴注速度以维持血糖在8~12mmol/L，直至代谢性酸中毒得到纠正。

通常尿酮的纠正较血糖需要更长的时间，这是由于酮症消退时，β-羟丁酸转化为乙酰乙酸，而后者与酮体粉的显色反应显著强于前者。因此，只要酮症酸中毒得到纠正（血糖<11.0mmol/L，HCO_3^-≥18mmol/L，pH>7.3，阴离子间隙<12mmol/L），患者可以进食，就可以依据患者DKA发生前的治疗剂量给予每天多胰岛素皮下注射方案。

（3）补钾：只要高钾血症的可能性被排除或经治疗被纠正，就应开始补钾。如果血钾水平在3.3~5.5mmol/L，在治疗初始阶段可给予20~40mmol钾加入每升补液中，继而每升静脉补液中加入20~30mmol钾以维持血钾水平>4.0mmol/L。如果血钾水平<3.3mmol/L，可暂时停止给予胰岛素直至低血钾被纠正。如果血钾>5.5mmol/L则应暂停补钾直到血钾达到目标值。在补钾治疗时有条件可进行心电监护。

（4）补碱：DKA时碳酸氢钠的应用仍然是一个有争议的问题。应用碳酸氢钠的理由基于这样一种理论性的假设，即严重的酸中毒将引起多个脏器功能衰竭包括肝、心和脑。但是我们至今仍缺乏有关DKA治疗时使用碳酸氢钠的前瞻性随机对照研究。而且碳酸氢钠的应用存在诸多风险：①发生低血钾的危险性大大增高；②导致反常性中枢神经系统酸中毒；③由于二氧化碳的产生增多加剧细胞内酸中毒；④延迟酮症的纠正。

回顾性研究显示：碳酸氢钠的应用与否在改善酸中毒、提高意识状态或纠正高血糖等方面并未产生显著的差异。尽管如此，目前仍然认为虽经积极补液，1h后动脉血pH仍<7.0时应给予碳酸氢钠。在这种情况下，应每2h给予低张的（44.6mmol/L）碳酸氢钠液直至pH达到7.0。如果动脉血pH等于或>7.0则无需使用碳酸氢钠。

（5）补磷：到目前为止，补磷在DKA治疗中的益处仅仅只是理论上的。补磷被认为可以防止由于低磷血症可能造成的潜在的并发症，例如呼吸抑制、肌肉乏力、溶血性贫血和心功能异常。同时补磷被认为可以纠正DKA时降低的2，3-DPG（2，3-diphosphoglycerate）水平，从而使氧解离曲线右移，改善组织缺氧。但是过量补磷也存在引起低钙血症、抽搐和软组织钙化的风险，同时多数随机对照的研究迄今未能证明常规补磷的临床益处。

（6）并发症的治疗

1）脑水肿：在接受治疗的 DKA 患者中，有症状的脑水肿十分罕见。但通过脑电图及 CT 扫描检查发现，在 DKA 治疗开始的 24h 内，亚临床性脑水肿并不罕见。在治疗过程中很多因素与脑水肿的发生有关。这些因素包括：脑缺氧、不当补碱、血糖下降过快等。为了避免增加发生脑水肿的风险，在 DKA 的治疗时应控制补充水分及钠盐的速度，同时避免使血糖下降过快。

2）成人呼吸窘迫综合征：成人呼吸窘迫症是 DKA 少见但极严重的并发症。临床表现为在治疗开始时正常的氧分压在治疗过程中进行性下降直至超低水平。目前认为本症的发生与肺组织内水分增加、肺顺应性下降有关。

3）血管栓塞：很多因素能使 DKA 患者发生栓塞的可能性增加，包括脱水、血容量减少、心排出量减少，血液黏度增加以及在糖尿病患者中常见的动脉硬化。这一并发症更多见于渗透压显著增高的患者，对高危人群可试用小剂量的低分子肝素。

4）低血糖和低血钾：低血糖和低血钾在小剂量胰岛素治疗中并不常见。预防其发生的方法是充分补钾。一旦血糖降低至 12 ~ 14mmol/L 时，就应给予 5% 的葡萄糖液以避免低血糖的发生。

五、预后

预防本病的发生，在现阶段主要应从避免应激因素着手，常见的应激因素主要有：

1. 感染　包括细菌感染和病毒感染所致的某些疾病。

2. 长期的精神创伤或剧烈的精神刺激　如忧伤、悲哀、惊惧、紧张不安等。

3. 生活调理　本病的早期发现和诊断、治疗、预后是密切相关的。所以一旦确诊后应适当卧床休息，加强对症治疗、及时补充足够热量和营养。防止过度劳累、精神刺激等诱因。

4. 饮食调理　宜吃清淡、维生素高、营养丰富的不含碘食物，不宜吃肥甘厚腻之味及辛辣香燥之品，烟酒当属禁忌范围。

（俞　兰）

第二节　糖尿病非酮症高渗综合征

糖尿病非酮症性高渗综合征（Diabetic Nonketotic Hyperosmolar Syndrome，DNHS）是糖尿病的一种严重急性并发症。过去也称糖尿病非酮症性高渗昏迷，目前国际上通称高血糖高渗状态（HHS）。HHS 是糖尿病常见的严重的急性代谢紊乱，也是导致糖尿病患者死亡的重要原因。大多数发生在老年 2 型糖尿病。HHS 主要原因是在患者体内胰岛素相对不足的情况下，出现了引起血糖急剧升高的因素，同时伴有严重脱水，导致血糖显著升高。本综合征常伴有神经系统功能损害症状，严重者昏迷，病情严重，死亡率高。

一、病因及发病机制

（一）病因

1. 应激和感染　如脑血管意外，急性心肌梗死，急性胰腺炎，消化道出血，外伤，手

术，中暑或低温等应激状态，感染，尤其是上呼吸道感染，泌尿系感染等最常诱发。

2. 摄水不足　老年人口渴中枢敏感性下降，卧床患者，精神失常或昏迷患者以及不能主动摄水的幼儿等。

3. 失水过多和脱水　如严重的呕吐，腹泻，大面积烧伤患者，神经内、外科脱水治疗，透析治疗等。

4. 高糖摄入和输入　如大量摄入含糖饮料，高糖食物，诊断不明时或漏诊时静脉输入大量葡萄糖液，完全性静脉高营养，以及使用含糖溶液进行血液透析或腹膜透析等情况，尤其在某些内分泌疾病合并糖代谢障碍的患者，如甲状腺功能亢进症，肢端肥大症，皮质醇增多症，嗜铬细胞瘤者等更易诱发。

5. 药物　许多药物均可成为诱因，如大量使用糖皮质激素，噻嗪类或呋塞米（速尿）等利尿药，普萘洛尔、苯妥英钠、氯丙嗪、西咪替丁、甘油、硫唑嘌呤及其他免疫抑制剂等，均可造成或加重机体的胰岛素抵抗而使血糖升高，脱水加重，有些药物如噻嗪类利尿药还有抑制胰岛素分泌和减低胰岛素敏感性的作用，从而可诱发 DNHS。

6. 其他　如急、慢性肾衰竭、糖尿病肾病等，由于肾小球滤过率下降，对血糖的清除亦下降，也可成为诱因。

总之，临床上几乎所有的 DNHS 患者都有明显的发病诱因，动物实验也说明高渗性昏迷的发生，除原有的糖尿病基础还有明显的促发因素，救治时应予查询和去除。

（二）发病机制

糖尿病非酮症高渗综合征，过去也称糖尿病非酮症性高渗昏迷，目前国际上通称高血糖高渗状态（hyperglycemic hyperosmolar state，HHS）。HHS 是糖尿病严重的急性并发症。是导致糖尿病患者死亡的重要原因。

二、临床表现

HHS 多见于老年、肥胖的 2 型糖尿病患者。这些患者多数存在肾功能受损且摄水不足。HHS 起病较 DKA 为隐匿，虽然患者可表现为多饮、多尿，但在很多老年患者中可没有这些表现。通常在 HHS 时患者的脱水情况较 DKA 时更严重。

患者常有不同程度的神经精神症状与体征，其程度与血浆渗透压升高程度与速度、诱因、年龄等相关。可表现为反应迟钝、神志恍惚、嗜睡，最后发展为不同程度的昏迷。另外，可有各种神经系统体征，包括一过性偏瘫、失语、偏盲等。

三、诊断

（一）实验室检查

1. 尿糖、血糖　尿糖、血糖值常 >33mmol/L。

2. 尿酮、血酮　尿酮多阴性或弱阳性，血酮正常或轻度升高。

3. 电解质　机体总体上丢失电解质。但血钠多数高于 150mmol/L，个别患者血钠正常甚至偏低，多见于昏迷休克肾功能不全病情严重者。血钾正常或偏低。

4. 血浆渗透压　血浆有效渗透压一般高于 320mOsm/kg。急救时可以按下列公式估算：血浆有效渗透压（mOsm/kg）$=2\left([Na^+]+[K^+]\right)+$血糖/18（mmol/L）。

5. 肾功能检查 常发现不同程度的氮质血症，血容量严重不足时可有肾功能不全。

6. 血常规 白细胞计数增多。

7. 其他诱发或伴发病的表现 如胸片示感染、心电图示心肌梗死等。

（二）诊断与鉴别诊断

1. 诊断

（1）与非糖尿病脑血管意外患者相鉴别，这种患者血糖多不高，或者轻度应激性血糖增高，但不可能 >33.3mmol/L，HbA1c 正常。

（2）有人认为 DNHS 和糖尿病控制不良并伴有无尿的肾衰竭者进行鉴别诊断，在临床上十分重要，二者均可有严重的高血糖和升高的血 BUN 及 Cr 水平，但治疗上截然不同。前者需要大量补液辅以适量的胰岛素；而对于后者，单用胰岛素即可降低血糖、减少血容量并缓解心衰，大量输液则十分危险。但是，有肾衰竭的糖尿病患者常有贫血而不是血液浓缩，同时可有低血钠、高血钾、血容量增多及充血性心力衰竭，故二者的鉴别并不困难。

（3）对于有糖尿病史的昏迷患者，还应鉴别是 DNHS、酮症酸中毒、乳酸性酸中毒还是低血糖昏迷。

2. 鉴别诊断 其他原因所致的高渗状态，如透析疗法、脱水治疗、大剂量皮质激素治疗等均可导致高渗状态。因意识障碍就诊者易误诊为脑血管意外而延误治疗。脑血管意外常用药物多对本病有害，例如甘露醇、高渗糖、皮质固醇等均加重高渗状态；苯妥英钠不能制止高渗状态所致的抽搐和癫痫发作，而且能抑制胰岛素分泌，使高血糖进一步恶化。所以鉴别诊断很重要，应与其他原因引起的昏迷相鉴别。

四、治疗

治疗原则基本上同 DKA，包括搜寻并除去诱因；密切观察病情变化，及时并因人而异地施行有效的治疗；治疗关键是纠正严重脱水，恢复血容量，纠正高渗状态及其相关病理生理变化；治疗方法包括补液、使用胰岛素、纠正电解质紊乱及酸中毒等。

1. 一般措施

（1）立即送监护室按危重症救治，并做好监护及治疗记录（同 DKA）。

（2）立即开放静脉并进行以下检查：血糖、电解质、血肌酐、BUN、血气分析、血培养、血常规、尿常规、尿糖及酮体、心电图。

（3）从开放的静脉立即补液纠正高渗脱水状态。

（4）老年人和有心功能不良者放置中心静脉导管进行监护。

2. 补液 积极地补液是治疗 DNHS 的首要和重要的关键措施，对患者的预后具有决定性的作用。对 DNHS 患者单纯补液即可使其血糖每小时下降 1.1mmol/L（20mg/dl）。有人认为，部分 DNHS 患者可单用补充液体和电解质而不用胰岛素的方法获得满意的疗效。反之，如果在未充分补液的情况下即大量使用胰岛素，则可因血糖及血浆渗透压的急剧下降，液体返回细胞而导致血容量的进一步下降，甚至发生休克。

（1）补液总量：DNHS 患者的失水程度多比 DKA 严重。估计可达发病前的体液的 1/4 或体重的 1/8 以上。但由于高血糖的吸水作用，其失水的体征常不能充分反映失水的严重程度。补液总量的估计：精确估计困难，一般可按患者体重 10% ~12% 估算，补充总量多在6 ~10L，略高于失液总量的估计值。这是因为考虑到在治疗中，尚有大量液体自肾脏、呼吸道及皮肤丢

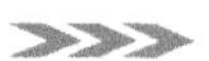

失的缘故；按血浆渗透压估算患者的失水量，计算公式为：患者的失水量（L）=［患者血浆渗透压（mmol/L）-300］/［300（正常血浆渗透压）］×体重(kg)×0.6。

（2）补液种类：包括生理盐水、半渗盐水或半渗葡萄糖液、右旋糖酐、全血或血浆、5%葡萄糖液及葡萄糖盐水等。对于输液种类的选择，归纳起来，原则上可按以下3种情况酌情选择：若患者血压正常或偏低，血 Na^+ <150mmol/L 者首先用等渗液，若血容量恢复，血压上升而血浆渗透压仍不下降时再用低渗液；血压正常而血 Na^+ >150mmol/L 者，可开始即用低渗液；若患者有休克或收缩压持续<10.7kPa 者，开始除补等渗液外应间断输血浆或全血。

（3）补液速度：原则是先快后慢，第1h 输入500～1 000ml，或头4h 输入应补总液量的1/3，头8h 补总液量的1/2（含头4h 输入量）加上当天尿量，余量在24 小时内补足。

（4）补液方法：多数主张根据患者实际情况而略有差异。一般情况下，在治疗的前2h 输生理盐水2L；以后的6h 内，根据患者的血压、血钠及血浆渗透压情况，每2h 输液1L；治疗的8～24h 内，则可每2h 输液0.5L，直至体液补足。至于治疗2h 后补液的种类，则根据患者的情况而定。血浆渗透压仍高者可使用半渗溶液，血浆渗透压降至330mmol/L 或血压仍低者使用生理盐水，血糖降至14mmol/L，者可用5%葡萄糖液，血糖及血浆渗透压均低者可使用5%葡萄糖盐水等。胃肠道补液：DNHS 时，尤其是老年患者，尽量经胃肠道补充，此法有效而且比较简单和安全，可减少静脉补液的量而减轻大量静脉输液引起的不良反应。能经口服最好；不能口服者（昏迷），可不失时机的下胃管补充。给予温开水即可，速度可达1～2L/h，尿量>30ml/h 后，可每500ml 加10%氯化钾10～20ml。同时配合采用0.9%氯化钠溶液静脉点滴，前4h 可给予总量的1/3，速度以250～500ml/h 为宜（考虑到心功能状态和老年人），以后可2～3h 500ml，直至血糖降至13.9mmol/L 后，改输5%葡萄糖或糖水（同上）。若经输液4～6h 仍无尿者可予呋塞米40mg 静脉注射。老年人和心功能不良者，为了防止液体过量引起的充血性心力衰竭、肺水肿和脑水肿等并发症，在输液过程中，应注意观察患者的尿量、颈静脉充盈程度，并进行肺部听诊，必要时测量中心静脉压和血细胞比容，以指导补液。

3. 胰岛素治疗

（1）灵活酌情使用胰岛素：DNHS 患者在治疗过程中，对胰岛素较 DKA 时敏感，所需胰岛素的剂量也比酮症酸中毒小。有人主张在输液的前2L 中，甚至在整个治疗过程中不给胰岛素，单用补液治疗 DNHS。一般倾向于一开始即给予胰岛素治疗，但剂量宜小，并密切观测血糖及尿糖的变化，灵活使用胰岛素。

（2）小剂量胰岛素治疗：对 DNHS 患者，目前，仍主张一开始就给予小剂量胰岛素治疗。

肌内注射法：首次肌内注射人胰岛素（RI）20U，以后4～6U/h，直至血糖下降至14mmol/L（250mg/dl）以下。患者如有血压低，肌内注射胰岛素吸收不好，则不宜使用肌注法，而应采用静脉法。静脉滴注法：是临床最常采用的方法，使用灵活、方便，血糖下降平稳，不良反应少。在 DNHS 患者有人主张给首次冲击量，即先以 RI（人胰岛素）10～16U，静脉注射，以后按0.1U/（kg·h）持续静滴。一旦血糖降至14～17mmol/L，（250～300mg/dl）时，胰岛素剂量可降到0.05U/（kg·h）。一般常用胰岛素剂量为4～6U/h 静脉滴注，血糖下降速度以每小时3.3～5.6mmol/L（60～100mg/dl）为宜。在已补足液量的前提下，如治疗的前4h内，每小时血糖下降不足2mmol/L（36mg/dl），或反而升高，说明胰岛素剂量不够，应将胰岛素量增加50%～100%。因此，一般要求在治疗的前12h内，最好每2h测血糖1次。应警惕血糖水平下降过快不利于低血容量的纠正，而且会增加发生低血糖的危险性。当血糖降至14～17mmol/L时，应改用5%（或10%）的葡萄糖液，同时将胰岛素用量改为2～3U/h静脉滴注，或3～4U/h肌内注射。经过一段时间的稳定后，可进一步改为每天数次肌内或皮下注射胰岛素，最后逐步恢复到DNHS发病前的治疗。在DNHS患者，只要充分补液，停用胰岛素后高渗状态很少反复。

4. 纠正电解质失衡　DNHS时，患者的电解质失衡，主要是失钠和失钾，同时也有不同程度钙、镁、磷的丢失。

（1）补钠：一般在补液（补充生理盐水）同时，血钠失衡多可得到纠正。

（2）补钾：是纠正DNHS电解质失衡的主要任务。补钾制剂：临床常用氯化钾溶液，有人认为它可能加重DNHS时已存在的高氯血症，故有人主张用醋酸钾，血磷不高时可用磷酸钾。尽量同时口服枸橼酸钾溶液，安全方便，又可减少静脉补钾量及其不良反应。补钾时机：选择恰当时机十分重要。最初有高血钾者，应在补液及胰岛素治疗开始后2～4h再补钾；治疗初血钾正常或降低者，则应在治疗开始时即补钾。根据尿量补钾。尿量过少时静脉补钾有导致危险的高血钾可能，只有当尿量多于50ml/h，至少多于30ml/h时，方可静脉补钾。补钾量：临床常用10%氯化钾30ml（KCl 3g）加入1 000ml液体中，于4～6h内输入，24h可补给KCl 4～6g。另有人提出当血钾 > 5mmol/L，4～5mmol/L，3～4mmol/L及 < 3mmol/L时，每小时补钾量分别为0、10、20及30mmol，36h内可望补钾300mmol。注意事项：由于DNHS患者所丢失的体钾在救治过程中，只能得到部分地补充和被纠正，故要求在DNHS纠正后应继续口服补钾至少1周。输液（钾）过程中，应注意对血钾的监测，以防高血钾或低血钾的发生。可每2～3h复查血钾1次，并使用心电图监测血钾的变化。

（3）关于补钙、磷、镁：国内临床尚无应用。有人提出DNHS患者应常规补充硫酸镁及葡萄糖酸钙，以防低血镁及低血钙引起的抽搐。如患者血磷偏低，可静脉输入或口服磷酸钾缓冲液，补磷时应注意观察血磷及血钙的变化，警惕低血钙的发生。

5. 纠正酸中毒　DNHS时一般酸中毒不重，可能与血中酮酸或乳酸水平升高有关。

（1）轻度酸中毒：一般经足量补液及胰岛素治疗后，随着组织缺氧及肾功能不全的纠正，不需用碱性药物，酸中毒即可纠正。此时，如不适当地给予碱性药物，反而有可能加重低血钾并引起抽搐。

（2）当CO_2－CP低于11mmol/L（25vol/dl）时，可输入1.4% $NaHCO_3$ 400ml，4～6h后复查，如CO_2－CP已恢复到11～14mmol/L（25～30vol/dl）以上时，则停止补碱。

（3）高渗$NaHCO_3$液不宜用于DNHS患者，宜用1.4%等渗液。乳酸钠可加重乳酸性酸中毒，也不宜用于DNHS的治疗。

6. 其他治疗措施

（1）去除诱因：如疑有感染、进行中心静脉压测定或放置导尿管时，应根据对不同病原菌种的估计，采用足量适用的抗生素。既要注意避免滥用抗生素，尤其是可能影响肾功能的抗生素，又要注意有些抗生素能影响胰岛素的效价，如红霉素等碱性抗生素，不可与胰岛素通过同一通路输入。

（2）吸氧：如PaO_2 < 10.7kPa（80mmHg），给予吸氧。

（3）放置胃管：DNHS 时，患者多处于昏迷或半昏迷，应及早放置胃管抽吸胃液。通过胃管，可给患者补温开水或温生理盐水，还可通过胃管补钾。

（4）导尿：首先应尽量鼓励患者主动排尿，如 4h 不排尿，应放置导尿管。

（5）守护治疗及病情监测：对 DNHS 患者应进行严密的监测，以指导治疗。患者应每半小时测量血压、脉率及呼吸频率 1 次，每 2h 测体温、尿糖及尿酮体 1 次；治疗开始 2h 及以后每 4 ~5h 测量血糖、钾、钠和 BUN 1 次，并计算渗透压。详细记录出入量（包括口服液体），保持尿量超过 100ml/h。

五、预后

（1）加强糖尿病知识的教育和健康检查，早期发现早期治疗，50 岁以上的老年人应定期检测血糖。确诊有糖尿病的患者，应正规服药，控制饮食，加强运动，严格控制血糖水平。

（2）控制各种诱发因素，积极治疗各种感染，对血透、腹透、应用甘露醇脱水等治疗时，应注意是否有脱水现象，及时监测血糖、尿糖。

（3）注意诱发药物应用，如利尿剂、糖皮质醇、普萘洛尔（心得安）。

（李明霞）

第三节 糖尿病乳酸性酸中毒

糖尿病乳酸性酸中毒是糖尿病患者组织缺氧，药物使用不当，肝肾功能损害等情况下，造成体内乳酸堆积而出现的代谢性酸中毒。常与长期过量服用双胍类药物有关，尤以老年人多见，儿童较少见。

一、西医病因及发病机制

（一）病因

①糖代谢障碍；②糖尿病患者发生急性并发症时，可造成乳酸堆积，诱发酸中毒；③糖尿病患者存在慢性并发症时，可造成组织乳酸堆积，诱发酸中毒；④器官缺氧，可引起乳酸生成增加；此外，肝肾功能障碍又可影响乳酸的代谢、转化和排泄，进而导致乳酸性酸中毒。

（二）发病机制

糖尿病患者容易发生乳酸性酸中毒，这是因为糖尿病患者常有丙酮酸氧化障碍及乳酸代谢缺陷，因此，平时即存在高乳酸血症。糖尿病急性并发症如感染、酮症酸中毒、糖尿病非酮症高渗综合征时，可造成乳酸堆积而诱发乳酸性酸中毒。乳酸性酸中毒可与酮症酸中毒同时存在。另外，糖尿病患者合并的心、肝、肾疾病使组织器官灌注不良，低氧血症；患者糖化血红蛋白水平增高，血红蛋白携氧能力下降，更易造成局部缺氧引起乳酸生成增加；此外肝肾功能障碍影响乳酸的代谢、转化及排出，进而导致乳酸性酸中毒。

二、临床表现

糖尿病乳酸性酸中毒发病急，但症状与体征无特异性。轻症可仅有乏力、恶心、食欲降低、头昏、嗜睡、呼吸稍深快。中至重度可有恶心呕吐、头痛头昏、全身酸重、口唇发绀、呼吸深大，但无酮味、血压下降、脉细弱、心率加快，可有脱水表现，反应迟钝、意识障碍、四肢反射减弱、肌张力下降、瞳孔扩大、深度昏迷或出现休克。

乳酸性酸中毒依据机体是否存在缺氧可分为以下两类：

1. A 型乳酸性酸中毒　发生于机体组织严重缺氧情况下，如心肌梗死、心源性休克、严重的败血症。此时乳酸的大量产生超过了机体的清除能力从而导致乳酸的堆积。这一类型的乳酸性酸中毒并不仅见于糖尿病患者，但是糖尿病患者，尤其是 2 型糖尿病患者发生缺氧性心血管并发症的危险性大大高于非糖尿病患者。

2. B 型乳酸性酸中毒罕见　其发生与机体缺氧无关，可见于多种系统性疾病（包括糖尿病）、药物、毒素和内在的代谢障碍。双胍类药物被认为与 B 型乳酸性酸中毒的发生有关。苯乙双胍因其可引起严重的乳酸性酸中毒而在很多国家中禁止使用。因使用二甲双胍而导致乳酸性酸中毒的发生率很低。

三、诊断

（一）实验室检查

多数患者血糖升高，但常在 13.9mmol/L（250mg/dl）以下；血酮体和尿酮体正常，偶有升高；血乳酸升高，常超过 5mmol/L，血乳酸/丙酮酸比值大于 30（丙酮酸正常值为 0.041 5 ~ 0.145mmol/L）；血二氧化碳结合力下降，（可在 10mmol/L 以下）、pH 值明显降低；血渗透压正常，阴离子间隙扩大（超过 18mmol/L）。

（二）病史

①糖尿病患者用过量双胍类药物（降糖灵超过 75mg，双胍类药物每日 2 片，二甲双胍超过 2 000mg/d）后出现病情加重；②糖尿病患者有肝肾功能不全、缺氧或手术等同时使用双胍类降糖药物；③糖尿病患者出现多种原因休克，又出现代谢性酸中毒者，应高度怀疑本病。有代谢性酸中毒呼吸深大、意识障碍等表现。

四、西医治疗

乳酸性酸中毒现尚缺乏有效的治疗，一旦发生死亡率极高，应积极预防诱发因素，合理使用双胍类药物，早期发现，积极进行治疗。

（1）胰岛素治疗：本病是因胰岛素绝对或相对不足引起，需要用胰岛素治疗，即使是非糖尿病患者，也有人主张胰岛素与葡萄糖合用，以减少糖类的无氧酵解，有利于血乳酸清除，糖与胰岛素比例根据血糖水平而定。

（2）迅速纠正酸中毒：当 pH < 7.2、HCO_3^- < 10.05mmol/L 时，患者肺脏能维持有效的通气量而排出二氧化碳，肾脏有能力避免水钠潴留，就应及时补充 5% 碳酸氢钠 100 ~ 200ml（5 ~ 10g），用生理盐水稀释为 1.25% 的浓度。严重者血 pH. < 7.0，HCO_3^- < 5mmol/L，可重复使用，直到血 pH > 7.2，再停止补碱。24h 内可用碳酸氢钠 4.0 ~ 170g。但补碱也不宜过多、过快，否则可加重缺氧及颅内酸中毒。

（3）迅速纠正脱水：治疗休克补液扩容可改善组织灌注，纠正休克，利尿排酸，补充生理盐水维持足够的心输出量与组织灌注。补液量要根据患者的脱水情况，心肺功能等来定。

（4）给氧：必要时作气管切开或用人工呼吸机。

（5）补钾：根据酸中毒情况、血糖、血钾高低，酌情补钾。

（6）监测血乳酸：当血乳酸 >13.35mmol/L 时，病死率几乎达 100%。

（7）透析：如果患者对水钠潴留不能耐受，尤其是因降糖灵引起的乳酸酸中毒，可用不含乳酸根的透析液进行血液或腹膜透析。

（8）对症治疗，去除诱因：如控制感染，停止使用引起乳酸酸中毒的药物等。

五、预后

乳酸性酸中毒一旦发生，病死率极高，对治疗反应不佳，所以预防比治疗更为重要，具体措施如下：

（1）在糖尿病治疗中不用苯乙双胍。凡糖尿病肾病、肝肾功能不全、大于 70 岁的老年人以及心肺功能不佳者，应采用其他药物。糖尿病控制不佳者可用胰岛素治疗。

（2）积极治疗各种可诱发乳酸性酸中毒的疾病。

（3）糖尿病患者应当戒酒，并尽量不用可引起乳酸性酸中毒的药物。

总之，积极治疗引起乳酸性酸中毒的原发疾病，给予必要的支持护理，碳酸氢钠治疗和血液透析仍然是治疗严重乳酸性酸中毒的关键。

（李明霞）

第四节　应激性高血糖症

应激性高血糖是在严重创伤、脑血管意外、急性心肌梗死、感染性休克等强烈刺激因素作用下，因人体处于应激状态，体内升糖激素、肾上腺素等激素分泌增加，拮抗胰岛素而出现的血糖升高现象。

一、病因及发病机制

（一）病因

（1）激素作用：当机体发生应激时，神经内分泌的主要改变为下丘脑－垂体－肾上腺皮质轴和交感－肾上腺髓质系统的强烈反应，糖皮质激素、儿茶酚胺、胰高血糖素、生长激素等激素释放明显增多，使血糖升高。另外，某些反调节激素使脂肪组织的脂肪分解和骨骼肌的蛋白分解作用增强，使糖异生的底物如乳酸、丙酮酸和甘油增加，促进肝脏葡萄糖产生增多并加速肝糖原的分解，直接增强交感神经介导的糖原分解作用，最终导致了血糖的升高。

（2）细胞因子：一些细胞因子可以使血糖升高。如 TNF 可能间接刺激反向调节激素的分泌直接作用于胰岛素受体信号转导途径和（或）影响葡萄糖运载体的功能，或导致血游离脂肪酸增高等途径而使血糖升高。

(3) 胰岛素抵抗：胰岛素抵抗是应激性高血糖发生的重要原因，机制目前仍不十分清楚。

(二) 发病机制

应激性高血糖是创伤后的一种应激反应，人体在应激状态下，下丘脑－垂体－肾上腺皮质系统活动增强，血中儿茶酚胺、肾上腺皮质激素分泌增加，胰岛素分泌减少，胰高血糖素分泌增加，促进肝糖原分解和糖异生，增加血糖来源，减少糖的氧化和糖原合成，从而使血糖浓度升高。

二、临床表现

(1) 影响体液平衡：危重症患者多伴有水、电解质平衡紊乱，而应激性高血糖可产生渗透性利尿，加重高钠血症和高渗性脱水等，并进一步加重钾的转移和排出，增加高渗性昏迷、糖尿病酮症酸中毒发生的可能性。

(2) 应激性高血糖损伤脑组织有如下几种机制，乳酸性酸中毒、诱发脑水肿、NO 的增多、内皮细胞的受损、神经电生理异常、血液黏度升高、兴奋性氨基酸的堆积等。应激性高血糖也可影响肝细胞线粒体功能，造成电子传输链的酶的功能异常，损害肝组织。

(3) 加剧炎症反应和内皮损伤。

(4) 损伤免疫功能：实验发现，当血糖达到 11.12mmol/L 后，趋化、黏附与吞噬功能将会降低。杀菌活性受损，损害了天然免疫系统对感染源的抵御功能。应激性高血糖也可影响补体的活性，血糖通过补体进行糖化作用和微生物竞争与补体的结合，抑制调理作用。

三、诊断

入院后测空腹血糖、餐后 2h 血糖、连续 2d 测 24h 尿糖定量。以后视情况重复检查，但不得少于两周 1 次。如空腹静脉血浆葡萄糖 <7.8mmol/L（140mg/dl 葡萄糖氧化酶法），诊断不明确的病例，可测葡萄糖耐量试验。如多次空腹血糖水平显著≥7.8mmol/L（140mg/dl），餐后 2h 血糖≥11.1mmol/L（200mg/dl），无须再行葡萄糖耐量试验。测血及尿酮体、血胰岛素或 C 肽、血脂、脂蛋白、尿蛋白、尿微量白蛋白、肾功能、二氧化碳结合力、糖化血红蛋白（HbA1c）或糖化白蛋白等。

需要注意：①有无严重烧伤休克、大手术、严重感染、药物影响、口服或静脉输入大量葡萄糖等病史。②注意血糖增高幅度及持续时间、血和尿渗透压的变化；有无酮体增高；有无多尿；尿比重高、口渴、高渗性脱水、氮质血症、精神症状、昏迷等；每日定时作尿糖试验。③注意标本的采集，大面积烧伤常 24h 连续输液，应避免在输液的同侧肢体静脉或正在输入葡萄糖时采集血糖标本。

四、治疗

(1) 去除病因，特别注意防治休克和严重感染。

(2) 烧伤早期暂时性血糖升高，可不作特殊处理。

(3) 血糖持续升高者，应按每日血糖、尿糖水平，进行胰岛素治疗。同时在静脉滴入葡萄糖液时，按 3 ∶ 1 或 4 ∶ 1 加入胰岛素。加大胰岛素后仍不能控制高血糖时，应停用高渗葡萄糖液。

（4）注意纠正水、电解质和酸碱平衡失调：高血糖所致的脱水系高渗性脱水，主要应补充水分（口服或静脉输入5%葡萄糖液）。有时因血糖升高，细胞内液外移，使细胞外液稀释，可出现低钠血症，此时应慎用高渗氯化钠液。

五、预后

积极根治原发病和严格控制外源性葡萄糖的输入，严密监测血糖、血胰岛素浓度，防止低血糖和反跳性脑水肿等并发症的发生。

1. 控制原发疾病　控制感染、纠正缺氧、恢复体温、抗休克、纠正酸中毒、酌情停用激素等，能减轻机体的应激程度，减少应激激素释放，降低血糖水平。

2. 血糖监测　客观、准确、多点监测血糖，能尽早发现高血糖，反映高血糖的程度及持续时间。危重症患者的平均血糖水平是目前ICU常用的监测指标，其与病死率明显相关，其前提就是需要多点监测血糖。

3. 正确的营养支持　对能耐受肠内营养的患者建议通过进食提供营养支持，肠内营养较肠外营养更有利于促进应激对肠黏膜屏障功能损害的恢复；不能进食或禁食的患者临床上多用肠外细胞营养，但要注意营养液中葡萄糖的含量和输入速度的控制，同时应减少葡萄糖在非蛋白热量中所占的比例。

（武永华）

第五节　急性低血糖症

低血糖症是由于各种原因引起的血葡萄糖（简称血糖）浓度低于正常水平值所致的一种临床综合征，呈交感神经受刺激及高级神经受低血糖影响的多种复合表现。一般血浆葡萄糖浓度在2.8mmol/L以下，老年人血糖低于3.0mmol/L时认为低血糖；在糖尿病患者中，血糖低于3.9mmol/L时被认为是血糖过低，胰岛素过量或口服降糖药是引起低血糖的主要原因，也是糖尿病治疗过程中的限速因子。发生急性低血糖时的患者出现饥饿感、无力、心悸出汗、四肢震颤、甚至昏迷。如不及时抢救可导致患者死亡。

一、西医病因及发病机制

引起低血糖的原因很多，有资料统计约100多种，主要可分为器质性低血糖、反应性低血糖和外源性低血糖。

（1）器质性低血糖：即胰岛或胰外原发病变造成胰岛素、胰岛素类似物质分泌增多或体内升糖激素减少所致。常见的有：胰岛素瘤、β细胞增生、腺垂体功能低下、肾上腺皮质功能低下、甲状腺功能低下、多种胰腺外肿瘤等。

（2）反应性低血糖：常见的有三种：①原因不明性功能性低血糖症：此组低血糖症临床上最常见，症状轻微，病史长，发作轻而短暂，常见于中年女性，于精神刺激后或饭后2～4h发作，一般空腹、餐前不发作，每次发作时间仅10～20min，多可自行恢复或稍进食后即康复，虽多次发作，无中枢神经损伤后遗症。其发病原因不明，考虑与自主神经功能紊乱，迷走神经兴奋使胰岛素分泌增多有关。②胃大部切除后低血糖症：又称滋养性低血糖症，见于5% ~10%胃大部切除与胃空肠吻合术后的患者。其原因可能系胃肠手术后，食物吸收速度加快，从而导致餐后高血糖，进而引起反应性的低血糖。防治措施有：避免快速进食高浓度的甜品、饮料，少食多餐等。③2 型糖尿病早期低血糖症：可见于部分患者，尤其是较肥胖者。反应性低血糖多发生于餐后或口服葡萄糖耐量试验中第3 ~5h。症状较轻，仅有饥饿感等，稍进食即可缓解。其发生原因可能系患者胰岛素分泌高峰后移，以致发生较晚出现的低血糖症反应。临床上可通过饮食控制或口服 α 葡萄糖苷酶抑制药等来改善患者的低血糖发生。

（3）外源性低血糖：即由于食物或药物因素所致。最常见的药物有胰岛素、磺酰脲类口服降糖药。其他还有水杨酸钠、酚妥拉明、异烟肼等。空腹大量饮酒或长期酗酒而致营养不良者，亦可导致低血糖的发生。

二、临床表现

1. 交感神经兴奋所致的综合征　低血糖发生后，肾上腺素分泌增多，患者可出现面色苍白、出冷汗、心悸、手颤、腿软、周身乏力等。

2. 意识障碍症状　因低血糖时大脑皮层受抑制，患者可出现意识昏蒙、定向力、识别力减退、嗜睡、多汗、震颤、言语不清等。

3. 精神神经症状　当皮层下中枢受到抑制，患者出现神志不清、躁动不安、痛觉过敏、阵挛性舞蹈动作、瞳孔散大，甚至出现强直性抽搐，锥体束征阳性。

4. 癫痫症状　当中脑受累时，患者可出现肌张力增强，阵发性抽搐，与癫痫发作相似。延脑受损后患者可进入昏迷、去皮质强直、心动过缓、体温不升、各种反射消失。

5. 低血糖性脑病　除上述症状外，还可有单瘫、偏瘫、截瘫、失语、踝震挛、小脑共济失调，以及视力减退、视野缺损、面神经麻痹、吞咽困难等神经损害症状，可呈一过性或永久性。

6. 无意识性低血糖　糖尿病低血糖发生时并不总是伴有上述临床症状，很多时候患者并不察觉低血糖的发生，这种情况临床称为无意识性低血糖。

三、诊断

（一）实验室检查

1. 血糖测定　一次或一次以上测定空腹或发作时血糖 <2.8mmol/L。

2. 口服葡萄糖耐量试验（OGTT）　能动态了解在糖负荷的情况下患者血糖和胰岛素的变化，对低血糖症的诊断及鉴别诊断有重大临床价值。

3. 血浆胰岛素测定　正常空腹静脉血浆胰岛素浓度在 5 ~ 20μU/ml，很少超过30μU/ml。胰岛素瘤患者胰岛素分泌呈自主性，其浓度常高于正常，可达160μU/ml。高胰岛素血症也见于肥胖症、2 型糖尿病早期（肥胖者）肢端肥大症、妊娠后期等，故血糖及胰岛素需同时采血反复测定才有助于鉴别。

4. CP 肽测定　正常人空腹血清 C 肽为 0.8 ~4.0ppg/ml，24h 尿 C 肽为（36 ±4）μU，胰岛素瘤者高于正常。

5. 激发试验

（1）胰岛素释放试验：口服75g葡萄糖（或25g静脉注射），各个时点取血后同时测血糖及胰岛素，胰岛素瘤患者血糖耐量呈扁平曲线而胰岛素曲线相对较高且高峰>150μU/L，分析结果时应除外早期2型糖尿病及肝病。

（2）饥饿试验：让患者完全禁食，定时监测血糖和胰岛素。患者不耐受禁食试验，容易出现低血糖反应，一般禁食24h后约85%阳性，48h后95%阳性，极少数5%需要禁食72h并增加运动量才能出现阳性。禁食期间每4h测血糖、胰岛素、C肽一次，血糖<2.8mmol/L时每小时测定1次，胰岛素释放指数>0.4者视为异常。

（3）甲苯磺丁脲试验：空腹服用甲苯磺丁脲（D_{860}）2g，为避免胃肠道反应，同时口服等量碳酸氢钠，每小时采血1次，共3次，测定血糖和胰岛素，正常人血糖下降不超过基础值的40%，如下降低于基础值65%或用药后血糖水平低于30mg/dl，持续时间超过3h，或胰岛素水平高于120μU/ml则为异常。

（4）胰高糖素试验：空腹快速静脉注射胰升糖素0.03mg/kg体重，总量不超过1mg，测3h血糖和胰岛素。正常人血糖上升超过基础值的40%，若低血糖，胰岛素水平>150μU/ml视为异常。糖原累积症及严重慢性肝病患者糖原储备不足的低血糖症者无此反应。

（5）亮氨酸试验：静脉注射亮氨酸150mg，血糖下降至1.4mmol/L以上，提示胰岛素瘤。口服亮氨酸200mg/kg，于口服前后10、20、30、40、50、60min分别测血糖及胰岛素，服药后的30~45min血糖下降至2.78mmol/L以下，胰岛素>40μU/L为阳性，支持胰岛素瘤诊断。

（二）诊断与鉴别诊断

1. 诊断　本病的诊断并不困难，表现为出汗、焦虑、恐惧、心悸脉速、面色苍白、四肢震颤、饥饿、乏力等即可诊断为低血糖症，多于餐后3h发作。检测空腹血糖偏低或正常，发作时血浆葡萄糖浓度低于2.8mmol/L。在糖尿病患者中，血糖低于3.9mmol/L时被认为是血糖过低，空腹血浆胰岛素测定可以偏高。禁食与用力后可诱发低血糖发作，成人及儿童低血糖，血浆葡萄糖浓度常<3.0mmol/L，低血糖症状可用葡萄糖缓解。

2. 鉴别诊断

（1）低血糖症需与低血糖反应相鉴别：低血糖反应是指患者出现低血糖的临床症状，如疲乏、头昏、出汗、心悸等，但测量血糖值实际并不低甚至高于正常者。低血糖反应一般不出现严重的意识障碍如昏迷。

（2）糖尿病合并严重的低血糖症致昏迷需与其他糖尿病急性并发症相鉴别。

1）低血糖昏迷：常见诱因为进食过少或药物用量过多，测量血糖值多低于2.5mmol/L，血酮呈阴性，实验室检测血浆渗透压、pH值、HCO_3^-、阴离子间隙均在正常范围内。

2）酮症酸中毒：多因感染、停用药物或手术而诱发，测量血糖值16~30mmol/L，血酮呈阳性，血浆渗透压<320mOsm/（kg·H_2O），pH值<7.3，HCO_3^-<15mmol/L，阴离子间隙增加。

3）高血糖高渗状态：常见于误食大量含糖食物、失水的老年人。测量血糖值多高于33.5mmol/L，血酮呈阴性，血浆渗透压>330mOsm/（kg·H_2O），pH值>7.3，HCO_3^->20mmol/L，阴离子间隙正常。

4）糖尿病乳酸性酸中毒：多在休克、严重感染、酗酒等心脑血管意外情况下诱发。测量血糖值多正常或偏高，血酮呈阴性，血浆渗透压正常，pH 值 <7.3，HCO_3^- <15mmol/L，阴离子间隙增加。

实际上，只要考虑到低血糖的可能性，临床诊断和鉴别诊断是不难的。

四、治疗

（1）意识清醒者立即进食，糖类量应 >20g，可以是果汁、糖果或者其他食品等。

（2）意识丧失者静脉推注 25mg 葡萄糖，或者肌肉或者皮下注射 1mg 高血糖素。当患者清醒后应鼓励患者进食一定量的含糖类的食物。注射高血糖素或者葡萄糖 20～60min 后，鼓励患者进食是非常重要的，这可以预防新的低血糖再发生。

五、预后

加强对糖尿病患者的教育、进行自我血糖监测、合理的血糖控制目标（为了降低夜间发生低血糖的危险，特别需要将夜间睡前血糖水平控制在 6～7mmol/L）、平时及运动期间灵活的胰岛素方案、理想的注射技术，以及恰当的进食加餐计划，可使低血糖的危险性降低。睡前加餐，或者使用超短效胰岛素类似物均有可能降低夜间发生低血糖的危险性。本症预防重于治疗，设定合理的治疗目标，平衡强化治疗收益与低血糖风险。对患者进行教育，让患者了解低血糖及如何预防；生活规律，避免不适当的饮食和运动。

当糖尿病患者发生低血糖时，中西医的处理方式并无差异。中医治疗主要在于预防低血糖的发生。通过中医治疗使患者的血糖控制更平稳，控制和预防糖尿病慢性并发症，尤其是糖尿病性神经病变将有利于预防和减少糖尿病患者发生低血糖的风险性。

（李　莉）

第六节　糖尿病视网膜病变

随着生活水平的提高以及生活方式的改变，糖尿病的发病率呈逐年上升趋势，而糖尿病视网膜病变（diabetic retinopathy，DR）作为糖尿病最常见的微血管并发症之一，发病率也呈攀升趋势，其危害最大，是目前成人致盲的主要原因。糖尿病视网膜病变病因、发病机制复杂，与多种因素有关，如血糖水平、发病年龄、病程长短、血脂水平、血压水平、遗传因素等，但研究已证明糖尿病视网膜病变所致的失明是可防治的，因此，做到早期发现、及时治疗有重要意义。

一、发病机制

DR 发病机制十分复杂，至今尚未完全明确，多项研究证明了 DR 发生为持续高血糖诱发血流改变、血液流变学异常，多元醇通路活化，氧化应激增加、晚期糖基化终末产物增多以及细胞因子活化，肾素－血管紧张素及内皮素系统的异常等方面所致的视网膜微循环损害，引起视网膜缺血、缺氧及形成新生血管等一系列病理改变。

1. 毛细血管基底膜增厚　是 DR 早期的病理特征，基底膜异常可导致滤过作用改变和血清分子的异常通过，结果使血－视网膜屏障破坏。

2. 毛细血管周细胞选择性丧失　这也是DR早期病理特征，其机制可能为：①与多元醇通路活化有关，多元醇通路是指葡萄糖在醛糖还原酶的作用下还原成山梨醇，后者又在山梨醇脱氢酶的作用下氧化成果糖的代谢通路。在高糖环境中，正常糖酵解过程受阻，多元醇通路活化，使山梨醇在视网膜毛细血管周细胞内增多。②与凋亡有关，高糖使氧化物质产生增多，同时抗氧化作用减弱，二者共同作用使氧化应激增加，氧化应激可能诱导了周细胞的凋亡。周细胞具有收缩性功能，可调节通过该区域的毛细血管的血流量，由于周细胞的丧失，可引起区域性视网膜血流量调节作用丧失，并破坏毛细血管的完整性，还可引起内皮细胞的增生失控。

3. 血液流变学异常　高糖使糖基化血红蛋白增高，血液呈高凝状态，血液黏稠度增加。血小板活性增强，聚集的血小板与增多的血栓素导致视网膜毛细血管微小血栓形成，微血管闭塞。白细胞变形能力下降，细胞间黏附分子（ICAM－1）与血管细胞黏附分子（VCAM）表达增多，白细胞与内皮细胞黏附增加，易致白细胞栓塞在视网膜毛细血管中。红细胞膜磷脂成分的改变以及细胞内山梨醇的堆积，使红细胞的变形能力降低，尤其在DR患者中更为明显，致视网膜血流缓慢淤积，最终导致微血栓形成，发生视网膜微循环障碍。

4. 新生血管形成　由于视网膜毛细血管周细胞丧失，内皮细胞增生以及基底膜增厚，再加上血流变学异常，使毛细血管闭塞，视网膜组织缺血、缺氧，刺激各种生长因子的释放，如碱性纤维母细胞生长因子（bFGF）、血小板源生长因子（PDGF）、胰岛素样生长因子（IGF）、血管内皮生长因子（VEGF）等，这些因子相互作用，诱导视网膜新生血管形成，新生血管的出现是DR的标志。在这些因子中，VEGF在视网膜新生血管形成中起到关键作用。多项研究证实在DR患者眼内尤其视网膜局部存在高水平的VEGF，VEGF作为血管内皮细胞特异的促有丝分裂素，与细胞表面的相应受体结合后，激活细胞内的一系列信号转导途径，造成内皮细胞增殖、迁移，最终形成新的血管腔。

二、临床表现

早期除糖尿病症状外，在眼部可无任何症状，偶在眼科体检时才发现。随着病变进展可出现视物模糊、视力下降、眼前黑影、视物变形，严重者出现眼底出血、视网膜脱离，最后导致失明。

三、诊断

眼底检查：

1. 微血管瘤　微血管瘤是检眼镜和荧光血管造影所见的视网膜上最早出现的病变，其发生机制可能与视网膜毛细血管周细胞数目明显减少，减弱对血管的支撑作用有关。其数目多少不等，大小不等，呈红色或暗红色，分散或簇状分布，边界清楚，位于视网膜深层。微血管瘤存在的半衰期约数月到数年，可发生在多种眼底病变过程中，但以DR最为多见，数量最多。微血管瘤在检眼镜下表现为边界清楚的红色圆形小点，散布于眼底各处，但较集中于后极部。多数在检眼镜下不易或不能查见的微血管瘤，荧光血管造影可使其清楚显现，表现为边界清楚的圆形小亮点。

2. 出血斑　多为圆形视网膜深层斑点状出血，分布以后极部较多。在检眼镜下，出血斑与微血管瘤同样表现为红色的小点，因此应与微血管瘤鉴别。其鉴别在于出血斑边界不清，血管瘤边界清楚；出血斑会逐渐吸收而消失，血管瘤则较长时期存在。最好的鉴别方法是做荧光血管造影，微血管瘤表现为小亮点，而出血斑因遮蔽了下方的脉络膜荧光而出现暗区。

3. 硬性渗出　硬性渗出为血管内的血浆物质渗出到组织中，水分被逐渐吸收后，所留下的一些不规则的黄白色颗粒状的脂蛋白，边界清楚，可数个或成堆出现，常呈分散、簇状或环形分布在黄斑部或眼底其他处，随着病情好转可逐渐吸收，也随着病情加重而不断出现。

4. 软性渗出　因表现为灰白色边界模糊的梭形或不规则形，如同棉絮，故又称为棉絮斑。软性渗出出现是由于视网膜神经纤维的毛细血管阻塞所致的局部神经纤维的梗阻性坏死，故它的出现提示视网膜有缺血。荧光血管造影下棉絮斑对应的部位是毛细血管无灌注区。

5. 视网膜内微血管异常　视网膜内微血管异常（IRMA）是由于随着视网膜缺血的发展，在视网膜内出现了连接于动静脉之间的迂曲小血管，即所谓的“短路血管”，或视网膜内的新生血管。如进一步发展，新生血管可从视网膜内长到视网膜表面，而形成视网膜上的新生血管，因此，IRMA 的出现预示将要进展为增殖期。

6. 糖尿病性黄斑病变　一旦出现黄斑病变，视力会明显下降。其病变包括黄斑水肿、缺血及增殖性改变。

（1）黄斑水肿：分为局灶性黄斑水肿与弥漫性黄斑水肿，其区别在于前者多为局部毛细血管渗漏形成黄斑部轻度视网膜水肿，并伴有硬性渗出，硬性渗出物常呈环状或弧形排列，有时在黄斑部形成蜡样斑块，影响中心视力；后者为弥漫性扩张的毛细血管渗漏所致，少有硬性渗出。

（2）黄斑缺血：荧光造影下可见轻微者表现为黄斑拱环扩大及局部毛细血管消失，严重者可见大片毛细血管无灌注。

7. 新生血管形成　新生血管形成提示病变已进入增殖期，常发生在视网膜和视盘表面，并可长入玻璃体内。早期位于视网膜平面内，后穿过内界膜位于视网膜与玻璃体后界面之间，细小的新生血管有的用检眼镜不易察觉，但经荧光血管造影可见大量渗漏荧光素。晚期新生血管逐渐增大，管径增粗，伴随结缔组织增生，明显的新生血管在检眼镜下表现为视网膜大血管邻近迂曲的细血管网。视盘新生血管的出现提示视网膜存在严重的毛细血管无灌注，缺血严重，其形态初始在视盘表面上呈一细的环形或网状，随着数量增多可掩盖整个视乳头，并沿视网膜大血管生长，尤其以颞上或颞下血管弓为重。

8. 玻璃体出血　新生血管管壁结构不健全，易破裂出血，当出血较多进入玻璃体内，成为玻璃体出血。出血能逐渐自行吸收，但此过程缓慢，并且由于新生血管的存在，可反复出血。

9. 牵引性视网膜脱离　视网膜新生血管附近纤维细胞增殖，形成纤维条带，或由于玻璃体出血及视网膜前出血未被完全吸收而机化，在玻璃体或视网膜前形成大小不等致密的纤维索条，纤维索条也可含少量新生血管，随着病程延长，纤维条索加重，当收缩时可引起牵引性视网膜脱离。

四、治疗

（一）药物治疗

1. 严格控制血糖　无论是 1 型还是 2 型糖尿病患者，严格控制血糖都可降低 DR 发生、发展的危险。

2. 控制血压　研究表明高血压可增加 DR 发生、发展的风险，因此严格控制血压可降低 DR 发生、发展，减少对视力的损害。

3. 特殊药物治疗　DR 发病机制复杂，目前研究多集中在多元醇代谢通路的异常、蛋白质非酶糖基化终末产物的堆积、氧化应激作用、蛋白激酶 C（PKC）的活化、肾素－血管紧张素及内皮素系统的异常、细胞因子活化等方面，这些因素相互作用引起视网膜微循环障碍，致视网膜缺血、缺氧而出现视网膜病变。因此，对于 DR 的药物治疗研究也建立在对其发病机制的研究之上。

（1）改善视网膜微循环的药物：2，5－二羟基苯磺酸钙，商品名为导升明，是一种血管保护剂，能改善血液流变学中的“三高”现象，即毛细血管的高通透性，血液的高黏滞性与血小板的高凝聚性。预防血管内皮细胞收缩和间隙形成，减少过量的胶原蛋白渗漏，阻止毛细血管基底膜增厚。能降低全血及血浆的高黏滞度，降低血浆内纤维蛋白原的含量，增加红细胞的柔韧性，降低红细胞的高聚性。抑制血小板聚集因子的合成和释放，防止血栓形成。对于单纯型视网膜病变Ⅰ期和Ⅱ期效果较好，而对于单纯型视网膜病变Ⅲ期或严重患者，疗效较差或不明显。本药的不良反应较少，主要为胃肠不适，其次为疲乏、嗜睡、头痛，偶有皮肤过敏，这些反应会在减量或停药后消失。国产 2，5－二羟基苯磺酸钙商品名为多贝斯胶囊，其作用机制与进口商品导升明一样。

胰激肽原酶，曾称为胰激肽释放酶，商品名为怡开，属于丝氨酸蛋白酶类，在生物体内以酶原形式存在。其作用机制为能使激肽原降解成激肽，激肽作用于血管的平滑肌，使小血管和毛细血管扩张，增加毛细血管血流量。能激活纤溶酶，降低血黏度，并促使血管内皮细胞产生前列腺环素，抑制血小板聚集，以预防血栓形成。能激活磷酸酯酶 A_2，促使肾髓质分泌前列腺素 E_2，增加肾血流量，改善肾功能，减少原蛋白。能降低外周血管的阻力，促进水钠排泄，具有较温和的降血压作用；同时能减少心肌耗氧，改善左心室舒张功能，防止心肌产生缺血缺氧性损伤。目前，胰激肽原酶已成为国内预防和治疗早期 DR 的常规用药之一。在使用时注意有脑出血以及其他出血性疾病急性期要禁用。

（2）醛糖还原酶抑制剂（ARI）：多元醇通路的激活，使山梨醇在内皮细胞及周细胞内堆积，细胞高渗透压导致周细胞丧失以及内皮细胞损伤，最终使视网膜毛细血管狭窄，甚至闭塞。醛糖还原酶是多元醇通路中的关键限速酶，按其结构可分为羧酸类和海因类。目前 ARI 还没有进入市场，仅仅在实验研究及临床实验阶段，证实对于 DR 病变有改善作用，如非达司他能显著防止葡萄糖诱导的周细胞凋亡。但也有一些研究不支持 ARI 的有效性。

（3）糖基化终末产物抑制剂：糖基化终末产物（AGEs）不易降解，沉积在内皮细胞、周细胞以及基底膜，使视网膜毛细血管阻塞，影响血管通透性，改变血流动力学。此外，还可导致周细胞死亡，最终发生 DR。实验研究表明氨基胍和 OPB－9195 能抑制 AGEs 形成，阻止视网膜病变的发展。

（4）蛋白激酶 C（PKC）抑制剂：PKC 通过调节血管内皮细胞生长因子（VEGF）与血管通透性因子（VPF）的表达来改变血管的通透性，导致视网膜血流动力学改变及新生血管形成。目前对于 PKC－β 抑制剂 Ruboxistaurin 的研究进展最迅速。PKC－β 抑制剂对糖尿病视网膜病变的研究（DRs）结果表明，在 3 年时间内，Ruboxistaurin 虽不能延缓 NPDR 发展到 PDR，但显著将患者发生持续性中度视力丧失（SMVL）的风险降低了 41%。PKC－β 抑制剂对糖尿病黄斑水肿研究（PKC－DMES）的结果表明 Ruboxistaurin 在 30～52 个月能显著降低糖尿病黄斑水肿进一步恶化。

（5）其他：血管内皮生长因子（VEGF）抑制药物，如 VEGF 特异性抗体，选择性 VEGF 拮抗剂（Macugen）以及生长抑素等通过不同机制抑制新生血管形成而改善视网膜病变。

（二）激光治疗

激光是治疗 DR 的一种有效、安全、方便的方法，可延缓增殖前期进一步发展，减少失明的危险。但提高激光治疗的疗效应当把握治疗时机，选择合适的光凝方法，早期发现，及时治疗。

1. 作用机制

（1）通过封闭视网膜内血管或微血管瘤的渗漏，从而减轻视网膜水肿。

（2）大面积激光治疗破坏了外层视网膜的感光细胞和视网膜色素上皮细胞，使视网膜的耗氧量降低。术后形成的视网膜瘢痕使视网膜变薄，使脉络膜毛细血管的氧向视网膜扩散更容易，缓解了视网膜的缺氧，并破坏了毛细血管无灌注区。

（3）减少或清除了血管生长因子的合成和释放，阻止了新生血管的生成和促进已形成的新生血管消退。

2. 激光治疗适应证

（1）中度至严重的非增殖型。

（2）增殖前期。

（3）增殖型无广泛的纤维增殖及视网膜脱离。

（4）黄斑水肿。

3. 激光治疗禁忌证

（1）眼底有广泛的纤维增殖。

（2）荧光血管造影有过度的毛细血管闭锁，光凝术后能加重黄斑水肿，甚至引起玻璃体大出血。

（3）严重的肾病性或高血压性视网膜病变。

4. 治疗方法　对伴有黄斑水肿，先行黄斑区光凝，如是局限性黄斑水肿，行局部光凝；如是弥漫性黄斑水肿，行“C”形格栅样光凝。黄斑区光凝之后，再行全视网膜光凝。对不伴有黄斑水肿，行全视网膜光凝。在光凝前后都行荧光血管造影，根据需要补充光凝。

5. 注意事项　全视网膜光凝的严重并发症多数与过度光凝有关，如牵引性视网膜脱离、黄斑水肿、视网膜破孔及新生血管破裂导致的玻璃体出血等。避免的方法是注意光凝斑的大小、数量和分布，使用产生中度反应的能量，并分 3～4 次完成。

（三）手术治疗

增殖型糖尿病视网膜病变过程中可出现玻璃体出血及牵引性视网膜脱离，玻璃体手术是减少视力丧失的最佳的治疗方法，不能行激光治疗者，也可考虑行玻璃体手术治疗。

1. 手术适应证

（1）严重的玻璃体积血引起屈光间质混浊，视力下降数月。

（2）累及黄斑的牵引性视网膜脱离或伴孔源性视网膜脱离。

（3）黄斑前膜或黄斑异位。

（4）光凝治疗无效的严重视网膜新生血管和纤维增生。

（5）致密的黄斑前出血。

（6）黄斑水肿伴后极部玻璃体牵引。

（7）不能控制的血影细胞性/溶血性青光眼。

（8）出现虹膜/房角新生血管伴屈光间质混浊，无法进行激光治疗。

五、预防与调摄

糖尿病性视网膜病变是糖尿病严重的并发症，为4大致盲原因之一。对于此病，目前尚无切实有效的治疗方法，所以早期预防十分重要。常见的预防措施有以下几个方面。

（1）饮食限制糖类的摄入量：无氮质血症情况下，适当增加高质量、蛋白质的摄入，如鸡蛋、瘦肉、鱼、牛奶等，以血肉有情之品补养气血，滋肾养肝明目。

（2）注意保护眼睛，做到养眼、护眼、爱眼及合理用眼。用眼不能过度，减少视疲劳。常在户外活动者，应配加膜变色镜保护眼睛，减少紫外线、红外线对眼睛的损害。可通过眼保健操、穴位按摩改善眼部血液循环和神经营养状况，对眼的保健有一定作用。注意眼部卫生，减少感染性眼病的发生。可适当选用眼部保健用药，如珍珠明目液等，对改善眼干涩、疲劳，预防白内障有一定保健作用。

（3）如已发生眼底出血者（活动期）应禁止运动，以卧床为宜。在此期间可加强血糖监测调整运动及其他治疗方案。

（4）本病早期临床症状不明显，易漏诊。对病程较长的糖尿病患者，不论有无视力减退，都应借助眼底镜、裂隙灯、三面镜等仪器查眼底，这是早期发现本病的最好方法。

（吴苏豫）

第七节　糖尿病性心脏病

糖尿病性心脏病是指糖尿病患者所并发或伴发的心脏病，其中包括冠状动脉粥样硬化心脏病（冠心病），糖尿病型心肌病，植物神经功能紊乱和微血管病变所致的心率和心功能失常，如有高血压者还可包括高血压心脏病。自从采用胰岛素与抗生素治疗后，大多数糖尿病患者不是死于酮症酸中毒与感染而约有70%～80%死于心血管系统并发症或伴随症。在以往半个世纪中，大都仅注意冠心病主要累及冠状动脉及其主要分支，但近十多年来由于动脉造影未见冠状动脉病变，甚而尸检后也未见冠状动脉阻塞与心肌梗死，因此对于为何糖尿病患者较非糖尿病患者心血管系统发病率与病死率高2～3倍的解释只能从心肌和小血管等病变中探寻。而且糖尿病患者发生心脏病较早、发展较快，尤以女性为多，即使糖耐量减低患者亦有此倾向。因此，从流行病学上对比此二组情况，可推测单纯从冠状动脉粥样硬化是不可以解释上述现象的，糖尿病患者心脏病的严重性远远大于非糖尿病患者的冠心病，尚有其他因素影响心肌而导致此后果。

一、病因病理

1. 高血糖　高血糖引起大血管病变的机制不甚清楚，可能是糖基化终末产物的产生、多羟基化合物的增多和蛋白激酶 C 活化作用等的结果，这些产物增加氧化应激性从而导致能破坏许多生物分子的过氧亚硝酸盐形成，所以美国心脏协会建议 DM 合并 CAD 患者血红蛋白 A1c 在正常值以上不能超过 1%。高血糖也可引起血液中血管细胞黏附分子 -1 和可溶性 E - 选择素增加，从而使粥样斑块形成。许多大型研究显示高血糖可致大血管病变，这种影响在血糖还没有达到糖尿病水平时已经开始，尤其是餐后血糖与病死率独立相关，与空腹血糖比较，餐后血糖是较好的死亡预测因子。非 DM 患者餐后血糖较高的心血管死亡率也明显增加，这就提示胰岛素抵抗时或高血糖时就会有动脉粥样硬化形成及大血管病变发生，甚至先于微血管病变之前。

2. 血脂紊乱　包括三种主要成分：低高密度脂蛋白胆固醇、高低密度脂蛋白胆固醇和高甘油三酯。高甘油三酯血症是极低密度脂蛋白胆固醇过度增加伴胰岛素抵抗状态的结果，极低密度脂蛋白颗粒由载脂蛋白和甘油三酯组成。血中自由脂肪酸和葡萄糖水平增加、肝中甘油三酯水平增加和脂蛋白酯酶水平降低可使已形成的极低密度脂蛋白颗粒清除受损（因为脂蛋白酪酶需要正常功能的胰岛素），分解极低密度脂蛋白功能丧失、肝脂肪酶活性增加及肝脏合成高密度脂蛋白颗粒功能紊乱都可导致低高密度脂蛋白胆固醇。高低密度脂蛋白胆固醇主要表现在小而密成分变化，包括胆固醇酯减少和载脂蛋白 B 增加，更易被氧化，更具有导致动脉粥样硬化性。另外，脂蛋白（a）在 DM 中是增加的，成分与低密度脂蛋白相似之外还携带载脂蛋白（a），具有致血栓形成和动脉粥样硬化作用，被认为是冠脉事件的一种危险因子。

3. 高胰岛素血症　胰岛素对动脉壁有双向调节作用，血管舒张作用是通过内皮细胞产生的一氧化氮所介导的，一氧化氮抑制血管平滑肌细胞从中层到内膜的迁移和增殖、减少血小板聚集和黏附。另外，胰岛素也能增强血小板源性生长因子和其他促有丝分裂生长因子对血管平滑肌细胞增殖的作用，刺激血管平滑肌细胞纤溶酶原激活剂抑制物 -1 和细胞外基质的产生。高胰岛素血症打破了血栓形成和溶解之间的平衡，引起一氧化氮减少、信号转导失调、一氧化氮合酶功能降低等。另一方面，内皮依赖性舒张功能紊乱将导致不能有效产生一氧化氮的胰岛素产生增多，但仍能刺激血管平滑肌细胞正常增殖，从而导致胰岛素增加而无血管舒张作用。纤溶酶原激活剂抑制物增加，减弱纤维蛋白溶解，导致不稳定斑块形成。

4. 凝血异常　糖尿病性大血管血栓形成主要涉及三种成分：血小板、血管壁和血蛋白凝。DM 患者血小板处于一种活化状态，能产生大量的血栓素 A_2 并易于聚集。凝血异常还包括血管性假血友病因子、纤维蛋白原、D_2 - 二聚体、凝血酶等。

5. 炎症学说　越来越多的证据支持炎症在动脉粥样硬化形成中的作用，循环中 C 反应蛋白水平是炎症严重程度的指标，有人提出冠心病（尤其 ACS）是一种炎症过程。可见炎症在 ACS 斑块破裂中的地位，从而认为炎性因子 C 反应蛋白（CRP）、白细胞介素 -6 等为 ACS 的危险因子。炎症和胰岛素抵抗与冠心病密切相关。

6. 基因遗传　多态基因群体的研究表明，胰岛素受体、载脂蛋白 B、载脂蛋白 A 三个基因遗传促使心脏病的发生。有研究表明 LDL 受体基因和葡萄糖转运蛋白内切酶与 2 型糖尿病的关系，证实了基因遗传能促使心脏病的发生。

7. 低纤维蛋白溶解征　糖尿病患者纤溶功能障碍是心血管事件高危因素之一，纤溶酶原激活物抑制剂1（PAI-1）水平进行性升高与心血管病变的危险性成正相关。有研究显示由IGT发展到2型糖尿病过程PAI-1水平也逐步升高。

8. 非酶促蛋白糖基化作用　心肌内所有细胞可能受非酶促蛋白糖基化作用的影响，非酶促蛋白糖基化作用可使脂蛋白、纤维蛋白原、凝血蛋白、胶原和DNA改变形式。与糖化胶原结合的脂蛋白，在动脉内膜的停留时间延长，同时其在动脉内膜氧化敏感性也升高；血红蛋白糖化使血红蛋白氧亲和力增加，氧解离下降，细胞缺氧；胶原糖基化后对胶原酶的敏感性下降，导致胶原之间及与其他结构蛋白的交联增加，降低动脉管壁的顺应性；昆布氨酸的糖化作用促进基底膜病变的发展和增厚。人类单核细胞表面具有糖基化终末产物（AGE）特异性受体，AGE与其受体结合后可促使单核细胞释放多种细胞因子及生长因子如肿瘤坏死因子、血小板源生长因子（PDGF）、IGF-1等，增加内皮细胞通透性及单核细胞趋化性，并促进血管增生。其中IGF-1不仅促进胰岛素诱导血管平滑肌细胞变性和增生，还能使血管内皮细胞合成蛋白多糖增加。

9. 肌球蛋白变化　糖尿病心肌病变发展过程中肌原纤维重建原因之一是肌球蛋白同工酶的分布改变。肌球蛋白为心肌粗、细肌丝的结构和功能蛋白，有V1（αα）、V2（αβ）、V3（ββ）三种同工酶。V1为钙刺激的高活性的ATP酶，收缩快速，但耗能多；V3为钙刺激的低活性的A评酶，收缩缓慢而持久，但耗能少；V2介于两者之间。糖尿病伴心脏舒缩功能障碍大鼠心室肌球蛋白ATP酶活性明显下降，同工酶V1减少，V3增多。胰岛素的治疗可以逆转这种障碍。

二、临床表现

糖尿病合并冠心病发病年龄较早，冠心病可能发生在糖尿病之前的1~20年，也可与糖尿病同时诊断或发生于糖尿病之后。1型糖尿病可在30岁左右，2型糖尿病则多为50岁左右并发冠心病。与非糖尿病冠心病临床表现相似，根据冠状动脉病变的部位、范围和程度的不同，一般分为五型：

（1）隐匿型或无症状性冠心病无症状，但有心肌缺血的心电图改变。心肌组织无组织形态改变。

（2）心绞痛有发作性胸骨后疼痛，为一时性心肌供血不足所导致。心肌多无组织形态改变。

（3）缺血性心肌病，长期心肌缺血所引起的心肌逐渐纤维化，表现为心脏增大、心力衰竭和（或）心律失常。

（4）心肌梗死症状严重，为冠状动脉阻塞，心肌急性缺血性坏死所引起。

（5）猝死：突发心脏骤停而死亡，多为心脏局部发生电生理紊乱或起搏、传导功能发生障碍引起严重心律失常。

近年来有人提出急性冠状动脉综合征（ACS），指急性心肌缺血引起的一组临床症状，包括急性心肌梗死（AMI）（Q波与非Q波，ST段抬高与压低）和不稳定型心绞痛。它的发生，与粥样硬化斑块破裂，进而引起一系列导致冠状动脉血流减少的病理过程密切相关。

1972年Rubler发表了长期患糖尿病患者尸检发现心肌有弥漫性小灶坏死及纤维化，心脏没有冠状动脉硬化狭窄而心电图有ST改变，超声心动图示有心室肥厚（尤其是室间隔）、

EF 下降、左室舒张压上升和容量减少。末期出现心脏扩大，心功能不全，被称为糖尿病性心肌病。

另外，糖尿病性心脏病还可能有以下临床表现：

（1）休息时心动过速：由于糖尿病早期可累及迷走神经，致使神经处于相对兴奋状态，故心率常有增快倾向。凡在休息时心率每分钟大于 90 次者应疑为植物神经功能紊乱。此种心快常较固定，且不易受各种条件反射所影响，如患者深呼吸时心率差异常减小，从卧位快速起立时的心率加速反射也减弱，给阿托品后或心得安后，心率减慢。有时心率每分可达 130 次，则更提示迷走神经损伤。

（2）体位性低血压：当患者从卧位起立时、如收缩期血压下降 >4kPa（30mmHg）、舒张期下降 >2.67kPa（20mmHg），称为体位性低血压。主要机理可能是由于血压调节反射弧中传出神经损害所致。体位性低血压多属糖尿病神经病变中晚期表现，当体位性低血压发作时患者感头晕、软弱、心悸、大汗、视力障碍等不适感。

三、诊断

可根据临床表现和各项实验室检查资料，主要的检查手段包括：静息心电图、负荷心电图、动态心电监测、静息超声心动图检查、负荷超声心动图检查、心肌灌注闪烁成像和冠状动脉造影等。其中最肯定的客观诊断是发现心肌有缺血的表现，同时可证明患者有冠状动脉粥样硬化性阻塞性病变。冠状动脉造影是诊断的金标准，目前已经逐步在各级医院普及。

四、治疗

应坚持预防为主，及早发现、及早治疗的原则，如早期严格控制糖耐量减低或糖尿病；消除胰岛素抵抗和高胰岛素血症，尽量控制腹型肥胖；戒烟和限制酒量，限制脂肪食品和总热量摄入；增加体力活动，避免过度脑力劳动。还应积极控制“三高”，即高血脂、高血糖及高血压；改善血流动力学和血液流变学，抑制血小板聚集和黏附，防止高凝和高黏状态。

（一）基础治疗

（1）合理膳食宜低脂（脂肪摄入应 < 总热量的 30%）、低胆固醇（胆固醇摄入 < 300mg）、低盐（饮食中氯化钠 <5g/d），富含维生素及纤维素的饮食。若体重超标或肥胖者应限制总热量的摄入。

（2）维持标准体重，肥胖者需减肥。

（3）适当的体力活动或体育锻炼对预防肥胖、锻炼循环系统的功能和调整血脂代谢都有裨益。

（4）药物治疗包括降血脂药物、血管扩张剂、抗血小板药。

（二）抗血栓治疗

不稳定性心绞痛和急性心肌梗死的共同点是血栓形成，干预的靶点应该是血小板、凝血酶、已形成的纤维蛋白和其他凝血因子。常用的药物种类包括：抗血小板药物，如阿司匹林、血小板膜糖蛋白Ⅱb/Ⅲa 受体拮抗药、噻氯匹定（包括氯吡格雷）；抗凝血酶药物，如肝素类和水蛭素类；纤溶药物和维生素 K 依赖性凝血因子抑制药。维生素 K 依赖性凝血因子抑制药是口服的抗凝药物，起效比较缓慢，不能单独用于急性冠状动脉综合征的急性期。

1. 抗血小板药物

（1）阿司匹林：是环氧化酶和氢过氧化酶抑制药，阻断血栓素 A_2 介导的血小板聚集，使心脏死亡或者心肌梗死的患者明显减少。阿司匹林在心肌梗死的急性期和随后的二级预防也极为有效。

（2）噻氯匹定：是 ADP 受体拮抗药，抑制 ADP 介导的血小板聚集。口服需要 24～72h 显效。有关报道显示，噻氯匹定在减少不稳定性心绞痛不良心脏事件方面与阿司匹林相当，和安慰剂相比较，非致命心肌梗死和血管性死亡的危险下降 46%。

（3）血小板膜糖蛋白Ⅱb/Ⅲa 受体拮抗药：不管诱导剂（ADP、肾上腺素、凝血酶、TXA_2、胶原）是什么，导致血小板聚集的共同通路是血小板膜表面的糖蛋白Ⅱb/Ⅲa 受体，只要能够阻断糖蛋白Ⅱb/Ⅲa 受体，那么就可以阻断任何聚集剂诱导的血小板聚集。血小板膜糖蛋白Ⅱb/Ⅲa 受体拮抗药可加速溶栓速度。提高 90min 冠状动脉造影血管开通的比率，并且安全性较好。

2. 抗凝血酶药物

（1）肝素凝血酶：使凝血因子Ⅰ转变形成纤维蛋白，激活血小板。肝素与内源性抗凝血酶Ⅲ形成复合物，使抗凝血酶Ⅲ灭活凝血酶作用增强数千倍。在急性冠状动脉综合征中，皮下应用的肝素在减少主要心血管事件方面肯定无效，间断静脉注射效果也不好。所以肝素的应用必须在活化部分凝血活酶时间（APTT）的监测下连续静脉注射，既要达到抗栓效果，又不导致出血。

（2）低分子肝素：是间接凝血酶抑制药，作用有赖于抗凝血酶Ⅲ；与血浆蛋白、细胞外基质和细胞表面受体结合灭活；对于和纤维蛋白结合了的凝血酶无效；易为肝素酶和血小板第 4 因子灭活。皮下应用生物利用度高，常规应用对 APTT 影响并不大，无需监测。

（3）直接凝血酶抑制药：水蛭素（hirudin）及其衍生物（hirulog 等）是直接凝血酶抑制药，作用不需依赖于抗凝血酶Ⅲ，直接作用于凝血酶活性中心或者底物结合部位，对和纤维蛋白结合了的凝血酶仍然有效，但对其他凝血因子没有什么作用，并不抑制凝血酶的产生。总体上，对急性冠状动脉综合征的治疗，抗血小板药物与抗凝血酶药物的疗效相当，进一步确认了血小板和凝血酶在急性冠状动脉综合征发生中的关键作用。

（4）口服抗凝药物：单独华法令（可密定）口服，对于心肌梗死后死亡和再梗死的预防效果中至少与阿司匹林相当。近来探讨中等抗凝强度可密定加阿司匹林的效果。不稳定性心绞痛后口服可密定（INR 2.0～2.5）加阿司匹林 10 周，临床预后和冠状动脉造影结果比单独服用阿司匹林明显改善，出血不会增加。

（三）溶栓疗法

（1）对于 ST 段抬高的急性心梗来说，明显减少远期随访死亡或者心肌梗死的发生，改善心脏功能。溶栓疗法既挽救心肌，也挽救生命，这一切有赖于冠状动脉迅速、完全和持续的再灌注。急性心肌梗死治疗的目的在于尽早、尽快、尽可能地完全恢复冠脉前血流；恢复心肌水平的血流灌注，解决无复流现象；防止溶栓后血栓再闭塞的情况，维持冠状动脉的开放状态；解决残余狭窄，增加冠脉腔径和血流储备。

（2）在不稳定性心绞痛中，冠状动脉内的血栓多为非闭塞性，或形成闭塞血栓后短期内再通，造影闭塞性血栓只占 15%～20%，血栓成分以富血小板的白色血栓为主。不稳定性心绞痛患者的血栓多较陈旧，或者新旧相混合，溶栓难以发挥作用。溶栓只在有明显血栓的病变显示造影改善，另一些患者冠状动脉阻塞病变反而会加重，即便造影有改善的患者，并未对主要临床终点指标（死亡和急性心肌梗死）产生任何有利的作用。不仅如此，由于溶栓剂对血小板的直接激活，和溶解了为数不多的纤维蛋白，血管创面重新暴露，与创面结合的大量凝血酶和血小板充分暴露或释放出来，使得本不稳定的斑块变得更不稳定，而且还有导致斑块内出血的可能性。

（四）抗缺血治疗

1. 硝酸酯类　硝酸酯类的应用已有一个世纪，虽没有充分证据降低死亡和新的心肌梗死，但仍然是急性冠状动脉综合征治疗的一线药物。硝酸酯类的缺点是连续静脉应用时快速（<24h）耐药，并有诱发肝素抵抗的报道。如发生耐药可增加剂量，或改为非静脉给药，停药6～8h后效果可部分得到恢复。长效制剂仅用于病情稳定时。

2. β阻滞药　通过减慢心率，抑制心肌收缩力和降低血压来减少心肌耗氧量，并可改善心肌的舒张功能，控制心肌缺血诱发的恶性心律失常。无论稳定性还是不稳定性的心绞痛，β阻滞药明显减少心肌缺血和心肌梗死的发生。在急性心肌梗死的二级预防，β阻滞药明显改善远期预后，如无特殊的禁忌，都应常规应用。β阻滞药还可能抑制血小板聚集。

3. 钙拮抗药　部分阻滞钙离子内流，扩张血管平滑肌，松弛心肌。可有效降低血压，减少稳定性心绞痛的发作频率。

（1）短效的钙拮抗药：如硝苯地平不宜单独用于不稳定性心绞痛和急性心肌梗死后，因为硝苯地平反射性引起心率增快，心肌耗氧量增加。单独应用地尔硫䓬在降低有症状的缺血事件方面，与普萘洛尔相当，远期效果也比较相似。

（2）长效的二氢吡啶类钙拮抗药：如氨氯地平和非洛地平，基本上没有负性变力和负性心率作用，可较安全地应用于慢性心力衰竭患者的心绞痛控制。

（五）调脂治疗

（1）对血清TC或LDL－C水平升高或对以血清TC或LDL－C水平升高为主的混合型血脂异常：首选他汀类药物。有不同的意见是，对血清TG水平升高或对以血清TG水平升高为主的混合型血脂异常一般首选贝特类药物，但用这类药干预的几个大型长期临床研究结果均未见总病死率的降低。而他汀类药干预的大型长期临床研究结果表明，不仅可降低冠心病事件，而且可降低总病死率。加之阿托伐他汀也能明显降低血清TG水平，随后发现随着剂量的增加，其他他汀类也有较明显的降低血清TG水平的作用。因此，部分著名专家强调，即便血清中等度升高的高TG血症，也应当首选他汀类药。

（2）低HDL－C血症的治疗也不容忽视：但因目前尚无针对性很强的升HDL－C的药物，一般未予强调。一般来说能降低TG的药都有较好的升HDL－C的作用。由于血清TG水平升高者一般伴有低HDL－C血症，用贝特类药则可明显地改善TG及HDL－C的这种异常。

（3）近年来，他汀类调脂药物在冠心病一级预防和二级预防中的作用得到了大规模随机试验的证实，证实可以明显减少心血管事件的发生。调脂治疗在改善血脂构成的同时，可减轻斑块内的炎症反应（溶解和侵蚀纤维帽），改善内皮依赖性的舒张功能，使斑块更加稳定，不易于破裂。

（4）对于糖尿病合并冠心病的患者，目前倾向于将总胆固醇（TC）控制在5.217mmol/L

(200mg/dl) 以下，低密度脂蛋白胆固醇 (LDL－C) 控制在2.6mmol/L (100mg/dl) 以下。

（六）降压治疗

糖尿病冠心病者力求血压控制在130/80mmHg以下，这对于预防大小血管病变十分重要。UKPDS调查显示：2型糖尿病伴高血压者，严格控制血压使得与糖尿病有关的任何终点的危险性明显减少了28%，与糖尿病有关死亡减少32%，心力衰竭的危险性减少56%，卒中减少44%，微血管病变减少37%。相比之下，强化血糖控制组中，与糖尿病相关终点的危险性减少了12%，微血管病减少25%。故提出在2型糖尿病的治疗中，应高度重视治疗高血压。降血压的益处大于降血糖的益处。在各类降压药物中，ACEI和钙拮抗药作为一线药物。

（七）介入措施和手术

1. 不稳定性心绞痛和非Q波心肌梗死

(1) 不稳定性心绞痛应在积极抗缺血和抗栓治疗的基础上，早期（1周内）经皮冠状动脉干预（PCI）或者冠状动脉旁路移植术（Coronary artery bypass grafting，CABG）（1个月内），成功干预后无需再使用低分子肝素或者肝素。

(2) 支架置入使PCI的预后大大改善，相对于单纯冠状动脉腔内成形术（Percutaneous transluminal coronary angioplasty，PTCA），成功率提高，术后腔径增大，6个月再狭窄发生率降低，6个月无事件生存提高，急性闭塞、心肌梗死和紧急血运重建的危险性已下降至2%以下。

(3) CABG适用于左主干病变狭窄>50%、三支病变和病变虽然不严重，但左室功能下降（射血分数<50%）或者患糖尿病的高度危险的不稳定性心绞痛患者。也可用于双支的病变，近端近似闭塞的冠状动脉病变和射血分数下降的等中度危险的患者。

2. 急性心肌梗死

(1) 在早期开通ST段抬高的急性心肌梗死患者的梗死相关动脉，可限制梗死面积，改善远期的预后，降低病死率。但应该清楚，治疗急性心梗不应只是仅仅开通IRA，还应仔细权衡溶栓治疗的获益（减少再闭塞和死亡）和风险（脑出血），判断再灌注能否得以维持，使患者能够长期获益。我们还应当清楚，心包脏层血管实现再灌注并不意味着心肌再灌注。在梗死晚期开通IRA也可能获益，但机制不同，如防止梗死部位扩张和心脏扩大、改善电稳定等。

(2) 有两个重要的概念对急性心肌梗死的现代治疗产生了重大影响。一是心肌梗死的病理生理基础是在动脉粥样硬化斑块破裂的基础上形成了闭塞性血栓，导致供血区域的心肌发生坏死。心肌坏死是从心内膜到心包脏层，若形成透壁心肌梗死，则心电图上表现为ST段的抬高，之后形成Q波。二是及时恢复冠状动脉前向血流，即再灌注疗法，明显减少心肌梗死的病死率。再灌注的手段包括溶栓疗法、PTCA置支架和CABG。

（吴苏豫）

第八节 糖尿病性脑血管病

糖尿病患者脑血管意外的发生率高于普通非糖尿病患者。其中，脑出血的发生率与非糖尿病患者接近，而脑梗死的发生率则为非糖尿病患者群的4倍，脑梗死的病死率也是非糖尿病患者群的4倍。据统计糖尿病合并脑血管病的患病率为16.4%～18.6%。2001年中华医学会糖尿病学分会对全国30个省市近10年的糖尿病住院患者进行统计，结果显示：糖尿病合并脑血管病占12.2%。由于糖尿病合并脑血管病具有发病程度轻重表现不一的特殊性，所以很容易引起漏诊和误诊，尽管加强预防，但复发率经常在20%以上，而复发者死亡率则可以增高2倍以上。糖尿病合并脑血管病变有病死率高、致残率高、复发率高、病情康复慢等特点，决定了本病严重影响患者生活质量，对社会和家庭都是一个很大威胁。

一、病因及发病机制

（一）病因

1. 高血压　增高的血压与脑卒中的关系已为多年来不少流行病学研究所证实。无论是什么原因致成的，无论发生在什么年龄和性别，无论是收缩期或舒张期血压还是平均血压，无论对出血性还是缺血性卒中，高血压都是一个公认的、强有力的、重要的、独立的危险因素。

2. 心脏病　除年龄与高血压之外，各种原因所致的心脏损害是脑卒中第三位的公认的危险因素。在任何血压水平上，有心脏病的人患脑卒中的危险都要增加两倍以上。风湿性心脏病，冠状动脉粥样硬化性心脏病，高血压性心脏病以及先天性心脏病，包括可能并发的各种心脏损害如心房纤维颤动，房室传导阻滞，心功能不全，左心肥厚，细菌性心内膜炎等，均可增加脑卒中，特别是缺血性脑卒中的危险，在世界各地所进行的研究，几乎都证实了这一点。

3. 肥胖　（超重）肥胖与卒中的关系不像与冠心病的关系那样明显，但可通过血压因素间接影响脑卒中的发生。流行病学的纵向研究证实，体重的改变与血压的变化呈正相关，降低体重可减少患高血压的危险性。

（二）发病机制

1. 高胰岛素血症　大多数2型糖尿病患者，虽有胰岛素相对血糖值缺乏，但其绝对数是增加的，采用胰岛素治疗的糖尿病患者血浆胰岛素量亦较正常时大，相对于体内血糖则为高胰岛素血症，高胰岛素血症可引起下列变化：

（1）影响体内的脂质代谢：胰岛素对动脉血管中的脂质代谢产生直接作用，在血管壁中促进脂肪酸合成，且激活β羟β甲基戊二酰辅酶A还原酶，促进从乙酰辅酶A合成胆固醇。

（2）促进肝脏合成甘油三酯，因此使血浆极低密度脂蛋白增高。

（3）刺激平滑肌的增殖，促进动脉粥样斑块形成：2型糖尿病患者基础胰岛素分泌多是正常或者偏高，尤其是肥胖患者基础胰岛素水平高于正常。应用胰岛素治疗的患者，每日胰岛素的用量须高于正常人水平，才能有效地控制肝糖的生成，往往产生高胰岛素血症，均可促使动脉粥样硬化的形成。近年研究已证明高胰岛素血症已成为冠心病的独立的危险因素。

2. 脂质代谢异常　糖尿病脂质代谢有以下特点：

（1）未控制的糖尿病患者中甘油三酯多增高，极低密度脂蛋白亦增高，胆固醇仅轻度

升高，甚至可正常。

(2) 高密度脂蛋白 (HDL) 胆固醇及其亚型 HDL_2 往往降低，尤其女性降低更明显。降低的程度与甘油三酯增高有关。因为新生态的 HDL，主要由肝脏产生，入血循环后，其主要功能为清除胆固醇，与之结合后运入肝脏而代谢，部分经胆汁排出，故可使血总胆固醇下降，为动脉粥样硬化与冠心病的保护因子。

高胰岛素血症直接促进血管壁中脂肪及脂肪酸的合成，还促进胆固醇的合成，使肝脏合成三酰甘油，致血浆极低密度脂蛋白增高，同时由于相对胰岛素缺乏，脂质分解增强，使血浆极低密度脂蛋白及乳糜微粒水平增高，血浆三酰甘油含量增高等脂质代谢异常，这样使血液处于高凝状态，加速动脉粥样硬化。

3. 血小板功能异常　糖尿病患者的血小板黏附性增强，对血小板聚集的各种因素很敏感。血小板功能异常糖尿病患者血栓素 A_2 (TXA_2) 合成增多，内皮细胞易被损伤，损害部位有前列醇 (PGI_2) 合成酶减少甚至缺乏，使 TXA_2 与 PGI_2 失衡，而导致血小板聚集增强，血管趋向痉挛，局部阻塞。

4. 高血糖　高血糖状态时，可以引起血管改变，包括大、中、小动脉的粥样硬化和微血管病变。在动脉粥样硬化的基础上发展的血栓形成栓子，引起病变动脉供血的大脑皮质或半球、小脑、脑干的局部功能丧失。高血糖还使多元醇途径代谢增快，可能因山梨醇和果糖的堆积引起动脉壁代谢异常，引起动脉硬化性病变，但与其确切关系有待进一步研究。

5. 血流瘀滞及血栓形成　在上述基础上，加上糖尿病患者的血液黏稠度增高、红细胞聚集增快、红细胞变形能力降低、纤维蛋白溶解活性降低以及血红蛋白糖基化等诸多因素的影响，易导致血流瘀滞以及血栓形成。

糖尿病的脑动脉硬化与非糖尿病患者相比没有本质的区别，但糖尿病患者脑动脉硬化的发生率较非糖尿病患者高，发生在较年轻时期，一般认为和病情的严重程度无明显相关，而与病程和血糖控制不良关系密切。有关报道，病程在 5 年以下糖尿病患者脑动脉硬化的发生率为 31%，5 年以上者为 70%。在糖尿病患者中，除动脉粥样硬化和小动脉硬化外，特别强调微小血管病变，血管内皮基膜增厚、管壁有糖蛋白沉着，内皮增生引起管腔狭窄、脑部受累区域产生腔隙软化灶。

二、临床表现

糖尿病合并脑梗死的发病特点是多发中、小动脉或腔隙性梗死为主。糖尿病性脑梗死部位分析，国内报道以基底核区为多见，其次有枕叶、脑桥等区。随着 MRI 的广泛应用，多灶性脑梗死、腔隙性脑梗死的发病率增多。

其临床特点有：

(1) 多数在静态下急性起病，动态起病者以心源性脑梗死多见，部分病例在发病前可有短暂性脑缺血 (TIA) 发作。

(2) 病情多在几小时或几天内达到高峰，部分患者的症状可进行性加重或波动。

(3) 临床表现决定于梗死灶的大小和部位，主要为局灶性神经功能缺损的症状和体征，如偏瘫、失语、偏身感觉障碍、共济失调等，部分可有头痛、呕吐、昏迷等全脑症状。

三、诊断

（一）辅助检查

1. 血液检查　血小板、血糖、凝血功能、糖化血红蛋白等。

2. 影像学检查

（1）头颅电子计算机断层扫描（computed tomography，CT）：头颅 CT 平扫是最常用的检查。

（2）头颅磁共振（magnetic resonance imaging，MRI）：标准的 MRI 序列（T_1、T_2 和质子相）对发病几个小时内的脑梗死不敏感。弥散加权成像（DWI）可以早期显示缺血组织的大小、部位，甚至可显示皮质下、小脑和脑干的小梗死灶；早期梗死的诊断敏感性达到 88%～100%，特异性达到 95%～100%。灌注加权成像（PWI）是静脉注射顺磁性造影剂后显示脑组织相对血流动力学改变的成像。灌注加权改变的区域较弥散加权改变范围大，目前认为弥散与灌注不匹配区域为半暗带。

（3）经颅多普勒超声（transcranial doppler ultrasonography，TCD）：对判断颅内外血管狭窄或闭塞、血管痉挛、侧支循环建立程度有帮助。

（4）血管造影：在开展血管内介入治疗、动脉内溶栓、判断治疗效果等方面数字减影血管造影（digital subtraction angiography，DSA）很有帮助，但仍有一定的风险。

（5）其他：正电子发射断层扫描（positron emission tomography，PET）、单光子发射计算机体层摄影（single photon emission computed tomography，SPECT）、氙加强 CT 等，多在有条件的单位用于研究。

磁共振血管成像（MRA）、CT 血管成像（CTA）等是无创的检查，对判断受累血管、治疗效果有一定的帮助。

（二）诊断标准

结合患者的临床表现和一些辅助性检查，糖尿病合并脑梗死的诊断并不困难。

1. 脑血栓形成诊断依据　①有糖尿病史；②常于安静状态下发病；③大多数无明显头痛和呕吐；④发病可较缓慢，多逐渐进展，或呈阶段性进行，多与脑动脉硬化有关；⑤一般发病后 1～2 天意识清楚或轻度障碍；⑥有颈内动脉系统和/或椎－基底动脉系统症状与体征；⑦腰穿脑脊液一般不含血；⑧头颅 CT、MRⅠ检查有助于确诊。

2. 短暂脑缺血发作诊断依据　①为短暂的、可逆的、局部的脑血液循环障碍，可反复发作，少者 1～2 次，多至数十次，多与动脉粥样硬化有关，也可以是脑梗死的前驱发作；②可表现为颈内动脉系统和，或椎－基底动脉系统的症状和体征；③每次发作持续时间通常在数分钟至 1h 左右，症状和体征应该在 24h 内完全消失。

3. 腔隙性脑梗死诊断依据　①发病呈急性或亚急性；②多无意识障碍；③腰穿脑脊液无红细胞；④临床表现不严重，较常见的为纯感觉性中风，纯运动性轻偏瘫，共济失调性轻偏瘫，构音不全一手笨拙综合征或感觉运动性中风等。腔隙性脑梗死在糖尿病患者中十分多见，脑 CT 有助诊断。

4. 脑出血诊断依据　①常于体力活动或情绪激动时发病；②发作时常有反复呕吐、头痛症状；③病情进展迅速，常出现意识障碍，偏瘫和其他神经系统局灶性体征；④腰穿脑脊

液多含血和压力增高（其中20%左右不含血）；⑤脑CT检查可见血肿部位呈现高密度区及占位征象，中线结构及脑室可有移位。

（三）鉴别诊断

需与其他原因导致的脑血管意外在疾病急性期引起的反应性高血糖相鉴别，后者在疾病急性期以后血糖多可恢复正常，检测糖化血红蛋白有助于鉴别。

1. 应激性糖尿病　急性脑血管病作为急性应激状态，可通过大脑－垂体－肾上腺系统，促使肾上腺皮质激素大量分泌，及肾上腺髓质激素分泌增加，抵抗胰岛素作用，使血糖升高，产生糖尿。但应激状态引起的空腹高血糖或糖耐量减低，一般持续7～10d可恢复正常，若持续时间很久，则应考虑糖尿病。在脑血管病急性期难以鉴别是糖尿病性脑血管病还是非糖尿病性脑血管病所引起的应激性糖尿病时，处理均应积极控制高血糖，待病情稳定后再做OGTT以明确诊断。

2. 低血糖症　多见口服降糖药的患者，尤其许多老年患者，很多不一定出现典型的低血糖症状，但由于低血糖引起的神经细胞缺氧、水肿、坏死、形成软化灶，出现局限性体征，通过化验血糖有助于鉴别。严重低血糖昏迷可先取血化验血糖，后立即静脉注入50%葡萄糖40ml，以便抢救并鉴别是否为低血糖症，但要警惕是否高渗性昏迷，故给糖不宜过多。

3. 糖尿病高渗性昏迷　多见于老年患者大量脱水时，故对老年人不论有无糖尿病史，当出现意识障碍、神经系统症状和体征时，应常规做血糖、尿糖检查以除外糖尿病。非酮症性高渗性昏迷时，除发生昏迷外，可有四肢瘫痪、局限性癫痫、瞳孔不等大、腱反射不对称等。

4. 糖尿病酮症酸中毒　酮症酸中毒时可并发脑水肿，低血钾时则四肢瘫痪，可通过查血糖、血酮、二氧化碳结合力、电解质相鉴别。

5. 乳酸中毒　可出现木僵状态，通过查血乳酸、血酸度有助于诊断。

6. 其他　还应考虑到糖尿病肾病引起的尿毒症、心脑卒中；动眼神经麻痹时应与后交通动脉分支部位的动脉瘤相鉴别；外展神经麻痹则需鉴别是桥脑小梗死所引起还是糖尿病本身所致。

四、治疗

1. 内科综合支持治疗　调节血脂，控制血糖，特别注意血压调控。

2. 抗脑水肿、降颅高压　脑水肿是脑梗死常见的继发性损害，而脱水治疗是减轻脑水肿的重要措施之一。然而，目前临床工作中因为使用不当，甚至滥用脱水治疗而致患者病情恶化的情况仍时有发生，脑梗死的脱水治疗尚有待进一步规范化。根据脑梗死脱水治疗的适应证、时机、疗程、常用药物的机制和具体方法，应用个体化为核心的脱水治疗方案。

（1）适应证：主要根据梗死灶的大小及脑水肿程度而定。腔隙性梗死和多数小梗死不需脱水治疗；中等梗死要根据其具体部位和水肿情况进行决策。大面积梗死常为大动脉主干或其主要分支闭塞造成，症状严重，脑水肿明显，甚至会最终导致脑疝的发生，这类梗死需积极脱水降低颅内压，脱水治疗无效或病情恶化进展者尚需酌情考虑手术减压。

（2）时机：多数糖尿病患者发生脑梗死后，继发脑水肿出现较缓慢，早期主要为细胞毒性脑水肿，所以脑梗死不宜太早脱水治疗。从病理过程来看即使需用脱水药，多数宜在发病24h左右开始使用（严重大面积梗死可酌情提前），过早的使用脱水药，不仅不会起到治疗作用反而有可能加重脑缺血，这一点应引起临床的高度重视。但是，过晚脱水治疗，也往往不会获得预期效果。

（3）疗程：关于脱水治疗的疗程问题，如上所述，脑梗死在2～4d时脑水肿处于高峰期，持续时间一般在1周左右，所以需要脱水的脑梗死大多数疗程为3～5d，较少超过7d，但有些恶性大脑中动脉闭塞的梗死，其脑水肿颅高压可持续3周以上。临床上脱水治疗疗程需要个体化。主要应依据颅内高压、脑水肿的控制程度来决定脱水疗程的长短，如有条件，最好进行动态的结构性影像（CT、MRI等）检查来确定则更为合理；若有必要且条件许可，进行颅内压监测将更加准确。

（4）药物及用法

1）甘露醇：常用剂量为0.3～1g/kg，浓度为20%，于30～40min静滴完，进入血管后10～20min开始起作用，半衰期为71.15～27.02min，2～3h降颅压效果最强，可以维持作用4～6h，大部分4h左右经肾脏排出，故临床上间隔4～6h用药1次。最常见不良反应为电解质紊乱，其他尚有排尿困难、血栓性静脉炎、过敏反应、甘露醇肾病等。其中甘露醇肾病常于大剂量快速静脉滴注时发生，往往会引起急性肾衰，一旦发生，立即停用甘露醇，改用其他脱水药。轻者早期可以应用血管扩张药或利尿药，病情严重者应透析治疗。

虽然甘露醇的脱水作用强，是临床最常使用的脱水药物，但目前对使用甘露醇的剂量、次数及疗程等仍无统一意见，甚至存在较大争议。国外有研究发现，用20%甘露醇125ml和250ml的作用一样，但是前者的不良反应更小；另外也有报道多次应用甘露醇反而能使脑水肿加重，说明20%甘露醇250ml连用数日的“经典”用法是不合理的。国内也有类似的报道，有人将甘露醇平均用5次（发病后1～3d）和平均用13次（发病后4～7d）的疗效进行了比较。发现平均用5次的患者水肿区减小，而且以周边区为主；而平均用13次的患者水肿区增大，以中心区为主。

2）甘油：即丙三醇，分子量为92，也为高渗性脱水剂，但极少有甘露醇的不良反应如反跳、电解质紊乱、肾损害等。成人剂量通常为10%复方甘油500ml，每天1或2次，速度以2ml/min为宜。用药之后约30min颅内压开始下降，1～2h作用最强，可持续3～4h。由于静脉输注过快可出现血红蛋白尿，故应严格控制滴速，一旦发生应立即停药，如很快消失，恢复后可继续使用。

与复方甘油类似的还有甘油果糖等，但此类药物对急性脑水肿，特别是正在或已经发生脑疝患者的抢救，其作用远远不及甘露醇那么直接、及时、迅捷，需要在临床使用的时机方面加以注意。因为其不良反应少，所以特别适用于心肾功能不全的脑水肿患者。此外由于其作用温和持久，从而解决了慢性颅内压升高患者不能长期应用甘露醇的问题，有时可作为首选。

3）呋塞米：是最强的利尿药；成人常用剂量开始为每次20～40mg，每天2或3次。必要时每2h追加剂量，直至出现满意疗效。口服和静脉用药后作用开始时间分别为30～60min和5min，达峰时间为1～2h和0.33～1h，作用持续时间分别为6～8h和2h。常见不良反应与水电解质紊乱有关（尤其是大剂量或长期应用时），如直立性低血压、休克、低钾血症、低氯血症、低氯性碱中毒、低钠血症、低钙血症以及与此有关的口渴、乏力、肌肉酸痛、心律失常等。一般情况下，因为其易导致低血容量而较少单独使用。伴有心、肺、肾功

能障碍者可短期选用。另外，研究表明呋塞米与甘露醇有协同作用，甘露醇和呋塞米合用与单用甘露醇相比较，降颅压效果分别为56.6%和62.1%，持续时间分别为2h和5h，说明临床上适宜与其他脱水剂联用。

4）乙酰唑胺：又称醋氮酰胺。其通过抑制肾小管的碳酸酐酶，使 H_2CO_3 形成减少，肾小管中 H^+ 和 Na^+ 的交换率降低，大量水分随 Na^+ 排出而起利尿作用；同时也抑制脑室脉络丛的碳酸酐酶，使脑脊液分泌减少，从而降低颅内压。适用于合并脑脊液循环障碍的脑梗死患者，临床常与其他脱水药合并应用。一般用量为0.25～0.5g，口服，每天2或3次。口服以后30min起作用，2h作用达高峰，每次给药后可持续作用12h。长期服用可致低血钾和高氯血症性酸中毒，常见困倦和手足麻木。肾功能不全、肾上腺皮质功能严重减退或肝性脑病者忌用。

5）清蛋白：通过提高血浆胶体渗透压而起到脱水降颅压作用。有报道认为，早期应用（缺血后半小时内）清蛋白可减轻缺血性脑水肿，减少梗死体积。此外有很多清蛋白还能与血液中的金属离子（如 Fe^{2+}、Fe^{3+}）相结合，阻止它们对脂质过氧化物的催化作用，亦可直接与氧化剂发生反应，减轻氧自由基对脑的损害作用。一般用20%～25%人血清蛋白50ml，每天静滴1或2次。除了具有脱水作用外尚可补充蛋白质，参与氨基酸代谢，产生能量等，尤其适用于血容量不足、低蛋白血症的脑水肿患者。由于其脱水作用较弱且价格昂贵，临床应用受限。

6）其他：皮质类固醇激素的作用机制涉及脑卒中的病理生理过程的多个环节，但目前在脑水肿中的应用争议很大，多数认为激素不适宜用于脑卒中的脑水肿治疗。尽管如此，由于缺血性脑卒中的早期为细胞毒性脑水肿，渗透性脱水剂效果不大，在某些重症脑水肿、意识障碍严重、血压升高不明显的患者，短期联用大剂量皮质类固醇激素可减缓脑水肿的形成，增强疗效，常用地塞米松10～20mg/d，连用3～5d。

七叶皂苷钠是从中药娑罗子成熟果实中提取出的三萜皂苷钠盐，它具有明显降低血－脑脊液屏障通透性的作用，急性治疗时可显著降低颅内高压。由于药性温和、作用持久、无反跳等特点，较适于轻中度脑水肿及重症脑水肿恢复期的持续用药。临床上有人将七叶皂苷钠和甘露醇、呋塞米等合用，以取得较明显的效果。

有研究提示，减少脑水肿形成的药物可能还有自由基清除剂、钙离子拮抗药、兴奋性氨基酸拮抗药等脑保护剂，但是均有待于进一步探讨及积累经验。

3. 溶栓治疗

（1）适应证：①年龄18～75岁；②发病在6h以内；③脑功能损害的体征持续存在超过1h，且比较严重（NIHSS 7～22分）；④脑CT已排除颅内出血，而且无早期脑梗死低密度改变及其他明显早期脑梗死改变；⑤患者或家属签署知情同意书。

（2）禁忌证：①既往有颅内出血，包括可疑蛛网膜下腔出血；近3个月有头颅外伤史；近3周内有胃肠或泌尿系统出血；近2周内进行过大的外科手术；近1周内有不可压迫部位的动脉穿刺。②近3个月有脑梗死或心肌梗死史。但陈旧小腔隙未遗留神经功能体征者除外。③严重心、肝、肾功能不全或严重糖尿病者。④体检发现有活动性出血或外伤（如骨折）的证据。⑤已口服抗凝药，且国际标准化比率（INR）>1.5；48h内接受过肝素治疗（APTT超出正常范围）。⑥血小板计数 $<100\times10^9$，血糖 <2.7mmol/L（50mg）。⑦血压：收缩压 >180mmHg，或舒张压 >100mmHg。⑧妊娠和不合作者。

（3）治疗方法：①尿激酶：100 万～150 万 U，溶于生理盐水 100～200ml 中，持续静滴 30min。②组织纤维蛋白溶酶原激活物（rtPA）：剂量为 0.9mg/kg（最大剂量 90mg），首先静脉推注 10%（1min），其余剂量连续静滴，60min 滴完。

（4）注意事项：①将患者收到 ICU 或者卒中单元进行监测；②定期进行神经功能评估；③患者出现严重的头痛、急性血压增高、恶心或呕吐，应立即停用溶栓药物，紧急进行头颅 CT 检查；④静脉溶栓后，继续综合治疗；⑤血压的监测及调控；⑥溶栓治疗后 24h 内一般不用抗凝、抗血小板药，24h 后无禁忌证者可用阿司匹林 300mg/d，共 10d，以后改为维持量 75～100mg/d。

4. 降纤治疗

（1）巴曲酶：国内已应用多年，积累了一定临床经验。国内曾有一项多中心、随机、双盲、安慰剂平行对照研究，入组者为发病 72h 内的颈内动脉系统脑梗死患者，结果显示巴曲酶治疗急性脑梗死有效，可以显著降低凝血因子Ⅰ水平，症状改善快且较明显，不良反应轻，但亦应注意出血倾向。

（2）降纤酶：近期国内完成的大样本多中心、随机、双盲、安慰剂对照的临床试验证实，应用国产降纤酶可有效地降低脑梗死患者血液中凝血因子Ⅰ水平，改善神经功能，并减少卒中的复发率，发病 6h 内效果更佳。值得注意的是凝血因子Ⅰ降至 7.1mmol/L 以下时增加了出血倾向。

（3）其他降纤制剂：如蚓激酶、蕲蛇酶等临床也有应用。

5. 抗凝治疗　急性期抗凝治疗虽已广泛应用多年，但一直存在争议。一般急性脑梗死患者不推荐常规立即使用抗凝药。使用溶栓治疗的患者，一般不推荐在 24h 内使用抗凝药。下列情况无禁忌证（如出血倾向、有严重肝肾疾病、血压 > 180/100mmHg）时，可以考虑选择性使用抗凝药：

（1）心源性梗死（如人工瓣膜、心房纤颤，心肌梗死伴附壁血栓、左心房血栓形成等）患者，容易复发卒中。

（2）缺血性卒中伴有蛋白 S 缺乏、蛋白 C 缺乏、活性蛋白 C 抵抗等易栓症患者；症状性颅外夹层动脉瘤患者；颅内外动脉狭窄患者。

（3）卧床的脑梗死患者可使用低剂量肝素或相应剂量的小分子糖酐（low - molecular - weight dextrak，LMW）预防深静脉血栓形成和肺栓塞。

6. 抗血小板制剂　大多数无禁忌证的不溶栓患者应在卒中后尽早（最好 48h 内）开始使用阿司匹林。溶栓的患者应在溶栓 24h 后使用阿司匹林，或阿司匹林与双嘧达莫缓释剂的复合制剂。推荐剂量阿司匹林 150～300mg/d，分 2 次服用，4 周后改为预防剂量。

7. 扩容　对一般缺血性脑梗死的患者而言，目前尚无充分的随机临床对照研究支持扩容升压可改善预后，但对于脑血流低灌注所致的急性脑梗死如分水岭梗死可酌情考虑扩容治疗，但应注意可能会加重脑水肿、心功能衰竭等并发症。

8. 亚低温和高压氧　可能是有前途的治疗方法，有关研究正在进行。

9. 神经保护药　已经进行了许多实验和临床研究，探讨了各种神经保护药的效果，均缺乏有说服力的大样本临床观察资料。目前常用的药物有胞磷胆碱、都可喜、吡拉西坦、钙通道阻滞药等。

10. 血管内介入治疗　继颈动脉内膜剥脱术之后，血管内支架治疗缺血性脑血管病已经逐渐成为又一种有效而且创伤性较小的治疗方法。但它毕竟是一种年轻的治疗方法，对其技术的改进、并发症的发生与处理、效果评价以及社会效应等方面的探讨与争论也是近两年医学领域的热点之一。

11. 非药物治疗

（1）高压氧治疗：将患者置于高压氧舱之中，在高压氧下，动脉血氧分压升高，脑血管收缩，脑血流减少，但由于血氧浓度增高及氧的有效弥散度加大，以及脑耗氧量的降低，不仅可以弥补脑血流减少的影响，反而可提高脑组织的氧分压，且由于正常脑组织区域的血管收缩可达到反出血现象，使病变区域血流相对增加，同时有降低颅内压的作用，可治疗缺血性脑血管病。

（2）体外反搏治疗：在心脏舒张期开始之际，人工地给四肢、臀部等部位加压（将缚于该部位的气囊充气），迫使血流返回主动脉，从而提高主动脉的舒张压，增强静脉的回心血量。在收缩期之前放气，使心脑血流量增加，用于治疗缺血性脑血管病。

（左秀玲）

第九节　糖尿病肾病

一、概述

糖尿病肾病是一种严重的公共卫生疾病，在大多数发达国家中是终末期肾病（ESKD）的首要病因，并与心血管死亡率的升高密切相关。对由糖尿病引起的 ESKD 的发病率及患病率的跟踪调查表明，过去 10 年中每年的增长率超过 9%。美国肾脏数据系统（USRDS）2004 年报告显示，2002 年美国 419 263 名接受血液透析或肾脏移植治疗的患者中，149 614 名患有糖尿病，比率高达 35.6%。2003 年 95 308 名新发 ESKD 患者中有 42 813 名为糖尿病患者，糖尿病患者占新发 ESKD 的 44.5%。这一变化主要与下列因素有关：糖尿病尤其是 2 型糖尿病的发生率升高；糖尿病并发症的治疗水平提高延长了糖尿病患者生存期；纳入既往被排除的患者接受替代治疗。

糖尿病肾病的特征是初始期出现肾小球高滤过，伴蛋白尿进行性增多，随后出现 GFR 进行性下降，最终导致肾衰竭。35% ~40% 的 1 型和 2 型糖尿病患者可出现糖尿病肾病。人们对 1 型糖尿病患者的糖尿病肾病发展的自然病史已经进行了详细的研究，近期的研究显示 2 型糖尿病患者中糖尿病肾病的发展过程类似。过去 20 年里，人们对糖尿病肾病的发病机制进行了广泛研究，使用和展开了特异性治疗，从而有效地延缓了肾衰竭的进展。

文献报道了 1 型糖尿病和 2 型糖尿病患者在患病 20 ~25 年以后的糖尿病肾病累积发病率。最近的研究表明目前的治疗策略显著降低了 1 型糖尿病患者中糖尿病肾病的发生和进展。例如瑞典的一项研究发现患糖尿病 25 年后清蛋白尿的发生率显著下降，1961 年至 1965 年间患糖尿病的患者 25 年后清蛋白尿的发生率为 30%，1966 年至 1970 年患糖尿病的患者中已显著下降至 8.5%，1971 年至 1975 年患糖尿病的患者中为 13%。同样，Steno 糖尿病中心对同一个队列人群的研究报道，有 20 年糖尿病病史患者的糖尿病肾病累积发病率从 31.3% 降至 13.7%。糖尿病肾病发病率下降与强化血糖控制，更有效的降压和吸烟率降低有关。

过去的50年中，1型糖尿病患者的糖尿病肾病发病率有所下降，与此相反，2型糖尿病患者糖尿病肾病的发病率进行性升高，以至于美国所有新发因ESKD进行肾脏替代治疗的患者中44%为糖尿病患者，而欧洲为25%～50%，澳大利亚为25%。1型糖尿病患者糖尿病肾病发病率为每年1%～2%。

在年轻的非白种人2型糖尿病患者中，如Pima印第安人、日本人和非洲裔美国人，糖尿病肾病的发病率与1型糖尿病相似。而老年白种人2型糖尿病患者糖尿病肾病发病率明显低于非白种人群。

几个大样本的人群调查研究发现，2型糖尿病引起的ESKD的发病率在种族和人种方面存在显著差异。文献报道由糖尿病所致ESKD的发病率最高的是美洲原住民，其次为西班牙裔和非洲裔美国人。Pima印第安人出现临床显性蛋白尿后10年ESKD累积发病率为40%，15年为61%；而白种人出现蛋白尿后10年ESKD的发病率仅为11%，15年为17%。这些糖尿病肾病发病率在种族和人群方面的差异反映了基因和环境因素相互作用的复杂性，目前尚知之甚少。

从1991年至2001年开始进行肾替代治疗的患者中，糖尿病肾病的发生率翻了一番。庆幸的是，目前增长速度已有所下降，这归功于推广了一系列有利于早期诊断和延缓糖尿病肾病进展的临床指南，进而在临床上延缓了肾脏疾病的进展。然而，对糖尿病患者采取的有效的预防性治疗还远远未达到理想目标。

二、发病机制

糖尿病肾病发生发展的关键因素是高血糖，高血糖通过多种机制介导其肾脏损害作用。首先，高糖可直接对细胞产生毒性作用，改变细胞生长、基因和蛋白的表达，进而增加细胞外基质（ECM）和生长因子的产生。其次，高血糖可通过其代谢终产物（如氧化和糖基化物质）间接产生不良作用。体外试验表明，转化生长因子（TGF）-β调节肾小球系膜细胞和上皮细胞的ECM合成，另外，抑制胶原酶的合成，刺激金属蛋白酶抑制药的生成，导致ECM降解减少及ECM积聚。高糖也可上调肾脏细胞TGF-pmRNA表达，增强其生物活性，促进细胞肥大及近端小管的胶原转录，这些体外实验的结果表明TGF-β在糖尿病肾病的发展过程中起重要作用（图19-1）。

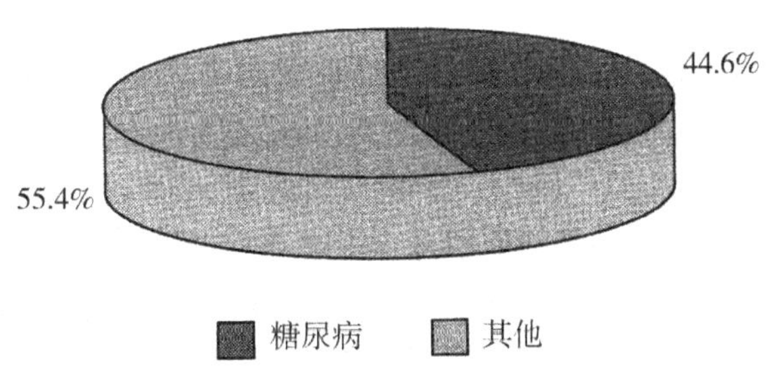

图19-1　糖尿病肾病进展概图

以下将对高糖介导糖尿病肾病的多种途径中的3种进行详细分析。

1. 晚期糖基化终产物　正常情况下，葡萄糖等还原糖与蛋白质中游离氨基发生非酶促

的可逆的反应，通过形成Schiff碱加合物产生少量稳定的Amadori产物（如血红蛋白A1c）。正常衰老过程中，葡萄糖进一步自发地对蛋白进行不可逆性修饰，产生晚期糖基化终产物（AGEs）。AGEs是一类具有生物和化学活性的异质性复合物，具有交联性。这种蛋白修饰作用在糖尿病的高糖环境下加强。体外培养的肾小球内皮和系膜细胞中，糖化自蛋白和富含AGE的蛋白能够上调Ⅳ型胶原和TGF－β_1的表达，增强蛋白激酶C（PKC）的活性。在生理葡萄糖浓度下，体外试验证实早期糖基化产物可引起糖尿病肾病，且该作用与葡萄糖无关。

氨基胍是一种肼样复合物，与早期糖基化产物反应，抑制AGE的进一步生成。对糖尿病大鼠模型进行的长期研究发现，氨基胍可延缓肾脏损害和其他糖尿病并发症的进展。动物实验模型中也发现其他AGE抑制物和AGE交联产物分解剂能够缓解糖尿病肾病。

2. 醛糖还原酶途径　醛糖还原酶（AR）可将一系列脂质过氧化反应中产生的有毒乙醛衍生物转化为无活性的乙醇。

AR是多元醇通路的限速酶，有助于将葡萄糖转化为山梨醇。山梨醇脱氢酶通过尼克酰胺腺嘌呤二核苷酸（NAD）将山梨醇转化为果糖。在高血糖情况下，葡萄糖转化为6－磷酸葡萄糖途径饱和时，剩余的葡萄糖可进入多元醇途径，醛糖还原酶被激活，导致山梨醇聚积。系膜细胞的体外试验发现葡萄糖转运体－1的过表达能上调AR的表达和活性，导致山梨醇聚积和PKC－α蛋白水平升高，刺激基质蛋白合成。使用不同AR抑制药（ARI）的多个试验和临床研究均发现，在糖尿病视网膜病变和糖尿病脑病的发展过程中，经过多元醇通路的葡萄糖增多。然而，仅有少数试验研究了ARI对糖尿病肾病的作用。

3. 二酰基甘油蛋白激酶C的活化　PKC是一个苏氨酸激酶家族，由10种以上结构相关的亚型组成，调控一系列的细胞功能，包括细胞增殖、基因表达、细胞分化、细胞迁移和凋亡。体外研究表明高血糖环境下的肾小球系膜细胞和血管组织中的PKC活化。PKC活化后能增加细胞因子、ECM和内皮素－1的合成。上述变化可导致肾小球基底膜增厚、血管闭塞及通透性增加。糖尿病模型中使用某些PKC抑制药取得了令人期待的结果。

Ruboxistaurin（LY333531）是一种高度特异性的蛋白激酶基因家族PKC－β亚型的抑制药。在糖尿病啮齿动物模型中，尽管存在持续高血压和高血糖，但Ruboxistaurin能使肾小球高滤过降至正常水平，降低尿清蛋白，减少肾小球TGF－β1和ECM蛋白的产生。

三、临床表现

1. 症状与体征　健康个体每天尿清蛋白排泄低于25mg。糖尿病肾病进展过程具有如下特征，即从微量清蛋白尿到显性清蛋白尿及进展性氮质血症。微量清蛋白尿指尿清蛋白30～299mg/24h或20～199μg/min；显性清蛋白尿指尿清蛋白≥300mg/24h或≥200μg/min。1型糖尿病和2型糖尿病患者的糖尿病肾病在临床上存在许多相似之处，但二者某些方面的临床病程有所不同。1型糖尿病患者的肾病临床病程相对较易分期。患糖尿病15～25年后可出现临床显性的糖尿病肾病，几乎全部进展为ESKD。

然而由于2型糖尿病起病隐匿、许多患者高龄、常常并存高血压和血管疾病，早期肾脏受累常被忽视。老年2型糖尿病患者中，并不总是能明确肾衰竭是否只与糖尿病相关或与糖尿病和老年二者均相关。然而在年轻2型糖尿病患者中，近期研究发现其病程与1型糖尿病相似。因此，人们对1型糖尿病患者的糖尿病肾病临床病程进行了明确分期。

2. 实验室检查

Ⅰ期：肾小球高滤过和肾体积增大。1型糖尿病发病初期，大多数个体的GFR为正常至140%之间。没有单一的发病机制能够完全解释1型糖尿病特征性的肾体积增大和肾小球高滤过。血糖恢复正常后，两种异常均可得到纠正提示肾体积增大和肾小球高滤过之间存在某种联系。强化胰岛素治疗使高血糖恢复正常，纠正肾小球高滤过。开始胰岛素治疗的8d内，GFR开始下降，胰岛素治疗3个月内进一步下降。部分1型糖尿病患者（有25%～40%）经胰岛素治疗达到正常血糖水平后，仍维持持续升高的GFR；正是在这种高滤过性糖尿病患者亚组中，人们首次注意到GFR早期下降，并进展为临床显性糖尿病肾病。

新近诊断为2型糖尿病患者中同样可发现肾小球高滤过现象，且与蛋白尿进展呈正相关。

Ⅱ期：早期肾小球损伤。1型糖尿病患者发病2～5年可出现肾小球系膜基质增多和肾小球基底膜（GBM）增厚等肾小球轻微形态学变化，并可持续多年。此期中，一过性和反复的微量清蛋白尿可能是肾受累的唯一临床表现。非糖尿病者的供肾移植给糖尿病受体的移植肾脏研究对发现2型糖尿病患者早期肾小球改变提供了佐证。对这些受体肾进行的活检可观察到同样的改变，即移植后3～5年出现系膜基质扩张和GBM增厚。1型糖尿病患者进行功能性胰腺移植使血糖维持正常10年后，上述形态学改变可被逆转。由于GFR测定和肾活检不是常规检查项目，Ⅰ期和Ⅱ期糖尿病肾病临床上通常不易被发现。然而如果进行肾活检，可发现Ⅰ期和Ⅱ期糖尿病肾病出现早期系膜和基底膜异常。

Ⅲ期：微量清蛋白尿期。20世纪80年代早期，对1型糖尿病患者采用免疫学方法研究将尿清蛋白增高与10～14年后发展成显性糖尿病肾病联系起来。

微量清蛋白尿指尿清蛋白排泄率（UAE）升高（30～300mg/24h或20～199μg/min），通常用于检测蛋白尿的标准床旁法（试纸）并不能检测到UAE异常。目前有多种方法对低浓度的尿清蛋白进行定量检测，包括放射免疫法、酶联免疫法、免疫比浊法；还可以采用具有半定量功能的尿试纸法（Micro－Bumintest，Miles实验室，Elkhart，IN）。

无论收集24h尿或过夜尿，定时尿液收集是微量清蛋白尿的标准测定方法。由于存在高度变异性，尿微量清蛋白经常出现一过性升高。因此临床评估应基于在3～6个月至少进行的3次检测结果。当连续3次定时尿液收集检测中至少出现2次尿蛋白范围在20～200μg/min时可明确为持续性微量清蛋白尿。

许多因素可干扰微量清蛋白尿的测定，包括尿路感染、剧烈运动、高蛋白饮食、充血性心力衰竭和急性发热性疾病等。为准确测定，如果存在这些因素时应适当延后检测。

越来越多的证据表明当UAE仍处于正常清蛋白尿范围内时，已出现发生糖尿病肾病和心血管疾病的风险。一项10年随访研究发现，伴有UAE＞10μg/min的2型糖尿病患者，发生糖尿病肾病的危险增加了29倍。1型糖尿病患者同样如此。这些证据证实了UAE的危险性与血压水平一样具有持续性。

尽管人们认为微量清蛋白尿是大量清蛋白尿的危险因素，但不是所有患者都会进展至这个阶段，有些患者尿清蛋白可能恢复正常水平。早期研究发现大约80%伴有微量清蛋白尿的1型糖尿病患者在5～15年后出现显性蛋白尿。近期研究发现只有30%～45%微量清蛋白尿患者10年后出现显性清蛋白尿。这一变化可能与采取了强化血糖控制和血压控制的措施有关。

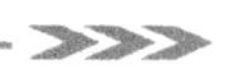

如果没有采取如下文详述的特异性干预治疗，一旦出现持续性微量清蛋白尿，肾功能进行性下降乃至出现肾衰竭很常见。一般来说，尿清蛋白排泄率每年增加25μg/min时，而GFR仍可保持正常甚至升高。一旦微量清蛋白尿超过70μg/min时，GFR开始以个体不同的恒定速度下降。伴有微量清蛋白尿的1型糖尿病患者的血压水平高于正常清蛋白尿者，尽管血压并不都超过140/90mmHg。合并存在微量清蛋白尿和高血压的患者在短期内（5～15年）病情恶化，进展为糖尿病肾病。

Ⅳ期：临床糖尿病肾病。经过不同的病程，通常出现微量清蛋白尿后数年，GFR可下降并低于年龄和性别校正的正常GFR水平，此时尿试纸法可发现蛋白尿。蛋白尿指清蛋白排泄率>300mg/d，这是临床糖尿病肾病的通用标志。一旦出现显性糖尿病肾病，血压通常升高，GFR进行性下降（下降的绝对值为每年ml/min的量级）。

大多数伴有显性肾病的1型糖尿病患者中，GFR以每年11ml/min的速度呈线性下降。一项前瞻性研究发现，227名2型白种糖尿病患者患肾病平均6.5年（3～17年）后，GFR下降速度为每年5.2ml/min。一项多变量回归分析发现，GFR下降的速度与基线的高清蛋白尿、收缩压、血红蛋白A1c（HbA1c）及重度吸烟和糖尿病视网膜病显著相关。对伴有肾病的1型和2型糖尿病患者进行的亚组分析发现，蛋白尿呈时间依赖性，随时间达到肾病综合征水平（尿蛋白>3.5g/d、高脂血症、低清蛋白血症）。与非糖尿病患者相比，伴有肾病综合征的糖尿病患者在血清清蛋白浓度较高时即可出现全身性水肿，可能原因是糖基化清蛋白比正常清蛋白的毛细血管通透性升高。荧光素血管造影检查发现，糖尿病肾病患者达到氮质血症期时几乎100%同时伴有糖尿病眼底病；如果晚期肾病患者不伴有糖尿病眼底病时应怀疑糖尿病肾病诊断。

值得注意的是糖尿病患者患其他肾脏疾病的风险与正常人无异，每当病程与正常糖尿病肾病表现不符时，通常表现为没有糖尿病眼底病和清蛋白尿，血清肌酐迅速上升和活动性尿沉渣异常，肾病诊断应谨慎，需进行深入的肾检查，如肾活检等。

Ⅴ期：终末期肾病。如前所述，20～30年后，1型糖尿病患者有30%～40%出现不可逆的肾衰竭。对2型糖尿病发病率较高的人群（非洲裔、西班牙裔、美洲原住民）进行的前瞻性研究发现，从诊断2型糖尿病到出现ESKD时间间隔为5～25年。但是因为2型糖尿病直至出现明显的临床并发症时才被诊断，所以病程并不准确。随着GFR下降，逐渐出现明显的尿毒症症状和体征，此时需进行肾替代治疗。

3. 影像学检查　糖尿病肾病的主要病理变化是ECM生成增加，降解减少，导致ECM在肾小球基底膜和系膜区聚集。

光镜检查显示肾小球毛细血管簇膨大，常可见粗颗粒成分沉积形成的分叶样改变。基质过度聚积形成小结节样改变，即所谓的Kimmelstiel－Wilson结节。鲍曼囊内可见透明样沉积物（“囊滴”）及系膜区增宽。病程晚期可出现弥漫性球性肾小球硬化、肾小管萎缩和间质纤维化。

免疫荧光检查可见免疫球蛋白G和清蛋白沿GBM呈线样沉积。

电镜下早期糖尿病肾病可见GBM增厚，并伴有系膜基质增多。疾病晚期，系膜区占据血管簇的大部分，可见明显基质沉积。

一些研究通过肾小球基底膜厚度，系膜区和基质所占空间比值（如系膜区/肾小球、基质/系膜区或基质/肾小球的体积分数），来评估糖尿病肾小球病变的严重程度。

4. 特殊检查　1 型糖尿病患者建议诊断糖尿病 5 年后进行糖尿病肾病筛查；2 型糖尿病患者因至少有 7% 在首诊时已出现微量清蛋白尿，故应该在诊断后立即开始筛查。另外，如果 1 型糖尿病患者血糖控制欠佳、高血压、调脂不佳，5 年内微量清蛋白尿的发生率高达 18%。这意味着对于 1 型糖尿病患者，诊断糖尿病后 1 年进行微量清蛋白尿筛查是合理的。如果无微量清蛋白尿，1 型和 2 型糖尿病患者均应每年进行筛查。

筛查和诊断糖尿病肾病的第一步是检测时间点尿液样本的尿清蛋白水平，可以是晨起第一次尿或随机尿。时间点尿液样本的尿清蛋白检测结果可能用尿清蛋白浓度（mg/L）或尿清蛋白与肌酐比值（mg/g 或 mg/mmol）来表示。以 24h 尿液为参考标准，随机尿液的尿清蛋白高于 17mg/L 时，诊断微量清蛋白尿的敏感度为 100%，特异性为 80%。众所周知，尿清蛋白排泄率每天均存在变异，所以应在 3～6 个月收集的 3 次样本中至少 2 次出现阳性才确认结果阳性。

出现可致 UAE 升高的情况时（如尿路感染、血尿、急性发热性疾病、剧烈运动和心力衰竭）不宜筛查。尽管 UAE 测定是诊断糖尿病肾病的基础，但某些 1 型或 2 型糖尿病患者可在 UAE 正常时出现 GFR 下降。1 型糖尿病患者中，这种现象在患有长期糖尿病、高血压和（或）视网膜病的女性中更为常见。因此，为了合理筛查糖尿病肾病，GFR 和 UAE 应作为常规检查项目。

四、治疗

1. 早期治疗危险因素　早期治疗糖尿病肾病的各种危险因素可以延缓和（或）防止其进展。危险因素包括高血糖、高血压、吸烟和血脂异常。这些也是防治心血管疾病应积极控制的危险因素。

（1）强化血糖控制：1 型和 2 型糖尿病的大规模临床试验已证实了严格控制血糖预防糖尿病肾病的重要意义。糖尿病控制与并发症实验（DCCT）表明，强化糖尿病治疗可使微量清蛋白尿的发生率下降 39%。另外，随机入选强化血糖控制组的患者在 DCCT 试验结束 7～8 年后，发生微量清蛋白尿和高血压的危险持续下降 40%。同样，对 2 型糖尿病患者进行的英国前瞻性糖尿病研究（UKPDS）发现，与传统治疗组相比，强化治疗组出现微量清蛋白尿的危险下降 30%。

严格控制血糖对于从微量清蛋白尿进展至大量清蛋白尿，以及大量清蛋白尿患者肾功能下降速度的作用，目前尚存在争议。

在 DCCT 研究中，严格控制血糖并未延缓实验开始时存在微量清蛋白尿的 1 型糖尿病患者进展到大量清蛋白尿的速度。在另一项对 115 名伴有肾功能不全的糖尿病患者的前瞻性研究中，纳入了 50 名 1 型糖尿病和 65 名 2 型糖尿病患者，7 年时间内没有发现 HbA1c 与肌酐清除率下降存在相关性。然而，大规模 Steno 研究的两项组合分析发现，血糖控制较好与尿白蛋白排泄率下降和 GFR 下降速度减慢相关。同样，一项对 18 名伴有糖尿病肾病的 1 型糖尿病患者进行的前瞻性、随访 21 个月的研究发现 GFR 下降和 HbA1c 下降存在直接关系，HbA1c 水平最高时，GFR 下降最快。

目前人们对经过治疗的 2 型糖尿病的自然病程知之甚少。日本一项随机研究纳入了 110 名 2 型糖尿病患者和 55 名患有糖尿病视网膜病和微量清蛋白尿的患者，6 年内随机接受多次胰岛素注射治疗或常规胰岛素治疗，多次胰岛素注射治疗组的患者进展为糖尿病肾病的累积比例为 11.5%，而常规治疗组为 32%。

截止目前，尚无伴有显性糖尿病肾病的 1 型或 2 型糖尿病患者接受强化治疗的大规模实验。这可能是由于给予肾功能不全患者严格血糖控制的复杂性，以及发生低血糖的危险性增加。因此，应尽快达到糖尿病强化治疗的目标 HbA1c <7%（美国糖尿病学会标准）以预防发生微量清蛋白尿。

（2）严格控制血压：针对伴有持续微量清蛋白尿的 1 型和 2 型糖尿病患者进行降压治疗达到正常血压水平的多个研究均发现，尿清蛋白排泄率下降，临床显性糖尿病肾病进程被延缓，甚至被完全预防。糖尿病患者常见高血压，即便当病变未累及肾时也常有高血压出现。在正常清蛋白尿的糖尿病患者中，40% 的 1 型和 75% 的 2 型糖尿病患者血压 <140/90mmHg。

出现显性糖尿病肾病的 1 型和 2 型糖尿病患者应用血管紧张素转化酶抑制药（ACEI）或非 ACEI 类药物降低血压，均可减轻清蛋白尿，延缓糖尿病肾病的进展，延迟肾功能不全，改善生存率。如著名的 UKDPS 研究发现，收缩压从 154mmHg 下降至 144mmHg，微量清蛋白尿的发生率下降 29%。

尽管其他降压药也可延缓 GFR 下降的程度，人们认为通过使用 ACEI 或肾素血管紧张素受体拮抗药（ARBs）阻断肾素血管紧张素系统（RAS）在维持肾功能方面具有额外的“肾脏保护”效益。

美国高血压预防、诊断、评价和治疗联合委员会第六次报告首次提出，建议糖尿病患者血压控制的靶目标应≤130/85mmHg。1999 年美国糖尿病学会也接受了这一建议。遵循这一主题，国际肾脏基金会（NKF）的一份共识报告推荐无蛋白尿患者的血压靶目标值为 <130/80mmHg，合并蛋白尿的患者为 125/70mmHg。为了达到这一降压靶目标通常需要联合应用多种降压药物，以及患者愿意这样做。理想的联合应用药物方式尚未明确。很少有实验比较联合用药与单一用药。一项研究给患有糖尿病肾病且肾功能正常的患者加用 12.5mg 氢氯噻嗪（HCTZ）。这些患者起初使用一种 ACEI（西拉普利）或一种 α 受体阻滞药（多沙唑嗪）治疗，收缩压（SBP）平均下降了 15mmHg，舒张压（DBP）平均下降了 8mmHg。加用 HCTZ 使 SBP 进一步下降 8mmHg，DBP 下降了 5mmHg。联合用药也可更有效的降低尿清蛋白排泄率。

糖尿病患者首选 ACEI 类药物降压，并延缓肾功能恶化。一项研究发现卡托普利治疗组患者的主要终点事件（血清肌酐倍增和发生 ESRD）显著下降，表明 ACEI 确实存在对抗肾功能恶化的肾脏保护作用。7 年后，在欧洲 18 个中心进行的 EUCLID 研究将正常清蛋白尿或微量清蛋白尿的 1 型糖尿病患者随机分组，给予 ACEI（赖诺普利）或安慰剂治疗。24 个月后，无论平均 UAE 水平或从正常清蛋白尿进展为微量清蛋白尿的比例，赖诺普利组均明显优于对照组。2 型糖尿病患者使用 ACEI 可获得同样的效益。MICRO - HOPE 研究将 1 140 名伴有微量清蛋白尿的 2 型糖尿病患者随机分组，分别给予雷米普利 10mg/d 或安慰剂治疗。所有患者允许加用其他降压药物以维持血压正常（靶目标）。该实验的目的是明确 ACEI 是否存在独立于降压作用以外的器官保护作用。秉承这一目标，4.5 年后雷米普利治疗组患者联合主要终点事件的危险下降 25%，其中心肌梗死下降 22%，卒中下降 33%，心血管病死亡下降 37%，总死亡率下降 24%。雷米普利组患者的 UAE 极缓慢的上升，只有少数患者从微量清蛋白尿进展至大量清蛋白尿。

ARBs 通过选择性阻断血管紧张素 2 受体的 AT1 亚型从而抑制肾素 - 血管紧张素系统。新英格兰医学杂志上发表的三项大型国际性前瞻性对照研究的结果证实了 ARB 的肾脏保护作用。这三项研究入选了伴有微量清蛋白尿或显性清蛋白尿及肾功能不全的 2 型糖尿病患者。厄贝沙坦和氯沙坦的肾保护作用表现在不仅减轻了清蛋白尿，而且在 2 ~ 4 年时间显著降低了 GFR 的下降速度以及进展为终末期肾衰竭的患者比例。

这三项研究以及 MICRO - HOPE 和 EUCLID 研究，为使用 ACEIs 和（或）ARBs 治疗糖尿病肾病患者提供了强有力的证据。目前伴有蛋白尿的糖尿病患者的治疗标准均以 ACEIs 或 ARBs 为基础。最近几项研究表明与糖尿病患者单独使用最大允许剂量的 ACEIs 相比，采用 ACEIs 联合 ARBs 对肾素 - 血管紧张素系统进行双重阻断，可更显著的减轻清蛋白尿和降低血压。

（3）限制蛋白质摄入：正常人和糖尿病患者中，饮食蛋白质摄入都会改变肾血流动力学。报道显示高蛋白饮食可增加 1 型糖尿病患者发生肾脏病的危险。我们知道限制蛋白摄入可有效地减轻尿毒症症状，可能延迟透析。除缓解症状外，减少蛋白质摄入还有利于减慢和（或）阻止肾功能下降。可能的机制是减少肾脏损伤后残存肾单位的高滤过。一个小样本的前瞻性随机对照研究报告了限制蛋白摄入的益处，该实验纳入了 35 名伴有显性糖尿病肾病的 1 型糖尿病患者，低蛋白饮食为 0.6mg/（kg · d），患者平均随访 35 个月。3 个月后与对照组相比，低蛋白饮食组 GRF 下降速度减少 40%，平均尿蛋白排泄率下降 24%，而对照组上升 22%。研究结束时发现，研究人群中尿蛋白下降 6%，而对照组则升高 24%。限制蛋白摄入情况下，微量清蛋白尿患者给予素食为主的饮食，在血糖和血压治疗均无显著变化的情况下，清蛋白排泄率下降。尽管大规模的随机前瞻性临床试验未发现限制蛋白摄入的明确益处，但基于这些小样本的阳性结果的临床研究，我们认为蛋白摄入 <0.8g/（kg · d）对于大量蛋白尿的患者进一步降低 GFR 下降仍是可行的措施。

（4）降脂药物：在糖尿病大鼠模型和 1 型及 2 型糖尿病患者中发现高脂血症是血管疾病，包括肾脏疾病进展的危险因素。使用降脂药物降低血脂对糖尿病肾病进展的作用尚未明确。尽管尚无大规模前瞻性临床试验报告治疗脂质代谢紊乱对糖尿病肾病进展的作用，但一些证据表明给予糖尿病患者中降脂药物降低血脂可以保护 GFR，减轻蛋白尿。

最近一项随机双盲安慰剂对照研究在 39 名伴有糖尿病肾病的 1 型糖尿病患者中，比较了辛伐他汀和饮食控制与安慰剂和饮食控制对清蛋白尿的影响。尽管结果的差异没有统计学意义，但发现 2 年后辛伐他汀治疗组较对照组的清蛋白尿增多速度降低。一项关于降脂治疗对肾脏疾病进展作用的荟萃分析评价了 13 个前瞻性临床对照试验，其中 7 个的研究对象全部是糖尿病患者。与对照组相比，降脂治疗组的肾功能下降速度显著降低（$P = 0.008$），降脂治疗的效益与 ACEI 类药物治疗等同。对 GFR 的这种作用与降脂药物种类或肾脏疾病病因无关。至于其他方面的肾脏保护作用，尚需大型前瞻性长期随访的临床试验进一步证实。

然而，因为心血管疾病是伴有糖尿病肾病的糖尿病患者的第一位死亡原因，优化降脂已成为临床标准治疗。

（5）戒烟：人们已经证实吸烟和糖尿病肾病进展之间存在令人信服的关系。在 359 名 1 型糖尿病患者中评估了吸烟对糖尿病肾病及视网膜并发症的作用。与非吸烟者相比，吸烟者的清蛋白排泄率增加的发病率升高了 2.8 倍。清蛋白尿的 Logistic 回归模型中，即便校正了糖化血红蛋白水平和糖尿病病程的影响，吸烟仍然是显著的影响因子。当研究对象戒烟后，

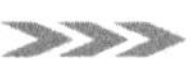

尿清蛋白排泄率明显降低。伴有糖尿病肾病的2型糖尿病患者的结果相似。正如减少吸烟或戒烟是预防肺部疾病和心血管疾病的措施之一，也是糖尿病患者肾脏保护的重要措施之一。

2. 尿毒症治疗　尽管有效降压、优化降糖及坚持低蛋白饮食可能延缓糖尿病肾病的发生发展，但仍有许多糖尿病患者进展至ESKD。肾功能恶化时给予患者持续的情绪疏导有助于建立信心，减少ESKD治疗迫近时产生的惶恐、绝望和狂乱的行为。糖尿病肾病患者应在疾病早期就诊于肾病专家，以便得到更好的ESKD前期治疗。欧洲和美国的报道均发现，很大一部分糖尿病肾病患者是在疾病晚期才就诊于肾病专家，这使治疗大打折扣。

由于糖尿病肾病伴随多种并发症，因此治疗伴有进行性肾功能不全糖尿病患者十分棘手。这些先前存在的并发症（心血管疾病、视网膜病、脑血管和周围血管疾病）可大大降低进行肾替代治疗的糖尿病患者的生存率。临床实践中，一个相互协作的专家团队可以优化糖尿病患者ESKD前期的治疗。这个团队应该包括一位肾病学家、糖尿病学家、营养学家、心脏病学家、眼科学家、脚病专家和其他必要的专家。出现晚期肾功能不全的糖尿病患者的ESKD前期治疗包括通过补充促红细胞生成素、补铁使血红蛋白水平维持在11g/dl以上，使用磷结合剂与合成维生素D和（或）钙剂以缓解由继发性甲状旁腺功能亢进症引起的代谢性骨病。应对家族内的潜在肾脏供者进行访视和组织配型；可能需要进行血液透析时，避免进行静脉穿刺、静脉置管以保护前臂皮下静脉及保证良好的营养状态都非常重要。

3. 肾替代治疗　患ESKD的糖尿病患者与非糖尿病患者的肾替代治疗原则相似。糖尿病引起的ESKD患者可以选择血液透析、腹膜透析、肾移植以及糖尿病患者特有的胰肾联合移植治疗。在患者选择特定的肾替代治疗方式前，有必要向患者及其家属适当宣教各种治疗方式的优缺点。

为某位特定患者选择最佳的治疗方式时应考虑患者的年龄、受教育程度、并发症的严重性、社会和家庭支持度及其地理位置。一旦做好选择就应开始准备进行肾替代治疗。例如，将进行血液透析的患者需建立动静脉内瘘，将进行腹膜透析的患者进行腹膜插管。开始肾替代治疗的总原则是糖尿病患者的GFR下降至10～15ml/min。

4. 维持性血液透析　USRDS 2004年登记报告显示，所有糖尿病性ESKD患者中75%接受血液透析治疗（血透中心或居家），7.4%进行腹膜透析治疗［连续性不卧床腹膜透析（CAPD）或持续循环腹膜透析（CCPD）］，17%接受了肾移植。糖尿病患者的血液透析治疗与非糖尿病患者相似，理想的血液透析方案一般为每周透析3次，每次3.5～4.5h，具体根据个体的血化验检查和体外循环血流量保持在300～500ml/min时的临床反应来制订。

与非糖尿病患者相比，接受维持性血液透析的糖尿病患者的生存率和康复率都非常低，主要因为糖尿病患者在接受血液透析治疗之前已存在严重的血管疾病。糖尿病患者由于外周中等血管钙化以及小血管动脉粥样硬化，给血管外科医师创建血管通路带来了很大的困难。尽管首选的血管通路是动静脉内瘘，但糖尿病患者合并存在的血管病变限制了其应用，导致首次造瘘失败率高达30%～40%。一种不十分理想但是可行的血管通路的替代方法是使用聚四氟乙烯人造血管，其使用半衰期为1年余。

与人造血管相比，通过术前仔细选择充分合适的首次造瘘部位也可提高糖尿病患者动静脉内瘘的成功率。可选择大直径的动脉和静脉，如通常使用肘部的血管，从而避免一开始就使用聚四氟乙烯人造血管。肾病学家及透析人员对早期血管通路的维护及减少血栓形成的持续监护，可改善内瘘的寿命。血管通路并发症是糖尿病 ESKD 透析患者住院的首要病因。

糖尿病透析患者的血糖控制很困难。由于胃轻瘫使食物吸收与定时使用胰岛素脱节，以及肾胰岛素分解代谢减少导致外源性胰岛素作用时间延长，所以胰岛素剂量调整更为复杂。上述两种作用容易引起血糖波动，常出现频繁低血糖发作，低血糖是有潜在危险的严重并发症。透析的糖尿病患者血糖控制仍应放在首位，因为控制血糖可能延缓小血管疾病并发症的进展。糖尿病 ESKD 患者长期治疗的生存率与血糖控制情况密切相关。

尽管糖尿病患者的透析生存率在过去 10 年有所改善，但死亡率和走向透析的比率仍显著高于非糖尿病患者，这一可怕的事实主要与并发症进展有关。心血管疾病、感染和脱离透析是糖尿病 ESKD 患者死亡的首要原因。

5. 腹膜透析 腹膜透析是糖尿病 ESKD 患者进行透析的理想治疗方式。在美国，所有进行肾替代治疗的糖尿病患者中只有 7% 使用腹膜透析。CAPD 是腹膜透析最常采取的方法，与血液透析一样，准备行 CAPD 治疗前常需对患者进行宣教，反复解释说明，准备进行腹膜内永久置管术。CAPD 作为一种居家透析技术一般约 4 周可掌握。CCPD 使用了一种机械式循环装置以便透析液进行手工循环，可以在睡眠中进行。

与血液透析相比，CAPD 具有很多优势，如无须依赖机器、可居家操作、减少心血管系统刺激、更好的保护残余肾功能、不使用肝素、且饮食限制较少。然而腹膜透析也存在一些缺点，包括腹膜炎危险、技术操作高失败率、残余肾功能较低时透析不充分等。

一些肾病专家认为腹膜透析可作为糖尿病 ESKD 患者的首选治疗方式。实际上当血液透析没有血管通路部位可选时，或者出现严重的充血性心力衰竭、心绞痛或严重的透析相关性低血压时，CAPD 或 CCPD 可成为维持生命的重要治疗手段。腹膜透析由于超滤相对较低以及快速液体清除较少，可减少血管刺激。

在 CAPD 和 CCPD 过程中，始终伴随着发生腹膜炎以及腹膜表面积逐渐减少的危险，最终可能导致不足以保证充分透析。与非糖尿病患者相比，接受 CAPD 的糖尿病患者住院天数增加 1 倍，入院天数的 30% ~50% 是由于腹膜炎。

血液透析和腹膜透析是糖尿病 ESKD 患者可选择的两种主要透析治疗方式。除外 45 岁以下的患者，USRDS 报道与腹膜透析相比，血液透析的生存率较高。然而，个别研究报道在治疗开始的前 2 年，血液透析和腹膜透析治疗的患者生存率无明显差别。糖尿病 CAPD 患者的 2 个主要死亡原因是心血管事件和感染。

6. 肾移植 在 20 世纪 70 年代和 80 年代早期，许多肾移植项目将糖尿病 ESKD 患者排除在外。然而这一时期内，一些移植中心的接受肾移植的糖尿病患者的生存率远超过维持透析治疗的患者。现今，对于糖尿病和尿毒症并发症治疗技术的提高，已经使肾移植成为糖尿病 ESKD 患者的首选治疗方式。

尽管接受肾移植的糖尿病 ESKD 患者生存率持续提高，但其 5 年生存率较其他原因所致的肾脏病患者低 10% ~20%。糖尿病肾移植受者 5 年或以上的生存率进一步下降的原因为冠心病、脑血管病和其他大血管疾病。最近的糖尿病肾移植受体患者生存率分析显示，接受尸体供肾的患者生存率 1 年为 93.7%，3 年为 85.5%，而活体肾移植 1 年为 95.4%，3 年为 91.3%。糖尿病肾移植受者每年死亡率约为维持透析治疗患者的 1/3。公平地讲，必须注意到强烈的选择偏倚挑选出了接受肾移植的最适患者，使得其他伴有广泛的危及生命的并发症的患者往往进行透析治疗。

为了真实反映糖尿病肾移植受者的心脏事件的危险性，并评价肾移植前心血管疾病的危险程度，应该至少每年对于无症状的高危患者进行无创性的反复评估。

7. 胰腺移植　过去 10 年内，已有 1 型糖尿病患者接受同种异体肾和胰腺联合移植非常成功的报道。尽管胰肾联合移植并没有提高围术期间的死亡率，但围术期的发病率较单独肾移植明显升高。国际胰腺移植注册系统报道，从 1966 年至 1999 年 9 月约有 13 000 例胰腺移植，其中 75% 是在美国完成。美国大部分胰腺移植都是胰肾联合移植（SPK）。患者 1 年的生存率从 1987—1988 年的 90% 提高到 1995—1996 年的 95%。另外，同时期的移植胰腺的 1 年生存率由 74% 提高到 85%，移植肾生存率由 83% 提高到 91%。单独移植胰腺包括只进行胰腺移植（PTA）或肾移植后的胰腺移植（PAK），占美国全部胰腺移植的比例很小。与 SPK 相比，PTA 或 PAK 的移植胰腺生存率较低。早期报道惊喜地发现胰肾联合移植可显著提高 2 型糖尿病 ESRD 患者的生存率。

（查　敏）

第二十章　肥胖症

肥胖症（obesity）的发病是由于能量摄入增加和（或）能量消耗减少导致能量正平衡，过剩的能量以脂肪形式于体内积存所造成。肥胖症按病因分为单纯性肥胖和继发性肥胖，95%以上的患者属于单纯性肥胖，包括幼年起病型肥胖（亦称体质性肥胖，包含脂肪细胞增生和肥大两种因素）和营养性肥胖（脂肪细胞肥大）；继发性肥胖约占5%，是由于机体存在某种疾病而引起的肥胖状态。继发性肥胖主要包括：下丘脑综合征（hypothalamus syndrome），垂体前叶功能减退症（adult hypopituitarism，亦称西蒙－席汉综合征 Seimen－Sheehan syndrome），垂体瘤（pituitary tumors），甲状腺功能低下（hypothyroidism），胰岛素瘤（insulinoma），皮质醇增多症（hypercortisolism，亦称为库欣综合征 Cushing syndrome），更年期综合征（menopausal syndrome），多囊卵巢综合征（polycystic ovarian syndrome，POS），痛性肥胖综合征（dercum disease），肥胖型生殖无能综合征（Frohlich syndrome）等。按脂肪分布聚积部位分为：全身性肥胖、向心性（中心性）肥胖、皮下脂肪型肥胖和内脏脂肪型（腹内型）肥胖等。目前，肥胖症正成为全球流行的疾病，严重威胁着人类的生命健康及生活质量。我国每10年进行1次全国居民营养与健康状况调查，根据最近的调查结果，早在2002年，我国就有近3亿人超重和肥胖，全国18岁以上成年人超重率为22.8%，肥胖率为7.1%。其中，以大城市18岁以上成年人超重率最高，达30%；1992—2002年，我国居民超重和肥胖的人数增加了1亿人。

第一节　病因

肥胖症的病因和发病机制目前尚不完全清楚。一般认为，主要由遗传因素和环境因素共同作用促使了肥胖的发生和发展。此外，内分泌、代谢、中枢神经系统等因素也参与了肥胖的发病过程。

一、遗传因素

（一）遗传因素对肥胖的影响

目前认为，遗传因素，即一个或多个基因的突变和变异是肥胖症的基础，基因增加了肥胖的易感性，而环境因素是发病的条件。

根据家系、双生子和领养子女的研究结果，遗传因素在肥胖症发病机制中的参与程度即遗传度，在20%～40%。遗传因素赋予个体发生肥胖的易感性，使肥胖表现出一定的家族倾向。对同卵双胎人群的研究发现，生后在相同环境中生长与生后在不同环境中生长的两组，其体重指数（BMI）的遗传度相似，BMI的遗传度为40%～70%。

肥胖症不仅表现为总体脂肪的增加，亦可表现为局部脂肪增加即内脏型肥胖。内脏型肥

胖具有比较明显的家族相似性，遗传因素对内脏型肥胖起着非常重要的作用。

（二）肥胖相关基因和生物因子

只有极少数肥胖属于单基因突变肥胖症。已发现至少有 24 种以肥胖为主要临床表现之一的遗传性疾病，但均属罕见，较为熟知的有 Bardet – Biedl 综合征、Prader – Willi 综合征等。

关于肥胖与遗传的关系，有些学者提出了节俭型基因理论。认为现代人类在体内积聚脂肪的能力高于体内消耗脂肪的能力，这是人类进化过程中自然选择的结果。漫长的进化过程中，处于洪荒时代的人类祖先中能较强地抵御饥荒者才有可能世代延续下来。能抵御饥荒者意味着其基因的变异类型独特，在难得的饱餐中能更有效地将食物中的能量转化为脂肪，发挥这种作用的特殊基因称为“节俭型基因”。那些具有节俭型基因的人类祖先繁衍的后代，即现代人类，在今日可随时获得丰富食物的社会，很容易因过食所致的能量正平衡的积累而致肥胖。

绝大多数肥胖者并非单基因肥胖症，而是一种多基因与环境因素共同参与的复杂病。目前已发现近 200 个肥胖相关基因。其作用部位主要在下丘脑和脂肪组织。对这些基因的研究是近年来肥胖症病因学领域的热点，已发现了一些重要的肥胖相关基因的结构和功能，这使得人们对肥胖症发病机制有了更深一步的认识。

二、内分泌因素

一些内分泌系统疾病可因脂代谢紊乱和内分泌器官的病理性改变以及某些内分泌激素分泌异常导致肥胖。常见的与肥胖有关的内分泌疾病：①下丘脑性综合征；②皮质醇增多症；③甲状腺功能低下；④多囊卵巢综合征；⑤生长激素缺乏；⑥胰岛素瘤性肥胖；⑦胰岛素抵抗。

三、代谢因素

能量摄入与消耗间的平衡是保持正常体重的关键。肥胖是常见的能量失衡状态，并且伴有糖、脂肪、蛋白质以及水盐代谢的异常。

（一）能量消耗与能量平衡

机体的每天总能量消耗由基础能量消耗、适应性产热、体力活动 3 部分组成。基础能量消耗与非脂肪组织块的大小呈正相关，且受遗传因素影响。基础代谢率低的个体易发生肥胖。体力活动消耗的能量有极大的个体间差异及个体内变动，与活动频率、时间及强度有关。肥胖者自发体力活动时间减少，但体力活动时总能量消耗并不少。

正常体重者能量摄入与消耗间通过中枢神经的调节网络取得精细平衡，肥胖症是慢性能量不平衡的结果。通常情况下，食物是人体能量的唯一来源。人每天摄入的食物提供的能量必须满足人体的消耗，如果摄入的能量长期低于消耗的能量，能量代谢处于负平衡，就会动员脂肪组织分解，产生能量以满足需求，这样就会导致人体消瘦。反之，如果能量摄入过多，能量代谢处于正平衡，超出部分的能量就会转化为脂肪，在脂肪细胞中以甘油三酯的形式储存起来。

（二）能量代谢调节的分子机制

肥胖是能量代谢的失衡状态。能量自稳状态的恒定最终取决于传入到大脑中的各种信号如营养状态、外部环境的整合以控制摄食行为和能量消耗。下丘脑是调节摄食行为和能量平衡的关键部位。摄食促进因子和抑制因子相互作用构成了下丘脑能量调节网络。目前认为脂肪组织分泌的瘦素通过下丘脑内侧基底部的受体，上调神经肽 Y（NPY 基因），下调阿片促黑激素皮质素原（POMC）基因的表达，抑制食欲和进食，而下丘脑外侧部的黑素细胞凝集素、增食欲素（orexin）则刺激进食。二者共同调控能量自稳态，参与肥胖的调节。

四、环境因素

肥胖发生的环境因素包括生活方式、社会因素以及药物的作用。

（一）生活方式

超重与肥胖已成为全球性的公共卫生问题之一，它是不健康的饮食习惯，以及吸烟、过量饮酒和缺少体力活动等生活方式的后果。

1. 饮食习惯　肥胖与饮食密不可分。引起肥胖的直接原因是长期摄入能量过多，能量摄入过多又大多与不良的饮食习惯有关。与肥胖有关的饮食习惯包括：

（1）食欲：人类的食欲是防止体重降低的精巧机构，是人类生存的强大动力。食欲除了由能量代谢动态平衡进行调节外，也受社交、生活方式、饮食习惯、情绪等因素的影响。食欲与能量需求间长期的差别就可致增加或降低体重。

（2）膳食构成：研究表明饮食结构由传统的高糖类、高纤维饮食向高热量、高脂肪饮食转化是肥胖症发病增加的重要环境因素之一。高脂肪、高热量食物的比例过高，而蔬菜、高纤维膳食的比例过少有助于肥胖的发生。流行病学研究表明，高脂饮食易导致肥胖。膳食中脂肪含量及比例与体重呈正相关。高脂食物的能量密度高，是相同质量糖类的 2 倍多，而且味道更为诱人，易致能量摄入过量。此外，与碳水化合物及蛋白质储存相比，脂肪储存不易被动用。脂肪在体内也不像碳水化合物和蛋白质那样，可以通过调节氧化过程与摄入量来调整其储存量。

（3）进食总量：在食物种类不变的情况下，进食量越多，摄入的热量就越多。如果摄入的总热量超过消耗的总热量则会导致脂肪积聚。

（4）进食速度：进食速度过快与肥胖有关，许多肥胖者进食速度都比较快。这是因为人在进餐过程中，随着食物不断摄入，下丘脑的饱食中枢兴奋而产生饱感，饱感使人停止进食。如果进食速度过快，即使已经摄入了足够量的食物，下丘脑的饱食中枢却来不及发出饱食信号，结果进食过多而容易造成肥胖。

（5）进食次数：进食次数与肥胖的确切关系尚不明确，但进食次数能影响糖、脂代谢。正常体重者少量多餐时血胆固醇水平及平均血糖水平要较相同总能量但少餐时为低。

（6）纵食症：是一种发作性心因性疾患，表现为不能自制地放纵进食，每周至少有 2 次，常见于夜间，纵食症者常有肥胖。

（7）夜食综合征：指夜餐至次晨之间能量摄入占总摄入量的 25% 以上，常可达 50。多见于明显肥胖者，可能与睡眠障碍有关。

（8）节食：节食时有意识地控制食物摄入量。但节食依靠的是自制力，节食者一旦其

自制力因某些原因而降低或丧失时，膳食失控或过食的风险就较大。

（9）胚胎期及婴儿期的不良饮食因素：因胚胎期孕妇能量摄入过剩，可致婴儿出生时体重较重；出生后人工过量喂养，过早添加固体食物和断奶等喂养模式均是引起肥胖的高危因素。

（10）其他：嗜好快餐、零食、油炸食品、甜食、高糖饮料以及有进食夜宵的习惯是单纯性肥胖发生的独立危险因素。进食时看书、看报、看电视、上网，进食时间无规律和晚餐进食太多均与肥胖的发生有关。现代社会充满竞争，人们的心理压力增大，出现各种心理冲突和情绪困扰，用不断进食来缓解紧张、焦虑和心理压力，也是造成现代社会肥胖症患者不断增加的因素之一。

2. 吸烟　有研究表明，吸烟者比不吸烟者和已戒烟者的 BMI 低，其中男性戒烟者的 BMI 最高，男性吸烟者的 BMI 最低。而且长期吸烟者戒烟后，通常会出现体重增加的现象，吸烟者的平均体重比已戒烟者轻，而从未吸烟者的体重处于两者之间。

由于担心体重增加，许多吸烟者不愿意戒烟，尤其是女性。能量摄入的增加可能是戒烟后体重增加的主要原因。吸烟者戒烟后，往往改变了饮食行为，甜食和其他含糖类的“小吃”摄入增加，而且一些“小吃”含有大量的脂肪，蛋白质的摄入变化不大。因此，准备戒烟者应注意避免戒烟后形成上述不良的饮食行为，戒烟过程中注意控制体重，增加体力活动和减少能量摄入。

3. 饮酒　酒精本身含有极高的能量．而且饮酒同时常摄入高脂肪食物，酒足饭饱睡觉致能量消耗少，都是引起肥胖的因素。

4. 缺乏体力活动　现代社会，科技的进步使人们在工作和生活中越来越多地应用节省体力的设备。电视和电脑的普及使现代人长时间地坐在屏幕前面；交通的便利和发达，使人们外出越来越多地以车代步；家务劳动有洗衣机、洗碗机代劳。人们在享受高科技带来便利的同时，也不自觉地养成了使体力活动减少的各种不良习惯，贪图安逸、懒于运动、以车代步、长时间看电视、上网、玩游戏、久坐、饭后静坐、贪睡、睡眠过多等造成长期能量消耗减少。

（二）社会因素

1. 教育程度　教育水平和肥胖有某种程度的必然联系，教育水平的高低可以明显影响个体的许多行为和生活方式。然而，在发达国家与发展中国家肥胖与教育程度的关系呈现两种不同的走向。发达国家肥胖与受教育水平低有关。而在发展中国家，儿童肥胖症患病率随经济收入、文化程度以及城市化而升高，原因与这部分人容易接受现代生活方式，膳食和体力活动模式改变，饮食热量增多而能量消耗减少有关。

2. 经济地位　在发达国家社会经济状况和肥胖症的发病率呈反比，而在发展中国家肥胖症的发病率却随着社会经济状况的改善而增加。发达国家和发展中国家群体的社会经济地位的内涵是不同的，发展中国家的高收入水平大概只能与发达国家中等收入水平相当，而发达国家低收入阶层的生活水平比发展中国家该阶层人们的生活要好得多。在发达国家，高脂肪或含糖类丰富的食品价廉，低收入阶层摄入量大，所以出现经济收入越低，肥胖症患病率越高的现象。

3. 社会特权　在原始社会，人们一方面经常得不到足够的食物，另一方面是寻找食物时大量的体能消耗，所以这个时代不存在肥胖问题。现在的发展中国家大多数人的 BMI 值并不超标，只有少数拥有特权的阶层，特别是拥有财富和世袭地位而无须体力劳动的人，其膳食中的脂肪含量较一般人高，肥胖者较多。

4. 城市化和地理位置　社会经济的发展和城市化是肥胖社会的特征。发达国家或经济迅速增长的发展中国家肥胖症的发病率均明显增高，前者多见于社会下层人群，尤其是女性更为明显。该群体缺乏教育及营养指导，并依赖廉价食物为生，而在该社会中许多廉价食品都是高脂肪食物。在经济迅速增长的发展中国家肥胖症患病率剧增的重要原因之一是营养卫生教育，也就是人们的收入明显增加后仍以原来贫困时的传统营养、生活、文化价值观指导自己的能量摄入与支出。

许多流行病学调查都显示，肥胖症的发生存在地区差异，这可能与不同地区经济发展的差异性或不同地区饮食习惯和生活习惯不同有关，也可能与气候环境等因素导致的南北方人群体力活动的差异有关。北方居民在冬季会因白昼缩短而情绪低落，其体重也呈季节性变化，即在冬季时体重趋于升高。

地域间的移民多数是从相对贫穷的地区或农村地区移居到经济发达的城市，移民人群尤其是女性的特征之一是体重增加，这与移民地食品丰富价廉，移民为解决温饱所需付出的体力活动量较原来减少有关。

5. 心理因素　多数学者认为肥胖症是多因素综合作用的结果，其中心理因素对肥胖症的影响不容忽视。因某些原因导致精神抑郁或失意者有时会以进食获得的满足感来进行补偿，出现贪食，有贪食心理者通过多食常常导致肥胖。

（三）药物

有些药物可致体重增加，主要是精神治疗药及激素。包括：

1. 精神病治疗药　吩噻嗪类，丁酰苯类。

2. 抗抑郁药　三环类。

3. 抗癫痫药　丙戊酸钠、卡马西平。

4. 类固醇激素　糖皮质激素、孕酮类避孕药。

5. 肾上腺能阻滞药　α_1 及 β_2 – 受体阻滞药。

6. 5 – 羟色胺拮抗药　赛庚啶。

7. 糖尿病治疗药　胰岛素、磺脲类、噻唑烷二酮类。

五、中枢神经系统因素

在一定时期内，机体的能量获取和能量消耗是处于一种相对平衡的状态，即获取的能量等于消耗的能量。在这一调节中，神经系统起着重要的作用，神经系统对进食量的调节，是维持体重稳定的重要因素。已知人类与多种动物的下丘脑中存在着两对与摄食行为有关的神经核。一对为腹内侧核，又称饱中枢；另一对为腹外侧核，又称饥中枢。饱中枢兴奋时有饱感而拒食，破坏时则食欲大增；饥中枢兴奋时食欲旺盛，破坏时则厌食拒食。二者相互调节，相互制约，在生理条件下处于动态平衡状态，使食欲调节于正常范围而维持正常体重。当下丘脑发生病变时，则可因贪食或厌食引起肥胖或消瘦。

另外，该区与更高级神经组织有着密切的解剖联系，后者对摄食中枢也可进行一定程度的调控。下丘脑处血脑屏障作用相对薄弱，使血液中多种生物活性因子易于向该处移行，从而对摄食行为产生影响。例如，体重（脂肪组织）增加使脂肪组织分泌的瘦素增加，作用

于下丘脑，引起一系列对肥胖作出的生理反应，即摄食减少，耗能增加及交感神经功能加强以消耗脂肪。

六、其他因素

肥胖除了与上面因素有关外，还应注意，女性在绝经期后和产后容易出现肥胖。女性绝经期以后和中年后基础代谢率降低，能量消耗减少，加上绝经后雌激素水平下降的影响，多余的热量转变成脂肪储存在体内，逐渐出现肥胖。而且，绝经后的体重增加伴有体脂分布变化，体脂转向中心型分布，脂肪主要沉积于腹部。此时若能保持良好的饮食习惯，注意坚持运动，在一定程度上可防止肥胖。

妊娠是妇女体重增长进程中的常见事件。很多女性生育后变得不再苗条，其原因部分是由于妊娠引起的内分泌改变，使身体的脂肪代谢失去平衡；而主要原因是产后摄入的热量远超过消耗的热量，多余的热量便转化为脂肪储存起来。

（李金博）

第二节　临床表现

肥胖症患者的一般特点为体内脂肪细胞的体积和（或）细胞数增加，体脂占体重的百分比异常高，并在某些局部过多沉积脂肪。肥胖的多数症状为非特异性症状，可涉及多个系统，常与肥胖病的严重程度和年龄有关。

一、肥胖症与代谢综合征

代谢综合征（metabolic syndrome，MetS）是指是一组以肥胖、高血糖（糖尿病或糖调节受损）、血脂异常（指高甘油三酯血症和低高密度脂蛋白胆固醇血症）以及高血压等聚集发病，严重影响机体健康的临床症候群，是一组在代谢上相互关联的危险因素的组合，这些因素直接促进了动脉粥样硬化性心血管疾病的发生，也增加了发生 2 型糖尿病的风险。

二、肥胖症与糖尿病

除外遗传因素，肥胖、运动减少和不良饮食习惯和 2 型糖尿病的发病明显相关。肥胖症患者大多数存在胰岛素抵抗，发生 2 型糖尿病的概率明显升高。50% ~85% 的 2 型糖尿病患者为超重或肥胖患者，超重者 2 型糖尿病患病率高于正常体重群体的 2 ~3 倍。中心性肥胖更易导致胰岛素抵抗，引起 2 型糖尿病的可能性更大。另外，肥胖症患者甘油三酯增加，后者为 2 型糖尿病独立的危险因素。胰岛素抵抗的血清学标志为高胰岛素血症，体重下降后，胰岛素敏感性增加。脂肪分布部位不同，其分解速度存在差异，腹内脂肪分解速度最快，腹部皮下脂肪适中，四周皮下脂肪最慢。腹内脂肪易于分解的生理学基础为：糖皮质激素受体丰富，皮质醇作用较强；含有 β_1、β_2 和 β_3 肾上腺受体，后者多见于棕色脂肪组织，细胞内大量线粒体和解耦联蛋白，利于脂肪酸氧化磷酸化；胰岛素受体少，活性低，胰岛素抑制脂肪分解的效能低下。内脏脂肪分解等导致大量游离脂肪酸（FFA）流入肝脏，氧化增加，肝糖利用降低；肌肉 FFA 氧化增加，葡萄糖利用减少；FFA 和甘油三酯可作为糖异生原料；

FFA 对 β 细胞具有一定的损伤作用，综合结果导致 2 型糖尿病的发生。目前研究也发现，肥胖和 2 型糖尿病一样具有共同的基因学基础，如 β3 肾上腺受体基因与肥胖、胰岛素抵抗和 2 型糖尿病均有相关性；Leptin 基因即可影响饮食，又可抑制 β 细胞的胰岛素分泌功能，和二者均具有密切关系。

三、肥胖症与冠心病

冠心病的发生和高血脂、高血压、糖尿病、吸烟等因素有关。肥胖症患者 LDL - C 升高、HDL - CT 降、甘油三酯增加，三者均为动脉粥样硬化的危险因素。肥胖症大约增加 2 倍的心力衰竭和脑梗死并发症。虽然肥胖症与冠心病的关系存在不同观点，但由于肥胖而导致的血脂异常、胰岛素抵抗、高胆固醇血症、糖尿病等对冠心病的发生具有一定的促进作用。肥胖症患者活动较少，冠状动脉侧支循环形成障碍，而且导致的心输出量增加也加剧心脏负担，诱发冠心病。

四、肥胖症与高血压

肥胖者的高血压患病率为正常体重者的 2 ~6 倍，因此，肥胖是高血压的危险因子，特别是中心性肥胖。我国肥胖症患者高血压的患病率为 29. 39%，正常体重人群患病率仅为 13. 21%。随着体重指数（BMI）的增加，收缩压和舒张压水平也较高。体重增加 10%，收缩压和舒张压增加 6mmHg 和 4mmHg。肥胖持续时间越长，尤其是女性，发生高血压的危险性越大。而控制饮食和增加运动使体重降低时，血容量、心排血量和交感神经活动下降，血压也随之降低。一些减轻体重的试验表明，经减重治疗后，收缩压和舒张压也随平均体重的下降而降低。超重和肥胖引发高血压的机制可能与胰岛素抵抗代谢综合征有关。

五、肥胖症与血脂紊乱

我国 24 万人群数据的汇总分析显示，BMI≥24 者的血脂异常（甘油三酯≥2. 27mmol/L）检出率为 BMI <24 者的 2. 5 倍，BMI≥28 者的血脂异常检出率为 BMI <24 者的 3. 0 倍，腰围超标者高甘油三酯血症的检出率为腰围正常者的 2. 5 倍。BMI≥24 和≥28 者的高密度脂蛋白胆固醇降低（ <0. 9mmol/L）的检出率分别为 BMI <24 者的 1. 8 倍和 2. 1 倍。腰围超标者高密度脂蛋白胆固醇降低的检出率为腰围正常者的 1. 8 倍。降脂药物治疗需要个体化，依据患者的心血管病状况和血脂水平选择药物和起始剂量。在药物治疗时，必须定期检测肝功能和血 CK。如肝酶（AST/ALT）超过 3 倍正常上限值，应暂停给药，停药后仍需每周复查肝功能，直至恢复正常。

六、肥胖症与脑卒中

脑卒中的发生和动脉粥样硬化、高血压、糖尿病及高脂血症有关，无论出血性或梗死性病变。如前所述，肥胖症促进上述疾病的发生与发展，引起脑卒中发病率、致残率和死亡率上升。

七、肥胖症与睡眠呼吸暂停综合征

睡眠呼吸暂停综合征是指成人在 7h 的夜间睡眠中，呼吸暂停达 10s 以上，次数 >30

次，或者平均每小时发作次数 >5 次。阻塞性睡眠呼吸暂停综合征（obstructive sleep apnea – hypopnea syndrome，OSAHS）是最为常见的一种类型，指睡眠时上呼吸道受阻，空气不能顺利通过，诱发呼吸减弱或暂停。OSAHS 在人群中的患病率为 2% ~4%，男女比例为 6.3：1.65 岁以上患病率为 20% ~40%。肥胖患者中 OSAHS 发病率较体重正常人群高 12 ~30 倍，BMI 每增加一个标准差，OSAHS 的危险率升高 4 倍。咽侧壁的厚度、咽侧壁脂肪垫及软腭厚度与 OSAHS 严重程度密切相关。OSAHS 易并发心脏病、高血压、呼吸衰竭或猝死。文献报道，OSAHS 患者 7 年内死亡率 16%；未治疗者，5 年病死率为 11% ~13%；呼吸暂停次数 >20 次者，8 年死亡率高达 37%。OSAHS 主要表现为睡眠打鼾、憋气，晨起头痛头晕、日间嗜睡乏力，严重时可致血压升高、心律不齐、心绞痛甚至猝死。值得注意的是肥胖程度仅对 OSAHS 起预示作用，降低体重能否纠正 OSAHS 尚无定论。

八、肥胖症与脂肪肝

脂肪肝是指肝细胞内蓄积脂肪量大于肝湿重的 5% 或者病理组织学单位面积见 1/3 肝细胞脂肪变性，主要为脂肪酸和甘油三酯的沉积，严重者甘油三酯含量可达 50%。肥胖症是引起脂肪肝最常见的原因，大约 1/2 的肥胖症患者伴有肝脏脂肪沉积，重度肥胖者几乎不可避免伴发肝脏脂肪变性，前者是后者的首要原因。脂肪肝大部分无临床症状，部分患者可有乏力、厌食等非特异性表现。肝脏可呈不同程度的肿大。ALT、AST、ALP、甘油三酯、总胆固醇、LDL – C 及 VLDL – C 升高，HDL – C 下降。B 超是最常用的检查和评价方法，但缺少特异性，仅供参考。

九、肥胖症与胆石症

与肥胖症相关的主要为胆固醇结石，占所有胆石症的 1/2，胆囊结石的 80%。肥胖症患者发生胆固醇结石的概率为正常体重人群的 3 倍，主要原因为内源性胆固醇合成及胆固醇摄入增加，导致胆汁内胆固醇饱和，析出并形成结晶，进而形成胆固醇结石。B 超可见肝内外胆管或胆囊内强回声光团，后曳声影，大多数胆囊结石可随体位改变而移位。

十、肥胖症与骨关节疾病

骨关节疾病是肥胖患者多见的症状之一，与肥胖症患者关节承受过度体重负荷有关。大多数肥胖症患者呈膝关节内翻畸形，膝关节中间软骨承受更大压力，导致退行性变。临床上常观察到肥胖者中膝关节疼痛，休息后可缓解。痛风合并肥胖的发生率约为 50%，高尿酸血症与 BMI 呈正相关，减重后，痛风发作减少，尿酸下降。高甘油三酯血症和尿酸值呈正相关，痛风患者大约有 75% 伴有高甘油三酯血症。肥胖症、痛风、2 型糖尿病、高血压、冠心病被称为“五联症”，构成代谢综合征（MetS）的核心内容。

十一、肥胖症与恶性肿瘤

目前发现肥胖症和人体的某些恶性肿瘤明显相关，是肿瘤的危险因子。①宫颈癌：肥胖症女性中宫颈癌发病率增加 2 倍，主要为肥胖导致雌激素增加，后者引起宫颈上皮增生所致。②子宫内膜癌：目前已经肯定肥胖症和子宫内膜癌具有相关性，更年期肥胖症患者发病率较体重正常者高出 2 ~4 倍。肥胖症导致雌激素增加，引起子宫内膜不典型增生，进而癌变。临床亦常见同时伴发高血压、2 型糖尿病和肥胖症的子宫内膜癌患者，称为宫内膜癌综合征。③乳腺癌：目前证实，肥胖症促进乳腺癌的发生。高动物脂肪、高动物蛋白、高热量饮食是乳腺癌的促进因素。在绝经女性当中，肥胖者患乳腺癌的可能性较正常体重人群增加75%。如以 70kg 为标准体重，每增加 10kg，乳腺癌的发生率增加 20%。女性绝经后如体重持续增加，则因乳腺癌而死亡的风险较大。肥胖症患者雌激素水平升高，刺激乳腺癌发生、发展。④结直肠癌：研究显示中心性肥胖的患者，结直肠癌患病率较正常体重人群增加超过 2 倍。Anderson 报道肥胖（BMI > 30）和（或）吸烟患者发生进展性腺瘤的概率在年龄为 50 ~ 59 岁的女性高达 8%，60 岁以上为 9.5%。进展性腺瘤的归因风险：女性要显著高于男性，在 50 ~ 59 岁的男性，由吸烟和（或）肥胖导致的人群归因风险为 29%，60 岁以上人群为 11.5%；而在 50 ~ 59 岁女性中，吸烟和/或肥胖所导致的人群归因风险为 73%，60 岁以上女性 38.5%，因此，肥胖症显著增加女性罹患结直肠癌的风险。⑤胆囊癌：肥胖症患者由于罹患胆固醇性胆囊结石，后者对胆囊黏膜的长期慢性刺激，诱发慢性胆囊炎，久之则导致胆囊黏膜细胞增生癌变。恶变率在胆囊结石直径 < 1cm 时约为 1%；2.0 ~ 2.2cm 时约为 2.4%；> 3cm 时高达 10%。⑥前列腺癌：文献报道肥胖症患者罹患前列腺癌的风险较体重正常个体高 2 倍，而以动物性饮食为主的肥胖症患者的风险增加 3.6 倍，发生机制可能与肥胖症导致肠道内致癌物质增多有关。BMI≥30 的前列腺癌患者，其死亡率比正常体重患者高 20% ~ 30%。美国杜克大学医学中心对 1 415 位因前列腺癌而行前列腺切除手术的患者进行跟踪研究，结果显示，凡体重超重的前列腺癌患者，无论是黑人还是白人，其前列腺癌复发率都要高于体重正常的前列腺癌患者。

（李金博）

第三节 实验室及辅助检查

肥胖常影响身体的多个系统，特别是内分泌、消化、心血管系统，因此实验室检查中要将血糖、血脂检查列为常规检查，必要的时候可以做葡萄糖耐量试验。为了鉴别肥胖为原发性还是继发性，可以做一些特殊检查，例如肾上腺皮质功能、甲状腺功能和性腺功能等。

1. 下丘脑及垂体功能的实验室检测　①激素测定：ACTH、FSH、LH、TSH、GH、PRL 测定。②TRH、LH - RH 兴奋试验。

2. 周围腺体激素测定　①甲状腺激素：TT_3、TT_4、FT_3、FT_4。②肾上腺皮质激素测定：血尿皮质醇、24h 尿 17 - 羟类固醇及 17 - 酮类固醇、24h 尿游离皮质醇测定及地塞米松抑制试验。

3. 糖尿病检测　空腹及餐后 2h 血糖测定、OGTT、胰岛素、C - 肽及糖化血红蛋白测定。

4. 血脂测定　总胆固醇、甘油三酯、LDL - C、VLDL - C、HDL - C。

5. 皮褶厚度　多测定三角肌外和肩胛下部位，两处相加，男性≥4cm，女性≥5cm 即可诊断为肥胖，但临床实用价值较小。

6. B 超　可较准确测定皮下脂肪厚度，对脂肪肝、胆囊结石、肾上腺皮质疾病及胰岛细胞瘤诊断颇有裨益。

7. CT、MRI　用于下丘脑、垂体肿瘤、空泡蝶鞍、肾上腺肿瘤、胰岛素瘤、脂肪肝、胆囊结石、肥胖相关恶性肿瘤的诊断。

（李金博）

第四节　诊断与鉴别诊断

一、诊断

1. 体重指数　体重指数（body mass index，BMI）. 又译为体质指数。它是一种计算身高与体重（weight forheight）的指数。具体计算方法是以体重（kg）除以身高（m）的平方，即 BMI = 体重/身高 2（kg/m^2）。BMI 最常用于估计成人的低体重和超重。在流行病学调查中及临床上，已有大量证据表明用 BMI 较单用体重更能准确反映体脂的蓄积情况。诊断标准为：BMI 在 18.5～23.9 时为正常水平，≥24 时为超重，≥28 时为肥胖。另一标准为中国肥胖症外科治疗指南所采用，即根据亚太地区人群的特点，以体重指数（BMI）为指标，成人按 BMI 指数分类如下：健康 18.5～22.9，超重 23.0～24.9，Ⅰ度肥胖 25.0～29.9，Ⅱ度肥胖 30.0～34.9，Ⅲ度肥胖 >35.0。

在测量时，受试者应当空腹、脱鞋、只穿轻薄的衣服。测量身高的量尺（最小刻度为 1mm）应与地面垂直固定或贴在在墙上。受试者直立、两脚后跟并拢靠近量尺，并将两肩及臀部也贴近量尺。测量人员用一根直角尺放在受试者的头顶，使直角的两个边一边靠紧量尺另一边接近受试者的头皮，读取量尺上的读数，准确至 1mm。称量体重最好用经过校正的杠杆型体重秤，受试者全身放松，直立在秤底盘的中部。测量人员读取杠杆秤上的游标位置，读数准确至 10g。

2. 腰围与臀围　腹部脂肪过多（中心性肥胖）是许多慢性疾病的独立危险因素。腹部脂肪过多比周围脂肪（如臀部和四肢脂肪）过多对健康具有更大的危害。腰围是临床上估计患者腹部脂肪过多的最简单和实用的指标，不仅可用于对肥胖者的最初评价，在治疗过程中也是判断减重效果的良好指标。腰围与臀围的比值也可以指示脂肪的区域性分布，但腰围与臀围的比值对腹部脂肪累积程度和对某些疾病危险度的估计并不比单独测量腰围更灵敏。腰围的测量方法是让受试者直立，两脚分开 30～40cm，用一根没有弹性、最小刻度为 1mm 的软尺放在右侧腋中线胯骨上缘与第 12 肋骨下缘连线的中点（通常是腰部的天然最窄部位），沿水平方向围绕腹部 1 周，紧贴而不压迫皮肤，在正常呼气末测量腰围的长度，读数准确至 1mm。WHO 建议男性腰围 >94cm，女性腰围 >80cm 作为肥胖的标准。臀围是测量臀部的最大周径。

3. 腰臀比　是腰围和臀围的比值。一般认为腰臀比男性 >0.9，女性 >0.8 可以视为向心性肥胖。

4. 标准体重　标准体重（kg）= 身高（cm）－105。最常用的判断肥胖的标准就是应用体重超过按照身长计算的标准体重 20% 以上即为肥胖，其中 >10% 为超重，20%～30% 为轻度肥胖，30%～50% 为中度肥胖，50% 以上为重度肥胖 . >100% 为病态肥胖。

二、鉴别诊断

无内分泌疾病或找不出可能引起肥胖的特殊病因的肥胖症为单纯性肥胖。单纯性肥胖者占肥胖症总人数的95%以上。继发性肥胖是指由于继发于某种疾病所引起的肥胖，一般均有明显的疾病因素可寻。

（李金博）

第五节 治疗意义和目标

一、减肥的意义

世界卫生组织已将肥胖症列为一种内科病，而且是可以采用饮食控制和体育运动进行有效治疗。目前有人将饮食控制和运动疗法作为治疗肥胖症的两驾马车，互为补充，缺一不可。笔者认为，采用上述方法有效降低体重后．患者的行为矫正同样具有重要意义，只有患者改变以往不良的生活饮食习惯，继续坚持饮食和运动疗法，才能获得长久的治疗效果，因此，控制饮食、运动疗法、行为矫正是治疗肥胖症的三块基石。

肥胖可带来多种危害，增加心血管运动、呼吸、消化等系统的并发症，另外，女性乳腺癌、生殖系统肿瘤，男性的结直肠癌、前列腺癌的发病风险在肥胖患者明显升高。部分重度肥胖的患者尚存在自卑、孤独和人际关系难以和谐之虞。我国居民 BMI 和腰围与相关疾病危险关系见表 20－1；肥胖者发生肥胖相关疾病或症状的相对危险度见表 20－2。

表 20－1 中国成人超重和肥胖的体重指数和腰围界限值与相关疾病危险的关系

分类	BMI（kg/m^2）	腰围（cm）		
		男：<85 女：<80	男：85～95 女：80～90	男：≥95 女：≥80
体重过低	<18.5	……	……	……
体重正常	18.6～23.9	……	增加	高
超重	24.0～27.9	增加	高	极高
肥胖	≥28	高	极高	极高

注：相关疾病指高血压、糖尿病、血脂异常和危险因素聚集；体重过低可能预示有其他健康问题。

表 20－2 肥胖者发生肥胖相关疾病或症状的相对危险度

危险性显著增高（相对危险度大于3）	危险性中等增高（相对危险度2～3）	危险性稍增高（相对危险度1～2）
2型糖尿病	冠心病	女性绝经后乳腺癌，子宫内膜癌
胆囊疾病	高血压	男性前列腺癌
血脂异常	骨关节病	生殖激素异常
胰岛素抵抗	高尿酸血症和痛风	多囊卵巢综合征

续 表

危险性显著增高（相对危险度大于3）	危险性中等增高（相对危险度2～3）	危险性稍增高（相对危险度1～2）
气喘、睡眠中阻塞性呼吸暂停	脂肪肝	生育功能受损
		背下部疼痛
		麻醉并发症

注：相对危险度是指肥胖者发生上述肥胖相关疾病的患病率是正常体重者该病患病率的倍数。

遵循科学合理的减肥手段，降低患者体重，可减少心血管系统并发症，特别是冠心病和高血压；纠正血脂紊乱状态；减少糖尿病发生与发展，利于糖尿病的控制；改善呼吸系统功能；降低痛风和关节炎的发病率；扭转脂肪肝，减少胆石症；降低结直肠癌、乳腺癌、子宫癌等恶性肿瘤发病率；减少上述各种疾病的相关死亡率；增强患者自信心，重建和谐的人际关系。因此，积极减肥具有重要意义。

二、肥胖症的干预

（一）干预原则

（1）必须坚持预防为主，从儿童、青少年开始，从预防超重入手，并须终生坚持。

（2）采取综合措施预防和控制肥胖症，积极改变人们的生活方式。包括改变膳食、增加体力活动、矫正引起过度进食或活动不足的行为和习惯。

（3）鼓励摄入低能量、低脂肪、适量蛋白质和碳水化合物、富含微量元素和维生素的膳食。

（4）控制膳食与增加运动相结合，以克服因单纯减少膳食能量所产生的不利作用。二者相结合可使基础代谢率不致因摄入能量过低而下降，达到更好的减重效果。

（5）积极运动可防止体重反弹，还可改善心肺功能，产生更多、更全面的健康效益。

（6）应长期坚持减体重计划，速度不宜过快，不可急于求成。

（7）必须同时防治与肥胖相关的疾病，将防治肥胖作为防治相关慢性病的重要环节。

（8）树立健康体重的概念，防止为美容而减肥的误区。

（二）干预措施的3个层次

1. 一般人群的普遍性干预　首先是群体预防，积极做好宣传教育，使人们避免能量摄入超过能量消耗，减少脂肪摄入量，增加蔬菜和水果在食物中的比例，有意识地多进行中、低强度的体力活动，提醒有肥胖倾向的个体（特别是腰围超标者）定期检查与肥胖有关疾病危险的指标。

2. 高危人群的选择性干预　高危险因素包括：存在肥胖家族史、有肥胖相关性疾病、膳食不平衡、体力活动少等。改变高危人群的知识、观念、态度和行为，应让他们了解，在大多数情况下，不良环境或生活方式因素对肥胖症的发生可起促进作用并激活这一趋势，而改变膳食、加强体力活动对预防肥胖是有效的。

3. 对肥胖症和伴有并发症患者的针对性干预　超重和肥胖并有肥胖相关疾病的高危个体，主要预防其体重进一步增长，使其体重有所降低，并对已出现并发症的患者进行疾病管理，使已超重或肥胖者明白短期恢复到所谓的理想体重往往不太现实，但在一年之内比原有体重减少5%～10%对健康有极大好处。要使患者了解到，限食、体力活动和行为改变是减肥的科学有效的方法。

三、减肥目标

减肥的目标不可急于求成，过于迅速的体重下降不但容易反弹，而且对患者身体健康颇有危害，易于罹患低血糖发作、胆石症和电解质紊乱等并发症，因此不宜提倡。一般首先确定初级减肥目标，10%的体重下降即可达到大幅度降低肥胖引起的各种并发症的目的，因此科学合理的减肥目标为6个月内体重下降10%，维持6个月后，则进行下一步减肥周期。BMI在27～35的患者为达到上述目标，热量每天应减少1.26～2.09MJ；对于BMI＞35者，则需要减少2.09～4.18MJ的热量摄入。一般而言，体重下降10%之后，需联合应用饮食和运动疗法，并形成良好的行为生活方式，方可继续降低体重。

四、减肥方法

常用的减肥方法主要包括饮食控制、运动疗法、行为疗法、药物治疗和手术治疗。美国NIH肥胖处理指南简单归结为下图20－1所示。中华人民共和国卫生部疾病控制司2003年发布《中国成人超重和肥胖症预防控制指南（试行）》，对我国肥胖症患者的处理简约概括为图20－2所示，可资参考。

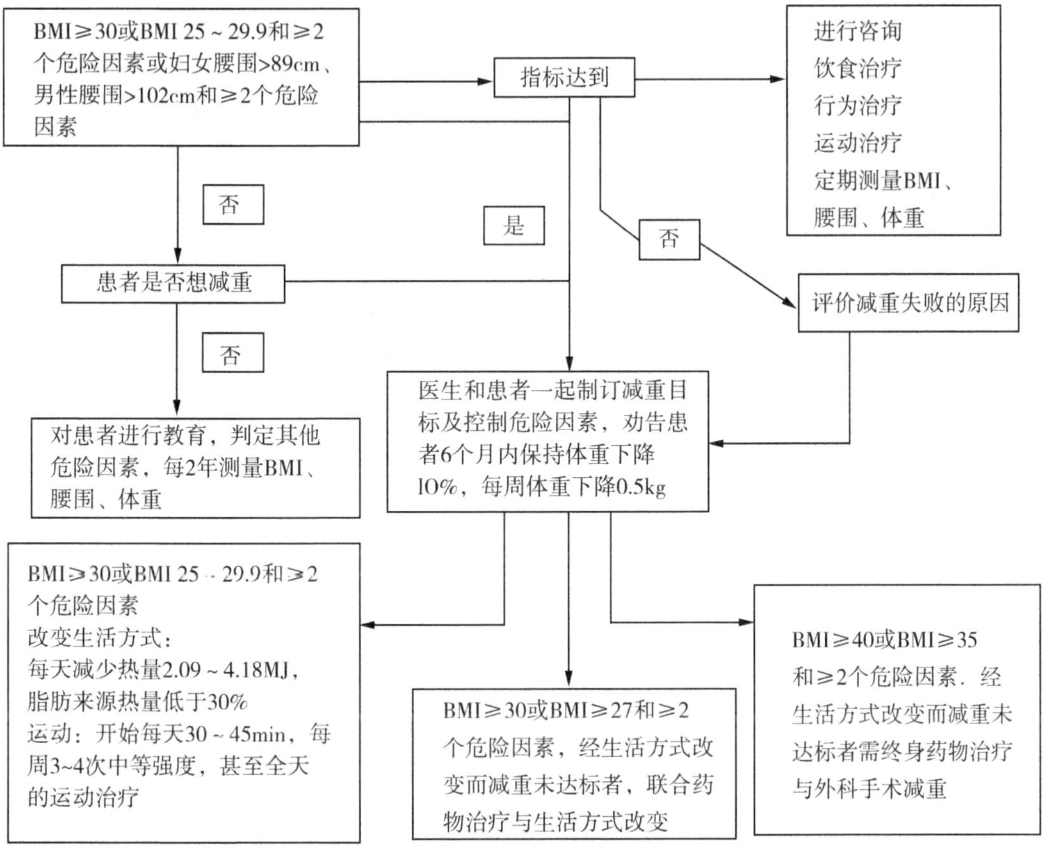

图20－1 美国NIH肥胖处理指南肥胖症处理流程图

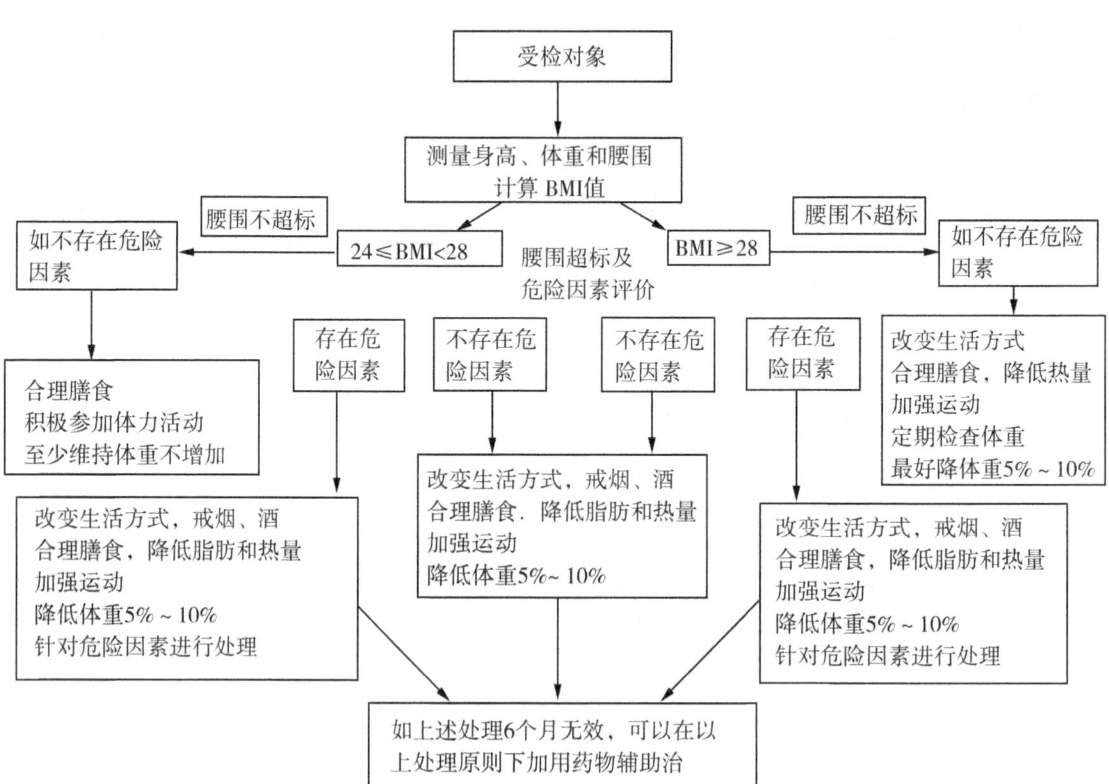

图20－2　中国成人超重和肥胖症预防控制指南肥胖症处理流程图

五、减肥方案设计

根据减体重目标，每天中等强度的体力活动，能量消耗男为20～29.3kj/min，女为13.8～21.3kj/min；低强度活动能量消耗男性是7.95～19.2kj/min，女性为5.86～13.4kj/min。中等强度体力活动量时的心率为100～120次/min.低强度活动为80～100次/min。需要耗空的能量，采用增加体力活动量和控制饮食各约占50%（40%～60%），体力活动的时间结合日常活动来安排（表20－3）。

表20－3　减肥方案设计方法

月减体重（kg）	周减体重（kg）	耗空能量（kJ/d）	减少食物供能（kJ/d）	运动耗能（kJ/d）	中强度活动时间（h/d）	低强度活动时间（h/d）
4	1.0	4 602.4	2 301.2	2 301.2	2	3～4
3	0.75	3 347.2	173.6	1 673.6	1.5～2	2.5～3.5
2	0.5	2 510.4	1 255.2	1 255.2	1～1.5	2～3
1	0.25	1 129.7	502.1	502.1	1	2

（李金博）

第六节 肥胖症的运动疗法

一、运动减肥的意义

运动减肥具有独特的优势，适度的运动可以减少过度饮食控制导致的各种不适和危害，同样获得较好的减重效果，患者无需忍受极度饥饿而导致低血糖等并发症的发生。运动可以改善心血管系统功能，增加心肌收缩力，促进心肌动脉侧支循环的形成；调整改善大脑皮质神经内分泌系统的功能，刺激脂肪消耗和脂肪细胞缩小，减少脂肪形成；运动时肌肉中血流量增加，增加肌细胞摄取血糖能力，游离脂肪酸和葡萄糖的利用率上升；促进组织细胞胰岛素受体的敏感性，降低血糖，并发糖尿病的风险下降；适度运动改善胸廓活动，增加肺活量，改善肺通气与换气功功能，利于燃烧脂肪组织；运动可以改善消化系统血液循环和蠕动功能，减少腹胀、便秘、下肢静脉曲张、痔疮、疝及嗜睡等并发症的发生；提高四肢关节的柔韧性和灵活性，改善关节功能；运动疗法可促使患者纠正以往不良的行为习惯，培养良好的饮食生活习惯；适度运动改善患者心情和精神状态，患者自我感觉良好，以利于更好地完成减肥的目标。

二、运动减肥的原理

1. 一般将运动分为有氧运动和无氧运动，前者是指中、小强度的运动，如散步、快步行走、慢跑等，此种运动通过葡萄糖和脂肪氧化供能，是运动减肥的主要手段；后者则指高强度运动，包括步行登楼、打篮球、踢足球等，由磷酸肌酸和糖原的无氧酵解供养能量，一般不作为运动减肥的方法。有氧运动初始 10 ~ 60s，首先消耗人体储存的 ATP；随之则由磷酸肌酸功能，约持续 20s；机体将依次调动肌糖原、血糖和肝糖原陆续功能，总时间大约为 30min；之后则开始由脂肪和糖原一起供养能量，随运动时间的延长，脂肪功能比例逐渐增加，至 120min 时，脂肪功能可达 50% ~ 70%。高强度的无氧运动脂肪供能比例约为 20%。基于运动减肥的目的在于减少脂肪组织，因此应以有氧运动为主，而且必须持续 30min 以上，最好坚持 60min，方可达到理想的减肥效果。

2. 运动时人体代谢活跃，脂肪摄取、酯化、动员、代谢转化速度明显增加，血液中游离脂肪酸（FFA）在肌肉内氧化供能而被消耗，浓度下降。甘油三酯（TG）清除率运动时增加 27.5%，长期运动患者 TG 水平低于非运动人群。胆固醇（TC）约 4% 存在于乳糜微粒，15% 存在于极低密度脂蛋白，48% 与低密度脂蛋白结合，23% 结合于高密度脂蛋白。中小强度持久的运动，可降低 TC 及低密度脂蛋白浓度，而高密度脂蛋白浓度升高，后者将 TC 转运至肝脏，降低心血管疾病的发病风险。运动改善脂肪组织对肾上腺素等激素的反应性，脂肪酶活性增加，促进脂肪酸摄取、动员和分解。值得注意的是高强度以及极低强度的运动脂肪动员很少，不足以达到减肥目的，正确的做法为长时间（60min）中强度的体育运动。

3. 肥胖症的基本原因为能量摄入过多和（或）消耗过少，运动疗法的原理在于增加能量消耗，而且经常参加锻炼者比不经常锻炼者的静息代谢率高，在进行同等能量消耗的运动时，经常锻炼能更多地动员和利用体内储存的脂肪，更有利于预防超重和肥胖。不同工种人

群能量消耗差别极大，50kg 的个体 24h 能量消耗在轻体力劳动者（医生等）为 7 332 ~ 8 368kJ，中体力劳动者（机械工等）为 8 368 ~ 8 577.2kJ，重体力劳动者（农民等）为 9 414 ~ 10 460kJ，极重体力劳动者（装卸工等）为 10 460 ~ 16 736kJ。如果每天多消耗 2 552kJ能量，50kg 的个体坚持 1 个月，理论上即可降低 10kg 体重。各种日常活动每小时耗能量不同，详见表 20 - 4。

表 20 - 4　50kg 个体常见日常活动每小时能量消耗表

活动类别	热量消耗（kJ/h）	活动类别	热量消耗（kJ/h）
读书、开会	62.76	体操	627.6
进餐	83.68	游泳	2 092
扫地	292.88	滑冰	1 569
打字	209.2	打乒乓球	1 338.88
铺床	167.36	骑自行车（慢）	836.8
洗衣	271.96	骑自行车（快）	1 464.4
站立	125.52	走路（慢）	753.12
穿衣	146.44	走路（快）	1 129.68
挖土	1 255.2	跑步	2 301.2

三、运动减肥的基本原则

运动减肥的原则可概述为：适量、规律、长期、有氧、渐进、戒急、联合，共计 14 字。

1. 适量运动　减肥初期，运动强度切勿过高，需知中低强度运动以消耗脂肪为主，剧烈的高强度运动则主要依靠糖原功能。运动强度以出汗适中、轻松愉快、睡眠良好为宜，运动过程中心率保持在 1 20 次/min 左右，无明显心慌与胸闷。开始每天可运动 20 ~ 30min，1 周后每天 30 ~ 40min，2 周后每天 40 ~ 50min，3 ~ 4 周后每天 50 ~ 60min。当然，患者应根据自己具体情况逐渐增加运动时间，最易于犯的错误为急于求成，需知减肥是一个长期过程。

2. 规律运动　早晨运动或晚上运动均可，前者具有空气新鲜、体力充沛的优点，后者则更利于消耗脂肪酸，患者可结合自己空闲时间，妥善安排。以每次运动 60min 为宜，每周 3 ~ 7 次，最好不低于 5 次/周。

3. 长期运动　运动减肥不可一蹴而就，是“持久战”，另外，患者应尽量减少以车代步的习惯，日常生活多做家务、徒步行走、步行上下楼梯等亦是非常有效的减肥手段，切忌把减肥的成功完全寄托在一次持续运动之上。

4. 有氧运动　如前所述，有氧运动以消耗脂肪为主，是减肥的主要方法。为减少关节和足部负担，跑步、打球等不宜作为第一选择，最好选择健步走、游泳、骑自行车等方式，其中健步走的方法为大家一致看好。另外仰卧起坐等力量型运动对减肥也有帮助，可适当采用。

5. 渐进运动　运动减肥应遵循先易后难、先短时间后长时间、先低级别耗能再高级别耗能运动的方法。一般起始耗能量为每天 1 004.16kJ，经一段时间身体适应后，增加至每天 1 338.88kJ，直至每天 2 677.76kJ。不同运动的耗能大不相同，根据耗能多少，将运动分为 4 个级别，可资患者选择并调整互换。

6. 戒急戒躁　医生和患者应知道减肥运动绝非一日之功，需长期的有氧运动方可奏效。部分患者减肥心切，一开始即采用无氧运动，想毕其功于一役，结果事倍功半，未能达到减肥目的，而且肥胖极易反弹。无氧运动体重未能下降的另一个原因为机体瘦组织比例增加所致，实质也是减肥有效，增加机体健康。

7. 联合饮食疗法　运动疗法可增加患者食欲，如果进食不加控制，能量得以补充，则运动消耗的脂肪重新生成，减肥必然失败。因此，运动疗法必须配合饮食控制。另一方面，单纯饮食疗法不能增加胰岛素敏感性，而运动疗法能促进组织细胞上胰岛素受体的敏感性，从而降低代谢性并发症的发生。实践也证明运动疗法联合饮食控制可获得良好的减肥效果，是目前治疗肥胖症的两驾马车，不可偏废。

四、运动减肥的基本方法

1. 健步走　在所有减肥运动项目中，步行是最简单、实用和高效的一种。适合于所有超重和肥胖症患者，除非患者因关节疾病等不能行走的特殊情况。步行可使血液中的游离脂肪酸氧化，并动员脂肪组织释放游离脂肪酸入循环，进而作为能源分解供能，减轻体重。逐渐增加步行距离，最终步行目标为每天 10 000 步，男性步行距离为 6～8km，女性为 6～7km，长期坚持必将获得减肥效果。步行速度不同，能量消耗差别较大，慢步走（4km/h）1h 额外消耗能量约 1 108.76kJ；中速快走（5.8km/h）1h 额外消耗能量约 1 882.8kJ；健步走（快步走，7.72km/h，130～160 步/min）1h 额外消耗能量约 2 677.76kJ。步行时要抬头、挺胸、大步、快速，双臂大幅度摆动，进行中切勿腾空。在早晨或晚上均可，前者空气新鲜，后者更易于燃烧脂肪酸。每天 1 万步锻炼一段时间后，逐渐于另一时间段加行步行锻炼，在身体情况允许的情况下，可于早晨和晚上各完成 1 万步锻炼，则减肥效果更为可观。依据笔者个人经验，健步走是目前最好的运动减肥方法，简单、易行而且有效，4 个月体重自 79.5kg 下降为 68.1kg，BMI 由 27.8 降为 23.8。笔者总结出以下 48 字减重要领：食减两成，少脂多蔬；适糖足质，饮水充足；健行万步，八十分钟；鞋衣舒适，切勿腾空：微汗无喘，胸闷则停；志者贵恒，控重必成。通俗解释为三餐进食量减少两成，少吃脂肪多进食蔬菜；适量的淀粉，蛋白质应足够，饮水量充足；每天健步走 1 万步，争取在 80min 内完成；运动鞋和衣着必须舒适，不要有腾空动作；运动时轻微出汗，无呼吸困难，胸部不适时则停止运动。有志者，持之以恒，肯定可以达到减重或控制体重继续增加之目的。

2. 跑步　是一种经济实用的减肥运动方法，适用于 50 岁以下体质较好的中度肥胖患者，要求无严重并发症，中重度肥胖患者不宜选用跑步减肥方法，以免造成关节等器官损伤。肥胖患者应选择长时间的慢跑，其减肥机制为：促进脂肪酸燃烧，加速脂肪组织分解，降低甘油三酯、胆固醇和极低密度脂蛋白浓度；改善胰岛素敏感性，促进糖代谢，减少糖转化为脂肪。经常慢跑的个体精神饱满、心情舒畅、精力充沛、体形匀称、关节柔韧、肢体灵活、信心十足。慢跑应根据患者具体情况而定，开始宜较慢，而且时间较短，遵循循序渐进的原则。慢跑时，以心率在 120 次/min 左右，自我感觉充实，中度出汗，无胸闷气短为宜。慢跑时间 25～45min，速度 150m/min，额外消耗能量约为 836.8～1 506.24kJ，如果每天运动 2 次，耗能将达到 1 673.6～3 012.48kJ。慢跑时要领：跑道平坦、衣服宽松、鞋袜适宜、跑前活动（四肢、脚踝、腰部）、前（脚）掌着地、呼吸平顺、心率适中（120 次/min 左右）、跑后放松、循序渐进。

值得注意的是慢跑和健步走的减肥原理不完全相同，慢跑具有腾空动作，靠肌肉的弹性回缩完成部分位置回归，因此，能量消耗反而变少，长时间运动可导致骨骼肌增加，减少运动减肥的表面效果。健步走则是由腿部摆动，有动能变势能，再由势能变动能的反复过程，期间消耗大量由脂肪酸提供的能量。因此某种意义而言，健步走的减肥效果要优于慢跑，可资参考。

3. 骑自行车　也是人们喜欢的代步工具之一，按 10km/h 速度骑车 60min，大约消耗 1 075. 29kJ 能量。不但可以减肥，而且锻炼人的平衡能力，资料显示长期骑自行车的个体较一般人生命延长 3 ~5 年。

4. 爬楼梯　这是一种耗能 4 级的运动方式，每小时耗能量高达 4 616. 64kJ，适用于体质较好的超重和肥胖症患者。对呼吸和循环系统功能要求较高，因此，采用爬楼梯的方式减肥需循序渐进，患者应结合自己的综合身体状况，慎重选择，锻炼时间不宜过长。

5. 球类运动　包括篮球、排球、足球、乒乓球、台球等，不但具有减肥功效，而且锻炼各器官系统的协调功能。运动时应首先做好准备工作，戴好防护准备，运动量和时间应适中（20 ~30min），不应参加激烈的比赛活动。

6. 跳绳　这是我国悠久的娱乐项目，设备简单，场地要求不高，适用人群广。具有减轻体重，促进呼吸和循环功能，改善运动系统协调性的功效。每小时耗能量为 1 673. 6 ~2 092kJ，每次跳完显示，心率 120 次/min 左右，最好每天 2 次。

7. 游泳　这是一种老少皆宜的体育运动，具有以下优点：增强呼吸运动，锻炼呼吸肌，增加肺活量；减轻庞大体重对关节负荷，减少骨关节损害；游泳时水的压力、阻力和浮力对机体具有很好的按摩作用；水的传热性强，易于散热，便于消耗能量，游泳 60min 能量消耗大约为 2 719. 6kJ。因此，游泳为各种体育锻炼中效能最为全面的运动项目。游泳要领：合适泳衣、游前热身、先淋后游、水温适宜、时间足够（60 ~120min）。游泳减肥应注意点，一是需半年时间方可见效，因此，贵在坚持；二是游泳后往往胃口大开，食欲极强，为达到减肥目的，应节制饮食。

8. 跳舞　具有其他运动项目难以相比的优越性：伴随音乐节奏，减少疲劳感，依从性强，易于坚持；方式灵活，多部位参与运动，耗能量可大可小，中速跳舞约消耗能量 1 506. 24kJ/h，迪斯科舞耗能量可达 3 138kJ/h。每次跳舞 20min，心率 120 次/nin 左右，每周 3 ~5 次，地面应平整，切勿太滑过硬。

在各种运动疗法过程中，如出现以下症状时，应立即停止运动：①心跳不正常，如出现心率比日常运动时明显加快、心律不齐、心悸、心慌、心率快而后突然变慢等。②运动中或运动后即刻出现胸部、上臂或咽喉部疼痛或沉重感。③特别眩晕或轻度头痛、意识紊乱、出冷汗或晕厥。④严重气短。⑤身体任何一部分突然疼痛或麻木。⑥一时性失明或失语。

五、运动减肥的错误理念

1. 体力劳动可代替运动疗法　此种想法不完全科学，体力劳动者的肥胖症发生率多于从事体育运动人群，说明劳动不能取代体育运动。劳动多是单一、机械、重复的肢体运动，易于造成关节、脊柱、手部损伤，劳累后需休息以恢复体力，能量消耗低于运动疗法。运动疗法的优势见前述，可减少组织器官的疲劳和损伤，而且对预防和治疗劳动引起的损伤颇有裨益。因此，体力劳动难以达到运动的减肥效果。

2. 禁水减肥效果好　这是极端错误的减肥法，也是私人门诊常用的欺骗肥胖患者的伎俩之一。虽然表面减肥效果良好，实质上仅是减少身体水分含量，而不是脂肪组织，和减肥的机制完全不同。运动后禁水，会导致患者处于脱水状态。水分也是体内营养物质代谢必须的成分之一。饮食节制和运动疗法会导致酮体（丙酮、乙酰乙酸和β－羟丁酸）、蛋白质代谢废物等有害物质积聚，禁水会使有害物质浓度进一步增加，对机体造成更大损伤。老年患者还会因为血液浓缩导致心、脑、肾及肺脏功能受损，更易导致严重的并发症。饮水本身可增加饱腹感，减少食物的摄入，利于减肥。因此，减肥患者应适当饮水，最好是运动饮料为佳。冷水因需要体内加温过程，每升高1℃消耗能量4.184J，如每天饮用水温15℃的冷沸水2 500mL，则额外耗能230.12kJ能量，1年减少体重约2.23kg，可资肥胖症患者参考。

3. 不可空腹运动　由于担心空腹运动易于导致低血糖，很多人不敢空腹运动。但研究显示空腹运动可有效燃烧褐色脂肪组织，减肥效果明显，并未增加低血糖发作的风险。早晨空气新鲜，体力充沛，1～2h运动较为合适。

4. 运动强度越大，减肥效果越好　前面已述，最好的减肥运动方式为持续的有氧运动，如健步走，不能少于30min，此后燃烧脂肪酸的比例逐渐上升，运动60min时，供能比例高达60%而耗能4级的强运动方式以燃烧糖原为主，患者耐受性和依从性较差，减肥效果不及中等强度发热有氧运动。减肥运动是一个需终生坚持的长期项目，不可能一蹴而就，更不可能一劳永逸。

5. 减肥成功后放弃饮食和运动疗法　肥胖症患者减肥成功后，相当一部分患者未能坚持饮食节制和运动疗法，导致前功尽弃。应了解肥胖症是一种终生疾病，体重反弹极为容易，坚持不懈的控制饮食和运动疗法是遏制反弹的重要方法，只有持之以恒者才能获得理想的减肥效果。

6. 不吃早餐　部分肥胖症患者错误认为不吃早餐可减少能量摄入，降低体重。实际情况是上午工作效率下降，中午过度饥饿导致大量快速进食，反而易于加重肥胖程度。另外，长期的早晨禁食尚易于导致胆囊结石等并发症，因此，应摈弃不吃早餐的错误做法，正确做法为减少进食量的20%～30%，既可以达到减肥目的，又无损于身体健康。

（李金博）

第七节　药物治疗

部分肥胖症患者在控制饮食量、减少脂肪摄入、增加体力活动后，体重依然不减，此时，可借助药物减重。部分肥胖患者不能或拒绝体力活动，也需药物减重。中国成人超重和肥胖症预防与控制指南（2003）建议：

一、药物减重适应证

（1）食欲旺盛，餐前饥饿难忍，每餐进食量较多。

（2）合并高血糖、高血压、血脂异常和脂肪肝。

（3）合并负重关节疼痛。

（4）肥胖引起呼吸困难或有阻塞性睡眠呼吸暂停综合征。

（5）BMI≥24 有上述合并症情况，或 BMI≥28 不论是否有合并症，经过 3～6 个月单纯控制饮食和增加活动量治疗后仍不能减重 5%，甚至体重反而有上升趋势者，可考虑用药物辅助治疗。

二、药物减重目标

（1）比原体重减轻 5%～10%，最好能逐步接近理想体重。

（2）减重后维持低体重不再反弹和增加。

（3）使与肥胖相关症状有所缓解，使降压、降糖、降脂药物能更好地发挥作用。

三、减重药物的选择

中枢性作用减重药西布曲明和非中枢性作用减重药奥利司他。

1. 西布曲明

（1）药理：本品为作用于中枢的肥胖症治疗药。主要通过其胺类（仲胺和伯胺类）代谢产物而产生作用，其主要机制为抑制去甲肾上腺素、5－羟色胺和多巴胺的再摄取而增强饱食感，而对去甲肾上腺素、5－羟色胺和多巴胺的释放无明显影响。本品及其胺类活性代谢产物无明显抗胆碱、抗组胺和单胺氧化酶抑制作用。

（2）适应证：用于饮食控制和运动不能减轻和控制体重的肥胖症症患者。可用于 BMI≥30，或≥28 同时伴有其他危险因素如糖尿病、血脂异常等的肥胖症患者。

（3）用法用量：每天 1 次，1 次 10mg，早晨单独服用或与早餐同时服用。如体重减轻不明显，4 周后剂量可增加至每天 15mg，若患者无法耐受每天 10mg 剂量，可降至每天 5mg。不推荐使用每天 15mg 以上的剂量。

（4）不良反应：常见不良反应为口干、厌食、失眠、便秘等。发热、心率增快、血压升高、呼吸困难以及腹泻、胃肠炎等的发生率≥1%。尚有肝功能异常、肢体痉挛、张力增加、思维异常、癫痫发作、间质性肾炎、月经紊乱、外周性水肿、关节炎、皮肤瘙痒、感觉异常、弱视等不良药物反应。

（5）禁忌证：接受单胺氧化酶抑制剂治疗的患者；接受其他中枢性食欲抑制药治疗的患者；神经性厌食的患者；对本品成分过敏的患者；血压不能控制或控制不好的高血压患者；有冠心病、心功能衰竭、心律失常和中风的患者；严重肝、肾功能不全的患者。

（6）药物过量：无特效解毒药，可给予畅通呼吸、监测心脏和重要生命体征、对症和支持疗法、控制高血压和心动过速。

2. 奥利司他

（1）药理：长效和强效的特异性胃肠道脂肪酶抑制剂，它通过与脂肪酶和胰脂肪酶的活性丝氨酸部位形成共价键，使酶失活，而发挥治疗作用。食物中的脂肪（主要是甘油三酯）不能水解为可吸收的游离脂肪酸和单酰基甘油，从而减少热量摄入，控制体重。

（2）适应证：用于肥胖或体重超重患者（体重指数≥24）的治疗。

（3）用法用量：成人，餐时或餐后 1h 内口服 1 片，每天 3 次。本品可使维生素 A、维生素 D 和维生素 E 的吸收减少，可加以补充，但应在服用奥利司他 2h 后或在睡前补充。

（4）不良反应

1）常见不良反应：油性斑点，胃肠排气增多，大便紧急感，脂肪（油）性大便，脂肪泻，大便次数增多和大便失禁。

2）有时出现的胃肠道急性反应：腹痛、腹部不适、胃肠胀气、水样便、软便、直肠痛、直肠部不适。

少见不良事件：牙齿不适、牙龈不适、上呼吸道感染、下呼吸道感染、流行性感冒、头痛、月经失调、焦虑、疲劳、泌尿道感染。

罕见的转氨酶升高、过敏反应和胰腺炎。

（5）禁忌证：慢性吸收不良综合征、胆汁郁积症和器质性肥胖患者禁用。

（李金博）

第八节　行为治疗

研究表明包括肥胖症在内的多种疾病与患者的行为密切相关，行为疗法也称为行为矫正疗法，通过条件反射，纠正不良或错误的行为方式，促使患者建立利于疾病康复和预防复发的生活习惯和心理状态，从而达到治疗疾病的目的。针对肥胖症患者，单纯饮食节制或运动疗法很难获得长期的减肥效果，必须结合行为疗法方可获得预防复发的目标。

肥胖症患者多存在贪吃心理，不节制进食，喜食大量高脂肪、高糖含量食物，零食过多，睡前进食等。暴饮暴食、狼吞虎咽、注意力不集中（看电视、上网等）易于导致饮食过量。1g 酒精产热量为 29. 29kJ，1 瓶酒精度数（质量分数）约为 3% 的啤酒大约提供能量 1 757. 28kJ，52% 白酒 250mL 提供约 3 891. 12kJ 热量，饮酒时多伴有高脂肪、高蛋白质饮食，导致“啤酒肚”，形成向心性肥胖。肥胖症患者多数运动较少，喜欢安逸懒散的生活，能量消耗低下。目前许多快餐以油炸为主，而且食物本身已含高脂肪，无或少蔬菜水果。传统的错误概念包括孩子胖无害和胖人有福，前者导致的肥胖不但有脂肪细胞体积增大，还有脂肪细胞增多，其结果是日后减肥较为困难。

行为疗法包括以下几个措施：

（1）医护人员详细检查患者，明确肥胖程度，向患者及其家属耐心解释肥胖症的危害性，使患者及其家人认识到肥胖是一种疾病，必须及时采取措施减轻体重，否则后患无穷。

（2）医务人员需掌握肥胖史，患者曾做过哪些处理，既往减肥措施效果和失败的原因。向患者及其家属讲解饮食节制、运动疗法、行为疗法以及药物治疗的具体方法，特别是前三者是减肥成功的基石。和患者一起商讨制订减肥规划，支持和指导减肥措施的执行。

（3）医护人员鼓励患者树立信心，通过上述方法可获得理想的减肥效果。

（4）医护人员、家属和老师的鼓励和监督，是帮助患者成功减肥的有力保障。

（5）帮助患者建立节食意识，每餐不过饱，杜绝暴饮暴食，选择脂肪含量低的食物，细嚼慢咽，使用较小餐具，每餐达到七分饱，餐后加点水果。

（6）制订的减重目标要具有可行性，而且具体。“每天走路 60min 或每天走 1 万步”的建议比“每天多运动”更易于为患者理解。必须遵循循序渐进的运动方式，包括运动时间和运动强度。脂肪占总能量的比例逐步下降到 25% ~28%。

（7）肥胖症患者需知日常生活也是减肥的好方法，包括打扫卫生、步行上下楼梯、弃车代步、洗衣做饭等等，树立减少能量摄入，时时增加耗能的观点。

（8）医护人员、患者家属对患者的关爱、监测和督促有助于患者更好地坚持减肥，积极协助患者及时调整实施下一步目标和具体方案。

（9）肥胖症患者需自我监测，记录每天摄入食物的种类、量和摄入时间、运动方法和时间、使用药物及体重变化。合适速度和程度的体重下降对肥胖症患者具有正向刺激作用，以利于达到减轻体重和防止反弹的目的。

（李金博）

第二十一章 代谢性骨病

第一节 骨质疏松症

骨质疏松症是一种以骨量减少，骨微结构破坏导致骨强度下降、骨脆性增加，容易发生骨折为特征的全身代谢性骨病。2001 年美国国立卫生研究院（NIH）提出本病是以骨强度下降，骨折危险性增加为特点的骨骼疾病。骨强度主要由骨密度和骨质量两方面因素所决定，骨强度反映了骨密度（60% ~70%）和骨质量（30% ~40%），前者是指单位面积或体积内矿物质含量，后者包括骨几何形态、微结构、骨重建、骨矿化、微损伤累积和骨的胶原与矿盐等材料特性。骨质疏松疾病历程至少包含骨量减少、骨质疏松症和骨质疏松骨折 3 个阶段。

骨质疏松的严重后果是发生骨质疏松性骨折（脆性骨折），即在受到轻微创伤或日常活动中发生的骨折。骨质疏松性骨折的常见部位是脊椎、髋部和前臂远端。骨质疏松性骨折的危害很大，导致病残率和死亡率增加。如发生髋部骨折后一年之内，死于各种合并症者达 20%，而存活者中约 50% 致残，生活不能自理，生命质量明显下降。而且，骨质疏松症及骨质疏松性骨折的治疗和护理需要投入巨大的人力和物力，费用高昂，造成沉重的家庭、社会和经济负担。女性一生发生骨质疏松性骨折的危险性（40%）高于乳腺癌、子宫内膜癌和卵巢癌的总和，男性一生发生骨质疏松性骨折的危险性（13%）高于前列腺癌。骨质疏松性骨折医疗费用耗资巨大，1984 年美国估计 61 亿美元，最近估计达 100 亿美元，在英国治疗骨质疏松症的费用超过了 14 亿美元。除了直接医疗费用外，还有很明显的间接负担，主要是由于丧失了劳动力。值得注意的是，骨质疏松症的间接负担可高达直接费用的 20%。此外，现在我们所看到的巨大财政负担将会随着人口的老龄化而相应增长，到 2050 年，负担会远远超过现在的水平。预计到 2050 年，全世界骨质疏松症的相关费用将超过 1 200 亿美元。

一、流行病学

不同国家、不同地区、不同民族的患病率、分布和影响因素各异。随着世界人口进入老龄化，患病率呈上升趋势。人群中发生骨折的两个高峰为年轻人和老年人。35 岁后女性骨折发病率急剧上升，为男性的 2 倍，美国至少有 150 万骨折患者是由骨质疏松所致，其中椎体骨折约 53 万人，髋部骨折 27 万人，桡骨远端骨折 17 万人；45 岁以上骨折患者中，70% 患者属骨质疏松性骨折，而骨质疏松性骨折终生危险性在女性为 40% ~50%，男性为 13% ~22%。相应骨量减少、骨质量降低及老年人对创伤的易感性等，导致骨质疏松性骨折危险性增加。据欧盟 1998 年报道，骨质疏松性骨折终生危险性在女性高达 40%，男性占 13%；到 2050 年，髋骨骨折人数将由 1990 年的 170 万人增至 630 万人；1/3 女性存在骨质疏松性骨折的危险，男性每 8 人中有 1 人受累；骨折发生率随着年龄的增长而急剧增加，如 <50 岁

者脊椎和髋骨骨折的发生率几乎为零，而 >85 岁者发病率可呈指数增长，每增长 1 岁，骨折增加 3% 以上。目前，我国 60 岁以上老龄人口估计有 1.73 亿，是世界上老年人口绝对数量最多的国家。2003—2006 年一次全国性大规模流行病学调查显示，50 岁以上人群以椎体和股骨颈骨密度值为基础的骨质疏松症总患病率女性为 20.7%，男性为 14.4%；60 岁以上人群中骨质疏松症的患病率明显增高，女性尤为突出。按调查估算全国 2006 年在 50 岁以上人群中约有 6 944 万人患有骨质疏松症，约 2.1 亿人存在低骨量。预计到 2020 年，我国骨质疏松症和低骨量人群将分别增至 9 290 万人和 2 866 万人；到 2050 年，这一数值将继续升至 1 131 万人和 5 333 万人。

二、分类及病因

（一）分类

骨质疏松症可发生于不同性别和年龄，但多见于绝经后妇女和老年男性。骨质疏松症分为原发性和继发性两大类。原发性骨质疏松症又分为绝经后骨质疏松症（Ⅰ型）、老年骨质疏松症（Ⅱ型）和特发性骨质疏松症、（包括青少年型）3 类。绝经后骨质疏松症一般发生在妇女绝经后 5 ~10 年内；老年性骨质疏松症一般指老年人 70 岁后发生的骨质疏松；继发性骨质疏松症指由任何影响骨代谢的疾病和（或）药物导致的骨质疏松；而特发性骨质疏松主要发生在青少年，病因尚不明（表 21 -1）。

表 21 -1　骨质疏松症分类

原发性骨质疏松症	继发性骨质疏松症
Ⅰ型绝经后骨质疏松症	1. 内分泌性疾病
Ⅱ型骨质疏松症	2. 骨髓增生性疾病
特发性骨质疏松症	3. 药物性骨量减少
	4. 慢性疾病（明显的实质器官疾病，结缔组织疾病）
	5. 营养缺乏性疾病
	6. 先天性疾病
	7. 废用性骨丢失
	8. 其他能引起继发性骨质疏松的疾病和因素

（二）发病原因

主要发病原因可分为 5 个方面：内分泌因素、营养因素、物理因素、免疫因素及遗传因素（表 21 -2）。

表 21 -2　骨质疏松症病因

病因	水平	结果
内分泌因素		
雌激素	↓	降钙素↓→骨吸收↑
		1，25 -（OH）$_2$ 维生素 D_3↓→钙吸收↓
		PTH 分泌↑→骨吸收↑
		骨丢失↑

续 表

病因	水平	结果
雄激素	↓	骨丢失↑
降钙素	↓	破骨细胞形成及功能↑
甲状旁腺素	↑	骨吸收↑ 1，25－（OH)$_2$ 维生素 D$_3$↓→钙吸收↓
甲状腺激素	↑	骨置换↑→骨吸收↑
1，25－（OH)$_2$ 维生素 D$_3$	↓	钙吸收↓ 破骨细胞数量和活性↓
皮质类固醇	↑	破骨细胞数量和活性↑ 成骨细胞数量和活性↓ 钙吸收↓ PTH 分泌↑
生长激素	↓	骨矿化和形成↓
胰岛素		促进骨基质和胶原形成
营养因素		
钙	↓	骨矿化↓
磷	↑或↓	影像骨基质合成和骨矿化
维生素	维生素 D	调节钙、磷，类骨质矿化和骨形成。
	维生素 K	与骨组织中维生素 K 依赖蛋白（骨钙素、基质 Gla 蛋白、S 蛋白）有关
	维生素 C	与胶原合成、结构及功能维持有关
物理因素		
生活习惯、运动		过量饮酒、吸烟→骨量丢失↑ 肌肉量和肌肉强度↑→骨密度↑
免疫因素		
白细胞介素－1（IL－1）、肿瘤坏死因子－α（TNF－α）、转化生长因子－β（TGF－β）、IL－6 等遗传因素	↑	骨吸收↑（多发性骨髓瘤、绝经后类风湿性关节炎） 对骨量和骨强度起重要作用

三、临床表现

（一）疼痛

轻者无任何不适，较重患者常诉腰背疼痛或全身骨痛。骨痛通常为弥散性，无固定部位，检查不能发现压痛区（点）。常于劳累或活动后加重，负重能力下降或不能负重。四肢骨折或髋部骨折时肢体活动明显受限，局部疼痛加重，有畸形或骨折阳性体征。

（二）身材缩短、驼背

常见于椎体压缩性骨折，可单发或多发，有或无诱因，患者身材变矮。严重者伴驼背，但罕有神经压迫症状和体征。骨质疏松症患者的腰椎压缩性骨折常导致胸廓畸形，后者可出

 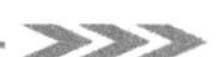

现胸闷、气短、呼吸困难，甚至发绀等表现。肺活量、肺最大换气量下降，极易并发上呼吸道和肺部感染。胸廓严重畸形使心排血量下降，心血管功能障碍。

（三）骨折

常因轻微活动或创伤而诱发，弯腰、负重、挤压或摔倒后发生骨折。部位多为脊柱、髋部和前臂，其他部位亦可发生，如肋骨、盆骨、股骨甚至锁骨和胸骨等。脊柱压缩性骨折多见于绝经后骨质疏松症患者，骨折发生后出现突发性腰痛，卧床而取被动体位。髋部骨折以老年性骨质疏松症患者多见，通常于摔倒或挤压后发生。骨折部位多在股骨颈部或转子间。如患者长期卧床，又加重骨质丢失，常因并发感染、心血管病或慢性衰竭而死亡。幸存者伴活动受限，生活自理能力明显下降或丧失。

四、辅助检查

因目前没有直接测定骨强度的临床手段，故临床上用于诊断骨质疏松症的通用指标是：发生了脆性骨折及（或）骨密度低下。

（1）脆性骨折是骨强度下降的最终体现，所以有过脆性骨折病史即可诊断为骨质疏松症。

（2）骨密度测定骨矿密度（BMD）简称骨密度，是目前诊断骨质疏松、预测骨质疏松性骨折以及监测自然病程或药物干预疗效的最佳定量指标。

骨密度仅能反映大约70%的骨强度。骨折发生的危险与低BMD有关，若同时伴有其他危险因素会增加骨折的危险性。BMD测定是近30年来骨质疏松诊断的一项突破性进展，它可诊断骨量减少和骨质疏松，从而预测骨折的危险性，其价值与测血压发现高血压、预测脑卒中同样重要，比测血脂发现高脂血症、预测心肌梗死更有价值。1987年双能X线吸收法骨密度仪（DEXA）问世后，已被国际学者们公认为诊断骨质疏松症的金标准。其检测部位，由于椎体松质骨含量较多，骨质疏松早期首先显示松质骨骨量的丢失，因此，该部位的测定值能较敏感地反映骨量下降。但是随着年龄的增长，70岁时无论男女在该部位均易出现骨关节退行性病变和邻近的血管钙化等，从而影响测定结果，造成BMD值假性升高，故近年来学者们主张股骨颈或全髋部的BMD是本病诊断的金标准。

骨密度测定适应证：①>65岁女性，>70岁男性；②<65岁有1个或多个骨质疏松危险因素的绝经后妇女；③<70岁有1个或多个骨质疏松危险因素的老年男性；④有脆性骨折史的男、女成年人；⑤各种原因性激素水平低下的男、女成年人；⑥X线摄片已有骨质疏松改变者；⑦接受骨质疏松治疗进行疗效监测者；⑧有影响骨矿代谢的疾病和药物史；⑨IOF骨质疏松症风险1min测试题回答结果阳性；⑩OSTA结果≤-1。OSTA为亚洲人骨质疏松自我筛查工具。骨质疏松的危险因素见表21-3。

表21-3 骨质疏松症的危险因素

不可控制因素	可控制因素
1. 人种（白种人和黄种人患骨质疏松症的危险高于黑人）	1. 低体重 2. 药物（皮质激素等）
2. 老龄	3. 性激素低下
3. 女性绝经	4. 吸烟，过度饮酒、咖啡及碳酸饮料等

续　表

不可控制因素	可控制因素
4. 母系家族史	5. 体力活动缺乏
	6. 饮食中钙缺乏、维生素 D 缺乏（光照少或摄入少）
	7. 有影响骨代谢的疾病
	8. 应用影响骨代谢药物

（3）实验室检查：①根据鉴别诊断，需要可选择检测血尿常规、肝肾功能、血糖、钙、磷、碱性磷酸酶、性激素和其他项目如 1，25 -（OH）$_2$ 维生素 D_3、甲状旁腺激素等。②根据病情监测、药物选择、疗效观察和鉴别诊断需要，可分别选择下列有关骨代谢和骨转换的指标（包括骨形成和骨吸收指标）。这类指标有助于骨转换的分型、骨丢失速率、老年妇女骨折的风险性评估，病情进展和干预措施的选择和评估。骨丢失有重要的继发原因，可以在临床或通过合适的实验室试验发现这些原因。实验室试验可能在下列情况下有用（表 21 - 4）。③骨代谢转换率评价：原发性骨质疏松症的分型并不困难，在多数情况下，原发性骨质疏松症为高转换型，而老年性者多为低转换型。如病因复杂且有多种因素参与发病时，单凭临床资料难以确定其转换类型，此时应根据骨转换的生化标志物测定结果来判断，高和低转换型骨质疏松症各有生化特点（表 21 - 5）。在以上诸多指标中，国际骨质疏松基金会（IOF）推荐 I 型原胶原 N - 端前肽（PINP）和血清 I 型胶原交联 C - 末端肽（S - CTX）是敏感性相对较好的 2 个骨转换生化标志物。

表 21 - 4　骨质疏松症评估的常规实验室检测

试验	诊断结果	可能的继发原因
全血细胞计数	贫血症	多发性骨髓瘤
血清钙	升高	甲状旁腺功能亢进
	降低	维生素 D 缺乏、胃肠吸收不良
血清磷酸盐	升高	肾功能衰竭
	降低	甲状旁腺功能亢进
血清 25 -（OH）维生素 D	降低	补充不足、胃肠吸收不良、腹部疾病
血清白蛋白	用于解释血清钙	营养缺乏
血清碱性磷酸酶	升高	维生素 D 缺乏、胃肠吸收不良、甲状旁腺功能亢进、Paget 病、肝脏或胆疾病
尿钙排泄	增多	肾钙泄漏、多发性骨髓瘤、骨的转换型肿瘤、甲状腺功能亢进、甲状旁腺功能亢进
	降低	胃肠吸收不良、钙与维生素 D 摄入不足
促甲状腺激素	降低	甲状腺功能亢进（骨转换导致增加）
	升高	甲状腺功能低下
血清蛋白电泳	单克隆带	多发性骨髓瘤
组织转谷氨酸酶	升高	乳糜泻前兆（非热带性口炎性腹泻）
肌酸酐	升高	肾病性骨营养不良、二磷酸盐的可能禁忌证

表 21－5　高和低转换型骨质疏松症的生化特点

	高转换型	低转换型
骨形成指标		
血清总碱性磷酸酶（ALP）	↑，→	→
血清骨钙素	↑	→
血清胶原前肽	↑	↓，→
骨吸收指标		
血抗酒石酸酸性磷酸酶	↑	↓，→
尿吡淀啉和胶氧吡啶啉	↑	→
尿钙/尿肌酐比值	↑	→

注：→表示无变化。

（4）骨组织学检查：将活体骨组织制成切片，在显微镜下观察结构与形态，测量骨小梁面积、骨小梁周径、类骨质宽度等骨形态计量学指标，可用于疑难病例的鉴别诊断，研究骨代谢状况。与上述的几种方法相比，诊断更为可靠，但是观察结果有一定的主观性，故各实验室间、各观察者之间有一定的差异。此外，骨活检是有创性检查，不宜普遍进行。

五、诊断

（一）脆性骨折

脆性骨折指非外伤或轻微外伤发生的骨折，这是骨强度下降的明显体现，故也是骨质疏松症的最终结果及合并症。发生了脆性骨折，临床上即可诊断骨质疏松症。

（二）原发性骨质疏松症的诊断标准

建议参照世界卫生组织（WHO）的诊断标准（表 21－6）。基于双能 x 线吸收法测定：骨密度值低于同性别、同种族健康成人的骨峰值 <1 个标准差属正常；降低 1～2.5 个标准差为骨量低下（骨量减少）；降低程度≥2.5 个标准差为骨质疏松；骨密度降低程度符合骨质疏松症诊断标准同时伴有 1 处或多处骨折时为严重骨质疏松症。

表 21－6　WHO 建议原发性骨质疏松症的诊断标准

	与健康成人骨峰值比较	T 值
正常	BMD≥－1SD	≥－1
骨量低下	－2.5SD < BMD < －1SD	－2.5～－1
骨质疏松症	BMD≤2.5SD	≤－2.5
严重骨质疏松症	骨质疏松症＋骨折	

骨密度通常用 T－Score（T 值）表示，T 值＝（测定值－骨峰值）/正常成人骨密度标准差。T 值用于表示绝经后妇女和 >50 岁男性的骨密度水平。对于儿童、绝经前妇女以及 <50 岁的男性，其骨密度水平建议用 Z 值表示，Z 值＝（测定值－同龄人骨密度均值）/同龄人骨密度标准差。

（三）继发性骨质疏松症的诊断

除了骨密度低下和（或）脆性骨折外，还需明确引起骨质疏松的病因。①脆性骨折：是骨强度下降的最终体现，故有过相关疾病或药物引起的脆性骨折史即可诊断为继发性骨质疏松症。②骨矿盐密度测定：同原发性骨质疏松症的诊断标准。分析结果时应更注重 Z 值。③诊断标准：参照 WHO 的诊断标准。④引起骨质疏松症的原发病相关检查：如肝肾功能、自身免疫指标、甲状腺功能、甲状旁腺功能、肾上腺皮质功能、性腺功能、肿瘤相关检查等。

（四）特发性骨质疏松症的诊断

发生在儿童、青少年、妊娠和哺乳期妇女及成年女性闭经前，男性 60 岁前而没有明确发病原因的全身骨代谢性疾病，骨矿化降低和骨形成率降低的组织形态学为特点；其余同原发性骨质疏松症的诊断标准。

（五）骨质疏松症诊断流程（图 21 -1）

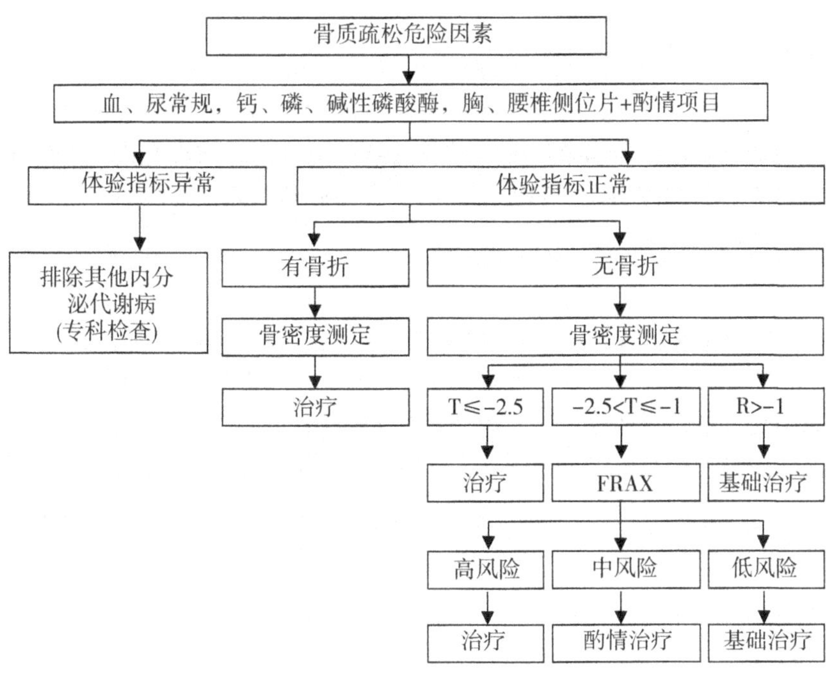

图 21 -1　骨质疏松症诊断流程［引自原发性骨质疏松症诊治指南（2011 年）］

六、鉴别诊断

通常采用排他法进行鉴别。原发性骨质疏松症的诊断必须排除各种继发性可能后方可成立。

（1）内分泌性骨质疏松症：根据需要，选择必要的生化或特殊检查逐一排除。如甲状旁腺功能亢进者的骨质改变主要为纤维囊性骨炎，早期仅可表现为低骨量或骨质疏松症，测定血 PTH、血钙和血磷一般可予鉴别，如仍有困难，可行特殊影像学检查或动态试验。其他内分泌疾病均因本身的原发病表现较明显，鉴别不难。

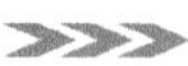

（2）血液系统疾病：血液系统肿瘤的骨损害有时可酷似甲状旁腺功能亢进，此时有赖于血 PTH、相关蛋白（PTHrP）和肿瘤特异标志物等鉴别，如多发性骨髓瘤、白血病。

（3）遗传性疾病：如成骨不全的骨损害特征是骨脆性增加，多数是由于Ⅰ型胶原基因缺陷所致，其临床表现依缺陷的类型和程度而异，轻者仅可表现为骨质疏松而无明显骨折，必要时要借助 X 线照片、生化标志物测定或Ⅰ型胶原蛋白基因突变分析鉴别。

（4）多种慢性肾病导致肾性骨营养不良。

（5）风湿疾病：类风湿性关节炎、系统性红斑狼疮、强直性脊柱炎等。

（6）长期制动或太空旅行。

（7）胃肠道疾病和营养性疾病：吸收不良综合征、胃肠大部切除术后、慢性胰腺疾病、慢性肝脏疾患、蛋白质－热量营养不良症、长期静脉营养支持治疗等。

（8）器官移植术后。

（9）药物及毒物：糖皮质激素、免疫抑制剂、肝素、抗惊厥病、抗癌药、含铝抗酸剂、甲状腺激素、GnRH－a 或透析液等。

七、绝经后骨质疏松症

绝经后骨质疏松症（postmenopausal osteoporosis，POP）是一种与衰老有关的常见病，主要发生在绝经妇女，由于雌激素缺乏导致骨量减少及骨组织结构变化，使骨脆性增多易于骨折，以及由骨折引起的疼痛、骨骼变形、出现合并症乃至死亡等问题，严重地影响老年人的身体健康及生活质量。

（一）流行病学

世界人口统计学显示，>60 岁的人口比例正快速增加，许多国家妇女的平均寿命已达 70 岁或 80 岁，由于多数妇女的绝经年龄为 45～55 岁，因而绝经后妇女人数增加。但骨质疏松症及骨质疏松性骨折发生率有很大差异，欧洲各国相差达 10 倍之多，但以下观点是一致的：①妇女发生骨质疏松症及其相关的骨折率均显著高于男性；②黑人的骨密度较白种人高，骨质疏松症发病率显著低于白种人，亚洲人与白种人相近；③髋部骨折是骨质疏松症的最严重合并症。

（二）病因

绝经后骨质疏松症是多因素性疾病，遗传、生活方式、营养等均与发病有关。具有以下高危因素者易患绝经后骨质疏松症：白种人及亚洲妇女、骨质疏松症家族史、具有影响骨量的特殊基因的妇女、钙摄入不足、缺乏体力活动、大量吸烟及饮酒、早绝经或绝经前行双侧卵巢切除术者。是否发生骨质疏松症，取决于其骨峰值及其骨丢失的速度，骨峰值高及（或）骨丢失慢者不易发生，骨峰值低和（或）骨丢失快者容易发生。

1. 骨峰值　骨峰值指个人一生中的最高骨量，一般在 25～35 岁时达到。影响骨峰值的因素很多，其中遗传因素最为重要，营养、生活习惯等也有一些影响。

（1）遗传因素：决定骨峰值的 70%～80%。例如黑人 BMD 高于白种人及亚洲人，其骨质疏松性骨折发生率低，骨质疏松有家族倾向、单卵双胎的 BMD 差异较双卵双胎者小、男性的骨峰值高于女性。在有些国家，维生素 D 受体基因、雌激素受体基因或胶原基因的多态性与 BMD 有关等，均证明骨峰值受遗传因素影响。

（2）营养：青春期内钙摄入量高者，骨峰值较高，对成熟骨的影响可达 6%。世界卫生组织推荐，青春期内元素钙摄入量应为 1 000mg/d。

（3）生活习惯：运动可增加骨密度，如果坚持每天锻炼，其体力活动量高于平均量 1SD 时，其骨量较活动量低于平均量 1SD 者高 7% ~10%。但运动过度引起性腺功能低下而发生闭经时，骨量反而降低。骨峰值形成前大量吸烟、嗜酒者骨峰值低。

（4）原发性性腺功能不足及青春期发育延迟者，骨峰值低。

2. 骨丢失率　妇女的骨丢失与年龄及绝经有关。

（1）与年龄相关的骨丢失：脊椎骨丢失一般自 45 岁左右开始，丢失率为每年 0.8% ~ 1.2%。四肢骨丢失大约晚 10 年，即自 55 岁左右开始，丢失率每年 0.3% ~0.6%，均呈线性，其发生机制不清楚，可能与骨形成减少有关。这种骨丢失的后果是骨小梁变细，不发生骨小梁的穿孔性变化。

（2）与绝经相关的骨丢失：不论年龄大小，妇女一旦绝经，体内的雌激素即急剧下降，骨丢失呈对数增加，骨小梁变细、变薄乃至断裂（穿孔）。双侧卵巢切除术后，卵巢来源的性激素全部消失，骨丢失速度更快，此时脊椎骨丢失是四肢骨的 2 倍，丢失率高达每年 4% ~ 5%，持续 5 ~10 年后，骨丢失速度才减慢。四肢骨的骨丢失慢，丢失的持续时间也长。

（三）发病机制

绝经后雌激素降低，骨转换、骨丢失增加，呈现高转换型骨质疏松。雌激素对骨质疏松发病的影响，主要是通过以下途径实现：

1. 对钙调节激素的作用　雌激素可以增强肝 25－羟化酶、肾 1α－羟化酶活性，提高 1，25－$(OH)_2$ 维生素 D 水平，促进肠钙吸收，并使钙盐和磷盐在骨质中沉积，促进骨基质合成。雌激素还有拮抗甲状旁腺素的作用，与甲状旁腺素共同维持血中钙磷平衡。甲状旁腺素是刺激骨溶解的激素，当雌激素减少，对甲状旁腺素拮抗作用减弱，可以加速骨质消融而逐渐发展为骨质疏松。降钙素具有抑制破骨细胞活性，雌激素可促进降钙素分泌。

2. 通过细胞因子的作用参与骨形成与吸收过程　自从 1988 年 Komm 证明成骨细胞中有雌激素受体存在之后，Ernst 发现外源性雌激素可促进大鼠成骨细胞产生 IGF－Ⅰ。由于 IGF－Ⅰ的产生增强，使雌激素受体过度表达。还发现雌激素能促进成骨细胞中 TGF－β 的产生，表明这些生长因子对骨形成有促进作用，雌激素通过这些生长因子的产生，促进骨形成。实验表明，当雌激素缺乏，骨髓单核细胞分泌 IL－1 和间质细胞分泌 IL－6 都增多。雌激素通过抑制上述细胞因子的产生而抑制骨吸收。

3. 雌激素对骨细胞的直接作用　自从 1988 年 Komm 在成骨细胞上发现了雌激素受体（ER），1990 年 Penlser 又在破骨细胞上发现了雌激素受体，更加明确了雌激素与骨细胞的直接作用关系。雌激素可与成骨细胞和破骨细胞上的雌激素受体结合，直接抑制破骨细胞的溶酶体酶活性，降低其在骨切片上产生陷窝的能力。

（四）临床表现

骨质疏松症是一种隐匿发生的疾病，在没有发生骨折之前，往往没有任何症状，一旦发现驼背、身材变矮或骨痛时，常常已经发生了骨折。因此，不能用临床症状进行诊断，疼痛的严重程度可用于判断治疗效果。

1. 骨痛　骨质疏松的骨痛，通常是因小梁骨发生微骨折，体位变动时肌肉及韧带牵拉引起，故可发生起坐痛、前屈后伸痛、行走痛、翻身痛及卧位痛等。通常用四级评分法反应疼痛程度：0 分为无痛；1 分为有时疼痛；2 分为经常疼痛，但能忍受；3 分为疼痛难忍，并影响工作及生活。

2. 驼背或身材变矮　当脊椎发生压缩性骨折时出现。

3. 局部压痛或叩击痛　其特点是不伴随局部红肿及发热。

（五）并发症

（1）骨折：是骨质疏松所致的最主要的并发症，如因骨折而卧床不起，则易导致肺炎、心血管疾病等并发症，常发生脊椎、前臂及髋部骨折。与健康人发生骨折的区别是轻微外伤即发生骨折。

1）脊椎骨折：提举或推拉重物、弯腰、轻微跌倒或跌倒时臀部着地，即可发生脊椎压缩性骨折，出现急性及严重的腰、背疼痛，有时伴随身材变矮或有神经根压迫性疼痛。如果脊椎压缩性骨折逐渐发生，则出现慢性腰背痛。

2）前臂骨折：跌倒时一手或双手接触地面时易于发生。

3）髋部骨折：轻微滑倒即可发生，常见于年龄较大的绝经后妇女。因髋部骨折发生后，15% ~30% 在一年内死于各种合并症，存活者中，约半数生活不能自理，因而是骨质疏松症的最严重合并症。

（2）因胸廓失去了弹性和腰椎前凸妨碍心脏、肺和消化系统的血液循环及功能活动，因此可并发胸闷、气急、咳嗽、腹胀、便秘等症状。

（六）诊断

（1）绝经后发病，多发在绝经 5 ~10 年内。

（2）根据以上临床表现，实验室检查及辅助检查可以在骨质疏松早期即做出诊断。

（3）骨矿含量是诊断骨质疏松的标准，WHO 制订了以骨密度作为骨质疏松的诊断标准。

（七）鉴别诊断

1. 多发性骨髓瘤　与骨质疏松相似之处为骨量降低、骨痛及病理性骨折。不同之处是多发性骨髓瘤在 X 线照片上有骨破坏区，病情呈进行性加重，病变多见于头颅和骨盆，骨髓穿刺检查有助于确诊。

2. 骨转移瘤　常见于老年妇女，患者可伴有骨痛、骨量减少和（或）病理性骨折。与骨质疏松症的主要区别是可能发现原发肿瘤。X 线照片上有骨破坏区。

3. 骨软化症　因骨软化症时 BMD 也降低而需与骨质疏松症鉴别，但骨软化症常发生于生育期妇女，其发病与多产及营养不良有关。常有手足抽搐，血钙及血磷降低，血 tALP 升高等改变，骨 X 线照片可见骨边界有绒毛状变化，而绝经后骨质疏松症发生于绝经后妇女，通常无症状，血钙、血磷正常，血 tALP 在正常范围内升高，骨 X 线照片上骨边界清晰。但高龄妇女缺乏户外活动，维生素 D 摄入不足，可能同时患有骨质疏松及骨软化症。

4. 继发性骨质疏松症　是由各种疾病或长期应用药物引起的骨质疏松症，疾病如甲状腺功能亢进、甲状腺功能低下、甲状旁腺功能亢进、糖尿病、Cushing 综合征、慢性肝病、肾病、严重的营养不良等，药物如肾上腺皮质激素、甲状腺激素、促性腺激素释放激素类似物（GnRH - α）、肝素、化疗药物等。可发生于任何年龄，详细询问病史及体格检查，辅以必要的实验室检查，即可与绝经后骨质疏松症鉴别。

5. 老年性骨质疏松症（senile osteoporosis，SOP） 又称为Ⅱ型骨质疏松症。女性一般在绝经后 >20 年，男性年龄 >70 岁，其发病率女性为男性的 2 倍。骨丢失的类型为小梁骨和皮质骨，是与年龄相关的骨丢失，为低转换型骨质疏松。老年性骨质疏松症又称退行性骨质疏松症，是骨骼衰老的表现，属原发性骨质疏松症型。它是随年龄增长而加重，骨矿物质成分和骨基质等比例减少，骨质变薄，骨小梁减少，骨脆性增加和骨折危险度升高的一种全身骨代谢障碍的退行性疾病。

绝经后的骨质疏松与老年性骨质疏松的区别见表 21－7。

表 21－7 绝经后骨质疏松症与老年性骨质疏松症区别

项目	绝经后骨质疏松症	老年性骨质疏松症
年龄	50～70	>70
性别比（男：女）	1：6	1：2
骨量丢失	主要为松质骨	松质骨、皮质骨
丢失速度	加速	不加速
骨折部位	椎体（压缩性）桡骨远端	椎体（多个楔形）髋部
甲状旁腺素	降低	增加
钙吸收	降低	减少
25－（OH）维生素 D， 1，25－$(OH)_2$ 维生素 D_3	继发性降低	原发性降低
主要因素	绝经	年龄老化

八、绝经后骨质疏松的预防和治疗

（一）预防

仅仅通过生活方式途径可能不足以用来预防骨丢失或减少骨折危险，但是它却是通过药物方法预防和处理骨质疏松症的必要条件。对所有绝经后妇女都应该均衡饮食，摄取充足的钙和维生素 D，参加恰当的体育锻炼，避免吸烟和过度饮酒，并制订预防摔倒的措施。

1. 营养均衡的饮食 除了有益于整体健康外，对骨的发育和维持也很重要。其中，钙和维生素 D 的营养可能是最重要的。摄入充分的钙和维生素 D 对骨健康很重要，是任何一种骨质疏松症治疗方案的重要部分。

（1）钙：影响可吸收钙量主要因素是钙摄入的量。数据表明，随着增龄，每天钙的摄入呈现下降趋势。维生素 D 的缺乏也会导致吸收的下降。雌激素的缺乏也能导致尿钙排泄的增加。建议 >50 岁妇女或在雌激素缺乏情况下，要增加每天钙的摄入。

美国骨质疏松症基金会（NOF）、美国国立卫生研究院、美国国家科学院（NAS）或加拿大骨质疏松组织等公开推荐的日钙总摄入量。对围绝经和绝经后妇女的推荐见表 21－8。

表 21－8 围绝经和绝经后妇女日钙的推荐摄入量

研究机构	日钙推荐摄入量（mg）
美国骨质疏松症基金会	
≥50 岁妇女	1 200

续 表

研究机构	日钙推荐摄入量（mg）
美国国立卫生研究院	
25～50 岁的绝经前妇女	1 000
<65 岁和雌激素治疗的绝经后妇女	1 000
未进行雌激素治疗的绝经后妇女	1 500
≥65 岁的妇女	1 500
美国国家科学院	
31～50 岁	1 000
≥51 岁	1 200
加拿大骨质疏松组织	
>50 岁妇女	1 500

乳制品作为饮食钙的主要来源，其提供的钙占≥60 岁绝经后妇女总钙摄入量的近 80%。大多数妇女每天除了平常的日摄入钙以外，还需额外再摄入 600～900mg 的钙以达到推荐钙的水平。NAS 确定每天允许摄入钙的上限为 2 500mg。我国营养学会制定成人每天钙摄入推荐量 800mg（元素钙量），如果饮食中钙供给不足可选用钙剂补充，绝经后妇女和老年人每天钙摄入推荐量为 1 000mg。目前的膳食营养调查显示，我国老年人平均每天从饮食中获钙约 400mg，故平均每天应补充的元素钙量为 500～600mg。

（2）维生素 D：事实上是一种类固醇激素原而不是维生素，因为它可以通过对皮肤的光照作用，在人体内生成。中国成年人推荐剂量每天 200IU，老年人推荐剂量为每天 400～800IU，老年人更适宜选用活性维生素 D。用于治疗骨质疏松症时，剂量可为 800～1 200IU，还可与其他药物联合使用。建议有条件的医院酌情检测患者血清 25－（OH）维生素 D 浓度，以了解患者维生素 D 的营养状态，适当补充维生素 D。国际骨质疏松基金会建议老年人血清 25－（OH）维生素 D 水平≥75nmol/L，以降低跌倒和骨折风险。此外，临床应用维生素 D 制剂时应注意个体差异和安全性，定期监测血钙和尿钙，酌情调整剂量。

（3）维生素 K_2（四烯甲萘醌）：四烯甲萘醌是维生素 K_2 的一种同型物，是 γ－羧化酶的辅酶，在 γ－羧基谷氨酸的形成过程中起着重要的作用。γ－羧基谷氨酸是骨钙素发挥正常生理功能所必需的。动物试验和临床试验显示，四烯甲萘醌可以促进骨形成，并有一定抑制骨吸收的作用。国内已获 SFDA 批准，适应证为治疗绝经后骨质疏松症妇女，国外已批准用于治疗骨质疏松症，缓解骨痛，提高骨量，预防骨折发生的风险。

（4）镁：有时被作为保护骨健康和（或）促进钙吸收的必要补充制剂。镁的总摄入量一般依赖于总热量的摄入，>70 岁镁的吸收下降。严重的镁缺乏，见于任何原因引起的重度营养不良，能导致低钙血症和维生素 D 抵抗。但是还没有数据显示，补充镁剂能够预防和治疗绝经后骨质疏松症。

（5）蛋白质：对于>75 岁的妇女，Framingham 骨质疏松症队列研究的数据显示，充足的蛋白质摄入有助于减少骨丢失。在过去，人们多认为高蛋白摄入可能会导致尿钙排泄增加，酸类产物增多，两者对骨健康均有害。如果每天的钙摄入不充足，就会导致钙的负性平衡。现在看来来源于饮食蛋白的酸对骨骼的不良反应相对较少。不要减少饮食蛋白的摄入，更好的方法是增加水果、蔬菜等具有碱化作用的食物。饮食蛋白对于保持骨和肌肉的健康都有积极的意义。

（6）异黄酮：异黄酮是一类植物雌激素，富含于大豆、豆制品及红苜蓿中。它们都是二酚酸化合物，结果与雌激素相似。异丙异黄酮是一种人造的异黄酮，在美国和加拿大是非处方药，但目前还未显示对骨质疏松妇女的骨密度、骨转换标记物或骨折风险等方面有积极作用。

2. 体育锻炼　负重和力量训练对骨的发育和维护都有好处。有效的负重和力量训练如果能增加肌肉量和强度的话，就能增加骨量。骨质疏松症妇女不应进行容易发生摔倒的高冲击的有氧训练或活动，像在较滑的地板上活动或走步有氧训练等。而那些需要重复的、抗阻力的躯干屈曲运动，像仰卧起坐或弯腰、脚趾运动等，也要尽量避免，因为这些活动能增加脊柱的负担，从而可能进一步导致脊柱骨折。尽管如此，对于骨质疏松症的妇女来说，尽可能地坚持体育活动很重要。体育活动可以通过维持肌肉的强度、灵活性及平衡性等来减少摔倒的危险。

3. 预防摔倒　所有四肢骨折的近90%是由摔倒引起的，包括髋部的骨折。几项健康保健干预已经被证明在减少骨折危险方面的有效性。这些干预主要包括改善平衡和肌肉强度的体育锻炼，调整药物使用（尤其是精神药物）和减少在家中摔倒的危险。逐渐减少或中断苯二氮䓬类，精神抑制剂和抗抑郁药等药物的使用能减少60%以上的摔倒危险。实施相关减少家中安全危险的廉价措施也能减少摔倒的危险，但是家庭危险干预不能显著减少骨折（表21－9）。

表21－9　预防摔倒的建议

项目	具体内容
照明	提供充足的照明，房间和楼梯的开关容易找到
	使用夜灯照明卧室通向厕所和厨房的路
	所有的楼梯处要有照明
障碍物	移开杂乱、放置较低的物品
	移开门槛，以便于通行
地板与地毯	在光滑的地板上铺上不滑的地毯
	修补或替换磨损、带扣或卷曲的毯子
	使用不光滑的地蜡
家具	摆放好家具以清除道路障碍
	移开或避免使用低腿椅子和没有扶手的椅子
	对于太高或太低的床调整床的高度
存储	架子或橱柜安置在容易触及的高度
	把经常使用的物品放在与腰同高的高度
浴室	在浴盆、淋浴和靠近厕所的地方安置把手
	淋浴或盆浴使用椅子
	在浴盆或淋浴器张贴防滑贴纸
	抬高马桶坐垫圈或安装安全支架

续 表

项目	具体内容
楼梯与大厅	在楼梯两侧安置扶手
	移开或卷走地毯和滑行器
	修理松动或损坏的楼梯
	在楼梯上设置防滑台阶

4. 戒烟　与非吸烟者相比，女性吸烟者骨丢失更快，骨量更低，并且进入绝经的时间平均早2年。WHO的发现提示，吸烟史能很大程度上增加将来发生骨折的危险，即使排除了BMD的影响。因为大量的健康问题与吸烟有关，因此把戒烟和避免非吸烟者吸二手烟作为一般的健康措施很重要。

5. 饮酒　数据表明，中等程度的饮酒与绝经后妇女BMD的增加有关。在Framingham的心脏研究中确定与摔倒危险增加有关的饮酒水平为每周>7个U。6h内>2个U的饮酒能导致近20%的工作年龄的成人在家中摔倒。3个队列的11 000名妇女的数据表明一天饮酒>2个U能增加骨质疏松性骨折的危险。因此，对于饮酒的绝经妇女，应该建议适度饮酒，并且每周≤7个U，每6h内≤2个U，1个U指360mL（12盎司）啤酒、120mL（4盎司）白酒或30mL（1盎司）饮料酒。

（二）药物治疗

1. 药物治疗适应证　原发性骨质疏松药物治疗适应证：已有骨质疏松症（T≤－2.5）或已发生过脆性骨折；或已有骨量减少（－2.5<T<－1）并伴有骨质疏松症危险因素者。

NAMS（北美绝经学会）建议对下列人群增加骨质疏松症药物治疗：①患有骨质疏松性椎骨或髋部骨折的所有绝经妇女；②腰椎、股骨颈或整个髋部骨矿物质密度值达到骨质疏松症程度的所有绝经妇女（T≤－2.5）；③基于FRAX，－2.5<T<－1，重度骨质疏松性骨折（脊柱、髋部、肩部或腰部）的10年风险为20%或髋部骨折的10年风险为3%的所有绝经妇女。

中国原发性骨质疏松症诊治指南（2011年）建议具备以下情况之一者，需考虑药物治疗：①确诊骨质疏松症患者（骨密度：T≤－2.5），无论是否有过骨折；②骨量低下患者（骨密度：－2.5<T≤－1）并存在1项以上骨质疏松危险因素，无论是否有过骨折；③无骨密度测定条件时，具备以下情况之一者，也需考虑药物治疗：a. 已发生过脆性骨折。b. OSTA筛查为“高风险”。c. FRAX工具计算出髓部骨折概率≥3%或任何重要的骨质疏松性骨折发生概率≥20%（暂借用国外的治疗阈值，目前还没有中国人的治疗阈值）。

2. 治疗骨质疏松症的几项药物方案

（1）骨吸收抑制剂：如降钙素、二磷酸盐、雌激素、选择性雌激素受体调节剂等。

1）降钙素（calcitonin）：人体内调节钙代谢的重要激素，是由人体甲状腺C细胞分泌的单链多肽激素。降钙素能特异性地直接作用于破骨细胞的受体，减弱破骨细胞的活性及数量，减慢破骨细胞成熟过程，从而抑制骨吸收。降钙素可通过内源性阿片肽系统产生镇痛效果。目前临床常用的降钙素有鲑鱼降钙素、鳗鱼降钙素、人降钙素等。鲑鱼降钙素被美国政府批准用于绝经后骨质疏松症的治疗而并非预防。

鲑鱼降钙素用法：肌肉注射，每天或隔天50～100IU，鼻内喷雾剂每天200IU。肌肉注射 2 ~3 个月为一个疗程。必要时可连续使用，也可肌肉注射一个月，后改为鼻喷半年。

2）选择性雌激素受体调节剂（SERMs）：是近年来对骨质疏松治疗药物研究的一个新进展，它不是一种激素制剂，而是一类既有雌激素拮抗剂（对脑组织、骨脂肪代谢起雌激素激活作用），又有雌激素激动剂（对子宫、乳腺起雌激素拮抗作用）的药物。最常用于骨量减少的绝经后妇女或绝经后患有骨质疏松症的较年轻妇女。

第一种用于防治骨质疏松的选择性雌激素受体调节剂代表药物是雷洛昔芬（以 evista 口服药片为代表），是 FDA 批准的用于骨质疏松症预防和治疗的药物，使用剂量为每天 60mg。除了对骨的作用，雷洛昔芬与绝经后骨质疏松妇女患浸润性乳腺癌危险的降低有关。在美国，雷洛昔芬被用于高危险妇女乳腺癌的预防。SERM 的不良反应包括可引起潮热和缩血管作用。雷洛昔芬药物总体安全性良好。国外研究报告该药轻度增加静脉栓塞的危险性，国内尚未发现类似报道。故有静脉栓塞病史及有血栓倾向者如长期卧床和久坐期间禁用。

3）二磷酸盐：是骨骼中一种人工合成类似物，具有抑制破骨细胞、拮抗骨吸收的作用。二磷酸盐类药物是治疗绝经后妇女骨质疏松症的一线药物。口服二磷酸盐治疗最常见的不良反应就是对食管和胃的刺激，尤其对服用剂量不合适的患者有显著影响。在进行二磷酸盐治疗之前，应该对患者低骨量的继发原因进行筛查。低血清钙的患者不能接受二磷酸盐治疗。临床试验显示，无论是对年轻的绝经后妇女还是对年老的绝经后妇女，二磷酸盐通过剂量依赖能显著增加脊柱和髋部的 BMD。对于骨质疏松症妇女，二磷酸能减少 40% ~70% 的椎体骨折的危险，并能减少非椎体性骨折 50% 的发生率，包括髋部骨折。

阿仑磷酸盐：以福善美为代表的二磷酸盐化合物为预防（每天 5mg 或每周 35mg）和治疗（每天 10mg 或每周 70mg）绝经后骨质疏松症的口服用药，每周一次 70mg 的阿仑磷酸盐口服制剂可以与 600IU 的维生素 D 联用。阿仑磷酸盐仅能降低绝经后骨质疏松症妇女发生骨折的危险。与其他二磷酸盐相似，阿仑磷酸盐对非骨质疏松症妇女效果不明显。

利塞磷酸盐：在美国和加拿大二磷酸盐化合物 actonel 被用于预防和治疗绝经后骨质疏松症的批准口服剂量为每天 5mg 或每周 35mg；每天 75mg，连用 2d，每月一次；以及每月 150mg。国内已被 SFDA 批准的适应证为治疗绝经后骨质疏松症和糖皮质激素诱发的骨质疏松症。

伊班磷酸盐：商品名 boniva，用于预防和治疗绝经后骨质疏松症的批准的剂量除了 150mg 的药片，每月一次外，还可以口服 2. 5mg 的药片，每天一次。对于治疗绝经后骨质疏松症，也可以使用每 3 个月一次，每次 2mg 的静脉注射制剂。

唑来磷酸：对于二磷酸盐化合物唑来膦酸，美国的 reclast 和加拿大的 aclasta 被批准用于绝经后骨质疏松症妇女的治疗。每年 5mg 的静脉注射由医疗保健人员在 ≥15min 的时间内实施。用于绝经后骨质疏松症的预防在美国被批准每隔 2 年注射一次。

依嗒膦酸钠：二磷酸盐化合物，商品名 didrocal 口服制剂，在加拿大被批准用于绝经后骨质疏松症的预防和治疗（每天 400mg，连用 14d，每 3 个月一次，在两次用药之间加用钙剂）。在美国，依嗒磷酸钠仅被批准用于治疗 Paget 病，而不用于骨质疏松症的治疗。国内已被 SFDA 批准的适应证为原发性骨质疏松症、绝经后骨质疏松症和药物引起的骨质疏松症。口服片剂，每次 0. 2g，每天两次，两餐间服用。本品须间服、周期服药，服药 2 周后需停药 11 周，然后重新开始第 2 周期，停药期间可补充钙剂及维生素 D。服药 2h 内，避免食用高钙食品（例如牛奶或奶制品）以及含矿物质的营养补充剂或抗酸药。

二磷酸盐化合物治疗的不良反应：①消化道症状，口服二磷酸盐化合物可以引起上消化道功能紊乱，如吞咽困难、食管炎、食管或胃溃疡等，对于引起食管排空延迟，或进食后至少 30 ~ 60min 不能站立或坐直等食管异常，禁止使用口服二磷酸盐化合物。②肾功能损害，警惕在低钙血症和肾脏损害患者中使用。所有患者在骨质疏松症治疗前应该进行血清钙和血清肌酸酐的测量。尽管在临床试验中未发现急性肾功能衰竭的病例，静脉注射伊班磷酸盐和唑来磷酸的患者必须在每一种剂量的给药前测量血清肌酸酐。③长期二磷酸盐化合物治疗理论上存在过度抑制骨转换的可能，从而导致骨的脆性增加。④下颌骨坏死，二磷酸盐化合物使用者由拔牙引起的下颌损伤（下颌骨坏死），大多数是使用大量静脉注射药物治疗癌症相关骨疾病的患者。建议所有的患者进行常规牙科护理。

4）雌激素类：此类药物只能用于女性患者。雌激素类药物能抑制骨转换、阻止骨丢失。临床研究已充分证明雌激素或雌孕激素补充疗法（ERT 或 HRT）能降低骨质疏松性骨折的发生危险，是防治绝经后 OP 的有效措施。其不良反应包括冠心病、脑卒中、脑血栓、使用 5 年以上导致乳腺癌和胆囊炎等风险。因此，使用受到一定的限制。代表药物有尼尔雌醇等。

全身雌激素制剂［有子宫的妇女雌激素加孕激素（EPT）或者没有子宫的妇女加雌激素（ET）］被美国和加拿大政府批准用于绝经后骨质疏松症的预防，而不用于治疗。系统性 ET/EPT 的主要适应证包括中重度绝经症状的妇女（如血管舒缩症状、阴道萎缩）。NAMS 推荐使用与治疗目的相符的最低有效剂量的 ET/EPT 及标准剂量的 EPT（0. 625mg CE + 2. 5mg MPA）。

绝经后妇女正确使用激素治疗，总体是安全的，以下几点为人们特别关注的问题：①激素治疗与子宫内膜癌，曾经对有子宫的妇女长期只补充雌激素，确实增加子宫内膜癌的风险。自 20 世纪 70 年代以来，对有子宫的妇女补充雌激素的同时也适当补充孕激素，子宫内膜癌的风险不再增加。这一结论已有大量高级别的临床证据支持，是无需争论的事实。②激素治疗与乳腺癌，国际绝经学会关于绝经后妇女激素治疗的最新推荐中指出：可能的风险不大，每年 <1/1 000，但乳腺癌仍是激素治疗的禁忌证。③激素治疗与心血管病风险，激素治疗不用于心血管病的预防。没有心血管病危险因素的妇女，60 岁以前开始激素治疗，可能对其心血管有一定的保护作用；已经有血管的损害，或 >60 岁再开始激素治疗，则没有这种保护作用了。④激素治疗与血栓，激素治疗轻度增加血栓风险。血栓是激素治疗的禁忌证。非口服雌激素因没有肝脏的首过效应，可能这种担心更小，需要更多的临床研究证实。⑤激素治疗与体重增加，雌激素非同化激素，虽然大剂量时会有水钠潴留而致体重增加。绝经后激素治疗中使用的低剂量一般不会出现水钠潴留。总之实施激素治疗要进行利与弊的全面评估，治疗前必须评估患者是否有明确的治疗适应证，排除禁忌证。这是保证治疗利大于弊的基础。医生要与患者讨论可能的获益和风险，取得患者的知情同意，治疗前要询问病史和全面体检，特别是子宫和乳腺的检查。

建议激素补充治疗遵循以下原则：①明确的适应证和禁忌证（保证利大于弊的基础）。②绝经早期开始用（<60 岁），收益更大，风险更小。③应用最低有效剂量。④治疗方案个体化。⑤局部问题局部治疗。⑥坚持定期随访和安全性监测（尤其是乳腺和子宫）。⑦是否继续用药应根据每位妇女的特点，每年进行利弊评估。

（2）促骨形成药物：如氟化物、甲状旁腺激素、生长激素、同化激素等。

1）氟化物：20 世纪 60 年代美国发现在含氟量高的地区生活的人骨质疏松症的发病率

低，认为氟可防治骨质疏松症。目前对氟化物类药物的有效及安全性仍有争议。氟化物能刺激成骨细胞生长，增加骨量，促进骨质形成，对骨形成有很强的刺激作用；还可增加骨密度，缓解骨质疏松的症状。临床应用中最好合用维生素 D 和钙剂，因氟化物单独应用可导致骨软化。氟化钠作为最早应用的氟化物制剂现已停用，因为它有严重的胃肠反应。特乐定是氟化物制剂中氟和钙的复合物，过多服用可导致机体很多疾患，故应谨慎使用。

2）甲状旁腺激素（PTH）：是近年来临床验证能促进骨形成、抑制骨吸收的药物，对骨细胞的代谢发挥着重要作用，可增加骨骼的强度。美国于 2002 年批准其作为防治骨质疏松症的药物，绝经后骨质疏松症患者小剂量、间歇性使用甲状旁腺激素可刺激骨形成，降低骨折的危险。

甲状旁腺激素（PTH）及其类似物，皮下注射给药，每天一次。特立帕肽（人类 PTH1 - 34 重组体），rhPTH（1 - 34），商品名为 forteo，在美国和加拿大都被批准用于治疗具有骨折高危险的绝经后妇女的骨质疏松症。特立帕肽也用于糖皮质激素导致的骨质疏松症以及男性骨质疏松症。药物相关的不良反应包括肌肉痛性痉挛、非频发性高血钙、恶心以及头晕等。在大鼠模型中，高剂量的特立帕肽治疗，即使用剂量是人用剂量 20μg/d 的 3 ~ 60 倍时，能引起骨肿瘤（骨肉瘤），这一结果的显著性在人类尚未确定。患有高钙血症、骨转移、骨肿瘤易感的疾患如 Peget 病或曾接受过骨放射治疗的绝经妇女，不应使用特立帕肽。在美国的使用不能超过 24 个月，在加拿大不能超过 18 个月。

3）雄激素：动物实验发现雄激素有成骨作用，证实雄激素类药物能刺激骨形成。雄激素类药物适用于年老体弱及糖皮质激素引起的骨质疏松症。现临床常用睾酮、诺龙，康力龙因其可致男性化的不良反应，目前临床极少使用。

（3）促进骨矿化药物：如钙剂、维生素 D 类、锶盐等。

1）钙剂：同前述。

2）维生素 D 类：包括 1，25 - $(OH)_2$ 维生素 D_3（骨化三醇）和 1α - （OH）维生素 D_3（α - 骨化醇）。前者因不再需要经过肝脏和肾脏羟化酶羟化就有活性效应，故得名为活性维生素 D_3 而 1α - （OH）维生素 D_3 则需要经 25 - 羟化酶羟化为 1，25 - $(OH)_2$ 维生素 D_3 后才具活性效应。所以，活性维生素 D 及其类似物更适用于老年人、肾功能不健全以及 1α - 羟化酶缺乏的患者。

3）雷尼酸锶（商品名 protelos）：被批准在北美以外的许多国家用于骨质疏松症的预防和处理。服用剂量是将 2g 雷尼酸锶溶于水中，睡前服用。但是雷尼酸锶如何发挥作用的确切机制还不明确。

雷尼酸锶药物总体安全性良好。常见的不良反应包括恶心、腹泻、头痛、皮炎和湿疹，一般在治疗初始时发生，程度较轻，多为暂时性，可耐受。有极少对该药发生超敏反应的报告，多在用药 3 ~ 6 周出现。临床上发现服药后出现皮疹的情况应尽快停药，密切观察并及时处理，必要时给予糖皮质激素治疗。具有高静脉血栓（VTE）风险的患者，包括既往有 VTE 病史的患者，应慎用。

（4）其他：其他药物正处于临床发展阶段。这些药物包括锶鲑螺、PTH1 - 84、SERMs（巴多昔芬、拉索昔芬）、口服降钙素、denosumab 和 odanacatib 以及组织蛋白酶抑制剂等。

3. 抗骨质疏松药物临床注意问题

（1）关于联合用药：抗骨质疏松药物的联合应用较为复杂，要考虑到药物间的相互影

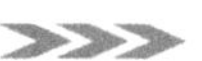

响，目前尚需要大样本、长时间的临床研究来确定。目前已有的骨质疏松联合治疗方案，大多以骨密度变化为终点，其对抗骨折疗效的影响，尚有待于进一步研究。总体来说，联合使用骨质疏松症治疗药物，应评价潜在的不良反应和治疗获益，此外，还应充分考虑药物经济学的影响。联合应用方案有2种形式，即同时联合方案及序贯联合方案。根据药物作用机制和各种药物特点，对联合用药暂提出以下建议：①同时联合方案，钙剂及维生素D作为骨质疏松症的基础治疗药物，可以与骨吸收抑制剂或骨形成促进剂联合使用。通常情况下，对于骨吸收抑制剂及骨形成促进剂，不建议同时应用相同作用机制的药物来治疗骨质疏松症。有研究显示，同时应用二磷酸盐及甲状旁腺激素制剂，不能取得加倍的疗效。②序贯联合方案，尚无明确的证据指出各种抗骨质疏松药物序贯应用的禁忌。可根据个体情况酌情选择。有研究表明，序贯应用骨形成促进剂和骨吸收抑制剂，能较好维持疗效，临床上是可行的。

（2）关于疗效监测：治疗过程中，应注意观察患者的依从性，良好的依从性有助于提高抗骨质疏松药物降低骨折的疗效。每6～12个月系统地观察中轴骨骨密度的变化，有助于评价药物的疗效。在判断药效时，应充分考虑骨密度测量的最小有意义的变化值（least significant change，LSC），如何评价和计算LSC，可以参考国际临床骨密度测量协会的网站（www. ISCD. org）。外周双能X线骨密度测量（PDXA）和定量骨超声（QUS）等评价外周骨骼骨密度或骨质量的方法，不能反映脊柱及髋部对于药物治疗的反应，因此不适于监测药物的疗效。骨转换生化标志物可以在药物治疗后1～6个月发生明显变化，通过测量其变化情况，可以了解骨吸收抑制剂或骨形成促进剂的作用效果，因此，骨转换生化标志物常常被用作大样本临床研究的观察终点之一。有利于预测疗效，增加药物治疗的依从性。

（三）骨质疏松症风险评估

骨质疏松症是多因素疾病，而且每个人的易感性不同，因此对个体进行骨质疏松症风险评估能为尽早采取合适的防治措施提供帮助。临床上评估骨质疏松症风险常用的方法如下：

（1）国际骨质疏松症基金会（IOF）骨质疏松症风险1min测试题，只要其中有1题回答结果为“是”，即为阳性。

1）您是否曾经因为轻微的碰撞或者跌倒就会伤到自己的骨骼？

2）您的父母有没有过轻微碰撞或跌倒就发生髋部骨折的情况？

3）您经常连续3个月以上服用氢化可的松、泼尼松等激素类药品吗？

4）您身高是否比年轻时降低了（超过3cm）？

5）您经常大量饮酒吗？

6）您每天吸烟超过20支吗？

7）您经常患腹泻吗（由于消化道疾病或肠炎而引起）？

8）女士回答：您是否在45岁之前就绝经了？

9）女士回答：您是否曾经有过连续12个月以上没有月经（除了怀孕期间）？

10）男士回答：您是否患有阳痿或缺乏性欲这些症状？

（2）亚洲人骨质疏松自我筛查工具（osteoporosis self－assessment tool for Asians，OSTA）：STA指数计算方法是：（体重－年龄）×0.2，结果评定见表21－10；也可以通过以下图表根据年龄和体重进行快速评估（图21－2）。

表 21－10　亚洲人骨质疏松自我筛查工具

风险级别	OSTA 指数
低	> －1
中	－1 ~ －4
高	< －4

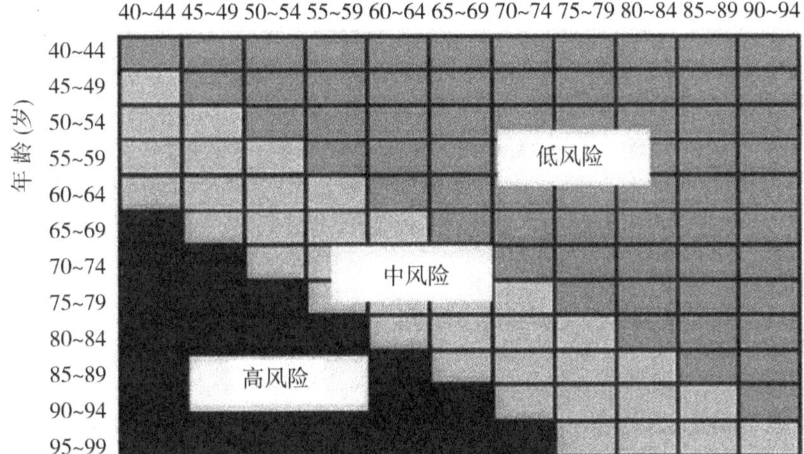

图 21－2　亚洲人骨质疏松自我筛查工具

（四）骨质疏松的康复治疗

1. 运动原则　①个体原则：由于个体的生理状态和运动机能差异，选择适合自己的运动方式。②评定原则：每个个体在选择运动方式时应进行生理状况包括营养、脏器功能等方面的评估。实际生活能力评定包括独立生活能力、生活质量等。环境评定包括居住环境、居住区的地理状况等。③产生骨效应的原则：负重、抗阻、超负荷和累积的运动可以产生骨效应，抗阻运动具有部位的特异性，即承受应力的骨骼局部骨量增加。

2. 运动方式　负重运动、抗阻运动。例如：快步走、哑铃操、举重、划船运动、蹬踏运动等。

3. 运动频率和强度　目前针对于骨质疏松的运动频率和强度还未达成共识，众多的基础研究和临床研究建议高强度、低重复的运动可以提高效应骨的骨量，建议：负重运动每周 4 ~ 5 次，抗阻运动每周 2 ~ 3 次。强度以每次运动后肌肉有酸胀和疲乏感，休息后次日这种感觉消失为宜。四肢瘫、截瘫和偏瘫的患者，由于神经的损伤和肌肉的失用容易发生继发性骨质疏松，这些患者应增加未瘫痪肢体的抗阻运动以及负重站立和功能性电刺激。

九、继发性骨质疏松

（一）内分泌性骨质疏松

见表 21－11。

表 21－11　内分泌性骨质疏松分类

病因	病种
肾上腺皮质	Cushing 综合征、阿狄森病
性腺疾病	人工绝经及卵巢功能早衰、性腺功能低下
垂体	肢端肥大症、垂体功能减退
胰腺	糖尿病
甲状腺	甲状腺功能亢进、甲状腺功能低下
甲状旁腺	甲状腺功能亢进

（二）骨髓因素的骨质疏松

病因：骨髓瘤、白血病、淋巴瘤、转移瘤、高歇氏病，贫血（镰状细胞、地中海贫血、血友病）。

（三）药物引起的骨质疏松

类固醇类药物、肝素、酒精。

（四）营养因素导致的骨质疏松

维生素 C 缺乏（坏血病）、维生素 D 缺乏（佝偻病或骨软化病），维生素 D、维生素 A 过剩，低钙、高蛋白质。

（五）慢性疾病导致的骨质疏松

如慢性肾病、肝功能不全、胃肠吸收障碍综合征。

（六）先天性骨质疏松

如成骨不全症、高胱氨酸尿、Marfan 症候群。

（七）废用性骨质疏松

包括全身性如长期卧床、肢体瘫痪、太空旅行及长期失重；局部性如骨折后局部制动。

（赵　璐）

第二节　维生素及矿物质相关代谢性骨病

一、维生素 A 相关代谢性骨病

维生素 A 缺乏症主要影响：骨骼系统的生长发育，长骨增长迟缓，身材矮小；齿龈增生、角化，牙齿釉质剥落，无光泽，易产生龋齿；颅骨和脊椎骨发育障碍，两者不对称，易使脑和脊髓受压，并使颅压增高和脊神经萎缩；患儿皮肤干燥，易脱屑，毛囊产生丘疹；指（趾）甲变脆易折；夜盲，视物不清，眼结膜、角膜干燥，严重时可发生角膜溃疡、穿孔，甚至虹膜、晶状体脱出，导致失明；患儿免疫功能低下，呼吸道和消化道感染性疾病发生率增高，常迁延不愈。维生素 A＜200μg/L，可诊断为维生素 A 缺乏，200～300μg/L 为亚临床缺乏状态。平时应注意饮食的营养平衡，多食富含维生素 A 的乳、蛋、内脏及深色蔬菜。

可口服维生素 A 2.5 万～5 万 IU，浓鱼肝油丸含 2.5 万 IU/丸，分 2～3 次服用；重症和有肠道吸收障碍者可先肌肉注射维生素 AD 剂（每支 0.5mL 含维生素 A 7 500μg 和维生素 D 62.5μg），每天 0.5～1mL，3～5 天后，病情好转改口服。

急性维生素 A 中毒可出现头痛、嗜睡、恶心、呕吐等高颅内压症状。慢性中毒首先表现为食欲减退，体重下降，继而皮肤干燥、瘙痒、脱屑、皲裂，毛发干枯、片状脱发。长骨肌肉附着点疼痛伴肿胀。患儿生长迟缓，形成侏儒。急性中毒血浆维生素 A 水平可达 500μg/L 以上。x 线片显示长骨骨干广泛骨膜性成骨，桡骨、尺骨最常见。成人关节囊周围及韧带包括脊椎韧带可发生钙化或骨化。立即停止服用维生素 A，限制奶制品及肝类食品的摄入，本病预后良好。

二、维生素 C 缺乏相关代谢性骨病

维生素 C（抗坏血酸）缺乏症又称为坏血病。维生素 C 缺乏是由摄入不足，消化、吸收障碍及消耗增加所致。膳食中有大量新鲜蔬菜，很难看到典型的坏血病。维生素 C 缺乏时羟基脯氨酸和软骨素硫酸盐减少，可使胶原纤维的形成发生障碍，影响结缔组织形成。毛细血管脆性及血管壁渗透性增加；成骨作用被抑制，不能形成骨组织，骺端骨质脆弱，容易骨折和骨骺分离；5-羟色胺合成受到影响，儿茶酚胺神经递质的合成减少；叶酸不能生成具有代谢活性的四氢叶酸，导致巨幼细胞性贫血；影响铁的吸收和转运及慢性失血，引起小细胞低色素性贫血。

病儿精神不振、烦躁不安，全身乏力，食欲减退，营养不良。患儿仰卧位，髋关节外展，膝关节半屈，足外旋，呈蛙样姿势。出血广泛，可见于皮下、肌层，严重者可发生于眼结合膜和巩膜下，或出现尿血、便血。骨关节肌肉疼痛，皮肤瘀斑，毛囊过度角化。患儿肋软骨部位还可呈串珠状，胸骨下陷。某些病例可同时并发佝偻病，称为坏血病-佝偻病。

空腹血浆中维生素 C 含量的评价标准：<4mg/L 为不足，4～8mg/L 为足够，>8mg/L 为充裕，14mg/L 为饱和。白细胞中维生素 C 含量的测定：能反映组织中维生素 C 的储存情况，正常值每 10^8 白细胞 >113.6μmol。

用两手拇指与示指在患者皮肤上用力夹紧，观察患者皮下可有出血点，并计数出血点的数目。X 线检查可见增生的骨骺盘向两旁凸出，称为侧刺，为维生素 C 缺乏的特殊表现，具有诊断意义。骨骺中的骨化中心密度降低，呈毛玻璃样，骨小梁结构消失，周围呈细环状致密影，即本病典型的温伯格（wimberger）环。

选择含维生素 C 丰富食物，改进烹调方法，减少维生素 C 在烹调中的损失。患者每天维生素 C 200～300mg，重症 300～500mg，感染时剂量增加，分 3 次饭前或饭后服用。保持口腔清洁，有严重贫血者，可予输血，补给铁剂。重症病例如有骨膜下巨大血肿或有骨折，应予制动固定，不需手术治疗。

三、维生素 D 过多症

在维持体内钙磷水平、促进骨骼正常发育方面，维生素 D 是机体很重要的维生素。一次摄入超大剂量的维生素 D 或者持续服用过量的维生素 D 可导致维生素 D 过多症。后者导致机体出现高血钙和高尿钙，饱和状态后出现异常钙化，其中肾脏钙化最为明显，长骨干骺端临时钙化带致密、增厚、增宽。

急性中毒可出现恶心、呕吐、烦躁不安、低热、继而出现腹泻、酸中毒等。慢性中毒症状，全身有乏力、厌食、多尿、便秘等，局部由于异常钙化，可有不同的器官损伤表现。如肾脏钙化出现肾小管坏死和蛋白尿、血尿。血钙可达3.75mmol/L，血磷可正常或升高。影像学检查可见长骨的干骺端临时钙化带致密，骨皮质增厚，部分可有骨质疏松和骨硬化等改变。

一旦确诊，停止一切维生素D、钙盐摄入，每天给予利尿剂和泼尼松，维持机体水电解质平衡。

四、维生素D缺乏

佝偻病及软骨病主要原因是由于维生素D或其活性代谢产物缺乏而引起的钙磷代谢紊乱。佝偻病发生在骨骺闭合之前，受累部位除了骨骼外还有骨骺生长板；软骨病发生在骨骺闭合之后。

维生素D缺乏性佝偻病是常见的儿童营养缺乏症。由于缺乏维生素D，引起全身钙、磷代谢失常和以骨骼改变为主的一系列变化。病因主要为：日光照射不足；维生素D及钙、磷摄入不足；维生素D及钙、磷吸收障碍；1，25－$(OH)_2$维生素D_3生成不足；骨骼生长速度加快，维生素和钙、磷相对供应不足。佝偻病患者骨样组织增生，骨基质钙化不良。长骨干骺端骺软骨骨样组织堆积于局部，致临时钙化带增厚、骨骺膨大；长骨骨干骨皮质不坚硬，致骨干易弯曲畸形；颅骨发生软化、方颅和颅骨畸形。表现为多汗、夜惊、好哭等，形成枕秃或环形脱发。颅骨软化、头颅畸形、前囟大，闭合迟、出牙晚、肋骨串珠、胸廓畸形，形成鸡胸或漏斗胸。腕、踝部膨大，佝偻病“手镯”与“足镯”，O形腿（膝内翻）或X形腿（膝外翻），脊柱侧弯或后凸畸形。

软骨病腰痛在开始时只要躺卧即可得到缓解。脊柱高度降低及后凸，可出现鸭步。骨软化最特异X线表现为假骨折，呈横而直的缎带样。

治疗包括日光浴和紫外线照射，口服1 000mg元素钙，必要时静脉补钙，补充维生素D：鱼肝油丸、阿法D_3、罗钙全等，肢体畸形影响生活者予以手术矫形。

五、肾性骨病

肾性骨病认为是肾病的继发症状，也可因血液透析等治疗而诱发加速加重的肾性骨病的并发症。肾功能减退时，肾脏合成1，25－$(OH)_2$维生素D_3和排磷能力降低，导致低钙血症，而低钙血症增加PTH的分泌，在PTH作用下，促使骨钙释放并促使肾小管重吸收钙。

临床表现为骨痛和骨折、自发性肌腱撕裂、骨骼畸形和生长障碍、关节炎和关节周围炎、皮肤瘙痒、皮肤溃疡和组织坏死、软组织钙化、中枢神经系统异常。

X线片可发现病理性骨折和骨外钙化。骨活检是肾性骨病唯一可靠的诊断依据，其特征是骨转化加快，成骨和破骨细胞数量活性增加，骨小梁周围纤维化。骨活检作出早期诊断，根据组织学分型予以有针对性的治疗并观察疗效。

肾性骨病的治疗：降低血磷，调整血钙，应用活性维生素D_3，钙敏感受体激动剂，甲状旁腺酒精注射术，甲状旁腺切除术。

六、氟骨症

氟骨症是指长期摄入过量氟化物引起氟中毒并累及骨组织的一种慢性侵袭性全身性骨

病。氟中毒累及牙齿称氟斑牙。引起慢性氟中毒的常见原因：食水水源污染、烧煤烘干粮食、冶炼工业、氟化物用于治疗。

氟经进入人体后，在血浆中与钙离子和镁离子结合，可使血中的钙离子和镁离子浓度下降。于是有手足搐搦、肌肉痉挛、肌肉疼痛等症状。影响骨代谢，使骨质疏松、骨质硬化，或两者的混合型，使骨骼疼痛、骨折、变形。牙齿在生长期间易受氟的影响，引起氟斑牙。

临床表现为腰腿关节疼痛、关节及骨骼变形、神经根受压者疼痛加剧。尿氟及血氟增高对诊断有关键性意义。氟骨症的 X 线诊断可分 3 型：①硬化型；②疏松型；③混合型。早期改变有下列征象者可诊断为早期氟骨症：长骨骨端、骨盆骨仅见明显成片的点状纹理或有增粗紊乱的骨纹；四肢长骨皮质缘可出现两处以上幼芽破土状骨疣，桡骨脊处多呈波浪状增生。

尽可能去除引起氟中毒氟骨症的病因。要加强营养，补足蛋白质，每天给予维生素 D，补充多种维生素（特别是维生素 C），并鼓励患者户外活动。有疼痛者给予适量非甾体类镇痛剂，有骨骼畸形者应局部固定或行矫形手术、防止畸形加剧：一旦出现椎管梗阻或截瘫时，应及早手术，解除神经压迫。口服氟康宁胶囊、氟痛康胶囊或片剂、补钙、氢氧化铝、卤碱以及中医中药治疗。

（赵　璐）

第三节　内分泌紊乱相关代谢性骨病

内分泌紊乱相关代谢性骨病是指内分泌腺或内分泌组织本身的分泌功能和（或）结构异常时发生的骨发育或代谢异常。还包括激素来源异常、激素受体异常和由于激素或物质代谢失常引起的生理紊乱所发生的与骨相关的疾病。认识和早期诊断内分泌紊乱相关代谢性骨病可以防止严重骨病并发症的发生。本节主要介绍下丘脑 - 垂体疾病、性腺疾病、糖皮质激素与代谢性骨病，其他与甲状腺功能亢进、糖尿病、肾上腺功能亢进等相关代谢性骨病。

一、下丘脑 - 垂体疾病与代谢性骨病

下丘脑又称丘脑下部。位于大脑腹面、丘脑的下方，是调节内脏活动和内分泌活动的较高级神经中枢所在。通常将下丘脑从前向后分为 3 个区：视上部位于视交叉上方，由视上核和室旁核所组成；结节部位于漏斗的后方；乳头部位于乳头体。面积虽小，但接受很多神经冲动，故为内分泌系统和神经系统的中心。它们能调节垂体前叶功能，合成神经垂体激素及控制自主神经功能。下丘脑的神经分泌物是通过门脉流入垂体前叶的，有的激发垂体前叶的释放，称释放激素（RH）；有的抑制垂体前叶激素的释放，称抑制激素（IH）。激素包括：促甲状腺激素释放素（TRH）、促肾上腺皮质激素释放激素（cRH）、促卵泡生成激素释放激素（FSH - RH）、促黄体生成激素（LH - RH）、生长激素释放激素（GRH）、生长激素抑制激素（GIH 或 S. S.）、泌乳激素释放激素（PRH）、黑色细胞刺激素抑制激素（MRIH）及黑色细胞刺激素释放激素（MRH）等 10 种。

垂体是人体最重要的内分泌腺，分前叶和后叶两部分。它分泌多种激素，如生长激素

（GH）、促甲状腺激素（TSH）、促肾上腺皮质激素（TCTH）、促性腺素（FSH 和 LH）、催产素（OXT）、催乳素（PRL）、黑色细胞刺激素（MSH）等，还能够贮藏下丘脑分泌的抗利尿激素。这些激素对代谢、生长、发育和生殖等有重要作用。

下丘脑分泌的释放抑制激素、垂体分泌的促激素和靶腺合成的激素，形成一个激素网，调节着机体的许多活动。垂体激素与机体的骨代谢有着直接或间接的密切关系。

（一）肢端肥大症

肢端肥大症是一种内分泌疾病，它通常是由于成人垂体前叶生长激素腺瘤分泌生长激素（hGH）过多而引起。肢端肥大症的患病率为（40～60）/100 万，年发病率 1/300 万～1/400 万。其死亡率是年龄和性别相匹配的正常人群的 2～3 倍，这与癌症、心血管疾病和呼吸道等疾病逐渐增加的危险性有关。瑞典和丹麦的学者统计 1 634 例肢端肥大症患者，发现其癌症的发病率是正常人群的 1.5 倍。

1. 病理生理　肢端肥大症是由于长期 GH 的高分泌引起，多数病例是垂体 GH 分泌瘤，GH 分泌瘤有几种组织类型。腺瘤可起源于腺垂体中分泌 GH 的任何细胞，可以是单激素（仅产生 GH）的腺瘤，也可以是多激素（时常是分泌 GH 和催乳素）的腺瘤。大约 60% 的 GH 分泌瘤是分泌单激素的，25% 是由 GH 分泌细胞和 PRL 分泌细胞组成的混合瘤，10% 发源于泌乳素生长激素细胞（分泌 GH 和 PRL）。GH 除可刺激骨形成，还可刺激骨吸收，其机制可能是 GH 对破骨细胞前身细胞的直接和间接的作用与对成熟破骨细胞的间接作用（可能由基质细胞介导）。垂体 GH 分泌瘤若发病在骨成熟后，骺板已愈合，骨长度不能再增加，而在宽度上可一定程度增加，形成肢端肥大症。

GH 的多种作用都由 IGF－Ⅰ介导。IGF－Ⅰ主要由肝脏分泌，此外，肾脏、腺垂体、胃肠道、肌肉以及软骨组织也能分泌 IGF－Ⅰ。由 IGF－Ⅰ介导的 GH 的作用有蛋白合成，氨基酸转运，肌肉、软骨及骨骼的生长，DNA、RNA 的合成以及细胞增生。在肢端肥大症患者中，由于 IGF－Ⅰ增加，是骺板的软骨内成骨活跃，促使骨骺的软骨增生。

2. 临床表现　成年患者，由于头骨和面颌骨的过度增生，形成了肢端肥大症的特殊面容，增生的额窦使上额部突起成肿块样，颧骨增生使上颊部突出，下颌骨过度生长形成凸颌伴咬合不正，颞下颌关节功能障碍，牙齿之间出现空隙，软骨增大和软组织肿胀使嘴唇变厚，鼻肥大，鼻唇沟变深，形成巨舌，舌外侧出现皱褶，由于声带增粗，鼻旁窦增生，使声音低沉，回音增强。胸部呈桶状胸，脊柱后凸或侧弯畸形，或出现驼背畸形；骨盆增宽，四肢长骨变粗，手脚掌骨增厚如铲状，手指、足趾增宽，指端呈簇状，扁平足。骨与关节症状明显，发生次序：腕管综合征、背痛及周围关节痛，关节痛依次为膝关节、髋关节、肩关节。

多数患者多汗、体味重，皮肤出现痤疮（由于外分泌腺、汗腺、油脂分泌腺功能活跃）。色素沉着、指甲增厚变硬。虽然肌纤维肥大，肌肉质量增多，但患者常感疲乏、虚弱、没有精神。头痛是肢端肥大症走向衰弱的一种特征，但它不完全由肿瘤的占位效应所引起，因为头痛的严重程度不依赖于肿瘤的大小。

患者死亡率为正常人的 2～3 倍。肢端肥大症患者的死亡主要由心血管、脑血管和呼吸系统疾病所致。某一项研究显示：心血管疾病、脑血管疾病、恶性肿瘤及呼吸系统疾病分别占死亡人数的 24%、15%、15.5% 和 15.5%。

3. 诊断与治疗　肢端肥大症的诊断与治疗。

（1）临床表现：特征性容貌，垂体腺瘤压迫引起的症状，多系统受累导致的代谢紊乱和并发症。

（2）实验室检查：主要是血清 GH 水平和胰岛素样生长因子 - 1（IGF - Ⅰ）水平的测定以及其他垂体功能的评估［血 PRL、促卵泡素/促黄体素（FSH/LH）、促甲状腺激素（TSH）、促肾上腺皮质激素（ACTH）水平及其相应靶腺功能测定］。

（3）影像学检查：鞍区 MRI 和 CT 扫描可以了解是否患有垂体 GH 腺瘤以及肿瘤大小和腺瘤与邻近组织的关系。X 线检查有助于了解骨、关节病变，出现脊髓压迫症状时可行 MRI 检查。

（4）其他：心、肝、肾、肺功能及代谢等方面的检查。

（5）病理诊断：垂体性的 GH 过度分泌以腺瘤为主，免疫组化染色结合电镜观察可以最终确定诊断。病理类型有致密颗粒型或稀疏颗粒型 GH 细胞腺瘤或增生、GH 和催乳素（prolactin，PRL）混合细胞腺瘤、嗜酸干细胞腺瘤及多激素分泌细胞腺瘤等。

依据患者的临床表现、实验室检测以及影像学检查，不仅要做出肢端肥大症的诊断，更重要的是根据上述方法对患者的病情活动性、各系统急慢性并发症及治疗后病情活动性的控制情况作出明确的、全面的评估。

4. 肢端肥大症的治疗目标

（1）将血清 GH 水平控制到随机 GH 水平 $<2.5\mu g/L$，葡萄糖负荷后血清 GH 水平 $\leq 1\mu g/L$。

（2）使血清 IGF - Ⅰ水平下降至与年龄和性别相匹配的正常范围内。

（3）消除或者缩小垂体肿瘤并防止其复发。

（4）消除或减轻临床症状及并发症，特别是心血管、脑血管、呼吸系统和代谢方面的紊乱。

（5）尽可能地保留垂体内分泌功能，有腺垂体功能低下的患者应予相应靶腺激素的替代治疗。

5. 治疗方法　手术、放射治疗和药物治疗都是达到上述治疗目标可选择的方法：手术治疗主要是经蝶窦入路垂体腺瘤切除术，开颅垂体腺瘤大部切除术只在少数情况下采用。药物治疗包括生长抑素受体配基（SRL）即生长抑素类似物（SSA）、多巴胺激动剂、GH 受体拮抗剂。生长抑素类似物目前是药物治疗中的首选。放射治疗最常用于术后病情缓解不全以及残留肿瘤的辅助治疗。手术后仍存在 GH 高分泌状态的患者可进行放疗。对于不能手术和药物治疗的患者，放疗也可作为选择的治疗方法。

（二）垂体性侏儒

垂体性侏儒症是儿童期垂体前叶生长激素（GH）缺乏而引起的生长发育障碍。其发病率在 1/4 000 ~1/10 000。

1. 病因　本病可分为特发性和继发性，主要为 GH 缺乏，可有单一性 GH 缺乏或伴有促性腺激素缺乏，也可伴有垂体前叶其他激素缺乏。特发性垂体性侏儒症是具有遗传病因的 GH 缺乏症，占本病的 60% ~70%，男孩多见。继发性常继发于下丘脑和垂体及其附近的肿瘤；中枢神经系统感染（可能因营养不良至生长介质合成不足，使 GH 不能发挥其生物效应）以及肝病、营养不良和循环抗 GH 或抗 GHR 抗体存在所致；原发性 GH 不敏感综合征又称 Laron 综合征（LS），为常染色体隐性遗传疾病。Godowski 对以色列 LS 患者初步实验表明，非邻近3、5 和6 外显子缺失。Amselem 等研究了一些欧洲 LS 患者和 Berg 等对厄瓜多尔患者的研究均发现一系列 GHR 基因突变，几乎出现20 个不同点突变，同时涉及多个外显子的缺失，除 1 例外，所有突变都发生于 GHR 膜外部分。

2. 临床表现

（1）生长发育迟缓：出生体重、身长正常，出生后 5 个月起出现生长减慢，自 3 岁左右始体格发育明显缓慢，年龄越大，落后越明显，由于肿瘤或其他原因所致的继发性病例，发病可开始于任何年龄，患儿外观比实际年龄小，身体各部比例相称，下颌小、颈短而细，手足也较小。

（2）骨骼发育迟缓：患儿骨龄发育落后、出牙晚，骨骺融合期延迟，骨龄延迟往往超过 2 个标准差（2SD）。根据不同年龄观察腕部、肩、肘、髋、膝和髋关节的骨龄来判定是否落后。

（3）青春期发育迟缓：患儿到青春期年龄无第二性征出现。性腺发育不全，成年后仍保持儿童面貌，声音尖如童音。

（4）智力发育正常：如伴有促甲状腺激素分泌不足可导致智力低下，垂体后叶受累可出现多饮、多尿的尿崩症症状。矮小患者常伴有心理障碍。

3. 诊断　我国内分泌学术会议制定的标准：①身高低于同年龄组正常值 2 个标准差；②骨龄落后于同龄正常儿 2 年以上，生长速度缓慢；③至少经过 2 种 GH 刺激试验证实，血清生长激素峰值浓度 <0. 24nmol/L（5mg/mL）（刺激 GH 释放试验包括左旋多巴、可乐定、胰岛素低血糖、精氨酸等刺激试验）；④智力正常。本病需要与家庭性身矮、体质性青春发育延迟、低出生体重性侏儒、精神环境因素性侏儒等体格匀称的矮小相鉴别。还须与其他内分泌功能障碍引起的矮小，如甲状腺功能低下、性早熟等相鉴别。

4. 治疗　对于 GH 缺乏所致的侏儒症，用人生长激素（hGH）、生长激素释放激素（GHRH）、可乐定等治疗，效果肯定，重组人生长激素以及蛋白合成剂苯丙酸诺龙效果良好。对于继发性侏儒症，则应首先治疗原发病，如有肿瘤时，应采用手术治疗。垂体前叶多种激素缺乏时，应补充相应的激素。

二、性腺疾病与代谢性骨病

性腺主要为男性的睾丸和女性的卵巢，睾丸可分泌男性激素睾酮，其主要功能是促进性腺及其附属结构的发育以及第二性征的出现，还有促进蛋白质合成的作用以及促进长骨生长、骨骺融合的作用。卵巢可分泌卵泡素、孕酮、松弛素和雌激素。雌激素有促进骨质致密的作用，以及促进长骨骨骺提早闭合和骨化，从而影响骨的生长。绝经后女性因雌激素缺乏，易导致骨质疏松。下丘脑、垂体、性腺激素之间相互影响、相互制约，共同参与和调节机体活动，从而形成下丘脑 - 垂体 - 性腺轴。

（一）小睾丸症

这多是先天性疾病造成的。在先天性的原因中，常见的有两种：一种是先天性睾丸发育不良，这是一种叫克氏综合征的疾病所引起的，此病又称为细精管发育不全症。约 500 个男婴中就有 1 个。这种疾病主要是由于性染色体异常所致。正常男性的染色体是 46 条，用 46，XY 来表示。克氏综合征患者则多了 1 条性染色体 X，其核型为 47，XXY。其原因有的是母亲的卵母细胞在有丝分裂时未发生减数分裂而形成了双 X 的卵子之故，也有是父亲的精子在生成时出现异常所致。这种人在儿童时期多无异常，只是到青春期或成年时才逐渐出现异常表现。

这类患者大多数青春期发育延迟，就是到了 14 岁以后睾丸仍像幼儿一样大小，男性第二性征不明显，如身材较高，四肢细长，肩部较窄，骨盆类似女性宽大，肌肉不发达，而皮下脂肪多，有肥胖倾向。声调尖细，胡须及体毛不明显或稀疏，有 80% 患者可有乳房增大等女性表现，但不分泌乳汁。外生殖器呈男性型，阴茎正常或短小，虽达成年，睾丸却小而硬。这种患者智力发育可以正常或轻度延迟。另一种小睾丸症是先天性肾上腺增生症，它是由于先天性 21 - 羟化酶缺乏引起的。肾上腺在由胆固醇合成可的松的过程中，需有这种酶参与，如果 21 - 羟化酶缺乏，可的松合成就减少；相反，肾上腺内合成雄激素（睾酮）却大量增加。在过量雄激素作用下，患者表现为青春期早熟，在 10 岁以前即出现男性第二性征，但睾丸是小的。这是因为肾上腺产生的睾酮可以抑制垂体分泌促性腺激素，进而抑制睾丸发育，所以这种青春期早熟又称为假性早熟。除了常见的这两种先天性的原因外，由后天性的因素造成睾丸大小不一的也为数不少。如一侧睾丸外伤可造成睾丸内出血、血肿，结果引起睾丸供血不足，逐渐萎缩，比对侧明显小。腮腺炎病毒可以破坏睾丸内曲细精管上皮细胞，也是引起睾丸一大一小的重要原因之一。另外，也有一些人将阴囊内其他病变误认为睾丸一大一小。如睾丸鞘膜积液，实际上只是睾丸周围有一水囊将睾丸包裹起来，并非睾丸本身增大，还有些人把腹股沟斜疝、精索静脉曲张、附睾结核、附睾炎等误认为睾丸增大，因为这些病有时也表现为一侧阴囊较对侧大些。

对于小睾丸症的诊断，除去上述症状外可以通过实验室方式进行检测。主要有：血清睾酮测定、血清促卵泡激素和黄体酮生成素测定、血清雌二醇测定、血清雄激素结合蛋白测定、人绒毛膜促性腺激素试验、促性腺激素释放激素试验、性染色体检查、精液检查、染色体检查等。

治疗主要是长期补充雄激素以改善第二性征，恢复正常骨量，并可预防成年以后的骨质疏松及其骨折并发症。

（二）卵巢发育不良

Turner 综合征又称为先天性卵巢发育不良综合征，是由于全部或部分体细胞中一条 X 染色体部分或全部缺失所致，也是唯一的出生后能存活的完全单体患者，是人类最常见的染色体异常疾病之一。活产女婴发病率为 1/2 000 ~ 1/2 500。

45，X 核型的胚胎仅 1% 能幸存到足月，而自发性流产中 10% 是 45，X 核型。Turner 综合征是 1930 年由 Uimch 首次报道；1938 年由 Turner 总结；1954 年，Polani 证实本征大多数病例的 X 染色质为阴性；1959 年，Ford 证实患者的核型为 45，X，即少了 1 条 X 染色体；它是第一个被描述的性染色体异常疾病。唐敏一认为，Turner 综合征发生的原因是妊娠时双亲之一在配子形成过程中，发生了性染色体的不分离或丢失所致，并且与各种有害物质接触，影响卵巢发育。

X 核型者有典型临床特征，表现为生长落后（2 ~ 3 岁生长显著落后，青春期更明显，骨成熟及骨骺延迟）；性发育不良（无第二性征，外生殖器呈婴儿型）；特殊的身躯特征（皮肤色素痣、颈蹼、颈短、后发际低、肘外翻、盾状胸、乳距宽）；可伴有心血管、肾脏畸形等；嵌合体患者的临床表现较轻，与嵌合细胞株所占比例有关。根据典型的临床表现进

行染色体核型分析即可确诊。

国外的诊治指南中指出，若女性的身高小于正常生长曲线的第 3 百分位或低于正常值 2SD，同时有可疑的 TS 体征，即使小于 2 岁，也应做染色体核型分析；若身高低于正常 2. 5SD，不管有无 TS 的体征均应进行染色体核型分析，从而进行确诊。对于治疗，一般主要是应用生长激素（GH），GH 可以促进 TS 生长，提高最终身高，早期诊断治疗的患儿身高甚至可达到正常范围。

三、糖皮质激素与代谢性骨病

糖皮质激素生理剂量有益于成骨细胞，能促进骨胶原的合成，并抑制前列腺素的合成。但超过生理剂量或长期治疗将对骨以及小肠产生不利影响。1932 年 Cushing 等在报道 Cushing 综合征时就对糖皮质激素（GC）所致的骨质疏松症（GC－OP）有了详细的描述。超过生理剂量的 GC 将引起骨骼 4 方面症状：骨生长抑制、骨折延迟愈合、骨坏死、GC－OP。

1. GC 对骨形成的影响　GC 可明显抑制骨形成，在人和鼠成骨细胞表面存在 GC 受体（GR），GC 正是通过与其特异性受体结合而抑制成骨细胞功能，减少新生骨形成。此机制包括：①抑制成骨细胞复制；②减少成骨细胞生成；③诱导成骨细胞死亡或凋亡。此外，GC 还能直接作用于骨基质，使 I 型骨胶原和骨钙素基因表达减少、蛋白质合成受抑。与此同时，成骨细胞和软骨细胞表面胶原酶 3mRNA 含量增加，后者可使 I 型骨胶原和 Ⅱ 型骨胶原迅速降解，骨基质减少。

2. GC 对骨吸收的影响　以往推测，GC 通过促进受体介导的破骨细胞凋亡而抑制骨吸收。然而，Diamond 等对人类骨组织形态学研究发现，GC 对破骨细胞很可能具有双重调节作用，即在用药初期抑制破骨细胞合成，而长期使用则又显著促进该类细胞的生成，使骨吸收增强。

3. GC 对骨代谢的间接影响

（1）GC 对钙的影像：皮质类固醇引起的钙吸收机制仍存在不同看法。一种看法认为皮质类固醇可妨碍维生素 D 肝内转化为 25－（OH）维生素 D_3。大剂量皮质类固醇可引起维生素 D 代谢紊乱，肠黏膜功能降低。钙在肠道细胞中运转发生障碍。1α－羟化酶是肾内将 25－（OH）维生素 D_3 转化为 1，25－$(OH)_2$ 维生素 D_3 的必需酶，GC 对 1α－羟化酶具有抑制作用，从而降低作为促进肠道钙吸收的唯一激素 1，25－$(OH)_2$ 维生素 D_3 的水平导致肠钙吸收的减少，而使肾小管原钙排出量增多。

（2）对甲状旁腺激素的影响：长期使用 GC 的患者，可引起血甲状旁腺激素（PTH）轻度增加。体外甲状旁腺组织细胞培养结果显示，GC 能直接刺激 PTH 分泌。另外，肠吸收钙离子减少及高尿钙也能间接导致 PTH 升高。有报道，PTH 可减缓 GC 对成骨细胞的抑制，对维持正常骨量及促进骨形成具有一定积极作用。

（3）GC 对下丘脑、垂体、性腺轴的影响：GC 可通过以下机制影响下丘脑、垂体、性腺轴：①减少促性腺激素释放激素（GnRH）分泌。②降低男女患者黄体生成素（LH）对 LH 释放激素（LHRH）的反应性。③使卵巢或睾丸性激素结合位点减少。④抑制外周组织产生雌（雄）激素。鉴于性激素在骨质代谢中发挥重要作用，故认为 GC 通过性激素间接导致骨病发生。

（4）GC 还对前列腺素 E_2、肝细胞生长因子、破骨细胞分化因子与破骨细胞生成抑制因子骨整联蛋白及胰岛素样生长因子产生影响。

总之，GC 不是通过某一方面的单一因素诱发骨质疏松的，可能通过影响钙离子的代谢、内分泌系统、各种骨组织、细胞功能及细胞因子活性等多方面的途径导致骨量丢失的。

（赵 璐）

第四节 遗传性及体质性代谢性骨病

一、成骨不全

成骨不全是一种间充质组织发育不全的先天性骨骼发育障碍疾病，主要表现为：骨质脆弱、蓝巩膜、耳聋、关节松弛。本病病因不明，为先天性发育障碍，主要是由于组成Ⅰ型胶原的 α_1 或 α_2 前胶原链的基因的突变，导致Ⅰ型胶原合成障碍。本病以骨骼发育不良、骨质疏松、脆性增加及畸形、蓝巩膜及听力丧失为特征。

本病无特殊治疗，主要是预防骨折，要严格保护患儿，一直到骨折趋减为止，但又要防止长期卧床的并发症。对骨折的治疗同正常人。在矫正畸形方面，近年来有人将畸形的长骨多处截断，穿以长的髓内针，纠正对线，并留在骨内以防止再骨折。对失听患者可做镫骨切除。脊柱侧凸畸形可用支架保护。若脊柱侧弯超过60°时，应矫正后做脊柱融合术。对老年妇女可应用雌激素以减少严重的骨质疏松。

二、石骨症

石骨症属于常染色体遗传疾病，属全身性疾病。主要病理基础是成骨过程中软骨基质持续钙化，破骨细胞对其不能正常溶解和吸收，以致骨组织不能改建，钙化的软骨细胞堆积，骨质变得致密而硬脆，骨脆性增加，易致骨折。

恶性石骨症，在婴幼儿时期发病，进展快，病死率高，较少存活。中间型石骨症见于成人，表现为：颅骨硬化增生，颅底各孔变小；骨髓腔缩小或消失；体格、智力发育落后及明显营养不良；易患感染。

一般仅给予对症平衡疗法，包括低钙饮食、应用甲状旁腺素及螯合物等。如果儿童石骨症合并股骨干骨折后，在治疗上做到骨折解剖对位或功能复位及内外固定治疗，一般 2 ~ 3 个月骨折可愈合。

三、变形性骨病

变形性骨炎是仅次于骨质疏松的第二常见骨病，为一种原因未明的慢性代谢性骨病。本病以中老年多见，多数患者起病时有背痛及股骨、颅骨或胫腓骨疼痛，顽固而强烈的头痛和颅骨压痛与颅骨损害、颅底陷入或颅高压有关。并发症主要有骨折、腰腿痛、关节病变、心血管异常、耳聋、眼和皮肤病变及高尿酸血症等。

轻型患者如无症状，不需治疗或仅做对症处理。出现疼痛剧烈并明确诊断者，心功能衰竭或心排出量明显增高，高钙血症或反复肾结石发作者需要治疗。可以给予降钙素、二磷酸盐、普卡霉素、氟化钠、钙剂、维生素 D、氢氧化铝、胰高血糖素、放射菌素 D 和吲哚美辛

（消炎痛）等。多发性骨折需长期固定。颅底陷入症可开颅减压。交通性脑积水可行脑室－颈静脉分流术，椎板减压和椎孔成形术。

四、多发性骨纤维发育不良

多发性骨纤维发育不良是一种病因未完全阐明的骨生长发育性病变，临床以骨骼损害、性早熟和皮肤色素沉着为本病主征的疾病。有些患者还存在内分泌或非内分泌的异常：甲状腺异常、皮质醇增多症、高磷酸尿和低磷血症、佝偻病或骨质软化、肝脏的异常及心脏的异常。X 线检查可见囊状改变、毛玻璃改变、丝瓜筋状改变及虫蚀状改变。

多发性骨纤维发育不良有自限倾向，以下的措施可改善一些临床症状：骨损害者可给予降钙素、二磷酸盐制剂。骨畸形者可行截骨矫形术。若病变迅速增长，要警惕恶变为骨纤维肉瘤，其次是骨肉瘤。性早熟患者可给予羟孕酮（MPV）、醋酸甲地孕酮、甲羟孕酮、酮康唑、睾酮内酯、他莫昔芬等药物。

五、磷酸酶症

1. 高磷酸酶症　高磷酸酶症是少见的一种常染色体隐性遗传病，患者血清中碱性磷酸的同工酶明显增高，发生大量不成熟的新生骨样组织堆积，骨骼畸形，质脆易折。骨疼为最常见的症状，四肢骨骼畸形，如 X 形腿或 O 形腿，患者行走困难、跛行。X 线显示长骨骨膜下骨样组织增生，骨干骨质疏松，皮质和髓质腔界限不清可见散在脱钙区呈不规则蜂窝状。

主要对症治疗：止痛、合并骨折时制动患肢、健侧肢体的运动、患肢适当的功能锻炼防止骨骼脱钙。

2. 低磷酸酶症　低磷酸酶症是一种病因不完全清楚的少见遗传性疾病，主要是血液、骨骼和其他组织中的碱性磷酸酶活性低下或消失，骨化不全，易骨折和尿液中磷酰乙醇氨排出量增加。可能原因为软骨基质和骨样组织性能不佳，碱性磷酸酶的形成减少，钙盐不能正常地沉着。

高磷酸盐剂持续治疗可使血磷轻度升高，增加尿焦磷酸盐的排泄。对高钙血症可给予低钙饮食或加用可的松治疗。骨骼畸形严重和颅缝早期愈合的病例可考虑外科手术治疗。

（赵　璐）

第二十二章　其他代谢性疾病

第一节　高氨基酸尿症与苯丙酮尿症

一、高氨基酸尿症

氨基酸是组织蛋白的主要成分，在人体20余种氨基酸中，据其能否自身合成，将其分为必需氨基酸和非必需氨基酸两大类，前者为异亮氨酸、亮氨酸、赖氨酸、蛋氨酸、苯丙氨酸、苏氨酸、色氨酸和缬氨酸。氨基酸源有内源性和外源性，后者通过摄入食物中获取，前者部分在体内（主要在肝脏）合成，另一部分则由组织蛋白分解而来。正常尿中出现微量氨基酸属正常现象，约相当于尿中总氮排出量的2%～3%。经肾小球滤过的氨基酸约不足5%不能由近曲肾小管重吸收而随尿排出。高氨基酸尿症（hyperaminoaciduria）的发病机制大致有以下几种：①肾前性氨基酸尿：由于某个或某些氨基酸代谢有关的基因发生突变，引起某些环节代谢酶的活性发生缺陷或完全丧失，阻断代谢过程所致。血中某个氨基酸浓度过高，其滤过的浓度超过肾小管重吸收能力；②竞争性氨基酸尿：某一种氨基酸浓度升高，与其他氨基酸竞争同一载体，进而导致多种氨基酸尿；③转运载体的改变：由于肾脏氨基酸载体功能异常而不能有效转运；④基质转移的抑制，系指能量与转运载体的耦联发生障碍。后三者属肾性氨基酸尿。

氨基酸尿症可分为遗传性和获得性两大类，此两类疾病均较罕见。其中较为多见的苯丙酮尿症的发病率为1/10 000～1/17 000，高胱氨基酸尿症的发病率为1/200 000～1/300 000等。

（一）临床表现

氨基酸代谢病的临床表现因类型不同而有异。轻症者可无症状。年幼起病者多数有消化系统和神经系统症状，如：拒食、呕吐、嗜睡、抽搐或惊厥等，稍年长者常可出现大脑发育障碍、智力减退、痴呆等。重症者出生后可迅速死亡。

有些代谢障碍可有较特征性的表现，此有助于诊断，如枫糖尿症患者的尿中有焦糖样气味；尿黑酸尿症患者的尿液在空气中放置片刻即转变成棕黑色；白化病患者的头发及皮肤因黑色素合成障碍而致白色等。

尿液中可检出某种氨基酸或代谢中间产物排泄增多：由于氨基酸代谢某些代谢环节障碍致代谢链阻断，引起该环节的前一中间代谢产物浓度显著增高，遂致其血浓度上升及尿液中排泄量增加。此种异常可由实验室检查测得。如苯丙酮尿症，其苯丙氨酸羟化酶活性因基因异常而致缺如或明显减少，从而使苯丙氨酸分解代谢受阻，遂致高苯丙氨酸血症及苯丙酮尿。

（二）诊断与治疗

氨基酸代谢病的诊断，一般据其临床表现做出拟诊，再需实验室检查方可得以诊断。由于检测尿中和血中有关氨基酸及特有的中间代谢产物多需特殊设备和要求，故确诊常有一定困难。检测组织细胞（如肝细胞、红细胞及白细胞等）内的有关氨基酸代谢酶的活性则可确诊。至于病因诊断则需应用基因克隆技术。

部分氨基酸代谢病应争取在胎儿期或出生后通过筛选尽早获得诊断，以便早期接受合理治疗，防止其发展。

（三）治疗

遗传性氨基酸代谢病目前尚缺乏有效的病因治疗。所能推荐的临床治疗多仅限于对症处理及通过调整饮食中蛋白质含量、限制摄取与相关酶缺陷有关的氨基酸，以期缓解病情，改善症状。常见的并发症有：酮症酸中毒、低血糖症、辅酶缺乏（维生素 B_6、B_{12}等）症等。

二、苯丙酮尿症

苯丙酮尿症（phenylketonuria，PKU）是高氨基酸尿症中最为常发者，在该类疾病中具有一定代表性。

（一）概述

苯丙酮尿症是高苯丙氨酸血症（hyperphenylalaninemia，HPA）中的一种最常见类型。高苯丙氨酸血症为常染色体隐性遗传病，其生化缺陷为苯丙氨酸羟化酶（PAH）缺陷或苯丙氨酸羟化酶的辅酶四氢生物蝶呤（BH4）缺陷。高苯丙氨酸血症大致可分为7种类型，计有：①Ⅰ型：又称经典的苯丙酮尿症（classic phenylketonuria），约占该组的70%～90%；②Ⅱ型：又称良性或轻型HPA，血中苯丙氨酸浓度轻度升高，一过性苯丙酮尿，一般无需治疗；③Ⅲ型：一过性HPA，见于新生儿，长大后多自行恢复正常；④Ⅳ型：因二氢蝶啶还原酶（DHPR）缺陷引起四氢生物蝶呤（苯丙氨酸羟化酶辅酶）合成不足所致；⑤Ⅴ型：因鸟苷三磷酸环水解酶的遗传性缺陷引起四氢生物蝶呤合成不足所致；⑥Ⅵ型：因6－丙酮酰四氢生物蝶呤合成酶的遗传性缺陷引起四氢生物蝶呤合成不足；⑦Ⅶ型：又称母源性苯丙酮尿。苯丙氨酸的代谢及相关酶见图22－1。

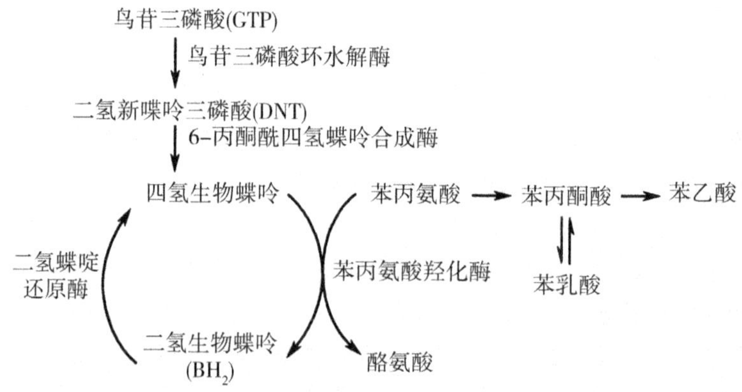

图22－1　苯丙氨酸的代谢及其相关酶

苯丙酮尿虽较罕见，但却是氨基酸代谢疾病中最常见的，在我国亦并不太少见。1985年我国北方和华东地区新生儿筛查19万多例的发病率为1/16 500，1981—1988年上海市筛查新生儿35万多例，发病率为1/17 000。

（二）临床表现与诊断

各型高苯丙氨酸血症患儿出生时均表现正常，多于数周后逐渐出现症状，后逐渐加重，苯丙酮尿症大多于1~6岁时出现症状，诸如智力发育迟滞、烦躁、易激动、共济失调、皮肤和毛发色素减退、锥体及锥体外系功能障碍等。尿液中有特异性霉臭气味。约80%可见脑电图异常，但无特异性。血苯丙氨酸浓度多大于1 200μmol/L，而血酪氨酸浓度则正常或稍低。其他实验室检查有：①Gutherie枯草杆菌抑制法：此为常用的半定量筛选法，血中苯丙氨酸浓度大于240μmol/L呈阳性反应，此法虽有少数假阴性，但假阳性较少，极少漏诊，是一筛查苯丙酮尿症的简便、灵敏、价廉的方法；②色谱法：在Gutherie枯草杆菌抑制法获阳性的基础上，再以此法精确定量；③苯丙氨酸负荷试验：此法用于判断是否需要治疗及继续治疗，每日服用苯丙氨酸180mg/kg，连续3日，继之测定血中苯丙氨酸浓度，血浓度大于600μmol/L，提示代谢异常，需接受治疗；④其他：包括尿中新蝶呤和生物蝶呤测定、酶学测定、应用基因克隆技术检查PAH基因特性及其突变。由于我国新生儿筛查率的提高，由筛查发现的患儿较以往增加，故临床表型中轻型患者增加。早期进行病因鉴别，区分PAH缺乏症或BH4缺乏症有助于针对性治疗及改善预后。应在治疗前留取血尿测定尿蝶呤谱和DHPR酶活性测定，必要时进行BH4负荷试验。

诊断程序大致为：阳性家族史、新生儿筛查→主要临床表现（如智能落后、色素减少）→实验室检查。

有家族史的夫妇应采用DNA分析或检测羊水中蝶呤等方法对其胎儿进行产前诊断。

（三）治疗

苯丙酮尿症治疗，尤其是苯丙氨酸羟化酶缺陷的患儿，目前主要仍为饮食治疗，降低苯丙氨酸摄入量，以维持血浓度大致正常。

如果患儿能够在出生后3周内获得明确诊断并开始饮食治疗，则可避免各种症状如智力发育迟滞的出现。饮食调整的原则是长期坚持低苯丙氨酸饮食，其量仅能满足机体对其每日需要量即可。食物的成分与配制中，以碳水化合物为主，减少总蛋白质量，有条件者可进食不合或少含苯丙氨酸的氨基酸混合液。苯丙氨酸的摄入量视年龄增长应有所增加，以适应机体生长发育之需。应定期监测血浆苯丙氨酸浓度，宜控制在120~360μmol/L（2~6mg/dL）。因苯丙氨酸羟化酶缺乏，苯丙氨酸向酪氨酸转化受阻，对患儿来说，酪氨酸成为必需氨基酸，故饮食中除限制苯丙氨酸外，还宜添加酪氨酸。

四氢生物蝶呤缺乏影响多巴胺、5-羟色胺的合成，这些神经递质的缺乏可导致神经症状，故苯丙氨酸羟化酶的辅酶四氢生物蝶呤缺乏的患儿出生后应补充四氢生物蝶呤、5-羟色胺、左旋多巴。对于BH4缺乏症患儿，在给予BH4等治疗后，患儿发育和脑白质病变改善，与临床症状的改善相一致，尤其是3个月内及时治疗的患儿，与健康儿童在智力发育上无显著差别。因此，药物治疗BH4缺乏症是目前比较有效和安全的治疗方法。血泌乳素水平可作为左旋多巴剂量的监测指标。

从出生后即明确诊断并正确治疗的患有苯丙酮尿症的育龄期妇女有可能怀孕，如在孕前及整个孕期都能坚持饮食治疗，则后代出现遗传缺陷的机会较小。

PKU 治疗进展包括：苯丙氨酸氨裂解酶、PAH 酶替代疗法等仍在试验阶段。

（赵　璐）

第二节　血色病

铁负荷过多又称铁过载（iron overload）是由于铁供给和铁吸收超过了机体的需要，而引起体内总铁量过多，沉积于人体一些器官和组织的实质细胞，导致组织损伤，引起纤维化及脏器功能损害。按其发病原因不同，分原发性和继发性铁过载。血色病（hemochromatosis）又称遗传性血色病，是由于相关基因突变，而导致原发性铁负荷过多。90% 以上病例由于第 6 号染色体血色病基因（HFE 基因）突变所致，又称 HFE 相关血色病，为经典型血色病。少数涉及铁幼素（hemojuvelin，HJV）基因突变（常染色体隐性遗传）、Hepcidin（HAMP）基因突变（常染色体隐性遗传）、膜铁转运蛋白（Ferroportin，SLC40A1）基因突变（常染色体显性遗传）及运铁蛋白受体 2（transferrin receptor2，TFR2）基因突变（常染色体隐性遗传），统称非 HFE 相关血色病。

遗传性血色病是一种罕见的铁代谢异常疾病，但在高加索人种群体中发病率很高，平均每 300 人就有 1 例患者，在我国则甚罕见，2004 年北京协和医院共收集国内病例报告仅 80 例（13 年内）。

一、病因与发病机制

HFE 相关血色病为常染色体隐性遗传性疾病。HFE 基因位于 6p21.3 的 HLA 区域。HFE 基因有三种误义突变，其中最常见的是 C282Y（第 282 位的半胱氨酸→酪氨酸），少见的为 H63D（第 63 位的组氨酸→天冬氨酸）及 S65C（第 65 位的丝氨酸→半胱氨酸）。85% 左右的血色病是由 C282Y 引起。所有不同类型的血色病其共同发病机制都和 hepcidin 有关。Hepcidin 基因突变导致有功能的 hepcidin 蛋白产生减少；铁幼素、HFE、TFR2 可上调肝细胞 hepcidin 的表达，调控上述蛋白的基因突变可使产生 hepcidin 的信号系统失活；编码膜铁转运蛋白的基因发生突变可使 hepcidin 的调节发生障碍。最终都可导致 hepcidin 水平降低，从而使十二指肠铁吸收和巨噬细胞铁释放失控，引起体内铁超载。由于 hepcidin 缺乏，从而使小肠过量吸收铁，血色病患者肠黏膜吸收铁可达 4mg/d 以上，以致长年累月，使体内积聚铁量达 20～40g，沉积在肝、胰实质细胞的铁量增加了 50～100 倍，沉积在心肌的铁量超过了 5～25 倍。细胞内铁负荷增加，不能完全以铁蛋白形式贮存导致铁的释放，从储存部位释放的铁和过氧化氢作用，形成高铁性氧物质，促使自由基增加，引起细胞内细胞器膜、溶酶体、线粒体、蛋白质和核酸的氧化性损伤，溶酶体膜损伤，释放各种溶解酶损伤细胞，且过多的铁还能刺激胶原的合成。但患者体内铁的运输和利用均未见有明显异常。

二、临床表现

遗传性血色病只有纯合子型才会呈现血色病症状，并且体内铁负荷过多常需要很长时间才能影响器官功能，故常在 40～60 岁间始出现症状。虽然男女患病率无差别，但有症状的男性比女性多5～10倍，其原因主要因妇女月经和分娩失血延缓了症状的出现时间。临床上的典型表现有：

1. 色素沉着　皮肤色素沉着常为首见症状，约90%患者在确诊时有皮肤色素沉着，呈暗灰色或青铜色，一般是全身性，在暴露处或瘢痕和外阴部位特别显著，10%～15%病例有口腔黏膜色素沉着。皮肤色素沉着主要是黑色素增多和含铁血黄素沉着所致。

2. 肝脾大和肝硬化　肝最先累及，95%患者有肝大，肝质地较硬，但常无症状，多数无肝功能减退。50%患者有脾大。过多的铁沉积在门静脉周围，发生小叶周围纤维化，继之形成小结节性肝硬化，后期也可形成大结节性肝硬化。到后期才出现肝功能损害表现，但门静脉高压和腹水均比其他肝硬化少见。发生肝硬化的患者中30%并发肝癌。

3. 糖尿病　约65%的患者有糖尿病，有时可为首见症状，常是胰岛素依赖型，少数呈胰岛素抵抗。过多的铁沉积在胰腺，发生纤维化，选择性累及胰岛B细胞使胰岛丧失。但糖尿病的严重度和铁负荷的严重度可不成比例，其血浆胰岛素测定可不降低，故其发病机制还有待进一步研究。

4. 心脏病变　约15%患者有心脏病变，主要表现为心律不齐，呈室性期前收缩、阵发性心动过速、心房颤动和房室阻滞。X线胸片心脏呈弥漫性扩大。严重者可发生心力衰竭。临床表现酷似充血性心肌病。

5. 其他表现　约25%～50%病例有关节病变，由于关节滑膜层周围铁沉着及软骨钙化，引起关节疼痛和畸形。常以第二、三掌指关节最先累及，以后发展到四肢大关节。内分泌腺的铁质沉着也可影响内分泌腺的功能，导致功能减退。性功能减退甚至丧失，阴毛、腋毛稀少，男性睾丸萎缩。

三、辅助检查

血清铁浓度升高，常>32μmol/L（180μg/dL），而总铁结合力正常或偏低，转铁蛋白饱和度显著升高，常超过62%。血清铁蛋白浓度显著增高，常>500μg/L，甚至>1 000μg/L。骨髓铁染色含铁血黄素颗粒增多。祛铁胺试验：肌肉注射铁螯合剂祛铁胺10mg/kg后，正常人24h内排出的铁在2mg以下，本病患者常超过10mg。计算机体层摄影（CT）可发现肝密度增加，间接反映肝铁含量增多。磁共振成像（MRI）T_1、T_2加权成像上均显示均匀分布低信号，肝脏信号强度较临近肌肉的信号强度降低，MRIT_2值用于监测肝脏和心脏铁浓度具有准确、重复性好的优点。采用超导量子干涉仪（SQUID）测定肝铁浓度是目前最准确的非侵入性方法。组织相容性抗原（HLA）型别检测仅限于血色病家族有意义，有助于确定遗传性血色病的纯合子或杂合子，HLA基因型与先证者一致的同胞兄妹可诊断为本病纯合子，且在患者家族中可早期发现患者，有71%患者拥有与HFE基因相连锁的HLA-A3，普通人群拥有者为28%。

四、诊断与鉴别诊断

根据上述典型临床表现可疑及本病，血清铁浓度、转铁蛋白饱和度、血清铁蛋白、红细胞内碱性铁蛋白等测定均有助于诊断。肝活组织检查检测肝铁浓度，皮肤活检见黑色素和含铁血黄素颗粒增多，祛铁胺试验及基因诊断（C282Y纯合子及C282Y/H63D双重杂合子）有助于确诊。所谓肝铁指数（hepatic iron index）=［（μmol铁/g肝干重量）÷年龄

(年)]，对鉴别纯合子与杂合子、酒精性肝病也有一定意义。正常肝铁指数在1.0左右，血色病纯合子大于1.9，杂合子与酒精性肝病均小于1.8。由于基因诊断的推广，肝活检及肝铁指数的重要性已日益下降，因为基因诊断确诊的血色病，50%以上肝铁指数<1.9。

本病主要应和继发性铁负荷过多相鉴别。后者主要见于那些铁利用障碍或伴有红细胞无效生成引起的贫血，因反复输血导致体内铁负荷过多，如重型β珠蛋白生成障碍性贫血、铁粒幼细胞贫血等。某些造血衰竭所致贫血如慢性再生障碍性贫血、纯红细胞再生障碍性贫血及骨髓增生异常综合征等，因反复多次输血也可引起。每输入100mL血液含铁约40～50mg，当输入的铁量超过了巨噬细胞贮铁能力，就会沉积在实质脏器，一般输血量均在10 000mL以上。此外，迟发性皮肤型血卟啉病、酒精性肝病、遗传性转铁蛋白缺乏症等，也能导致体内铁负荷过多。其鉴别方法可通过详细分析病史、家族史、家族成员测定血清铁及转铁蛋白饱和度，以及HLA抗原型别检测。血色病应和酒精性肝病相鉴别，因为后者肝也有过多铁沉积，血清铁和血清铁蛋白也都增高。通常酒精性肝病的肝铁沉积量较少，主要局限于库普弗细胞和肝细胞，而肝功能异常却比血色病明显，血清铁蛋白虽明显升高，但红细胞内碱性铁蛋白升高不明显，有助于鉴别。

五、治疗

本病的早期治疗可防止肝硬化的发生，使预后大为改观，因此家族中应进行铁代谢和HFE基因的检查，以早期发现患者。患者应避免酗酒，减少铁的摄入。

针对血色病的治疗常用两种方法：静脉放血和铁螯合剂的治疗。血色病治疗的首选方法是间隙放血。开始每周静脉放血一次，每次400mL（含铁200mg），待铁参数恢复正常后，可每3个月放血一次作为维持治疗，须终身维持。应用铁螯合剂清除铁的作用比放血慢，但对有贫血和严重低蛋白血症，不宜放血者，可采用这种疗法。常用祛铁胺可皮下或静脉注射，因血浆半衰期仅20min，因此需要长时间持续输注才能发挥其作用。标准方案是40mg/(kg·d）皮下或静脉输注8～12h，1周应用5～6d。具体方法：每瓶祛铁胺500mg，用3mL生理盐水溶解后，加入250mL 5%葡萄糖注射液中混匀，缓慢静脉滴注；或用生理盐水5mL溶解后置于输液泵，在腹部脐周皮下注射。同时给予大量维生素C 100～1 000mg/d口服可增加排铁效果，但维生素C可增加铁的毒性作用，有心脏问题的老年人不宜应用。祛铁胺应用后局部可有刺激作用，对眼、耳、肺及神经系统有毒性，并可使生长停滞及中性粒细胞和血小板减少。剂量及疗程可用血清铁蛋白测定值来决定，当血清铁蛋白小于300ug/L即可停药。也可与静脉放血同时应用。口服铁螯合剂有：祛铁酮75mg/（kg/d），因可引起粒细胞缺乏而被限制使用；地拉罗司（deferasirox）比较安全，20mg/（kg·d），每天服用一次。

六、预后

血色病如已采用放血治疗，有肝硬化者10年生存率72%，无肝硬化者可达82%。凡已发生肝硬化、肝功能不全、糖尿病或心力衰竭者，预后较差，如采用放血治疗者中位生存期63个月，不用放血治疗者仅18个月。主要死亡原因：死于心力衰竭30%，门静脉高压和肝衰竭25%～30%，肝癌30%。

（赵　璐）

第三节 黏多糖病

一、概述

黏多糖是由氨基己糖和己糖醛酸共同组成的长链分子聚合物，主要在结缔组织内合成。黏多糖病是一组先天性黏多糖代谢障碍性疾病，其相关的降解酶先天性缺陷可致体内黏多糖贮积，故此类疾病又称黏多糖贮积病（mucopolysaccharidosis，MPS）。人体黏多糖有多种，主要有硫酸类肝素、硫酸皮肤素和硫酸角质素等。黏多糖病为单基因遗传性疾病，以体内贮积和尿中排出酸性黏多糖为特征，酸性黏多糖即氨基葡聚糖（glycosaminoglycans，GAG）。由于各种成分在体内分布的不同，以及各种类型黏多糖病缺乏不同种类的酶，黏多糖病在临床上表现亦各异。目前，临床上将黏多糖增多症分为6种类型，其中MPSⅠ型分为3种亚型，以往的MPSⅤ型现已证实为MPSⅠ-S型（表22-1）。

表22-1 黏多糖病（MPS贮积病Ⅰ~Ⅶ）

缩写	名称	酶缺乏	主要贮积物	尿GAGs	临床表现
MPS Ⅰ-H	Hurler	α-L-艾杜糖醛酸酶	DS±HS	↑5~25X DS>HS	6~12月发病，脸面粗糙，流涕，呼吸有鼻音，角膜混浊，心脏病，内脏增大，侏儒，多形性骨发育不全，1岁后进行性智力迟钝，5~10岁死亡
MPS Ⅰ-S（以前称MPS Ⅴ）	Scheie	α-L-艾杜糖醛酸酶	DS±HS	↑5~25X DS>HS	5~15岁发病，角膜混浊，关节僵硬，爪状手，膝外翻，多形性骨发育不全，主动脉瓣疾病；身高、智力正常，生存期长
MPS Ⅰ-H/S	Hurler-Scheie	α-L-艾杜糖醛酸酶	DS±HS	↑5~25X DS>HS	2~4岁发病，具有MPSⅠ-H的所有表现但较劲，缓慢进展，可存活到20多岁
MPS Ⅱ重型	Hunter重型	L-硫基艾杜糖醛酸硫酸酶	DS±HS	↑5~25X DS=HS	2~4岁发病，角膜透明，耳聋，具有MPS Ⅰ-H的全部其他表现，但较轻，进行性智力迟钝，10~15岁死亡
MPS Ⅱ轻型	Hunter轻型	L-硫基艾杜糖醛酸硫酸酶	DS±HS	↑5~25X DS=HS	10岁前起病，个子矮，角膜透明，关节僵硬，多形性骨发育不全，内脏增大，心脏病，神经受压，智力接近正常，根据心脏受累情况，可存活至30~60岁
MPS ⅢA	Sanfilippo A型	硫酸肝素磺酰胺酶	HS	↑5~20X 85% HS	2~6岁起病，头大，身高正常，轻度Hurler样面容，多形性骨发育不全，肝大均较轻；智力迟钝迅速进展且严重；青春期末死亡

续 表

缩写	名称	酶缺乏	主要贮积物	尿 GAGS	临床表现
MPS ⅢB	Sanfilippo B 型	N－乙酰－α－D 氨基葡萄糖酶	HS	↑5～20X 85% HS	临床上无法与 MPS ⅢA 型鉴别
MPS ⅢC	Sanfilippo C 型	乙酰辅酶 A；α－氨基葡萄糖 N－乙酰转移酶	HS	↑5～20X 85% HS	临床上无法与 MPS ⅢA 型鉴别
MPS ⅢD	Sanfilippo D 型	N－乙酰－α－D 氨基葡萄糖－6－硫酸酯酶	HS	↑5～20X 85% HS	临床上无法与 MPS ⅢA 型鉴别
MPS ⅣA	Morquio，经典型	N－乙酰氨基半乳糖厂－硫酸酯酶（半乳糖 6－硫酸酯酶）	KS＋Ch6－S	↑3～5X KS＋CHS	特征性面容，短躯干侏儒，胸廓畸形，角膜混浊，听力减退，主动脉瓣病变，颈软，脊髓横断；智力正常；常在 30 岁前死于心肺疾病
MPS ⅣB	Morquio 样综合型	β－半乳糖	KS＋Ch4－S	↑2～5X KS ＝ Ch－S	身材矮小，角膜混浊，轻度多形性骨发育不全，而下部前突，胸部隆起，髋部畸形，智力正常
MPS Ⅵ	Maroteaux－Lamy，重度	N－乙酰氨基半乳糖－4－硫酸酯酶（芳香硫酸酯酶 B）	DS Ch4－S	↑2～5X KS＝Ch－S	2～4 岁起病，4 岁后生长进行性缓慢，关节僵硬，角膜混浊；主动脉瓣病变，严重髋部畸形，多形性骨发育不全，明显的白细胞包涵物，智力正常，死于 30 岁前
	Maroteaux－Lamy，轻度	N－乙酰氨基半乳糖－4－硫酸酯酶（芳香硫酸酯酶 B）	DS＋Ch4－S	↑4～20 70%～90DS	5～7 岁起病，身材矮小，骨改变严重尤其是髋部；神经受压，角膜混浊，主动脉瓣病变，智力正常，存活时间长；难与 MPS Ⅰ－S 型鉴别
MPS Ⅶ	Sly	β－葡萄糖醛酸酶	HS，DS Ch－S	↑6～8X HS，DS，Ch4/6－S	1～2 岁发病，轻至中度样面容，多形性骨发育不全，胸部隆起，内脏增大，心脏杂音，身材矮小，中等智力迟钝，婴儿期后呈慢性进行性进展；明显的粒细胞内包涵物；轻型存活，严重的伴有新生儿腹水者，在 2 岁以内死亡

注：DS：硫酸皮肤素；HS：硫酸类肝素；Ch－S：硫酸软骨素（Ch4－S：4－硫酸软骨素；Ch6－S：6－硫酸软骨素）；KS：硫酸角质素。

二、诊断

本组疾病诊断主要依据临床表现、尿中 GAG 类型、遗传阳性家族史、相关酶活性检测以及基因诊断。除 MPS Ⅱ 为 X 连锁遗传外，其他各型 MPS 均为常染色体隐性遗传。采用白细胞或培养的皮肤成纤维细胞行酶活性测定；DNA 分析黏多糖代谢的各种酶的编码基因突变类型可确诊本病及分型。产前诊断已引起关注，方法有：①羊水黏多糖电泳分析，黏多糖总量测定；②测定培养的羊水细胞的特异性相关酶的活性等；③羊水细胞 cDNA 基因分析。

三、治疗

尚无有效的特异性治疗方法。早期诊断并进行骨髓移植，其异常的生化指标可得以改善及纠正，但已受累及的智力发育则无明显改善。目前多种类型的 MPS 也在尝试酶替代治疗。重组 α－L－艾杜糖醛酸酶 Laronidase（Aldurazyme）主要用于治疗Ⅰ型黏多糖贮积病；galsulfase（Naglazyme）为重组人芳香硫酸酯酶 B，用于治疗Ⅵ型黏多糖贮积病；Elaprase（idursulfase）用于治疗 MPSⅡ型。

矫形手术、关节置换、脑室腹膜分流等手术用于 MPS 的对症治疗。随着轻症患者的及时诊断和酶替代治疗等手段的使用，存活至成年的患者较以往增多。应重视气道损害的处理和有助于改善关节功能的康复治疗。MPSⅠ，Ⅱ以及Ⅵ型患者均应注意监测有无颈髓型脊髓病。

（赵　璐）

第四节　果糖不耐受症

果糖为水果、蔬菜、蜂蜜和蔗糖等正常食物和食品中的组成部分，正常成人每日摄入量约为 50～100g。摄入的果糖在近端小肠处经特定的运载机制迅速被吸收，在肝脏、小肠黏膜和肾小管细胞内进行代谢。代谢生化途径见图 22－2。已知果糖代谢缺陷主要有三个类型：①原发性果糖尿；②遗传性果糖不耐受症（fructose intolerance）；③果糖－1，6－二磷酸酯酶缺乏症。

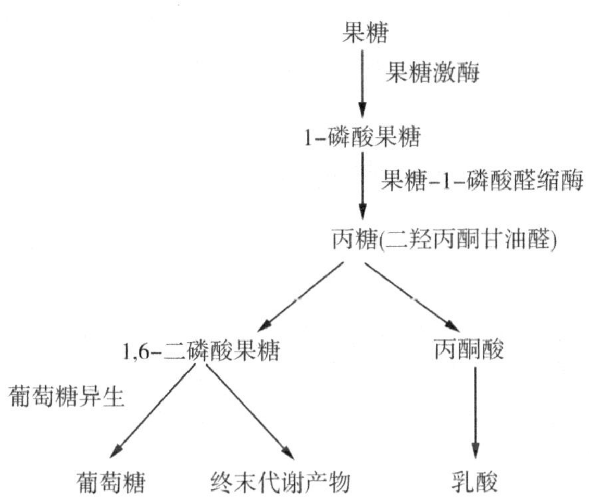

图 22－2　果糖代谢主要途径及相关酶

一、原发性果糖尿

本病属常染色体隐性遗传疾病，系由先天性果糖激酶缺乏所致。发病率约为1/130 000。本病临床上多无症状和体征。仅在常规尿检查中发现，因尿中还原糖试验呈阳性，故易被误诊为糖尿病。

在较大量摄食果糖后，血果糖水平增高，可出现果糖尿。患者无低血糖表现，这是因为患者机体内葡萄糖与乳糖代谢均正常。本病诊断最好应用纸色谱法，口服果糖负荷试验（0.5g/kg）后，血中果糖浓度超过1.1mmol/L，并多有果糖尿，即可诊断。本病预后良好，无须治疗。

二、遗传性果糖不耐受症

本病属常染色体隐性遗传疾病，系果糖-1-磷酸醛缩酶（醛缩酶B）活性先天性缺乏所致，使机体不能使用果糖的一种疾病，其发病率约为1/20 000。患儿症状出现多始于断乳后摄食含果糖或能在体内分解成果糖的蔗糖食品，其主要临床表现为：在进食果糖后20～30min，出现呕吐、恶心及低血糖症状，查血果糖浓度见显著升高，并尿果糖阳性，给予补充葡萄糖后，症状迅即消失。患者若长期食用果糖，则可对肝脏、肾上腺皮质及小肠造成有害损害，乃至引起慢性肝病、肝脾大、肝硬化、腹水及肝衰竭。有些病例可由于手术前后给予果糖或静脉注射山梨醇引起严重肝、肾损伤时才发现。

本病诊断可使用果糖负荷试验，负荷量儿童为$3g/m^2$，成人为0.25g/kg，阳性结果为：明显的低葡萄糖血症、血中果糖浓度明显上升、血清无机磷酸盐浓度下降、血浆胰岛素浓度下降、血镁和尿酸水平上升。此方法可能诱发低血糖，故应用受限。肝脏或肠黏膜活检测定醛缩酶活性可确定本病，测定羊水细胞醛缩酶活性可作产前诊断。

治疗：严格限制饮食中果糖成分，具体为禁食蔗糖、含有果糖成分的水果（如苹果、梨等）及蔬菜（如胡萝卜、西红柿及土豆等）、山梨糖醇（一种糖的代用品）。由于饮食的限制，维生素C的摄入量减少，宜予补充。本病如未及时发现常在新生儿死于低血糖症，及时治疗后预后良好。口服及静注葡萄糖可以治疗低血糖，患者应经常随身携带口服葡萄糖。

三、果糖-1，6-二磷酸酯酶缺乏症

本病系遗传性果糖代谢障碍性疾病，由先天性肝内果糖-1，6-二磷酸酯酶缺乏所致，最终导致肝内葡萄糖异生受阻，致低葡萄糖血症伴乳酸酸中毒。为常染色体隐性遗传病。若不治疗，在婴儿期就可死亡。本病的临床表现为出生后起病、低葡萄糖血症、乳酸酸中毒及肝大等，且注射胰高血糖素不能使血糖升高。本病的诊断除上述临床表现提供线索外，确诊多需肝组织活检，证实其肝内果糖-1，6-二磷酸酯酶缺乏。

治疗原则应坚持终生执行不含果糖的食品和食物。少量多餐以避免诱发低血糖症。

（赵　璐）

第五节 半乳糖血症

一、概述

半乳糖血症（galactosemia）为血半乳糖增高的中毒性临床代谢综合征。半乳糖主要来源于乳糖，后者来源于乳液，经乳糖酶水解后成为半乳糖和葡萄糖，再经肠道吸收入血循环。半乳糖需通过Leloir代谢途径转变为葡萄糖后才能加以利用，其相关酶的缺乏则导致半乳糖代谢障碍。半乳糖代谢中有三种相关酶中的任何一种酶先天性缺陷均可致半乳糖血症：①半乳糖-1-磷酸尿苷酰转移酶（Gal-1-PUT）缺陷：此为经典的半乳糖血症，较为常见；②半乳糖激酶缺陷：较为罕见；③尿苷二磷酸半乳糖-4-表异构酶（UDP-Gal-4-E）缺陷：罕见。半乳糖血症均为常染色体隐性遗传的先天性代谢性疾病。杂合子者，上述半乳糖代谢的三种相关酶活性约为正常人的1/2；而纯合子者酶活性则显著降低。控制上述三酶的基因位点现已弄清，尿苷酰转移酶在第9号染色体短臂，半乳糖激酶在第17号染色体长臂，半乳糖-表异构酶在第1号染色体。

二、分型与临床表现

半乳糖-1-磷酸尿苷酰转移酶的地域变异型甚多，该酶活性受累程度不一，酶蛋白分子在电泳中显示不同的泳行速度，此有助于类型的鉴别。目前已知的变异型有：①Duarte变异型；②黑人变异型；③Indiana变异型；④Rennes变异型；⑤Bern变异型；⑥Chicago变异型；⑦Los Angel变异型等。

半乳糖激酶的变异型较少，有：①Philadelphia变异型；②Urbino变异型；③部分性一过性半乳糖激酶缺陷。尿苷二磷酸半乳糖-4-表异构酶极为罕见。

半乳糖血症的临床表现视病型及病程有较大差异，轻者可无临床症状，最严重者呈暴发型。

（1）急性病程：患儿多数在出生后数天，因哺乳或人工喂养牛乳中含有半乳糖，出现拒乳、呕吐、恶心、腹泻、体重不增加、肝大、黄疸、腹胀、低血糖、蛋白尿等，有上述表现者应考虑有半乳糖血症可能，需要施行有关实验室检查，若能及时检出可采取相应措施，否则可迅速出现白内障及精神发育障碍。

（2）轻型病程：多无急性症状，但随年龄增长逐渐出现发音障碍、白内障、智力障碍及肝硬化等。

（3）其他：如假大脑肿瘤，为一少见表现，此系半乳糖在脑内积蓄，继之转变为半乳糖醇遂致脑水肿及颅内压增高。

（4）女性患儿成年后性腺功能异常多见。

三、诊断

诊断主要据临床症状及相关酶活性测定。新生儿筛查和早期的正确诊断依赖实验室检查。以下检测有助于半乳糖血症的诊断：①血半乳糖浓度测定：正常浓度为110～194μmol/L（应

用半乳糖氧化酶或半乳糖脱氢酶法），患者血浓度升高；②尿半乳糖和半乳糖醇浓度测定：可用酶法测定；③红细胞 1－磷酸半乳糖测定；④半乳糖代谢相关酶测定：此为确诊本病的重要依据；⑤非特异性的生化指标测定：诸如蛋白尿、葡萄糖尿等；⑥基因诊断：耗时较长，可作为辅助诊断方法。新生儿筛查多选用 Beutler 试验（检测血滴纸片的半乳糖－1－磷酸尿酰转移酶活性）和 Paigen 试验（检测血中半乳糖和 1－磷酸半乳糖）。

四、治疗

目前尚无病因治疗，主要治疗限于饮食调整。尽早严格执行不含乳糖的饮食，不进食奶类及奶制品是控制症状及预防疾病发展的首要。国外已有不含乳糖的营养食品出售，国内则尚无成品可供应用，需自行调配。检测不含半乳糖的营养恰当与否，简便的方法是定期检测患者红细胞内的 1－磷酸半乳糖浓度，0～0.12mmol/L 浓度提示为良好状态。

开始控制饮食的时间越早，则患儿的预后越好。由于患儿体内半乳糖代谢酶的缺乏为终生性，故需终生进行饮食控制。不能坚持饮食控制者，可发生不同程度的智力低下、生长障碍及白内障。

（赵　璐）

第二十三章　内分泌系统常见疾病护理

第一节　腺垂体功能减退症

一、概述

腺垂体功能减退症是由于腺垂体激素分泌减少或缺乏所致的复合症群，可以是单种激素减少如生长激素（GH）、催乳素（PRL）缺乏或多种激素如促性腺激素（Gn）、促甲状腺激素（TSH）、促肾上腺皮质激素（ACTH）同时缺乏。腺垂体功能减退症可原发于垂体病变，或继发于下丘脑病变，表现为甲状腺、肾上腺、性腺等功能减退和（或）蝶鞍区占位性病变。临床表现变化较大，容易造成诊断延误，但补充所缺乏的激素治疗后症状可迅速缓解。

二、病因、发病机理

（1）垂体瘤为成人最常见原因，大都属于良性肿瘤。腺瘤可分功能性和非功能性。腺瘤增大可压迫正常垂体组织，引起腺垂体功能减退。颅咽管瘤可压迫邻近神经血管组织，导致生长迟缓、视力减弱、视野缺损、尿崩症等。

（2）下丘脑病变如肿瘤、炎症、浸润性病变（如淋巴瘤、白血病）、肉芽肿（如结节病）等，可直接破坏下丘脑神经分泌细胞，使释放激素分泌减少，从而减少腺垂体分泌各种促靶腺激素、生长激素和催乳素等。

（3）垂体缺血性坏死：妊娠期垂体呈生理性肥大，血供丰富，若围生期因前置胎盘、胎盘早期剥离、胎盘滞留、子宫收缩无力等引起大出血、休克、血栓形成，使腺垂体大部缺血坏死和纤维化，以致腺垂体功能低下，临床称为希恩（Sheehan）综合征。

（4）蝶鞍区手术、放疗和创伤：垂体瘤切除、术后放疗以及乳腺癌作垂体切除治疗等，均可导致垂体损伤。颅骨骨折可损毁垂体柄和垂体门静脉血液供应。鼻咽癌放疗也可损坏下丘脑和垂体，引起垂体功能减退。

（5）感染和炎症：各种感染如病毒、细菌、真菌等引起的脑炎、脑膜炎、流行性出血热、结核等均可引起下丘脑－垂体损伤而导致功能减退。

（6）其他：长期使用糖皮质激素、垂体卒中以及空泡蝶鞍、海绵窦处颈内动脉瘤等均可引起本病。

三、临床表现

据估计，约50%以上腺垂体组织破坏后才有症状，75%破坏时有明显临床表现，破坏达95%可有严重垂体功能减退。最早表现为促性腺激素、生长激素和催乳素缺乏；促甲状腺激素缺乏次之；然后可伴有 ACTH 缺乏。希恩综合征患者多表现为全垂体功能减退，但无占位性病变表现。垂体功能减退主要表现为各靶腺（性腺、甲状腺、肾上腺）功能减退。

（1）性腺功能减退：常最早出现。女性多有产后大出血、休克、昏迷病史，表现为产后无乳、乳房萎缩、月经不再来潮、性欲减退、不育、性交痛等；检查有阴道分泌物减少，外阴、子宫和阴道萎缩，毛发脱落，尤以阴毛、腋毛为甚。成年男子性欲减退、勃起功能障碍，检查睾丸松软缩小，胡须、腋毛和阴毛稀少，无男性气质，皮脂分泌减少，骨质疏松。

（2）甲状腺功能减退：患者怕冷、嗜睡、思维迟钝、精神淡漠，皮肤干燥变粗、苍白、少汗、弹性差。严重者可呈黏液性水肿、食欲减退、便秘、抑郁、精神失常、心率缓慢等。

（3）肾上腺皮质功能减退：患者常有明显疲乏、软弱无力、食欲不振、恶心、呕吐、体重减轻，血压偏低。因黑色素细胞刺激素减少可有皮肤色素减退，面色苍白，乳晕色素浅淡，有别于慢性肾上腺功能减退症。对胰岛素敏感者可有血糖降低，生长激素缺乏可加重低血糖发作。

（4）垂体功能减退性危象（简称垂体危象）：在全垂体功能减退症基础上，各种应激如感染、败血症、腹泻、呕吐、失水、饥饿、寒冷、急性心肌梗死、脑卒中、手术、外伤、麻醉及使用镇静剂、催眠药、降糖药等均可诱发垂体危象。临床表现为：①高热型（体温高于40℃）；②低温型（体温低于30℃）；③低血糖型；④低血压、循环虚脱型；⑤水中毒型；⑥混合型。各种类型可伴有相应的症状，突出表现为循环系统、消化系统和神经精神方面的症状，如高热、循环衰竭、休克、恶心、呕吐、头痛、神志不清、谵妄、抽搐、昏迷等严重垂危状态。

另外，生长激素不足成人一般无特殊症状，儿童可引起侏儒症。垂体内或其附近肿瘤压迫症群除有垂体功能减退外，还伴有占位性病变的体征如视野缺损、眼外肌麻痹、视力减退、头痛、嗜睡、多饮多尿、多食等下丘脑综合征。

四、辅助检查

（1）性腺功能测定：女性有血雌二醇水平降低，没有排卵及基础体温改变，阴道涂片未见雌激素作用的周期性变化，男性见血睾酮水平降低或正常低值，精子数量减少、形态改变、活动度差、精液量少。

（2）肾上腺皮质功能测定：24h 尿 17 – 羟皮质类固醇及游离皮质醇排量减少，血浆皮质醇浓度降低，但节律正常，葡萄糖耐量试验示血糖呈低平曲线改变。

（3）甲状腺功能测定：血清总 T_4、游离 T_4、均降低，总 T_3 和游离 T_3 正常或降低。

（4）腺垂体激素测定：FSH、LH、TSH、ACTH、PRL 及 GH 血浆水平低于正常低限。

（5）其他检查：可用 X 线、CT、MRI 了解病变部位、大小、性质及其对邻近组织的侵犯程度。

五、诊断要点

根据病史、症状、体征结合实验室检查和影像学发现，可做出诊断。需排除以下疾病：多发性内分泌腺功能减退症、神经性厌食、失母爱综合征等。

六、治疗要点

（1）病因治疗：垂体功能减退症可有多种病因引起，应针对病因治疗。肿瘤患者可通过手术、化疗或放疗等措施治疗。对颅内占位性病变，必须先解除压迫及破坏作用，减轻和缓解颅内高压症状，提高生活质量。对于出血、休克而引起缺血性垂体坏死，关键在于预防，加强产妇围生期的监护，及时纠正产科病理状态。国内自采用新法接生及重视围生医学、加强产前保健后，因分娩所致大出血的发生率已显著下降，产后垂体坏死已大为减少。

（2）激素替代治疗：多采用靶腺激素替代治疗，需要长期、甚至终身维持治疗。治疗过程中应先补给糖皮质激素，然后再补充甲状腺激素，以防肾上腺危象发生。所有替代治疗宜经口服给药。

1）肾上腺糖皮质激素：多选用氢化可的松，生理剂量为20～30mg/d，剂量随病情变化而调节，应激状态下需适当增加用量。

2）甲状腺激素：生理剂量为左甲状腺素50～150μg/d或甲状腺干粉片40～120mg/d，对于老年人、冠心病、骨密度低的患者，宜从最小剂量开始，并缓慢递增剂量，以免加重肾上腺皮质负担，诱发危象。

3）性激素：病情较轻的育龄女性需采用人工月经周期治疗，可维持第二性征和性功能，促进排卵和生育。男性患者用丙酸睾酮治疗，可促进蛋白质合成、增强体质、改善性功能与性生活，但不能生育。

（3）垂体危象处理：首先给予50%葡萄糖40～60ml迅速静注以抢救低血糖，然后用5%葡萄糖盐水，500～1 000ml中加入氢化可的松50～100mg静滴，以解除急性肾上腺功能减退危象。有循环衰竭者按休克原则治疗，感染败血症者应积极抗感染治疗，水中毒患者应加强利尿，可给予泼尼松或氢化可的松。低温与甲状腺功能减退有关，可给小剂量甲状腺激素，并采取保暖措施使患者体温回升。高温者应予降温治疗。禁用或慎用麻醉剂、镇静剂、催眠药或降糖药等，以防止诱发昏迷。

七、护理措施

（1）饮食护理：指导患者进食高热量、高蛋白、高维生素，易消化的饮食，少量多餐，以增强机体抵抗力。

（2）垂体危象的护理

1）避免诱因：避免感染、失水、饥饿、寒冷、外伤、手术、不恰当用药等诱因。

2）病情监测：密切观察患者的意识状态、生命体征的变化，注意有无低血糖、低血压、低体温等情况。评估患者神经系统体征以及瞳孔大小、对光反射的变化。

3）紧急处理配合：一旦发生垂体危象，立即报告医师并协助抢救。主要措施有：①迅速建立静脉通路，补充适当的水分，保证激素类药及时准确使用；②保持呼吸道通畅，给予氧气吸入；③低温者应保暖，高热型患者给予降温处理；④做好口腔护理、皮肤护理，保持排尿通畅，防止尿路感染。

八、健康教育

（1）避免诱因：指导患者保持情绪稳定，注意生活规律，避免过度劳累。冬天注意保

暖，更换体位时动作应缓慢，以免发生晕厥。平时注意皮肤的清洁，预防外伤，少到公共场所或人多之处，以防发生感染。

（2）用药指导：教会患者认识所服药物的名称、剂量、用法及不良反应，如肾上腺糖皮质激素过量易致欣快感、失眠；服甲状腺激素应注意心率、心律、体温、体重变化等。指导患者认识到随意停药的危险性，必须严格遵医嘱按时按量服用药物，不得随意增减药物剂量。

（3）观察与随访：指导患者识别垂体危象的征兆，若有感染、发热、外伤、腹泻、呕吐、头痛等情况发生时，应立即就医。外出时随身携带识别卡，以防意外发生。

九、预后

积极防治产后大出血及产褥热，在垂体瘤手术、放疗时也应预防此症的发生。本病多采用靶腺激素长期替代治疗，可适应日常生活。

（鲁晓红）

第二节 生长激素缺乏患者的护理

一、疾病概述

生长激素缺乏症（growth hormone deficiency）是指自儿童期起病的垂体前叶（腺垂体）生长激素（GH）部分或完全缺乏而导致的生长发育障碍性疾病。可为单一的生长激素缺乏，也可同时伴垂体前叶其他激素特别是促性腺激素缺乏。其患病率约为1/10 000，男性较女性儿童更易患病。

二、护理评估

（一）健康评估

导致生长激素缺乏的病因可分为三类，即原发性垂体疾患、下丘脑疾患以及外周组织对GH不敏感。护士在评估患者健康史时，应从以下几方面进行评估。

1. 原发性垂体前叶功能低下

（1）先天性异常：包括先天性脑发育异常如全前脑综合征、垂体前叶缺如、脑中线发育缺陷以及家族性全垂体前叶功能低下、家族性生长激素缺乏症等。

（2）颅内肿瘤：如垂体无功能性腺瘤、颅咽管瘤等鞍内或鞍上肿瘤的压迫致垂体前叶萎缩。

（3）其他损伤：如颅脑外伤、颅内感染、颅内肿瘤的放射治疗等，组织细胞增多症对垂体的浸润以及结节病等。

2. 继发于下丘脑疾病的GH缺乏

（1）特发性：此系生长激素缺乏症的最常见病因，多因出生时损伤所致；生长激素缺乏症儿童中的50%～60%有围生期损伤史，如难产、出生后窒息；也可伴有其他垂体前叶激素缺乏。

（2）颅内感染、颅内放射治疗后、肉芽肿病（如组织细胞增生症）、下丘脑肿瘤（如颅咽管瘤)、精神社会因素(情感剥夺性侏儒症)等可致下丘脑功能异常,促生长激素释放激素(GHRH)产生不足。

3. GH 不敏感综合征

(1)遗传性生长激素抵抗症(Laron - type dwarfism):是由于遗传性生长激素受体缺乏或不足,致生长介素(IGF - 1)生成减少或缺如。血 GH 水平升高,而 IGF - 1 水平低。

(2)无活性 GH:患者表现为垂体性侏儒,但血 GH 正常或升高,GH 分子结构、GH 受体以及受体后反应均正常。推测病因可能与 GH 无生物活性有关。

(二)临床症状观察与评估

1. 生长激素缺乏的表现　患者出生时或出生后身材矮小,生长节律变慢,身高较正常平均值低,但体态匀称,骨龄延迟,牙齿成熟亦较晚。皮肤较细腻,皮下脂肪组织丰富,成年期面容呈“小老头”。

2. 其他垂体前叶激素缺乏的表现　可只表现为单一垂体生长激素缺乏或加上一两种或数种垂体前叶激素缺乏,一般常见为促性腺激素,其次为促肾上腺皮质激素或促甲状腺激素,如促性腺激素缺乏可出现性腺不发育,促肾上腺激素和促甲状腺激素缺乏时,临床表现常不明显,或有低血糖等症状。

3. 如继发于下丘脑 - 垂体疾病,以颅咽管瘤较为多见,可表现为相应疾病的症状和体征。

(三)辅助检查评估

1. 血生长激素基础值测定　生长激素分泌呈脉冲式,大部分分泌峰值在睡眠的第 3 ~ 4 期,而且不同年龄、性别,性激素水平的差异很大,清晨空腹测定生长激素值可作为筛查。

2. 兴奋试验

(1)胰岛素低血糖兴奋试验:空腹过夜,基础状态下,快速静脉注入普通胰岛素 0.1 ~ 0.15U/kg 体重,分别于注射前及注射后 30、60、90、120 分钟取血测血糖及垂体生长激素水平,如血糖下降至 50mg/dl(2.8ml/L)以下或降至空腹血糖的 50% 以下为有效的低血糖刺激,如注射胰岛素后垂体生长激素 >5ng/ml 为反应正常。

(2)左旋多巴兴奋试验:清晨空腹,口服左旋多巴,成人 0.5g,儿童 15kg 体重以下口服 0.125g,15 ~ 30kg 者口服 0.25g,30kg 以上者口服 0.5g。服药前及服药后 30、60、90、120 分钟取血测垂体生长激素水平,如垂体生长激素 >5ng/ml 为反应正常。

(3)精氨酸兴奋试验:空腹过夜基础条件下,半小时内静脉滴注精氨酸 0.5g/kg 体重,最大量不超过 20g,滴注前及滴注后 30、60 、90、120 分钟取血测垂体生长激素水平,如垂体生长激素 >5ng/ml 为反应正常。

(4)生长激素释放激素(GHRH)兴奋试验:静脉注射 GHRH 1 ~ 2μg/L,注射前及注射后 30、60、90、120 分钟取血 GH。如峰值≤5μg/L,属无反应;6 ~ 10μg/L 为轻度反应;11 ~ 50μg/L 为有反应。如上述试验物反应,而 GHRH 试验有反应者提示为下丘脑疾病引起。

3. 定位检查　CT、磁共振检查有无下丘脑或垂体肿瘤。

（四）心理社会评估

患者经常幼年发病，在同龄人中发育较迟缓，因此，患者会产生自卑、性格孤僻、社交障碍等。护士在对患者进行评估时应态度和蔼，多与患者进行交流，了解患者心理状况。

三、护理诊断

1. 自我形象紊乱　与疾病所致个子矮有关。
2. 知识缺乏　与未接受过相关疾病教育有关。
3. 焦虑　与个子矮所致自卑情绪有关。
4. 受伤的危险　与患者行低血糖刺激试验血糖过低有关。

四、护理目标

（1）通过健康教育患者能够复述有关疾病知识，并表示理解并接受。

（2）患者生活需求得到满足。

（3）患者能够配合完成功能试验。

（4）患者住院期间无低血糖等不良并发症发生。

（5）患者住院期间能够接受身体外形，能够进行正常社交。

五、护理措施

（一）心理护理

因患者个子矮，有一定思想压力及负担，应多与患者谈心，加强心理护理，增强治疗疾病的信心。

（二）饮食护理

鼓励患者进食高热量、高蛋白、高维生素饮食，鼓励患者多饮牛奶补充钙质，促进骨骼发育。

（三）活动与休息

鼓励患者加强体育锻炼，促进骨骼发育、身高生长。

（四）试验护理

（1）向患者及家属讲解兴奋试验的过程以及如何配合，指导患者试验前禁食水 8 小时，试验过程中可少量进水，但仍需禁食，建立静脉通路，并遵医嘱给药，监测患者用药后有无恶心、低血糖等症状。如行胰岛素低血糖生长激素刺激试验，需监测血糖，试验过程中应保留静脉通路一条，同时备好 50% 的葡萄糖注射液或升糖速度较快的饮料和食物，以防血糖过低出现危险。行左旋多巴生长激素兴奋试验时，因空腹服用左旋多巴可出现恶心、呕吐，因此应观察患者胃肠道反应，如将药物呕吐出，则护士应及时通知医生，遵医嘱进行补服药物，保证试验的准确性。

（2）正确留取血标本送化验检查。

（五）生活护理

因此病患者年龄偏低，对年幼患儿应加强生活护理，注意安全，并按儿科护理常规护理。

（六）用药护理

(1) 试验用药：做左旋多巴兴奋试验时需注意有无恶心、呕吐等胃肠道反应，并做好护理。做胰岛素低血糖兴奋试验时遵医嘱用药，同时应密切观察患儿心率、神志、血糖等，观察患者有无出汗等低血糖反应。

(2) 如用生长激素治疗，则应让患者按时、准确用药，并注意观察用药后身高增长速度。指导患者出院后仍需遵医嘱用药，教会患者监测药效的方法，定期随诊，用药过程中如出现不良反应及时就医。

（七）健康教育

生长激素缺乏症患者一般年龄较小，在治疗期间应指导患者及其家属规律服药，监测身高以及药物不良反应，出院后遵医嘱随诊，饮食方面适量食用含钙量高的食物，但是不可过量，如出现不良症状及时就诊。

（鲁晓红）

第三节 垂体瘤患者的护理

一、疾病概述

垂体位于颅内蝶鞍内，呈卵圆形，约 1.2cm×1.0cm×0.5cm 大小，平均重量为 700mg。女性妊娠时呈生理性肥大。垂体具有复杂而重要的内分泌功能，分为腺垂体（垂体前叶）和神经垂体（垂体后叶）。

垂体瘤（pituitary tumors）是一组从腺垂体和神经垂体及颅咽管上残余细胞发生的肿瘤（表 23－1）。临床上有明显症状者约占颅内肿瘤的 10%。本病患者男性略多于女性，发病年龄大多在 31～40 岁。

表 23－1 垂体瘤的分类

1. 内分泌功能亢进
(1) 肢端肥大症/巨人症，生长激素浓度增高
(2) 高泌乳素血症
(3) 库欣病，促肾上腺皮质激素和皮质醇血浓度增高
(4) 甲状腺功能亢进，伴不适当促甲状腺素分泌过多
(5) 卵泡刺激素、黄体生成素增高
2. 临床无功能
3. 功能状态不确定
4. 异位性功能状态亢进

由于垂体是一个较小的内分泌腺体，且邻近有多条血管、神经，因此，肿瘤压迫周围血管、神经的患者可有一系列症状，如头痛、视野缺损、骨质破坏等。

二、护理评估

（一）健康评估

由于垂体功能亢进症的发病原因不同，临床表现因分泌的激素不同而有很大区别。因此，护士在对患者进行病史评估时应包括年龄、性别、家族史等方面，另外应询问患者有无帽子越来越大，鞋码逐渐变大，有无易疲乏、头晕、视野缺损等。对于考虑泌乳素瘤的患者还应注意评估患者性功能，女性患者月经情况，如闭经、不孕等。

根据垂体瘤发生的部位不同，可分为生长激素瘤、泌乳素瘤、ACTH 瘤（库欣病）和 TSH 瘤、LH 和 FSH 瘤，但是最为常见的主要是垂体瘤和泌乳素瘤，见表 23－2。

表 23－2　垂体瘤的发生率

种类	发病率	种类	发病率
生长激素瘤	17%	库欣病	14%
泌乳素瘤	30%	促性腺激素瘤	2%
生长激素瘤合并泌乳素瘤	10%	其他（无功能、癌细胞未分类）	25

（二）临床症状观察与评估

1. 压迫症状

（1）头痛：早期肿瘤压及鞍隔、硬脑膜或附近的大血管而致眼后部、额部或颞部头痛。晚期影响脑脊液循环而致颅压升高，可有头痛，并伴有恶心、呕吐、视盘水肿。

（2）视功能障碍：视物模糊，视野缺损，眼外肌麻痹，复视。

（3）压迫下丘脑：食欲亢进，肥胖，睡眠障碍，体温调节异常及尿崩症。

2. 腺垂体功能减退　垂体大腺瘤压迫正常垂体组织所致。性腺：成年女性有闭经，男性性功能减退（阳痿），青少年不发育。

3. GH 过度分泌

（1）骨骼的改变：头围增大，下颌增大，前突齿距增宽，咬合困难，手脚粗大、肥厚，手指变粗，不能做精细动作，鞋帽手套嫌小，关节僵硬，脊柱后突并有桶状胸。

（2）皮肤软组织的改变：皮肤粗厚，皮脂腺分泌过多，患者大量出汗成为病情活动的重要指征。头面部突出，唇肥厚，鼻唇沟皮褶隆起，头颅皮肤明显增厚，鼻宽，舌大。女性患者表现有多毛。

（3）糖代谢紊乱：GH 分泌过多，表现为胰岛素抵抗，糖耐量降低乃至糖尿病。

（4）心血管系统病变：高血压、心脏肥大及左心室功能不全、冠心病。

（5）呼吸系统：有睡眠呼吸暂停综合征。

（6）神经肌肉系统：耐力减退，40% 有明显肌病，表现为轻度近端肌萎缩无力。

（7）并发恶性肿瘤：在肢端肥大症中，肿瘤发生危险性增加，结肠息肉以及腺癌与肢端肥大症的关系最为密切。

（8）垂体卒中：垂体 GH 分泌瘤多为大腺瘤，生长迅速，较多发生垂体瘤的出血、梗死及坏死。

（9）死亡：存活较正常人为短，其中死于心脏病、脑血管病及糖尿病并发症者各占

20%，死于垂体功能衰竭者占 12.5%。

4. PRL 过度分泌　女性表现为溢乳、闭经（血 PRL > 5.0μg/L、特发性高催乳素血症者月经正常）、不育与性功能减退、青少年发病者发育延迟，还可有多毛和痤疮、骨质疏松、肥胖、水潴留。男性症状少，主要是阳痿、不育，少数有溢乳、乳房发育、毛发稀，多因垂体腺瘤出现压迫症状而就医。

5. ACTH 过度分泌　患者可表现为库欣病体征。

（三）辅助检查及评估

1. 实验室检查　垂体功能亢进症的患者由于分泌激素过多，因此可测定血中 PRL、ACTH、GH，如高于正常值，可做进一步功能试验。

2. 放射性诊断　X 线、CT、MRI 可做定位性诊断。

3. 内分泌功能试验　用以查明病因、定性诊断。

（1）小剂量地塞米松抑制试验：每 8 小时口服 0.75mg 地塞米松，连续 2 日，于服药前和服药第二日分别留取 24 小时尿游离皮质醇。本试验可用以区别单纯性肥胖症及皮质醇增多症，正常人或肥胖者尿游离皮质醇排出常被明显抑制到基础值 50% 以下，但皮质醇增多症患者多不受抑制或轻度抑制。

（2）大剂量地塞米松抑制试验：大剂量抑制法每 8 小时口服 1.5mg 地塞米松，连续 2 日，分别留取服药前和服药第二日尿游离皮质醇。本试验用以鉴别肾上腺皮质增生及肿瘤。由下丘脑－垂体引起的增生者可抑制 50% ~70%，但肿瘤引起者不受抑制，尤以皮质癌肿或异位 ACTH 癌肿引起者则完全不受抑制，异源 CRH 者有时有抑制；个别腺瘤（ACTH 束被完全抑制者）有时可轻度抑制。

（3）生长激素抑制试验：隔夜晚餐后禁食，试验日晨口服葡萄糖粉 110g，于 0、30、60、120、180 和 240 分钟分别采血，测血糖与 GH。在口服葡萄糖 1 ~2 小时内血 GH 被抑制到 3μg/L。肢端肥大症患者则不被抑制。

（四）心理社会评估

患者由于身高超常、泌乳、库欣病体征导致身体外形改变，最多见的是由于心理自卑而产生的焦虑、抑郁，对未来失去信心。库欣病患者由于皮质醇分泌增多可出现精神兴奋、失眠，甚至出现精神症状。

三、护理诊断

1. 疼痛　与肿瘤分泌过多激素及压迫周围组织有关。
2. 自我形象紊乱　与疾病所致身体病理性改变有关。
3. 焦虑　与健康状况改变有关。
4. 活动无耐力　与疾病所致乏力有关。
5. 有受伤的危险　与肿瘤压迫视神经导致视力下降有关。
6. 有感染的危险　与激素分泌过多导致血糖升高、易发生感染有关。

四、护理目标

（1）患者住院期间机体舒适感增加，疼痛有所缓解，患者能够主诉疼痛的原因及影响

因素，并能够运用放松技巧缓解疼痛。

（2）住院期间患者能够采取有效的应对方式。患者表示能够接受身体外形的改变，保持与周围人的正常交往，能够与医护人员交流自身感受和关心的问题。

（3）住院期间患者能够认定产生焦虑的原因，愿意与医护人员和家属进行讨论，制定出出院后的计划，保持积极的态度。

（4）住院期间患者能够理解产生乏力的原因，配合医护人员进行循序渐进的锻炼，参与制定合理的运动计划，活动后无不适主诉。

（5）患者住院期间不发生外伤。

（6）住院期间患者生命体征平稳，无院内感染发生。出现院内感染后应及时发现并治疗。

五、护理措施

（一）疼痛的护理

（1）评估患者疼痛的诱发因素、疼痛部位、性质、频率。评估患者对于控制疼痛使用过的方法的有效性。

（2）与患者共同讨论能够缓解疼痛的方法，如放松、深呼吸、转移注意力等。

（3）遵医嘱予患者止痛药，并向患者讲解药物的作用、不良反应以及如何尽量减少不良反应的发生，用药后评价效果。

（二）饮食护理

库欣病患者由于皮质醇分泌增多，患者可发生继发性糖尿病，因此对于血糖异常的患者应给予糖尿病饮食，限制每日总热量，鼓励患者饥饿时可进食含糖量少的蔬菜，如黄瓜、番茄等。

（三）自我形象紊乱的护理

（1）鼓励患者说出对疾病导致的身体外形改变的感受以及患者预期希望有哪些改变，如体重、胸围、腰围等。

（2）通过健康指导，使患者理解身体外形改变的原因，并逐步让患者接受目前的外形改变。

（3）指导患者在能够耐受的条件下进行正确的运动。

（四）活动和安全护理

（1）评估患者活动能力。与患者共同讨论能够采取的活动，并共同制定合理的活动计划，以及目标，避免因活动出现不适。

（2）库欣病患者由于骨质疏松，可发生病理性骨折。为患者提供一个安全的活动环境，并指导患者在一个安全的环境内进行活动，以防受伤。

（五）预防感染

为患者提供清洁的病史环境，勤通风，指导患者注意个人卫生，预防感染。

（六）焦虑的护理

（1）评估患者的应对方式、压力来源和适应技巧。

（2）与患者及其家庭成员共同探讨患病过程中的心理状况，提高家庭支持。

（3）指导患者家属避免对患者使用批评性语言，多给予鼓励和称赞。

（七）健康教育

（1）护士应与患者一起讨论改善疼痛的方法，以及出院后患者如何进行有效的缓解，为患者提供缓解疼痛的方法，如如何进行放松、保证身体的舒适、合理使用止痛药物等。

（2）护士应与患者交流感受，鼓励患者说出感受，教给患者应对不良心理状况的方法，如倾诉、转移注意力、听音乐等。

（3）保证患者能够了解并说出使用的药物的作用和不良反应。

（4）对于出院的患者做好出院前的指导，包括饮食、活动、用药、随诊等。

（管舒婷）

第四节　尿崩症患者的护理

一、疾病概述

尿崩症（diabetes insipidus）是肾不能保留水分，临床上表现为排出大量低渗透、低比重的尿和烦渴、多饮。基本缺陷是由于不同原因使抗利尿激素（antidiuretic hormone，ADH）调节机体水平衡作用发生障碍，尿液不能被浓缩。临床多数是抗利尿激素缺乏引起的中枢性尿崩症，一部分是肾小管对抗利尿激素不起反应的肾性尿崩症，也有一些是各种原因致过量饮水引起多尿。

尿崩症按发病机制主要可分为三种类型（表23－3）。第一类是ADH分泌不足，称为神经性或中枢性尿崩症；第二类是肾脏对ADH缺乏反应，通常被叫作肾性尿崩症，或多种后天原因使肾小管不能浓缩尿液；第三类是水摄入过度引起。

表23－3　尿崩症的分类及病因

类型	病因
中枢性尿崩症	头部手术后、脑外伤、中枢神经系统感染、脑部肿瘤等引起ADH合成和分泌减少
肾性尿崩症状	肾脏对ADH反应缺陷
精神性多饮	口渴中枢受损或精神失常导致口渴过多饮水

二、护理评估

（一）健康评估

中枢性尿崩症的发病是由于ADH分泌不足，它可以是原发的ADH分泌缺乏，常常是因发育上和其他原因造成的产生ADH的神经元细胞缺失；也可是后天继发于涉及下丘脑－神经垂体部位的各种肿瘤、浸润性炎症、缺血性病变或手术与创伤等任何一种病变，使ADH产生减少。①下丘脑－垂体区的占位病变或浸润性病变：各种良性或恶性肿瘤病变，原发性

的如颅咽管瘤、生殖细胞瘤、脑膜瘤、垂体腺瘤、胶质瘤；继发性的如源自肺或乳腺的转移癌，也可为淋巴瘤、白血病等；②头部外伤；③医源性：垂体瘤术后引起；④家族性：为常染色体显性遗传。

护士在评估尿崩症患者时，应注意关键评估患者的典型症状如烦渴、大量饮水程度。既往有无本病的诱发因素，如手术治疗、头部受伤以及服用过药物（如锂盐）等。另外，还应注意患者有无脱水症状，如皮肤弹性、口干、出入量等。

（二）临床症状观察与评估

尿崩症的特征性临床表现是多尿、烦渴、多饮，每昼夜尿量可达16～24L以上，尿色清水样无色，日夜尿量相仿，不论白天与晚上，每30～60分钟需排尿和饮水。中枢性尿崩症患者症状的出现常常是突然的，许多患者可诉述烦渴、多尿始自某天，一些患者口渴、多饮起始时可能正值感冒发热或炎热夏季而“主动多饮水”。尿崩症最常见还是每天尿量5～10L。患者喜欢凉的饮料，有疲乏、烦躁、头晕、食欲缺乏、体重下降及工作学习效率降低。

一些因垂体、下丘脑区肿瘤或浸润性病变而发生尿崩症的患者，病变可能同时引起下丘脑口渴中枢的损害，由于渴感缺乏，患者不能充分饮水。这些患者都有脱水体征，软弱无力、消瘦，病情进展快，后期都有嗜睡、明显精神异常、代谢紊乱、腺垂体功能减退，或还有肿瘤引起压迫症状，颅内压力增高，死亡率高。

中枢性尿崩症发生于儿童期或青春期前，如系垂体－下丘脑区肿瘤性、浸润性病变或垂体柄损伤，可出现生长发育障碍；生长激素兴奋实验表明为生长激素缺乏性侏儒，有腺垂体功能减退，青春期时将不出现第二性征发育。特发性尿崩症不发生这些临床情况，但多数成年后身材略显矮小，系多饮、多尿干扰正常生活，而非生长激素分泌缺乏。

（三）辅助检查评估

1. 尿比重、尿渗透压、血钠　尿比重常低于1.006，尿渗透压常低于血浆渗透压。血钠升高。

2. 禁水－加压素联合试验　比较禁水后与使用血管加压素后的尿渗透压变化，是确定尿崩症及尿崩症鉴别诊断的简单可行的方法。

3. MRI　可观察到小至3～4mm的占位性病变，也可能看到垂体柄的增粗、曲折、中断或节段状改变。

（四）心理社会评估

尿崩症患者一般会由于疾病导致经常口渴、多尿，频繁饮水而产生恐惧、焦虑和无助，护士在对患者进行评估的同时，向患者进行解释说明，缓解患者的不良心理状况。

三、护理诊断

1. 体液不足　与内分泌调节功能障碍、下丘脑－神经垂体部位病变有关。
2. 知识缺乏　与对本疾病缺乏了解有关。

四、护理目标

（1）准确记录出入量，保持出入量平衡，体重保持稳定。

（2）患者能够按时服药，配合治疗，进高热量、高维生素、易消化饮食。

（3）患者了解疾病有关治疗，准确记录出入量的意义。

（4）患者能够正确对待疾病，坚持长期用药。

五、护理措施

（一）一般护理

尿崩症患者由于尿量较多、烦渴明显，可提供患者喜欢的冷饮料，如冷开水，以保证患者水的摄入足够。口渴时一定保证液体的供给。护士应知道患者不要过多摄入含糖量高的饮料，以防止血糖升高，血浆渗透压升高，产生利尿效果。

（二）病情观察

（1）准确记录患者尿量、尿比重、饮水量，观察液体出入量是否平衡，以及体重变化。如患者出现无力、烦躁、嗜睡、发热、精神异常、血压下降等现象，严重处于意识不清状态，则遵医嘱予胃肠补液，监测尿量、尿比重、体重等指标。

（2）观察饮食情况：如食欲不振，以及便秘、发热、皮肤干燥、倦怠、睡眠不佳症状、头痛、恶心、呕吐、胸闷、虚脱、昏迷等，应通知医生给予补液治疗。

（3）对各种症状严重的尿崩症患者，在治疗时给予及时纠正高钠血症，积极治疗高渗性脑病，正确补充水分，恢复正常血浆渗透压。但如果原来的高渗状态下降过快，易引起脑水肿，因此护士在遵医嘱对患者进行补液治疗时，应控制输液速度，不可输注过快，在给患者输注含糖液体时，应观察患者神志，监测血糖，以免高血糖发生和渗透性利尿，如果患者血糖升高，主诉头晕、恶心等不适，应及时通知医生。

（三）对症护理

（1）对于多尿、多饮者应预防脱水，根据患者的需要供应水。监测尿量、饮水量、体重，从而监测液体出入量，正确记录，并观察尿色、尿比重等及电解质、血渗透压情况。

（2）患者夜间多尿而失眠、疲劳以及精神焦虑等应给予护理照料。

（3）注意患者出现的脱水症状，一旦发现要及早补液。

（4）保持皮肤、黏膜的清洁。

（四）用药护理

由于尿崩症一般为终身疾病，需长期用药，其中以去氨加压素（DDAVP，人工合成的AVP类似物）为最佳。其使用方法为口服或喷鼻。对于使用该药治疗的患者护士应向患者及家属介绍药物的基本知识和治疗方法，其不良反应为头痛、腹痛、皮肤潮红，治疗时如果不限制水分的摄入，则可能导致水分滞留，而产生体重增加，血钠减少，严重时会产生头痛、恶心及其他低钠血症，重者可出现痉挛现象。因此，服用该药应严格每日监测体重、血电解质等指导治疗。对于使用氢氯噻嗪治疗的患者应指导患者低钠饮食，由于该药有排钾作用，使用期间应定时监测血钾，以防发生低钾血症。

（五）试验护理（表23－4）

表23－4　试验护理

试验	护理措施	措施依据
禁水加压试验	评估患者基础生命体征（心率、呼吸、血压、体温），每小时监测并记录	可以了解患者在试验过程中有无直立性低血压、心率加速
	试验过程中让患者绝对禁水（包括不能洗手等方式接触水）	绝对禁水才能保证试验结果的准确性
	严密监测患者禁水期间的病情测量患者每小时尿量、尿比重、尿渗透压和血渗透压	当患者禁水后尿渗透压连续三次不改变或体重下降3%时需进行记录并通知医生，用药治疗
	每小时监测体重	
	遵医嘱予患者皮下注射垂体后叶素。继续每小时监测尿量、尿比重、尿渗透压	

（六）心理护理

详细评估患者及家属对疾病的心理冲突程度及对接受治疗的心理状态，通过护理活动与患者建立良好护患关系，鼓励患者及时治疗，解除顾虑和恐惧，增强信心。

（七）健康教育

（1）患者由于多尿、多饮，要嘱患者在身边备足温开水。

（2）注意预防感染，尽量休息，适当活动。

（3）指导患者记录尿量及体重的变化。

（4）准确遵医用药，用药期间出现不良反应应及时就诊，不得自行停药。

（5）门诊定期随访。

（管舒婷）

第五节　甲状腺功能亢进症患者的护理

一、概述

甲状腺功能亢进症（简称甲亢）可分为Graves、继发性和高功能腺瘤三大类。Graves甲亢最常见，指甲状腺肿大的同时，出现功能亢进症状。腺体肿大为弥漫性，两侧对称，常伴有突眼，故又称“突眼性甲状腺肿”。继发性甲亢较少见，由于垂体TSH分泌瘤分泌过多TSH所致。高功能腺瘤少见，多见于老人、病史有10多年，腺瘤直径多数大于4～5cm，腺体内有单个的自主性高功能结节，结节周围的甲状腺呈萎缩改变，患者无突眼。

甲亢主要累及妇女，男女之比为1∶4，一般患者较年轻，年龄多在20～40岁之间。

二、病因及发病机制

病因迄今尚未完全明了，可能与下列因素有关。

（一）自身免疫性疾病

近来研究发现，Graves 甲亢患者血中促甲状腺激素（TSH）浓度不高甚至低于正常，应用促甲状腺释放激素（TRH）也不能刺激这类患者的血中 TSH 浓度升高，故目前认为 Graves 甲亢是一种自身免疫性疾病。患者血中有刺激甲状腺的自身抗体，即甲状腺刺激免疫球蛋白，这种物质属于 G 类免疫球蛋白，来自患者的淋巴细胞，与甲状腺滤泡的 TSH 受体结合，从而加强甲状腺细胞功能，分泌大量 T_3 和 T_4。

（二）遗传因素

可见同一家族中多人患病，甚至连续几代患病，单卵双生胎患病率高达 50%，本病患者家族成员患病率明显高于普通人群。目前发现与主要组织相容性复合物（MHC）相关。

（三）精神因素

可能是本病的诱发因素，许多患者在发病前有精神刺激史，推测可能因应激刺激情况下，T 细胞的监测功能障碍，使有免疫功能遗传缺陷者发病。

三、病理

甲状腺多呈不同程度弥漫性、对称性肿大，或伴峡部部肿大。质脆软，包膜表面光滑、透亮，也可不平或呈分叶状。甲状腺内血管增生、充血，腺泡细胞增生肥大，滤泡间组织中淋巴样组织呈现不同程度的增生，从弥漫性淋巴细胞浸润至形成淋巴滤泡，或出现淋巴组织生发中心扩大。有突眼者，球后组织中常有脂肪浸润，眼肌水肿增大，纤维组织增多，黏多糖沉积与透明质酸增多，淋巴细胞及浆细胞浸润。眼外肌纤维增粗，纹理模糊，球后脂肪增多，肌纤维透明变性、断裂及破坏，肌细胞内黏多糖也有增多。骨骼肌、心肌也有类似眼肌的改变。病变皮肤可有黏蛋白样透明质酸沉积，伴多数带有颗粒的肥大细胞、吞噬细胞和含有内质网的成纤维细胞浸润。

四、护理评估

（一）健康史

评估患者的年龄、性别；询问患者是否曾患结节性甲状腺肿大；了解患者家族中是否曾有甲亢患者；询问患者近期是否有精神刺激或感染史。

（二）身体评估

1. 高代谢综合征　甲状腺激素分泌增多导致交感神经兴奋性增高和代谢加速。患者怕热、多汗、体重下降、疲乏无力、皮肤温暖湿润，可有低热，体温常在 38℃ 左右，碳水化合物、蛋白质及脂肪代谢异常，出现消瘦软弱。

2. 神经系统　患者表现为神经过敏、烦躁多虑、多言多动、失眠、多梦、思想不集中、记忆力减退、有时有幻觉，甚至表现为焦虑症。少数患者出现寡言抑郁、神情淡漠（尤其是老年人），舌平伸及手举表现细震颤、腱反射活跃、反射时间缩短。

3. 心血管系统　患者的主要症状有心悸、气促，窦性心动过速，心率高达 100～120 次/分，休息与睡眠时心率仍快。血压收缩压增高，舒张压降低，脉压增大。严重者发生甲亢性心脏病，表现为心律失常，出现期前收缩（早搏）、阵发性心房颤动或心房扑动、房室传导阻滞等。第一心音增强，心尖区心音亢进，可闻及收缩期杂音；长期患病的患者可出现心肌肥厚或心脏扩大，心力衰竭等。

4. 消化系统　患者出现食欲亢进，食量增加，但体重明显下降。少数患者（老人多见）表现厌食，消瘦明显，病程长者表现为恶病质。由于肠蠕动增加，患者大便次数增多或顽固性腹泻，粪便不成形，含较多不消化的食物。由于伴有营养不良、心力衰竭等原因，肝脏受损，患者可出现肝大和肝功能受损，重者出现黄疸。

5. 运动系统　肌肉萎缩导致软弱无力，行动困难。严重时称为甲亢性肌病，表现为浸润性突眼伴眼肌麻痹、急性甲亢性肌病或急性延髓麻痹、慢性甲亢性肌病、甲亢性周期性四肢麻痹、甲亢伴重症肌无力和骨质疏松。

6. 生殖系统　女性可出现月经紊乱，表现为月经量少，周期延长，久病可出现闭经、不孕，经抗甲状腺药物治疗后，月经紊乱可以恢复。男性性功能减退，常出现阳痿，偶可发生乳房发育、不育。

7. 内分泌系统　可以影响许多内分泌腺体，其中性腺功能异常，表现为性功能和性激素异常。本病早期肾上腺皮质可增生肥大，功能偏高，久病及病情加重时，功能相对减退，甚至功能不全。患者表现为色素轻度沉着和血 ACTH 及皮质醇异常。

8. 造血系统　因消耗增多，营养不良，维生素 B_{12} 缺乏和铁利用障碍，部分患者伴有贫血。部分患者有白细胞和血小板减少，淋巴细胞及单核细胞相对增加，其可能与自身免疫破坏有关。

9. 甲状腺肿大　甲状腺常呈弥漫性肿大（表 23－5），增大 2～10 倍不等，质较柔软、光滑，随吞咽上下移动。少数为单个或多发的结节性肿大，质地为中等硬度或坚硬不平。由于甲状腺的血管扩张，血流量和流速增加，可在腺体上下极外侧触及震颤和闻及血管杂音。

表 23－5　甲状腺肿大临床分度

分度	体征
一度	甲状腺触诊可发现肿大，但视诊不明显
二度	视诊即可发现肿大
三度	甲状腺明显肿大，其外缘超过胸锁乳突肌外缘

10. 突眼　多为双侧性，可分为非浸润性和浸润性突眼两种。

（1）非浸润性突眼（良性突眼）：主要由于交感神经兴奋性增高，使眼外肌群和上睑肌兴奋性增高，球后眶内软组织改变不大，病情控制后，突眼常可自行恢复，预后良好。患者出现眼球突出，可不对称，突眼度一般小于 18mm，表现为下列眼征：①凝视征（Darymple 征）：因上眼睑退缩，引起睑裂增宽，呈凝视或惊恐状。②瞬目减少征（Stellwag 征）：瞬目减少。③上睑挛缩征（Von Graefe 征）：上睑挛缩，双眼下视时，上睑不能随眼球同时下降，使角膜上方巩膜外露。④辐辏无能征（Mobius 征）：双眼球内聚力减弱，视近物时，集合运动减弱。⑤向上看时，前额皮肤不能皱起（Joffroy 征）。

（2）浸润性突眼（恶性突眼）：目前认为其发生与自身免疫有关，在患者的血清中已发现眶内成纤维细胞结合抗体水平升高。患者除眼外肌张力增高外，球后脂肪和结缔组织出现水肿、淋巴细胞浸润，眼外肌显著增粗。突眼度一般在 19mm 以上，双侧多不对称。除上述眼征外，患者常有眼内异物感、畏光、流泪、视力减退、因眼肌麻痹而出现复视、斜视、眼球活动度受限。严重突眼者，可出现眼睑闭合困难，球结膜及角膜外露引起充血、水肿，易继发感染形成角膜溃疡或全角膜炎而失明。

（三）辅助检查

1. 基础代谢率测定　基础代谢率是指人体在清醒、空腹、无精神紧张和外界环境刺激的影响下的能量消耗。了解基础代谢率的高低有助于了解甲状腺的功能状态。基础代谢率的正常值为±10%，增高至+20%～30%为轻度升高，+30%～+60%为中度升高，+60%以上为重度甲亢。检验公式可用脉率和脉压进行估计：基础代谢率=（脉率+脉压）-111。

做此检查前数日应指导患者停服影响甲状腺功能的药物，如甲状腺制剂、抗甲状腺药物和镇静剂等。测定前一日晚餐应较平时少进食，夜间充分睡眠（不要服安眠药）。护士应向患者讲解测定的过程，消除顾虑。检查日清晨嘱患者进食，可少量饮水，不活动，不多讲话，测定前排空大小便，用轮椅将患者送至检查室，患者卧床0.5～1h后再进行测定。由于基础代谢率测定方法繁琐，受影响因素较多，临床已较少应用。

2. 血清甲状腺激素测定　血清游离甲状腺素（FT）与游离三碘甲腺原氨酸（FT_3）是循环血中甲状腺激素的活性部分，直接反映甲状腺功能状态，其敏感性和特异性高，正常值为FT_{49}～25pmol/L，FT_3为3～9pmol/L。血清中总甲状腺素（TT_4）是判断甲状腺功能最基本的筛选指标，与血清总三碘甲腺原氨酸（TT_3）均能反映甲状腺功能状态，正常值为$TT_4$65～156nmol/L. TT_3 1.7～2.3nmol/L。甲亢时血清甲状腺激素升高比较明显，测定血清甲状腺激素对甲状腺功能的诊断具有较高的敏感性和特异性。

3. TSH免疫放射测定分析　血清TSH浓度的变化是反映甲状腺功能最敏感的指标。TSH正常值为0.3～4.8mU/L，甲亢患者因TSH受抑制而减少，其血清高敏感TSH值往往<0.1mU/L。

4. 甲状腺摄^{131}I率测定　给受试者一定量的^{131}I，再探测甲状腺摄取^{131}I的程度，可以判断甲状腺的功能状态。正常人甲状腺摄取^{131}I的高峰在24h后，3h为5%～25%，24h为20%～45%。24h内甲状腺摄^{131}I率超过人体总量的50%，表示有甲亢。如果患者近期内食用含碘较多的食物，如海带、紫菜、鱼虾，或某些药物，如抗甲状腺药物、溴剂、甲状腺素片、复方碘溶液等，需停服两个月才能做此试验，以免影响检查的效果。

5. TSH受体抗体（TRAb）　甲亢患者血中TRAb抗体阳性检出率可达80%～95%以上，可作为疾病早期诊断、病情活动判断、是否复发以及能否停药的重要指标。

6. TSH受体刺激抗体（TSAb）　是诊断Graves病的重要指标之一。与TRAb相比，TSAb反映了这种抗体不仅与TSH受体结合，而且这种抗体产生了对甲状腺细胞的刺激功能。

（四）心理社会评估

患者的情绪因内分泌紊乱而受到不良的影响，心情可有周期性的变化，从轻微的欣快状态到活动过盛，甚至到谵妄的地步。过度的活动导致极度的疲倦和抑郁，接着又是极度的活动，如此循环往复。因患者纷乱的情绪状态，使其人际关系恶化，于是更加重了患者的情绪障碍。患者外形的改变，如突眼、颈部粗大，可造成患者自我形象紊乱。

五、护理诊断及医护合作性问题

1. 营养失调　低于机体需要量与基础代谢率升高有关。

2. 活动无耐力　与基础代谢过高而致机体疲乏、负氮平衡、肌肉萎缩有关。

3. 腹泻　与肠蠕动增加有关。

4. 有受伤的危险　与突眼造成的眼睑不能闭合、有潜在的角膜溃烂、角膜感染而致失明的可能有关。

5. 体温过高　与基础代谢率升高、甲状腺危象有关。

6. 睡眠型态紊乱　与基础代谢率升高有关。

7. 有体液不足的危险　与腹泻及大量出汗有关。

8. 自我形象紊乱　与甲状腺肿大及突眼有关。

9. 知识缺乏　与患者缺乏甲亢治疗、突眼护理及并发症预防的知识有关。

10. 潜在并发症　甲亢性肌病，心排出量减少，甲状腺危象，手术中并发症包括出血、喉上、喉返神经损伤，手足抽搐等。

六、计划与措施

患者能够得到所需热量，营养需求得到满足，体重维持在标准体重的 90% ~ 110% 左右；眼结膜无溃烂、感染的发生；能够进行正常的活动，保证足够的睡眠；体温 37℃；无腹泻，出入量平衡，无脱水征象；能够复述出甲亢治疗、突眼护理及并发症预防的知识；正确对待自我形象，社交能力改善，与他人正常交往；护士能够及时发现并发症，通知医师及时处理。

（一）病情观察

护士每天监测患者的体温、脉搏、心率（律）、呼吸改变、出汗、皮肤状况、排便次数、有无腹泻、脱水症状、体重变化、突眼症状改变、甲状腺肿大情况以及有无精神、神经、肌肉症状：如失眠、情绪不安、神经质、指震颤、肌无力、肌力消失等改变。准确记录每日饮水量、食欲与进食量、尿量及液体量出入平衡情况。

（二）提供安静轻松的环境

因患者常有乏力、易疲劳等症状，故需要充分的休息，避免疲劳，且休息可使机体代谢率降低。重症甲亢及甲亢合并心功能不全、心律失常、低钾血症等必须卧床休息。因而提供一个能够使患者身心均获得休息的环境，帮助患者放松和休息，对于患者疾病的恢复非常重要。病室要保持安静，室温稍低、色调和谐，避免患者精神刺激或过度兴奋，使患者得到充分休息和睡眠。必要时可给患者提供单间，以防止患者间的相互打扰。患者的被子不宜太厚，衣服应轻便宽松，定期沐浴，勤更换内衣。为患者提供一些活动，分散患者的注意力，如拼图，听轻松、舒缓的音乐，看电视等。

（三）饮食护理

为满足机体代谢亢进的需要，应为患者提供高热量、高蛋白、高维生素的均衡饮食。因患者代谢率高，常常会感到很饿，大约每天需 6 餐才能满足患者的需要，护士应鼓励患者吃高蛋白质、高热量、高维生素的食物，如瘦肉、鸡蛋、牛奶、水果等。不要让患者吃增加肠蠕动和易导致腹泻的食物，如味重刺激性食物、粗纤维多的食物。每天测体重，当患者体重降低 2kg 以上时需通知医师。在患者持续出现营养不良时，要补充维生素，尤其是复合维生素 B。由于患者出汗较多，应给饮料以补充出汗等所丢失的水分，忌饮浓茶、咖啡等对中枢神经有兴奋作用的饮料。

（四）心理护理

甲亢是与精神、神经因素有关的内分泌系统心身疾病，必须注意对躯体治疗的同时应进行心理、精神治疗。

甲亢患者常有神经过敏、多虑、易激动、失眠、思想不集中、烦躁易怒，严重时可抑郁或躁狂等，任何不良的外界刺激均可使症状加重，故医护人员应耐心、温和、体贴，建立良好的护患关系，解除患者焦虑和紧张心理，增强治愈疾病的信心。指导患者自我调节，采取自我催眠、放松训练、自我暗示等方法来恢复已丧失平衡的心身调节能力，必要时辅以镇静、安眠药。同时医护人员给予精神疏导、心理支持等综合措施。向患者介绍甲亢的治疗方法以减少因知识缺乏所造成的不安，常用治疗方法有抗甲状腺药物治疗、放射性碘治疗和手术治疗三种方法。同时护士应向患者家属、亲友说明患者任何怪异的、难懂的行为都是暂时性的，可随着治疗而获得稳定的改善。在照顾患者时，应保持一种安静和理解的态度，接受患者的烦躁不安及情绪的暴发，将之视为疾病的自然表现，通过家庭的支持促进甲亢患者的早日康复。

（五）突眼的护理

对严重突眼者应加强心理护理，多关心体贴，帮助其树立治疗的信心，避免烦躁焦虑。

加强眼部护理，对于眼睑不能闭合者必须注意保护角膜和结膜，经常点眼药，防止干燥、外伤及感染，外出戴墨镜或使用眼罩以避免强光、风沙及灰尘的刺激。睡眠时头部抬高，以减轻眼部肿胀。当患者不易或根本无法闭上眼睛时，应涂抗生素眼膏，并覆盖纱布或眼罩，预防结膜炎和角膜炎。结膜发生充血水肿时，用0.5%醋酸可的松滴眼，并加用冷敷。眼睑闭合严重障碍者可行眼睑缝合术。

配合全身治疗，给予低盐饮食，限制进水量，可减轻球后水肿。

突眼异常严重者，应配合医师做好手术前准备，作眶内减压术，球后注射透明质酸酶，以溶解眶内组织的黏多糖类，减轻眶内压力。

（六）用药护理

药物治疗较方便和安全，为甲亢的基础治疗方法，常用抗甲状腺药物分为硫脲类和咪唑类。硫脲类包括丙硫氧嘧啶和甲硫氧嘧啶。咪唑类包括甲巯咪唑和卡比马唑等。主要作用是阻碍甲状腺激素的合成，但对已合成的甲状腺激素不起作用，故须待体内储存的过多甲状腺激素消耗到一定程度才能显效。近年来发现此类药物可轻度抑制免疫球蛋白生成，使甲状腺中淋巴细胞减少，血循环中的TRAb抗体下降。此类药物适用于病情较轻、甲状腺肿大不明显、甲状腺无结节的患者。用药剂量区别对待，护士应告诉患者整个药物治疗需要较长时间，一般需要1.5~2年，分为初治期、减量期及维持期。按病情轻重决定药物剂量，疗程中除非有较严重的反应，一般不宜中断，并定期随访疗效。

该类药物存在一些不良反应，如粒细胞减少和粒细胞缺乏，过敏反应如皮疹、发热、肝脏损害，部分患者出现转氨酶升高，甚至出现黄疸。护士应督促患者按时按量服药，告诉患者用药期间监测血象及肝功能变化，密切观察有无发热、咽痛、乏力、黄疸等症状，发现异常及时告知医师，告诉患者进餐后服药，以减少胃肠道反应。

（七）放射性碘治疗患者的护理

口服放射性^{131}I后，碘浓集在甲状腺中。^{131}I产生的β射线可以损伤甲状腺，使腺泡上皮细胞破坏而减少甲状腺激素的分泌，但很少损伤其他组织，起到药物性切除作用。同时，也可使甲状腺内淋巴细胞产生抗体减少，从而起到治疗甲亢的作用。

2007年中华医学会内分泌学会和核医学分科学会制定的《中国甲状腺疾病诊治指南》达成共识。适应证：①成人Graves甲亢伴甲状腺肿大二度以上。②对药物治疗有严重反应，长期治疗失效或停药后复发者。③甲状腺次全切除后复发者。④甲状腺毒症心脏病或甲亢伴其他病因的心脏病。⑤甲亢合并白细胞和/或血小板减少或全血细胞减少。⑥老年甲亢。⑦甲亢合并糖尿病。⑧毒性多结节性甲状腺肿。⑨自主功能性甲状腺结节合并甲亢。相对适应证：①青少年和儿童甲亢，使用抗甲状腺药物治疗失败，拒绝手术或有手术禁忌证。②甲亢合并肝、肾器官功能损害。③Graves眼病，对轻度和稳定期的中、重度病例可单用^{131}I治疗，对病情处于进展期患者，可在^{131}I治疗前后加用泼尼松。

禁忌证：①妊娠或哺乳妇女。②有严重肝、肾功能不全。③甲状腺危象。④重症浸润性突眼。⑤以往使用大量碘使甲状腺不能摄碘者。

凡采用放射性碘治疗者，治疗前和治疗后一个月内避免使用碘剂及其他含碘食物及药物。^{131}I治疗本病的疗效较满意，缓解率达90%以上。一般一次空腹口服，于服^{131}I后2～4同症状减轻，甲状腺缩小，体重增加，于3～4个月后大多数患者的甲状腺功能恢复正常。

^{131}I治疗甲亢后的主要并发症是甲状腺功能减退。国内报告早期甲减发生率为10%，晚期达59.8%。^{131}I治疗的近期反应较轻微，由于放射性甲状腺炎，可在治疗后第一周有甲亢症状的轻微加重，护士应严密观察病情变化，注意预防感染和避免精神刺激。

（八）手术治疗患者的护理

甲状腺大部分切除是一种有效的治疗方法，其优点是疗效较药物治疗迅速，不易复发，并发甲状腺功能减退的机会较放射性碘治疗低，其缺点是有一定的手术并发症。

适应证：①甲状腺中度肿大以上的甲亢。②高功能腺瘤。③腺体大，伴有压迫症状的甲亢或有胸骨后甲状腺肿。④抗甲状腺药物或放射性碘治疗后复发者。⑤妊娠中期（即妊娠前4～6个月）具有上述适应证者，妊娠后期的甲亢可待分娩后再行手术。

禁忌证：①妊娠早期（1～3个月）和后期（7～9个月）的甲亢患者。②老年患者或有严重的器质性疾病，不能耐受手术者。

1. 术前护理

（1）术前评估：对于接受甲状腺手术治疗的患者，护士要在术前对患者进行仔细评估，包括甲状腺功能是否处于正常状态，甲状腺激素的各项检验是否处于正常范围内，营养状况是否正常。心脏问题是否得到控制，脉搏是否正常，心电图有无心律不齐，患者是否安静、放松，患者是否具有与手术有关的知识如手术方式、适应证、禁忌证、手术前的准备和手术后的护理以及有哪些生理、心理等方面的需求。

（2）心理护理：甲亢患者性情急躁、容易激动，极易受环境因素的影响，对手术顾虑较重，存在紧张情绪，术前应多与患者交谈，给予必要的安慰，解释手术的有关问题。必要时可安排甲亢术后恢复良好的患者现身说法，以消除患者的顾虑。避免各种不良刺激，保持室内安静和舒适。对精神过度紧张或失眠者给予口服镇静剂或安眠药，使患者消除恐惧，配合治疗。

（3）用药护理：术前给药降低基础代谢率，减轻甲状腺肿大及充血是术前准备的重要环节：主要方法有：①通常先用硫氧嘧啶类药物，待甲亢症状基本控制后减量继续服药，加服1～2周的碘剂，再进行手术。大剂量碘剂可使腺体减轻充血，缩小变硬，有利于手术。常用的碘剂是复方碘化钾溶液，每日3次。每次10滴，2～3周可以进行手术。由于碘剂可刺激口腔和胃黏膜，引发恶心、呕吐、食欲不振等不良反应，因此护士可指导患者于饭后用冷开水稀释后服用，或在用餐时将碘剂滴在馒头或饼干上一同服用。值得注意的是大剂量碘剂只能抑制甲状腺素的释放，而不能抑制其合成，因此一旦停药后，贮存于甲状腺滤泡内的甲状腺球蛋白分解，大量甲状腺素释放到血液，使甲亢症状加重。因此，碘剂不能单独治疗甲亢，仅用于手术前准备。②开始即用碘剂，2～3周后甲亢症状得到基本控制（患者情绪稳定，睡眠好转，体重增加，脉率稳定在每分钟90次以下，基础代谢率+20%以下），便可进行手术。少数患者服用碘剂2周后，症状减轻不明显者，可在继续服用碘剂的同时，加用硫氧嘧啶类药物，直至症状基本控制后，再停用硫氧嘧啶类药物，但仍继续单独服用碘剂1～2周，再进行手术。③对用上述药物准备不能耐受或不起作用的病例，主张单用普萘洛尔（心得安）或与碘剂合用作术前准备，普萘洛尔剂量为每6h给药1次，每次20～60mg，一般在4～7d后脉率即降至正常水平，可以施行手术。要注意的是普萘洛尔在体内的有效半衰期不到8h，所以最末一次口服普萘洛尔要在术前1～2h，术后继续口服4～7d。此外，术前不宜使用阿托品，以免引起心动过速。

（4）床单位准备：患者离开病房后，护士应作好床单位的准备，床旁备气管切开包、消毒手套、吸引器、照明灯、氧气和抢救物品。

（5）体位练习：术前要指导患者练习手术时的头、颈过伸体位和术后用于帮助头部转动的方法，以防止瘢痕挛缩，可指导患者点头、仰头，尽量伸展颈部，以及向左向右转动头部。

2. 术后护理

（1）术后评估：患者返回病室后，护士应仔细评估患者的生命体征，伤口敷料，观察患者有无出血、喉返神经及甲状旁腺损伤等并发症，观察有无呼吸困难、窒息、手足抽搐等症状。

（2）体位：术后患者清醒和生命体征平稳后，取半卧位，有利于渗出液的引流和保持呼吸道通畅。

（3）饮食护理：术后1～2d，进流质饮食，随病情的恢复逐渐过渡到正常饮食，但不可过热，以免引起颈部血管扩张，加重创口渗血。患者如有呛咳，可给静脉补液或进半固体食物，协助患者坐起进食。

（4）指导颈部活动：术前护士已经教会患者颈部活动的方法，术后护士应提醒并协助患者做点头、仰头，以及向左向右转动头部，尽量伸展颈部。

（5）并发症的观察与护理

1）术后呼吸困难和窒息：是术后最危急的并发症，多发生在术后48h内。常见原因为：①切口内出血压迫气管，主要是手术时止血不彻底、不完善，或因术后咳嗽、呕吐、过频活动或谈话导致血管结扎滑脱所引起。②喉头水肿，手术创伤或气管插管引起。③气管塌陷，气管壁长期受肿大的甲状腺压迫，发生软化，切除大部分甲状腺体后，软化的气管壁失

去支撑所引起。④痰液阻塞。⑤双侧喉返神经损伤。患者发生此并发症时，务必及时采取抢救措施。

患者临床表现为进行性呼吸困难、烦躁、发绀，甚至发生窒息。如因切口内出血所引起者，还可出现颈部肿胀，切口渗出鲜血等。护士在巡回时应严密观察呼吸、脉搏、血压及伤口渗血情况，有时血液自颈侧面流出至颈后，易被忽视，护士应仔细检查。如发现患者有颈部紧压感、呼吸费力、气急烦躁、心率加速、发绀等应及时处理，包括立即检查伤口，必要时剪开缝线，敞开伤口，迅速排除出血或血肿压迫。如血肿清除后，患者呼吸仍无改善，应果断施行气管切开，同时吸氧。术后痰多而不易咳出者，应帮助和鼓励患者咳痰，进行雾化吸入以保持呼吸道通畅。护士应告诉患者术后48h内避免过于频繁的活动、谈话，若患者有咳嗽、呕吐等症状时，应告知医务人员采取对症措施，并在咳嗽、呕吐时保护好伤口。

2）喉返神经损伤：患者清醒后，应诱导患者说话，以了解有无喉返神经损伤。暂时性损伤可由术中钳夹、牵拉或血肿压迫神经引起，永久性损伤多因切断、结扎神经引起。喉返神经损伤的患者术后可出现不同程度的声嘶或失音，喉镜检查可见患侧声带外展麻痹。对已有喉返神经损伤的患者，护士应认真做好安慰解释工作，告诉患者暂时性损伤经针刺、理疗可于3～6个月内逐渐恢复；一侧的永久性损伤也可由对侧代偿，6个月内发音好转。双侧喉返神经损伤会导致两侧声带麻痹，引起失音或严重呼吸困难，需作气管切开，护士应作好气管切开的护理。

3）喉上神经损伤：手术时损伤喉上神经外支会使环甲肌瘫痪，引起声带松弛，音调降低。如损伤其内支，则喉部黏膜感觉丧失，表现为进食时，特别是饮水时发生呛咳，误咽。护士应注意观察患者进食情况，如进水及流质时发生呛咳，要协助患者坐起进食或进半流质饮食，并向患者解释该症状一般在治疗后自行恢复。

4）手足抽搐：手术时甲状旁腺被误切、挫伤或其血液供应受累，均可引起甲状旁腺功能低下，出现低血钙，从而使神经肌肉的应激性显著增高。症状多发生于术后1～3天，轻者只有面部、口唇周围和手、足针刺感和麻木感或强直感，2～3周后由于未损伤的甲状旁腺代偿增生而使症状消失，重症可出现面肌和手足阵发性痛性痉挛，甚至可发生喉及膈肌痉挛，引起窒息死亡。

护士应指导患者合理饮食，限制含磷较高的食物，如牛奶、瘦肉、蛋黄、鱼类等。症状轻者可口服碳酸钙1～2g，每日3次；症状较重或长期不能恢复者，可加服维生素D_3，每日5万～10万U，以促进钙在肠道内的吸收。最有效的治疗是口服二氢速固醇（ATIO）油剂，有迅速提高血中钙含量的特殊作用，从而降低神经肌肉的应激性。抽搐发作时，立即用压舌板或匙柄垫于上下磨牙间，以防咬伤舌头，并静脉注射10%葡萄糖酸钙或氯化钙10～20ml，并注意保证患者安全，避免受伤。

5）甲状腺危象：是由于甲亢长期控制不佳，涉及心脏、感染、营养障碍、危及患者生命的严重并发症，而手术、感染、电解质紊乱等的应激会诱发危象。危象先兆症状表现为甲亢症状加重，患者严重乏力、烦躁、发热（体温39℃以下）、多汗、心悸、心率每分钟在120～160次，伴有食欲不振、恶心、腹泻等。甲状腺危象临床表现为高热（体温39℃以上）脉快而弱，大汗、呕吐、水泻、谵妄，甚至昏迷，心率每分钟常在160次以上。如处理不及时或不当，患者常很快死亡。因此，护士应严密观察病情变化，一旦发现上述症状，应立即通知医师，积极采取措施。

甲状腺危象处理包括以下几方面：①吸氧：以减轻组织的缺氧。②降温：使用物理降温、退热药物、冬眠药物等综合措施，使患者的体温保持在37℃左右。③静脉输入大量葡萄糖溶液。④碘剂：口服复方碘化钾溶液3～5ml，紧急时用10%碘化钠5～10ml加入10%葡萄糖溶液500ml中作静脉滴注，以降低循环血液中甲状腺素水平，或抑制外周T4转化为T3。⑤氢化可的松：每日200～400mg，分次作静脉滴注，以拮抗应激。⑥利舍平1～2mg肌内注射，或普萘洛尔5mg，加入葡萄糖溶液100ml中作静脉滴注，以降低周围组织对儿茶酚胺的反应。⑦镇静剂：常用苯巴比妥100mg，或冬眠合剂Ⅱ号半量肌内注射，6～8h一次。⑧有心力衰竭者，加用洋地黄制剂。护士应密切观察用药后的病情变化，病情一般于36～72h逐渐好转。

七、预期结果与评价

（1）患者能够得到所需热量，营养需求得到满足，体重维持在标准体重的100%±10%左右。

（2）患者基础代谢率维持正常水平，体温37℃，无腹泻，出入量平衡，无脱水征象。

（3）患者眼结膜无溃烂、感染的发生。

（4）患者能够进行正常的活动，保证足够的睡眠。

（5）患者能够复述出甲亢治疗、突眼护理及并发症预防的知识。

（6）患者能够正确对待自我形象，社交能力改善，与他人正常交往。

（7）护士能够及时发现并发症，通知医师及时处理。

（鲁晓红）

第六节　甲状腺功能减退症

甲状腺功能减退症（hypothyroidism，简称甲减），是由各种原因导致的低甲状腺激素血症或甲状腺激素抵抗而引起的全身性低代谢综合征。按起病年龄分为三型，起病于胎儿或新生儿，称为呆小病；起病于儿童者，称为幼年性甲减；起病于成年，称为成年性甲减。前两者常伴有智力障碍。

一、病因

1. 原发性甲状腺功能减退　由于甲状腺腺体本身病变引起的甲减，占全部甲减的95%以上，且90%以上原发性甲减是由自身免疫、甲状腺手术和甲亢^{131}I治疗所致。

2. 继发性甲状腺功能减退症　由下丘脑和垂体病变引起的促甲状腺激素释放激素（TRH）或者促甲状腺激素（TSH）产生和分泌减少所致的甲减，垂体外照射、垂体大腺瘤、颅咽管瘤及产后大出血是其较常见的原因；其中由于下丘脑病变引起的甲减称为三发性甲减。

3. 甲状腺激素抵抗综合征　由于甲状腺激素在外周组织实现生物效应障碍引起的综合征。

二、临床表现

1. 一般表现　易疲劳、怕冷、体重增加、记忆力减退、反应迟钝、嗜睡、精神抑郁、便秘、月经不调、肌肉痉挛等。体检可见表情淡漠，面色苍白，皮肤干燥发凉、粗糙脱屑，颜面、眼睑和手皮肤水肿，声音嘶哑，毛发稀疏、眉毛外1/3脱落。由于高胡萝卜素血症，手脚皮肤呈姜黄色。

2. 肌肉与关节　肌肉乏力，暂时性肌强直、痉挛、疼痛，嚼肌、胸锁乳突肌、股四头肌和手部肌肉可有进行性肌萎缩。腱反射的弛缓期特征性延长，超过350ms（正常为240～320ms），跟腱反射的半弛缓时间明显延长。

3. 心血管系统　心肌黏液性水肿导致心肌收缩力损伤、心动过缓、心排血量下降。ECG显示低电压。由于心肌间质水肿、非特异性心肌纤维肿胀。左心室扩张和心包积液导致心脏增大，有学者称之为甲减性心脏病。冠心病在本病中高发。10%患者伴发高血压。

4. 血液系统　由于下述四种原因发生贫血：①甲状腺激素缺乏引起血红蛋白合成障碍；②肠道吸收铁障碍引起铁缺乏；③肠道吸收叶酸障碍引起叶酸缺乏；④恶性贫血是与自身免疫性甲状腺炎伴发的器官特异性自身免疫病。

5. 消化系统　厌食、腹胀、便秘，严重者出现麻痹性肠梗阻或黏液水肿性巨结肠。

6. 内分泌系统　女性常有月经过多或闭经。长期严重的病例可导致垂体增生、蝶鞍增大。部分患者血清催乳素（PRI）水平增高，发生溢乳。原发性甲减伴特发性肾上腺皮质功能减退和1型糖尿病者，属自身免疫性多内分泌腺体综合征的一种。

7. 黏液性水肿昏迷　本病的严重并发症，多在冬季寒冷时发病。诱因为严重的全身性疾病、甲状腺激素替代治疗中断、寒冷、手术、麻醉和使用镇静药等。临床表现为嗜睡、低体温（$T<35℃$）、呼吸徐缓、心动过缓、血压下降、四肢肌肉松弛、反射减弱或消失，甚至昏迷、休克、肾功能不全危及生命。

三、实验室检查

1. 血常规　多为轻、中度正细胞正色素性贫血。

2. 生化检查　血清三酰甘油、总胆固醇、LDLC增高，HDL－C降低，同型半胱氨酸增高，血清CK、LDH增高。

3. 甲状腺功能检查　血清TSH增高、T_4、FL降低是诊断本病的必备指标。在严重病例血清T_3和FT_3减低。亚临床甲减仅有血清TSH增高，但是血清T_4或FT_4正常。

4. TRH刺激试验　主要用于原发性甲减与中枢性甲减的鉴别。静脉注射TRH后，血清TSH不增高者提示为垂体性甲减；延迟增高者为下丘脑性甲减；血清TSH在增高的基值上进一步增高，提示原发性甲减。

5. X线检查　可见心脏向两侧增大，可伴心包积液和胸腔积液，部分患者有蝶鞍增大。

四、治疗要点

1. 替代治疗　左甲状腺素（$L-T_4$）治疗，治疗的目标是将血清TSH和甲状腺激素水平恢复到正常范围内，需要终身服药。治疗的剂量取决于患者的病情、年龄、体重和个体差异。补充甲状腺激素，重新建立下丘脑－垂体－甲状腺轴的平衡一般需要4～6周，所以治疗初期，每4～6周测定激素指标。然后根据检查结果调整L－T_4剂量，直到达到治疗的目标。治疗达标后，需要每6～12个月复查1次激素指标。

2. 对症治疗　有贫血者补充铁剂、维生素B_{12}、叶酸等胃酸低者补充稀盐酸，并与TH合用疗效好。

3. 黏液水肿性昏迷的治疗

（1）补充甲状腺激素：首选TH静脉注射，直至患者症状改善，至患者清醒后改为口服。

（2）保温、供氧、保持呼吸道通畅，必要时行气管切开、机械通气等。

（3）氢化可的松200～300mg/d持续静滴，患者清醒后逐渐减量。

（4）根据需要补液，但是入水量不宜过多。

（5）控制感染，治疗原发病。

五、护理措施

（一）基础护理

1. 加强保暖　调节室温在22～23℃，避免病床靠近门窗，以免患者受凉。适当地使体温升高，冬天外出时，戴手套，穿棉鞋，以免四肢暴露在冷空气中。

2. 活动与休息　鼓励患者进行适当的运动，如散步、慢跑等。

3. 饮食护理　饮食以高维生素、高蛋白、高热量为主。多进食水果、新鲜蔬菜和含碘丰富的食物如海带等。桥本甲状腺炎所致甲状腺功能减退者应避免摄取含碘食物，以免诱发严重黏液性水肿。不宜食生凉冰食物，注意食物与药物之间的关系，如服中药忌饮茶。

4. 心理护理　加强与患者沟通，语速适中，并观察患者反应，告诉患者本病可以用替代疗法达到较好的效果，树立患者配合治疗的信心。

5. 其他　建立正常的排便形态，养成规律、排便的习惯。

（二）专科护理

1. 观察病情　监测生命体征变化，观察精神、神志、语言状态、体重、乏力、动作、皮肤情况，注意胃肠道症状，如大便的次数、性状、量的改变，腹胀、腹痛等麻痹性肠梗阻的表现有无缓解等。

2. 用药护理　甲状腺制剂从小剂量开始，逐渐增加，注意用药的准确性。用药前后分别测脉搏、体重及水肿情况，以便观察药物疗效；用药后若有心悸、心律失常、胸痛、出汗、情绪不安等药物过量的症状时，要立即通知医师处理。

3. 对症护理　对于便秘患者，遵医嘱给予轻泻剂，指导患者每天定时排便，适当增加运动量，以促进排便。注意皮肤防护，及时清洗并用保护霜，防止皮肤干裂。适量运动，注意保护，防止外伤的发生。

4. 黏液性水肿昏迷的护理

（1）保持呼吸道通畅，吸氧，备好气管插管或气管切开设备。

（2）建立静脉通道，遵医嘱给予急救药物，如L－T_3，氢化可的松静滴。

（3）监测生命体征和动脉血气分析的变化，观察神志，记录出入量。

（4）注意保暖，主要采用升高室温的方法，尽量不给予局部热敷，以防烫伤。

（三）健康教育

1. 用药指导　告诉患者终身坚持服药的重要性和必要性以及随意停药或变更药物剂量的危害；告知患者服用甲状腺激素过量的表现，提醒患者发现异常及时就诊；长期用甲状腺激素替代者每6～12个月到医院检测1次。

2. 日常生活指导　指导患者注意个人卫生，注意保暖，注意行动安全。防止便秘、感染和创伤。慎用催眠、镇静、止痛、麻醉等药物。

3. 自我观察　指导患者学会自我观察，一旦有黏液性水肿的表现，如低血压、体温低于35℃、心动过缓，应及时就诊。

（刘玉萍）

第七节　甲状腺肿瘤

一、病因与发病机制

甲状腺肿瘤分良性和恶性两类。良性肿瘤最常见的是甲状腺腺瘤，病理形态学表现上分为滤泡状和乳头状囊性腺瘤两种，腺瘤周围有完整的包膜，多见于40岁以下的妇女。恶性肿瘤最常见的是甲状腺癌，约占全身恶性肿瘤1%，按病理类型可分为以下几种。

1. 乳头状腺癌　约占成年人甲状腺癌的60%和儿童甲状腺癌的全部，多见于年轻人，常为女性，恶性程度低，生长较缓慢，较早便出现颈部淋巴结转移，但预后较好。

2. 滤泡状腺癌　多见于中年人，中度恶性，发展较迅速，主要经血液循环转移至肺、肝和骨及中枢神经系统，预后不如乳头状癌。

3. 未分化癌　多见于老年人，高度恶性，发展迅速，早期即可发生颈部淋巴结转移，并经血液转移至肺、骨等处。

4. 髓样癌　较少见，恶性程度中等，可兼有颈淋巴结侵犯和血行转移，预后不如乳头状腺癌，但较未分化癌好。

在儿童时期出现的甲状腺结节50%为恶性，发生于男性，特别是年轻男性的单个结节，应警惕恶性的可能。判断甲状腺肿瘤是良性还是恶性，关系到治疗方案及手术方式的选择。

二、临床表现

1. 甲状腺腺瘤　大部分患者无任何不适症状，无意中或体检时发现颈部肿块。多为单发，呈圆形或椭圆形局限在一侧腺体内，位置常靠近甲状腺峡部，质地较软但较周围甲状腺组织硬，表面光滑，边界清楚，无压痛，能随吞咽上下移动。若乳头状囊性腺瘤因囊壁血管破裂而发生囊内出血，此时肿瘤体积可在短期内迅速增大，局部出现胀痛。

2. 甲状腺癌　发病初期多无明显症状，在甲状腺组织内出现单个、固定、质硬而凹凸不平的肿块。肿块逐渐增大，吞咽时肿块上下移动速减低。晚期常压迫喉返神经、气管、食管，出现声嘶、呼吸困难或吞咽困难。如压迫颈交感神节，可产生Horner综合征，颈丛浅支受侵时可有耳、枕、肩等处疼痛。局部转移常在颈部出现硬而固定的淋巴结，远处转移多见于扁骨（颅骨、胸骨、盆骨等）和肺。

有些人的甲状腺肿块并不明显，而以颈、肺、骨骼的转移癌为突出症状。髓样癌由于肿瘤本身可产生激素样活性物质如5－羟色胺和降钙素，患者可出现腹泻、心悸、颜面潮红和血钙降低等症状。还可伴有其他内分泌腺体的增生。

三、辅助检查

1. 颈部B超　用来测定甲状腺肿物的大小及其与周围组织的关系。
2. 放射性核素扫描　多为“冷或凉”结节。
3. CT/MRI检查　能更清楚地定位病变范围及淋巴结转移灶。
4. 穿刺细胞学检查　用以明确甲状腺肿块的性质。

四、治疗原则

甲状腺多发结节一般多属良性病变，但多发结节可有继发功能亢进或癌变，故仍以手术治疗为妥。甲状腺单发结节，尤硬而有弹性者，B超为囊性的，可用甲状腺素治疗，如肿块消失不须行手术。对发展快，质地硬的实质性肿块，特别伴有颈部淋巴结肿大的，或在小儿，青少年及男性患者的单发结节，恶性可能性极大须即时手术治疗。

五、护理评估

评估患者性别、年龄、甲状腺肿物增长速度。评估患者有无压迫症状：呼吸困难、吞咽困难、声音嘶哑、面部瘀血、青紫、水肿，浅表静脉怒张等。

六、护理措施

（一）术前护理

1. 一般护理　按普通外科疾病术前一般护理常规。
2. 全面评估患者身体情况　包括健康史及其相关因素、身体状况、生命体征，以及神志、精神状态、行动能力等。
3. 皮肤的准备　男性患者刮胡子，女性患者发髻低需要理发。
4. 胃肠道的准备　术前1d晚22：00禁食水。
5. 体位训练　术前指导患者进行头颈过伸位的训练。
6. 心理护理　通过交流和沟通，了解患者及其家属情绪和心理变化，采取诱导方法逐渐使其接受并正视现实；医护人员应热情、耐心、服务周到，对患者给予同情、理解、关心、帮助，告诉患者不良的心理状态会降低机体的抵抗力，不利于疾病的康复。解除患者的紧张情绪，更好地配合治疗和护理。
7. 术前准备　常规在床旁准备气管切开包和抢救药品。

（二）术后护理

1. 一般护理　按普通外科术后一般护理常规。
2. 观察生命体征变化　术后密切观察患者血压、脉搏、氧饱和度等变化，注意观察患者的主诉，及时发现可能发生的内出血。
3. 体位　患者术后清醒返回病房后，给予去枕平卧位，头偏向一侧；麻醉完全清醒后

若病情允许，可取半卧位，减轻术后颈部切口张力，以利呼吸和引流。为防止术后伤口出血，避免剧烈咳嗽。术后6h内持续低流量吸氧。

4. 甲状腺引流管的护理　术后患者留置甲状腺切口引流管，活动、翻身时要避免引流管打折、受压、扭曲、脱出等。保持引流通畅，定时挤压引流管，避免因引流不畅而造成皮下血肿，甲状腺切口引流管引流的血性液应每日更换引流袋以防感染。

5. 引流液的观察　术后引流液的观察是重点，每日记录和观察引流液的颜色、性质和量，如在短时间内引流出大量血性液体，应警惕发生继发性大出血的可能，同时密切观察血压和脉搏的变化，发现异常及时报告医师给予处理。

6. 手术伤口护理　密切观察伤口有无渗血，一旦发现，应观察出血量、速度、血压、脉搏，如有呼吸困难等征象，应及时报告医师进行处理。除药物止血外，必要时准备手术止血。

7. 并发症的观察和护理

（1）出血：多发生在术后48h内。表现：颈部迅速肿大、呼吸困难、烦躁不安，窒息。伤口渗血或出血的护理如下。

1）预防术后出血：适当加压包扎伤口敷料。予半坐卧位，减轻术后颈部切口张力。避免大声说话、剧烈咳嗽，以免伤口裂开出血。术后6h内进食温凉流质、半流质饮食，避免进过热饮食，减少伤口部位充血。

2）观察伤口：观察伤口渗血情况及颈后有无渗血；患者呼吸情况，有无呼吸困难；观察患者颈部情况，有无颈部肿大。如发生出血应立即剪开缝线，消除积血，必要时送手术室止血。

3）观察伤口引流液颜色、性质、量，并准确记录。如有异常及时通知医师。

（2）呼吸困难和窒息：表现为颈部压迫感、紧缩感或梗阻感，还可表现为进行性呼吸困难、呼吸费力、烦躁、发绀及气管内痰鸣音。

1）观察病情：术后24～48h，严密观察病情变化，每2h测量血压、脉搏、呼吸1次，观察伤口敷料及引流管引流液的情况，尤应注意颈部敷料有无渗血。

2）预防术后出血：适当加压包扎伤口敷料。予半坐卧位，减轻术后颈部切口张力。避免大声说话、剧烈咳嗽，以免伤口裂开出血。术后6h内进食温凉流质、半流质饮食，避免进过热饮食，减少伤口部位充血。

3）保持呼吸道通畅：术前指导患者有效咳嗽排痰的方法，术后督促、强化并示范，即先深吸一口气，然后用手按压伤口处，快速用力将痰咳出，但避免剧烈咳嗽，以免伤口裂开。痰液黏稠不易排出时，给予雾化吸入，每天2～3次，并协助患者翻身拍背，促进痰液排出。

4）及时处理：发现患者有颈部紧缩感和压迫感、呼吸费力、烦躁不安、心动加速、发绀时，应立即检查伤口。如果是出血引起，立即就地松开敷料，剪开缝线，敞开切口，迅速除去血肿；如血肿清除后患者呼吸仍无改善，则应立即施行气管切开，并予吸氧；待患者情况好转后，再送手术室进一步检查止血和其他处理。

5）手术后如近期出现呼吸困难，宜先试行插管，插管失败后再做气管切开。

（3）喉返神经损伤：可分暂时性（2/3以上的患者是暂时性损伤）和持久性损伤两种。一侧喉返神经损伤，多引起声音嘶哑，可由健侧声带代偿性地向患侧过度内收而恢复发音；

两侧喉返神经损伤可导致两侧声带麻痹，引起失声、呼吸困难，甚至窒息，多需立即做气管切开。评估患者有无声音嘶哑、失声，如果症状出现，注意给予安慰和解释，减轻其恐惧和焦虑，使其积极配合治疗。同时应用促进神经功能恢复的药物，结合理疗、针灸，促进声带功能的恢复（暂时性损伤可在术后几周内恢复功能）。注意声带的休息，避免不必要的谈话。在后期要多与患者交流，并要求患者尽量用简短的语言回答或点头，亦可使用写字板，鼓励患者自己说出来，提高其自信心，促进声带功能的恢复。

（4）喉上神经损伤：喉上神经外支损伤可引起环甲肌瘫痪，使声带松弛，患者发音产生变化，常感到发音弱、音调低、无力、缺乏共振，最大音量降低。喉上神经内支损伤，可使咽喉黏膜的感觉丧失，易引起误咽，尤其是喝水时呛咳。要指导患者进食，或进半固体饮食，一般理疗后可恢复。

（5）手足抽搐：手术时甲状旁腺被误切、挫伤或其血液供应受累，都可引起甲状旁腺功能低下。随着血钙浓度下降，神经肌肉的应激性显著提高，引起手足抽搐。症状多在术后1～2d出现。多数患者症状轻且短暂，仅有面部，唇或手足部的针刺、麻木或强直感；经2～3周后，未受损伤的甲状旁腺增生、代偿，症状消失。严重者可出现面肌和手足有疼痛感觉的持续性痉挛，每天发作多次，每次持续10～20min或更长，甚至可发生喉和膈肌痉挛，引起窒息死亡。预防的关键在于切除甲状腺时，注意保留位于腺体背面的甲状旁腺。饮食适当限制肉类、乳品和蛋类等食品，因其含磷较高，影响钙的吸收。指导患者口服葡萄糖酸钙或乳酸钙2～4g，每日3次，症状较重或长期不能恢复者，可加服维生素D_3，以促进钙在肠道内的吸收。最有效的治疗是口服双氢速甾醇油剂，有提高血钙含量的特殊作用。抽搐发作时，遵医嘱立即静脉注射10%葡萄糖酸钙或氯化钙10～20ml。

七、健康教育

（1）保持心情舒畅，维持充足的睡眠，避免劳累。

（2）拆线后指导患者加强颈部功能锻炼，做抬头、左右转颈活动，防止瘢痕挛缩所致的功能异常。2周后可淋浴，避免反复摩擦导致伤口裂开。

（3）衣着应注意勿穿高领及颈部过紧的毛衣，以防摩擦伤口，天气过冷外出时可围围巾以保护伤口。

（4）学会自我检查、自我保健，经常用自己的食指、中指、环指的指尖平摸颈部，若发现有凹凸不平、肿块等，应立即就诊。

（5）如有声嘶、音调变低者出院后需继续坚持进行理疗、针灸。

（6）出院后要继续服用甲状腺素片，应指导患者用药方法，长期服用易造成蓄积中毒，注意肝、肾、心的功能，一旦出现心律不齐、头晕、呕吐、腹泻等应及时就诊。

（7）如术后出现的症状与体征同术前一样，应马上复查TSH、T_3、T_4及B超等检查，进行药物控制，再考虑手术问题。

（8）甲状腺癌患者术后1个月应复查，如行放疗者，注意保护局部皮肤，瘙痒等切勿用手抓，防止抓破皮肤引起感染。

（刘玉萍）

第八节 甲状腺炎患者的护理

一、疾病概述

亚急性甲状腺炎（subacute thyroiditis）在临床上较为常见。多见于20~50岁成人，但也见于青年与老年，女性多见，3~4倍于男性。

慢性淋巴细胞性甲状腺炎（chronic lymphocytic thyroiditis）又称桥本病（Hashimoto disease）或桥本甲状腺炎。目前认为本病与自身免疫有关，也称自身免疫性甲状腺炎。本病多见于中年妇女，有发展为甲状腺功能减退的趋势。

二、护理评估

（一）健康评估

1. 亚急性甲状腺炎　本病可能与病毒感染有关，起病前常有上呼吸道感染。发病时，患者血清中对某些病毒的抗体滴定度增高，包括流感病毒、柯萨奇病毒、腺病毒、腮腺炎病毒等。

2. 慢性淋巴细胞性甲状腺炎　目前认为本病病因与自身免疫有关。这方面的证据较多。本病患者血清中抗甲状腺抗体、包括甲状腺球蛋白抗体与甲状腺微粒体抗体常明显升高。甲状腺组织中有大量淋巴细胞与浆细胞浸润。本病可与其他自身免疫性疾病同时并存，如恶性贫血、舍格伦综合征、慢性活动性肝炎、系统性红斑狼疮等。本病患者的淋巴细胞在体外与甲状腺组织抗原接触后，可产生白细胞移动抑制因子。上述情况也可在Graves病与特发性黏液性水肿患者中见到，提示三者有共同的发病因素。因此，Graves病、特发性黏液性水肿与本病统称为自身免疫性甲状腺病。自身免疫性甲状腺病也可发生于同一家族中。

（二）临床症状与评估

1. 亚急性甲状腺炎

（1）局部表现：早期出现的最具有特征性的表现是甲状腺部位的疼痛，可先从一叶开始，以后扩大或转移到另一叶，或者始终局限于一叶。疼痛常向颌下、耳后或颈部等处放射，咀嚼或吞咽时疼痛加重。根据病变侵犯的范围大小，检查时可发现甲状腺弥漫性肿大，可超过正常体积的2~3倍；或在一侧腺体内触及大小不等的结节，表面不规则，质地较硬，呈紧韧感，但区别于甲状腺癌的坚硬感；病变部位触痛明显，周围界限尚清楚；颈部淋巴结一般无肿大。到疾病恢复期，局部疼痛已消失，急性期出现的甲状腺结节如体积较小可自行消失，如结节较大，仍可触及，结节不规则、坚韧、表面不平，周围界限清楚，无触痛。有些患者病变轻微，甲状腺不肿大或仅有轻微肿大，也可无疼痛。

（2）全身表现：早期，起病急骤，可有咽痛、畏寒、发热、寒战、全身乏力、食欲不振等。如病变较广泛，甲状腺滤泡大量受损，甲状腺素释放入血，患者可出现甲状腺功能亢进的表现，如烦躁、心慌、心悸、多汗、怕热、易怒、手颤等。有些患者病变较轻，仅有轻度甲亢症状或无甲亢症状。随着病情的发展，甲状腺滤泡内甲状腺素释放、耗竭，甲状腺滤泡细胞又尚未完全修复，患者可出现甲状腺功能减退症状，如乏力、畏寒、精神差、易疲劳等。随着甲状腺滤泡细胞的修复及功能恢复，临床表现亦逐渐恢复正常。

2. 慢性淋巴细胞性甲状腺炎

（1）局部症状：本病起病缓慢，甲状腺肿为其突出的临床表现，一般呈中度弥漫性肿大，仍保持甲状腺外形，但两侧可不对称，质韧如橡皮，表面光滑，随吞咽移动。但有时也可呈结节状，质较硬。甲状腺局部一般无疼痛，但部分患者甲状腺肿大较快，偶可出现压迫症状，如呼吸或咽下困难等。

（2）全身症状：早期病例的甲状腺功能尚能维持在正常范围内，但血清 TSH 可增高，说明该时甲状腺储备功能已下降。随着疾病的发展，临床上可出现甲状腺功能减退或黏液性水肿的表现。本病但也有部分患者甲状腺不肿大、反而缩小，而其主要表现为甲状腺功能减退。慢性淋巴细胞性甲状腺炎也可出现一过性甲状腺毒症，少数患者可有突眼，但程度一般较轻。本病可与 Graves 病同时存在。

（三）辅助检查及评估

1. 亚急性甲状腺炎　早期血清 T_3、T_4 等可有一过性增高，红细胞沉降率明显增快，甲状腺摄碘率明显降低，血清甲状腺球蛋白也可增高；以后血清 T_3、T_4 降低，TSH 增高；随着疾病的好转，甲状腺摄碘率与血清 T_3、T_4 等均可恢复正常。

2. 慢性淋巴细胞性甲状腺炎

（1）血清甲状腺微粒体（过氧化物酶）抗体、血清甲状腺球蛋白抗体：明显增加，对本病有诊断意义。

（2）血清 TSH：可升高。

（3）甲状腺摄碘率：正常或增高。

（4）甲状腺扫描：呈均匀分布，也可分布不均或表现为“冷结节”。

（5）其他实验室检查：红细胞沉降率（ESR）可加速，血清蛋白电泳丙种球蛋白可增高。

（四）心理社会评估

甲状腺炎患者由于甲状腺激素分泌增多、神经兴奋性增高，常表现为悲观、抑郁、恐惧，担心自己的疾病转化为甲亢；且本病易反复，有较长的服药史，容易失去战胜疾病的信心。

三、护理诊断

1. 疼痛　与甲状腺炎症有关。
2. 体温过高　与炎症性疾病引起有关。
3. 营养失调—低于机体需要量　与疾病有关。
4. 知识缺乏　与患者未接受或不充分接受相关疾病健康教育有关。
5. 焦虑　与疾病所致甲状腺肿大有关。

四、护理目标

（1）患者住院期间疼痛发生时能够及时采取有效的方法缓解。

（2）患者住院期间体温维持正常。

（3）患者住院期间体重不下降并维持在正常水平。

（4）患者住院期间能够复述对其进行健康教育的大多部分内容，能够说出、理解并能够执行，配合医疗护理有效。

（5）患者住院期间主诉焦虑有所缓解，对治疗有信心。

五、护理措施

（一）生活护理

嘱患者尽量卧床休息，减少活动，评估患者疼痛的程度、性质，可为患者提供舒适的环境，使其放松，教会患者自我缓解疼痛的方法如分散注意力等，必要时可遵医嘱给予止痛药缓解疼痛，注意观察用药后有无不良反应发生。

（二）病情观察

观察患者生命体征，主要是体温变化和心率变化。体温过高时采取物理降温，并按照高热患者护理措施进行护理，并注意监测降温后体温变化，嘱患者多饮水或其喜爱的饮料。

（三）饮食护理

嘱患者进食高热量、高蛋白质、高维生素并易于消化的食物，指导患者多摄入含钙丰富的食物，防止治疗期间药物副作用引起的骨质疏松，同时对于消瘦的患者应每天监测体重。

（四）心理护理

多与患者接触、沟通，了解患者心理状况，鼓励患者说出不良情绪，给予开导，缓解患者焦虑情绪。

（五）用药护理

1. 亚急性甲状腺炎　轻症病例用阿司匹林、吲哚美辛等非甾体抗炎药以控制症状。阿司匹林0.5～1.0g，每日2～3次，口服，疗程一般在2周左右。症状较重者，可给予泼尼松20～40mg/d，分次口服，症状可迅速缓解，体温下降，疼痛消失，甲状腺结节也很快缩小或消失。用药1～2周后可逐渐减量，疗程一般为1～2个月，但停药后可复发，再次治疗仍有效。有甲状腺毒症者可给予普萘洛尔以控制症状。如甲状腺摄碘率已恢复正常，停药后一般不再复发。少数患者可出现一过性甲状腺功能减退；如症状明显，可适当补充甲状腺制剂。有明显感染者，应做有关治疗。

2. 慢性淋巴细胞性甲状腺炎　早期患者如甲状腺肿大不显著或症状不明显者，不一定予以治疗，可随访观察。但若已有甲状腺功能减退，即使仅有血清TSH增高（提示甲状腺功能已有一定不足）而症状不明显者，均应予以甲状腺制剂治疗。一般采用干甲状腺片或左旋甲状腺素（L－T4），剂量视病情反应而定。宜从小剂量开始，干甲状腺片20mg/d，或L－T4 25～50μg/d，以后逐渐增加。维持剂量为干甲状腺片60～180mg/d，或L－T4 100～150μg/d，分次口服。部分患者用药后甲状腺可明显缩小。疗程视病情而定，有时需终身服用。

3. 伴有甲状腺功能亢进的患者，应予以抗甲状腺药物治疗，但剂量宜小，否则易出现甲状腺功能减退。一般不采用放射性碘或手术治疗，否则可出现严重黏液性水肿。

4. 糖皮质激素虽可使甲状腺缩小与抗甲状腺抗体滴定度降低，但具有一定副作用，且停药后可复发，故一般不用。但如甲状腺迅速肿大或伴有疼痛、压迫症状者，可短期应用以较快缓解症状。每日泼尼松30mg，分次口服。以后逐渐递减，可用1～2个月。病情稳定后停药。

5. 如有明显压迫症状，经甲状腺制剂等药物治疗后甲状腺不缩小，或疑有甲状腺癌者，可考虑手术治疗，术后仍应继续补充甲状腺制剂。

用药期间注意观察患者使用激素治疗后有无不良反应的发生，注意患者的安全护理。

（六）健康教育

评估患者对疾病的知识掌握程度以及学习能力，根据患者具体情况制定合理的健康教育计划并有效实施，帮助患者获得战胜疾病的信心。

（刘玉萍）

第九节　甲状旁腺功能亢进症患者的护理

一、疾病概述

原发性甲状旁腺功能亢进（primary hyperparathyroidism，简称甲旁亢）是由于甲状旁腺本身疾病引起的甲状旁腺素（parathyroid hormone，PTH）合成、分泌过多。其主要靶器官为骨和肾，对肠道也有间接作用。表现为骨吸收增加的骨骼病变、肾结石、高钙血症和低磷血症等一种内分泌性疾病。

甲旁亢在欧美多见，仅次于DM和甲状腺功能亢进症是内分泌疾病的第三位，在我国较少见。1970年以后采用血钙筛选，本病每年发现率较前增加4～5倍。女性多于男性，约2∶1～4∶1。近年来发现老年人发病率高，儿童较少见，可能和遗传有关，需除外多发性内分泌腺瘤Ⅰ型或Ⅱ型。

二、护理评估

（一）健康评估

甲旁亢病因尚不明了，部分患者是家族性多发性内分泌腺瘤（multiple endocrine neoplasia，MEN），为常染色体显性遗传。有作者报道，颈部放疗后约11%～15%的患者发生良性和恶性的甲状腺和甲状旁腺肿物。本病的发生与遗传和放疗的确切关系还需进一步研究。

PTH其主要靶器官为骨和肾，对肠道也有间接作用。PTH的生理功能是调节体内钙的代谢并维持钙和磷的平衡，它促进破骨细胞的作用，使骨钙（磷酸钙）溶解释放入血，致血钙和血磷浓度升高。当其血中浓度超过肾阈时，便经尿排出，导致高尿钙和高尿磷。PTH同时能抑制肾小管对磷的回收，使尿磷增加、血磷降低。因此当发生甲旁亢时，可出现高血钙、高尿钙和低血磷，引起钙、磷和骨代谢紊乱及甲状旁腺激素分泌增多导致的一系列症状和体征。护士要询问患者是否有骨折史、骨畸形、骨关节痛、食欲不振、腹胀、便秘、恶心、呕吐、消化道溃疡史，是否反复发生泌尿系结石、慢性胰腺炎等。此外，护士还需询问女性已产妇患者，新生儿出生时是否有低钙性手足抽搐。部分患者系多发性内分泌腺瘤，护士要询问其家族是否有类似疾病的发生。

（二）临床症状及评估

1. 高钙血症　①中枢系统方面：记忆力减退、情绪不稳定、个性改变、淡漠、消沉、烦躁、多疑多虑、失眠、情绪不稳定和突然衰老。②神经肌肉系统方面：患者易疲劳、四肢肌肉无力、重者发生肌萎缩（钙浓度与神经肌肉兴奋性呈反比）。③钙沉着：沉积于肌腱导致非特异性关节痛，常累及手指关节，有时主要在近端指间关节，沉积于皮肤可导致皮肤瘙痒。④高钙危象：血钙 >4.5mmol/L（14mg/dl）时，患者可表现为极度衰竭、厌食、恶心、呕吐、严重脱水、烦躁、嗜睡、昏迷，甚至诱发室性心律失常而导致猝死。

2. 骨骼病变　典型病变为破骨或成骨细胞增多、骨质吸收，呈不同程度的骨质脱钙，结缔组织增生构成纤维性囊性骨炎。严重时引起多房囊肿样病变及“棕色瘤”，易发生病理性骨折及骨畸形。主要表现为广泛的骨关节疼痛，伴有明显压痛，多由下肢和腰部开始逐渐发展至全身，以至活动受限、卧床不起、翻身困难等。重者有骨畸形，如胸廓塌陷变窄、椎骨变形、骨盆畸形、四肢弯曲和身材变矮。约 50% 以上的患者有自发性病理性骨折和纤维囊性骨炎。国内报道的病例 80% 以骨骼病变表现为主。X 线表现指骨内侧骨膜下皮质吸收和颅骨斑点状脱钙有诊断意义。

3. 泌尿系统症状　由于血钙过高致有多量钙自尿排出，患者常诉多尿、烦渴、多饮，尿结石发生率也较高，一般在 60% ~90%，临床上有肾绞痛、血尿或继发尿路感染，反复发作后可引起肾功能损害甚至可导致肾功能衰竭。本病所致的尿结石的特点为多发性、反复发作性、双侧性，结石常具有逐渐增多、增大等活动性现象，连同肾实质钙盐沉积，对本病具有诊断意义。肾小管内钙盐沉积和钙质盐沉着可引起肾功能衰竭，在一般尿结石患者中，约有 2% ~5% 由本病引起。

4. 消化道症状　胃肠道平滑肌张力降低，胃蠕动缓慢引起纳差、便秘、腹胀、恶心、呕吐、上腹痛等症状。部分患者伴有十二指肠溃疡病，可能与血钙过高刺激胃黏膜分泌促胃液素有关。如同时伴有胰岛促胃液素瘤，如卓 - 艾综合征（Zollinger - Ellison syndrome），则消化性溃疡顽固难治，约 5% ~10% 患者可伴有多发性胰腺炎，原因未明，可能因胰腺有钙盐沉着、胰管发生阻塞所致。

（三）辅助检查及评估

1. 实验室检查

（1）血钙：甲状旁腺功能亢进时血清总钙值呈现持续性升高或波动性升高，少数患者血清总钙值持续正常，因此需多次测定较为可靠，正常人血总钙值为 2.2 ~ 2.7mmol/L（8.8 ~10.9mg/dl），血游离钙值为（1.18 ±0.05）mmol/L（cn173. 北京协和医院内分泌科）。合并维生素 D 缺乏、骨质软化症、肾功能不全、胰腺炎、低蛋白血症的甲亢患者，血清总钙值正常，但游离钙常增多。

（2）血磷：正常值成人为 0.97 ~1.45mmol/L（3 ~4.5mg/dl）儿童为 1.29 ~2.10mmoL/L（4 ~6.5mg/dl）。低磷血症是本病的特点之一，但在肾功能不全、肾小球滤过率降低时，血清磷可正常或升高。

（3）血清 PTH：甲旁亢患者约 80% ~90% 有 PTH 水平增高。血 PTH 增高的程度与血钙浓度、肿瘤大小和病情严重程度相平行。

（4）血清碱性磷酸酶（ALP）：正常值为34～107U/L。甲旁亢，排除肝胆系统的疾病存在，则ALP水平增多。骨病愈严重，血清ALP值愈高。

（5）血清抗酒石酸酸性磷酸酶（tartrate resistance acid phosphatase，TRAP）：在骨吸收和骨转换增高时，血清TRAP浓度增高。在本病中血清TRAP常成倍增高，手术治疗如成功，可于术后1～2周内明显下降，甚至达正常。北京协和医院一组正常值为（7.2±1.9）U/L。

（6）24小时尿钙：24小时尿钙排泄量增加。主要由于血钙过高后肾小管滤过增加，尿钙也增多。高尿钙血症为24小时尿钙排量>6.25mmol（女性）和>7.5mmol（男性）。但尿钙排泄量可受维生素D和日光照射强弱以及有无尿结石等许多因素影响，故估价尿钙意义时应做具体分析。收集尿时应予酸化，以免钙盐沉淀影响结果。

（7）尿羟脯氨酸排量：甲旁亢时尿羟脯氨酸排泄增多，系骨质吸收较灵敏指标。北京协和医院内分泌科实验室尿羟脯氨酸正常值为（20±11）mg/24h。

2. X线检查　普遍性骨质脱钙、骨质疏松，常为全身性，以胸腰椎、扁骨、掌骨和肋骨最显著，表现为密度减低、骨小梁减少，皮质变薄呈不均匀板层状，或骨小梁粗糙呈网状结构。少数患者尚可出现骨硬化和异位钙化。这种骨骼的多形性改变，可能与甲状旁腺激素对破骨细胞和成骨细胞的作用、降钙素的代偿和病变的腺体呈间歇性活动有关。X线片中尚可见到多发性反复发生的尿结石及肾钙盐沉着症，对诊断均有价值。

3. 骨密度测定　甲旁亢时骨密度降低。

4. 其他定位检查

（1）颈部超声检查。

（2）颈部和纵隔CT扫描：对于前上纵隔腺瘤的诊断符合率为67%。

（3）放射性核素检查：可检出1cm以上病变。

（4）选择性甲状旁腺静脉取血测iPTH：血iPTH的峰值能反映病变甲状旁腺的位置。

（四）心理社会评估

此病患者由于疾病所致高钙血症、可出现记忆力减退、情绪不稳、个性的改变等，护士应在监测水、电解质同时，关注患者情绪变化，给予安慰、鼓励，建立信任。

三、护理诊断

1. 疼痛　肌痛、骨骼痛与肌肉痉挛、骨吸收增加有关。
2. 皮肤完整性受损　与骨痛长期卧床、营养状况改变有关。
3. 便秘　与胃肠道平滑肌张力降低有关。
4. 躯体移动障碍　与骨骼变化引起活动范围受限有关。
5. 活动无耐力　与血钙浓度增高，降低了神经肌肉兴奋性有关。
6. 生活自理能力缺陷　与骨骼变化、活动受限有关。
7. 有受伤的危险　与骨质疏松、骨关节变形有关。
8. 维持健康能力改变　与日常体力活动不足有关。
9. 社交障碍　与骨骼变形、活动受限有关。
10. 知识缺乏　缺乏骨质疏松及相关知识。
11. 潜在并发症　高钙危象与PTH分泌增多使骨钙溶解吸收入血有关。

四、护理目标

(1) 保证患者足够的营养摄入，掌握适宜的运动方式，能合理搭配饮食，保证钙的需求。

(2) 患者症状及不适主诉缓解。

(3) 护士识别高钙危象的症状和体征。

(4) 患者能正确对待疾病，能说出药物的使用方法、剂量和不良反应，积极配合治疗。

(5) 患者促进正常排便。

(6) 增进患者自我照顾能力。

(7) 护理中维护患者安全。

(8) 防止骨折等并发症的发生。

(9) 能坚持服药，定期复诊。

(10) 使患者了解有关疾病的相关知识。

五、护理措施

(一) 一般护理

定时评估血压、心率、脉搏、呼吸频率的变化。避免环境寒冷，提高室温，增加被服，避免穿堂风。保持患者床单位干净、整洁，预防患者感染、压疮的发生。

(二) 饮食护理

适度摄取蛋白质和脂肪，因高蛋白质食物和高脂肪食物会增加尿钙的排出而影响钙质的吸收。戒烟戒酒，避免摄入过多的咖啡因。

(三) 病情观察

血清钙、骨密度、尿钙磷检测。注意观察患者是否有厌食、恶心、呕吐、便秘、头晕、记忆力减退、精神萎靡、表情淡漠、昏睡、心律失常、心电图异常改变等高钙危象的表现。鼓励患者多饮水，并准确记录出入量，每天检测体重，保持出入量的平衡，预防心衰的发生。

(四) 疼痛的护理

有骨痛的患者可指导其使用硬板床，取仰卧位或侧卧位，卧床休息数天到一周，可缓解疼痛。对疼痛部位给予湿热敷，可促进血液循环、减轻肌肉痉挛、缓解疼痛。给予局部肌肉按摩，以减少因肌肉僵直所引发的疼痛。药物的使用包括止痛剂、肌肉松弛剂或抗炎药物等。

(五) 活动与安全

让患者参与活动，并提高活动的兴趣。保证环境安全，防止跌倒，保证楼梯有扶手、梯级有防滑边缘、房间与浴室的地面干燥、灯光明暗适宜、过道避免障碍物等。加强日常生活护理，对行动不便者，将日常所需物品如茶杯、热水壶、呼叫器等放置床边，以利患者取用，指导患者维持良好姿势，且在改变姿势时动作应缓慢，必要时建议患者使用手杖或助行器，以增加其活动时的稳定性，衣服和鞋穿着应合适，以利于运动。加强巡视，尤其在患者洗漱及用餐时间，护士应加强意外的预防。如患者使用利尿剂或镇定剂后，要严密注意其频繁如厕或精神恍惚而发生意外。

（六）排便护理

鼓励患者多活动，以刺激肠蠕动、促进排便。每日液体摄入量应在2000ml，可以根据患者的个人喜好和习惯安排摄入液体的种类和时间。例如，对于限制热量的患者可摄入不含热量或热量低的液体。适当增加食物中纤维素的补充，如各种绿色蔬菜、水果等。指导患者进行腹部按摩，以增强肠蠕动，必要时遵医嘱给予缓泻剂，观察并记录患者排便的色、量、性质等情况。

（七）用药护理

在应用扩容、利尿类药物前，护士应评估患者的心功能，观察血压、心律、心率、呼吸的深度、频率及皮肤的颜色等，并注意用药前后体重的变化，防止心衰。使用双磷酸盐类药物时应选择大血管并观察体温的变化，因双磷酸盐可引起发热、肌痛等不良反应。

（八）围手术期护理

有症状或有并发症的原发性甲状旁腺功能亢进一般宜手术治疗。手术的适应证：血钙水平较正常高限增高1mg/dl或0.25mmol/L以上；明显骨骼病变；肾结石；甲状旁腺功能亢进危象；尿钙排量明显增多（10mmol/24h或400mg/24h）；骨密度降低；年龄小于50岁者等。多数为腺瘤，可做腺瘤摘除；如为腺癌，宜做根治手术。

甲状旁腺手术后可出现低钙血症，轻者手、足、唇、面部发麻，重则手足抽搐。低钙血症可开始于术后24小时内，血钙最低值出现在手术后4～20天。大部分患者在1～2个月之内血钙可恢复至2mg/dl（8mmol/L）。发生低血钙后，立即口服乳酸钙或葡萄糖酸钙；手足抽搐明显者可缓慢静脉注射10%葡萄糖酸钙10～20ml；难治顽固性低钙血症可静脉点滴葡萄糖酸钙于5%或10%葡萄糖液内。补充钙量是否足够，视神经肌肉应激性和血钙值两方面加以衡量。

（九）心理护理

多与患者交流，选择患者感兴趣的话题；鼓励患者参加娱乐活动，调动参加活动的积极性；安排患者听轻松的、愉快的音乐，使其心情愉快；嘱患者家属多关心患者，使患者感到温暖和关怀，以增强其自信心；协助患者及家属重新定位患者的角色与责任，以利于患者的康复；给患者安排社交活动的时间，减轻患者孤独感。

（十）甲状旁腺危象的护理

补充生理盐水，纠正脱水补充血容量，而且可因多量钠自尿中排出，促使钙也排出。根据脱水程度，每天可给予液体4 000～6 000ml静脉滴注，注意监测心、肾功能。

补充血容量的基础上应用利尿剂如呋塞米，促使钙排出。禁用可减少钙排出的噻嗪类利尿剂。有些利尿剂可造成钾和镁的丢失，应监测血电解质，适当补充。

（十一）健康教育

教导患者均衡饮食的重要性，合理饮食，并每天坚持合理的户外活动，运动要循序渐进、持之以恒。合理告知家庭成员注意家庭安全对患者的影响。

（刘玉萍）

第十节　甲状旁腺功能减退症患者的护理

一、疾病概述

甲状旁腺功能减退（简甲旁减）是指甲状腺激素（PTH）分泌过少和（或）效应不足引起的一组临床综合征。临床常见类型有特发性甲旁减、原发性甲旁减、低血镁性甲旁减，少见的类型包括假性甲旁减等。其临床特点是手足搐搦、癫痫样发作、低钙血症和高磷血症。长期口服钙剂和维生素 D 制剂可使病情得到控制。

二、护理评估

（一）健康评估

评估患者的年龄、性别，了解患者有无颈部手术史；有无颈部放疗史；有无手足麻木、刺痛感；有无抽搐史。甲状旁腺功能不全（hypopathyroidism）简称甲旁低，其原因如下。

1. 先天性甲状旁腺发育不全或未发育

（1）伴有胸腺发育缺损或其他第三、四咽弓发育缺陷者，尚可有第一、五咽弓发育异常及其他内脏器官的发育畸形（Di－George 综合征）。

（2）伴有染色体异常：第 18 对或第 16 对常染色体呈环形。

（3）单纯缺损。

2. 暂时性甲状旁腺功能减低

（1）早期新生儿低血钙脐血 PTH 水平低，至第 6 天才增长 1 倍，达正常小儿水平；生后 12～72 小时常有低血钙。尤多见于早产儿、糖尿病母亲所生的出生时有窒息的新生儿。

（2）晚期新生儿低血钙：生后 2～3 天至 1 周，低血钙的出现可受牛奶喂养的影响，人奶喂养者少见，因人奶中含磷 4.8～5.6mmol/L（150～175mg/L），而牛奶含磷 32.2mmoL/L（1 000mg/L）。摄入磷高而肾脏滤过磷相对较低，因此产生高血磷低血钙。

（3）酶成熟延迟：见于某些 1～8 周婴儿，由于酶的未成熟，不能将所生成的前甲状旁腺素原（prepro PTH）或甲状旁腺素原（pro PTH）裂解成有生物活性的 PTH 释放入血，或由于腺细胞的胞吐作用障碍，不能释放出细胞，因此 PTH 低下或 PTH 生物活性不足。

（4）母亲患甲状旁腺功能亢进：胚胎期间受母体血中高血钙影响，新生儿甲状旁腺受到

（七）活动与安全

指导患者活动时注意安全，可活动过程中进行能够间断休息，保证体力，制定循序渐进的活动计划。

（八）健康教育

（1）避免感染、外伤等一切应激因素的刺激。

（2）保持情绪稳定，避免压力过大。

（3）正确服药，避免中断及剂量错误，教会患者根据病情调整用药。

（4）教会患者自我观察，如有不适应尽早就医。

（5）避免直接暴露与阳光下，以防色素加深。

（6）外出时随身携带病情识别卡，以便遇意外事故时能得到及时处理。

（7）定期门诊随诊。

（8）在遇分娩、手术、特殊治疗时应向医生说明患者有本病的事实，以利于医生治疗时正确用药，防止危象发生。

（刘玉萍）

第十一节 原发性慢性肾上腺皮质功能减退症

慢性肾上腺皮质功能减退症分为原发性和继发性两大类。原发性又称为艾迪生病（Addisondisease），是由于自身免疫、结核等原因，破坏 90% 以上的肾上腺，而引起皮质激素分泌不足所致的疾病。本症常参与自身免疫性多内分泌腺病综合征的组成。继发性则为垂体分泌促肾上腺皮质激素（ACTH）不足所致。本文主要讨论 Addison 病。

一、病因

1. 肾上腺结核为常见病因，常先有或同时有其他部位结核病灶如肺、肾、肠等。肾上腺被上皮样肉芽肿及干酪样坏死病变所替代，继而出现纤维化病变，肾上腺钙化常见。

2. 自身免疫性肾上腺炎　两侧肾上腺皮质被毁，呈纤维化，伴淋巴细胞、浆细胞、单核细胞浸润，髓质一般不受毁坏。

3. 其他较少见病因　恶性肿瘤转移、淋巴瘤、白血病浸润、淀粉样变性、双侧肾上腺切除、放射治疗破坏、肾上腺酶系抑制药如美替拉酮、氨鲁米特、酮康唑或细胞毒药物如米托坦的长期应用、血管栓塞等。

二、临床表现

1. 软弱无力　为早期主要症状，乏力程度与病情轻重呈正比，严重时可达到无力翻身或伸手取物。也可见严重的肌肉痉挛，特别是腿部。这些肌肉病变可能与神经－肌肉终板处钠和钾平衡失调有关。

2. 体重减轻　由于皮质醇缺乏引起胃肠道功能紊乱如食欲缺乏、恶心呕吐、腹胀腹泻，脂肪储存减少及肌肉消耗等因素可导致体重减轻，进行性较大幅度减轻预示肾上腺皮质危象可能。

3. 色素沉着　由于皮质醇缺乏以后对垂体 ACTH、黑素细胞刺激素（MSH）、促脂素（LPH）的反馈抑制作用减弱，使这些激素分泌增多，且 ACTH 及 LPH 又分别包含 α－MSH 与 β－MSH 结构，故皮肤、黏膜处色素沉着，摩擦处、掌纹、乳晕、瘢痕等处尤为明显，色素沉着是鉴别原发性和继发性肾上腺皮质功能减退的主要依据之一，色素突然加深可能预示病情恶化。

4. 心血管症状　由于对儿茶酚胺的升压反应减弱，导致血压降低，以直立性低血压最为常见。X 线示心影缩小，心电图示低电压，P－R 与 Q－T 间期延长。患者常有头晕、眼

花、直立性昏厥。

5. 低血糖 患者对内、外源性胰岛素的敏感性增高，在饥饿、胃肠道功能紊乱、感染等情况下容易发生低血糖。

6. 神经系统症状 如淡漠、嗜睡甚至精神障碍。

7. 对感染、外伤等各种应激的抵抗力降低，易诱发肾上腺危象。对麻醉药、安眠镇静药及降血糖药物等均极为敏感，少量即可引起昏迷。

8. 性功能紊乱 男女患者都可有性功能减退，女性肾上腺源雄激素对维持性毛及性欲有关，因此女性腋毛、阴毛稀少或脱落，月经失调或闭经，性欲减退。如系自身免疫性病因，还可能有卵巢、睾丸功能过早衰竭。

9. 肾上腺危象 危象为本病急骤加重的表现。常发生于感染、创伤、手术、分娩、过劳、大量出汗、呕吐、腹泻、失水或突然中断肾上腺皮质激素治疗等应激情况下。表现为恶心、呕吐、腹痛或腹泻、严重脱水、血压降低、心率快、脉细弱、精神失常、常有高热、低血糖症、低钠血症，血钾可低可高。如不及时抢救，可发展至休克、昏迷、死亡。

三、实验室检查

1. 血常规检查 常有正细胞正色素性贫血，少数患者合并有恶性贫血。白细胞分类示中性粒细胞减少，淋巴细胞相对增多，嗜酸性粒细胞明显增多。

2. 血液生化 可有低血钠、高血钾。脱水严重时低血钠可不明显，高血钾一般不重，如甚明显需考虑肾功能不全或其他原因。少数患者可有轻度或中度高血钙（糖皮质激素有促进肾、肠排钙作用），如有低血钙和高血磷则提示同时合并有甲状旁腺功能减退症。脱水明显时有氮质血症，可有空腹低血糖，糖耐量试验示低平曲线。

3. 激素检查

（1）基础血、尿皮质醇、尿 17－羟皮质类固醇测定常降低，但也可接近正常。

（2）ACTH 兴奋试验：静脉滴注 ACTH 25mg，维持 8h，观察尿 17－羟皮质类固醇和（或）皮质醇变化，正常人在兴奋第 1 天较对照日增加 1～2 倍，第 2 天增加 1.5～2.5 倍。快速法适用于病情较危急，需立即确诊，补充糖皮质激素的患者。在静注人工合成 ACTH（1～24）25mg 前及后 30min 测血浆皮质醇，正常人血浆皮质醇增加 276～552nmol/L。对于病情较严重，疑有肾上腺皮质功能不全者，同时用静注（或静滴）地塞米松及 ACTH，在注入 ACTH 前、后测血浆皮质醇，如此既可进行诊断检查，又可同时开始治疗。

（3）血浆基础 ACTH 测定：明显增高，超过 55pmol/L，常介于 88～440pmol/L（正常人低于 18pmol/L），而继发性肾上腺皮质功能减退者，ACTH 浓度降低。

4. 影像学检查 X 线摄片、CT 或 MRI 检查于结核病患者可示肾上腺增大及钙化阴影。其他感染、出血、转移性病变在 CT 扫描时也示肾上腺增大，而自身免疫病所致者肾上腺不增大。

四、治疗要点

（一）替代治疗

1. 糖皮质激素替代治疗 根据身高、体重、性别、年龄、体力劳动强度等，确定一合适的基础量。宜模仿激素分泌昼夜节律，在清晨睡醒时服全日量的 2/3，下午 4 时前服余下

1/3。于一般成人，每日剂量开始时氢化可的松 20～30mg 或可的松 25～37.5mg，以后可逐渐减量，氢化可的松 15～20mg 或相应量可的松。在有发热等并发症时适当加量。

2. 钠盐及盐皮质激素 食盐的摄入量应充分，每日至少 8～10g，如有大量出汗、腹泻时应酌情加食盐摄入量，大部分患者在服用氢化可的松和充分摄盐下即可获满意效果。有的患者仍感头晕、乏力、血压偏低，则需加用盐皮质激素，可每日上午 8 时 1 次口服 0.05～0.1mg。如有水肿、高血压、低血钾酌情减量。

（二）病因治疗

如有活动性结核者，应积极给予抗结核治疗。补充替代剂量的肾上腺皮质激素并不影响对结核病的控制。如病因为自身免疫病者，则应检查是否有其他腺体功能减退，如存在，则需做相应治疗。

（三）肾上腺危象治疗

为内科急症，应积极抢救。①补充液体：典型的危象患者液体损失量约达细胞外液的 1/5，故于初治的第 1～2 天应迅速补充生理盐水每日 2 000～3 000ml。对于以糖皮质激素缺乏为主、脱水不甚严重者补盐水量适当减少。补充葡萄糖液以避免低血糖。②糖皮质激素：立即静注氢化可的松或琥珀酸氢化可的松 100mg，使血皮质醇浓度达到正常人在发生严重应激时的水平。以后每 6h 加入补液中静滴 100mg，第 2～3 天可减至每日 300mg，分次静滴。如病情好转，继续减至每日 200mg，继而 100mg。呕吐停止，可进食者，可改为口服。③积极治疗感染及其他诱因。

（四）外科手术或其他应激时治疗

在发生严重应激时，应每天给予氢化可的松总量约 300mg。大多数外科手术应激为时短暂，故可在数日内逐步减量，直到维持量。较轻的短暂应激，每日给予氢化可的松 100mg 即可，以后按情况递减。

五、护理措施

（一）基础护理

1. 活动与休息 患者应适当休息，避免劳累，预防呼吸道、胃肠道或泌尿系统感染。鼓励患者进行适当的运动，如散步、慢跑等。指导患者在下床活动，改变体位时，动作宜缓慢，防止发生直立性低血压。

2. 饮食护理 饮食以多维生素、高蛋白、高钠、高热量为主。多吃水果、新鲜蔬菜。鼓励患者摄取水分每天在 3 000ml 以上，避免进食含钾高的食物以免加重高血钾，诱发心律失常。指导患者摄入含盐饮料，特别是大量出汗后更要注意补充盐分。

3. 心理护理 告诉患者本病可以用替代疗法达到较好的效果，树立患者配合治疗的信心。

4. 记录 24h 出入量

（二）专科护理

1. 观察病情 监测生命体征变化，观察精神、神志、语言状态、体重、乏力、动作、皮肤情况等。

2. 用药护理　要求患者按医嘱准时正确服药，切勿随便停药或减量，服药过程中如发现患者有异常反应要及时向医师报告。如患者有活动性结核应注意采取隔离措施。

3. 皮肤的护理　告知患者皮肤黑是由于病变所致，皮肤的颜色会随着病情的控制而减退。适当使用增白的化妆品。给予正面的引导，鼓励患者表达对皮肤颜色改变的感受。

4. 肾上腺危象的护理　对发生肾上腺危象的患者，要让其绝对卧床休息，按医嘱迅速、及时、准确地进行静脉穿刺并保证静脉通道的畅通，正确加入各种药品，并准备好各种抢救品。积极与医师配合，主动及时观察测定患者血压、脉搏、呼吸等生命体征的变化，记好出入量及护理记录。按时正确抽血及留取各种标本送检。鼓励患者饮水并补充盐分，昏迷患者及脱水严重患者可插胃管进行胃肠道补液，并按昏迷常规护理。在用大剂量氢化可的松治疗过程中，应注意观察患者有无面部及全身皮肤发红，以及有无激素所致的精神症状等出现。

（三）健康教育

1. 用药指导　告诉患者终身坚持服药的重要性和必要性以及随意停药或变更药物剂量的危害。

2. 加强自我保护　外出时避免阳光直射，遮阳帽以遮挡太阳对皮肤的辐射。

3. 自我观察　教会患者自我观察，如有不适尽早就医。

4. 随身携带患者识别卡，以便患者发生病情变化时及时得到救治。

5. 定期门诊随访。

（刘玉萍）

第十二节　肾上腺危象

肾上腺危象是指由各种原因导致急性肾上腺皮质激素分泌不足或缺如而引起的一系列临床症状，病情凶险，进展急剧，如不及时救治可致休克、昏迷、死亡。

（一）病因

1. 原有慢性肾上腺皮质功能减退症加重　因感染、创伤、手术、胃肠紊乱、妊娠、分娩或停用激素等诱发原有的慢性肾上腺皮质功能减退症加重，诱发肾上腺危象。

2. 药物　长期（2 周以上）使用大剂量皮质激素治疗的患者，如泼尼松 20mg/d 或相当剂量的其他剂型。垂体 - 肾上腺皮质功能受到反馈抑制，导致继发性肾上腺皮质萎缩，ACTH 分泌减少。在突然中断用药、撤药过快或遇到严重应激情况而未及时增加皮质激素时，可使处于抑制状态的肾上腺皮质不能分泌足够的肾上腺可的松而诱发危象。此外，腺垂体功能减退患者在肾上腺皮质未替代完全时，使用甲状腺制剂，亦可诱发危象。

3. 急性肾上腺出血　①新生儿难产、窒息、剧烈复苏过程中，成人腹部手术致肾上腺创伤，肾上腺内充满大量血液。②严重败血症：主要为脑膜炎双球菌性败血症，致弥散性血管内凝血（DIC），多见于儿童。肾上腺内有大片出血或有许多小出血区。出血部位主要在髓质及皮质的网状带，同时有散在的多发性血栓形成。③双侧肾上腺静脉血栓形成：多见于成人，髓质部位的出血重于皮质，有时在皮质外周还有一圈正常组织。④肾上腺出血是全身出血性疾病如白血病、血小板减少性紫癜的表现之一。⑤心血管手术及器官移植手术中抗凝药物使用过多均可导致肾上腺出血而诱发危象。

4. 肾上腺切除术后　双侧切除或一侧因肾上腺肿瘤切除，而对侧肾上腺已萎缩，对ACTH的刺激不起反应，术后未及时进行激素的替代，均可引起急性肾上腺皮质功能衰竭。

5. 先天性肾上腺羟化酶缺陷　致皮质激素合成受阻。

（二）临床表现

肾上腺危象的临床表现因病因不同而有各自的临床特点，也有共同的临床表现。一般分为两个方面，一为急性肾上腺皮质功能减退的临床表现。二为促发或导致急性肾上腺皮质功能减退的疾病的症状。全身症状表现为精神萎靡、乏力；出现中、重度脱水，口唇及皮肤干燥、弹性差；大多有高热，有时体温也可以正常或低于正常；原有肾上腺皮质功能减退的患者发生危象时皮肤黏膜色素沉着加深；症状大多为非特异性，起病数小时或1～3d后病情急剧恶化。各系统主要表现如下。

1. 循环系统　由于水、钠大量丢失，血容量减少，表现为脉搏细弱、皮肤湿冷，四肢末梢冷而发绀，心率增快、心律失常，血压下降、直立性低血压，虚脱，严重时出现休克。

2. 消化系统　糖皮质激素缺乏致胃液分泌减少，胃酸和胃蛋白酶含量降低，肠吸收不良以及水、电解质失衡，表现为厌食、腹胀、恶心、呕吐、腹泻、腹痛等。肾上腺动、静脉血栓引起者，脐旁肋下2指处可突然出现绞痛，迅速加重，出现呕吐。白细胞多增高。

3. 神经系统　精神萎靡、烦躁不安或嗜睡、谵妄或神志模糊，重症者可昏迷。低血糖者表现为无力、出汗，视物不清、复视或出现低血糖昏迷。

4. 泌尿系统　由于血压下降，肾血流量减少，肾功能减退可出现尿少、氮质血症，严重者可表现为肾功能衰竭。

5. 其他　原发性疾病的表现。

（三）实验室检查

可出现下列的改变：①低血糖；②血中尿素氮增高；③低血钠；④可有高血钾，也可以为正常或降低；⑤血浆氢化可的松降低；⑥血常规及白细胞总数和中性粒细胞明显升高；⑦血小板计数减低，部分患者可出现凝血时间延长，凝血酶原时间延长。

临床上怀疑有急性肾上腺皮质功能减退时，应立即抢救，不要等实验室检查结果。

（四）诊断及鉴别诊断

在原有慢性肾上腺皮质功能减退症基础上发生的危象诊断较容易。若既往无慢性肾上腺皮质功能减退症病史，诊断比较困难。临床上对于有下列表现的急症患者应考虑肾上腺危象的可能：①所患疾病并不严重而出现明显的循环衰竭以及不明原因的低血糖；②难以解释的恶心、呕吐；③体检发现皮肤、黏膜有色素沉着、体毛稀少、生殖器官发育差；④既往体质较差以及休克者经补充血容量和纠正酸碱平衡等常规抗休克治疗无效者。

本症应与感染性休克等内科急症进行鉴别。感染性休克常以严重感染为诱因，在毒血症或败血症的基础上伴有DIC。有时二者在临床上难以区分，但治疗原则相似，鉴别困难时可不予严格区分，诊断和治疗同时进行，以期稳定病情，挽救生命。

（五）临床治疗

治疗原则是补充肾上腺皮质激素，纠正水、电解质紊乱和维持酸碱平衡，并给予抗休克、抗感染等对症支持治疗。同时应积极地处理诱发疾病。

1. 积极补充肾上腺皮质激素

（1）糖皮质激素的补充

1）氢化可的松（皮质醇）：为治疗时的首选药物，对保持糖代谢和防止危象有重要作用。立即静注氢化可的松或琥珀酸氢化可的松 100mg，以后每 6h 静滴 100mg。第 1 天氢化可的松总量约 400mg，第 2、3 天可减至 300mg，分次静滴。如病情好转，继续减至每日 200mg，继而每日 100mg。待患者呕吐症状消失，全身状况好转可改为口服。当口服剂量减至每日 50 ~ 60mg 时可加用盐皮质激素。

2）可的松（可的松）需经肝脏转化为氢化可的松，才能发挥生理作用。每日维持补充剂量为 20 ~ 37.5mg。

3）泼尼松龙（去氢氢化可的松）：为皮质醇的衍化物，剂量：5 ~ 15mg/d。

（2）盐皮质激素的补充：为生理性储钠激素，经糖皮质激素合并高盐饮食治疗不够满意时，可同时应用储钠激素。

1）9α - 氟氢可的松：每日 0.05 ~ 0.2mg，早晨 1 次口服，潴钠作用比氢化可的松强 100 倍。

2）醋酸去氧皮质酮油剂（DOCA 油剂），适用于低血压、低血钾和血容量减少的患者。每日或隔日肌注 2.5 ~ 5mg。

3）三甲基醋酸去氧皮质酮，每日肌注 25 ~ 50mg。

4）甘草流浸膏：有类似去氧皮质酮的作用，每日 10 ~ 15mg，分次口服，其作用较小，最好与 DOCA 合用。

2. 纠正水、电解质紊乱　补液量及性质视患者脱水、缺钠程度而定，如有恶心、呕吐、腹泻、大汗而脱水、缺钠较明显者，补液量及补钠量宜充分；相反，由于感染、外伤等原因，且急骤发病者，缺钠、脱水不至过多，宜少补盐水为妥。一般采用 5% 葡萄糖生理盐水，可同时纠正低血糖并补充水和钠。应视血压、尿量、心率等调整用量。还须注意钾和酸碱平衡。血钾在治疗后会出现急骤下降。

3. 对症治疗　降温、给氧，有低血糖时可静注高渗葡萄糖。补充皮质激素、补液后仍休克者应予以血管活性药物。有血容量不足者，可酌情输全血、血浆或人血白蛋白。因患者常合并感染，须用有效抗生素控制。

4. 治疗原发病　在救治肾上腺危象的同时要及时治疗原发疾病。对长期应用皮质激素的患者须考虑原发疾病的治疗，如有肾功能不全者应选用适当的抗生素并调整剂量。因脑膜炎双球菌败血症引起者，除抗感染外，还应针对 DIC 给予相应治疗。

（六）护理措施

1. 常规护理

（1）气管插管患者术后麻醉尚未完全清醒时，取去枕平卧位，头偏向一侧，保持呼吸道通常，有呕吐物或呼吸道分泌物多时要及时清除，防止误入气管引起窒息，给予氧气吸入 2 升/分，备齐抢救用物及药品，必要时予机械通气。

（2）体温若低于 36.0℃应给予加盖棉被或用热水袋加温，做好保暖。

（3）术后严格执行医嘱，准确用药，观察用药后反应，准确纪录 24h 出入量，及时留取血尿标本。

（4）掌握患者病情的动态变化，按医嘱监测各项生化指标，注意预防水电解质紊乱，注意监测。

2. 病情观察

（1）生命体征监测术后 15 ~ 30 分钟测血压、脉搏一次，连续心电血氧监测，每 4h 测体温一次，尤以血压监测最为重要。如术后血压在正常范围内，不需应用降压药物，一旦出现血压波动，应密切监测。为及时有效的控制血压，术后用微量注射泵准确控制血管活性药泵入量。严密观察血压，随血压变化调整血管活性药的泵入量，不能骤然停药，以免发生反跳现象。在使用升降压药期间，应严密观察患者的血压、脉搏、神志、瞳孔、液体滴入情况，防止药物渗漏，异常情况及时报告医生处理。

（2）监测 CVP：CVP 反映了腔静脉和右心房的血压，它的高低与心脏的射血功能和静脉回心血量有关，监测 CVP 可作为控制补液速度和补液量的观察指标。术后应连续监测 CVP，CVP 低于 5cmH_2O 时，血压同时下降，血容量不足时应加大扩容，如 CVP 已恢复正常而血压仍低，又无心功能不全时适当扩容，心功能不全或心动过速的患者，CVP 升高，要减慢输液速度，以免引起充血性心力衰竭。

（3）观察尿量：准确记录每小时尿量，每小时少于 17ml，比重增加，可提示血容量不足。血压正常，但尿量仍少，比重降低，则可能已经发生急性肾功能衰竭。尿量稳定在 30mL/h 以上，生命体征平稳，清醒的患者可先定时开放尿管，2 ~ 3 天膀胱充盈良好，可考虑拔除尿管。

3. 肾上腺危象预防　手术后的患者术后 72h 应密切观察病情变化，同时应用糖皮质激素替代治疗，术后常规使用氢化可的松加入生理盐水和 5% 的葡萄糖注射液中静滴，可有效预防肾上腺皮质危象的发生。用药期间注意观察药物不良反应，并及时报告医生处理。氢化可的松为肾上腺皮质激素类药物，具有抗炎，抗过敏和抑制免疫等作用，其常见不良反应有：

（1）长程使用可引起医源性库欣综合症面容和体态，体重增加、下肢水肿、紫纹。易出血倾向、伤口愈合不良、痤疮。月经紊乱等。

（2）精神症状：欣快感，激动、谵妄、不安、定向力障碍，也可表现为抑制。

（3）并发感染：以真菌、结核菌、葡萄球菌、变形杆菌、绿脓杆菌和各种疱疹病毒为主。

（4）皮质停药综合征：如患者在停药后出现头晕、昏厥倾向、腹痛或背痛、低热、食欲减退、恶心、呕吐、肌肉或关节疼痛、头疼、乏力、软弱。

3. 伤口及引流管护理　术后患者多带入伤口引流管及尿管，为防止伤口感染，术后应常规应用抗生素，严密观察伤口渗出情况，渗出较多，敷料被渗透时应及时更换。如发现引流管内引流量多，颜色鲜红，应注意有出血的可能，严密观察生命体征以及引流量的变化，及时报告医生，可给予止血药，必要时输血补液。引流管要妥善固定，注意有无脱落，阻塞，扭曲，打折等，清醒的患者告知卧位时引流管勿超过身体的高度，以免逆行感染。引流袋，引流瓶每日更换，引流量多时随时更换，注意引流颜色，性质，量的变化。

4. 疼痛护理　清醒的患者术后伤口疼痛会引起心率、血压急剧升高，影响患者睡眠及伤口愈合，可予抬高床头，协助患者采取半卧位，并做好心理护理，必要时遵医嘱给予药物止痛，如曲马朵，哌替啶等镇痛药。

5. 加强基础护理　为防止坠积型肺炎，术后清醒的患者应鼓励有效咳痰，讲解其重要

性，如呼吸道分泌物较多，痰液粘稠不易咳出时，可给予雾化吸入或静脉予祛痰药，达到止咳、祛痰的效果。每天进行口腔护理2次。留置尿管期间，做好尿道口护理，女患者予会阴冲洗，以防尿路感染。患者体质虚弱，皮肤弹性差者，给予卧气垫床，骨部突出部位垫软枕，水垫，定时翻身拍背，按摩受压部位，保持床单整洁干净，干燥，避免发生压疮。

6. 心理护理　细致观察患者的态度和情绪，对患者因受疾病折磨产生的痛苦应给予耐心劝慰，鼓励和疏导，消除其紧张情绪，避免精神刺激，以调整心理平衡，积极帮助患者熟悉环境，安抚患者以稳定情绪，探视时间鼓励家属陪伴，满足患者生理心理需要。

（刘玉萍）

第十三节　肾上腺性高血压

一、概述

许多内分泌疾病可以出现高血压的症状，因而内分泌性高血压成了常见的继发性高血压的一种，尤其是某些肾上腺疾病，更是以高血压作为主要症候的，故本节以此为重点加以叙述。常见的肾上腺性高血压包括皮质醇增多症、醛固酮增多症和嗜铬细胞瘤，它们分别是由肾上腺皮质分泌过多的皮质醇、醛固酮和肾上腺髓质分泌过多的肾上腺素或去甲肾上腺素所引发。

皮质醇增多症又称柯兴综合征，是由肾上腺皮质分泌过多量的糖皮质激素（主要是皮质醇）所致。

醛固酮增多症分为原发性、继发性两大类。原发性醛固酮增多症是由于肾上腺皮质肿瘤或增生，醛固酮分泌增多而导致水钠潴留，体液容量扩张，抑制了肾素－血管紧张素系统。继发性醛固酮增多症的病因在肾上腺外，乃因有效血容量降低，肾血液量减少等原因致肾素－血管紧张素－醛固酮系统功能亢进，过多的血管紧张素兴奋肾上腺皮质球状带，于是醛固酮分泌过多。在高血压病中，原发性醛固酮增多症占0.4%～2.0%。

嗜铬细胞瘤起源于肾上腺体质、交感神经节或其它部位的嗜铬组织。由于瘤细胞阵发性或持续性地分泌大量去甲肾上腺素和肾上腺素，引起阵发性或持续性高血压和多个器官功能及代谢紊乱。在较大范围内的高血压普查中，发现本病所占比例为0.64%。

二、病因与发病机理

（一）柯兴综合征

本病病因不明，仅能根据肾上腺皮质病理及其发病原理作如下分类：

（1）肾上腺皮质双侧增生：在本病中约占70%。这是由于下丘脑－垂体功能紊乱，分泌ACTH过多，刺激肾上腺皮质增生和分泌过量的皮质醇所致。垂体中有分泌ACTH的肿瘤者约占12%，主要是嗜碱细胞瘤和嫌色细胞瘤，也有两种细胞的混合瘤，其分泌功能紊乱。垂体ACTH细胞分泌ACTH受下丘脑中CRH调节，而CRH又受两类神经递质所调节，血清素（5－羟色胺）和乙酰胆碱起兴奋作用，多巴胺和去甲肾上腺素起抑制作用。神经递质的调节失常可能与中枢神经功能紊乱有关。确切原因尚不明。肾上腺皮质增生可以是单纯性，也可以是结节性。

少数病例是由肾上腺外肿瘤合成有生物活性的 ACTH；不具生物活性的 ACTH 片段，有时也能分泌 CRH 活性物质，而引起异源性 ACTH 综合征。这类肿瘤包括肺燕麦细胞瘤（占50%）、胸腺瘤、胰岛细胞瘤、类癌（肺、肠、胰，卵巢）、甲状腺体样癌和嗜铬细胞瘤等。

（2）肾上腺皮质肿瘤：肾上腺皮质腺瘤（占柯兴综合征的 20% ~30%）、肾上腺皮质癌（占 5% ~10%）。大部分腺瘤和腺癌的生长和分泌功能都属自主性，不受下丘脑－垂体的调节。

（二）原发性醛固酮增多症

病因不明。结合症状分类有醛固酮瘤，最多见，约占原发性醛固酮增多症的 60% ~90%；其次常见的是特发性醛固酮增多症，占 10% ~40%，为双侧肾上腺球状带增生，可伴有结节。糖皮质激素能抑制特发性醛固酮增多症，多见于青少年男性，为家族性或散发性，家族性者以常染色体显性方式遗传。本型发病机理也不明，可能与垂体异常有关。其它罕见的有醛固酮癌、异位分泌醛固酮的肿瘤。

（三）嗜铬细胞瘤

嗜铬细胞瘤是嗜铬组织的肿瘤，多见于肾上腺体质，其次发生于交感神经节和副交感神经节，其它部位嗜铬组织也有发生，良性者占 80% ~90%，恶性者占 10% ~20%，也有双侧髓质增生所致者。瘤细胞分泌儿茶酚胺（主要是肾上腺素和去甲肾上腺素）而引起高血压。由于肾上腺素合成时必需有高浓度糖类皮质激素存在，故除肾上腺内及主动脉旁嗜铬细胞瘤产生较多肾上腺素外，其它部位仅能合成去甲肾上腺素。

三、评估发现

1. 典型症状　高血压有关症状如头痛、头昏。嗜铬细胞瘤阵发严重时可伴恶心、呕吐，心悸等，易误诊断高血压危象。由于高皮质醇血症的蛋白分解增加，以及这类患者的低钾血症，可明显表现软弱无力，甚至影响起立、上楼。其高糖血症，低钾血症表现多饮，多尿。嗜铬细胞瘤有高代谢症状，表现怕热、多汗和消瘦。柯兴综合征可月经稀少，神经精神系统表现抑郁，妄想、欣快和精神分裂症等症状。原发性醛固酮增多症可有低血钾性周期性麻痹、肢端麻木和手足搐搦。

2. 体格检查　必须注意全身情况、精神状态、血压改变情况，有无甲亢体征，有无面色苍白抑或潮红，有无心衰。心律失常及腹部肿物。测基础代谢，部分患者可发生低血压，甚至休克，或出现高血压和低血压相交替的现象。

典型体征有持续性高血压，嗜铬细胞瘤也可呈阵发性，并可因之伴发心界增大，心尖搏动增强、心率增快和有心尖收缩期杂音、各种心律失常。嗜铬细胞瘤有时又可表现为低血压、休克，则心率快，脉搏细弱，面色苍白，四肢厥冷，皮肤因出虚汗而潮湿。

柯兴综合征有向心性肥胖、满月脸、角口样嘴、面部多血质、水牛肩（锁骨上窝和肩颈部脂肪堆积）、多毛，痤疮，皮肤菲薄和紫纹、出血倾向，肢体近端肌肉萎缩，尤其下肢明显。

嗜铬细胞瘤有时可触及腹部肿块。

3. 实验室和其它检查

（1）血、尿生化检查：①低血钾：突出见于原发性醛固酮增多症，也见于柯兴综合征，

偶见于嗜铬细胞瘤。同时可伴有高尿钾，尤见于原发性醛固酮增多症。一般血钾低于3.5mmol/L，24h尿钾在25mmol/L以上就属于高尿钾。②高血钠：常在正常高限，或略高于正常，见于原发性醛固酮增多症和柯兴综合征。③碱血症：血pH和CO_2结合力正常高限或略高于正常，尿PH亦为中性或偏碱性，见于两种肾上腺皮质激素增多症。④空腹血糖高或糖耐量降低，尤多见于柯兴综合征，偶见于原发性醛固酮增多症。

尿常规可有少量蛋白质，尿比重较固定而且偏低，呈等渗尿，是由于慢性低血钾或长期高血压致肾小管浓缩功能障碍所致。

（2）特殊检查：柯兴综合征：糖皮质激素增多，失去昼夜分泌节律，且不能被小剂量地塞米松抑制。①24h尿17－羟皮质类固醇（17－OHCS）和尿游离皮质醇升高，尤其后者，因为它反映血中游离皮质醇水平，而且不受其它激素干扰，故诊断价值优于尿17－OHCS；②血浆皮质醇早晨8：00值高于正常，16：00和夜间值无明显低于清晨值，表示正常昼夜节律消失。③地塞米松抑制试验：过夜试验，次晨血皮质醇不能明显抑制，小剂量试验不能抑制，大剂量试验，垂体性柯兴综合征能被抑制，肾上腺肿瘤、异位ACTH综合征仍不能被抑制。

1）原发性醛固酮增多症：①肾素－血管紧张素－醛固酮系统检查；在普食条件下（含钠160mmol/d，钾60mmol/d），尿醛固酮排出量高于正常，3～7天后，血浆醛固酮上午8：00值高于正常，肾素－血管紧张素活性降低。立位4h或立位速尿激发试验后，正常人肾素－血管紧张素及醛固酮均增高，但本症之醛固酮瘤无反应。即使少数病例站立后血浆醛固酮上升，也反应微弱。增加下列1倍。如在高钠饮食下作激发试验，血浆醛固酮不再呈上升反应。增生型原发性醛固酮增多症激发试验后则醛固酮明显超过正常；②安体舒通试验：安体舒通可拮抗醛固酮对肾小管的作用，每日320～400mg（微扩型，分3～4次口服，历时1～2周，可使患者电解质得到纠正，血压往往有不同程度的下降；③低钠、高钠试验：低钠（每日摄入钠限制在20mmol以下）试验，本症患者数日内尿钠下降到接近摄入量，低血钾、高血压减轻，高钠（每日摄入钠240mmol）试验，轻型联发性醛固酮增多症患者低血钾更为明显。对血钾已明显降低的本症患者，不宜进行本试验。

2）嗜铬细胞瘤：①血、尿儿茶酚胺及其代谢产物测定：持续性高血压型患者24h尿儿茶酚胺（肾上腺素和去甲肾上腺素）及其代谢产物香草扁桃酸（VMA）等可升高，阵发型则发作时升高。血儿茶酚胺较易受情绪等影响，一般患者发作期升高显著；②酚妥拉明试验：系阻滞试验，用于血压高于22.7/14.74kPa的持续性高血压，患者呈阳性反应；③胰高糖素试验：静注胰高糖素1mg后，1～3min内本病患者血浆儿茶酚胺增加3倍以上，血压上升较冷压试验中加压反应增高2.6/2kPa以上。

（3）定位诊断试验：除柯兴综合征应作蝶鞍摄片、CT检查外，这三种肾上腺性高血压均应作肾上腺B超、CT，MRI检查，此外，原发性醛固酮增多症可作放射性碘化胆固醇肾上腺扫描，嗜铬细胞瘤可作同位素标记的间碘苄胍（MIBC）闪烁扫描检查。在作后两种扫描前，患者应先用碘剂封闭甲状腺摄碘功能。

4. 有关的并发症

（1）高血压危象：当伴有严重高血压，尤其嗜铬细胞瘤患者阵发严重高血压时，可出现高血压危象。患者有剧烈头痛、恶心、呕吐和视力模糊，继而烦躁不安、嗜睡、昏迷、抽搐，舒张压在18.7kPa以上。

（2）心律失常：长期高血压累及心脏，尤其嗜铬细胞瘤高儿茶酚胺血症对心脏的直接作用，或原发性醛固酮增多症严重的低血钾，都可引起早搏、室上性或室性阵发性心动过速，有时可发生心室颤动。

5. 心理和社会反应　高血压和可能伴有严重心律失常会造成患者心理负担重，产生恐惧感，尤其嗜铬细胞瘤的严重阵发者。由于体力减退，不能正常参加工作和社交活动，柯兴综合征因其面容、体型的变化，都会使患者背上沉重的思想包袱。

四、主要护理诊断

1. 活动无耐力　由于蛋白质分解增加、严重低血钾（原发性醛固酮增多症）和严重高血压以及有关的心血管症状引起。

2. 舒适的改变：疼痛　由高血压、自发性骨折所致。

3. 性功能障碍　因内分泌紊乱所致。

4. 潜在感染　由高皮质醇状态、高糖血症等原因引起。

5. 焦虑　由严重心血管症候，发作性软瘫以及将要接受手术治疗等原因引起。

6. 缺乏知识　缺乏对检查、诊断、治疗诸方面的认识。

五、主要护理措施

（一）一般护理

1. 休息　头痛、头昏、血压显著升高时，应嘱患者卧床休息；病情轻者可正常活动，并进行体力能适应的体育锻炼。

2. 精神治疗　对患者因受疾病折磨产生的痛苦，柯兴综合征患者的外貌变化，应给予耐心劝慰、鼓励和疏导，消除其紧张情绪；避免精神刺激，以调整心理平衡。柯兴综合征伴精神症状时，应设专人护理，密切观察病情，按医嘱服用镇静药。可用床栏或约束带保护患者，防止发生意外。

3. 饮食护理　一般给高蛋白质、高维生素、低脂、低钠、高钾和高钙饮食；血糖高者则需低糖，可按糖尿病饮食治疗。

4. 预防感染　注意皮肤清洁，防止外伤，以免皮肤感染；注意与传染病患者隔离；防止上呼吸道感染。

5. 电解质紊乱　若发现患者软弱无力、精神萎靡、嗜睡、恶心、呕吐等情况，应注意血钾、钠、氯浓度，并补充钾盐。

（二）高血压治疗中的护理

原发性醛固酮增多症术前常用抗醛固酮制剂安替舒通治疗，纠正低血钾并降低高血压。每日给安替舒通120～240mg，分次口服，需要时适当补钾。嗜铬细胞瘤术前应用β－肾上腺素能阻滞剂治疗，以减少手术并发症，降低死亡率。用β－肾上腺素能阻滞剂能使血压下降，减轻心脏的负担，并使原来缩小的血管内容量扩大。常用长效的酚苄明，开始10mg/d，以后逐渐加量直至高血压得到控制。但用药过程中应注意直立性低血压、鼻黏膜充血等副作用。亦可用哌唑嗪，开始用0.5～1mg的首次剂量，观察血压数小时，根据患者对此药的反应程度，逐步调整用药量。患者在阵发性高血压时，可立即静脉推注酚妥拉明1～5mg，同

时密切观察血压，当血压降至21/13kPa左右即停止推注，继之以5～10mg溶于5%葡萄糖等渗盐水250ml中缓慢滴注，根据血压调整滴速。若同时有心律失常或心动过速，可用肾上腺素能β－阻滞剂及其它抗心律失常药。一般β－阻滞剂不常用，用前必需先用β－阻滞剂使血压下降，若单独使用可引起β－肾上腺素能兴奋而致血压升高。虽然有阻断皮质醇合成药物，但柯兴综合征一般不用。仅根据血压口服降压、利尿剂。

（刘玉萍）

第十四节　原发性醛固酮增多症患者的护理

一、疾病概述

原发性醛固酮增多症（primary aldosteronism，简称原醛）为继发性高血压，主要由于肾上腺皮质腺瘤或增生使醛固酮分泌过多，导致钠、水潴留，体液容量扩张而抑制肾素－血管紧张素系统。临床表现有三组特征：高血压，神经肌肉功能异常，血钾过低。

原发性醛固酮增多症可分为醛固酮瘤、特发性醛固酮增多症及糖皮质激素可抑制性醛固酮增多症等。

二、护理评估

（一）健康史评估

护士在评估患者时应注意评估患者有无家族史，高血压、低血钾病史，如血压增高、乏力、肌肉麻痹、夜尿增多，严重时患者会出现周期性麻痹等病史。

1. 醛固酮瘤　占原醛的80%～90%，少数患者可为多发腺瘤或双侧腺瘤。腺瘤成因不明，血浆醛固酮与血浆ACTH的昼夜节律呈平行关系。

2. 特发性醛固酮增多症　临床表现和生化改变与醛固酮瘤相似，可能与肾上腺球状带细胞对血管紧张素Ⅱ的敏感性增强，醛固酮刺激因子兴奋醛固酮分泌，血清素或组胺介导的醛固酮过度兴奋有关。

3. 糖皮质激素可抑制性醛固酮增多症　与遗传有关，有家族史者以常染色体显性遗传方式遗传。

（二）临床症状和评估

1. 高血压　为最早出现的症状。原因主要是大量醛固酮分泌引起钠潴留，使血浆容量增加，血管壁内钠离子浓度升高及增强血管对去甲肾上腺素的反应，从而引起高血压。可有不同程度的头痛、耳鸣、头晕。

2. 高尿钾、低血钾　原醛症患者因肾小管排钾过多，约80%～90%的患者有自发性低血钾（2.0～3.5mmol/L），也有部分患者血钾正常，但进高钠饮食或服用含利尿剂的降压药物后诱发低血钾。由于低钾血症，临床上可出现肌无力、软瘫、周期性麻痹、心律失常、心电图出现U波或ST－T改变等；长期低血钾可致肾小管空泡变性，尿浓缩功能差，患者可有多尿伴口渴，尿比重偏低，且夜尿量大于日尿量，常继发泌尿系统感染，病情严重者可出现肾功能损害。

3. 其他　由于醛固酮增多，使肾小管对 Na^+ 离子的重吸收增强，而对 K^+ 及 H^+ 离子的排泌增加，还可产生细胞外液碱中毒；醛固酮增多使肾脏排 Ca^{2+}、Mg^{2+} 离子也增加，同时因碱中毒使游离钙减少，而使患者出现手足抽搐、肢端麻木等。

低血钾抑制胰岛素分泌，约半数患者可发生葡萄糖耐量低减，甚至可出现糖尿病。此外，原醛症患者虽有钠潴留，血容量增多，但由于有“钠逸脱”作用，而无水肿。

儿童期发病则影响其生长发育。

（三）辅助检查及其评估

1. 实验室检查　①血钾与尿钾：大多数患者血钾低于正常，一般在 2.0～3.0mmol/L，严重者更低，腺瘤者低血钾往往成持续性，增生者称波动性。尿钾增高，若血钾小于 3.5mmol/L、24 小时尿钾大于 25mmol/L，或同日血钾小于 3.0mmol/L 而 24 小时尿钾大于 20mmol/L，则有诊断意义。②血钠与尿钠：血钠一般为正常高限或轻度增高。尿钠每日排出量较摄入量为少或接近平衡。③碱血症：血 pH 可高达 7.6，提示代谢性碱中毒。④血镁：轻度降低。⑤尿常规：尿 pH 呈中性或碱性。

2. 醛固酮及其他类固醇测定

（1）醛固酮：①血浆醛固酮，明显增高；②尿醛固酮排出量高于正常。

（2）血浆 β－内啡肽测定：特发性醛固酮增多症患者血浆 p－内啡肽比腺瘤者及原发性高血压者均高。

（3）24 小时尿 17－羟皮质类固醇及 17－酮类固醇测定：一般均为正常，除非有癌肿引起的混合性皮质功能亢进可增高。

3. 肾素－血管紧张素Ⅱ测定　患者血管紧张素Ⅱ基础值可降至正常水平以下，且在注射利尿剂或直立体位后也不增高，为本病特征之一。这是由于醛固酮分泌增高、血容量扩张使肾素，血管紧张素系统活性降低所致，是与继发性醛固酮增多症的区别之处。

4. 特殊试验

（1）普食下钠、钾平衡试验：在普通饮食条件下（每日钠 160mmol、钾 60mmol）观察 1 周，可显示患者钾代谢呈负平衡，钠代谢正平衡，或近于平衡。在平衡试验期间，需记录血压，监测血钾、钠、二氧化碳结合力，尿钾、钠及血尿 pH 等，平衡期的检查结果作为对照，与以后的试验期（如低钠、高钠、螺内酯等）等进行比较。

（2）低钠试验：用以鉴别肾源性高血压伴低血钾。每日摄入钠 10～20mmol、钾 60mmol 共 1 周。本病患者在低钠条件下，到达肾远曲小管的钠明显减少，患者尿钾明显减少，血钾随之上升，如本试验历时 2 周以上则血钾上升和血压下降可更明显。肾脏病患者因不能有效地潴钠可出现失钠、脱水，即使在限制钠摄入的条件下，尿钠排泄仍不减少，尿钾排泄减少也不显著，血钾过低亦不易纠正。

（3）高钠试验：对病情轻、血钾降低不明显的疑似患者可做本试验。每日给钠 240mmol，钾 60mmol 一周，本症患者由于大量钠进入远曲小管进行钠、钾交换，使尿钾增多，血钾降低更明显，对血钾较低的患者不宜做此试验。

（4）螺内酯（安体舒通）试验：螺内酯可拮抗醛固酮对肾小管上皮的作用，每日320～400mg，分 3～4 次口服，连续至少 1～2 周（可达 4～5 周），对比服药前后基础血压、血钾、钠、二氧化碳结合率，尿钾、钠，血、尿 pH，尿量等。如系本病患者，血钾可上升甚至接近正常、血压可下降、血二氧化碳结合力下降、尿钾减少、尿变为酸性，肌无力及麻木症状改善。肾病所致低血钾、高血压则螺内酯往往不起作用。

（5）氨苯蝶啶试验：此药有利钠保钾作用，每日 200mg，分 2～3 次口服，1 周以上，如能使血钾上升、血压下降者提示本病。对肾动脉狭窄及急进性高血压无效。

（四）心理社会评估

患者由于疾病可致低血钾软瘫发作，因此应注意患者存在对疾病的恐惧发作、易紧张、无助感。

三、护理诊断

1. 潜在并发症　低血钾与醛固酮增多所致的低血钾及失钾性肾病有关。
2. 有受伤的危险　与神经肌肉功能障碍有关。
3. 活动无耐力　与低血钾症引起的肌力下降、四肢麻痹抽搐及高血压有关。
4. 知识缺乏　与缺少对本病及相关检查的知识有关。

四、护理目标

（1）保持患者心情舒畅，嘱其避免紧张、激动的情绪变化。

（2）防止患者住院期间突发高血压引起的脑血管意外的发生。

（3）对于肌无力、软瘫的患者应加强巡视，加强生活护理和防护措施，以保证患者安全。

（4）使患者对本疾病有所了解，能更好地配合各项检查及治疗。

（5）使患者了解含钾高的水果及食物，了解监测出入量、体重、血钾、血压的重要性。

五、护理措施

（一）一般护理

为患者创造良好、安静、舒适、安全的病室环境，使患者能卧床安静休息，避免劳累。

（二）病情观察

监测血压及血钾变化，做好记录。保证随电解质平衡和酸碱平衡如果患者出现肌无力、呼吸困难、心律失常或神志变化，应立即通知医生迅速抢救。

（三）饮食护理

给予患者低盐饮食，减少水、钠潴留，鼓励患者多吃含钾高的水果及食物。

（四）心理护理

如为分泌醛固酮的肾上腺皮质腺瘤，手术切除后大多数患者临床及化验恢复正常，病情缓解达到治愈；少数病程长、有严重并发症的患者，高血压、低血钾的症状也可达到部分缓解。通过护理活动与患者建立良好的护患关系，使患者保持心情舒畅，避免紧张、激动的情绪变化。

（五）用药护理

对于双侧肾上腺皮质增生的，手术往往不够理想，因此近年来已主张药物治疗，可服用硝苯地平或螺内酯，或两者合用，但长期大量服用螺内酯可出现男性乳腺增生等副作用。如为糖皮质激素可抑制性醛固酮增多症，则口服小剂量地塞米松治疗，但需长期终生服药。护士在对患者进行用药护理时，应帮助患者做好需要长期服药的思想准备，指导患者遵医嘱合理用药，并且观察患者用药后有无药物副作用发生。

钙离子拮抗剂的使用为醛固酮的术前准备及双侧肾上腺皮质增生患者的长期治疗提供了新手段。口服硝苯地平对降低血压，改善症状有较好疗效，但必要时需遵医嘱给予适量补钾治疗。

（六）试验护理

醛固酮瘤的分泌受体位变化和肾素－血管紧张素Ⅱ变化影响较小，而和ACTH昼夜变化有关，正常人隔夜卧床，上午8时血浆醛固酮值约为0.11～0.33nmol/L，如保持卧位到中午12时，血浆醛固酮低于上午时；8～12时取立位则血浆醛固酮高于上午，说明体位对醛固酮的分泌可产生影响。因此，护士在遵医嘱执行试验前，应向患者充分解释试验的目的、方法，指导患者如何进行配合。准时留取定时、定体位血标本。准确留取尿标本。对于进行卧立位醛固酮试验的患者，应在注射呋塞米后观察患者有无低血压，保证患者安全，如患者出现头晕、乏力、大汗等症状，及时发现，通知医生，立即停止试验，同时协助患者进食或进水。

（七）健康指导

（1）对手术患者进行术前和术后健康指导，向患者讲解手术治疗的必要性，术前应做的准备如服用药物控制血压，保证水、电解质平衡，补钾治疗，用药后的不良反应等。

（2）对长期服用药物治疗的患者，指导患者合理遵医嘱用药，定时随诊，监测肝、肾功能和电解质，对于长期服用激素治疗的患者注意讲解激素治疗的不良反应等。

（3）指导患者进行适当的功能锻炼，与患者一起制定活动计划。

（刘玉萍）

第十五节　皮质醇增多症患者的护理

皮质醇增多症（hypercortisolism）又称库欣综合征（Cushing syndrome）是由各种原因引起的肾上腺皮质分泌过多的糖皮质激素，尤其是皮质醇的增多导致，临床表现为向心性肥胖、多血质、紫纹、痤疮、高血压、糖尿病倾向、骨质疏松等。可见于任何年龄，成人多见，女性高于男性，男女之比为1∶2～4，年龄以20～40岁居多，约占2/3。

一、病因

（1）垂体瘤或下丘脑－垂体功能紊乱导致腺垂体分泌过量ACTH，从而引起双侧肾上腺皮质增生，分泌过量的皮质醇，称库欣病（Cushing disease），占皮质醇增多症的70%左右。

（2）分泌皮质醇能力，不受垂体分泌的ACTH控制。

（3）非ACTH依赖性的肾上腺结节或腺瘤样增生：近年来有人注意到少数库欣综合征患者双侧肾上腺呈结节或腺瘤样增生，且并非由ACTH过多所致。

（4）异位 ACTH 综合征：异位 ACTH 综合征是由垂体以外的肿瘤产生 ACTH 刺激肾上腺皮质增生，从而分泌过量的皮质醇所导致。最多见的是肺癌（约占 50%），其次为胸腺癌和胰腺癌（约各占 10%），其他还有起源于神经嵴组织的肿瘤、甲状腺髓样癌、胃肠道恶性肿瘤等。

二、临床表现

1. 向心性肥胖、满月脸、多血质、面圆而呈暗红色，胸、腹、颈、背部脂肪甚厚。至疾病后期，因肌肉消耗，四肢显得相对瘦小。多血质与皮肤菲薄、微血管易透见，有时与红细胞数、血红蛋白增多有关（皮质醇刺激骨髓）。

2. 全身及神经系统　肌无力，下蹲后起立困难。常有不同程度的精神、情绪变化，如情绪不稳定、烦躁、失眠，严重者精神变态，个别可发生类偏狂。

3. 皮肤表现　皮肤薄，微血管脆性增加，轻微损伤即可引起瘀斑。下腹两侧、大腿外侧等处出现紫纹，手、脚、指（趾）甲、肛周常出现真菌感染。异位 ACTH 综合征者及较重 Cushing 病患者皮肤色素沉着加深。

4. 心血管表现　高血压常见，与肾素－血管紧张素系统激活，对血管活性物质加压反应增强、血管舒张系统受抑制及皮质醇可作用于盐皮质激素受体等因素有关。同时，常伴有动脉硬化和肾小球动脉硬化。长期高血压可并发左心室肥大、心力衰竭和脑血管意外。由于凝血功能异常、脂代谢紊乱，易发生动静脉血栓，使心血管并发症发生率增加。

5. 对感染抵抗力减弱　长期皮质醇分泌增多使免疫功能减弱，肺部感染多见；化脓性细菌感染不容易局限化，可发展成蜂窝织炎、菌血症、感染中毒症。患者在感染后，炎症反应往往不显著，发热不高，易于漏诊而造成严重后果。

6. 性功能障碍　女性患者由于肾上腺雄激素产生过多以及皮质醇对垂体促性腺激素的抑制作用，大多出现月经减少、不规则或停经；痤疮常见；明显男性化（乳房萎缩、生须、喉结增大、阴蒂肥大）者少见，如出现，要警惕肾上腺皮质癌。男性患者性欲可减退，阴茎缩小，睾丸变软，此与大量皮质醇抑制垂体促性腺激素有关。

7. 代谢障碍　大量皮质醇促进肝糖原异生，并有拮抗胰岛素的作用，减少外周组织对葡萄糖的利用，肝葡萄糖输出增加，引起糖耐量减低，部分患者出现类固醇性糖尿病。明显的低血钾性碱中毒主要见于肾上腺皮质癌和异位 ACTH 综合征。低血钾使患者乏力加重，引起肾浓缩功能障碍。部分患者因潴钠而有水肿。病程较久者出现骨质疏松，脊椎可发生压缩畸形，身材变矮，有时呈佝偻、骨折。儿童患者生长发育受抑制。

三、实验室检查

（一）血和尿中肾上腺皮质激素及其代谢产物的测定

1. 血浆总皮质醇测定　血浆皮质醇增高是确定本症的基本依据，血浆皮质醇增高且昼夜节律消失，即患者早晨血浆总皮质醇浓度高于正常，而晚上不明显低于早上。正常参考值范围：清晨醒后 1h 的最高值可达 275～550nmol/L，下午（4 时）85～275nmol/L，夜间睡眠后 1h 降至最低值，即 < 14nmol/L。

2. 24h 尿游离皮质醇（UFC）测定　可反映肾上腺皮质激素总的日分泌量，皮质醇增多症时，其值升高。正常参考值范围为 55～250nmol/L。

3. 24h 尿 17－羟皮质类固醇（17－OHCS）测定　正常参考值范围为 22～82μmol/L。

4. 血浆基础 ACTH 测定　明显增高，超过 55pmol/L，常介于 88～440pmol/L（正常人低于 18pmol/L），而继发性肾上腺皮质功能减退者，ACTH 浓度降低。

（二）下丘脑－垂体－肾上腺皮质轴功能的动态试验

1. 小剂量地塞米松抑制试验　每 6h 口服地塞米松 0.5mg，或每 8h 服 0.75mg，连服 2d，正常反应为服药第 2 天 17－OHCS 低于 4mg/24h 或 UCF < 20μg/24h。第 2 天尿 17－羟皮质类固醇被抑制到对照值的 50% 以下，或游离皮质醇抑制在 55nmol/24h 以下，可排除本病。本法是筛选和诊断本病的快速和可靠的试验。

2. 大剂量地塞米松抑制试验　它们是病因鉴别诊断的最主要手段，可靠性约 80%。方法：口服地塞米松 2mg，每 6h 1 次连续服 8 次。以服药第 2 天的 17－OHCS 或 UFC 下降达到对照日的 50% 以下为可被抑制的标准。一般 80%～90% 垂体性的皮质醇症可以被抑制。80% 的肾上腺皮质肿瘤或异位 ACTH 综合征的患者不被抑制。

3. ACTH 兴奋试验　垂体性 Cushing 病和异位 ACTH 综合征者常有反应，原发性肾上腺皮质肿瘤者多数无反应。

4. 胰岛素诱发低血糖试验　本试验利用低血糖刺激兴奋下丘脑－垂体－肾上腺轴，了解该轴整体的功能。皮质醇症患者，不论是何种病因，低血糖后血浆皮质醇无显著上升。

5. CRH 兴奋试验　静注 CRH 100μg 后，在数小时内测血浆 ACTH 和皮质醇，如 ACTH 峰值比基础值增 50% 以上，皮质醇峰值比基础值增 25% 以上，为有反应的指标。正常人和垂体性皮质醇症者有反应，而肾上腺皮质腺瘤或癌无反应；异位 ACTH 综合征多数无反应，少数有反应；异位 CRH 综合征者有反应。

6. 甲吡酮试验　甲吡酮是皮质醇生物合成最后一步 11β－羟化酶抑制药。垂体性皮质醇症患者对甲吡酮的反应比正常人更明显，用药后 ACTH、11－脱氧皮质醇均增高，但皮质醇减少。肾上腺皮质肿瘤和异位 ACTH 综合征患者的皮质醇合成减少，但血 ACTH 水平不应增高，血 β－脱氧皮质醇水平的上升不如垂体性皮质醇症明显。甲吡酮试验可弥补地塞米松抑制试验的不足，相互配合可提高诊断率。

（三）影像学检查

X 线摄片、CT 或 MRI 检查显示病变部位的影像学改变。

四、治疗要点

应根据不同的病因做相应的治疗，所以正确的病因诊断是治疗成功的先决条件。

1. 垂体性皮质醇症　经鼻经蝶窦垂体微腺瘤摘除术为近年治疗本病的首选方法，治愈率达 80% 以上，术后复发率在 10% 以下。此法手术创伤小，并发症少，可最大限度地保留垂体的分泌功能。

2. 肾上腺皮质肿瘤　本症是皮质醇症中治疗效果最好的一种，一般诊断明确者，多采取 11 肋间或 12 肋腰部切口单纯肿瘤切除。

3. 异位 ACTH 综合征　应以治疗原发肿瘤为主，视具体病情安排手术、放疗或化疗。对体积小、恶性度低、定位明确的异位 ACTH 分泌瘤，手术治疗是首选方法，切除后可获痊愈。双侧肾上腺全切或一侧全切，一侧大部分切除在下列情况下可列入适应证：①异位 ACTH 综合征诊断明确，但未找到原发肿瘤；②无法切除异位 ACTH 分泌瘤，高皮质醇血症依然存在；③患者情况尚能接受肾上腺手术。手术目的是解除高皮质醇血症对患者生命的威胁。

4. 药物治疗　药物治疗也是皮质醇症治疗的一个重要方法，但只是一种辅助治疗，用于术前准备或其他疗效不佳时。常有两类药物，一类皮质醇生物合成抑制药如米托坦（mitotane）、氨鲁米特（氨基导眠能）、甲吡酮（metyrapone，Su4885）、酮康唑；另一类直接作用于下丘脑－垂体水平如赛庚啶、溴隐亭等。

五、护理措施

（一）基础护理

1. 休息与体位　合理的休息可避免加重水肿。平卧时可适当抬高双下肢，有利于静脉回流。

2. 饮食护理　宜给予高蛋白、高维生素、高钾、低糖类、低脂、低钠、低热量的食物，预防和控制水肿，鼓励患者食用香蕉、南瓜、柑橘类等含钾高的食物。

3. 心理护理　发现患者不良心态之症结，及时对症疏导，使其情绪稳定，愉快接受治疗。

4. 其他　每周测量身高、体重，预防脊柱突发性压缩性骨折。

（二）疾病护理

（1）预防感染

1）皮肤护理：①注意个人卫生，便后洗手。鼓励患者勤洗澡，勤换衣服，勤剪指甲，保持皮肤清洁、完整，以防皮肤化脓感染。②指导患者选择质地柔软、宽松的衣裤，避免使用松紧带和各种束带。③护理操作时应严格无菌技术。④如有外伤或皮肤感染时，不可任意用药，应由医师处理。

2）呼吸道、口鼻腔护理：①保持呼吸道通畅，避免与呼吸道感染者接触，如肺炎、感冒、肺结核等；②指导患者保持口腔清洁，做到睡前、晨起后刷牙，饭后漱口；③重症患者，护士应每日给予特殊口腔护理，防治口腔疾病。

3）泌尿系统护理：应注意会阴部的干燥、清洁，勤换内衣，女患者经期应增加清洗的次数。如有尿潴留尽量避免插入导尿管以免感染，可采用人工诱导排尿、膀胱区热敷或按摩等方法，以上方法无效时，应在严格无菌操作下行导尿术。

（2）病情观察：观察精神症状与防止发生事故。患者烦躁不安、异常兴奋或抑郁状态时，要注意严加看护，防止坠床，用床档或用约束带保护患者，不宜在患者身边放置危险品，避免刺激性言行，应耐心仔细，多关心照顾。

（3）肾上腺癌化疗的患者观察有无恶心、呕吐、嗜睡、运动失调和记忆减退。

（4）每周测量身高、体重，预防脊柱突发性压缩性骨折。

（5）正确无误做好各项试验，及时送验。

六、健康指导

（1）疾病知识宣教：指导患者在日常生活中，要注意预防感染，皮肤保持清洁，防止外伤，骨折。

（2）饮食指导：指导患者正确地摄取营养平衡的饮食，给予低钠、高钾、高蛋白的食物。

（3）遵医嘱服用药，不擅自减药或停药。

（4）定期门诊随访。

（刘玉萍）

第十六节 嗜铬细胞瘤患者的护理

一、疾病概述

嗜铬细胞瘤（pheochromocytoma）是肾上腺髓质的主要疾病，它是由神经嵴起源的嗜铬细胞产生的分泌儿茶酚胺（CA）的肿瘤，故又称为儿茶酚胺分泌瘤（catecholamine－secretingtumors）。

由于瘤组织可阵发性或持续性地分泌多量去甲肾上腺素和肾上腺素，以及微量多巴胺，临床上常呈阵发性或持续性高血压、头痛、多汗、心悸及代谢紊乱综合征。

嗜铬细胞瘤若能及早正确地诊疗，是完全可以治愈的，但如不能及时诊断或错误治疗可导致严重后果，乃至死亡。本病是一种较罕见的继发性高血压。高血压中嗜铬细胞瘤的发生率为0.05%～0.1%，女性患病率稍高于男性。本病有家族史者称为家族性嗜铬细胞瘤，为常染色体显性遗传。

二、护理评估

（一）健康评估

本病的发病没有明显诱因，护士在进行评估时应重点评估患者血压情况、有无家族史。

（二）临床症状及评估

1. 高血压　是嗜铬细胞瘤最常见的临床症状。由于肿瘤分泌肾上腺素和去甲肾上腺素的方式不同，高血压的发作呈阵发性、持续性或在持续性高血压的基础上阵发性加重。发作时间短则几分钟或几小时，长者可达一整天或数天，发作次数频繁，其血压升高的程度往往较严重，收缩压可达26.7～40kPa（200～300mmHg），舒张压可达20～24kPa（150～180mmHg）。阵发性高血压是嗜铬细胞瘤患者的特征性表现，可于体位变换、压迫腹部、活动或排便时发作，有的患者病情进展迅速，高血压发作时可出现眼底视网膜血管病变、出血、渗出、视盘水肿、视神经萎缩以致失明；严重时发生高血压脑病或心、肾严重并发症，甚至危及生命。

2. 头痛、心悸、多汗三联症　是嗜铬细胞瘤高血压发作时最常见的三组症状，头痛常常较剧烈，呈炸裂样，主要因血压高所致；心悸常伴有胸闷、憋气、胸部压榨感或濒死感；有的患者平时即怕热及出汗多，发作时则大汗淋漓、面色苍白、四肢发凉。其特异性及灵敏性均为90%以上。

3. 其他症状　嗜铬细胞瘤分泌的大量儿茶酚胺长期作用于心肌，使其变性坏死，部分患者可发生儿茶酚胺心肌病，出现心律失常、心力衰竭等。如肿瘤位于盆腔内，排便时可诱发；如肿瘤位于膀胱内，排尿时可诱发。此外，还可出现烦躁、焦急、失眠等神经系统症

状，白细胞增多，低热甚至高热等。

（三）辅助检查及评估、

1. 尿儿茶酚胺测定　明显增高时，才有诊断意义。

2. 酚妥拉明试验　试验为阳性，高度提示嗜铬细胞瘤的诊断。

3. B 超、CT、MRI 均可提示肾上腺肿瘤的存在，有较大的诊断价值。经下腔静脉插管分段取血测定儿茶酚胺水平，对发现较小的肾上腺外的肿瘤帮助很大。应用^{131}I－MIBG 进行嗜铬细胞瘤的定位效果很好。

（四）心理社会评估

患者高血压发作时可有剧烈头痛、神经紧张、濒死感、心悸、大汗淋漓、四肢冰冷、恶心、呕吐等现象，患者可表现为精神紧张、焦虑、无助感。需评估患者情绪状态，能否正确面对疾病，是否有信心配合治疗。

三、护理诊断

1. 组织有效灌流不足　与儿茶酚胺分泌过多导致高血容量有关。
2. 个人应对无效　与疾病导致高血压突然发作有关。
3. 生活自理能力缺陷　与长期血压过高有关。
4. 便秘　与高浓度儿茶酚胺抑制肠蠕动有关。
5. 知识缺乏　与未受过嗜铬细胞瘤及相关检查的教育有关。

四、护理目标

（1）患者住院期间血压和心律控制在正常范围内，无头晕、颤抖、心悸发作，组织灌流良好。

（2）患者能够使用有效的方法应对高血压发作，主诉能够控制情绪等，能够进行自我护理。

（3）患者住院期间无便秘发生。

（4）患者能够复述健康教育内容，表示对所患疾病有所了解，积极配合各种治疗护理。

（5）患者住院期间不发生高血压危象，如发作时护士能够及时发现，积极配合抢救治疗。

五、护理措施

（一）一般护理

为患者提供安静、最小刺激、舒适的环境，必要时暗化病室，保证患者能够安静休息。

（二）饮食护理

给予患者高热量、高维生素、低脂肪饮食。忌咖啡、茶、可可、可乐、香蕉，以免干扰儿茶酚胺的测定。

（三）病情观察

监测患者生命体征，尤其是血压和心律变化，测量血压时应采取同一体位和同一侧肢体，监测站位和卧位血压。

对阵发性高血压的患者，要记录其吃饭的时间及每次排尿时间。一旦高血压发作，应积极配合医生准确留取血、尿标本。

对有明显发作诱因的患者，如排尿、排便后发作，应告诉患者不要憋尿，保持排便通畅，预防高血压发作。

（四）活动与安全

让患者尽量卧床休息或在室内活动。外出时应有人陪伴，以免突然的高血压发作时出现危险。

（五）术前护理

指导患者遵医嘱按时服药，注意观察血压变化、有无鼻塞及直立性低血压的发生，并讲解术前服药的重要性，以取得患者的配合。

（六）健康宣教

向患者讲解有关疾病知识和各种检查的目的及注意事项，以配合诊疗。

（七）心理护理

评估患者的有效应对高血压发作的方式、家庭支持系统，鼓励患者说出恐惧、焦虑等不良情绪。指导患者保持轻松、情绪稳定，避免不良情绪对血压的影响。

（八）高血压危象的护理

嗜铬细胞瘤患者出现高血压危象发作时，血压急剧增高，应紧急进行治疗：首先将患者床头抬高，让其保持安静，建立静脉输液通道，并立即静脉注射酚妥拉明，首剂量先用1mg，以避免患者对酚妥拉明异常敏感而致低血压休克，然后每隔5分钟于静脉注入2～5mg，直至满意控制血压后，再静脉滴注酚妥拉明以维持血压稳定；也可在注射首剂量酚妥拉明后就持续静脉滴注以控制血压。此外，硝普钠也可作为嗜铬细胞瘤高血压危象发作时的降压治疗药物。如有严重心动过速，在用酚妥拉明的同时可每隔5分钟于静脉注入1～2mg普萘洛尔并严密观察病情变化。一旦高血压危象被控制后，应改为口服α受体阻断剂直至手术前。如高、低血压反复交替发作时，除用一条静脉通道滴注酚妥拉明外，同时建立另一条静脉通道并及时大量补充血容量以纠正低血压休克，监测血压及其他血流动力学指数以指导治疗。

（九）用药护理

为降低血压、恢复血容量及防止术中血压剧烈波动，术前应用α肾上腺素能受体阻断剂—酚苄明，按病情逐渐调整药物剂量至控制症状及血压，如用酚苄明后心率很快，患者不能耐受，则酌情加用β受体阻断剂—普萘洛尔（心得安）。术中应加强监护、积极补液，纠正血容量。用药过程中护士应注意观察患者有无直立性低血压发生。

（十）健康教育

（1）向患者进行用药安全宣教，做到遵医嘱用药。让患者知道服用的药物名称、剂量、服药频率以及不良反应等。

（2）指导患者如何正确监测以及详细记录血压值的重要性。

（3）指导患者掌握放松技巧，避免不良情绪对血压的影响。

（刘玉萍）

第十七节　糖尿病患者的护理

糖尿病是由于多种原因引起的胰岛素分泌不足和（或）其作用缺陷而导致的一组以慢性血糖水平增高为特征的代谢性疾病。临床表现为代谢紊乱症候群，久病可引起多系统损害，导致眼、肾、神经、心脏、血管等组织器官的慢性进行性病变，引起功能缺陷及衰竭。重症或应激时可发生酮症酸中毒、高渗性昏迷等急性代谢紊乱。世界卫生组织将糖尿病分为1型糖尿病、2型糖尿病、其他特殊类型和妊娠期糖尿病四种。

一、护理措施

（一）一般护理

1. 适当运动　循序渐进并长期坚持，运动方式以有氧运动为宜，结合患者的爱好，老年人以散步为宜，不应超过心肺及关节的耐受能力。运动时间的计算：从吃第一口饭开始计时，以餐后0.5～1h开始为宜。肥胖患者可适当增加活动次数。

2. 明确饮食控制的重要性　计算标准体重，控制总热量，碳水化合物占50%～60%，蛋白质占15%～20%，脂肪占20%～25%。注意定时定量进餐，饮食搭配合理，热量分配一般为早、中、晚餐各占1/5，2/5，2/5或1/3，1/3，1/3。在血糖稳定的情况下，尽量供给营养全面的膳食。禁食甜食。多食含纤维素高的食物，保持大便通畅。

3. 注射胰岛素的护理

（1）贮存：备用胰岛素需置于2℃～8℃冰箱存放。使用中的胰岛素笔芯放于30℃以下的室温中即可，有效期为4周，避免阳光直射。

（2）抽吸：抽吸胰岛素剂量必须准确，两种胰岛素合用时，先抽短效胰岛素，后抽中效或长效胰岛素，注射前充分混匀。注射预混胰岛素以前，要摇匀并避免剧烈振荡。

（3）注射部位：腹部以肚脐为中心直径6cm以外、上臂中外侧、大腿前外侧、臀大肌，其中腹部吸收最快。注意更换注射部位，两次注射之间应间隔2cm以上。

（4）消毒液：用75%乙醇消毒，不宜用含碘的消毒剂。

（5）观察胰岛素不良反应，如低血糖反应、胰岛素过敏及注射部位皮下脂肪萎缩。

（6）注射胰岛素时应严格无菌操作，使用一次性注射器，防止感染。

4. 按时测体重　必要时记录出入量。如体重改变 >2kg，应报告医师。

5. 生活有规律　戒烟，限制饮酒。

6. 用药护理　使用口服降糖药物的患者，应向其说明服药的时间、方法等注意事项及药物的不良反应。

（二）症状护理

（1）皮肤护理：注意个人卫生，保持全身和局部清洁，加强口腔、皮肤和会阴部清洁，勤换内衣。诊疗操作应严格无菌技术，发生皮肤感染时不可随意用药。

（2）足部护理：注意保护足部，鞋子、袜口不宜过紧，保持趾间清洁、干燥，穿浅色袜子，每天检查足部有无外伤、鸡眼、水泡、趾甲异常，有无感觉及足背动脉搏动异常。剪趾甲时注意不要修剪过短。冬天注意足部保暖，避免长时间暴露于冷空气中。

(3) 眼部病变的护理：出现视物模糊，应减少活动，加强日常生活的协助和安全护理。

(4) 保持口腔清洁，预防上呼吸道感染，避免与肺炎、肺结核、感冒者接触。

(5) 保持会阴部清洁、干燥，防止瘙痒和湿疹发生。需导尿时应严格无菌技术。

二、健康教育

(1) 糖尿病为慢性终身性疾病，目前尚不能根治。患者要在饮食控制和运动治疗的基础上进行综合治疗，以减少或延迟并发症的发生和发展，提高生活质量。

(2) 食物品种多样化，主食粗细粮搭配，副食荤素食搭配。避免进食浓缩的碳水化合物。避免食用动物内脏等高胆固醇食物。少喝或不喝稀饭，可用牛奶、豆浆等代替。

(3) 运动能降低血糖，并可增强胰岛素的敏感性。运动时随身携带糖果，当出现低血糖症状时及时食用。身体不适时应暂停运动。

(4) 遵医嘱使用降糖药物，指导所使用胰岛素的注射方法、作用时间及注意事项。

(5) 每天检查足部皮肤，以早期发现病变。避免穿拖鞋、凉鞋、赤脚走路，禁用热水袋，以免因感觉迟钝而造成烫伤。

(6) 指导患者正确掌握血糖监测的方法，了解糖尿病控制良好的标准。

(7) 定期复查，一般每 3 个月复查糖化血红蛋白，以了解疾病控制情况，及时调整用药剂量。每年进行全身检查，以便尽早防治慢性并发症。

(刘玉萍)

第十八节　糖尿病性高血压

老年糖尿病致残和死亡的主要原因是慢性血管并发症，高血压是加速血管病变的主要危险因素。国内外文献报道，老年糖尿病患者高血压患病率为 30% ~80%。高血压的病理机制很多，主要包括以下几个方面：

一、发病机制

1. 体内总钠的增加　糖尿病伴高血压者，无论有无视网膜病变或糖尿病肾病，体内可交换 Na^+ 平均增加 10%，且与血压呈显著正相关。研究证实，Na^+ 潴留可增加加压物质的升压作用。钠水潴留、细胞外容量增加及心排血量增加可致血压升高；有报道给糖尿病患者利尿治疗 6 周后，体内可交换钠降至正常，心血管系统对去甲肾上腺素的加压反应也从增强降至正常。另外，胰岛素可增加肾脏回收钠，2 型糖尿病患者中高胰岛素血症和 1 型使用的外源胰岛素均可促进钠水潴留。引起钠水潴留的原因还包括高生长激素血症、人血白蛋白浓度下降使胶体渗透压降低、肾脏微血管病变、肾扩血管因子如前列腺素 E 或某些激肽的减少、胶原成分改变使组织对 Na^+ 的亲和力增加，以及周围和自主神经病变等。

2. 神经介质的作用　儿茶酚胺调节异常可同时影响高血压和糖尿病。儿茶酚胺可能作用于胰岛 B 细胞膜上的 A 受体，抑制胰岛素分泌，对血糖升高起支持作用。儿茶酚胺作用于心血管系统可使心肌收缩力加强，心排血量增加，血压升高。有报道 1 型和 2 型糖尿病患者，不论年龄、治疗类型或有无微血管并发症，其肾上腺素和去甲肾上腺素浓度均增加，对去甲肾上腺素的加压反应增强。最近研究还提出，内源性鸦片肽类物质对血压和葡萄糖内环境的调节均有一定的作用，糖尿病和高血压可能在这方面有共同缺陷，即所谓的“共同土壤学说”。

3. 肾素－血管紧张素－醛固酮系统（RAAS）的作用　糖尿病患者 RAAS 活跃与糖尿病性高血压发生有关。血管紧张素Ⅱ是强有力的缩血管物质之一，其可直接使血管平滑肌收缩。肾素血管紧张素系统对肾上腺皮质醛固酮的分泌起调节作用，它可促进醛固酮分泌。醛固酮是一种保留体内 Na^+ 及水分的激素，分泌增高时，可引起钠水潴留，细胞外液容量增多；同时醛固酮具有促进 Na^+ 进入细胞内的作用，可使平滑肌细胞膜外 Na^+ 向膜内转移，小动脉肌细胞紧张性增高。这两种作用都可促使血压上升。有报道，有增殖型视网膜病变而无肾病的 1 型糖尿病患者的肾素分泌调节机制受损，醛固酮活性、血容量和血钠含量维持在一个较高的水平，从而使血压升高。酮症酸中毒时，由于脱水和血 pH 降低，RAAS 变得活跃。代谢控制较差者，其血管紧张素Ⅱ和醛固酮浓度也会轻度增加，因而促发高血压。

4. 胰岛素抵抗　近年来认为，胰岛素参与高血压发病机制，尤其是胰岛素抵抗在其中起重大作用。其理论是遗传基因及其不利的环境因素（如营养过度或体力活动减少，腹部脂肪沉积）使机体对胰岛素的作用发生抵抗，从而产生代偿性高胰岛素血症，而高胰岛素血症又诱发高血压、高血糖及脂代谢紊乱［高三酰甘油（TG）及低 HDL－C 血症］。长期分泌过多胰岛素可使胰岛 B 细胞分泌胰岛素功能衰减，从而发生糖尿病。研究证实，血浆胰岛素浓度与血压水平显著正相关，血浆胰岛素浓度的升高与血浆儿茶酚胺增高也呈正相关，而且不受血糖浓度变化影响。现已知，血浆胰岛素水平升高可增加肾小管钠水重吸收，刺激交感神经系统可使之紧张性增高，促进血管平滑肌细胞膜的 Na^+ H^+ 交换和代偿性的 Ca^{2+} Na^+ 交换，促进血管平滑肌细胞的增殖等。

5. 脂代谢的影响　糖尿病往往合并脂代谢紊乱（高 TG 血症及低 HDL－C 血症），高 TG 血症亦是糖尿病大血管病变的危险因素，TG 水平与 HDL－C 呈负相关，是高 TC 血症易致动脉硬化的原因。另外，高 TG 血症也部分改变了 LDL－C 和 HDL－C 的“质”，富含 TC 的 LDL－C 经受体途径代谢发生障碍，富含 TG 的 HDL－C 从组织中清除胆固醇的能力减弱，均使 LDL－C 水平升高，从而增加了动脉硬化的危险，促进糖尿病高血压的发生与发展。

6. 其他因素的影响　研究表明，糖尿病患者血液黏稠度增加，血管壁功能障碍，血小板功能异常和某些遗传、代谢、环境因素的影响，均可能在糖尿病性高血压的发生机制中起作用。

二、治疗

首先，要严格控制血糖，预防糖尿病慢性并发症的发生发展，在此基础上再积极控制血压。对于糖尿病高血压患者，可通过改善生活方式如合理饮食、增加活动、戒烟限酒、心理平衡等进一步改善和预防糖尿病高血压症状，对超重和肥胖者尤为重要。减肥不仅可降低血压，改善左心室肥厚，而且可提高胰岛素敏感性，降低血糖，调节血脂。可选用的降压药有血管紧张素转换酶抑制剂（ACEI）、血管紧张素Ⅱ受体阻断剂（ARB）、钙拮抗剂（CCB）、噻嗪类利尿剂、β 受体阻滞剂等。在降压药物的选择上应充分考虑对糖尿病患者的影响，严格掌握其适应证。应首选 ACEI、ARB、CCB，需要时可加用小剂量利尿剂和 β 受体阻滞剂。

一般从合适的、小剂量长效降压药物开始，逐渐增加剂量。合理选择联合用药，以达最佳疗效。

1. ACEI 是目前糖尿病高血压的首选药物　药物有卡托普利、培哚普利、贝那普利、福辛普利等。ACEI 能使肾小球出球小动脉扩张，改善入球小动脉阻力，降低肾小球毛细血管压，减少动脉粥样硬化的危险因素，防止和延缓糖尿病肾病的发生发展，延缓肾功能减退及视网膜病变的发展。减少蛋白尿，改善糖尿病患者的胰岛素抵抗，对早期糖尿病患者的肾功能也具有保护作用。除改善肾小球血流动力学外，还能清除自由基，抑制儿茶酚胺的作用，改善糖尿病患者病情，产生多种对心、肾有益的效应。在临床应用中，由于易引起干咳，一般不与保钾利尿剂合用。肾功能不全者慎用，肾动脉狭窄者禁用。

2. ARB　ARB 是一类耐受性良好的新型口服降压药。氯沙坦是首个应用于临床的口服制剂，其主要通过抑制血管紧张素Ⅱ（AT－Ⅱ）介导的血管收缩作用、抑制肾小管对钠的重吸收和间接促进醛固酮释放，抑制脑内肾素－血管紧张素系统对压力受体反射的调控，增加该反射的敏感性。ARB 单用治疗轻、中度高血压，可使40%～50%患者的血压得到控制；如加用小剂量利尿剂，60%～70%的患者的血压可得到控制。其药效与 ACEI、利尿剂、CCB、β 受体阻滞剂相似。ARB 能阻断血管紧张素的作用，而不影响缓激肽系统，因此不良反应少，干咳发生率低。一般情况下，不加快患者心率，患者耐受性好。

3. CCB　以硝苯地平为代表的长效制剂有硝苯地平控释片、苯磺酸氨氯地平、非洛地平等。CCB 不影响胰岛素的敏感性及血脂水平，降压效果好，在糖尿病高血压治疗中常用。绝大多数患者耐受性良好。相关研究证明，应用 CCB 者心肌梗死的发生风险有减少趋势，且疗效佳，不良反应少，临床应用广泛，是一类理想的降压药物。CCB 对糖尿病高血压具有较好的作用，尤其是对不适宜使用 ACEI 的患者，主张选择长效 CCB。在合并微量白蛋白尿或临床肾脏病变的患者不能耐受 ACEI 和 ARB 时，应考虑使用非二氢吡啶类 CCB（如维拉帕米）。目前认为，CCB 对糖、脂代谢无不利影响。

4. 噻嗪类利尿剂　氢氯噻嗪是一传统降压药，临床应用较多，对防止糖尿病的严重并发症有好处，且该药价格低廉，患者易接受，对合并肾功能损害及心功能不全患者，可作为基础降压药。糖尿病高血压患者应用小剂量（低于 1 日 25mg）噻嗪类利尿剂，是建立在循证医学基础上的合理的药物治疗方案。噻嗪类利尿剂的主要不良反应有低血钾，血胆固醇、三酰甘油和尿酸升高，增加胰岛素抵抗可出现高胰岛素血症，加重糖尿病，临床不作首选。痛风患者禁用。但在慎重注意这些不利因素的情况下，与其他降压药合用可达到理想的降压效果。

5. β 受体阻滞剂　β 受体阻滞剂是早期使用的降压药之一，如普萘洛尔、阿替洛尔等，美托洛尔、卡维地洛等已广泛应用于临床。这类药物通过降低心排血量和抑制肾素，血管紧张素系统起降压作用，但亦可引起血脂紊乱，抑制交感神经从而掩盖低血糖反应，还可致外周血管收缩使已有外周血管病患者产生血管痉挛或加重间歇性跛行。因此，除非同时合并心绞痛或心肌梗死，一般糖尿病高血压患者不宜首选 β 受体阻滞剂。非选择性 β 受体阻滞剂（如普萘洛尔、纳多洛尔）通过抑制胰岛素 β_1 受体，使胰岛素分泌减少，使血糖升高，甚至发生高渗性昏迷。选择性 β 受体阻滞剂（如美托洛尔、阿替洛尔）则无以上不利影响。在使用 β 受体阻滞剂时应防止发生停药综合征，定期进行血脂、血糖监测。

6. α_1 受体阻断剂　α_1 受体阻断剂可选择性地阻断血管平滑肌突触后膜 α_1 受体，扩张小动脉及静脉，降低外周血管阻力，从而有效降低血压。长期应用可改善脂质代谢，降低胆固醇、三酰甘油、低密度脂蛋白、胆固醇（LDL－C），升高 HDL－C，对糖代谢无影响，还能减轻前列腺增生患者的排尿困难，故适用于伴有前列腺增生的糖尿病高血压患者，但应注意其首剂效应和引起直立性低血压的不良反应，老年患者更应注意。

糖尿病高血压的治疗是非常复杂的，通过选择合理的抗高血压药物，有效地控制高血压，对减慢糖尿病的发展进程有着至关重要的意义，且可减少临床事件的发生。目前已有的临床研究证实，ACEI 与 CCB 的联用，除增加降压效果外，还能加强肾脏保护功能，对糖代谢无影响，故特别适用于老年糖尿病高血压患者。

三、护理目标

（1）控制血糖和血压，预防并发症。

（2）头晕减轻、无跌倒。

（3）不发生压疮、无坠床。

（4）患者掌握有效咳嗽、咳痰方法，呼吸道通畅，呼吸平顺。

（5）得到家属的支持与配合。

（6）患者能合理运动。

（7）患者掌握基本的糖尿病性高血压的饮食、服药及运动知识。

四、护理评价

患者从入院以来，护理上给予了一系列的护理方案并实施，入院时监测血糖、血压、血氧，予心电监护，吸氧，留置静脉通道。正确滴注小剂量胰岛素维持治疗，单硝酸异山梨酯治疗，严密监测血压、血糖、血氧，记录 24 小时出入量等护理措施，调节了患者食欲缺乏的高血糖状态和缓解了患者胸闷气促的症状；另外，对于患者家属的应对无效也给予了及时的应对措施，突出了对患者及家属的心理支持和护理。患者糖尿病与高血压协同加重心血管危险，贯穿了患者整个住院过程中。

五、护理措施

1. 心功能不全、急性肺水肿护理

（1）详细评估患者过去血压控制情况。

（2）心电监护，监测心率、血氧、血压的变化。

（3）吸氧。

（4）静脉滴注单硝酸异山梨酯，予生理盐水 250ml + 单硝酸异山梨酯 20mg，以 10ml/h 起滴速，根据血压调速，另一通道用于营养支持治疗，合理安排补液的速度，预防患者因滴速过快发生心衰。

（5）观察有无面色潮红、眩晕、直立性低血压等副作用。

（6）抬高床头 30°～45°，减轻心脏负担。

（7）准确记录 24 小时出入量。

2. 直立性低血压护理

（1）定时测量血压并记录。

（2）患者有头晕、眼花等不适时卧床休息。

（3）避免迅速改变体位，从卧、坐位起立时动作宜缓慢。

（4）避免长时间站立，尤其在服药后最初几个小时，因长时间站立会使腿部血管扩张，血液淤滞于下肢，脑部血流减少。

（5）降压药宜在睡前服用，夜间起床上厕所时应注意预防跌倒。

（6）避免用过热的水洗澡，洗澡时应有人陪伴，取坐位洗澡。

3. 防压疮、防坠床护理

（1）患者卧床休息时应上好双侧床栏，教其学会使用床头铃。

（2）告知患者勿跨越床栏及自行下床，把水杯、纸巾等常用生活用品置于患者触手可及的地方。

（3）协助患者翻身，翻身时动作轻柔，重视患者主观感觉，协助其摆好舒适体位。

（4）保持床单卫生、清洁。

（5）做好患者的生活护理，如：穿衣、如厕、漱口、洗脸、抹身。

4. 清理呼吸道无效护理措施

（1）予吸氧，保暖，以免患者着凉，因炎症加重咳嗽。

（2）遵嘱予雾化吸入，抗感染治疗。

（3）指导其咳嗽、咳痰时捂住胸部，以减轻咳嗽时加重胸部不适，加重心脏的负担。

（4）协助患者摆好舒适的体位，减轻心脏负担。

5. 家庭应对失效护理

（1）加强与家属的沟通，告知家属患者病情虽然得到控制，但由于基础疾病多，老人孤独，需要家属的探视与支持

（2）重视家属的意见及心理状态，当家属表现积极时，予以肯定和激励。

6. 活动无耐力护理

（1）指导患者家属协助患者每日进行肢体活动，提高四肢肌张力。

（2）指导患者在床上主动被动训练，坐起时要坐起 30 秒后再站立，维持 30 秒再在家属及护士陪护下下床行走，预防体位性低血压。

（3）定期监测患者的血糖，与营养科联系，在保证热量的基础上提供易消化的食物，预防患者卧床过久引起便秘。

7. 健康教育

（1）评估患者及家属目前最想了解的问题，教育内容需覆盖糖尿病饮食、运动、药物及血糖监测几项内容。

（2）说明自我监测血糖、血压的重要性，定期复诊的意义。

（3）强调糖尿病并高血压会出现的各种并发症，并让患者及家属了解其中的危害。

六、安全提示

1. 单硝酸异山梨酯的用药注意事项　患者出现胸闷，气促明显的症状，有心脏病史，血压高，根据单硝酸异山梨酯在体内的作用，根据血压、心率等的变化情况给予最有效的降压药物浓度，使血压维持在稳定的最佳水平，在静滴单硝酸异山梨酯时，应卧床休息，减少活动，防止体位性低血压发生，若要改变体位，动作不宜过大、过快，尤其在起床时更应小

心，一定要扶好患者，取舒适的半坐位或者端坐位。

2. 高血压患者的安全护理

（1）减少引起或加重头痛的因素：减少对患者刺激，嘱患者头痛时卧床休息，抬高床头，改变体位的动作要慢。避免劳累、情绪激动、精神紧张、环境嘈杂等不良因素。指导患者使用放松技术，如心理训练、音乐疗法、缓慢呼吸锻炼等。

（2）避免受伤，平时自测血压，有头晕、视力模糊等症状时卧床，避免光线暗、有障碍物、地面滑、厕所无扶手等危险因素。

（3）预防直立性低血压，告诉患者直立性低血压表现为乏力、头晕、心悸、出汗、恶心、呕吐等，在联合用药、服首剂药物或加量时应特别注意。避免长时间站立，避免迅速改变姿势等。

（4）预防高血压急性并发症：不良情绪可诱发高血压急症，应避免情绪激动，保持心境平和、轻松、稳定。指导患者按医嘱服降压药，不可擅自增减药量，更不可突然停服，以免血压突然急剧升高。尽量避免过劳和寒冷刺激。一旦发现血压急剧升高，剧烈呕吐、大汗等症状需立即就医处理。

（刘玉萍）

第十九节　低血糖症患者的护理

一、疾病概述

低血糖症指血糖低于正常低限引起相应的症状与体征的生理或病理状况。正常空腹血糖为3.3～6.1mmol/L（60～110mg/dl），餐后2小时血糖3.3～7.8mmol/L（60～140mg/dl）。血糖低于2.8mmol/L（50mg/dl）为低血糖。

根据低血糖的生化指标及临床表现把它们分三种类型：

1. 低血糖症　指血糖低于2.8mmol/L（50mg/dl），患者同时有临床症状。

2. 低血糖　指生化指标血糖低于2.8mmol/L（50mg/dl），患者多有症状，但亦可无症状和体征。后面可称为无症状性低血糖。

3. 低血糖反应　指患者有低血糖相应的临床症状及体征。患者的血糖多低于2.8mmol/L（50mg/dl），亦可不低，此情况称低血糖反应。

二、护理评估

（一）健康评估

1. 胰岛素瘤　胰岛素瘤可产生过多的胰岛素，使血糖降低。几乎所有的胰岛素瘤都位于胰腺内，肿瘤均匀地分布在胰头、胰体、胰尾部，肿瘤一般很小，位置又很隐蔽，不易找到。大多数的胰岛素瘤是良性，但也会发生恶变。

2. 肝病性低血糖　肝脏是存储、转运和调节糖的主要器官，当葡萄糖多的时候肝脏就将其储存起来，不足的时候再将库存拿出来使用。如果肝细胞大面积损伤、功能不足，就会引起低血糖。

3. 早期糖尿病　2 型糖尿病在发病早期反应性地引起低血糖，低血糖症状一般在进食 3～5 个小时以后出现，患者的空腹血糖值略高或处于正常值的高限，很难被患者发觉，必须通过口服葡萄糖耐量试验确诊。

4. 功能性低血糖　功能性低血糖的患者在检查后没有发现任何疾病，可能是糖代谢调节不够稳定的缘故。患者以中年女性多见，病情与情绪不稳定、精神受刺激、焦虑有很大关系。

护士在进行评估时应注意仔细地了解既往史（肝、内分泌疾病史）、婚姻史（产后大出血史）、用药史、家族史。

（二）临床症状及评估

1. 交感神经兴奋的表现　主要为大汗、颤抖、视力模糊、饥饿、软弱无力、紧张、面色苍白、心悸、恶心呕吐、四肢发冷。

2. 中枢神经受抑制的表现　①大脑皮质受抑制：意识模糊，定向力及识别力逐渐丧失、头痛、头晕、健忘、语言障碍、嗜睡甚至昏迷。有时出现精神失常、恐惧、慌乱、幻觉、躁狂。②皮质下中枢受到抑制：神志不清，躁动不安，可有阵挛性、舞蹈性或幼稚性动作，心动过速，瞳孔散大，阵发性惊厥，锥体束阳性，患者出现癫痫症状。③延脑受抑制：深度昏迷，去皮质强直，各种反射消失，呼吸浅弱，血压下降，瞳孔缩小。如此症状持续较久，患者不易恢复。

3. 混合性表现　既有交感神经兴奋的表现，又有中枢神经兴奋的表现，临床上此型多见。

4. 原发疾病的表现　如肝病、恶性肿瘤和严重感染，多发内分泌腺瘤、垂体瘤和甲状旁腺的表现。

（三）辅助检查及评估

1. 血糖　发作时多次检查，空腹血糖及发作时血糖有价值。

2. 血胰岛素

（1）血胰岛素/血糖比值：正常人此值不应高于 0.3。胰岛素瘤患者明显高于正常。

（2）胰岛素释放指数：正常人多低于 50，肥胖者也多不超过 80，胰岛素瘤患者此值高于 100 甚至 150。

3. 胰岛素原比值　正常人胰岛素原在总胰岛素样活性中比例不应超过 15%。胰岛素瘤患者此比值可超过 50%。

4. 其他　还包括电解质、血气分析、肝功能、肾功能等检查。

5. 糖耐量试验　常用方法包括 5 小时口服葡萄糖耐量试验。

（四）心理社会评估

患者可因为长时间反复出现低血糖会导致脑细胞受损，出现角色改变。因恐惧低血糖发作而精神紧张，不敢独处。低血糖发作时会出现突然的意识丧失、烦躁。

三、护理诊断

1. 潜在并发症　低血糖昏迷。

2. 营养失调：高于机体需要量　与低血糖发作时进食过多有关。

3. 知识缺乏　与缺乏低血糖发作时自救有关。

4. 个人应对无效　与低血糖发作有关。

5. 受伤的危险　与低血糖发作引起精神症状有关。

四、护理目标

（1）严密观察病情，若有变化及时通知医生配合急救。

（2）患者住院期间体重增长不明显。

（3）患者了解有关低血糖发作时的自救方法。

五、护理措施

对于下列患者要提高警惕，及时发现，有效治疗：①有明显的低血糖症状；②有惊厥或发作性神经精神症状；③有不明原因的昏迷；④有禁食、体力活动后出现类似综合性症状；⑤有低血糖危险，如用胰岛素或口服降糖药。

（一）心理护理

评估患者个人应对能力，鼓励患者表达自身感受，讲解有关疾病知识。

（二）低血糖发作时护理

1. 轻者　仅有交感神经兴奋表现时，立即经口进食，可先进高糖食品，如果糖、50%葡萄糖水等，使血糖在最短时间内回升，再进食一定量的糖类及脂肪，以维持长时间血糖稳定，但不可过多，以免再次刺激胰岛分泌胰岛素。

2. 重者

（1）葡萄糖：最快速有效，为急症处理的首选制剂。轻者口服，重者需静脉注射50%的葡萄糖液40～100ml，可需重复使用，直至患者清醒。值得注意的是患者清醒后，常需继续静脉滴注10%葡萄糖盐水，将血糖维持在较高的水平，如11.1mmol/L（200mg/dl）；密切观察数小时甚至一天。否则患者可能再度陷入昏迷。

（2）胰高血糖素　常用剂量为0.5～1.0mg，可皮下、肌内或静脉注射。用药后患者多于5～20分钟清醒，否则可重复给药。胰高血糖素作用快，但维持时间短，一般维持1～1.5小时，以后让患者进食或静脉给予葡萄糖，防止低血糖发生。

（3）糖皮质激素：如果患者的血糖维持在11.1mmol/L（200mg/dl）的水平一段时间神志仍不清，可用静脉输入氢化可的松100mg，1次/4小时，共12小时，以利于患者的清醒。

（4）甘露醇：经上述处理反应仍不佳或昏迷状态持续时间较长，可能有较重脑水肿，可使用20%的甘露醇治疗。

3. 病因治疗　及时确定病因或诱因，有效解除低血糖状态并防止病情反复极为重要。

4. 药物治疗　为手术疗法的辅助手段。

5. 饮食调节　患者要少食多餐，多进低糖、高蛋白、高脂饮食，以减少对胰岛素分泌的刺激作用，避免低血糖的发生。定时要加餐。

（三）监测病情

了解患者以往低血糖发生规律，定时监测血糖，如每4小时测量一次，夜间可适当缩短间隔。嘱其按时加餐。每日监测体重，与医生营养师共同制定饮食方案。配合完成内分泌相关定性检查及放射科定位检查，为手术做好充分准备。

（四）安全护理

建议患者夜间进行加餐，低血糖发作期间限制患者活动，去除环境中可能导致患者受伤的危险因素。

（五）健康教育

（1）向患者解释低血糖发作的诱因、症状以及早期识别低血糖发作的重要性。

（2）与患者共同讨论合理的饮食计划，探讨安排24小时的进餐时间，鼓励患者积极配合治疗和护理；给患者提供食物的相关知识，如含糖量高的食物、高蛋白食物等。

（3）指导患者进行自我防护，避免低血糖发作时出现受伤。

（刘玉萍）

第二十节　高脂血症和高脂蛋白血症

一、概述

血浆中胆固醇（TC）和/或三酰甘油（TG）等的异常增高称高脂血症。临床上较常见的高脂血症有高胆固醇血症、高三酰甘油血症及混合型高脂血症（TC与TC均升高）。脂质在血浆中的转运是通过与载脂合白结合形成脂蛋白复合物进行的。

根据脂蛋白的密度不同，按照超速离心法可分为5类，即乳糜微粒（CM）、极低密度脂蛋白（VLDL）、中间密度脂蛋白（IDL）、低密度脂蛋白（LDL）和高密度脂蛋白（HDL）。

血清中脂质异常必然伴随脂蛋白异常，如LDL－C升高、HDL－C降低等。与脂质结合的球蛋白又称载脂蛋白（Apo），Apo又分为A、B、C、D、E五个亚型。脂质与Apo结合后的复合物叫脂蛋白（LP）。LP具有水溶性。脂蛋白是由蛋白质、胆固醇、三酰甘油和磷脂组成的球形大分子复合体。含三酰甘油多则密度低，少则密度高。载脂蛋白是一种特殊蛋白，因与脂质结合担负在血浆运送脂类的功能，故称为载脂蛋白。血浆中的脂蛋白呈微粒状，外层由磷脂胆固醇构成，核心为三酰甘油。

二、血脂蛋白的代谢

三酰甘油和胆固醇都是疏水性物质，不能直接在血液中被运转，也不能直接进入组织细胞中。它们必须与血液中的特殊蛋白质和极性类酯（如磷脂）一起组成一个亲水性的球状巨分子，才能在血液中被运输，并进入组织细胞。这种球状巨分子复合物被称作脂蛋白。

脂蛋白主要是由胆固醇、三酰甘油、磷脂和蛋白质组成，绝大多数是在肝脏和小肠组织中合成，并主要在肝脏中进行分解代谢的。位于脂蛋白中的蛋白质称为载脂蛋白，现已发现有20余种载脂蛋白。载脂蛋白能介导脂蛋白与细胞膜上的脂蛋白受体结合并被摄入细胞内进行分解代谢。在脂蛋白的代谢过程中，有几种酶也起很重要的作用，主要包括脂蛋白酯酶和肝脂酶，所以血中脂代谢就是脂蛋白代谢。

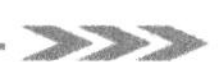

1. 乳糜微粒（CM）　CM 是运输外源性 TG 的脂蛋白。空肠和十二指肠黏膜的上皮细胞吸收食物的脂类后形成的 CM，经淋巴系统进入血循环，在微血管壁的内皮细胞膜上的 LPL 的作用下分解为脂肪酸和甘油，CM 逐渐脱脂变小，最终降解为 CM 残基，可参与 VLDL 和 HDL 的合成。

2. 极低密度脂蛋白（VLDL）　VLDL 是运输内源性 TG 的主要脂蛋白。VLDL 主要由肝细胞合成，其次是小肠。主要功能是将内源性 TG 运输至肝外组织。糖是合成内源性三酰甘油（TG）的重要原料，故过量进食糖类食物易引起 VLDL 合成增加。VLDL 和 CM 一样，在 LPL 的作用下，核心部分的 TG 被不断水解，颗粒逐渐变小，最后逐渐变成颗粒较小而胆固醇较多的 LDL。此外，一部分 VLDL 当其核心 TG 被不断去除后，过剩的表面膜成分脱下后可形成新生的 HDL。血浆中的 VLDL 水平升高是心脑血管疾病的危险因素。

3. 低密度脂蛋白（LDL）　LDL 在血浆中由 VLDL 转变而来，是运输胆固醇和胆固醇酯的主要脂蛋白，也是空腹血浆中的主要脂蛋白。LDL 又可分为两个亚型，即 LDL1 和 LDL2。LDL1 又称为中密度脂蛋白（IDL）。LDL2 易进入动脉壁，沉积于动脉内膜，故其在动脉粥样硬化过程中起主要作用。LDL 可与细胞膜上的 LDL 受体结合，经过胞饮作用转入细胞内，并与溶酶体融合。在溶酶体中，LDL 的各种成分降解。通过细胞受体的代谢不断调节血浆中的 LDL 浓度，防止胆固醇在细胞内及血管中的积蓄。这对避免动脉粥样硬化的发生起着积极而重要的作用。

4. 高密度脂蛋白（HDL）　HDL 主要由肝脏和小肠壁细胞合成。新生的 HDL－C 主要来自 VLDL 和 CM 的代谢产物。初合成的 HDL 具有磷脂双层结构，呈盘形，分泌入血液后，激活了 LCAT，在 LCAT 不断催化下，盘形 HDL 表面的磷脂和胆固醇不断转化为溶血卵磷脂和胆固醇酯。胆固醇酯一部分转移到 VLDL 颗粒中，作为 VLDL 核心结构成分；另一部分转入盘形 HDL 磷脂双层的中间疏水区，形成疏水核心，使磷脂双层变为磷脂单层，此时，盘形 HDL 转变为成熟的球形 HDL。肝外组织细胞膜上的游离胆固醇和磷脂等转移至 HDL 上，磷脂和胆固醇再进行酯化反应。这种交换反应对于球形 HDL 的形成、VLDL 转化为 LDL 以及外周组织胆固醇的清除都是十分有意义的。HDL 在肝内分解。HDL 的功能一方面是将肝内合成的胆固醇运送至血液，通过 VLDL 变成 LDL，为肝外组织提供胆固醇；另一方面将肝外组织中的胆固醇运送至肝脏进行代谢，起着清道夫的作用。这也是 HDL 之所以具有抗动脉粥样硬化作用的主要机制。

5. 载脂蛋白　目前已发现有 20 余种。用于动脉粥样硬化风险度估计的指标主要有载脂蛋白 A1（ApoAl），载脂蛋白 B（ApoB）。ApoA1 是 HDL 的主要蛋白质，它的血清浓度变化代表着 HDL 水平。HDL 主要在肝脏内合成，初合成的 HDL 呈盘形，故称为盘形 HDL。它分泌入血后可激活卵磷脂－胆固醇脂酰转移酶（LCAT），此酶可使盘形 HDL 转变为成熟的球形 HDL，球形 HDL 与外周血中的胆固醇形成可逆性结合，运送至肝脏，与载脂蛋白 A1 结合，使胆固醇在肝脏内重新参与代谢。因此，HDL 具有抗动脉粥样硬化的作用（详见前述 HDL）。ApoB 是血浆中 LDL 和 VLDL 的主要载脂蛋白。通常，ApoB 占 LDL 中蛋白质的 97% 左右，所以 ApoB 水平可以准确地反映 LDL 的水平。ApoB 带有负电荷，能刺激巨噬细胞内的胆固醇酯化作用，促使泡沫细胞形成，导致动脉壁的脂肪浸润，引起动脉粥样硬化。

6. 酶活动的调节　载脂蛋白通过参与酶活动正反两方面的调节而对脂蛋白进行调控。

（1）脂蛋白脂肪酶（lipoprotein lipase，LPL）：是由所有实质性组织（包括肾脏、心肌、骨骼肌和脂肪组织）所合成、分泌的。LPL 到达局部毛细血管的内皮细胞，与酸性黏多糖结合在一起。当食物在肠道内经消化、吸收后以 CM 形式通过淋巴管进入血循环时，血浆中的 CM 被 LPL 所催化，脂肪被水解，释放出脂肪酸和甘油，弥散进入细胞内。LPL 的合成过程需要胰岛素参与。故糖尿病患者该酶可能缺乏。ApoC1 是 LPL 激活剂。ApoC1 缺乏时，LPL 的活性显著降低，导致血液中的 CM 含量增加。

（2）三酰甘油酯酶（HTGL）：存在于肝脏和肾脏毛细血管内皮细胞中，它可将三酰甘油水解。HTGL 是三酰甘油水解过程中的限速酶，活性大小直接影响脂动员的速率。HTGL 能水解 HDL 上磷脂分子的脂肪酸 - 三酰甘油酶，所以在 HDL 相互转换和分解代谢中具有十分重要的意义。

（3）卵磷脂酰基转移酶（LCAT）：是由肝细胞合成，分泌入血后，受盘形 HDL 中的 ApoA1 的激活，可催化 HDL 表面的磷脂和胆固醇不断转变为溶血卵磷脂和胆固醇酯。非极性的胆固醇酯一部分转入盘形 HDL 中间的疏水区，形成疏水核心，使磷脂双层的盘形 HDL 变为磷脂单层的球形成熟 HDL。在这一过程中 LCAT 的作用至关重要。

三、病因及发病机制

1. 高胆固醇血症　高胆固醇血症的原因包括基础值增高、高胆固醇和高饱和脂肪酸摄入、热量过多、年龄及女性更年期的影响、遗传基因的异常、多基因缺陷与环境因素的相互作用。

（1）基础血浆低密度脂蛋白 - 胆固醇（LDL - C）水平高：与各种属的动物相比，人类的基础血浆低密度脂蛋白 - 胆固醇水平较高，可能与人体内的胆固醇转化为胆汁酸延缓，肝内胆固醇含量升高，抑制血浆低密度脂蛋白受体活性有关。这种较高的基础血浆低密度脂蛋白 - 胆固醇是人类临界高胆固醇血症的主要原因之一。

（2）饮食中胆固醇含量高：胆固醇摄入量从 200mg/d 增加到 400mg/d，血中的胆固醇含量可升高 0.13mmol/L。其机制可能与肝脏胆固醇含量增加，低密度脂蛋白受体合成减少有关。临床研究表明，在健康青年人中，每天饮食中胆固醇摄入量增加 100mg，女性血胆固醇水平上升较男性明显。

（3）饮食中饱和脂肪酸含量高：每人每日摄入饱和脂肪酸理想的量应为每日总热卡的 7%，若每日摄入饱和脂肪酸占每日总热卡的 14%，可导致血胆固醇升高大约 0.52mmol/L（20mg/dl），其中主要是低密度脂蛋白 - 胆固醇（LDL - C）。研究表明，饱和脂肪酸可抑制血浆低密度脂蛋白受体活性。

2. 高三酰甘油血症　血浆中乳糜微粒和极低密度脂蛋白（VLDL）富含三酰甘油。血浆中三酰甘油浓度增高，实际上反映了乳糜微粒和极低密度脂蛋白（VLDL）浓度的增高，凡引起血浆中乳糜微粒和极低密度脂蛋白（VLDL）浓度升高的原因均可导致高三酰甘油血症。

（1）继发性高三酰甘油血症：许多内分泌及代谢性疾病、某些疾病状态、激素和药物均可引起高三酰甘油血症。

（2）基因异常：主要有乳糜微粒和极低密度脂蛋白（VLDL）装配的基因异常、酶和 ApoC2 基因异常、ApoE 基因异常等。

（3）原发性高三酰甘油血症：常见的类型有乳糜微粒血症（Ⅰ型高脂蛋白血症）、Ⅴ型

高脂蛋白血症、肝脂酶缺乏、家族性异常 β 脂蛋白血症、家族性高三酰甘油血症、家族性混合型高脂血症、HDL 缺乏综合征、家族性脂质异常性高血压。

四、分型

目前仍沿用 1970 年世界卫生组织的建议，将高脂蛋白血症分为 6 型：

Ⅰ型：表现为 TG 增高，TC 增高。

Ⅱa 型：表现为 LDL 增高，TC 增高。

Ⅱb 型：表现为 LDL 及 VLDL 同时增高，TG 增高，TC 均高。

Ⅲ型：IDL 增加，TG 增高，TC 增高。

Ⅳ型：VLDL 增高，TC 增高。

Ⅴ型：VLDL 及 CM 同时增加，TG 增高，TC 增高。

五、分类

高脂血症可分为原发性和继发性两大类：

1. 原发性高脂蛋白血症　指脂质或脂蛋白代谢的遗传性缺陷及某些环境因素如饮食、营养等引起。

2. 继发性高脂蛋白血症　指由于代谢失调的疾病如糖尿病、甲状腺功能减退症，肾病综合征等引起。

六、临床表现

高脂血症的临床表现主要包括两大方面：脂质在真皮内沉积所引起的黄色瘤和脂质在血管内皮沉积所引起的动脉粥样硬化。

由于高脂血症时黄色瘤的发生率并不高，动脉粥佯硬化的发生和发展则需要相当长的时间，因此许多高脂血症患者并无任何症状和异常体征发现，往往是在血液生化检验时被发现的。应详细询问病史和细致的体格检查，包括有无引起继发性高脂血症的相关疾病、个人生活、饮食习惯、引起高脂血症的药物应用史和家族史。有早年发生冠心病家族史者应注意遗传性疾病。体格检查则应注意有无黄色瘤、角膜环和高脂血症眼底改变。

七、检查

影响血脂和脂蛋白水平的因素，包括性别、年龄、体重、家族史、吸烟、饮酒、食结构、生活方式、多种疾病、药物、精神状态等；还同季节的转变而变动。因为正常人的血脂水平受到各种因素的影响，不像其他生化指标有较恒定的正常值范围。

一般根据血清脂蛋白的水平达到某一程度是对动脉粥样硬化的发生和发展有危险性，确定高脂蛋白和高血脂的危险性界限。根据我国具体情况，1997 年由全国血脂异常防治对策专题组制订并公布了第一个血脂异常防治建议，对血清中四种主要脂质和脂蛋白的浓度给了判断：

1. 血清 TC 的合适范围　2. 20mmol/L（200mg/dl）以下，5. 23 ~ 5. 69mmol/L（201 ~ 219mg/dl）为边缘升高，>5. 72mmol/L（220mg/dl）为升高。

2. 血清 LDL – C 的合适范围　3. 12mmol/L（120mg/dl）以下，3. 15 ~ 3. 61mmol/L

（121～139mg/dl）为边缘升高，>3.64mmol/L（140mg/dl）为升高。

3. 血清 HDL－CD 的合适范围 104mmol/L（40mg/dl）以上，<0.91mmol/L（35mg/dl）减低。

4. 血清 TG 的合适范围 1.70 mmol/L（150mg/dl）以下，>1.70mmol/L（150mg/dl）为升高。

八、诊断

1. 美国胆固醇教育计划（NCEP）专家小组 1993 年制订的标准：高胆固醇血症总胆固醇（Tch）>6.2mmol/L，三酰甘油（TG）>4.5～11.3mmol/L，高密度脂蛋白（HDL）<0.9 mmol/L。

2. WHO1980 年制订的标准（表 23－6）。

表 23－6 高脂蛋白血症的表现型及其特征

类别	胆固醇	三酰甘油	乳糜微粒	VLDL	LDL	HDL	外观
Ⅰ	－↑	↑	↑	↓	－↓	↓	上层：乳油；下层：透明
Ⅱa	↑	－	（－）	↓	↑	－	透明
Ⅱb	↑	↑	（－）	↑	↑	－	有时浑浊
Ⅲ	－↑	↑	有时（＋）	β－VLDL	－	－↓	浑浊
Ⅳ	－↑	↑	（－）	↑	－↓	－↓	浑浊
Ⅴ	－↑	↑	↑	↑	－↑	↓	上层：乳油；下层：透明

注：VLDL：极低密度脂蛋白；LDL：低密度脂蛋白；HDL：高密度脂蛋白；β－VLDL：极低密度脂蛋白；↑：增高；（－）：无；－：不变；↓：降低。

九、鉴别诊断

继发性高脂蛋白血症多有原发病的病史和特点，如糖尿病、甲状腺功能低下、肾病综合征。

1. 糖尿病 常有多饮、多食、多尿及体重减轻等，血糖增高。有高三酰甘油血症、低 HDL 和高 LDL 血症。

2. 甲状腺功能减退症 患者基础代谢率减低、食欲减退、便秘、不耐寒、体温下降、体重增加，蛋白质合成与分解均减少，骨骼及软组织生长缓慢、关节疼痛。精神萎靡、声音低哑、语言缓慢不清、反应低下、嗜睡、记忆障碍，表情呆板淡漠、脸面水肿、上睑下垂、睑裂变小、鼻唇增厚、毛发稀少、睫毛、眉毛脱落、全身皮肤粗冷干厚，并有非凹陷性水肿。可有胸闷、心悸、气促症状，体格检查示心动过缓、收缩压下降、舒张压上升、脉压差缩小。严重患者常见心影扩大，听诊心音低钝，心室壁增厚、心室腔扩大（以左心室为著），甚至有心包积液、心力衰竭，可出现呼吸－睡眠暂停综合征、腹水、肌肉松弛、无力。

女性患者可有月经过多或淋漓不尽。继发性甲减可有卵巢萎缩和闭经。男性患者则可表现为性欲减退、阳痿和精液减少。对血脂的影响主要是 IDL 升高，部分患者 TG 升高。经甲状腺激素替代治疗后，血脂下降迅速。

3. 肾病综合征 患者有高脂血症、低蛋白血症、大量蛋白尿、水肿等。血脂的影响主要是出现Ⅱ型高脂蛋白血症，也有Ⅳ型和Ⅴ型。

4. 尿毒症　常有慢性肾病病史、高血压、贫血，化验检查可见尿素氮、肌酐的增高。血脂的影响主要是合并 VLDL 升高。

5. 皮质醇增多症　主要临床表现有满月脸、多血质、向心性肥胖、紫纹、痤疮、糖尿病倾向、高血压、骨质疏松等，本病多见于女性。化验检查可见皮质醇增高且不被小剂量地塞米松所抑制。多有胰岛素抵抗，脂蛋白增多以 LDL 为主。

6. 肥胖症　血 TG 和 VLDL 增高。

7. 外源性雌激素　可使肝脏产生 VLDL 增多。

十、治疗

1. 血脂异常患者往往伴有多种心血管危险因素，因此在 2001 年发表的美国国家胆固醇教育计划的第三次报道中，强调了对血脂异常患者绝对危险性的评估，并根据绝对危险性来决定开始治疗以及治疗需要达到的目标血脂水平。我国血脂异常防治提出下列对象应接受血脂检查：①已有冠心病、脑血管病或周围动脉粥样硬化性疾病者；②有高血压、糖尿病、肥胖、吸烟者；③有冠心病或动脉粥样硬化性疾病家族史者，尤其是直系亲属中有早发疾病或者早发猝死史者；④有黄瘤或黄疣者；⑤有家族性高脂血症史者。另外，40 岁以上的男性和绝经后的妇女也应接受血脂检查。

2. 生活方式的改变

（1）饮食治疗：血脂异常的饮食治疗是在满足人体生理需要，维持合理体重的基础上，减少饱和脂肪酸和胆固醇的摄入。根据美国 ATPUI 的推荐，饱和脂肪的摄入应小于总热卡的 7%，胆固醇的摄入应小于每天 200mg。另外，为了增加降低 LDL－C 的疗效，还推荐在膳食中增加植物甾醇（来自谷类、豆类）以及黏性（可溶性）纤维（来自蔬菜、水果）的含量。

（2）生活方式的治疗：体重超重者应积极调整饮食、增加体育活动和体力活动，减轻体重。吸烟、过量饮酒、久坐不动、过度精神紧张等不良的生活方式都应注意加以纠正。

3. 高脂血症的药物治疗主要有以下几种。

（1）3 羟－3 甲基戊二酰辅酶 A（HMG－CoA）还原酶抑制剂（他汀类）：HMG－CoA 还原酶是肝脏及其他组织合成胆固醇的关键酶，当此酶被抑制，则胆固醇合成即被阻断，胆固醇合成的受抑可加速肝脏 LDL 受体产生的增加，因此肝脏摄取 LDL 增加，血浆 LDL 浓度下降。洛伐他汀最先合成，一般用量为 10～80mg 每晚 1 次或每天分 2 次与餐同服，主要不良反应有胃肠道反应。同类药物还有辛伐他汀、普伐他汀、氟伐他汀。

（2）贝特类：即苯氧芳酸衍生物。目前，常用的有非诺贝特、吉非贝齐和苯扎贝特。综合一系列大规模随机双盲对照研究的结果，贝特类药物降低血清三酰甘油的水平为 20%～60%，总胆固醇的水平为 10%～20%，LDL－C 的下降为 5%～20%；升高 HDL－C 的水平为 5%～20%。贝特类药物还有一定的降低血浆纤维蛋白原的作用。

本类药物主要适用于高三酰甘油血症或以三酰甘油升高为主的混合型高脂血症，可在下列制剂中选用：氯贝丁酯 0.25～0.59/次，3 次/天；苯扎贝特 0.2g/次，3 次/天；苯扎贝特缓释片，每晚服 1 次，0.4g/次；微粒化非诺贝特 0.2g/d，晚餐时服用；吉非贝齐（gemfibrnzil，吉非罗齐）0.6g/次，2 次/天。此类药物的不良反应一般轻微，主要是恶心、腹胀、腹泻等胃肠道症状，有时有一过性血清转氨酶升高。肝肾功能不全者、孕妇、哺乳期妇女忌用。这类药物可加强抗凝药的作用，两药合用时，抗凝药剂量宜减少 1/3 ~ 1/2。

（3）树脂类：该类药物有考来烯胺和考来替泊，它们都是不为肠道所吸收的高分子阴离子交换树脂。该类药物的共同特点是阻止胆酸或胆固醇从肠道吸收，促进胆酸或胆固醇随着粪便排出，促进胆固醇的降解。主要制剂有考来烯胺（消胆胺），是季胺阴离子交换树脂，常用剂量口服 4 ~ 5g/次，3 ~ 4 次，不超过 24g/d。服药时从小剂量开始，不良反应有胀气、恶心、呕吐、便秘，注意该药可干扰叶酸、地高辛、华法林、甲状腺素、普罗布考、氯贝丁酯及脂溶性维生素的吸收。同类药物还有考来替泊，口服 4 ~ 5g/次，3 次/天。

（4）烟酸类：烟酸用量超过维生素作用的剂量时有调节血脂的作用。烟酸调节血脂的主要机制是抑制 cAMP 的形成，使得三酰甘油酶活性下降，脂肪组织中的脂解作用减慢。开始时口服 0.1g/次，3 次/天，以后酌情渐增至 1 ~ 2g/次，3 次/天，主要不良反应有面部潮红、瘙痒、胃肠道症状。严重的不良反应是使消化性溃疡恶化，偶见肝功能损害。阿昔莫司（acipimox，吡莫酸）为烟酸衍生物，适用于血 TG 水平明显升高、HDL - C 水平明显降低者，不良反应较烟酸少，饭后服 0.25g/次，3 次/天。

（5）鱼油制剂：ω - 3 脂肪酸，例如二十碳五烯酸（EPA）和二十二碳六烯酸（DHA），可能通过抑制肝合成 VLDL 起作用。有轻度降低三酰甘油和升高 HDL - C 作用，主要适用于轻度的高三酰甘油症，对 TC 和 LDL - C 无影响。

（6）其他：包括中药制剂、弹性酶、普罗布考、泛硫乙胺等。

十一、护理措施

1. 饮食护理

（1）限制总能量：人体中的脂类大部分从食物中来，所以高脂血症的人饮食应有节制，热量摄入要根据患者的年龄、工作性质、活动能力和伴随疾病等考虑，一般 <40 岁者 2 500 ~ 3 000 千卡/d，40 ~ 60 岁者 2 000 ~ 2 500 千卡/d，>60 岁者 1 600 ~ 2 000 千卡/d。主食中应搭配粗粮，少食精制食品、甜食、奶油、巧克力等。

（2）低脂低胆固醇饮食：少吃脂肪含量高的肉类，尤其是肥肉，进食禽肉应去皮，少食用动物油脂、棕榈油等富含饱和脂肪酸食物及蛋黄、动物内脏、鱼子、鱿鱼等高胆固醇食物。烹调食物用素油，尽量用蒸、煮、凉拌为主，少吃油煎食物。

（3）高纤维饮食：食物纤维可与胆汁酸相结合，增加胆盐在粪便中的排泄，降低血清胆固醇浓度。应多吃粗粮、杂粮、干豆类、蔬菜、水果，另海带、紫菜、木耳、金针、香菇、大蒜、洋葱等食物有利于降低血脂和防治动脉粥样硬化，可以常吃。

（4）减轻体重：对体重超过正常标准的人，应在医生指导下逐步减轻体重，以每月减轻 1 ~ 2 公斤为宜。降体重时的饮食原则是低脂肪、低糖、足够的蛋白质。

2. 运动护理　运动和体力活动可影响血清脂质和脂蛋白含量，对增强体质，预防动脉粥样硬化的发生是非常有益的。选择合适的运动项目：根据自身情况，选择长距离步行或远足、慢跑、骑自行车、体操、游泳、乒乓球、健身操等。掌握运动强度、适当的运动频率和合适的运动时间，以达到热量出入平衡，有利于减轻体重，降低胆固醇和甘油三酯，升高高密度脂蛋白。

3. 用药护理　对使用调节血脂药物者，护士应指导患者正确服用，并观察和处理药物的不良反应：①他汀类药可引起横纹肌溶解、急性肾衰竭，用药期间定期测肝功能，不宜用于儿童、孕妇及哺乳期妇女。②β 类药物主要有恶心、腹胀、腹泻等胃肠道反应，有时会使血清转氨酶升高。③盐酸类有胃肠道症状、肝功能损害，可指导患者饭后服用。

4. 心理护理　由于高脂血症常伴有高血压、冠心病、糖尿病、肥胖症等，故临床上通常只表现为这些疾病的症状，还有一些高脂血症患者在检查血脂水平时，才发现血脂异常，自觉症状不明显。因此，有些患者出现满不在乎的轻视心理。而有的患者出现了并发症，易产生恐惧、忧郁、悲观心理。因此，护理人员加强对患者的心理护理显得尤为重要。要教育患者对疾病既不能轻视、盲目乐观，也不能悲观失望，保持乐观情绪。

5. 开展健康教育　健康教育的内容包括：①教育患者血脂异常对健康的危害，使患者了解高脂血症主要导致动脉粥样硬化，进而导致众多的相关疾病，其中最常见的就是冠心病。②了解饮食治疗在控制病情，防治并发症中的重要作用，掌握饮食治疗的具体要求和措施，长期坚持。③了解体育锻炼的重要性，持之以恒。④了解情绪、精神压力对疾病的影响，指导患者正确处理工作、生活中的压力，保持情绪稳定。⑤养成良好的生活方式，戒烟酒。⑥了解高脂血症的控制要求，定期随访，每 2～3 月复查血脂，以了解病情控制情况，及时调整用药剂量。每年定期进行全身体检，尽早防治并发症。

（刘玉萍）

第二十一节　糖尿病酮症酸中毒

一、疾病介绍

糖尿病酮症酸中毒（diabetic ketoacidosis，DKA）是糖尿病患者最常见的急性并发症，具有发病急、病情重、变化快的特点。占糖尿病住院患者的 8%～29%，每千名糖尿病患者年发生 DKA 者占 4%～8%，多由各种应激状态诱发，也可无明显诱因，延误诊断或者治疗可致死亡。

1. 定义　由于糖尿病代谢紊乱加重，脂肪分解加速，产生的以血糖及血酮体明显增高及水、电解质平衡失调和代谢性酸中毒为主要表现的临床综合征。严重者常致昏迷及死亡。

2. 诱因　DKA 诱因很多，1 型糖尿病有自发 DKA 倾向，2 型糖尿病患者在一定诱因作用下也可发生 DKA，常见诱因：感染、胰岛素剂量不足或治疗中断、饮食不当、妊娠和分娩、创伤、手术、麻醉、急性心梗、心力衰竭、精神紧张或严重刺激引起应激状态等，有时亦可无明显诱因。

3. 病理生理　糖尿病酮症酸中毒是糖尿病患者在各种诱因作用下，由于胰岛素及升糖激素分泌双重障碍，造成糖、蛋白质、脂肪以至于水、电解质、酸碱平衡失调而导致高血糖、高血酮、酮尿失水电解质紊乱、代谢性酸中毒等一个症候群。

（1）高血糖：DKA 患者的血糖多呈中等程度的升高常为 16.7～27.5mmol/L（300～500mg/dl），除非发生肾功能不全否则多不超过 27.5mmol/L（500mg/dl）。高血糖对机体的影响包括：①细胞外液高渗使得细胞脱水将导致相应器官的功能障碍；②引起渗透性利尿，同时带走水分和电解质进一步导致水盐代谢紊乱。

（2）酮症和（或）酸中毒：酮体是脂肪β氧化不完全的产物包括乙酰乙酸、β-羟丁酸和丙酮3种组分，其中β-羟丁酸和乙酰乙酸都是强酸。DKA患者由于脂肪分解增加，产生大量的酮体，超过正常周围组织氧化的能力而引起高酮血症和酮症酸中毒，并消耗大量的储备碱。当血pH值降至7.2时可出现典型的酸中毒呼吸（Kussmaul呼吸），pH值<7.0时可致中枢麻痹或严重的肌无力甚至死亡，另外，酸血症影响氧与血红蛋白解离，导致组织缺氧加重全身状态的恶化。DKA时知觉程度的变化范围很大，当血浆HCO_3^- ≤9.0mmol/L时，不论其意识状态为半清醒或昏迷，均可视之为糖尿病酮症酸中毒昏迷（diabetic ketoacidosis and coma，DKAC），当血HCO_3^-降至5.0mmol/L以下时，预后极为严重。

（3）脱水：DKA时渗透性利尿、呼吸深快失水和可能伴有的呕吐、腹泻引起的消化道失水等因素均可导致脱水的发生。严重的脱水可引起血容量不足、血压下降，甚至循环衰竭等严重后果。

（4）电解质紊乱：DKA时由于渗透性利尿、摄入减少及呕吐、细胞内外水分转移入血、血液浓缩等均可导致电解质紊乱。同时，由于电解质的丢失和血液浓缩等方面因素的影响，临床上所测血中电解质水平可高可低也可正常。DKA时血钠无固定改变一般正常或减低，血钾多降低，另外，由于细胞分解代谢量增加，磷的丢失亦增加，临床上可出现低磷血症，低磷也可影响氧与血红蛋白解离引起组织缺氧。

4. 临床表现及诊断　糖尿病酮症酸中毒按其程度可分为轻度、中度及重度。轻度实际上是指单纯酮症并无酸中毒，有轻中度酸中毒者可列为中度；重度则是指酮症酸中毒伴有昏迷，或虽无昏迷但二氧化碳结合低于10mmol/L时，患者极易进入昏迷状态。较重的酮症酸中毒临床表现包括以下几个方面。

（1）糖尿病症状加重：多饮多尿、体力及体重下降的症状加重。

（2）胃肠道症状：包括食欲下降、恶心呕吐。有的患者，尤其是1型糖尿病患者可出现腹痛症状，有时甚至被误为急腹症。造成腹痛的原因尚不明了，有人认为可能与脱水及低血钾所致胃肠道扩张和麻痹性肠梗阻有关。

（3）呼吸改变：酸中毒所致，当血pH值<7.2时呼吸深快，以利排酸；当pH值<7.0时则发生呼吸中枢受抑制，部分患者呼吸中可有类似烂苹果气味的酮臭味。

（4）脱水与休克症状：中、重度酮症酸中毒患者常有脱水症状，脱水达5%者可有脱水表现，如尿量减少、皮肤干燥、眼球下陷等。脱水超过体重15%时则可有循环衰竭，症状包括心率加快、脉搏细弱、血压及体温下降等，严重者可危及生命。

（5）神志改变：临床表现个体差异较大，早期有头痛、头晕、萎靡继而烦躁、嗜睡、昏迷，造成昏迷的原因包括乙酰乙酸过多、脑缺氧、脱水、血浆渗透压升高、循环衰竭等。

（6）诱发疾病表现：各种诱发疾病均有特殊表现应予以注意以免与酮症酸中毒互相掩盖，贻误病情。

5. 治疗要点　糖尿病酮症酸中毒发病急、进展快，处理时应注意针对内分泌代谢紊乱，去除诱因，阻止各种并发症的发生，减少或尽量避免治疗过程中发生意外，降低病死率等。其中包括：补液、胰岛素的应用、补充钾及碱性药物，其他对症处理和消除诱因。

（1）补液：抢救DKA极为关键的措施。

1）在开始2h内可补充生理盐水1 000～2 000ml，以后根据脱水程度和尿量每4～6h给予500～1 000ml，一般24h内补液4 000～5 000ml，严重脱水但有排尿者可酌情增加。

 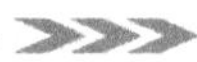

2）当血糖下降至13.9mmol/L时，改用5%葡萄糖生理盐水。对有心功能不全及高龄患者，有条件的应在中心静脉压监护下调整滴速和补液量，补液应持续至病情稳定，可以进食为止。

（2）胰岛素治疗

1）最常采用短效胰岛素持续静脉滴注。开始时以0.1U/（kg·h）（成人5～7U/h），控制血糖快速、稳定下降。

2）当血糖降至13.9mmol/L（250mg/dl）时可将输液的生理盐水改为5%葡萄糖或糖盐水，按每3～4g葡萄糖加1U胰岛素计算。

3）至尿酮转阴后，可过渡到平时的治疗。

（3）纠正电解质紊乱

1）通过输注生理盐水，低钠低氯血症一般可获纠正。

2）除非经测定血钾高于5.5mmol/L、心电图有高钾表现或明显少尿、严重肾功能不全者暂不补钾外，一般应在开始胰岛素及补液后，只要患者已有排尿均应补钾。一般在血钾测定监测下，每小时补充氯化钾1.0～1.5g（13～20mmol/L），24h总量3～6g。待患者能进食时，改为口服钾盐。

（4）纠正酸中毒

1）轻、中度患者，一般经上述综合措施后，酸中毒可随代谢紊乱的纠正而恢复。仅严重酸中毒（pH值≤7.0）时，应酌情给予小剂量碳酸氢钠，但补碱忌过快过多，以免诱发脑水肿。

2）当pH值>7.1时，即应停止补碱药物。

（5）其他治疗

1）休克：如休克严重，经快速补液后仍未纠正，考虑可能合并感染性休克或急性心肌梗死，应仔细鉴别，及时给予相应的处理。

2）感染：常为本症的诱因，又可为其并发症，以呼吸道及泌尿系感染最为常见，应积极选用合适的抗生素治疗。

3）心力衰竭、心律失常：老年或合并冠状动脉性心脏病者，尤其合并有急性心肌梗死或因输液过多、过快等，可导致急性心力衰竭和肺水肿，应注意预防，一旦发生应及时治疗。血钾过低、过高均可引起严重的心律失常，应在全程中加强心电图监护，一旦出现及时治疗。

4）肾衰竭：因失水、休克或原已有肾脏病变或治疗延误等，均可引起急性肾衰竭，强调重在预防，一旦发生及时处理。

5）脑水肿：为本症最严重的并发症，病死率高。可能与脑缺氧、补碱不当、血糖下降过快、补液过多等因素有关。若患者经综合治疗后，血糖已下降，酸中毒改善，但昏迷反而加重，应警惕脑水肿的可能。可用脱水剂、呋塞米和地塞米松等积极治疗。

6）急性胃扩张：因酸中毒引起呕吐可伴急性胃扩张，用5%碳酸氢钠液洗胃，用胃管吸附清除胃内残留物，预防吸入性肺炎。

二、护理评估与观察要点

1. 护理评估

（1）病史：询问患者或者其家属有无糖尿病病史或者家族史、起病时间、主要症状及特点，如极度口渴、厌食、恶心、呕吐、昏睡及意识改变者等。注意询问有无感染、胰岛素治疗不当、饮食不当，以及有无应激状态等诱发因素。

（2）心理－社会状况：评估患者对疾病知识的了解程度，有无焦虑、恐惧等心理变化，家庭成员对疾病的认识和态度等。

（3）身体状况：评估患者的生命体征、精神和神志状态，已有昏迷的患者，注意监测患者的瞳孔大小和对光反射情况；患者的营养状况；皮肤湿度和温度的改变和有无感染灶或不易愈合的伤口等。

2. 观察要点　注意观察病情，当患者出现显著软弱无力、呼吸加速、呼气时有烂苹果样味道、极度口渴、厌食、恶心、呕吐及意识改变者应警惕酮症酸中毒的发生。已经诊断为DKA的患者应密切监测生命体征和意识状态，详细记录24h出入量，每2h测血糖一次，及时抽查尿糖、酮体，注意血象、电解质和血气变化。

三、急诊救治流程

DKA急诊救治流程详见图23－1。

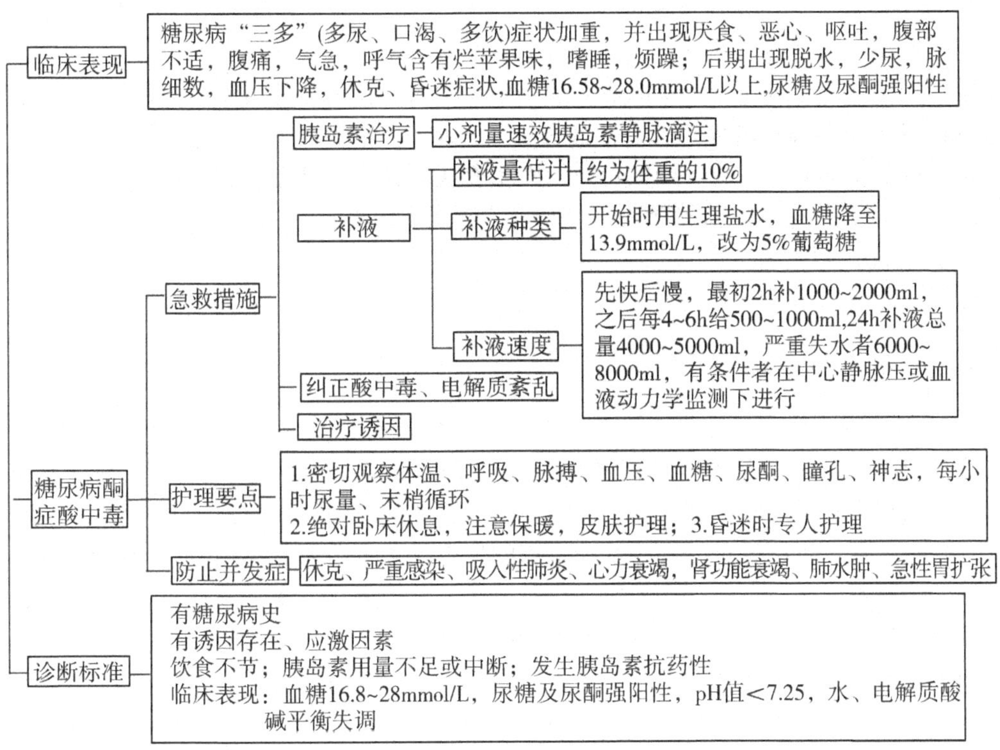

图23－1　DKA急诊救治流程图

（鲁晓红）

第二十二节　肥胖症患者的护理

肥胖症指体内脂肪堆积过多和（或）分布异常、体重增加，是包括遗传和环境因素在内的多种因素相互作用所引起的慢性代谢性疾病。

一、病因

病因未明，被认为是包括遗传和环境因素在内的多种因素相互作用的结果。

1. 遗传因素　肥胖症有家族聚集倾向，但遗传基础未明，也不能排除共同饮食、活动习惯的影响。某些人类肥胖症以遗传因素在发病上占主要地位，近来又发现了数种单基因突变引起的人类肥胖症，分别是瘦素基因（OB）、瘦素受体基因、阿片－促黑素细胞皮质素原（POMC）基因、激素原转换酶－1（PC－1）基因、黑皮素受体4（MC4R）基因和过氧化物酶体增殖物激活受体7（PPAR－7）基因突变肥胖症。

2. 环境因素　主要是饮食和体力活动。坐位生活方式、体育运动少、体力活动不足使能量消耗减少；饮食习惯不良，如进食多、喜甜食或油腻食物使摄入能量增多。饮食结构也有一定影响，在超生理所需热量的热卡食物中，脂肪比糖类更易引起脂肪积聚。文化因素则通过饮食习惯和生活方式而影响肥胖症的发生。此外，胎儿期母体营养不良、蛋白质缺乏，或出生时低体重婴儿，在成年期饮食结构发生变化时，也容易发生肥胖症。

3. 中枢神经系统　可调节食欲及营养物质的消化和吸收。

4. 内分泌代谢疾病

5. 其他因素　如棕色脂肪组织功能异常等。

二、临床表现

1. 一般表现　体重超过标准10%～20%，一般没有自觉症状；而由于水肿致体重增加者，增加10%即有脸部肿胀、两手握拳困难、两下肢沉重感等自觉症状。体重超过标准30%以上表现出一系列临床症状。中、重度肥胖者上楼时感觉气促，体力劳动易疲劳，怕热多汗，呼吸短促，下肢轻重不等的水肿。有的患者日常生活如弯腰提鞋穿袜均感困难，特别是饱餐后，腹部膨胀，不能弯腰前屈。负重关节易出现退行性变，可有酸痛。脊柱长期负荷过重，可发生增生性脊椎骨关节炎，表现为腰痛及腿痛。皮肤可有紫纹，分布于臀部外侧、大腿内侧及下腹部，较皮质醇增多症的紫纹细小，呈淡红色。由于多汗，皮肤出现褶皱糜烂、皮炎及皮癣。随着肥胖加重，行动困难，动则气短、乏力。长时期取坐卧位不动，甚至嗜睡酣眠，更促使肥胖发展。

2. 内分泌代谢紊乱　空腹及餐后高胰岛素血症，基值可达30mU/L，餐后可达300mU/L，比正常人约高出1倍。由于肥大的细胞对胰岛素不敏感，患者糖耐量常减低。总脂、胆固醇、三酰甘油及游离脂肪酸常增高，呈高脂血症与高脂蛋白血症，此为诱发糖尿病动脉粥样硬化、冠心病、胆石症等的基础。血浆氨基酸及葡萄糖均有增高倾向，形成刺激胰岛B细胞的恶性循环，使肥胖加重。甲状腺功能一般正常，如进食过多时 T_3 可高，反之 T_2 可偏低，基础代谢率偏低。血中皮质醇及24h尿17－羟可增高，但昼夜节律正常及地塞米松抑制试验正常。饥饿时或低血糖症中生长激素分泌减少，促进脂肪分解作用减弱。女性患者可有闭经、不育及男性化。男性可有阳痿。

3. 消化系统表现　食欲持续旺盛，善饥多食，多便秘、腹胀，好吃零食、糖果、糕点及甜食；部分患者不及时进食可有心悸、出汗及手颤。伴胆石症者，可有慢性消化不良、胆绞痛。肝脂肪变性时肝大。

4. 匹克威克综合征（肺心综合征）　这是严重肥胖症的一个临床综合征。由于腹腔和胸壁脂肪组织太多，影响呼吸运动，肺部通气不良，换气受限，导致二氧化碳潴留，血二氧化碳结合率超过正常范围，呈呼吸性酸中毒；血二氧化碳分压升高，动脉血氧饱和度下降，氧分压下降，出现发绀，红细胞增多；同时静脉回流淤滞，静脉压升高，颈静脉怒张，肝大，肺动脉高压，右心负荷加重；由于脂肪组织大量增加，血总循环量随之增加，心排血量和心搏出量加大，加重左心负荷，出现高搏出量心衰，构成匹克威克综合征。患者表现为呼吸困难，不能平卧，间歇或潮式呼吸，脉搏快速，可有发绀、水肿、神志不清、嗜睡、昏睡等。

5. 高血压　肥胖者患高血压的概率要比非肥胖者高。肥胖者常伴有心排血量和血容量增加，但在血压正常的肥胖者，周围血管阻力降低，而有高血压的肥胖者周围血管阻力正常或升高。高血压为肥胖症高死亡率的重要因素。

6. 冠心病　肥胖者发生冠心病远高于非肥胖者。其原因有：体重超过标准，引起心脏负担加重和高血压；肥胖者多喜欢吃油腻食物，进食过多的饱和脂肪酸，促进动脉粥样硬化形成；高三酰甘油血症、高胆固醇血症及高脂蛋白血症，使血液黏度增加，血凝固性增加，易发生动脉粥样硬化、微循环障碍及冠状动脉栓塞；体力活动减少，冠状动脉侧支循环削弱或不足。同时肥胖时体重负担增加，也是促进冠心病产生心衰的原因之一。

7. 糖尿病　肥胖症患者发生 2 型糖尿病的发病率 4 倍于非肥胖成人。肥胖常为糖尿病早期表现，中年以上发病的 2 型糖尿病者有 40% ~60% 起病时和早期有多食和肥胖。

糖尿病的发病率与肥胖成正比，肥胖的糖尿病者起病前摄食过多，刺激 B 细胞过度而失代偿时发生糖尿病。肥胖者脂肪组织对胰岛素较不敏感，糖进入肥大的脂肪细胞膜时需较多胰岛素，于是脂肪越多者，对胰岛素要求越多，使 B 细胞负担过重终至衰竭，出现糖尿病。一般肥胖症初期空腹血糖正常，糖耐量试验在服糖后 3 ~4h 有时出现低血糖反应，因迟发性高胰岛素血症所致。随病情进展糖耐量逐渐下降，餐后 2h 血糖高于正常，然后空腹血糖升高，终于出现糖尿病。当体重恢复正常时，糖耐量可恢复正常。

8. 胆囊炎、胆石症及脂肪肝　由于肥胖、消化功能及肝功能紊乱，高热量饮食、油腻食物及脂类代谢紊乱，使胆固醇过多达饱和状态，而发生胆结石，主要为胆固醇结石。其发生率较正常体重者高 1 倍。胆石症可发生胆绞痛，继发感染时出现急性或慢性胆囊炎。有 68% ~94% 的肥胖症患者，其肝脏有脂肪变性，过半数肝细胞有脂肪浸润者占 25% ~35%。肥胖者的肝脏脂肪酸和三酰甘油浓度均比正常者高。

9. 感染　肥胖者对感染的抵抗力降低，易发生呼吸系统感染。肺炎发生率较高。皮肤褶皱处易磨损引起皮炎，皮肤疖肿、泌尿系及消化系感染发生率也高。有报道阑尾炎发生率为正常人 2 倍。在急性感染、严重创伤、外科手术以及麻醉情况下，肥胖者应激反应差，往往病情险恶，耐受手术及麻醉能力低，术后恢复慢，并发症及死亡率增加。

三、实验室检查

肥胖症的评估包括测量身体肥胖程度、体脂总量和脂肪分布，其中后者对预测心血管疾病危险性更为准确。常用测量方法：

1. 体重指数（body mass index，BMI） 测量身体肥胖程度，BMI = （kg）/（m^2）。BMI 是诊断肥胖症最重要的指标。2003 年《中国成人超重和肥胖症预防控制指南（试用）》以 BMI 值≥24 为超重，≥28 为肥胖；男性腰围≥85cm 和女性腰围≥80cm 为腹型肥胖。

2. 理想体重（ideal body weight，IBW） 可测量身体肥胖程度，但主要用于计算饮食中热量和各种营养素供应量。IBW（kg）=身高（cm）-105 或 IBW（kg）=［身高（cm）-100］×0.9（男性）或 0.85（女性）。

3. 腰围（WC） WHO 建议男性 WC >94cm；女性 WC >80cm 时为肥胖。

4. 腰臀比（waist/hip ratio，WHR） 反映脂肪分布。受试者站立位，双足分开 25～30cm，使体重均匀分配。腰围测量髂前上棘和第 12 肋下缘连线的中点水平，臀围测量环绕臀部的骨盆最突出点的周径。目前认为测定腰围更为简单可靠，是诊断腹部脂肪积聚最重要的临床指标。

5. CT 或 MRI 计算皮下脂肪厚度或内脏脂肪量，是评估体内脂肪分布最准确的方法，但不作为常规检查。

6. 其他 身体密度测量法、生物电阻抗测定法等。

四、治疗要点

治疗的两个主要环节是减少热量摄取及增加热量消耗。强调以行为、饮食、运动为主的综合治疗，必要时辅以药物或手术治疗。继发性肥胖症应针对病因进行治疗。各种并发症及伴随病应给予相应处理。

结合患者实际情况制定合理减肥目标极为重要，一般认为，肥胖患者体重减轻 5%～10%，就能明显改善各种与肥胖相关的心血管病危险因素以及并发症。

1. 行为治疗 通过宣传教育使患者及其家属对肥胖症及其危害性有正确认识从而配合治疗，采取健康的生活方式，改变饮食和运动习惯，自觉地长期坚持，是治疗肥胖症最重要的步骤。

2. 饮食治疗 控制总进食量，采用低热卡、低脂肪饮食。对肥胖患者应制订能为之接受、长期坚持下去的个体化饮食方案，使体重逐渐减轻到适当水平，再继续维持。只有当摄入的能量低于生理需要量、达到一定程度负平衡，才能把贮存的脂肪动员出来消耗掉。一般所谓低热量饮食指每天 62～83kj（15～20kcal）/kg IBW，极低热量饮食指每天 <62kJ（15kcal）/kg IBW。减重极少需要极低热量饮食，而且极低热量饮食不能超过 12 周。饮食的合理构成极为重要，须采用混合的平衡饮食，糖类、蛋白质和脂肪提供能量的比例，分别占总热量的 60%～65%、15%～20%和 25%左右，含有适量优质蛋白质、复杂糖类（例如谷类）、足够新鲜蔬菜（400～500g/d）和水果（100～200g/d）、适量维生素和微量营养素。避免油煎食品、方便食品、快餐、巧克力和零食等，少吃甜食，少吃盐。适当增加膳食纤维、非吸收食物及无热量液体以满足饱腹感。

3. 体力活动和体育运动 与饮食治疗相结合，并长期坚持，可以预防肥胖或使肥胖患者体重减轻。必须进行教育并给予指导，运动方式和运动量应适合患者具体情况，注意循序渐进，有心血管并发症和肺功能不好的患者必须更为慎重。尽量创造多活动的机会、减少静坐时间，鼓励多步行。

4. 药物治疗　饮食和运动治疗的主要问题是难以长期坚持，中断后往往体重迅速回升，因此也倾向于对严重肥胖患者应用药物减轻体重，然后继续维持。但长期用药可能产生药物副作用及耐药性，因而选择药物治疗的适应证必须十分慎重，根据患者个体情况衡量可能得到的益处和潜在危险做出决定。目前对减重药物治疗的益处和风险的相对关系尚未做出最后评价。减重药物应在医师指导下应用。

减重药物主要有以下几类：①食欲抑制药：作用于中枢神经系统，主要通过下丘脑调节摄食的神经递质如儿茶酚胺、血清素能通路等发挥作用。包括拟儿茶酚胺类制剂，如苯丁胺等；拟血清素制剂，如氟西汀；以及复合拟儿茶酚胺和拟血清素制剂，如西布曲明。②代谢增强剂：肾上腺素受体激动药可增强生热作用、增加能量消耗，其效应仍在研究和评价之中；甲状腺素和生长激素已不主张应用。③减少肠道脂肪吸收的药物：主要为脂肪酶抑制药奥利司他（orlistat）。目前获准临床应用的只有奥利司他和西布曲明，且尚需长期追踪及临床评估。

（1）奥利司他：非中枢性作用减重药，是胃肠道胰脂肪酶、胃脂肪酶抑制药，减慢胃肠道中食物脂肪水解过程，减少对脂肪的吸收，促进能量负平衡从而达到减重效果。配合平衡的低热量饮食，能使脂肪吸收减少30%，体重降低5%～10%，并能改善血脂谱、减轻胰岛素抵抗等。治疗早期可见轻度消化系统副作用如肠胃胀气、大便次数增多和脂肪便等。需关注是否影响脂溶性维生素吸收等。推荐剂量为120mg，每天3次，餐前服。

（2）西布曲明：中枢性作用减重药。特异性抑制中枢对去甲肾上腺素和5－羟色胺二者的再摄取，减少摄食；产热作用可能与其间接刺激中枢交感传出神经、激活肾上腺素能受体有关。可能引起不同程度口干、失眠、乏力、便秘、月经紊乱、心率增快和血压增高等副作用。老年人及糖尿病患者慎用。高血压、冠心病、充血性心力衰竭、心律不齐或卒中患者不能用。血压偏高者应先有效降压后方使用。推荐剂量为每天10～30mg。

新近开发的利莫那班为选择性CBI受体拮抗药，作用于中枢神经系统抑制食欲，作用于脂肪组织诱导FFA氧化，可有效减轻体重，尚未发现明显副作用。

5. 外科治疗　可选择使用吸脂术、切脂术和各种减少食物吸收的手术，如空肠回肠分流术、胃气囊术、小胃手术或垂直结扎胃成形术等。手术有一定效果，部分患者获得长期疗效，术前并发症不同程度地得到改善或治愈。但手术可能并发吸收不良、贫血、管道狭窄等，有一定危险，仅用于重度肥胖、减重失败而又有严重并发症，这些并发症有可能通过体重减轻而改善者。术前要对患者全身情况做出充分估计，特别是糖尿病、高血压和心肺功能等，给予相应监测和处理。

五、护理措施

（一）基础护理

1. 心理护理　根据不同年龄、性别、肥胖程度和情绪状态与患者进行有针对性的交谈，探讨引起肥胖原因，给予恰当的分析、解释和指导，明确减肥的重要性，与患者一起制订合理的减肥计划，使患者能积极、主动、自觉地坚持和执行减肥计划，积极配合检查和治疗。

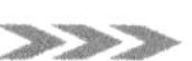

针对患者因肥胖引起的消极心理，指导患者利用服饰进行外表修饰，完善自我形象。

2. 饮食护理　治疗肥胖有效的方法是少食多动，多饮水，避免高热量饮食，重度肥胖者以低糖、低脂、低盐、高纤维素、适量蛋白质为宜，并注意改变饮食习惯，如限定只在家中餐桌进食，使用小容量的餐具，每次进食前先饮水 250ml。按计划定量进食，养成细嚼慢咽的进食方式。①饮食中蛋白质保持每日每千克体重 1g，并有足够的维生素和其他营养素。②有剧烈饥饿感时可给低热量的蔬菜，如芹菜、冬瓜、黄瓜、南瓜、卷心菜等，以增加饱腹感，减少糖分的吸收。③避免进食甜食、油煎食品、方便食品、快餐、零食、巧克力等，改变边看电视边吃饭的习惯。④患者体重下降幅度以每周 0.5 ~ 1.0kg 为宜。⑤注意观察有无因热量过低引起的衰弱、抑郁、脱发，甚至心律失常的发生。

3. 运动疗法指导　鼓励患者积极参加体力活动，每周至少 3 ~ 4 次，每次至少 30min。选择适合患者的有大肌肉群参与的有氧运动方式，运动量要逐渐增加，避免用力过度过猛，并注意循序渐进、长期坚持，否则体重不易下降或下降后又复上升。

（二）疾病护理

用药护理：经饮食调整、运动锻炼未能奏效时，遵医嘱指导患者短期应用减肥药或针灸治疗。目前对肥胖症患者采用药物疗法效果虽不佳，但仍能起到一定作用。因此，指导合理用药也是一个辅助疗法，常用的药物有食欲抑制药及代谢亢进剂两类。易引起心悸、激动、失眠等副作用，对伴有心脏疾病者须慎用。

（三）健康教育

1. 指导患者合理安排饮食　一日三餐要有主食、肉、禽、鱼、牛奶、水果等，减少热量供应，严格控制进餐时间，三餐外不加零食，热量安排为早餐 25%、中餐 40%、晚餐 30% ~35%。多维饮食，素菜要保持新鲜。

2. 坚持体育锻炼　体育锻炼是预防肥胖的有效手段，可以改善心脏功能，促进心脏侧支循环的形成和发生，增强呼吸系统的抵抗力。

3. 心理康复训练　理解肥胖者，鼓励他们战胜疾病的信心，克服恐惧心理。

4. 行为减肥疗法　行为疗法又称“行为矫正疗法”，是运用条件反射的原理，通过错误行为的矫正达到减肥的方法。

5. 康复技术指导　运动减肥指导制定适合个体的运动处方，运动前先做 5 ~ 10min 热身运动，运动 1h 之后再做 5 ~ 10min 放松运动。运动方式有：快速步行、慢跑、功率自行车、步行仪等（2/d）。

（鲁晓红）

第二十三节　原发性骨质疏松症

一、疾病概述

原发性骨质疏松症包括绝经后骨质疏松症（Ⅰ型）和老年性骨质疏松症（Ⅱ型）。其定义是低骨量（low bone mass，即单位体积骨量减少，矿盐和骨基质都减少，但两者的比例正常）和骨组织微细结构破坏、致使骨的脆性增加和容易发生骨折的一种全身性骨骼疾病。绝经后妇女和老年人全身骨量减少加速，在轻微外伤或无外伤的情况下都容易发生骨折，尤其是75岁以上的妇女骨折发生率高达80%～90%。

一生中的最高骨量称骨峰值，骨峰值决定于遗传因素和环境因素两个方面。遗传因素是主要的，约占75%，但至今尚不能改变它。环境因素是可以调整和控制的，如儿童期足钙的摄入，生长期尤其是青春期期前后锻炼，最好是负重锻炼，均可使骨峰值增加。消除危险因素也是预防骨质疏松症的一种有效手段，如戒烟（20支/天，持续25～30年，骨量降低8%～10%）、避免酗酒、摄入过多咖啡因、低体重、制动和过度运动。青春期发育延迟、过早绝经都应抓紧治疗。摔跤跌倒以及过久应用类固醇激素、抗癫痫药、甲状腺素和肝素均是危险因素，应予重视。

二、护理评估

（一）健康评估

护士评估患者史应了解个人及家族的既往史，有无骨折、有无骨骼的改变，女性的月经史、生育史，包括有无内分泌疾病史。

（二）临床症状及评估

（1）绝经后骨质疏松症：易骨折部位在椎体、远端桡骨，PFH下降或正常，常因雌激素缺乏。

（2）老年性骨质疏松症：易骨折部位在股骨、椎体、尺桡骨，PTH增高，原因为年龄老化。

（3）疏松较轻时常无症状，往往偶然摄椎体X线片而发现椎体压缩性骨折。有的在椎体压缩性骨折发生后，立即出现该部位的急剧锐痛。另一种是背部深部广泛性的钝痛，伴全身乏力等。疼痛常因脊柱弯曲、椎体压缩性骨折和椎体后突引起。椎体压缩性骨折引起身高缩短和导致脊柱后突，后者又引起胸廓畸形。

（三）辅助检查及评估

1. 实验室检查　骨钙素增高；甲状旁腺素可正常或增高；血25-（OH）D和1，25-$(OH)_2D_3$正常或降低。

2. 骨密度检查　有利于了解早期骨量减少。

3. X线检查　骨小梁的间隙增宽，横行骨小梁消失，骨结构模糊，椎体双凹变形。

（四）心理社会评估

评估患者一般情况、对于骨质疏松的认知、能否面对疾病、是否有信心配合治疗。

三、护理问题

1. 潜在并发症—骨折的危险　与骨质疏松有关。
2. 生活自理能力缺陷　与骨骼变化、活动受限有关。
3. 知识缺乏　与缺乏骨质疏松及相关知识有关。

四、护理目标

（1）防止骨折的发生。

（2）满足患者的基本生活需要。

（3）使患者了解有关疾病的相关知识。

（4）了解坚持经常性的适宜锻炼的重要性。

（5）注意良好的营养。

五、护理措施

（一）饮食护理

指导患者按时长期补充足量的钙，避免酗酒、摄入过多的咖啡因；低体重；过度劳累、运动。本病的预防比治疗更为现实和重要。预防包括获得最佳峰值骨量和干预发生骨质疏松的危险因素，减少骨量的丢失。加强营养，多食用含钙高的食物。

（二）运动与安全

护士可以和患者一起制定适宜的锻炼活动计划。平时加强巡视，防止患者摔到。对卧床患者做好生活护理，满足患者的基本生活需要。

（三）心理护理

评估患者对本疾病的心理状态，通过护理活动与患者建立良好的护患关系。鼓励患者正确地认识疾病，积极治疗。

（四）用药护理

对长期服用补钙药物的患者，护士应观察有无便秘等不良反应的发生。

（五）健康教育

（1）通过对疾病的讲解，使患者能够正确对待疾病，积极配合治疗。

（2）教会患者掌握适宜的运动方式。

（3）通过指导患者能合理搭配饮食，保证钙的需求。

（4）指导患者出院后坚持服药，定期复诊。

（管舒婷）

第二十四节　骨软化症和佝偻病患者的护理

一、疾病概述

骨软化症和佝偻病是新形成的骨基质不能以正常的方式进行矿化的一种代谢性骨病。骨软化症指在骨骺已经闭合的成人发生骨质矿化障碍；佝偻病发生在婴幼儿童，其长骨骨骺未闭合，骨骺软骨及骨的矿化都有缺陷，以骨骺软骨矿化缺陷为主，造成干骺端增宽，影响身高增长。

主要病理改变涉及骨、软骨和甲状旁腺。佝偻病的主要病理改变是骨骺矿化不良，骺板软骨不能矿化，骺板加宽，软骨细胞排列紊乱，正常结构消失。骨软化症的主要病理改变是类骨质增多、类骨质增加，矿化不规则。另外，由于存在继发性甲状旁腺功能亢进，可伴有纤维性骨炎、甲状旁腺组织增生。

二、护理评估

（一）健康评估

1. 维生素 D 内分泌系统的紊乱　主要见于维生素 D 缺乏、维生素 D 吸收不良、肾病综合征和维生素 D 代谢障碍。

2. 磷稳定性的异常　可由于肠道吸收磷减少、肾小管回吸收磷障碍等引起。

3. 酸中毒　见于肾小管酸性中毒、范科尼综合征。

4. 钙缺乏　由于饮食摄入钙质不足、钙需要量增加、肠道吸收钙不良、饮食中植酸过多妨碍磷酸和钙的吸收等导致。

5. 原发性骨基质病变　较罕见。

6. 矿化的抑制剂的使用　如二磷酸盐制剂等。

护士在评估时应重点在患者年龄、性别、既往健康状况，营养状况尤其是维生素 D 和钙剂的摄入是否充足，有无肾病和胃肠道疾病病史、家族史等。

（二）临床症状及评估

1. 佝偻病的临床表现　主要是骨骼疼痛、畸形、骨折、骨骺增大和生长缓慢。临床表现和病因关系密切，如磷稳定性异常者常有低磷血症，肌肉无力常为突出的症状；低钙血症明显常有手足抽搐；维生素 D 依赖性佝偻病常有秃发。

在生长发育的不同时期，佝偻病所累及的部位与发病年龄有关，如出生时头颅生长甚快，颅骨软化，前后囟门闭合晚，有乒乓球感，呈方颅。生后第一年上肢和肋骨生长快速，所以在这些部位的异常表现显著，呈现串珠肋、亨利腕似手镯，尺侧大。4 岁以后易形成永久性骨骼畸形，如个矮、“O”形腿或“X”形腿和弓形腿等。

佝偻病发生于 6 个月至 2 岁的婴幼儿童时，常有多汗、睡眠不安、激动、肌张力减低、腹大胀气、便秘、头发稀少、枕突等。病儿出牙、坐、爬、立和走路的年龄均延迟，严重者不能站立。另外还可有漏斗胸和鸡胸等体征。

2. 骨软化症的骨骼表现　早期症状可不明显。疼痛一般开始于负重部位，在几个月到几年内病情逐渐加重。严重时卧床不起，甚至不能翻身，大腿的内收肌痉挛，轻微扭伤或撞击或跌倒可发生病理性骨折。身高逐渐缩短，可达 10 余厘米。

3. 神经肌肉系统症状　婴幼儿佝偻病可出现全身惊厥或喉痉挛，严重者窒息死亡。成人表现为隐性或显性手足抽搐，发作时呈助产士手。

（三）辅助检查及评估

1. 血清钙、磷和碱性磷酸酶　血清钙和磷常正常或较低，血碱性磷酸酶增高。

2. 尿钙、磷　钙排量减少，尿磷与饮食进磷量密切有关。

3. 血清 25 - 羟维生素 D 浓度　疾病早期可见降低。

4. 血甲状旁腺素浓度　大多升高，由于低血钙刺激甲状旁腺所致，血甲状旁腺素与血

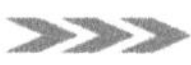

钙呈负相关。

5. 骨 X 线检查　骨密度普遍减低，骨小梁影像模糊。儿童腕关节干骺增宽，似杯状，边缘不清，毛刷样。成人有诊断意义的 X 线表现为假骨折。

（四）心理社会评估

患者对疾病的反应包括对疾病的认识程度、应对方式、情绪、心理状况有无焦虑、对外形改变有无自卑、家庭经济情况等。

三、护理问题

1. 疼痛　与疾病导致骨质改变引起有关。
2. 活动无耐力　与疾病导致骨痛、无力等有关。
3. 营养失调—低于机体需要量　与疾病所致的维生素 D 和钙、磷代谢障碍有关。
4. 生活自理能力缺陷　与活动障碍或长期卧床有关。
5. 知识缺乏　与未接受过相关知识教育有关。
6. 自我形象紊乱　与疾病所致外形改变有关。
7. 有受伤的危险　与患者骨质疏松易导致病理性骨折有关。

四、护理目标

（1）住院期间患者能够在医护人员的治疗护理下主诉疼痛缓解，能够使用有效手段进行自我缓解疼痛。

（2）患者住院期间活动能力主诉能够有所恢复，无力症状明显好转。

（3）患者住院期间能够合理安排饮食，制定饮食计划。

（4）患者住院期间主诉生理生活需要能够得到满足。

（5）患者住院期间在护士的健康教育下，复述出有关疾病知识，并表示理解。

（6）患者住院期间能够在医护人员的帮助下能够表示出接受外形的改变，正视疾病，积极配合治疗护理，安排好自己的生活和工作。

（7）患者住院期间不发生骨折、外伤。

五、护理措施

（一）疼痛的护理

对于主诉疼痛的患者，评估患者的疼痛程度、性质、诱发因素、部位等，协助患者除去诱发因素，提供硬板床，防止疼痛诱发病理性骨折。为患者提供舒适的休息环境，操作尽量集中，动作轻柔，避免引起患者疼痛。教会患者自我缓解疼痛的方法，如调整呼吸、转移注意力、采用舒适体位等。可遵医嘱予药物止痛，注意观察用药后的效果和药物的不良反应。

（二）活动与安全

评估患者活动能力，影响活动的因素，鼓励患者卧床休息。根据患者或病情需要协助日常生活活动，以减少能量需要。尽量为患者提供方便，将患者安排在靠近洗手间的房间，将生活用品摆放在患者容易取用的地方。为患者提供安全的环境，对于易跌倒的患者应多予观察，嘱其尽量减少下床活动，将呼叫器放于患者易拿到的地方，对于可自己行动的患者，教育其注意自我安全的防护，可使用助行器防止跌倒或外伤。

（三）饮食护理

根据患者身高、体重和化验结果评估患者营养状况。对于骨质疏松的患者，指导患者通过饮食补充钙质，除服用药物外还应进食富含钙质的食物，如牛奶、海产品、芝麻酱、坚果类食物，另外还需多进行户外活动，保证充足的日光照射。鼓励患者在能力范围内适当活动，促进骨密度的增加，注意安全的防护。

（四）健康宣教

评估患者的知识水平、对疾病的认识程度，根据患者的具体情况和对知识的需求，制定健康教育计划，语言尽量通俗易懂，患者可复述出大部分内容，并表示理解。

（五）心理护理

观察患者心理反应，多与患者沟通，鼓励患者表达对疾病和治疗、进展和预后的想法，给予解释和帮助患者接受，协助患者制定合理的生活计划，增加患者治疗疾病的信心。

（六）治疗的护理

不同病因导致的骨软化症和佝偻病的治疗不同。护士应遵医嘱用药，并观察用药后患者反应。

1. 维生素 D 作用缺乏性佝偻病和骨软化症　应积极处理肠道等原发病，治疗最好肌内注射维生素 D 制剂。服抗癫痫药所致者，应把癫痫药减少至最少种类和最小量。

2. 维生素 D 依赖性佝偻病　用生理剂量或稍高于生理剂量的维生素 D_3 治疗有效，需终身服药。

3. 肾性骨营养不良　积极治疗原发性肾病，同时也需补充钙质、维生素 D。

4. 肿瘤引起的低血磷抗维生素 D 佝偻病或骨软化症　手术治疗肿瘤等原发病。

5. 肾小管性酸中毒　长期口服枸橼酸合剂纠正酸中毒。补充枸橼酸钾纠正低钾血症，当有佝偻病或骨软化症时服维生素 D_2、骨化三醇，同时口服钙剂。当骨骼病变修复时，补充维生素 D 制剂和钙剂。同时应治疗原发病。

6. 范科尼综合征　补充中性磷酸盐溶液、维生素 D 和钙剂。如有酸中毒宜服枸橼酸合剂或碳酸氢钠。继发性者应针对病因进行治疗。

（七）健康教育

（1）向患者讲述疾病有关知识，使患者了解疾病基本知识。

（2）指导患者合理饮食，适当补钙。

（3）指导患者进行适当的活动，进行自我保护，防止发生病理性骨折。

（鲁晓红）

第二十五节　痛风

痛风是一组长期嘌呤代谢紊乱和（或）尿酸排泄障碍所致血尿酸增高的异质性疾病。其临床特点为高尿酸血症、尿酸盐结晶沉积及由此所致的特征性急性关节炎、痛风石，严重者可出现关节畸形及功能障碍。常累及肾脏引起慢性间质性肾炎和尿酸性尿路结石。

一、护理措施

（一）一般护理

1. 心理护理　帮助患者了解痛风的有关知识，讲解饮食与疾病的关系，给予安慰和鼓励，减轻焦虑、抑郁等情绪，主动配合治疗。

2. 注意休息　避免过度劳累。

3. 饮食护理

（1）避免高嘌呤饮食，如动物内脏、水产海鲜、肉类、菠菜、蘑菇、黄豆、扁豆、豌豆、浓茶等，不食用太浓或刺激性调味品。戒酒。

（2）进食碱性食物，如牛奶、鸡蛋、马铃薯、各类蔬菜、柑橘类水果，使尿液的pH≥7，减少尿酸盐结晶的沉积。

（3）低热量饮食，痛风患者大多肥胖，蛋白质应限制在1g/（kg·d），糖类占总热量的50%～60%。总热量1 200～1 500kcal/d。

（4）痛风性关节炎急性发作多以饮酒、饱餐、高嘌呤饮食等为诱因，应注意避免。

4. 皮肤护理　痛风严重时可导致溃疡发生，要注意保持皮肤清洁，避免感染。

5. 用药护理　指导患者正确服药，观察药物疗效及不良反应，常见不良反应有胃肠道反应、肝肾功能损害、骨髓抑制等。服用秋水仙碱出现不良反应要及时停药；服用促进尿酸排泄药物应碱化尿液、多饮水；肾功能不全者服用别嘌呤醇宜半量应用。

（二）症状护理

1. 病情观察

（1）有无过度疲劳、寒冷、潮湿、紧张、饮酒、饱餐、脚扭伤等诱发因素。

（2）观察疼痛部位、性质、间隔时间，有无夜间剧痛而惊醒。

（3）受累的关节有无红、肿、热、痛和功能障碍。

（4）有无痛风石的体征，了解结石的部位及有无症状。

（5）监测血、尿、尿酸水平变化。

2. 痛风性关节炎急性发作的护理　要绝对卧床休息，抬高患肢，可在病床上安放支架托起盖被，减少患部受压，疼痛缓解72h后方可恢复活动。

3. 手、腕或肘关节受侵犯的护理　受侵犯时以夹板固定制动，可减轻疼痛，也可在受累关节给予冷敷或25%硫酸镁湿敷，以消除关节的肿胀和疼痛。

二、健康教育

（1）保持心情愉快，避免情绪紧张，生活有规律，肥胖者应减轻体重。定期且适度运动，运动后疼痛超过1～2h，应暂停此项运动。

（2）严格控制高嘌呤饮食。

（3）教导患者保护关节的技巧：使用大块肌肉运动，如能用肩部负重者不用手提，能用手臂者不用手指；交替完成轻、重不同的工作，不长时间持续进行重工作；经常改变姿势，保持受累关节舒适。

（4）教会患者自我检查，如用手触摸耳郭及手足关节处是否有痛风石。

（5）遵医嘱正确服用药物，定期复查血尿酸。

（鲁晓红）

第二十六节　低血钾

临床上以血钾 <3.5mmol/L，为低钾血症。

一、常见原因

1. 摄入过少　①禁食物。②饥饿。③吞咽困难。④慢性消耗性疾病。

2. 排出增加　①消化道失钾。②肾脏失钾过多。③皮肤失钾过多。④血压正常伴低钾血症。⑤低钾血症伴高血压及血肾素升高。

3. 钾向细胞内转移　①碱中毒。②低钾性周期性瘫痪。

二、临床表现

1. 神经肌肉症状　①肌无力。②软瘫或周期性瘫痪。③呼吸困难。④吞咽困难。⑤膝跳反射减弱或消失。⑥痛性痉挛及手足抽搐。⑦精神抑郁、嗜睡、软弱、表情淡漠。⑧急性脑病综合征。⑨深腱反射、腹壁及提睾反射受影响较轻。⑩脑电图正常。

2. 消化系统　①食欲缺乏。②腹胀、恶心、便秘。③麻痹性肠梗阻。

3. 心血管系统　①窦性心动过速、房性及室性期前收缩。②室上性或室性心动过速。③心室颤动。④加重洋地黄中毒。⑤心力衰竭。⑥血压降低。

4. 泌尿系统　①缺钾性肾病。②肾浓缩功能减退。③尿渗透压降低。④代谢性碱中毒。

5. 内分泌代谢　①生长受阻。②矮小症。③糖耐量减退。

三、护理

1. 用药护理

（1）口服补钾治疗安全简便，可加入果汁稀释后口服。

（2）静脉补钾选择粗深大血管，液体低速应缓慢，禁忌静脉注射。

（3）补钾前应观察尿量并记录。

2. 消化系统症状护理

（1）恶心呕吐时及时清理呕吐物并记录。

（2）腹胀者，顺时针按摩腹部，促进肠蠕动。

（3）便秘者给予人工通便或灌肠等措施。

3. 吸氧　呼吸困难、口唇发绀给予吸氧。重度呼吸肌麻痹者应给予呼吸机辅助呼吸。

4. 心律失常者　给予持续心电监护，密切观察病情，随时调整补钾量。

5. 饮食护理

（1）适当给予高热量、高维生素，富含钾的肉类、水果、蔬菜等易消化饮食，忌高糖类食品。

（2）限制钠盐摄入。

（3）少食多餐，避免过饱、乙醇等刺激。

6. 心理护理　向患者讲解低血钾的原因、临床表现、补钾机制、预后，鼓励、关心、体贴患者，并加强与患者间沟通，建立良好护患关系，解除思想顾虑，树立战胜疾病信心。

（管舒婷）

第二十七节　老年代谢综合征

1988 年，Reaven 首次提出 X 综合征的概念，主要内容有：①胰岛素抵抗（IR）引发的高胰岛素血症；②糖耐量减低（IGT）；③脂代谢异常，主要有血三酰甘油（TG）升高及高密度脂蛋白胆固醇（HDL－C）降低；④高血压。后来的研究发现，胰岛素抵抗还可引起中心性肥胖、血脂异常［中小而密的低密度脂蛋白（LDL）颗粒增多］、血浆纤溶酶原激活物抑制剂（PAI－1）增高及高瘦素（leptin）血症等。因此，该综合征的范围不断扩大，由于其与多种代谢性相关疾病关系密切，故 1998 年世界卫生组织（WHO）建议称之为代谢综合征（metabolic syndrome，MS）。MS 的病理基础是机体对胰岛素作用发生抵抗，其主要的代谢紊乱是胰岛素介导的糖、脂代谢的异常及胰岛素抵抗导致的高血压，上述主要的代谢紊乱加上纤溶异常，加重了动脉粥样硬化性疾病的发生。可见 MS 严重危害人类的身心健康，尤其是老年人，加之社会老龄化问题日益严峻，使 MS 成为世界性的公共卫生问题。

一、命名、定义及诊断标准

到目前为止，国际上尚无统一的、公认的 MS 的明确定义与诊断标准。常用诊断 MS 的标准有 1999 年 WHO、2001 年美国胆固醇教育计划（NCEP）成人治疗组第三次指南（ATP Ⅲ）、2004 年中华医学会糖尿病分会建议“代谢综合征”的诊断标准等多种。虽然它们都包括了空腹血糖增高、高血压、血 TG 增高和血 HDL－C 降低、肥胖 4 个成分。并认为具有 3 个以上成分即可诊断，但判定高血压和肥胖的指标各不相同，难以相互对比。为此 2005 年国际糖尿病联盟（IDF）制定了全球适用的诊断标准：①中心性肥胖，根据腰围作判断，不同民族采用不同指标，为中国人制定的指标是男性≥90cm，女性≥80cm；②下列 4 个指标中具备 2 个：a. 血 TG＞1.7mmol/L 或已接受相应治疗，b. 血 HDL 男性＜0.9mmol/L，女性＜1.1mmol/L 或已接受相应治疗，c. 血压≥130/85mmHg 或已接受相应治疗或此前已诊断为高血压，d. 空腹血糖≥5.6mmol/L 或已接受相应治疗或此前已诊断为 2 型糖尿病。IDF 的诊断标准确认肥胖是 MS 的首要临床表现。

二、老年 MS 的流行病学

美国 2000 年人口普查资料显示 MS 已累及了 24% 的成人（20～70 岁），并预测 MS 的发病率会不断上升。我国的流行病学资料显示一般人群 MS 患病率为 13.25%，随着年龄增加患病率不断升高，45 岁、55 岁以上人群 MS 患病率分别是 35 岁以上人群的 2 倍和 2.8 倍，55 岁以上人群患病率高达 20.26%。上海社区 20～74 岁人群 MS 患病率为 17.14%，男性在 45 岁以上、女性在 50 岁以上 MS 患病率明显升高，65～69 岁患病达到高峰。可见 MS 在老年人中增长较快，已经成为老年人的常见病，这可能是由于老年人较易拥有更多的MS危险因素。我国MS、糖尿病和高血压患病率均随年龄的增加而增长，有研究显示老年人糖尿病、高血压和腹型肥胖的发生率分别为21.67%、57.71%、63.64%，明显高于低年龄组；与40~49岁人群比较，60~69岁人群MS、糖尿病、高血压患病率增长1倍，70~79岁人群增长2~3倍。男性MS患病率显著高于女性，55岁以下男性腹型肥胖、高血压和高TG血症患病率均高于女性，55岁以上人群中男女之间无显著差异，这可能是由于缺乏雌激素的保护作用。

此外，Isomma（2001年）的一组调查对4 433例具有糖尿病家族史的北欧（芬兰、瑞典）成年人随访6.9年，凡具有MS者其心脑血管病危险性3倍于无MS者、心脑血管病病死率高于无MS者5.4倍，说明MS对疾病预后的严重性。

三、MS发病机制

MS的发病机制十分复杂，主要概括为以下几个方面的内容。

1. 遗传因素　MS的遗传研究近年受到了广泛关注，但与其他复杂疾病一样，由于其遗传模式的复杂性，其致病基因的发现和确认尚需大量的研究。Hunt等在心脏研究中发现，2型糖尿病或者高血压的家族史与MS的发生显著相关，这表明它们有共同的遗传病因。Sanchez－Corona等发现胰岛素基因的多态性与墨西哥Yucatan地区人群MS的发病显著相关，而这一人群有着较高的中心性肥胖发病率。Otabe等发现解偶联蛋白UCP－3基因5′端距TATA盒6bp的碱基C可突变为碱基T，这与人类体质指数（BMI）相关，并且可增强肥胖者对运动减肥的敏感性。

2. 炎症因素　Forouhi等的研究显示，中心性肥胖是非显性炎症的关键因素，C反应蛋白（CRP）水平与胰岛素水平和中心性肥胖有关，可能的机制为多余的脂肪组织释放炎性介质致使CRP水平增高。另外，在对396例2型糖尿病高危者的研究中发现，其临床不显性炎症的各项指标（纤维蛋白原等）与胰岛素抵抗显著相关，且MS在临床不显性炎症患者中高发，年龄、性别、运动等均独立与临床不显性炎症的各项指标显著相关，提示2型糖尿病高危人群中临床不显性炎症是MS的发病基础。

3. 激素作用　研究表明MS患者肌原细胞中11β－羟类固醇脱氢酶Ⅰ型（11β－HSDl）与胰岛素抵抗水平、血压、BMI呈正相关，同时糖皮质激素受体α的表达也与胰岛素抵抗水平、体脂含量、血压呈正相关，提示糖皮质激素调节的受体α和11β－HSD1表达升高可能是MS的发病因素。在动物实验中发现糖皮质激素表达增多的大鼠出现了中心性肥胖、胰岛素抵抗、高脂血症等，而11β－HSD1基因剔除的小鼠即使在高能量条件下也未出现MS的表现。

4. 脂源性细胞因子代谢异常　瘦素是由脂肪组织分泌的蛋白质类激素，通过与其受体结合在调节机体的能量代谢等方面发挥重要生理作用。除了调节能量代谢外，瘦素还参与胰岛素的生物学功能：一方面胰岛素能刺激脂肪组织分泌瘦素；而另一方面，瘦素能抑制胰岛β细胞合成和分泌胰岛素。推测机体可能存在“脂肪组织－胰岛素轴”，而瘦素在脂肪组织和胰岛素间起负反馈的信号传导作用。目前认为高瘦素水平是胰岛素抵抗的独立危险因素。

脂联素（adiponectin）是新发现的一种由脂肪组织特异性分泌的蛋白。临床研究显示，肥胖和2型糖尿病患者脂联素水平明显降低，并与体脂量、空腹胰岛素水平呈负相关，而与

胰岛素敏感性呈正相关。除了与肥胖、2 型糖尿病的发生相关外，近年来的资料还显示，脂联素下降还与高血压、脂质紊乱、动脉粥样硬化和心血管事件的发生关系密切。

5. 血管紧张素　肥胖使脂肪组织分泌过多的血管紧张素原，后者将进一步转化为血管紧张素Ⅱ，而血管紧张素Ⅱ又促使脂肪组织生成，形成恶性循环；在小鼠模型中已发现了脂肪组织含量与血压的显著相关性。

6. 肿瘤坏死因子 – α（TNF – α）　鲁瑾等发现肥胖者的脂肪组织 TNF – α 及其 mRNA 表达水平显著高于对照组，且与 BMI、血浆胰岛素水平呈显著关系，当体脂量下降其表达水平也下降，因此认为脂肪细胞中 TNF – α 的超表达和含量的增加是肥胖和 2 型糖尿病患者存在外周胰岛素抵抗的重要机制，但 TNF – α 引起胰岛素抵抗的途径及发病机制尚不清楚，其作用有直接的，也有间接的；TNF – α 下调脂肪细胞葡萄糖转运因子 4（GLUT4）的基因转录或 GLUT4 的功能，也可直接作用于胰岛素的信号转导系统，介导胰岛素受体底物的丝氨酸磷酸化进而抑制胰岛素受体底物 – 1 的酪氨酸磷酸化，导致胰岛素抵抗，又可通过刺激脂肪细胞分解、分泌瘦素和游离脂肪酸释放而引起胰岛素抵抗，有的学者认为 TNF – α 是 MS 的易感因子。

7. 社会心理因素　有研究指出，退休人群的 MS 患病率最高（19.0%），而在职人员最低（2.8%）。MS 还与年龄、性别、种族、社会分工及社会心理 Precarity 评分显著独立相关。有人对 425 名绝经前、中、后的女性进行了平均 7.4 年的随访发现，心理因素与 MS 相关，高度沮丧、紧张、发怒使 MS 易感性增大；而 MS 患者的发怒、焦虑程度均有所增加，可见两者互为因果关系，暗示心理压力的减少可能使 MS 的发病率下降。

8. 其他促发因素　静坐不动的生活方式促发肥胖并改变肌肉的胰岛素敏感性。老年人肌肉质量丧失、体脂增加，尤其脂肪在腹部堆积加重 IR。衰老伴肌肉脂肪氧化的缺陷，也增强 IR。多囊卵巢综合征妇女血液中雄性激素水平升高也与 IR 相关。

四、MS 各组分在老年人群中的患病情况

1. 肥胖　大多数学者普遍认为，肥胖特别是中心性肥胖，是 MS 各组分中最重要的代谢指标。内脏脂肪含量随着年龄的增长而增加，老年人中心性肥胖的比例超过一般的成年人群，这可能是老年人 MS 患病率升高的直接原因。一方面老年人机体代谢下降、摄入热量相对增多而运动相对减少，女性更年期后失去雌激素保护作用更易发生肥胖，由此使老年人肥胖患病率迅速升高；另一方面随着年龄增大，胰岛 β 细胞功能持续减退，不能有效代偿肥胖引起的胰岛素抵抗。最终随着年龄、BMI 和腹围的增大，MS 的患病率显著增高。

肥胖患者具有诱发和加重胰岛素抵抗的多种危险因素。①过多的脂肪组织释放非脂化的脂肪酸（NEFA）、细胞因子（TNF – α、抵抗素、脂联素）、PAI – 1，造成 TG 在肌肉和肝脏异位沉积而诱发 IR。②内脏脂肪组织的脂溶速度较快，进入门静脉和外周血液的脂肪酸数量增加，高的游离脂肪酸（FFA）使胰岛素分泌量减少并抑制胰岛素对靶组织（肝脏和肌肉）的生物学效应，引起骨骼肌和肝脏的 IR 使血糖升高。③老年人外周组织中 FFA 沉积的增加使胰岛素信息传递反应性降低。④肥胖的 MS 患者 CRP 水平升高是细胞因子过量的一种促炎症状态，能预测 2 型糖尿病的发病率。此外，体重增加，使心脏负荷和血压均升高；肥胖患者通常均伴随高脂血症更加重了心脑血管疾病的风险；老年人的体力活动减少，妨碍了冠状动脉粥样硬化侧支循环的形成。上述种种因素都使得肥胖者患心脑血管疾病的危险性大

大增加。

2. 糖代谢异常　葡萄糖代谢异常是 MS 的另一个重要组分，我国的一项流行病学调查显示，60 岁以上老年人群中 2 型糖尿病的发生率高达 23.9%，IGT 的发生率为 13.9%；糖尿病的发生率随着年龄的增长而呈现逐步上升的趋势。MS 与糖尿病有明显的因果关系：①从生物学上看，胰岛素抵抗可导致高血糖。②两者有明显的相关性即糖尿病患者往往具有一项或多项 MS 的成分，如低 HDL－C、高 LDL－C、高 TG 等，而且糖调节受损的程度与胰岛素抵抗的严重程度之间有着明显的量效关系。这种相关关系在不同人群和种族中都同样存在。③胰岛素抵抗和 2 型糖尿病的特异性关系可以从动物模型和临床干预治疗的结果中证实。敲除胰岛素受体底物（IRS）－1 基因的动物会产生胰岛素抵抗综合征、糖耐量异常，临床上通过强化饮食和运动，服用增加胰岛素敏感性的药物可减少糖尿病的发生。基于以上理由，人们可以认为 MS 与 2 型糖尿病有着较为肯定的关系。改善胰岛素抵抗，提高胰岛素敏感性有助于减少 2 型糖尿病，甚至减少心血管疾病发生的危险性。

3. 高血压　高血压也是老年人群中常见的代谢异常，65 岁以上的老年人 2/3 都存在高血压，老年人群同时也是血压控制率最低的人。大量的流行病学研究资料已证实，糖耐量降低，包括 IGT 或明显的糖尿病常伴有高血压。这种伴发关系始终存在，与那些可能会影响血压水平的各种因素无关。英国前瞻性糖尿病研究（1985 年）UKPDS 试验中初诊断的 2 型糖尿病患者，几乎半数有高血压，而预期值约为 30%。Denker 等（1992 年）所作的荟萃分析包括了近 6 000 例非糖尿病、未经治疗的原发性高血压患者，结果发现，血压和空腹胰岛素水平有正向关系，且此种关系与年龄、肥胖和空腹血糖水平无关。高胰岛素血症和 IR 致高血压的机制可能包括：①胰岛素能促进远端肾单位钠的重吸收；②胰岛素能兴奋交感神经，产生更多的去甲肾上腺素；③影响细胞膜内外的离子转运，使细胞内钙、钠离子浓度升高，使小动脉平滑肌对血管加压物质的反应提高。但目前也有人认为高血压可导致 IR，两者因果关系尚难确定，可能两者伴随产生、相互加重。

高血压早期全身细、小动脉痉挛，日久管壁缺氧、呈透明样变性。小动脉压力持续增高时，内膜纤维组织和弹力纤维增生，导致管腔变窄，加重缺血。随着细、小动脉硬化和高血压的发展，各脏器发生继发性改变，其中以心、脑、肾最为重要。高血压可增大左心室后负荷，导致心肌肥厚与心室扩张，病情继续进展可出现心力衰竭。持久的高血压有利于脂质在大、中动脉内膜沉积而发生动脉粥样硬化（如合并冠状动脉粥样硬化）可致冠心病等一系列心肌缺血性疾病。高血压患者脑小动脉硬化常见，如伴有血管痉挛或血栓形成，可造成脑软化；痉挛处远端血管壁可发生营养性坏死而形成微小动脉瘤，破裂则引起脑出血。一项七国参与的大型研究得到了一致结果：冠心病的病死率随血压的增高而增高，没有种族、性别差异。

4. 血脂异常　MS 的血脂异常包括高 TG 血症、HDL－C 浓度降低、载脂蛋白 B 水平升高、小而密的 LDL－C 增加。这种脂质异常与动脉粥样硬化的发生关系密切。在老年人群中，这种致动脉粥样硬化的脂质异常十分常见。

MS 患者血脂代谢异常的主要原因是 IR。IR 造成大量积聚在肥胖者内脏的脂肪细胞释放过多的 FFA，激素敏感的脂肪酶催化脂肪组织 TG 水解，产生 FFA 的限速步骤，同时调节脂肪组织中的 FFA 的释放，起调节作用的脂蛋白酯酶能促进脂肪组织中的 FFA 以 TG 形式储存。当 IR 时，脂肪组织中脂肪动员加强，产生大量 FFA 入血，被肝脏摄取，成为合成

VLDL 的原料，使 VLDL 及 VLDL 中 TG 合成和释放增加。血浆中 VLDL 被脂蛋白脂酶水解而形成中密度脂蛋白和大而悬浮的 LDL，后者再被肝脏的脂肪酶水解，而形成小而密的 LDL（sLDL）。体外研究表明，sLDL 有促动脉粥样硬化的特征，包括受体介导的清除率降低，对氧化作用的易感性增加。前瞻研究显示，这种 sLDL 对冠心病的发生危险有预测意义。

5. 高尿酸血症　高尿酸血症主要见于≥40 岁的人，尤其是≥60 岁的老年人。流行病学研究提示，血尿酸水平的升高是动脉粥样硬化及冠心病的独立危险因素。目前认为，高尿酸血症与 MS 的许多成分如肥胖、糖尿病、血脂异常、高血压等密切相关。如在高尿酸血症人群中，高血压的患病率明显高于血尿酸正常人群；由于高尿酸血症还多合并血脂代谢异常，尤其是高 TG 血症。甚至在健康人群中也发现血尿酸水平与 TG 水平呈正相关，因此有人提出高尿酸血症是血脂异常的一种表现；高尿酸血症多见于老年人且常伴有 BMI 增高及腹型肥胖者，常合并有一定程度的 IR；高尿酸血症可能是糖代谢紊乱的一个重要因子，有文献报道，在有糖尿病危险因素的人群中，IGT 和糖尿病患者的血尿酸水平高于糖耐量正常人群。高尿酸血症可加速糖尿病患者肾脏病变的发生和发展，且血尿酸水平升高是糖尿病患者卒中的前兆，这些都提示高尿酸血症与糖尿病及其并发症的发生发展密切相关。

6. 血管内皮功能异常　研究证明动脉内皮细胞是许多心血管危险因素的靶器官，与高血压、动脉硬化的发病以及最终的心脑血管事件密切相关。血管内皮细胞可以合成和分泌多种生物活性物质。对维持血管壁的光滑和血管的正常舒缩、维持凝血和纤溶系统的动态平衡，保持血流的通畅起着重要的作用。高血压、高血脂、高血糖、年龄和肥胖可能均参与了 MS 患者内皮功能损伤的过程。高血压使血管内皮细胞产生一氧化氮（NO）的能力下降，内皮收缩因子及舒张因子失去平衡，使血管平滑肌细胞对 NO 的反应降低，内皮依赖性血管舒张功能（FMD）减退。TG 升高在动脉粥样硬化斑块形成之前即可出现内皮功能损害，导致 FMD 受损。长期高血糖可由于黏附分子的表达增加、糖基化终末产物的毒性作用及自由基的氧化应激等，导致内皮细胞释放 NO 水平降低，引起血管舒缩功能改变。此外，研究证实年龄可直接损害 FMD。肥胖时脂肪组织分泌或表达过多细胞活性因子（如 IL－6、TNF－α 等）影响血管内皮细胞的正常分泌和调节，导致内皮功能失调。

7. 睡眠呼吸暂停综合征（SAS）　老年人群中 SAS 的发病率较高，男性约为 28%，女性约为 9%。老年 SAS 患者易发生代谢紊乱，导致 MS，考虑与下列因素有关：①肥胖是引起 SAS 的最常见原因，也是 MS 的首要症状，从而成为两者共同的易患因素。②SAS 患者出现血压升高主要为夜间缺氧时儿茶酚胺水平增高所引起，以及 SAS 患者在睡眠过程中显著的胸内压变化、频繁的唤醒反应和睡眠结构紊乱都可能和其血压升高有关。白天无高血压的 SAS 患者可存在夜间反复出现的一过性高血压。③SAS 患者的血脂水平升高是动脉粥样硬化发生、发展的重要原因。④SAS 引起的反复夜间低氧血压、血压升高、心率加快、血流动力学改变都可以导致心脏缺血、缺氧而成为心绞痛、心肌梗死的促发因素。此外，SAS 患者发生代谢紊乱的严重程度可能与睡眠呼吸暂停的病程长短、严重程度有关。重度 SAS 患者较轻、中度 SAS 患者存在更为严重的代谢紊乱。总之，SAS 与 MS 的各主要征候存在着密切的相关性，常交叉存在，有作者将 SAS 归于 MS 的征候之一。

长期睡眠呼吸暂停的存在最终可导致 MS 的发生。所以在老年人中早期发现易被忽视的 SAS 患者并给予干预措施，可避免 MS 的发生。

五、MS 的临床后果

大量的流行病学研究结果显示，与正常对照相比，MS 患者心血管事件危险性显著增加。对 NCEP - ATPⅢ的 10 357 名研究对象的回顾性分析发现，经年龄、性别、种族、吸烟等因素调整后，MS 患者心肌梗死发病危险增加 1.01 倍，脑卒中危险增加 1.26 倍，心肌梗死与脑卒中联合事件风险增加 1.05 倍。妇女缺血综合征评价研究（WISE）对 780 名行冠脉造影的妇女进行了为期 3 年的随访，结果发现，MS 与冠脉病变的严重程度相关，并且可以使 3 年的死亡及主要不良的心血管事件危险增加约 1 倍。芬兰的一项缺血性心脏病危险因素研究对 1209 名中年男性进行了为期 11.4 年的随访，结果发现，按照 WHO 关于 MS 诊断标准，MS 使冠心病死亡风险增加 1.9 ~ 2.3 倍，使总的心血管死亡风险增加 1.6 ~ 2.0 倍，使所有原因的死亡风险增加 0.9 ~ 1.1 倍。

MS 的病理生理基础是 IR，而 IR 又是心血管疾病和冠心病发生的一个重要危险因素。ATPⅢ中将胰岛素抵抗列为代谢综合征的主要特征之一，胰岛素抵抗与心血管病变间究竟存在何种联系，目前的争论较多。多个实验证实胰岛素增高不仅是冠心病的危险因素，也是冠心病预后不良的指标；相关分析显示：服糖后 1 小时的胰岛素浓度和胰岛素峰值与冠状动脉狭窄程度密切相关。胰岛素抵抗及其代偿性的高胰岛素血症，可明显增加个体冠心病的危险性，这与内皮细胞损伤、平滑肌细胞增殖有密切关系。正常情况下，胰岛素作用于血管内皮细胞产生 NO，并刺激前列腺素释放，抑制内皮素释放，使血管扩张。胰岛素抵抗时患者内皮细胞功能障碍，凝血系统激活，纤溶系统受抑制，可致脂质沉积、血栓形成和血管平滑肌增殖。巨噬细胞和纤维组织在血管内膜下形成脂质条纹，进一步演变为粥样硬化斑块，致血管壁增厚、管腔狭窄，这一过程发生在冠状动脉即可导致冠心病。脂肪组织胰岛素抵抗导致 FFA 从脂肪组织流向肝脏，引起肝脏和外周组织胰岛素抵抗。流向肝脏的 FFA 阻断葡萄糖氧化和葡萄糖转运，也通过肝脏合成 VLDL 颗粒、引起 TG 和载脂蛋白 B（ApoB）水平升高以及 HDL - C 降低，导致动脉粥样硬化的血脂异常，显著增加冠心病发生风险。高胰岛素血症一方面使机体抗氧化能力减弱，内皮细胞受损，动脉管壁破坏，特别是冠状动脉，这是糖尿病导致心血管疾病的重要机制之一；并且内皮细胞损害可使其调节血管舒缩的能力丧失，缩血管因子血栓素 A 增加，分泌舒血管因子 NO 减少，导致血管易痉挛，引起心肌缺血，即使是在冠脉造影正常的血管亦如此。另一方面，血浆胰岛素水平升高直接刺激动脉内膜下平滑肌细胞增生及中层平滑肌细胞向内膜下迁移，进一步促进了动脉粥样硬化的发展。此外，上述危险因素使血栓素 A、纤维蛋白原、凝血因子Ⅶ含量增加，促进血小板活化，破坏氧化还原平衡，内源性血管扩张因子 NO 含量减少，而炎症介质介导的细胞增殖加剧，均可促进动脉粥样硬化，导致心血管疾病的发生。近年来有研究发现糖尿病患者患心血管疾病的风险性是非糖尿病患者的 2 ~ 5 倍。糖尿病患者发生心血管病的高危险性已被充分认识，NCEP - ATPⅢ已将糖尿病列为冠心病的等危症。

六、MS 的干预治疗

1. 健康教育　在医学模式转变成生理 - 心理 - 社会医学的今天，健康教育对于疾病的预防和控制有着积极的作用。作为高危人群的老年人，主动去获取关于 MS 等疾病健康知识的途径相对于青年人较单一，也就是说，这些人群健康知识的自我教育能力有限，而这些人

群对于获得 MS 的防治知识的需求又是较为迫切的。通过开展健康教育可以使老年 MS 患者树立健康意识，了解并掌握防治 MS 的基础知识与技能，从而自觉地采纳有利于健康的生活方式。健康教育还可以改变 MS 患者不良的心理反应，严格意义上说，还未呈现临床常见的心血管疾病症状的 MS 患者心理上容易对病情产生忽视的倾向，而另外已经出现多种常见代谢异常的 MS 患者，例如同时患有高血压和空腹血糖异常，容易对病情发展过程中的不可避免的生理病痛产生过于悲观的情绪，这两种情绪都不利于疾病的有效防治，如果在这些人群中开展有效的健康教育，则会对老年 MS 的防治工作产生积极作用。

2. 改善生活方式　生活方式干预等非药物治疗仍是目前 MS 防治的基本手段，如戒烟酒克服不良生活习惯，合理饮食，适量运动，控制体重等。

（1）控制饮食：饮食控制主要是减少总热量的摄入，减少饱和脂肪酸和胆固醇的摄入，减少单糖的摄取，增加食物中水果、蔬菜和谷物的比例。强化的生活方式干预要求在控制总热量摄入的同时脂肪摄入小于总热量的 30%，饱和脂肪酸摄入小于总热量的 10%，纤维素摄入大于 15g/L，每日食盐的摄入不超过 69。有研究显示，MS 患者对于饮食标准的执行情况比较差；另一方面，饮食控制较差的个体又容易出现各种代谢指标的异常，从而造成了恶性循环。老年人由于胃肠道功能下降，又常常合并有多种疾病，在强调严格控制饮食的同时还要注意饮食的合理搭配，防止出现营养不良。

（2）适当运动：由于社会生活的改变，有越来越多的人长期习惯于久坐的生活方式，体力活动减少与 MS 的多种组分的发生有关。已有大量的研究证实长期有规律的运动能够增加胰岛素的敏感性，防止 MS 的发生发展。首先，运动锻炼能加速脂肪组织分解，促进非酯化脂肪酸和胆固醇的利用，降低血胆固醇和 LDL 浓度，提升 HDL 浓度，纠正脂代谢功能紊乱；能选择性的减少腹腔内脂肪，消除中心性肥胖。其次，运动锻炼可增加肌细胞和脂肪细胞膜上葡萄糖载体的数量，促进肌细胞和脂肪细胞对葡萄糖的转运和利用；提高肌细胞和脂肪细胞胰岛素受体数量和受体后功能，增强外周组织对胰岛素的敏感性，减轻胰岛素抵抗，从而改善糖代谢异常，降低血糖，有效的预防和控制 2 型糖尿病。另外，运动锻炼还可以降低血压（收缩压的降压效果尤为显著），改善纤溶酶活性，通过缩小脂肪细胞体积，减少 TNF－α 分泌，增加胰岛素敏感性。因此，美国心脏病协会/国家心肺和血液研究所/美国糖尿病协会关于 MS 的工作会议推荐每日至少要有 30 分钟中等以上的体力运动。与年轻人相比，老年人需要更频繁的运动才能够提高胰岛素的敏感性。更多的体力运动对于控制体质量也十分有效。

（3）控制体重：肥胖与 MS 的关系密切，是 MS 发病、发展的关键因素和核心环节，因此，控制体重成为预防和治疗 MS 的主要靶点。减轻体重不仅改善肥胖，还可以纠正胰岛素抵抗引发的代谢紊乱状况。如给予肥胖 2 型糖尿病患者运动治疗，6 个月后不仅其体脂含量和糖化血红蛋白水平明显降低，胰岛素敏感性显著升高；同时，TG、FFA、VLDL 也明显下降，可见减轻体重对纠正胰岛素抵抗和脂代谢紊乱等均有利。并且大量随机试验观察已证实，适度地减轻体重可改善 MS 的大多数危险因素。Hamdy 等选取 24 名肥胖的 MS 患者，干预其饮食及运动，6 个月后体重平均下降了 6.6%，胰岛素敏感系数显著升高；同时肱动脉流量引起的血管扩张（FMD）显著升高而 PAI－1 明显降低，并且体重下降的百分比与 FMD 呈正相关（$r=0.47$，$P=0.001$）。可见健康生活方式可使 MS 患者大血管的内皮功能得到显著改善，从而有助于减少心血管疾病的发病率。

对于肥胖的老年 MS 患者，合理的饮食控制配合运动是减轻体重最重要和最有效的手段，除此之外，也可以适当辅助一些药物治疗。有研究证实，对肥胖症患者进行手术治疗，可以使其代谢指标得到明显改善，是合并有 MS 的肥胖患者的有效治疗手段。但是，减肥手术也可能增加患者周围神经病变的危险，因此，对于手术治疗存在肥胖的 MS 患者的利弊还需要进行更进一步的评价。

3. 药物治疗　对于大多数的老年 MS 患者，除生活方式干预之外，还应该针对各异常代谢指标进行合理的控制血压、降低血糖、调节血脂等药物治疗。

（1）控制血压：严格的血压控制对减少老年 MS 患者心脑血管事件十分重要。血压≥140/90mmHg 者需用降压药物治疗，糖尿病或其他心血管高危人群（包括 MS），血压应降至＜130/85mmHg，如出现糖尿病肾病伴大量蛋白尿（＞2g/d）则要求血压≤120/75mmHg。常选用降压药有血管紧张素转换酶抑制剂（ACEI）、血管紧张素受体拮抗剂（ARB）、钙离子拮抗剂、β 受体阻滞剂、利尿剂等。许多研究都证明 ACEI 和 ARB 类药物具有心脏和肾脏方面的保护作用，常常作为 MS 患者的首选降压用药。循证医学证据表明，β 受体阻滞剂、利尿剂降压作用大于其不良反应，联合调脂、降糖治疗，可避免二类药物对糖脂代谢的影响。根据目前建议，噻嗪类利尿剂用量宜相对小，β 受体阻滞剂对 2 型糖尿病已不属禁忌，ACEI 对患糖尿病的高血压患者最有益处。美国高血压联盟第 7 次报告指出，对于 50 岁以上的人群，与舒张压相比，收缩压升高是更重要的心血管危险因子。大多数的高血压患者，特别是 50 岁以上的人群，一旦收缩压控制达标，舒张压往往也随之达标。因此，在降压治疗时要特别注意收缩压的控制达标。

（2）降低血糖：在现有的降糖药物中，二甲双胍和胰岛素增敏剂噻唑烷二酮（TZD）类药物被证明除了降低血糖外还有改善胰岛素敏感性的作用。二甲双胍通过抑制肝脏的糖异生，降低肝糖输出，促进骨骼肌、脂肪等组织摄取和利用葡萄糖，从而改善胰岛素的敏感性；此外，尚有改善脂质代谢及降低血压的作用。常用的 TZD 类药物罗格列酮，可选择性地与过氧化物酶体增殖物激活受体（PPAR）－γ 结合，调控与胰岛素效应有关的多种基因转录，调节葡萄糖的产生、转运、利用以及脂肪代谢，增强机体胰岛素的作用。临床观察表明，罗格列酮具有明确的降糖、调脂、降压和降低血浆纤维蛋白原作用，而上述疗效可能正是通过其降低 IR 而获得的。另外，TZD 类药物和内皮功能研究也证实，罗格列酮能够通过改善血管内皮功能而发挥防治心血管事件的作用，这对于改善 MS 患者的预后十分重要。但是，关于这些药物是否能够进一步降低 MS 患者心脑血管事件的发生，还需要更多的研究来证实。

（3）调脂治疗：基于大量的基础研究、动物实验和流行病学研究确认：LDL－C 是降脂治疗的主要靶目标。老年人 MS 血脂代谢异常的干预中，LDL－C 也是降脂治疗的主要靶日标。HPS、PROSPER、ASCOT 试验发现年龄较长者可受益于降 LDL－C 治疗，这种强化的降 LDL－C 治疗能明显降低老年人心血管疾病的危险。他汀类药物治疗高脂血症研究证实，其能够在降低 LDL－C、TG 的同时升高 HDL－C。贝特类药物在降低致动脉粥样硬化的高脂血症方面也已经证明是有效的。他汀类、贝特类药物还能抗炎、改善内皮功能和血凝状态，在血管保护方面发挥积极作用。此外，调脂治疗还能够提高这部分人群的认知能力。15 个医学中心对 2581 例个体平均随访 6 个月发现，接受他汀类药物治疗的人群阿尔茨海默病的发病危险下降了大约 79%。

（4）降血尿酸治疗：目前推荐的高尿酸血症饮食包括限制嘌呤、蛋白质和酒精的摄入及减轻体重。但研究表明，不仅要通过限制热量和糖类的摄入，而且增加摄入不饱和脂肪酸来替代蛋白质和饱和脂肪酸，对 IR 患者有益，可增强胰岛素的敏感性，能降低血尿酸和血脂水平。过去一直强调低嘌呤饮食，但目前的研究则显示，再严格的饮食控制也只能降低约 60μmol/L 的血清尿酸，对于本来食量就不多的老年患者，已不再如以往强调低嘌呤饮食。对饮食控制等非药物治疗后血尿酸浓度仍 >475μmol/L，24 尿酸排泄量 >6.54mmol/L，或有明显高尿酸血症和痛风家族史者，即使无症状也应使用降低尿酸的药物，包括促尿酸排泄药（如苯溴马隆）和抑制尿酸生成的药物（如别嘌醇）等。

（5）其他：包括改善血凝状态、炎症状态。由于小剂量阿司匹林的效益/不良反应比值较高，无论在一级或二级心血管预防中均表明小剂量阿司匹林可减少心血管事件发生率，最近美国心脏病协会推荐在高危人群中使用阿司匹林预防冠心病的发生。小剂量的阿司匹林对于降低 MS 患者的 CRP 水平，减轻炎症状态也有效。因此，有权威机构建议，对成人 MS 者宜用阿司匹林进行心血管疾病的一级预防。

七、展望

MS 是一种全球性疾病，预计从现在到 2025 年世界范围内的糖尿病患病率将上升 72%。可见，对 MS 的防治任重而道远。尽管截至目前为止，国际上尚无统一的、公认的 MS 的定义，但对这组综合征存在的认可度，早已超越学科的界限，未来对 MS 的研究将更趋于广泛和深入。针对 MS 的临床特征，预计未来研究的重点包括如何确立 MS 的动力学特征，以提供代谢和心血管并发症危险性的信息及如何开展特异性针对 MS 联合治疗干预的临床试验等。总之，如何整合 MS 的临床特征以确定高危人群和个体，以采取特异性的综合干预措施，从而更有效地预防和减少心脑血管事件的发生，将是 MS 研究面临的主要挑战。

（管舒婷）

第二十八节　儿茶酚胺症及护理

儿茶酚胺症是 20 世纪 70 年代后期才出现的新名词。长久以来人们认为嗜铬细胞瘤（pheochromocytoma）是肾上腺髓质功能亢进的唯一病因，20 世纪 70 年代我国著名泌尿外科专家吴阶平院士发现原发性肾上腺髓质增生同样可以引起肾上腺髓质功能亢进，出现与嗜铬细胞瘤相似的症状，从而确立了肾上腺髓质增生症这一独立病种。现将嗜铬细胞瘤和肾上腺髓质增生症统称为儿茶酚胺症，嗜铬细胞瘤仍是儿茶酚胺症的主要病因。

一、概述

嗜铬细胞瘤可释放大量儿茶酚胺入血，是可以引起高血压和多器官功能及代谢紊乱的一种少见的肿瘤。嗜铬细胞瘤来源于交感神经系统的细胞，约 75% 发生在肾上腺髓质，15% 异位于神经节丰富的其他部位，如腹膜后主动脉旁、肾门、心脏、膀胱壁等。嗜铬细胞瘤多为良性，恶性约占 10%。男女发病率大致均等，20～50 岁较多见。

二、病理

肿瘤90%以上为良性，大体标本切面呈棕黄色，血管丰富，常有出血。镜下所见肿瘤细胞较大，为不规则多角形，细胞可被铬盐染色，因此称为嗜铬细胞瘤。恶性嗜铬细胞瘤可转移到淋巴结、肝、肺、骨等器官。嗜铬细胞瘤分泌大量儿茶酚胺，以去甲肾上腺素为主，并有少量肾上腺素。

三、治疗

手术切除肿瘤是唯一有效的治疗方法。由于麻醉和手术中血压容易波动，肿瘤血管丰富，肿瘤临近大血暂容易引起大量出血，故手术危险性大，术前应做充分准备。口服酚苄明10～20mg，2～3次/日，共2～4周，以控制血压。

四、临床表现

（1）成年人以高血压、头痛、心悸及出汗为主要症状。高血压有持续型和阵发型两类。

1）阵发型高血压患者约占1/3，多发生于女性患者，可因体位突然变化，拿重物，咳嗽，情绪急躁等引发。发作时收缩压骤升至26.6kPa（200mmHg）以上，伴心悸、头晕、头痛、面色苍白、大量出汗、视觉模糊等。发作时间一般在15min以内，但亦有长达数小时者。发作缓解后患者极度疲劳衰弱。

2）持续性高血压患者约占2/3，患者平时可有心悸、多汗、对热敏感和直立性低血压。

（2）由于基础代谢率增高和糖耐量降低，患者可有甲状腺功能亢进症状，并有血糖增高，甚至糖尿病的表现。

（3）小儿嗜铬细胞瘤，多为双侧多发肿瘤，视力减退是早期表现，发作时血压可很高，头痛剧烈，甚至发生抽搐，有时易被误认为脑瘤，延误诊断。

（4）膀胱嗜铬细胞瘤，典型症状是排尿或排尿后出现头痛、心慌、面色苍白、多汗和血压升高。

五、辅助检查

1. 实验室检查　一般24h尿中VMA测定增高的阳性率可达90%以上，血中肾上腺素和去甲肾上腺素增高有助于诊断。

2. 影像学检查　B超和CT扫描是诊断嗜铬细胞瘤首选的方法。CT扫描定位准确，可肯定地探查出直径1.5～2cm及以上的肿瘤。随着CT技术的不断进步，也可发现直径1cm以下的肿瘤。除了了解测定肿瘤的位置和大小，CT还可根据肿瘤边界是否完整和有无邻近器官转移，在术前判断肿瘤的良恶性。

六、护理评估

1. 健康史

1）一般情况年龄、性别、文化程度、睡眠、饮食、生活习惯等。

2）现在健康状态高血压表现为持续性还是阵发性，发作时的症状、程度、持续时间，有无诱发因素：目前的饮食、排便、睡眠、自理等情况。

3）既往健康状况包括既往患病史、手术创伤史和药敏史。

2. 患者的心理状况　心理状况包括对疾病的认识和态度、行为和情绪的变化、患者的人格类型、应对能力等。由于高血压是嗜铬细胞瘤的主要表现，患者的焦虑紧张程度多随血压的高低变化持续的血压增高会给患者心理造成很大的压力。

3. 社会情况　社会情况包括职业和工作情况、经济状况、家庭成员对患者的态度和对疾病的了解、医疗费用等。

七、护理诊断

（1）有外伤的危险与高血压引起头痛头晕、视物模糊有关。

（2）焦虑与担心高血压症状及疾病预后有关。

（3）潜在并发症如体液不足，水、电解质平衡紊乱。

（4）部分生活自理缺陷与疾病、手术有关。

（5）清理呼吸道无效痰液黏稠、伤口疼痛，与全麻手术气管插管有关。

（6）潜在并发症出血、腹胀，与手术有关。

（7）知识缺乏与不了解疾病的相关知识有关。

八、护理措施

1. 术前护理

1）监测血压：每日 4 次测血压和脉搏，在控制至正常范围 1 周以上才能接受手术。

2）合理用药：术前常规口服仅肾上腺素能受体阻滞剂（如酚苄明）控制血压，剂量在 10～40mg，一日 2 次。护士要向患者做好药物宣教，不可自主停药或间断服药。在用药期间应严密观察血压、心率改变，服药后要有人在旁边照顾，不要随意下床活动，以免发生直立性低血压，护士要多巡视患者。

3）避免不良刺激：当肿瘤受到按摩或挤压等刺激时，储存于瘤体内的儿茶酚胺会大量释放，导致血压骤升。所以对患者进行各种检查操作时，要避免刺激按压肿瘤区。要提示患者避免剧烈运动，变换体位时动作应缓慢，以防血压骤升。

4）预防腹压增高：提重物、大声咳嗽、用力大小便等都会刺激瘤体导致血压增高。对膀胱嗜铬细胞瘤患者嘱其不要憋尿，排尿时一定要有家属或护士在旁陪伴。对于便秘患者，要及时给予通便药。

5）体液不足的护理：儿茶酚胺症患者术前血管处于收缩状态，术后儿茶酚胺急剧减少可导致外周血管扩张，有效循环血量急剧减少，可出现休克症状。所以术后要严密观察血压、心率变化。

6）心理护理：嗜铬细胞瘤患者术前的心理状态与其他疾病并不完全相同，除了对手术的恐惧忧虑之外，瘤体分泌大量肾上腺素和去甲肾上腺索可使患者情绪一直处于高度紧张状态，轻微情绪刺激就可导致血压升高。故护士要为患者创造一个安静、整洁、舒适的住院环境，耐心细致地解答患者提出的各种疑问，做好疾病知识健康教育，使患者对疾病有充分了解，明白手术的重要性，消除恐惧心理，树立战胜疾病信心。术前要调整患者心理达到最佳状态，积极配合手术。

7）饮食护理：嗜铬细胞瘤患者大部分有基础代谢率增高、糖代谢紊乱，应根据血糖水平和糖耐量试验结果调整饮食。此类患者宜低糖、低盐、高蛋白和富含维生素易消化的饮食，以增补由于基础代谢率增高、糖原分解加速、脂代谢紊乱所致的肌肉消瘦、乏力、体重减轻等。

8）术前常规准备。

2. 术后护理

1）常规护理

a. 体位：全麻未清醒患者，应注意保持呼吸道通畅，去枕平卧位头偏一侧。减少误吸的风险。术后8h生命体征平稳后，可鼓励患者适当的翻身及活动。

b. 饮食指导：患者无腹胀，肠鸣音好，有肛门排气即可进食。

2）严密观察血压切除肿瘤后，由于血浆儿茶酚胺相对不足，血管因张力减低而容积增大，血容量相对不足，易出现低血压、心动过速等休克症状。故术后应密切监测血压、脉搏和心率的变化，每15～30min测1次，出现异常及时处理。

3）保持尿管通畅准确记录液体输入量及尿量。尿量多少可反映肾功能情况，记录24h输入液量及尿量，保持出入液平衡。注意观察出入液量平衡对于调整药物剂量、输液和输血量具有重要意义。

4）术后并发症的观察和处理

a. 出血：术后24h内要观察伤口处有无渗血，尤其要注意腹膜后引流液的颜色及引流量。如发生活动性出血，不仅引流量明显增多，还可出现面色苍白、心慌气短、心率加快、四肢湿冷、烦躁不安等出血性休克表现。如发生血压下降、中心静脉压降低、血红蛋白减少等，应立即输血、输液，给止血药，并做好二次手术的准备。保守治疗难以奏效时，立即采取手术止血。

b. 腹胀：腹膜后和腹腔手术，常引起肠麻痹产生腹胀；术后禁食，又易发生低钾导致腹胀。腹胀使伤口张力增高，影响伤口愈合；并使膈肌升高，影响呼吸功能。术后8h后可协助患者翻身或改半卧位，鼓励患者在床上括动，术后2～3日协助患者下地活动，促进排气、排便，减轻腹胀。

c. 肺部感染：此类患者多采用气管内插管麻醉。术后气管内分泌物多，加之切口处疼痛，易并发肺部感染。应鼓励患者咳嗽、翻身、叩背，必要时给予雾化吸入帮助痰液排出。

3. 风险防范

（1）术前严格控制血压，血压控制正常或接近正常2～4周，情况稳定方可手术。

（2）控制心率、纠正心律失常：对于心率大于140次/分，心律不齐、期外收缩患者，遵医嘱用β受体阻滞剂，用药后观察心律、心率变化。心率降至80～90次/分，无心律失常，方可手术。

（3）术前扩容：术前遵医嘱输血、输液，应用低分子右旋糖酐等扩容治疗，纠正水、电解质紊乱。

（4）心理护理：向患者说明术前准备2周以上的必要性，不然增加手术的危险性，安慰患者，避免过度兴奋、悲伤、发怒。

（5）术前用药：术前应用东莨菪碱及度冷丁，禁用阿托品，以防加快心率。

（6）术后严密观察有无肾上腺皮质功能不全的现象：如恶心、呕吐、腹泻、周身酸痛、休克等症状。

4. 健康教育

（1）定期复查嗜铬细胞瘤术后有复发倾向，故要求患者定时复查，以及早发现肿瘤复发。

（2）监测血压少数患者术后血压仿高，其原因可能是长期高血压使血管壁弹性减弱所致，所以术后仍要注意观察血压变化，如血压不稳定应及时到医院就诊。

（管舒婷）

参考文献

[1] 余学锋. 内分泌代谢疾病诊疗指南［M］. 北京：科学出版社，2016.

[2] 吕社民，等. 内分泌系统［M］. 北京：人民卫生出版社，2015.

[3] 施秉银. 内分泌与代谢系统疾病［M］. 北京：人民卫生出版社，2015.

[4] 童南伟，邢小平. 内科学－内分泌科分册［M］. 北京：人民卫生出版社，2015.

[5] 葛建国. 内分泌及代谢病用药指导［M］. 北京：人民军医出版社，2015.

[6] 杨传梅. 内分泌科疾病诊疗新进展［M］. 西安：西安交通大学出版社，2015.

[7] 阎文柱. 消化和内分泌系统［M］. 北京：科学出版社，2015.

[8] 邢小平. 内分泌科［M］. 北京：中国医药科技出版社，2014.

[9] 宁光. 内分泌内科学［M］. 北京：人民卫生出版社，2014.

[10] 陈宝荣，朱惠娟. 内分泌及代谢性疾病［M］. 北京：科学出版社，2014.

[11] 刘志民，贝政平，汤如勇. 内分泌与代谢疾病诊疗标准［M］. 上海：上海科学普及出版社，2014.

[12] 雷闽湘. 内分泌科临床心得［M］. 北京：科学出版社，2014.

[13] 母义明，陆菊明. 临床内分泌代谢病学［M］. 北京：人民军医出版社，2014.

[14] 丁浩，吴海峰，唐全. 代谢、内分泌系统疾病诊疗技术［M］. 北京：科学出版社，2014.

[15] 李妍，李宏建. 心血管与内分泌疾病分册［M］. 北京：人民卫生出版社，2013.

[16] 宁光. 内分泌学高级教程［M］. 北京：人民军医出版社，2013.

[17] 邱明才. 内分泌疾病临床诊疗思维［M］. 北京：人民卫生出版社，2013.

[18] 赵文娟，杨乃龙. 内分泌和代谢病功能检查［M］. 北京：人民卫生出版社，2013.

[19] 胡新磊，苏军红，齐建华，等. 内分泌科急症与重症诊疗学［M］. 上海：科技文献出版社，2013.

[20] 廖二元. 内分泌代谢病学［M］. 北京：人民卫生出版社，2012.

[21] 陈家伦. 临床内分泌学［M］. 上海：科学技术出版社，2012.

[22] 迟家敏. 实用糖尿病学［M］. 北京：人民卫生出版社，2015.

[23] 许樟荣. 糖尿病足病规范化诊疗手册［M］. 北京：人民军医出版社，2015.

[24] 陈伟菊. 内分泌科临床护理思维与实践［M］. 北京：人民卫生出版社，2013.

[25] 葛炜. 免疫与内分泌系统疾病病人护理［M］. 杭州：浙江大学出版社，2015.

[26] 袁丽，武仁华，胡秀英，等. 内分泌科护理手册［M］. 北京：科学出版社，2015.

[27] 董颖越. 内分泌科护理工作指南［M］. 北京：人民卫生出版社，2016.